高级卫生专业技术资格考试用书

急诊医学

高级医师进阶

（副主任医师/主任医师）

（第2版）

主　编　唐学杰

副主编　吕慧怡　刘　亮　张　宁　邱璐璐

编　者（以姓氏笔画为序）：

于　涛　马　辉　王红微　王媛媛　付那仁图雅

吕慧怡　刘　亮　刘　静　刘艳君　齐丽娜

孙石春　孙丽娜　李　东　李　森　李　瑞

李　瑾　吴　思　邱璐璐　张　宁　张　彤

张　楠　张黎黎　阿仁宝力高　赵辰阳　侯燕妮

姜　衍　徐　冰　唐学杰　董　慧　程荔春

谢　宇

中国协和医科大学出版社

北　京

图书在版编目（CIP）数据

急诊医学：高级医师进阶 / 唐学杰主编. —2版. —北京：中国协和医科大学出版社，2020.1
高级卫生专业技术资格考试用书
ISBN 978-7-5679-1420-9

Ⅰ.①急…　Ⅱ.①唐…　Ⅲ.①急诊-临床医学-资格考试-自学参考资料　Ⅳ.①R459.7

中国版本图书馆CIP数据核字（2019）第270707号

高级卫生专业技术资格考试用书
急诊医学·高级医师进阶（第2版）

责任编辑：刘　婷
封面设计：邱晓俐
责任校对：张　麓
责任印制：张　岱

出版发行　**中国协和医科大学出版社**
　　　　　（北京市东城区东单三条9号　邮编100730　电话010-65260431）
网　　址：www.pumcp.com
经　　销：新华书店总店北京发行所
印　　刷：三河市龙大印装有限公司

开　　本：787mm×1092mm　　1/16
印　　张：40.75
字　　数：940千字
版　　次：2020年1月第2版
印　　次：2023年6月第2次印刷
定　　价：158.00元

ISBN 978-7-5679-1420-9

前　言

急诊医学是一门涉及救治临床各个专业急性病的学科，在我国已经有30多年的发展，急诊医学本身在医疗服务模式、诊断的认识规律和治疗原则等方面有其自身的特殊性。近年来，随着社会需要和医学进步，人们对疾病的救治要求也要及时、有效、快捷，因此急诊医学的重要性逐渐受到社会各界广泛的关注，急诊医学高级职称的晋级考试也日益受到广大急诊医师的重视。为此我们根据全国卫生高级专业技术资格考试对急诊医学的要求，编写了此书。

全书共分7篇47章，具体内容包括急诊医学临床思维与决策，院前急救和灾难医学紧急医疗救援，急救医学管理，急诊常用急救技术、治疗技术、常用药物，常见急诊症状的诊断、评估、鉴别诊断及治疗，危重综合征和非创伤急诊的急诊诊断、抢救、治疗，以及临床应用的经典方法和学科发展新进展和新理论。

本书内容紧扣《高级卫生专业技术资格考试大纲》要求，根据大纲对专业知识"了解""熟悉""掌握""熟练掌握"的不同层次要求，详略得当，重点突出，是拟晋升副高级和正高级职称考试人员的复习指导用书。同时可供高年资医务人员参考，以提高主治医师以上职称医务人员临床诊治、临床会诊、综合分析疑难病例以及开展医疗先进技术的能力。

由于编者经验和水平有限，书中难免存在错误与疏漏之处，敬请读者批评指正。

编　者

目　录

第一篇
急诊医学概论

第一章　急诊医学临床思维与决策

第一节　急诊医学和急诊医疗体系的特点

知识点1：急性病症的概念	副高：熟练掌握　正高：熟练掌握

急性病症简称急症，是指具备"急"这一特征的疾病，包括起病急骤、发展急速、必须紧急诊断和治疗的病症。但是还要认识到"急"不一定与病情相平行，"急性病症"并非是急、危、重症的代名词。急性病症包含了不立即治疗就会出现不良后果或者危及生命的病症、轻微的病症，甚至是"无病"。急性病症可以是危及生命的情况，也可能仅仅是皮肤的轻微擦伤。只要患者有紧急上医院求治的需要，就是急性病症的范畴。

知识点2：急诊的概念	副高：熟练掌握　正高：熟练掌握

由医务人员对各种急性病症患者给予紧急的或便捷的、及时的医学检查、诊断、鉴别诊断、治疗和挽救生命措施，这一医疗过程被称为紧急诊治，简称"急诊"。

知识点3：急救的概念	副高：熟练掌握　正高：熟练掌握

通常将抢救患者生命、改善危重病况和预防严重后果时所采取的紧急医疗救护措施称为紧急救治，简称"急救"。它既包括对严重、危及生命急性病症的紧急抢救，也包括对其他各种需要的病症（如慢性病、疑难病、危重症等）进行紧急救护。也就是说，急救措施可以

应用于急诊的急性病症患者、发病现场的患者，也可以用于医院其他病房、门诊、手术室、治疗室等各种情况的患者，并非为"急诊"和"急性病症"专有。

知识点4：急诊医学的概念　　　　副高：熟练掌握　　正高：熟练掌握

急诊医学是研究急性病症、急性创伤和慢性病急性发作的专门学科，包括研究与处理急、危、重患者及伤员救护、安全转运、转运途中监护治疗，急性病症在医院急诊部门紧急诊治、危及生命情况急救，及其相关组织和管理等问题。急诊医学是以"时间维度"为标准的一种医学体系，只是强调"急"的特性。只要是具备"急"特征的医学现象都是急诊医学的范畴。

知识点5：急性病症"绿色通道"　　　　副高：熟练掌握　　正高：熟练掌握

建立通畅的紧急医疗服务体系是实施紧急医疗救助工作的最佳形式，这个体系包括院前救护系统、医院急诊部门、医院其他技术支撑部门，这就是通常说的急性病症"绿色通道"。

知识点6：院前救护医疗系统的概念　　　　副高：熟练掌握　　正高：熟练掌握

院前救护医疗系统（emergency medical service system，EMSS）是负责实施有效的现场救助的机构，是一个集接受患者呼救、协调、指挥和完成院前救护工作的单位。

知识点7：院前救护医疗系统的组成　　　　副高：熟练掌握　　正高：熟练掌握

院前救护医疗系统配备有完善的通讯联络设备、救护车及急救员，将若干合格的急救站组结成急救网。

知识点8：院前救护医疗系统的主要职责　　　　副高：熟练掌握　　正高：熟练掌握

主要职责是从急性病症患者或伤员发病、受伤之初就开始有组织地指挥、协调现场抢救，合理分流，转运和途中监护治疗，以及根据具体情况将患者转送到相关医院的急诊科。

知识点9：院前救护的任务　　　　副高：熟练掌握　　正高：熟练掌握

院前救护有三方面的任务。

第一，对患者需求的紧急回应和行动，接收到患者呼救后立即根据需要派出救护车、救护员等前往现场。

第二，现场急救和救助。

第三，转送途中监护及抢救。

知识点10：急诊部门的设置　　　　副高：熟练掌握　正高：熟练掌握

一般急诊科分设诊室、治疗室、抢救室、紧急手术室及留观察病室等，有条件者可以设立重症监护室（intensive care unit，ICU）、药房、检验室、影像检查室等。

知识点11：急诊部门的设备　　　　副高：熟练掌握　正高：熟练掌握

较好医院的急诊科至少需配备抢救车、心电图机、心脏除颤器、供氧设备（中心供氧接口或氧气筒）、吸引器、推床、各种急用药品及间接喉镜、气管插管用具、球囊面罩、人工呼吸机、多功能监护仪、洗胃机、手术床、手术灯等，其他专用的及标准医疗设备（如器械柜、读片灯等）也应力求便于进行多种医疗操作。按照目前的规定，急诊应该具备提供及时的检验、放射和超声等影像学检查的条件。

知识点12：现代急诊医学的核心精髓　　　　副高：熟练掌握　正高：熟练掌握

现代急诊医学的核心精髓是分检和紧急快速的诊治。

知识点13：普通急性病症的急诊科诊疗流程　　　　副高：熟练掌握　正高：熟练掌握

普通急性病症原则上首先是挂号、病情评估及分诊，随后是医师的诊治，最后是决定患者归属（住院或回家、短暂留观、转专科门诊等），核心是体现便捷和快速。

知识点14：情况危急患者的急诊科诊疗流程　　　　副高：熟练掌握　正高：熟练掌握

情况危急的患者应先抢救再挂号、先急救再检查、先救命再确诊，这也是优先分检原则的体现之一。

知识点15：急诊部门对危急患者的通用规则　　　　副高：熟练掌握　正高：熟练掌握

紧急评估有无危及生命的情况→如有，迅速去除危及生命的情况→快速二次评估，了解患者有无危重和次紧急情况→快速处理危重和次紧急情况→仔细评估和检查患者的其他异常情况→处理一般情况、完成医疗文件、检查、决定患者去向并完成医疗过程。

知识点16：急诊的专业化工作范围　　　　副高：熟练掌握　正高：熟练掌握

急诊医学是对医学以时间维度为标准划分的产物，急诊科医师要分检、接诊所有急性病症患者。急诊人群的疾病谱非常广泛，流行率低是其特点。急诊医生要求知识比较全面，尤其是对于常见急性病症急诊处理要非常熟练，不仅要掌握传统内科、外科、妇科、儿科、传染科的诊疗技能，具备判读B超、X线片、CT、心电图检查的技能；急诊科医师还承担着急诊危重患者的院内外转运，必须有使用除颤器、监护仪、呼吸机、抢救包、供氧设备的能力；一旦患者发生危及生命的紧急情况，能够就地立即开展有效抢救。急诊是面向急性病症，以分检和优先处理为基本理念，立足于提供便捷快速医疗服务为患者解除生命危机和痛苦，并充分依赖急诊的医院内工作伙伴提供技术支撑。急诊医师的工作范围是"各种急性病症"，专业就是急性病症的救治。

> **知识点17：急诊医学专业化的含义**　　　　副高：熟练掌握　　正高：熟练掌握

急诊医学专业化包括两个方面含义：一是急诊医学相对于其他学科的专业化，此方面已成共识；二是急诊医学本身的专业化，使急诊医师的知识结构合理化，做到博中有专，争取在某些方面较传统专科医师有一定的优势。

第二节　急诊的思维方法和策略

> **知识点1：急诊医学的关键**　　　　　　　　副高：熟练掌握　　正高：熟练掌握

急诊医学的关键是快速解除患者的危险和痛苦。医院急诊常常是患者到达医院后接触医务人员的第一窗口，患者体验的既有医疗技术、服务水平，也有就诊流程是否合理、救治是否便捷快速。

> **知识点2：急诊科的特点**　　　　　　　　　副高：熟练掌握　　正高：熟练掌握

急诊科具有接受任务的随机性、突发性及执行任务时的应急性、机动性、协作性和社会性等特点，要求医师在有限时间内迅速评估、采取措施。

> **知识点3：急诊思维模式的特点**　　　　　　副高：熟练掌握　　正高：熟练掌握

时间紧迫、资料不完整的情况下，急诊思维模式具有以下特点。
（1）治疗思维和诊断思维同步进行。
（2）"救命"为先的治疗思维模式。
（3）简明快捷的诊断和鉴别诊断思维模式。
（4）急诊医师应具备更高的临床思维品质。

> **知识点4：二进逻辑法诊断思维的方法**　　　副高：熟练掌握　　正高：熟练掌握

二进逻辑法又称二分法，其方法是以对象有无某一属性为标志，把对象分成处于矛盾关系的两部分。

| 知识点5：急诊医疗的基本思维特点 | 副高：熟练掌握　正高：熟练掌握 |

以解决患者急性病症、伤痛和稳定患者生命体征为中心的诊治方法，形成和推行急性病症的特色思维方法；对于危急和危重患者，要优先治疗、及时诊断，病情较轻患者可采用普通门诊的思维决策方法；科学的方法是采用优先分拣方法，救命是基础，其次是解除严重情况，最后解决普通问题。

第三节　急诊决策方法新探索

| 知识点1：急诊医学临床决策的概念 | 副高：熟练掌握　正高：熟练掌握 |

急诊医学临床决策是指针对面临的急诊临床问题和处理患者的病情时，利用有限的资料，在尽可能短的时间内做出诊断、治疗、抢救的决策意见，为达到同一目标在众多可以采取的方案中选择最佳方案。

| 知识点2：实施临床决策的内在机制 | 副高：熟练掌握　正高：熟练掌握 |

对医学信息的获取、评价和利用是实施临床决策的内在机制。

| 知识点3：影响急诊医学临床决策的因素 | 副高：熟练掌握　正高：熟练掌握 |

急诊医学的特点、医师的个人能力与性格、医疗条件、患者的经济因素是急诊医学临床决策的主要影响因素。但是医务人员对急诊医学的理解、对优先分检理念的认识是影响急诊医学临床决策模式的最关键因素。

| 知识点4：急诊医师采用的决策方法 | 副高：熟练掌握　正高：熟练掌握 |

（1）诊断和处理决策：①分诊策略：哪些患者应该优先诊治？②稳定策略：为稳定患者需要什么样的干预？③诊断策略：做出诊断需要哪些临床资料？④治疗策略：将需要何种治疗手段？⑤安置策略：患者需要住院吗？住哪儿？

（2）其他决策：①管理决策：维护安全的工作环境（对患者和工作人员）需要做什么样的调整（如患者的转移，通过救护车运送或出院等）？②教学决策：该告知患者多少关于他（她）病情的信息？当患者病症有重要发现时，该怎样安排医学生、住院医师及其他工作人员的临床教学，决定什么时候安排他们来看患者？在急诊很忙时，急诊主治医师应该挤出时间来参与教学吗？③人际关系：当与护士、会诊人员、患者、患者家属发生矛盾时该怎么做？④福利决策：什么时候和什么场合可以去冲澡、午间（夜间）休息、洗手，以及来点幽默调剂一下情绪？⑤反馈决策：今天给患者做出的临床决定是否准确？下次是否需要改进？如果需要，如何改进？⑥做的诊断性试验是否有助于临床决策？

知识点5：急性病症患者的通用决策规则	副高：熟练掌握　正高：熟练掌握

急性病症患者的通用决策规则：①紧急评估有无危及生命的情况，迅速去除危及生命的情况；②二次评估患者有无严重或者其他紧急的情况，合理处理这些危重和次紧急情况；③仔细评估患者的其他异常情况，处理这些情况并完成医疗文件、检查、决定患者去向和完成医疗过程。

知识点6：对急性病症患者进行紧急评估、紧急处理的方法	副高：熟练掌握　正高：熟练掌握

首先是识别有生命危险的患者；去除和稳定危及生命的紧急情况。

知识点7：急诊科判断患者是否有生命危险的方法	副高：熟练掌握　正高：熟练掌握

（1）患者的主诉。

（2）一组完整和准确的生命体征：通常包括意识状态、呼吸频率、脉搏频率、肢体血压。

（3）对患者进行扼要的体格检查：主要通过望诊、听诊、触诊的方法，试图从中发觉重要器官受损的征象。

知识点8：ABBCS方法	副高：熟练掌握　正高：熟练掌握

A（气道）：检查气道是否通畅，口腔有无异物及大量分泌物，有无舌后坠。

B（呼吸）：检查有无呼吸，估计呼吸频率和深度，检查胸壁有无伤口及挤压痛。

B（出血）：检查所有体表能控制的主要出血部位。

C（循环）：检查脉搏是否存在，频率、节律及强弱情况。

S（感知觉）：检查患者的反应状态、意识、瞳孔等。

熟练使用"ABBCS方法"，可以在5～20秒内，不使用任何特殊器材和设备的情况下，快速判断患者有无危及生命的最紧急情况。

知识点9：对急性病症患者进行次级评估与救治的方法	副高：熟练掌握　正高：熟练掌握

（1）进一步检查、评估、判断。

（2）优先处理患者当前最为严重的或者其他紧急问题。

知识点10：对急性病症患者进行优先处理的内容
　　　　　　　　　　　　　　　　　副高：熟练掌握　　正高：熟练掌握

（1）固定重要部位的骨折、闭合胸部伤口。
（2）抗休克治疗。
（3）纠正呼吸、循环、代谢、内分泌紊乱。
（4）尽量恢复和保持正常体温。
（5）处理广泛的软组织损伤。
（6）如果为感染性疾病，及时使用抗生素治疗严重的感染。
（7）治疗其他的特殊急诊问题。

知识点11：全面检查、评估和补充完善救治措施
　　　　　　　　　　　　　　　　　副高：熟练掌握　　正高：熟练掌握

（1）全面检查、评估和进一步医疗处理：患者通常需要卧床休息，侧卧位、面向一侧可以防止误吸和窒息；建立静脉通道或者骨通道，对危重患者或者如果90秒钟无法建立静脉通道则需要建立骨通道；进一步监护心电、血压、脉搏和呼吸，必要时检测出入量，力争将生命体征保持在理想状态——血压为（90～160）mmHg/（60～100）mmHg，心率为50～100次/分，呼吸频率为12～25次/分。按照需要给予吸氧，保持血氧饱和度在95%以上。部分患者还需要保暖、维持正常体温，尤其是在现场和寒冷状态下。

（2）补充完善救治措施：经上述处理后是病因分析过程，寻求完整、全面的资料（包括病史等），选择适当的进一步诊断性治疗试验和辅助检查以明确诊断；修正或者制订进一步的治疗、抢救方案；进行必要的病因处理，正确确定去向（如是否住院、去ICU、留院短暂观察或回家）；完善记录，充分反映患者抢救、治疗和检查情况；尽可能满足患者的愿望和要求。

临床决策过程非常复杂，受很多因素的影响。按照"优先分拣"原则提出的急诊医学决策方案供临床一线医师参考，熟悉各类医学问题的处理思路，减少误诊、漏诊，出现危及生命的问题时能及时发现和处理。但切忌不切实际地照搬照抄，否则临床决策时选择错误的规则、流程，将带来巨大的医疗风险。

第二章 院前急救

第一节 院前急救医疗的历史与现状

知识点1：我国院前急救医疗的发展模式	副高：熟练掌握 正高：熟练掌握

（1）独立型："大而全"的模式，具有院前、院内急救的全面服务功能，但急救中心的建设投资较大，需要大量的专业技术人才，同时与其他医院急救工作的协调也存在一定困难。

（2）指挥型：急救中心只是院前急救医疗的总调度，急救中心不配备司机、急救专业人员和车辆，急救中心与各医院无行政隶属关系，各个医院分片负责，统一指挥。

（3）院前型：急救中心配备司机、急救专业人员和车辆。为独立医疗卫生机构，既有指挥调度权，又有人、财、物等资源的调配权，按急救半径设立分站，并与急救网络医院配合，形成完整的急救链。

（4）依托型：院前急救医疗指挥相对独立，但又附属于一家综合医院，既有院前急救医疗，又有院内急救，形成"一套班子，两块牌子"的机构框架。

知识点2：我国院前急救医疗的现状	副高：熟练掌握 正高：熟练掌握

我国院前急救医疗方面的法律尚不完善，部分地区有法规。政府投入不足。急救人员为医学院校毕业生，培训欠规范、待遇偏低、专业技术职称晋升困难、队伍不稳定。城市报警电话号码不统一，分医疗、警务和消防，报警信息未联网，调度指挥为计算机平台和电话2种。车载医疗装备参差不齐。缺少专用的医用直升机。很多大型城市出诊反应时间超过10分钟。各行政区的院前急救医疗一般发展很不平衡。

知识点3：我国院前急救医疗的发展趋势	副高：熟练掌握 正高：熟练掌握

大力提倡"第一目击者"仍是今后很长一段时间内应该做的工作。"生命掌握在第一目击者手中"，这一说法一点也不过分。新中国的公众心肺复苏普及率在3%以内，发达国家为25%~50%，如此大的差距提醒我们，心肺复苏术普及工作任重而道远，需要我们做的还有很多很多。在发达国家，随着"第一目击者"概念的提出以及急救知识和技能的社会普及率不断提高，全民急救知识的培训已经渗透到社会每个角落，如应急电话的使用基本上是未成年人人生的第一课；几乎每个社区都拥有经过培训的、具备一定急救技能的志愿者；心脏

自动除颤仪遍布各个公共场所和飞机上以便第一目击者使用。

在新中国院前急救医疗的发展方向方面，标准化是亟需解决的一个问题。标准化是急救学科发展、急救治疗手段、设备更新和急救科学研究的前提和基础，是急诊专业走向成熟的根本纲领和必由之路。没有标准化，一切无从谈起。有了全国统一的标准，同时引入 ISO-9002 等管理理念，才能发展和壮大新中国的急救事业，规范急救中心（站）从业行为，规避院前急救医疗过程中的医疗风险。从长远来看，要保持急救医学持续、健康、快速的发展，唯一途径是建立长效监督和约束机制。

专业化院前救医疗队伍是院前急救医疗模式中最基本的要求。努力培养具有高度专业化、责任心和使命感的院前急救医疗队伍，以半军事化管理提升专业品质，应该是我们追求的目标。院前急救医疗服务从单纯生物医学模式转向生物-心理-社会医学模式，医师的服务观念从"以疾病为中心"转向"以患者为中心"。无论在院前急救医疗还是社区急救的实践中，建立新中国的医疗救护员制度，应当提到重要的战略高度来考虑。

院前急救医疗的分级管理、准入制度等建立，必然使新中国的院前急救医疗事业迎来新的腾飞。

对于院前急救医疗（即急救医疗服务体系），国家需要制定相应的法律确立公共卫生与基本医疗服务的概念，从政策、财政预算、人员资质与培训等方面提供相应的保障。

第二节　院前急救医疗服务体系

知识点1：院前急救医疗的概念　　　　　　　　副高：熟练掌握　　正高：熟练掌握

院前急救医疗有广义与狭义之分。

（1）广义的院前急救医疗：是指伤员在发病或受伤时，由医务人员或目击者对其进行必要的急救，以维持基本生命体征和减轻痛苦的医疗活动和行为的总称。它既可以是医疗单位闻讯后赶赴现场的救治活动和行为，也可以是受到心肺复苏等普及教育的红十字卫生员、司机、交通警察、营业员以及其他人的救治活动。

（2）狭义的院前急救医疗：专指有通讯、运输和医疗基本要素所构成的专业医疗急救机构，在患者到达医院前实施的现场救治和途中监护的医疗活动。

广义和狭义概念的主要区别在于是否有公众参与。

知识点2：院前急救医疗的任务　　　　　　　　副高：熟练掌握　　正高：熟练掌握

（1）院前急救医疗及医院间医疗转运。
（2）参与大型意外灾害事故的指挥、组织和救援。
（3）承担大型集会活动的医疗保障工作。
（4）负责或协助组织医疗人员及医疗辅助人员进行急诊、急救方面的业务培训。
（5）参与公众健康教育、疾病预防的宣传及相关研究。

知识点3：院前急救医疗的工作特点	副高：熟练掌握 正高：熟练掌握

院前急救医疗的工作特点包括：社会性、时间性、独立性、艰苦性、风险性、随机性。

知识点4：院前急救医疗的科研	副高：熟练掌握 正高：熟练掌握

（1）院前急救医疗科研的选题：目前应重点放在应用研究上。院前急救医疗的科研与学科进步在很大程度上要借助于其他临床学科现有的科研成果与专业技术。所以，在急救医疗科研的选题上引进、扩展、延伸其他学科的新技术、新理论显得尤为重要，尤其是在学科发展初期。

（2）院前急救医疗科研选题的来源：包括指令性课题、指导性课题、委托课题和自选课题，后三类应成为院前急救医疗界科研选题的主要来源。院前急救医疗的科研力量薄弱，科研条件普遍不如其他临床学科，获得指令性课题非常困难。而院前急救医疗的医务人员在日常临床工作中，能遇到大量尚未解决而工作中又迫切需要解决的问题，这些可以作为自选课题的来源。

（3）院前急救医疗的科研选题方法：从交叉的边缘区选择课题和从临床工作中选择课题应放在选题方法的首位。

知识点5：院前急救医疗管理的具体内容	副高：熟练掌握 正高：熟练掌握

院前急救医疗管理的具体内容包括：①院前急救医疗的组织与结构管理；②院前急救医疗的行政管理；③院前急救医疗的质量管理；④院前急救医疗的计算机信息管理；⑤院前急救医疗的人力资源管理；⑥院前急救医疗的经济管理；⑦院前急救医疗中纠纷、差错和事故的防范；⑧院前急救医疗中暴力事件的防范和对策；⑨灾难事件的反应预案。

第三节 灾难医疗救援

知识点1：灾难医学的概念	副高：熟练掌握 正高：熟练掌握

灾难医学是研究在各种自然灾难和人为事故所造成的灾害性损伤条件下实施紧急医学救治、疾病预防和卫生保障的一门学科，它包括自然灾难和人为灾难。

知识点2：灾难医疗救援人员的任务	副高：熟练掌握 正高：熟练掌握

（1）协助救援人员（武警、军人等）尽快使伤员脱离致伤环境。
（2）评估伤亡人数。
（3）评估伤员损伤的性质和严重程度。
（4）评估伤员伤情以及病情分类。

（5）对伤员进行初步的抢救和处理。

（6）确定现场医疗救援所需的人力物力、伤员转运工具和随后进一步处理所需要的医院条件。

（7）确定亟待解决的卫生问题。

知识点3：灾难现场的检伤方法　副高：熟练掌握　正高：熟练掌握

（1）行动检查：①指引能行动的伤者到指定区域（绿区）；②此类伤员均属第三优先；③到不能自如行动的伤员处继续检查。

（2）呼吸检查：①为所有不能行走的伤员进行呼吸检查；②如有需要先保持气道畅通（须同时小心保护颈椎），可用提颏法等。

（3）血液循环检查：不能感觉到桡动脉波动，贴红标签，如有脉搏>120次/分，贴红标签。此外，还要查看全身是否有严重出血。①大出血：四肢血管大出血者应直接用指压法或敷料加压包扎；②测定脉搏和血压：血压测定困难时可进行血压估计，如触摸桡动脉、股动脉、颈动脉搏动。

（4）清醒程度检查：①检查脑部是否有受伤；②询问伤员简单问题或给予简单指令；③区分能回答或按照指令行事（绿区）、回答不确切（黄区）、不能回答（红区）。

知识点4：灾难现场的检伤分类标准　副高：熟练掌握　正高：熟练掌握

在灾害现场附近设置4个区域：红区、黄区、绿区、黑区。红区是需要立即处理的伤员；黄区、绿区是可以相对延期处理的伤员；黑区为已经死亡的伤员。

知识点5：灾难事故现场救治的主要内容　副高：熟练掌握　正高：熟练掌握

（1）维持患者呼吸道通畅，及时清除异物，解决呼吸道梗阻，对有呼吸障碍或呼吸停止者进行人工呼吸（包括气管插管）。

（2）对发生心脏骤停者实施心肺复苏术。

（3）对意识丧失者采取稳定侧卧位，防止窒息。

（4）对休克的患者应及时采用止血、镇痛、镇静、液体复苏的救治方法；对未控制出血的休克患者，应采用限制性液体复苏。

（5）变开放性气胸为封闭性气胸。

（6）固定骨折患肢。

知识点6：灾难医疗救援的护送医疗分队的主要任务
副高：熟练掌握　正高：熟练掌握

（1）对途中伤员进行观察，及时发现伤员有无异常情况。

（2）对伤员进行必要的急救和治疗。

（3）向接收单位介绍伤员的伤情，移交医护文书。

知识点7：灾难医疗救援的现场医护人员的个体防护物品
　　　　　　　　　　　　　　　副高：熟练掌握　正高：熟练掌握

灾难医疗救援的现场医护人员的个体防护物品包括：①工作帽；②口罩；③防护手套；④护目镜和防护眼、面罩；⑤呼吸防护面具；⑥隔离衣；⑦防护衣；⑧防护鞋、靴；⑨污物袋。

知识点8：生物恐怖的概念　　　　　副高：熟练掌握　正高：熟练掌握

生物恐怖是由特殊组织秘密进行的，基于其政治、经济、宗教、民族等目的且经过预谋，针对平民或民用目标使用致病性微生物或毒素等作为恐怖袭击手段，造成烈性传染病的暴发、流行，导致人群失能和死亡，造成社会公众极大恐慌，引发社会动荡，从而破坏国家和谐安定与妨碍社会经济发展的事件。

知识点9：生物恐怖的特点　　　　　副高：熟练掌握　正高：熟练掌握

生物恐怖具有突发性、易行性、散发性、隐蔽性、欺骗性等特点。

知识点10：可能用作生物恐怖的生物剂　　　副高：熟练掌握　正高：熟练掌握

（1）攻击人的生物战剂：①细菌；②病毒；③立克次体；④衣原体和支原体；⑤毒素；⑥真菌。

（2）攻击动物的生物战剂：①非洲猪瘟疫病毒；②禽流感病毒；③口蹄疫病毒；④牛瘟病毒；⑤新城鸡瘟病毒等。

（3）攻击植物的生物战剂：①玉蜀黑粉菌；②柑橘溃疡病单胞菌；③水稻枯黄单胞菌；④核盘菌等。

知识点11：应对生物恐怖的措施　　　副高：熟练掌握　正高：熟练掌握

应对生物恐怖的措施：①监测；②判定；③防护措施，包括个人防护、集体防护、预防接种，以及粮食、食物、水源的防护；④采集标本送检；⑤做好检疫工作，及时处理污染区及疫区；⑥消毒。

知识点12：核事故和放射事故的概念　　　副高：熟练掌握　正高：熟练掌握

核事故和放射事故是指由于放射性物质或其他放射源造成或可能造成公众健康严重影响

及损害的突发事件。

知识点13：核辐射事故的类型 　　　副高：熟练掌握　正高：熟练掌握

（1）核设施发生的核事故。

（2）放射源意外照射或丢失造成的放射事件，包括人员受到的超剂量照射事件、放射性污染事件和放射源丢失事件。

（3）放射恐怖事件。

知识点14：核辐射事故发生的可能原因 　　副高：熟练掌握　正高：熟练掌握

（1）放射源、放射性材料、放射性污染严重物件的丢失、被盗或遗弃。

（2）放射源安全装置和辐射装置故障或操作失误。

（3）密封放射源或包容放射性物质的设备或容器泄漏。

（4）放射性物质从放射源与辐射技术应用设施异常释放。

（5）核恐怖。

知识点15：核辐射事故现场救援的原则 　　副高：熟练掌握　正高：熟练掌握

现场救援行动应遵循快速有序、边发现边抢救、先重后轻、对危重伤员先抢救后去除污染、尽快将伤员撤离事件现场以及保护抢救者的原则。

知识点16：核辐射事故现场救援的基本任务 　　副高：熟练掌握　正高：熟练掌握

首先将伤员撤离现场，同时进行医学处理。

（1）初步估计伤员受照射的剂量，设立临时分类站，进行初步诊断和处理，必要时及早使用抗放射药物。

（2）对伤员进行放射性体表污染检查和初步去污染处理，注意防止污染扩散，对开放性伤口去污染后可酌情进行包扎。

（3）初步判断伤员有无放射性核素体内污染，必要时及早采取阻断吸收和促进排除措施。

（4）尽可能收集可估计伤员受照射剂量的物品和生物样品。

（5）填写伤员登记表。

（6）根据初步分类诊断处置伤员。

（7）对突发事件的医学和公共卫生后果进行初步评估，以及放射防护和公共卫生建议。

知识点17：核辐射及放射事故的应急防护措施 　　副高：熟练掌握　正高：熟练掌握

应急防护措施分为紧急防护措施和长期防护措施。紧急防护措施包括隐蔽、撤离、服用稳定性碘、控制进出口通道、个人防护。长期防护措施包括临时性避迁、永久性重新定居、控制食品和饮水以及建筑物和土地消除污染等。

知识点18：核辐射及放射事故的应急救援人员的防护措施
副高：熟练掌握　正高：熟练掌握

首先应当让救援人员了解减少受照剂量的三原则：在放射环境中停留的时间要减至最短，必要时轮换作业；保持与放射源最大距离；只要有可能，就应充分利用屏蔽防护。其次，为救援人员配备能进行报警的辐射探测仪和个人剂量计，配备必要的个人防护用具，减轻或防止放射性污染。另外，要熟悉并遵守应急工作人员通用防护守则。

知识点19：核辐射及放射事故的应急救援人员的穿脱衣顺序
副高：熟练掌握　正高：熟练掌握

（1）穿衣顺序：鞋套→裤子→防护服→用带子绑住防护服开口→在防护服外加标签→防护帽和口罩→内层手套→密闭的手套和有带子的防护服袖→剂量计→外层手套。

（2）脱衣顺序：从防护服去除带子→外层手套→解除内层手套的带子→剂量计→防护服→脱裤至膝盖下→坐在放在边界线清洁侧处的椅子上→脱下裤子→防溅物→口罩→鞋的遮盖物→内层手套。

知识点20：化学中毒的救治原则
副高：熟练掌握　正高：熟练掌握

急性化学物中毒常为突发的意外事故，现场救治必须快速、及时、准确、先重后轻。

知识点21：化学中毒的具体救助措施
副高：熟练掌握　正高：熟练掌握

（1）立即将患者撤离现场，转移至上风向或侧风向空气新鲜处（温区），解开领口，保持呼吸道通畅。

（2）医务人员经特别指定的路径进入"温区"来对伤员进行去污处理，包括立即脱去被污染的衣物（注意保暖），彻底清洗污染的皮肤、黏膜、毛发等，防止毒物继续侵入。

（3）保护重要脏器心、肺、脑的功能，注意呼吸、脉率、血压、意识、瞳孔等生命体征的变化。

（4）对循环衰竭、呼吸表浅，或心搏、呼吸骤停者应立即采取现场心肺复苏术。

（5）对休克和虚脱者，静脉输液，使用升压药，维持正常血压。

（6）对症治疗，如吸氧、解痉、镇痛、镇静等。

（7）重症转运者携带周知卡，随时应急救援，保证治疗措施延续，并事先通知医院做好接诊准备。

知识点22：传染病的概念　　　　　　　　副高：熟练掌握　正高：熟练掌握

传染病是由病原微生物和寄生虫感染人体后产生的有传染性的疾病。根据《中华人民共和国传染病防治法》及其实施细则，将法定传染病分为3类：甲类、乙类、丙类。

知识点23：转运传染病患者的流程　　　　　副高：熟练掌握　正高：熟练掌握

工作人员穿戴二级防护物品→出车至现场接患者→将患者安置在医疗舱→将患者转运至传染病指定接收医疗机构→在指定消毒区进行车辆、设备及污物消毒→人员消毒、卫生处理→返回。

知识点24：转运传染病患者时工作人员穿戴及脱防护物品流程
　　　　　　　　　　　　　　　　　　　副高：熟练掌握　正高：熟练掌握

（1）穿戴防护物品流程为戴帽子→穿连体防护服（先不将连体帽子戴上）→戴口罩→戴防护镜→穿鞋套或胶鞋→戴手套，将手套套在防护服袖口外。

（2）脱防护物品流程为摘下防护镜，放入消毒液中→解防护服→摘手套，手套里面朝外放入黄色塑料袋中→脱掉防护服，将里面朝外，放入黄色塑料袋中→手指反掏进帽子，将帽子摘下，里面朝外，放入黄色塑料袋中→摘口罩，一手按住口罩、另一手将口罩带摘下，放入黄色塑料袋中，注意双手不要接触面部→脱下鞋套或胶鞋，将鞋套里面朝外，放入黄色塑料袋中（胶鞋放入消毒液中）→洗手、消毒。洗手方法一律采用六步法。

第四节　突发公共卫生事件的应急管理

知识点1：突发公共卫生事件的概念　　　　副高：熟练掌握　正高：熟练掌握

突发公共卫生事件，简称突发事件，是指突然发生，造成或者可能造成社会公众健康严重损害的重大传染病疫情、群体性不明原因疾病、重大食物和职业中毒以及其他严重影响公众健康的事件。

知识点2：全国突发事件应急预案的主要内容　副高：熟练掌握　正高：熟练掌握

（1）突发事件应急处理指挥部的组成和相关部门的职责。

（2）突发事件的监测与预警。

（3）突发事件信息的收集、分析、报告、通报制度。

（4）突发事件应急处理技术和监测机构及其任务。

（5）突发事件的分级和应急处理工作方案。

（6）突发事件预防、现场控制，应急设施、设备、救治药品和医疗器械以及其他物资和技术的储备与调度。

（7）突发事件应急处理专业队伍的建设和培训。

> **知识点3：国家建立突发事件应急报告制度**　　副高：熟练掌握　正高：熟练掌握

有下列情形之一的，省、自治区、直辖市人民政府应当在接到报告1小时内，向国务院卫生行政主管部门报告；突发事件监测机构、医疗卫生机构和有关单位，应当在2小时内向所在地县级人民政府卫生行政主管部门报告；接到报告的卫生行政主管部门应当在2小时内向本级人民政府报告，并同时向上级人民政府卫生行政主管部门和国务院卫生行政主管部门报告。

（1）发生或者可能发生传染病暴发、流行的。

（2）发生或者发现不明原因的群体性疾病的。

（3）发生传染病菌种、毒种丢失的。

（4）发生或者可能发生重大食物和职业中毒事件的。

> **知识点4：《突发公共卫生事件应急条例》的法律责任**
> 副高：熟练掌握　正高：熟练掌握

医疗卫生机构有下列行为之一的，由卫生行政主管部门责令改正、通报批评、给予警告；情节严重的，吊销《医疗机构执业许可证》；对主要负责人、负有责任的主管人员和其他直接责任人员依法给予降级或者撤职的纪律处分；造成传染病传播、流行或者对社会公众健康造成其他严重危害后果，构成犯罪的，依法追究刑事责任。

（1）未依照本条例的规定履行报告职责，隐瞒、缓报或者谎报的。

（2）未依照本条例的规定及时采取控制措施的。

（3）未依照本条例的规定履行突发事件监测职责的。

（4）拒绝接诊患者的。

（5）拒不服从突发事件应急处理指挥部调度的。

第五节　院前急救的主要技术

一、初级心肺复苏

> **知识点1：心肺复苏的概念**　　副高：熟练掌握　正高：熟练掌握

心肺复苏（cardioPulmonary resuscitation，CPR）是指采用徒手和/或辅助设备来维持呼吸、心脏骤停患者人工循环和呼吸最基本的抢救方法，包括开放气道、人工通气、胸外心脏按压、电除颤以及药物治疗等，目的是尽快使自主循环恢复（return of spontaneous circulation，ROSC）。

知识点2：初级心肺复苏的诊断依据　　　副高：熟练掌握　正高：熟练掌握

（1）意识突然丧失。
（2）呼吸停止或抽搐样呼吸。
（3）大动脉搏动消失。
（4）心电图表现为心室颤动、无脉搏的电活动（电-机械分离）或无电活动的平直线。

知识点3：初级心肺复苏的操作方法　　　副高：熟练掌握　正高：熟练掌握

（1）判断患者有无意识。如果发现有人晕倒在地，拍打患者肩部，问"你怎么啦"，如无反应，呼吸断续或停止，立即拨打急救电话，同时呼喊"来人啊，救命啊"，如果是淹溺或其任何年龄的窒息者，则应该在打电话之前先进行5个周期的CPR。判断时间应小于10秒。

（2）立即将患者以仰卧位平放在硬质平面上。

（3）如无脉搏，立即进行心脏按压。按压部位在胸骨下段相当于两乳头连线中间，将掌根重叠放于按压区，使手指脱离胸壁，双臂伸直，垂直向下用力按压。按压应平稳，有规律地进行，不能间断，按压频率100～120次/分，按压深度成年人5～6cm，按压和放松的比例各占50%。注意：按压放松时手不要离开胸部，同时要使胸部充分回弹。

（4）开放气道。用仰头抬颏法，一手置于前额使头部后仰，另一手的示指与中指置于下颏下方处，抬起下颏（颌）。如怀疑颈部损伤可用托颌法。注意：仅在昏迷患者口中见到固体异物堵塞时用手指清除。

（5）如无呼吸，立即进行口对口人工呼吸，向患者口内吹气2次，每次吹气时间1秒以上，能够看到患者胸廓起伏（建议潮气量500～600ml）。

（6）每做30次按压需要做2次人工呼吸，即按压与吹气的比例为成年人30：2（单人、双人），婴儿和儿童单人为30：2，双人为15：2。

（7）按压、通气5个循环（约2分钟）后，检查脉搏、呼吸，检查时间不超过10秒。

（8）如转运患者，应持续进行心肺复苏，中断时间不得超过10秒。

知识点4：心肺复苏的有效指标　　　副高：熟练掌握　正高：熟练掌握

（1）扩大的瞳孔由大变小。
（2）面色（口唇）由发绀转为红润。
（3）大动脉扪到搏动。
（4）可测到血压，>60/40mmHg。

二、气管插管术

知识点5：院前气管插管术的特点　　　副高：熟练掌握　正高：熟练掌握

气管插管术是院前抢救危重症患者的急救措施之一，及时有效地建立呼吸通道是抢救成功的关键。院前气管插管术有其显著的技术特点，而不能照搬手术室中插管程序进行抢救插管。在院前急救时，通常只有1名医师和1名护士在场，需要同时完成诸如给氧、开放静脉通道、胸外按压等抢救操作，此时抢救人员相对不足，插管操作往往只能由医师单人完成。因此，对于清醒、烦躁的患者，单人插管操作者要特别注意消除患者躁动对气管插管的影响，即置入喉镜时须用右手牢固托住头部以保持头后仰位，维持口轴线（从口或鼻腔至咽后壁的连线）–咽轴线（从咽后壁至喉头的连线）–喉轴线（从喉头至气管上段的连线）基本重叠于一条轴线，以利于喉镜的置入和声门的暴露；插入导管后必须先置入牙垫后才退出喉镜，预防导管被患者咬扁加重窒息；在退出喉镜之后或在用胶布固定导管和牙垫及应用镇静药之前的这段时间，要用右手的拇指固定导管和牙垫，中指、环指和小指托住患者下颌，固定患者头部，以防止患者头部剧烈摆动使导管移位或脱出；在用胶布固定和给导管气囊充气之后，对于烦躁的患者如无禁忌可应用镇静药，此时如有胃内容物反流亦不会引起窒息。在插管操作中动作要迅速、轻柔、简练，在尽可能减少并发症的同时要求在最短的时间内完成插管。

三、喉罩

知识点6：喉罩的特点	副高：熟练掌握　　正高：熟练掌握

喉罩适合于院前急救中心肺复苏早期的气道建立，其优点有操作快捷、简单、易掌握、效果可靠，为进一步抢救赢得时间，且不影响心脏按压。尤其在患者出现深昏迷，舌咽反射和喉反射消失时操作更为方便，且能提高气道管理质量，与面罩通气相比可提高血氧饱和度，气道维持更容易，经验不足的医师也容易放置。

而且在院前急救中使用插管型喉罩，现场操作时不要求患者的特别体位，操作者不一定在患者头部上方操作，从而避免搬动患者而节约时间。喉罩适用于不适合气管内插管的急救患者，能在短时间内实施紧急气道救援。

四、经胸壁直流电电击复律术

知识点7：经胸壁直流电电击复律术	副高：熟练掌握　　正高：熟练掌握

经胸壁直流电电击复律术，简称心脏电复律术，亦称为电击除颤术，是抢救致命性快速心律失常最有效的方法，由于心室颤动后患者的血液循环停止，任何药物都无法迅速到达靶器官，因此电击是治疗心室颤动的唯一有效的手段，除此之外目前没有任何一种方法能够与之相比。每个急救人员都必须意识到，在院前抢救心室颤动的各种措施中，电击除颤的地位永远是第一。

五、气道内异物阻塞清除术

知识点8：气道内异物阻塞清除术的操作方法	副高：熟练掌握　　正高：熟练掌握

（1）腹部冲击法（Heimlich法）：可用于有意识的站立或坐位患者。救助者站在患者身

后，双臂环抱患者腰部，一手握拳，握拳手拇指侧紧顶住患者腹部，位于剑突与脐间的腹中线部位，用另一手再握紧拳头，快速向内、向上使拳头冲击腹部，反复冲击直到把异物排出。如患者意识丧失，即开始CPR。采用此法后，应注意检查有无危及生命的并发症，如胃内容物反流造成误吸、腹部或胸腔脏器破裂。除必要时，不宜随便使用。

（2）自行腹部冲击法：气道梗阻者本人可一手握拳，用拳头拇指侧顶住腹部，部位同上，用另一手再握紧拳头，用力快速向内、向上使拳头冲击腹部。如果不成功，患者应快速将上腹部抵压在一个硬质的物体上，如椅背、桌沿、走廊护栏，用力冲击腹部，直到把气道异物排除。

（3）胸部冲击法：患者是妊娠末期或过度肥胖者时，救助者双臂无法环抱患者腰部，可用胸部冲击法代替Heimlich法。救助者站在患者身后，把上肢放在患者腋下，将胸部环抱住。一只拳的拇指侧放在胸骨中线，避开剑突和肋骨下缘，另一只手握住拳头，向后冲压，直至把异物排出。

（4）对意识丧失者的解除方法

1）解除气道异物梗阻（foreign body airway obstruction，FBAO）中意识丧失：救助者应立刻开始CPR。在CPR期间，经反复通气后，患者仍无反应，急救人员应继续CPR，按30∶2的按压/通气比例操作。

2）发现患者已无反应：急救人员初始可能不知道患者发生了FBAO，只有反复通气数次后，患者仍无反应，应考虑到FBAO。可采取以下方法：①在CPR过程中，如有第二名急救人员在场，一名实施救助，另一名求救EMSS。患者保持平卧。②如果可看见口内异物，可试用手指清除口咽部异物。③如通气时患者胸部无起伏，重新摆放头部位置，注意开放气道状态，再尝试通气。④异物清除困难，如果通气仍未见胸廓起伏，应考虑进一步的抢救措施（如Kelly钳，Magilla镊，环甲膜穿刺/切开术）开通气道。⑤如异物去除、气道开通后仍无呼吸，需继续缓慢人工通气。再检查脉搏、呼吸、反应，如无脉搏，即行胸外按压。

知识点9：临时体外无创起搏术　　　　　副高：熟练掌握　　正高：熟练掌握

临时起搏主要用于抢救心脏骤停及严重缓慢性心律失常，一般认为临时起搏时早期心脏骤停疗效较好。熟练掌握后，它的整个过不到1分钟即可完成。提高了抢救的成功率，为进一步的治疗赢得时间。

六、胸腔穿刺术

知识点10：胸腔穿刺术　　　　　　　　　副高：熟练掌握　　正高：熟练掌握

胸腔穿刺术是经皮穿刺进入胸膜腔以达到胸部疾病的诊断和治疗的目的。院前急救中主要用于胸外伤或自发性气胸、血胸、血气胸及其他原因引起的胸腔积液对呼吸循环压迫的减压。

七、便携式呼吸机

知识点11：便携式呼吸机	副高：熟练掌握　　正高：熟练掌握

便携呼吸机可以为呼吸衰竭、急性心肌梗死、呼吸停止或缺氧患者（适用于从20kg以上儿童到成年人）提供有效、安全的人工呼吸手段，轻巧、便携、经久耐用，按照急救医疗和紧急复苏的要求，可以在任何具有气源（气瓶、墙上的管道气源）的地方使用。它可以代替手捏球囊，解放了医务人员的双手，适用于脑外伤或脑血管意外患者或其他影响呼吸的危重患者带机行CT检查，以及心肺复苏后患者的转运，同时在院前急救各种复杂环境下能发挥极大作用。

八、环甲膜穿刺术

知识点12：环甲膜穿刺术	副高：熟练掌握　　正高：熟练掌握

环甲膜穿刺术是对无法立即清除上气道阻塞的患者紧急开放气道的临时急救措施之一，而非一种常规的复苏手段。亦可经环甲膜穿刺达到治疗、用药的目的。主要用于现场急救，尤其适于院前急救，当上呼吸道阻塞，尚有自主呼吸，但又无法进行气管插管的情况下，为争取时间可行环甲膜穿刺或环甲膜切开通气，为进一步的救治赢得时间。

第六节　创伤急救的主要技术

一、创伤的基础知识及创伤现场救护

知识点1：创伤的概念	副高：熟练掌握　　正高：熟练掌握

创伤是指机械性致伤因素作用于人体所造成的组织结构完整性的破坏或功能障碍。

知识点2：创伤急救的概念	副高：熟练掌握　　正高：熟练掌握

创伤急救（trauma care）是急诊医学的重要组成部分，提高救治反应能力和水平，可以提高伤员存活率，减少伤残率。创伤急救要求急救人员到达致伤现场，即对伤员进行初级创伤生命支持，并安全转运伤员到相关医院。

知识点3：创伤的主要类型	副高：熟练掌握　　正高：熟练掌握

创伤的因素多种多样，现场救护中应区分以下4种类型。

（1）闭合性损伤：见于钝器伤、跌伤和撞伤，体表无伤口。受伤处肿胀、青紫，可伴有骨折及内脏损伤，由于内脏和骨折出血可出现休克。正因为闭合性损伤比较容易忽视，在发

生跌伤、撞伤后，往往需要到医院进一步检查。

（2）开放性损伤：见于锐器伤和其他严重创伤，体表有伤口，感染机会增加，失血较多。如有大动脉血管损伤，出血为喷射性，短期内会出现休克，需要立即止血、包扎。应注射破伤风抗毒素预防破伤风的发生。

（3）多发伤：同一致伤因素同时或相继造成1个以上部位创伤的严重损伤。多发伤组织、脏器损伤严重，死亡率高。现场救护要特别注意呼吸、脉搏及脏器损伤的判断，并防止遗漏伤情。

（4）复合伤：是由不同致伤原因同时或相继造成的不同性质的损伤，如车祸致伤的同时又受到汽车水箱热水的烫伤。复合伤增加了，创伤的复杂性，现场救护要针对不同性质的损伤进行相应救护。

知识点4：创伤现场救护的目的　　　　　　副高：熟练掌握　正高：熟练掌握

现场救护通常由"第一目击者"或救护人以及企业急救工作人员完成，是转向医院进一步治疗的基础，目的有以下几点：

（1）抢救、延长伤员生命：创伤伤员由于重要脏器损伤（心、脑、肺、肝、脾及颈部脊髓损伤）及大出血导致休克时，可出现呼吸、循环功能障碍。故在循环骤停时，现场救护要立即实施心肺复苏，维持生命，为医院进一步治疗赢得时间。

（2）减少出血，防止休克：严重创伤或大血管损伤出血量大。血是生命的源泉，现场救护要迅速用一切可能的方法止血，有效止血是现场救护的基本任务。

（3）保护伤口：开放性损伤的伤口要妥善包扎。保护伤口能预防和减少伤口污染，减少出血，保护深部组织免受进一步损伤。

（4）固定骨折：现场救护要用最简便有效的方法固定骨折。骨折固定能减少骨折端对神经、血管等组织结构的损伤，同时能缓解疼痛。颈椎骨折如予妥善固定，能防止搬运过程中脊髓的损伤，具有重要意义。

（5）防止并发症：现场救护过程中要注意防止脊髓损伤、止血带过紧造成缺血坏死、胸外按压用力过猛造成肋骨骨折，以及骨折固定不当造成血管神经损伤及皮肤损伤等并发症。

（6）快速转运：用最短的时间将伤员安全地转运到就近医院。

知识点5：创伤现场救护的原则　　　　　　副高：熟练掌握　正高：熟练掌握

（1）建立整体意识，重点、全面了解伤情，避免遗漏，注意保护自身和伤员的安全。

（2）先抢救生命，重点判断是否有意识、呼吸、心搏，如呼吸、心脏骤停，首先进行心肺复苏。

（3）检查伤情，快速、有效止血。

（4）优先包扎头部、胸部、腹部伤口以保护内脏，然后包扎四肢伤口。

（5）先固定颈部，然后固定四肢。

（6）操作迅速、平稳，防止损伤加重。

（7）尽可能佩戴个人防护用品，戴上医用手套或用几层纱布、干净布片、塑料袋替代。

知识点6：现场检查	副高：熟练掌握 正高：熟练掌握

创伤现场救护先要通过快速、简洁的检查对伤情进行正确判断。

（1）检查伤员意识。

（2）检查呼吸、循环体征。

（3）检查伤口，观察伤口部位、大小、出血多少。

（4）检查头部，用手轻摸头颅，检查有否出血、骨折、肿胀；注意检查耳道、鼻孔，有无血液或脑脊液流出，如有可能为颅骨骨折。

（5）检查脊柱及脊髓功能，让伤员活动手指和足趾，如无反应可能为瘫痪；保持伤员平卧位，用于指从上到下按压颈部后正中，询问是否有压痛，如有可能为颈椎骨折；保持脊柱轴线位侧翻伤员，用手指从上到下沿后正中线按压，询问是否有疼痛，如有可能为脊柱骨折。

（6）检查胸部，询问疼痛部位，观察胸廓的呼吸运动、胸部形状；救护人双手放在伤员的胸部两侧，然后稍加用力挤压伤员胸部，如有疼痛可能为肋骨骨折。

（7）检查腹部，观察有无伤口、内脏膨出及腹部压痛部位。

（8）检查骨盆，询问疼痛部位，双手挤压伤员的骨盆两侧，如有疼痛可能为骨折。

（9）检查四肢，询问疼痛部位，观察是否有肿胀、畸形，如有可能为骨折；手握腕部或踝部轻动，观察是否有异常活动，如有可能为骨折。

二、创伤的现场处理技术

知识点7：出血的种类	副高：熟练掌握 正高：熟练掌握

出血可分为外出血和内出血。开放性损伤血管破裂，血液流出体外称为外出血；闭合性损伤血管或脏器破裂，血液流入组织间、脏器或体腔内称为内出血。

外出血容易发现，内出血不容易早期发现，更有危险性。创伤时急性大出血，应争取时间迅速有效的止血，对挽救伤员生命具有非常重要的意义。

知识点8：动脉出血的特点	副高：熟练掌握 正高：熟练掌握

从心脏搏出流至机体组织的血为动脉血。动脉血管破裂出血称动脉出血，其色鲜红呈喷射状，出血快且量多，危险性大。

知识点9：静脉出血的特点	副高：熟练掌握 正高：熟练掌握

从机体组织回流至心脏的血为静脉血。静脉血管破裂出血称为静脉出血，其血色暗红、

血流较缓慢，呈持续性，可自行凝固而止血。

知识点10：毛细血管出血的特点　　　　　　副高：熟练掌握　　正高：熟练掌握

机体组织的动脉与静脉交接处的血管破裂出血称毛细血管出血，也称渗血。其血色鲜红，血从伤口渗出，常可自行凝固而止血。

知识点11：创伤急救的止血方法——指压止血法　副高：熟练掌握　　正高：熟练掌握

指压止血法为止血短暂应急的措施，适用于头部和四肢的动脉出血，用手指压在出血近心端的动脉处，将动脉压迫闭合在骨面上，阻断血流，达到迅速和临时止血的目的。

知识点12：创伤急救的止血方法——直接压迫止血法

副高：熟练掌握　　正高：熟练掌握

适用于较小伤口的出血，用无菌纱布直接压迫伤口处，压迫约10分钟。

知识点13：创伤急救的止血方法——加压包扎止血法

副高：熟练掌握　　正高：熟练掌握

适用于四肢、头颈、躯干等体表血管伤时的出血处。可用无菌纱布或洁净敷料覆盖伤口，对较深大的出血伤口，宜用敷料填充，再用绷带加压包扎。力度以能止血而肢体远端仍有血液循环为宜。

知识点14：创伤急救的止血方法——填塞止血法

副高：熟练掌握　　正高：熟练掌握

适用于颈部、臀部或其他部位较大而深的伤口，难以加压包扎时，以及实质性脏器的广泛渗血。先将无菌纱布塞入伤口内，如仍止不住出血，可添加纱布，再用绷带包扎固定。一般3～5日始缓慢取出填塞纱布，过早取出可能再发生出血，过晚则易引起感染。

知识点15：创伤急救的止血方法——加垫屈肢止血法

副高：熟练掌握　　正高：熟练掌握

利用四肢关节屈曲功能，在肢体没有骨折的情况下，伤口在关节的屈侧活动出血，用绷带或厚的纱布垫，直接压迫出血点，然后将肢体屈曲夹紧加压的绷带或布巾，再用三角巾或布带将肢体屈曲固定而达到止血。如腋下、肘正中、腹股沟间区、腘窝处出血，均可以夹腋、屈肘、屈髋、屈膝加垫压迫止血。

知识点16：创伤急救的止血方法——止血钳钳夹结扎止血法
副高：熟练掌握 正高：熟练掌握

此法止血确切，适用于上述方法不易奏效或有明显喷血时。用止血钳钳夹血管时应避免损伤正常血管，尽可能保留血管长度，以利修复。结扎时要考虑结扎后其所属肢体与器官有无足够的侧支循环，有无缺血可能。

知识点17：创伤急救的止血方法——止血带法　副高：熟练掌握 正高：熟练掌握

止血带法能有效控制肢体出血，使用恰当可挽救大出血伤员的生命，使用不当则可带来严重并发症，以致引起肢体坏死、肾衰竭，甚至死亡。

（1）适应证：①适用于腋动脉和肱动脉损伤引起的大出血；②股动脉不能用加压包扎止血时，应立即使用止血带。

（2）止血带种类：常用止血带有充气型和橡胶型两种：①充气型止血带压力均匀，压力可以调节，但不便携带；②橡胶止血带弹性好，止血效果好，携带使用方便，适用于事故现场。

（3）止血带使用部位：①上臂大出血应扎在上臂上1/3；前臂或手外伤大出血应扎在上臂下1/3处，上臂中下1/3处有神经紧贴骨面，不宜扎止血带，以免损伤；②下肢大出血应扎在股骨中下1/3交界处。

（4）止血步骤：先在止血带部位（伤口上方）用纱布、毛巾或伤者衣服垫好，然后以左手拇指、示指、中指拿止血带头端，另一手扭紧止血带绕肢体两圈，将止血带末端放入左手示指、中指间拉回固定。

（5）注意事项：①扎止血带时间以＜1小时为宜，必须延长时则应在1小时左右放松一次（3~5分钟）；②必须做出显著标志，注明时间；③扎止血带时，应在肢体上放衬垫，避免勒伤皮肤。

（6）止血带的松紧度：止血带的压力上肢为250~300mmHg，下肢为400~500mmHg，不可过大，以刚达到远端动脉搏动消失、阻断动脉出血为度。

知识点18：创伤包扎的注意事项　　副高：熟练掌握 正高：熟练掌握

（1）首先暴露伤口，将伤口周围的衣裤撕开，如伤口大出血时应先止血后包扎。

（2）接触伤口的敷料，尽量保持干净，减少污染。

（3）伤口除了要止血外，不敷任何药粉。

（4）敷料应完全遮盖伤口。

（5）伤口深部活动出血，可先用干净的敷料填塞压迫止血后包扎。

（6）有金属棒或木签类深刺入伤口内，不要立即拔出，以免引起大出血，应和异物一同包扎。

（7）有骨关节损伤时，包扎后要同时进行外固定；开放性骨折无需复位。

（8）从伤口内膨出的人体内脏器官等，不进行回纳，应加以保护后包扎。

（9）包扎动作必须轻快，以免加重损伤，包扎松紧适中，达到止血，又防止搬运时脱落。

知识点19：创伤包扎材料的选择　　　　　副高：熟练掌握　　正高：熟练掌握

包扎材料包括急救包、绷带（是用长条纱布制成，长度和宽度有多种规格，常用的有宽5cm、长600cm和宽8cm、长600cm两种）、三角巾、单头带、双头带、回头带等。也可用伤员或急救者的毛巾、手帕、衣、帽等。总之，包扎材料应利用一切可以利用的消毒或干净的软性材料，以达到及时包扎的目的。

知识点20：绷带包扎的方法　　　　　　　副高：熟练掌握　　正高：熟练掌握

（1）环形包扎法：将绷带进行环形重叠缠绕。多用在胸部、腹部粗细相等的地方。

（2）蛇形包扎法：先将绷带进行环形包扎，然后以绷带同样宽度的间隔斜着往上卷或往下卷，最后再用环形包扎。

（3）螺旋包扎法：先将绷带进行环形包扎，然后将绷带往上卷，每卷盖住前卷1/3至2/3，最后再用环形包扎。用在粗细差不多的地方。

（4）扇形包扎法：在关节部先进行"8"字形缠绕，然后以关节为中心，从两头向关节斜着缠绕，称为向心性扇形包扎法。由关节向两头缠的称为离心扇形包扎法。向心性扇形包扎法最后一圈容易脱落，所以一般多用离心性扇形包扎法。

（5）螺旋反折包扎法：螺旋反折包扎法常用在四肢。先做螺旋形缠绕，到了粗细不等的地方，将每圈将绷带反折一下，并压在前一圈的1/3～2/3。

知识点21：帽式三角巾包扎的方法　　　　副高：熟练掌握　　正高：熟练掌握

帽式三角巾包扎适用于头顶部外伤，先在伤口上覆盖无菌纱布，把三角巾底边的正中放在伤员眉间上部，顶角经头顶拉到枕部，将底边经耳上向后拉紧压住顶角，然后抓住2个底角在枕部交叉返回到额部中央打结。

知识点22：面部三角巾包扎的方法　　　　副高：熟练掌握　　正高：熟练掌握

整个面部烧伤或烫伤，可将消毒过的三角巾的顶角打一结，然后把结放在头顶，包住头面，在眼睛和嘴的地方剪个小洞，将2个底角拉到颈后，再转到颈前打结，或者把结放在下颌部，包住头面，在眼和嘴的地方剪个小洞，将2个底角拉到头后部，再转到前额打结。

知识点23：双眼三角巾包扎的方法　　　　副高：熟练掌握　　正高：熟练掌握

双眼三角巾包扎适用于双眼外伤，将三角巾折叠成3指宽带状，中段放在头后枕骨上，两旁分别从耳上拉向眼前，在双眼之间交叉，再持两端分别从耳下拉向头后枕下部打结固定。

知识点24：头部三角巾十字包扎的方法　　　　副高：熟练掌握　　正高：熟练掌握

头部三角巾十字包扎适用于下颌、耳部、前额、颞部小范围伤口，将三角巾折叠成3指宽带状放于下颌敷料处，两手持带巾2个底角分别经耳部向上提，长的一端绕头顶与短的一端在颞部交叉成十字，然后两端水平环绕头部经额、颞、耳上、枕部，与另一端打结固定。

知识点25：胸部三角巾包扎的方法　　　　副高：熟练掌握　　正高：熟练掌握

胸部三角巾包扎适用于一侧胸部外伤，将三角巾的顶角放于伤侧的肩上，使三角巾的底边正中位于伤部下侧，将底边两端绕下胸部至背后打结，然后将三角巾顶角的系带穿过三角底边与其固定打结。

知识点26：侧胸部三角巾包扎的方法　　　　副高：熟练掌握　　正高：熟练掌握

侧胸部三角巾包扎适用于单侧侧胸外伤，将燕尾式三角巾的夹角正对伤侧腋窝，双手持燕尾式底边的两端，紧压在伤口的敷料上，利用顶角系带环绕下胸部与另一端打结，再将两个燕尾角斜向上拉到对侧肩部打结。

知识点27：肩部三角巾包扎的方法　　　　副高：熟练掌握　　正高：熟练掌握

肩部三角巾包扎适用于一侧肩部外伤，将燕尾三角巾的夹角对着伤侧颈部，巾体紧压伤口的敷料上，燕尾底部包绕上臂根部打结，然后2个燕尾角分别经胸、背拉到对侧腋下打结固定。

知识点28：腋下三角巾包扎的方法　　　　副高：熟练掌握　　正高：熟练掌握

腋下三角巾包扎适用于一侧腋下外伤，将带状三角巾中段紧压腋下伤口敷料上，再将巾的两端向上提起，于同侧肩部交叉，最后分别经胸、背斜向对侧腋下打结固定。

知识点29：腹部三角巾包扎的方法　　　　副高：熟练掌握　　正高：熟练掌握

腹部三角巾包扎适用于腹部外伤，双手持三角巾两底角，将三角巾底边拉直放于胸腹部交界处，顶角置于会阴部，然后两底角绕至伤员腰部打结，最后顶角系带穿过会阴与底边打结固定。

知识点30：上肢、下肢绷带螺旋形包扎的方法　　副高：熟练掌握　正高：熟练掌握

上肢、下肢绷带螺旋形包扎适用于上、下肢除关节部位以外的外伤，先在伤口敷料上用绷带环绕2圈，然后从肢体远端绕向近端，每缠1圈盖住前圈的1/3～1/2呈螺旋状，最后剪掉多余的绷带，然后胶布固定。

知识点31："8"字形肘、膝关节绷带包扎的方法　　副高：熟练掌握　正高：熟练掌握

"8"字形肘、膝关节绷带包扎适用于肘、膝关节及附近部位的外伤，先用绷带的一端在伤口的敷料上环绕2圈，然后斜向经过关节，绕肢体1/2圈再斜向经过关节，绕向原开始点相对应处，再绕1/2圈回到原处。这样反复缠绕，每缠绕1圈覆盖前圈的1/3～1/2，直到完全覆盖伤口。

知识点32：手部三角巾包扎的方法　　副高：熟练掌握　正高：熟练掌握

手部三角巾包扎适用于手外伤，将带状三角巾的中段紧贴手掌，将三角巾在手背交叉，三角巾的两端绕至手腕交叉，最后在手腕绕1周打结固定。

知识点33：固定术的概述　　副高：熟练掌握　正高：熟练掌握

固定术是针对骨折的急救措施，对骨折部位尽早进行临时固定，可以有效防止因骨折断端的移位而损伤血管、神经等组织，减轻伤员痛苦。

实施骨折固定要注意伤员的全身状况，如心脏停搏要先进行心肺复苏处理；如有休克要先抗休克或同时处理休克；如有大出血要先止血包扎，然后固定。急救固定的目的不是让骨折复位，而是防止骨折断端的移动，所以刺出伤口的骨折端不应该送回。固定时动作要轻巧，固定要牢靠，松紧要适度，皮肤与夹板之间要垫适量的软物，尤其是夹板两端骨突出处和空隙部位更要注意，以防局部受压引起缺血坏死。

知识点34：固定术固定材料的选用　　副高：熟练掌握　正高：熟练掌握

固定材料有木制夹板、钢丝夹板、充气夹板、负压气垫、塑料夹板，及其他材料如特制的颈部固定器、股骨骨折的托马固定架和紧急时就地取材的竹棒、木棍、树枝等。

知识点35：锁骨骨折的固定方法　　副高：熟练掌握　正高：熟练掌握

将2条4指宽的带状三角巾分别环绕两侧肩关节，在背部打结；再分别将三角巾的底角

拉紧，在两肩过度后张的情况下，在背部将底角拉紧打结。

知识点36：肱骨骨折固定的方法　　　副高：熟练掌握　正高：熟练掌握

用2条三角巾和1块夹板先将伤肢固定，然后用1块燕尾式三角巾中间悬吊前臂，使两底角向上绕颈部后打结，最后用1条带状三角巾分别经胸背于健侧腋下打结。

知识点37：肘关节骨折固定的方法　　　副高：熟练掌握　正高：熟练掌握

当肘关节弯曲时，用两条带状三角巾和1块夹板把关节固定。当肘关节伸直时，可用1卷绷带和1块三角巾把肘关节固定。

知识点38：手指骨骨折固定的方法　　　副高：熟练掌握　正高：熟练掌握

利用冰棒棍或短筷子作小夹板，另用两片胶布做黏合固定。若无固定棒棍，可以把伤肢粘合固定在健肢上。

知识点39：股骨骨折固定的方法　　　副高：熟练掌握　正高：熟练掌握

用1块长夹板（长度为伤员的腋下至足跟）放在伤肢外侧，另用1块短夹板（长度为会阴至足跟）放在伤肢内侧，至少用4条带状三角巾，分别在腋下、腰部、股根部及膝部分别环绕伤肢包扎固定，注意在关节突出部位要放软垫。若无夹板时，可以用带状三角巾或绷带把伤肢固定在健侧肢体上。

知识点40：搬运术的目的　　　副高：熟练掌握　正高：熟练掌握

伤员在经过现场初步急救处理后送往医院的过程中，必须经过搬运这一重要环节。搬运术的目的是使伤员及时、迅速、安全地搬离事故现场，避免伤情加重，并迅速送往医院进一步救治。急救人员应考虑伤者伤势，必须在原地检伤、包扎止血及简单固定后再搬运。

知识点41：搬运的注意事项　　　副高：熟练掌握　正高：熟练掌握

（1）凡怀疑有脊柱、脊髓损伤者，搬运前先固定。搬动时将伤者身体以长轴方向拖动，不可以从侧面横向拖动。

（2）严密观察伤者生命体征，维持呼吸通畅，防止窒息，注意保暖。

知识点42：一般伤员的搬运方法——徒手搬运　　　副高：熟练掌握　正高：熟练掌握

徒手搬运方法：①扶行法：适用于清醒、无骨折、伤势不重、能自行行走的伤者；②背负法：适用于老幼、体轻、清醒的伤者；③拖行法：适用于体重体型较大的伤者，不能移动，现场又非常危险需立即离开者，拖拉时不要弯曲或旋转伤员的颈部和背部；④轿杠式：适用于清醒伤者；⑤双人拉车式：适用于意识不清的患者。

| 知识点43：一般伤员的搬运方法——器械搬运 | 副高：熟练掌握　正高：熟练掌握 |

（1）担架搬运：方便省力，适用于病情较重，不宜徒手搬运，又需要较远路途转送的伤员。①四轮担架：可从现场平稳地推至救护车、救生艇、飞机舱或在医院内转接伤员。②铲式担架：适用于脊柱损伤等不宜随意翻动、搬运的危重伤员。③帆布折叠式担架：适用于一般伤员的搬运，不宜转运脊柱损伤的伤员。

（2）担架搬动方法：急救人员由2～4人一组，将伤者水平托起，平稳放在担架上，脚在前，头在后，以便观察。抬担架的步调、行动要一致，平稳前进，向高处抬时（如过台阶），前面的人要放低，后面的人要抬高，以使伤者保持在水平状态；下台阶时则相反。

（3）抬担架时注意事项：①担架员应边走边观察伤员生命体征，如神志、呼吸、脉搏。有病情变化，应立即停下抢救，先放脚，后放头；②用汽车转运时，要固定好担架，防止车启动、刹车时碰伤。

| 知识点44：脊柱、脊髓损伤患者的搬运方法 | 副高：熟练掌握　正高：熟练掌握 |

遇有脊柱、脊髓损伤或疑似损伤的伤员，不可任意搬运或扭曲其脊柱部。在确定性诊断治疗前，按脊柱损伤原则处理。搬运时，原则上应由2～4人同时进行，且用力均匀，动作一致。顺应伤员脊柱或躯干轴线，滚身移至硬担架上。切忌一人抱胸，另一人搬腿双人拉车式的搬运法，因为会造成脊柱的前屈，使脊椎骨进一步压缩而加重损伤。

| 知识点45：颈椎损伤患者的搬运方法 | 副高：熟练掌握　正高：熟练掌握 |

遇有颈椎受伤的伤员，首先应注意不轻易改变其原有体位，如不能坐位，马上让其躺下，应用颈托固定其颈部，如无颈托，则头部的左右两侧可用软枕或衣服等物固定，然后1人托住其头部，其余人协调一致用力将伤员平直地抬到担架上。搬运时注意用力一致，以防止因头部扭动和前屈而加重伤情。

| 知识点46：颅脑损伤患者的搬运方法 | 副高：熟练掌握　正高：熟练掌握 |

颅脑损伤者常有脑组织暴露和呼吸道不畅等表现。搬运时应使伤员取半仰卧位或侧卧位，易于保持呼吸道通畅；脑组织暴露者，应保护好其脑组织，并用衣物、枕头等将伤员头部垫好，以减轻震动，注意颅脑损伤常合并颈椎损伤。

知识点47：胸部损伤患者的搬运方法	副高：熟练掌握 正高：熟练掌握

胸部受伤者常伴有开放性血气胸，需包扎。搬运已封闭的气胸伤员时，以坐椅式搬运为宜，伤员取坐位或半卧位。有条件时最好使用坐式担架、折叠椅或担架调整至靠背状。

知识点48：腹部损伤患者的搬运方法	副高：熟练掌握 正高：熟练掌握

腹部损伤的伤员取仰卧位，屈曲下肢，防止腹腔脏器受压而膨出。注意膨出的肠段要包扎，不要回纳，此类伤员宜用担架或木板搬运。

知识点49：休克患者的搬运方法	副高：熟练掌握 正高：熟练掌握

休克患者取平卧位，不用枕头，或足高头低位，搬运时用普通担架即可。

知识点50：呼吸困难患者的搬运方法	副高：熟练掌握 正高：熟练掌握

呼吸困难患者取坐位，不能背驮。用软担架（床单、被褥）搬运时注意不能使患者躯干屈曲。如有条件，最好用折叠担架（或椅）搬运。

知识点51：昏迷患者的搬运方法	副高：熟练掌握 正高：熟练掌握

昏迷患者咽喉部肌松弛，仰卧位易引起呼吸道阻塞。此类患者宜采用平卧头转向一侧或侧卧位，搬运时用普通担架或活动床。

知识点52：搬运者的搬运原则	副高：熟练掌握 正高：熟练掌握

（1）了解伤员的体重和搬运器械（工具）的大致重量，了解自己的体力限制，若估计2人能抬起，即可提抬；若不能则应召唤别人帮助。一般来说，抬担架总是2人，2人成对地工作，以保持平衡。

（2）开始抬担架时，首先应摆好腰背部前凸位姿势，再使担架和伤员靠近自己的身体，然后腿、腰及背肌一起用力。

（3）救护人员在搬运时，应清楚地、经常地交谈，以保持协调一致。

知识点53：搬运者提抬的正确姿势	副高：熟练掌握 正高：熟练掌握

在提抬担架时，应该用强壮的腿部、背部和腹肌的力量。在背部和腹肌同时收缩时，背部就会"锁"在正常的前凸位，以保证整个提抬过程中脊柱处于前凸位。在升高或降低担架和伤员时，腰、背部及股部正处于工作状态，担架或伤员离搬运者越远，其肌肉的负荷就越

大。因此，提抬时应让担架和伤员与自己靠近。

知识点54：搬运者搬运时互相协调　　　　　副高：熟练掌握　正高：熟练掌握

当担架和伤员总重量>30kg时，应由2人提抬，并尽可能将其放在轮式担架上滚动，既可节省体力，又可减少受伤的机会。搬运者在提抬担架或伤员过程中，应用语言沟通并保持协调，尤其是当担架和伤员离地<70cm开始提抬时要特别注意这一点。例如可同时叫"一、二、三，抬！"以保持协调。

知识点55：搬运者安全抬起的2种类型　　　　副高：熟练掌握　正高：熟练掌握

（1）半蹲位：膝或股四头肌力弱的人可采用半蹲位抬起方式，因为半蹲位时两膝呈部分弯曲。方法是将救护人员的双足放在舒适分开的距离，然后背部及腹肌拉紧，将身体稍向前倾，重心分配到两脚中间或稍向后。当站立抬起时，也要保证背部位置稍向前倾，保持双足平稳。若重心向后仰超过足跟，就会造成不平衡。半蹲位抬起方式要求穿的鞋子要合适，鞋跟不能过高，在整个提抬过程中应能使足跟保持平稳。

（2）全蹲位：有两种，一种是搬运者两腿均强壮，与半蹲位一样，全蹲位两腿呈舒适分开距离，除下蹲的程度与半蹲位不同外（膝关节弯曲90°），其他同半蹲位。另一种是搬运者有单足的足力稍弱或腿疼痛，此足的位置应稍向前，抬起时，重力要落在另一较强的腿上。

知识点56：伤员用移动床运送时推拉的要点　　　副高：熟练掌握　正高：熟练掌握

（1）按时对轮子及轮轴进行维修保养，可减少开始起动移动床时的用力。

（2）移动床的高度尽可能调节在腰和肩之间的位置。

（3）推时屈双膝，行走和用力的线路应在身体的中间，拉时身体稍向前倾，腿和腰背同时用力。

第三章 灾难医学

第一节 灾难与灾难医学

| 知识点1：灾难形成的要素 | 副高：熟练掌握 正高：熟练掌握 |

随着大自然的变迁、人类社会的发展以及人类对大自然的不断开发，由于自然或人为因素导致的对人类的生命和健康及其财产造成危害的灾难性事件逐渐增多，灾难的形成有两要素，一是造成客观的生态、环境破坏；二是破坏强度和损失超出发生地区自身承受能力。

| 知识点2：世界卫生组织对灾难的定义 | 副高：熟练掌握 正高：熟练掌握 |

灾难（disaster），世界卫生组织（WHO）定义为任何引起设施破坏、经济严重损失、人员伤亡、人的健康状况及社会卫生服务条件恶化的事件，当其规模超过了事发地区所能承受的限度，不得不向事发区以外的地区寻求援助时，称为灾难。灾难分为自然灾难、人为灾难和复合灾难三大类。灾难具有破坏性与破坏程度必须超出受累地区承受能力的特点，这需与灾害相区别。灾害是导致人员伤亡、设施破坏、经济损失、卫生状况与环境恶化的事件。

| 知识点3：我国的灾难等级划分 | 副高：熟练掌握 正高：熟练掌握 |

我国以灾难直接造成人口死亡数和经济损失量（达到两者之一指标即可）将其分为巨灾（A级）、大灾（B级）、中灾（C级）、小灾（D级）、微灾（E级）五个等级，见表3-1。

表3-1 我国的灾难分级

分　类	死亡人数	经济损失（人民币）
巨灾（A级）	万人以上	亿元以上
大灾（B级）	千人至万人	千万元至亿元
中灾（C级）	百人至千人	百万元至千万元
小灾（D级）	十人至百人	十万元至百万元
微灾（E级）	十人以下	十万元以下

知识点4：灾难医学的概念　　　　　　　　副高：熟练掌握　正高：熟练掌握

灾难医学（disaster medicine）是一门研究在各种灾难情况下实施紧急医学救援和医学准备的学科。它涉及灾难预防，灾难现场急救、救援的组织管理和灾后恢复重建等，是一门独立的、多学科相互交叉渗透的新兴边缘学科。

灾难医学除了医学应急（主要包括急救与防疫）技术层面外，最显著的特征是具有突发性、影响面广、受损人群众多，并严重影响与社会生活有关的部门，如道路、通讯、交通、水电等，除了导致巨大的经济损失外，还常引起巨大的社会问题。灾难的医学救援常常需要政府主导，组织相关部门协同实施。

知识点5：突发性灾难的现场特点　　　　　　副高：熟练掌握　正高：熟练掌握

（1）突发性：各种灾害（包括自然灾害和人为灾害）的发生，往往突如其来。海啸、地震、洪灾、风灾、沉船、爆炸、工矿事故、飞机失事、毒气泄漏、楼房倒塌、城乡火灾、传染病暴发流行等，需要大批医护人员应急反应、迅速到位。

（2）复杂性：灾害的多样性导致了现场急救的复杂性，除了常规处置外，还必须有特殊处理。如化学毒物灾害，还须对染毒人员进行洗消；火灾现场的伤病员，往往创伤、烧伤同时存在；地震灾区，常常是多发伤，还有可能出现挤压综合征、急性肾衰竭；灾害的突然发生，灾区人员除了身体上受到伤害，精神上亦受到强烈刺激，诱发心理、精神障碍，使得现场救治更加复杂。

（3）危险性：灾区的现场救治比平常的现场救治危险性更大，条件艰苦，环境恶劣。

（4）检选性：灾害发生时，同一地区短期内集中大量各年龄段的伤病员，伤病种类多，伤病情轻重不一，而救治力量有限，救治条件欠佳，时间紧迫。要及时准确处理大批伤病员，就必须首先区分伤病的轻重缓急，确定救治的先后次序和伤病员转运的种类、措施，以便在有限医疗资源的条件下，通过检选使多数伤病员能够得到最大的抢救机会。

（5）紧迫性：灾害现场的批量危重伤病员需要呼吸、循环的支持，在灾区的现场必须刻不容缓地进行气管插管、呼吸机通气、深静脉穿刺、休克患者抢救等急救专业操作，现场急救操作的动作是否迅速、准确、到位，直接影响伤病员的抢救效果。

知识点6：灾难医学的总体特点　　　　　　　副高：熟练掌握　正高：熟练掌握

（1）涉及面广：灾难学是一项较为复杂的社会系统工程，需要政府主导、全社会投入的新兴交叉综合性学科，以临床医学、预防医学，灾害学、心理学为主体，还涉及社会学、管理学、法律学、通讯学、运输学等学科。

（2）现场指挥：灾难医学不同于急诊医学的院前急救，由于其灾难性的后果，大规模的毁损、大批量的伤员、大范围的待援，必须要有医疗救护的现场指挥，在救援指挥中心的领导下开展工作，以便调动现场有限的救护力量，有序地进行伤员的搜索、伤情的分类、垂危的抢救、伤员的支持、危重的转运，移动医院的建立和运作等。

（3）心理疏导：死里逃生、幸运存活的伤病员，面对灾难的现场、面对家破人亡的惨景，极易产生心理危机，进行心理疏导是灾难医学的显著特点。

（4）专业抢救：灾难不同，如地震、海啸、毒气、风灾、水灾等，导致的伤病员类型不同，不同的灾难有不同的进入、抢救方式，需要针对性地进行专业的抢救。

（5）沟通协调：沟通协调是灾难医学的特点之一，灾难现场需要协调、沟通和多方合作。重大灾难往往具有突发性、群体性、复杂性等特点，常在人们意想不到的情况下发生，瞬间造成大量人员伤亡。大量的伤病员处在恶劣环境下，或被埋在废墟里，或漂浮在急流中，或被挤压在破毁的车辆、飞机残骸里，施行医疗救援非常困难。多方沟通协调十分重要，只有建立强有力的组织指挥系统和科学的应急救援网络，动员协调一切可以借助的医疗卫生资源，协调当地以至全国的宣传、通讯、保险、供电、能源、气象等相关行业的力量，密切协作，甚至调动军队、武警、消防等救援人员，才有可能共同完成灾难救援。

医疗运输的协调至关重要。由于大面积的受灾，灾区的医疗机构和医疗卫生设施在灾难中遭到严重破坏，失去全部和部分的现场急救能力，需要短时间内大量医务人员和医疗物品进入灾区。若道路不能通行，外援力量和救灾物资无法进入灾区，除了徒步行进，往往还需依靠沟通、协调空中交通工具，即飞机、直升机的救援，使救援人员尽早进入灾区抢救伤病员和保障急诊设备到位及医药物资的供应。

（6）灾难防疫：灾难现场的防疫是灾难医学的重要组成部分。为防止灾后疫病流行，防疫工作成为救援工作的又一重头戏。灾难发生后，灾区群众无家可归、饥寒交迫，由于身体创伤与精神创伤，导致机体抵抗力急剧下降；另一方面，灾区的卫生防疫机构遭受灾难破坏而无法行使防疫工作，使得灾后防疫必不可少。

第二节　自 然 灾 害

一、气象性灾难

知识点1：寒流与热浪的概念	副高：熟练掌握　正高：熟练掌握

寒流与热浪是气温过低和过高两种极端的气象现象，这种极端变化的气温远远超出人类生活适宜的温度范围，对包括中国在内的世界多个国家造成过人身和社会经济活动的灾难。

知识点2：寒流与热浪的气象特征	副高：熟练掌握　正高：熟练掌握

寒流与热浪是由大尺度天气系统活动引起的，其影响范围广，可达上千甚至上万千米；持续时间长，由发生地顺气流向外扩展，可延续数天至数十天；寒流常伴随冻雨、风雪，热浪常伴随干旱等气象。

知识点3：寒流与热浪对人体的危害	副高：熟练掌握　正高：熟练掌握

人体散热的途径有对流、传导、辐射、蒸发。气温在低于25℃时，以对流、传导、辐

射为主要途径，其中辐射占60%。周围物体的温度大于人体皮肤温度时，辐射源从四周向人体辐射，称为正辐射；反之，称为负辐射。当气温高于25℃时，随气温的升高，蒸发散热所占比例逐渐增大。

影响人体散热的因素有气温、气流、气湿、辐射4种，几种因素可同时存在，相互作用，产生综合作用。其中气温为主要因素，气温在15～25℃，相对湿度在55%～70%对人体最为适宜。相对湿度过高（高于80%），高温时阻碍人体蒸发散热，导致热蓄积；低温时促使人体热量向外传导，产生负辐射，使热能大量丧失；相对湿度过低（低于30%），可导致人体皮肤、黏膜干燥，诱发相关疾病。气流对人体散热有重要影响，特别在低气温状态下，随着气流速度的增加，通过对流方式可使人体热量大量散失。如气温高、气流慢、气湿大、正辐射，人就容易发生热蓄积，导致中暑。如果气温低、气流快、气温大、负辐射，则容易导致冻伤等损害。总之，气温的极端变化，再伴随气流、湿度的变化，即可形成寒流或热浪，对人的生命和健康造成危害。

知识点4：寒流与热浪对人体危害的防治对策　　　副高：熟练掌握　正高：熟练掌握

寒流与热浪是恶劣的自然现象，首先要制定相关灾难应急预案，重视当地气象部门的相关气象预报，并依此为据做好有关生活、工作、物资、医疗救护设备等防病抗灾准备，一旦灾情发生，即迅速、有序、高效实施救灾工作。

知识点5：台风的概念　　　副高：熟练掌握　正高：熟练掌握

台风是发生于热带和亚热带海洋，可移动并可侵袭周围大陆地区的一种最强的热带气旋。可导致风灾、潮灾、水灾等综合性自然灾害，给人类、自然、社会造成巨大的灾难和损失。

知识点6：台风的气象特征　　　副高：熟练掌握　正高：熟练掌握

台风是由于水汽凝结时释放出的热能而形成和发展起来的空气大漩涡，气流围绕中心急速旋转，形似"漏斗"，直径最小100km，最大2000km，一般在600～1000km。"漏斗"中央区域称为"台风眼"，直径一般数十千米，风平浪静；"漏斗"壁称为"台风眼壁"，宽数十千米，高达10km以上，该区域积雨云厚，雷电雨交加，气流对流极强，风速极大，是台风造成灾害的主要区域。

知识点7：我国对热气旋的分类　　　副高：熟练掌握　正高：熟练掌握

我国对热气旋由弱向强依次分为：①热带低压：大风力在7级以下；②热带风暴：最大风力为8～9级；③强热带风暴：最大风力为10～11级；④台风：最大风力在12级或以上。

知识点8：美国对热带气旋的分类　　　　　　　　副高：熟练掌握　　正高：熟练掌握

美国将热带气旋分为：①热带低压：最大风力在7级以下；②热带风暴：最大风力为8～11级；③飓风：最大风力在12级或以上。

知识点9：风速的分级　　　　　　　　　　　　　　副高：熟练掌握　　正高：熟练掌握

我国风速的分级采用蒲福风级见表3-2所示。

表3-2　蒲福风级表

风级	风名	呈现情况	风速（m/s）
0	无风	垂直上	0～0.2
1	软风	烟微偏斜，但风向标不动	0.3～1.5
2	轻风	人面感觉有风，树叶有微响，风向标能转动	1.6～3.3
3	微风	树叶和微树枝摇动，旌旗展开	3.4～5.4
4	和风	小树枝摇动，吹起地面灰尘	5.5～7.9
5	清风	有叶小树枝摇动，水面起小波	8.0～10.7
6	强风	大树枝摇动，电线呼呼作响	10.8～13.8
7	疾风	全树摇动，迎风步行不便	13.9～17.1
8	大风	微树枝折断，迎风步行阻力很大	17.2～20.7
9	烈风	小建筑物可被毁坏	20.8～24.4
10	狂风	可拔起树根，毁坏建筑物	24.5～28.4
11	暴风	陆地少见，有则必有重大损毁	28.5～32.6
12	飓风	陆地极少见，破坏力极大	>32.6

知识点10：台风对人体的危害　　　　　　　　　　副高：熟练掌握　　正高：熟练掌握

（1）台风对人体的直接伤害：来源于其导致自然灾害的不同类型。风灾主要毁坏建筑物、各类设施或直接作用于人体，导致多种类型的机械性和理化性损伤，如软组织挤压伤、骨折、出血、脏器破裂、窒息、电击伤等。水灾、潮灾主要导致溺水、冻伤，也可同时导致机械性损伤。

（2）台风对人体的继发性伤害：①因突发且严重的人身和财产受损而引起的恐惧、压抑、焦虑等精神损害；②因躯体、精神损伤以及物质生活条件的恶劣导致机体免疫功能降低；③正常生活环境的破坏，大量病原微生物滋生引起多种传染病的流行。

知识点11：台风的救治对策　　　　副高：熟练掌握　正高：熟练掌握

灾害可能发生的地区，人们应了解台风的有关知识，建立科学的防灾抗灾观念；工作、生活环境建设中，纳入针对台风灾害特点的物质、设计等防灾抗灾措施；台风多发季节，高度重视台风监测工作，及时、准确地提供有关气象预报；建立装备优良、反应迅速、技术先进、可靠高效的医疗急救和疾病控制体系，一旦灾情发生，立即启动医疗救护和疫情控制预案，科学有序地实施对伤病员的医疗救护和疫情防控工作。

知识点12：暴雨的概念　　　　副高：熟练掌握　正高：熟练掌握

暴雨是指降水量很大的雨，泛指大暴雨和特大暴雨。

知识点13：我国气象对暴雨的规定　　　　副高：熟练掌握　正高：熟练掌握

暴雨的降水量为1小时降水量≥16mm或12小时降水量≥30mm或24小时降水量≥50mm；大暴雨降水量：24小时降水量100.0～199.9mm；特大暴雨降水量：24小时降水量≥200mm。

知识点14：洪涝的概念　　　　副高：熟练掌握　正高：熟练掌握

洪涝指洪水淹没一定范围土地所造成的灾难，其成因多由暴雨或江、河、湖水泛滥造成。

知识点15：导致暴雨的天气系统　　　　副高：熟练掌握　正高：熟练掌握

短时暴雨（30分钟至1小时）是从几块发展旺盛的积雨云或巨大积雨云中降下；几小时的暴雨由包含几个积雨云尺度的小尺度天气系统产生；几小时到一天的暴雨一般由中尺度或大尺度天气系统产生。

知识点16：我国暴雨洪涝灾难的表现特点　　　　副高：熟练掌握　正高：熟练掌握

中国暴雨洪涝灾难的表现特点：①强度大：最大点雨量接近世界极值，6小时最大降水量达830.1mm，24小时最大降水量达1672mm，2天和3天最大降水量分别达2259mm和2749mm；②分布区域明显：东部地区有两条暴雨带，第一条起自辽东半岛经山东半岛、浙闽到两广的沿海地区（包括台湾、海南），雨量在300～400mm，最大点雨量800mm以上。第二条位于平原与山脉的过渡地带，北起努鲁儿虎山和燕山，向南经太行山、伏牛山、大巴山、巫山到武陵山、雪峰山等山脉的迎风坡，雨量在300～400mm，最大点雨量达1000mm以上。华北、西北地区及青藏高原24小时雨量多在100mm以下，暴雨极少。总之，中国暴雨的地域分布呈东南多、西北少的势态；③暴雨日数在中国台湾省及两广（省，自治区）沿海地区可达十数日，自东南向西北及青藏高原逐渐减少；④暴雨的初、终期和季节性有一定规律：华南地区全年都有暴雨，由南向北逐渐推迟，长江中下游开始于二、三月，黄淮地区始于四、五月，东北地区始于六、七月，西北地区为七、八月。终期由北向南逐渐推迟，东北地区为八、九月，黄淮地区为九、十月，长江中下游地区为十月和十一月。暴雨季节性规律为北方大部地区集中在七、八月；长江中下游、浙闽和两广（省，自治区）地区主要有两段集中期，一个在五、六月，另一个在九月，但湖南、江西的集中期不明显；西南地区在四至十一月都可发生，没有显著的集中期。

知识点17：洪涝的地理分布特征　　　　副高：熟练掌握　　正高：熟练掌握

洪涝的地理分布特征为：东部多，西部少；沿海多，内陆少；平原多，高原少。

知识点18：洪涝的种类　　　　　　　　　副高：熟练掌握　　正高：熟练掌握

根据洪涝发生多少的地域分布情况，可分为4种类型：①多涝区：主要位于华南地区、江南北部、淮河流域、海河中下游流域地区；②次多涝区：主要在江南南部、汉水流域、山东及其附近地区、辽河流域等；③少涝区：在云贵高原、黄河中游、东北平原；④最少涝区：主要在西北大部、青藏高原、内蒙古大部及东北大、小兴安岭地区。

知识点19：暴雨、洪涝对人体的危害　　　副高：熟练掌握　　正高：熟练掌握

暴雨、洪涝来势凶猛，常导致大片土地被淹、房屋倒塌，设施毁损，生态环境破坏，人们无家可归、流离失所。对人体直接以及次生灾害如泥石流、塌方等造成的损害主要包括溺水、机械性损伤、电击伤、毒蛇咬伤以及饥饿等，继发危害主要有因水源污染、病原微生物滋生导致传染病的流行。

知识点20：暴雨、洪涝的救治对策　　　　副高：熟练掌握　　正高：熟练掌握

做好应对各种人身伤害的医疗救护措施；疾病控制机构，应及时进行水源消毒、杀灭蚊蝇、消毒掩埋人畜尸体、疫情监测等工作。

二、地质性灾难

知识点21：地震的类型　　　　　　　　　副高：熟练掌握　　正高：熟练掌握

地震是地球表面的震动，可分为天然地震、人工地震、脉动等类型。

知识点22：天然地震的类型　　　副高：熟练掌握　　正高：熟练掌握

天然地震是导致地震灾难的主要类型，它又分为构造地震、火山地震、塌陷地震及人工诱发地震等类型。其中构造地震是由于地球构造运动的变化，造成地下岩层断裂或错动引起地震，占全球天然地震的90%以上。

知识点23：震源的概念　　　　　　副高：熟练掌握　　正高：熟练掌握

震源是指地球内部发生结构等变化引起地震的始动区域。

知识点24：震中的概念　　　　　　副高：熟练掌握　　正高：熟练掌握

震中是指震源在地面上的投影区域，用经纬度表示。

知识点25：震源深度的概念　　　　副高：熟练掌握　　正高：熟练掌握

震源深度是指震源到地面的垂直距离。

知识点26：震中距的概念　　　　　副高：熟练掌握　　正高：熟练掌握

震中距是指地面上任何一点到震中沿地面的直线距离。

知识点27：震级的概念　　　　　　副高：熟练掌握　　正高：熟练掌握

震级是指用地震仪测得的地震波振幅，表示地震释放能量大小的一种量度。

知识点28：震级的分类　　　　　　副高：熟练掌握　　正高：熟练掌握

震级通常用字母M（其中4种基本震级：地方性震级ML、伴波震级（Mb和MB）、面渡震级MS和矩震级MW）表示。我国使用的震级标准是国际上通用的里氏分级表，共分9个等级。按震级大小可分为：①弱震：震级<3级；②有感地震：3级≤震级≤4.5级；③中强震：4.5级<震级<6级；④强震：震级≥6级，其中震级≥8级的又称巨大地震。通常也把<2.5级的地震称小地震；2.5~4.7级地震称有感地震；>4.7级地震称为破坏性地震。

知识点29：烈度的概念　　　　　　副高：熟练掌握　　正高：熟练掌握

烈度表示地震对不同地区的地面影响和破坏程度的量度。

| 知识点30：影响烈度的因素 | 副高：熟练掌握 正高：熟练掌握 |

影响烈度的因素有震级、震源深度、距震源的远近、地面状况和地层构造等。震级越大、震源越浅，烈度也越大。一般一次地震发生后，震中区的破坏最重，烈度最高，这个烈度称震中烈度。从震中向四周扩展，地震烈度逐渐减小。一次地震只有一个震级，但不同地区烈度不同。

| 知识点31：地震灾难的种类 | 副高：熟练掌握 正高：熟练掌握 |

按照地震灾难形成的顺序和机制，可分为4种类型。

（1）原生灾难：指地震源处地层断裂，地面倾斜、升降、变形等原生现象造成的灾难，破坏力强大，出现于震中区域。

（2）直接灾难：指地震波引起地面震动造成的灾难，如建筑物的破坏、山崩、坍塌以及水震荡导致的海啸等。

（3）次生灾难：指建筑物、工程设施被破坏后引起的火灾、水灾、毒气污染等继发灾难。

（4）诱发灾难：指由地震引起的各种社会性灾难，如瘟疫、饥荒、社会秩序混乱等问题。

| 知识点32：地震灾难的特点 | 副高：熟练掌握 正高：熟练掌握 |

（1）突发性强：地震突发性强，猝不及防。一次地震持续的时间往往只有几十秒，震前有时没有明显的预兆，以至来不及逃避。

（2）破坏性大：地震灾难破坏性大，成灾广泛。地震波到达地面以后造成大面积房屋和工程设施破坏，还可能引起火灾、煤气和有毒气体泄漏等次生灾难。若发生在人口稠密、经济发达地区，尤其是发生在城市，往往可能造成大量的人员伤亡和巨大的经济损失，能与一场核战争相比。地震发生时的伤员不但数目大，而且伤情复杂。

（3）持续时间长：包含两个意思，一是主震发生以后，近期内还会发生一些余震，虽然没有主震强，但也会有不同程度的发生，影响时间比较长。二是由于破坏性大，灾区的恢复和重建的周期比较长。

（4）周期性：地震对同一地区来讲具有准周期性，就是具有一定的周期性。某处发生过强烈地震，相隔几十年或上百年，或更长的时间，还可能再次发生地震。

（5）预测难度大：与洪水、干旱和台风等气象灾难相比，地震的预测要困难得多。

（6）社会影响深远：地震由于突发性强、伤亡惨重、经济损失巨大，所造成的社会影响也比其他自然灾难更为广泛、强烈，往往会产生一系列的连锁反应，对于一个地区甚至一个国家的社会生活和经济活动会造成巨大的冲击，对人们心理上的影响也比较大。

知识点33：地震对人体的伤害 副高：熟练掌握 正高：熟练掌握

（1）直接伤害：发生于地震初期，主要是建筑物破坏造成的人体机械性损伤。

（2）继发伤害：主要包括水灾、海啸——淹溺，火灾——烧伤，毒物泄漏——中毒，放射物泄漏——辐射伤，山崩、滑坡——机械性损伤，恐怖景象——心理精神疾患，生活环境破坏——脱水、饥饿、瘟疫等。

知识点34：地震灾难的医疗救护和防疫工作的组成 副高：熟练掌握 正高：熟练掌握

（1）依据当地自然环境、人口密度、建筑设施、医疗资源等综合条件建立科学、切合实际的《抗震救灾应急医疗救护预案》和《抗震救灾应急疫情监控预案》。

（2）医疗救护和疫情监控的应急预备。

（3）医疗救护和疫情监控的开展。

（4）医疗救护和疫情监控工作的善后和总结。

知识点35：地震灾难的救援原则 副高：熟练掌握 正高：熟练掌握

（1）自救互救。

（2）现场救援。

（3）抢修、抢通生命线系统。

（4）防控次生灾难的威胁和影响。

（5）妥善安排好受灾群众生活。

（6）保持灾区社会秩序稳定。

知识点36：火山爆发的概念 副高：熟练掌握 正高：熟练掌握

火山爆发是地球内部灼热岩浆在强大压力的作用下，沿着地壳的薄弱地带冲出地面的地质变化现象。火山爆发时释放出的巨大能量和物理、化学物质，对自然环境和人类可造成巨大的危害。

知识点37：火山的种类 副高：熟练掌握 正高：熟练掌握

（1）死火山：是指喷发以后完全静止的火山。

（2）休眠火山：是指处于相对静止状态、尚难预测其活动的火山。

（3）活火山：是指经常处于活动状态的火山。

知识点38：火山爆发的地质和理化特征　　　　副高：熟练掌握　正高：熟练掌握

火山爆发喷出的熔化物质称为岩浆或熔岩，是含硅和其他不溶气体物质的混合物；喷出的不含液体的圆形碎屑物叫火山砾；喷出的岩浆泡沫呈不规则碎屑物叫火山灰，小于4mm者为火山尘。火山爆发排出的气体有水蒸气、一氧化碳、二氧化碳、二氧化硫、氢、氢氰酸、盐酸、氢氟酸及甲烷等。

知识点39：火山爆发对人体伤害的主要途径　　　　副高：熟练掌握　正高：熟练掌握

火山爆发对人体的伤害主要通过熔岩流、火山碎屑流、火山灰、泥石流、火山气体、海啸等造成。

知识点40：火山爆发的防护对策　　　　副高：熟练掌握　正高：熟练掌握

避免火山爆发对人类的危害，最重要、最有效的对策是给生活在火山周围一定范围的居民制定、宣传专门应对火山爆发的应急预案，包括确定火山爆发的危险区域、需要疏散居民的范围、疏散道路和集中地区、地方政府发出有关预报和指令的途径、救援机构和伤员、自我防护知识、返回和重建家园的时机与条件等内容。

知识点41：火山爆发的医疗救护　　　　副高：熟练掌握　正高：熟练掌握

如果检测到可靠的火山爆发征兆，在最短时间内启动应急预案，撤离疏散危险区内居民，并做好危险区周边居民针对火山灰尘、火山气体的防护工作，即可将火山爆发对人体危害减小到最低程度。对吸入火山灰发生急性呼吸衰竭的伤员，应即刻给予人工或机械通气、吸氧，糖皮质激素等药物缓解气道炎症反应。吸入一氧化碳、氢氟酸、二氧化碳、二氧化硫等混合有毒气体，可导致喉头水肿、气道炎症、低氧血症、全身中毒反应，应给予人工或机械通气、高浓度吸氧、糖皮质激素等药物缓解气道炎症反应以及保护重要脏器功能、加速毒物排泄等对症处理。吸入高热气体可导致呼吸道烧伤，对局限于上呼吸道的烧伤，处理局部烧伤同时，应行气管切开术，保持气道通畅；如烧伤累及下呼吸道和肺部，气管切开后保障通气和供氧，必要时进行机械通气辅助呼吸，同时治理气道内分泌物、预防感染等并发症。对可疑被火山灰尘及气体污染的水、食物，必须经有关毒物检测、处理后方可使用。

知识点42：泥石流的概念　　　　副高：熟练掌握　正高：熟练掌握

泥石流是在山区或者其他沟谷深壑、地形险峻的地区，由暴雨、冰雪融化等水源激发的含有大量泥沙石块的介于挟沙水流和滑坡之间的土、水、气混合流。

知识点43：影响泥石流强度的因素   副高：熟练掌握   正高：熟练掌握

影响泥石流强度的因素较多，如泥石流容量、流速、流量等，其中泥石流流量对泥石流成灾程度的影响最为主要。

知识点44：形成泥石流的必备条件   副高：熟练掌握   正高：熟练掌握

（1）山高沟深，便于集水积物的地形地貌。
（2）具有丰富的沙、石等松散固体物质。
（3）突发的暴雨、冰雪融水、江河泄洪等激流水源。

知识点45：泥石流灾害的特征   副高：熟练掌握   正高：熟练掌握

（1）随激流水源的发生和停止具有突发性和一过性。
（2）因其成分由水、黏土、沙粒、大小不等的石块等组成，各种成分的比例不同，造成灾害的破坏具有多相性和不均质性。
（3）由于泥石流的激流水源多由暴雨和冰雪融化产生，泥石流具有与暴雨、冰川消融相伴随的季节性和周期性，大多发生于每年的6~9月。

知识点46：泥石流对人体的危害及救治对策   副高：熟练掌握   正高：熟练掌握

泥石流造成的人身伤害主要是呼吸道梗阻窒息、挤压伤、骨折等创伤。患者口腔、鼻腔及呼吸道内被含有大量泥沙的杂物阻塞，救治的首要措施是迅速清除口、鼻腔及大气道内的阻塞物，保持气道通畅；创伤患者中的开放性损伤，要注意清洗伤口，避免继发感染。

知识点47：泥石流灾难的救援原则   副高：熟练掌握   正高：熟练掌握

（1）力量调集：根据现场情况调集照明、防化救援、抢险救援、后勤保障等消防车辆和大型运载车、吊车、铲车、挖掘车、破拆清障车等大型车辆装备，以及检测、防护、救生、起重、破拆、牵引、照明、通信等器材装备，并派出指挥员到场统一组织指挥。应及时报请政府启动应急预案，调集公安、安监、卫生、地质、国土、交通、气象、建设、环保、供电、供水、通信等部门协助处置，必要时请求驻军和武警部队支援。
（2）现场警戒：消防救援人员到场后，要及时与国土资源局的工程技术人员配合，根据滑坡体的方量及危害程度，来确定现场警戒的范围。同时立即发布通告，对滑坡体上下一定范围路段实行交通管制，禁止人员、车辆进入警戒区域；通过电话、扩音器等多种形式通知滑坡体上下一定范围内的人员立即撤离；启动应急撤离方案，在当地政府领导下组织人员、财产撤离。
（3）侦查监测：山体滑坡事故发生后，往往还会发生二次或多次山体滑坡。消防救援人员到达事故现场时，首先要对山体滑坡的地质情况进行侦察，确定可能再次发生山体滑坡的区域，对其进行不间断监测，确保救援人员的生命安全。

（4）开辟通道：交通部门迅速调集大型铲车、吊车、推土车等机械工程车辆，在现场快速开辟一块儿空阔场地和进出通道，确保现场拥有一个急救平台和一条供救援车辆进出的通道。

（5）搜救被困人员：滑坡体趋于稳定后，启动搜救工作预案，消防部门主要利用生命探测仪、破拆器材、救援三脚架、起重气垫、防护救生器材、医疗急救箱等设备，深入山体滑坡事故现场搜寻救生。在塌方内部遇有人员埋压，利用生命探测仪进行现场搜索，确定被埋压人员的数量及其具体位置，兵分多路，利用破拆、切割、起吊等装备进行施救。同时可用听、看、敲、喊等方法寻找被困人员。在利用破拆、切割、起吊等装备进行施救时，为防止造成二次伤害，可采用救援气垫、方木、角钢等支撑保护，必要时也可用手刨、翻、抬等方法施救。

知识点48：雪崩的概念　　　　　　　　　副高：熟练掌握　　正高：熟练掌握

雪崩是指寒冷地区高山坡上的大量积雪，在一定条件下滑落，冲带沿途冰雪、岩石形成逐渐增大的雪崩体向下崩塌的自然现象，可掩埋破坏山下环境设施，危害一定范围内人类的生命安全。

知识点49：雪崩的形成条件　　　　　　　　副高：熟练掌握　　正高：熟练掌握

（1）雪层的性质：主要与雪层的厚度和重量、雪晶间的黏着力、雪层间的附着力、雪层与地面间的附着力相关。

（2）山坡状况：山坡坡度在25°～60°易发生雪崩，其中在30°～45°易发生大雪崩：光滑、突起、向阳的山坡易发生雪崩，起伏不平、洼陷、阴面山坡相对稳定，不易发生雪崩。

（3）雪崩的激发因素：雪层的负载过重、雪层受到垂直方向的剪切力、多种因素产生的震动、气温的变冷或变热，都可激发雪崩的发生。

知识点50：雪崩的分类　　　　　　　　　　副高：熟练掌握　　正高：熟练掌握

（1）按性质分为松雪雪崩和雪板雪崩。
（2）按滑动面位置分为层内雪崩和全层雪崩。
（3）按含水量分为干雪崩和湿雪崩。
（4）按运动特点分为腾空雪崩和地面雪崩。
（5）按其径路切面分为未受限制的坡面雪崩和集中于沟槽下泻的沟槽雪崩。

知识点51：雪崩对人体的危害及救治对策　　副高：熟练掌握　　正高：熟练掌握

雪崩现场致死的主要原因是胸部挫伤后窒息，呼吸道阻塞窒息，过冷、外伤也是常见致死原因。对心搏、呼吸停止的遇难者，应立即进行心肺复苏、气管插管、吸氧、保暖、伤肢包扎、固定等现场急救。雪崩伤病员的转运主要依靠直升机救援。

知识点52：海啸的概念　　　　副高：熟练掌握　　正高：熟练掌握

海啸是当地震、火山爆发、塌陷和滑坡等地质活动发生于海底，引起海水剧烈的起伏，形成强大的、向前推进的、具有强大破坏力的海浪小海啸通常由震源在海底下50km以内、里氏震级6.5以上的海底地震引起，产生具有超大波长和周期的海啸波，其波长比海洋的最大深度还要大，在海底附近传播也无多大阻滞，不管海洋深度如何，海啸波都可以传播过去。相邻两个波浪的距离也可能远达数百千米，当海啸波接近近岸浅水区时，由于深度变浅，波幅陡然增大，有时可达到数十米以上，骤然形成"水墙"，瞬时侵入沿海陆地，造成巨大破坏和危害。

知识点53：海啸的形成条件和征兆　　　　副高：熟练掌握　　正高：熟练掌握

海啸形成的先决条件是地震或火山爆发产生的海底地壳运动。强烈的地震、海面的显著下降或巨大的波浪是海啸的先兆。

知识点54：海啸灾难的特点　　　　副高：熟练掌握　　正高：熟练掌握

海啸的破坏力来自突然间水位升高引起的淹没和强烈的水浪冲击。灾难分布与海拔高度有关，并沿海岸线呈带状分布，在海边、海拔低的地方容易被迅速淹没，席卷一空。建筑物遭到严重破坏，造成重大人员伤亡。海啸造成的早期伤亡原因主要是溺水，以及由海浪冲击、海水带来碎片残骸造成的伤亡。其中又以幼童、老年人等体质不佳者居多。海啸发生后，破坏自然或社会原有的平衡、稳定状态而引发次生灾难。主要包括火灾、爆炸以及公共设施破坏造成的水源污染、体温过低、蚊虫叮咬、有毒物质泄漏等。

知识点55：海啸灾难的救援原则　　　　副高：熟练掌握　　正高：熟练掌握

（1）制订详细的灾难医疗应急预案：海啸过后地面交通完全瘫痪，并且存在潜在的次生灾害，积极调动资源进行空中救援，在转运伤员的同时，向灾区补充充足的医疗设备对于院前急救是大有益处的。由于海啸的不确定性和巨大破坏性，应制订完整和详细的灾难应急预案，并严格、全面地培训医疗急救服务人员。

（2）专业完备的紧急医疗救援：医疗救援仍然以救治灾难造成的创伤为主，同时注意淹溺造成的并发症。在海啸中创伤越严重，存活越难，特别是头部、脊髓外伤者，即使被送到了医院急救部，也很难较长时间存活。除了海啸的直接灾害，创伤后并发症，如伤口感染、肺部感染、肠内感染（如肝炎、痢疾等）；以及烧伤、中毒、叮咬伤等次生灾难也要纳入医院处理海啸的应急预案中。所以在院内灾难救援中，需要成立专门的医疗救治小组，不仅需要内科和外科医师、麻醉手术人员、护理人员，也需要流行病学和感染学的专家共同协作，才能有效救援海啸造成的直接和次生灾害。

（3）建立海啸预警及疏散预案机制：海啸的巨大摧毁力使得即使进行高效的医疗救援，死亡率仍然居高不下。人类现有的工程技术，如海墙、防波堤、钢筋混凝土建筑物等，在海啸面前也只能提供非常有限的保护。因此，预警和疏散是目前降低海啸造成伤亡最主要的方法。同时，普及公众海啸预防教育至关重要，在海啸易发地区的灾难处理医师应该在此教育过程中发挥其重要作用。

知识点56：海啸对人体的危害和救治对策　　　　副高：熟练掌握　　正高：熟练掌握

海啸造成年人身伤害最多的是海水溺水，还有海啸破坏建筑物导致的挤压伤和多种创伤。预防海啸对人的伤害，主要对策是根据海啸预报或海啸有关征兆，及早撤离到离海岸较远和地势较高的安全地区。

三、生物性灾难

知识点57：烈性传染病灾难的概念　　　　副高：熟练掌握　　正高：熟练掌握

烈性传染病灾难是指鼠疫、霍乱、重症急性呼吸综合征；传染性非典型肺炎，简称"非典"（SARS）等烈性传染病病原体由于自然或人为原因，在较短时期内大范围传播流行，导致人群大量患病和死亡的灾难。

知识点58：传染病流行的原因　　　　副高：熟练掌握　　正高：熟练掌握

（1）自然因素：主要因病原体污染水源、餐具经消化道传播，污染空气经呼吸道传播，蚊虫动物叮咬经血液传播等方式大面积播散。

（2）人为因素：主要指战争或恐怖事件中人为释放病原体，直接或间接在大范围人群中播散。

知识点59：自然灾难引起的传染病灾难的特点　　　副高：熟练掌握　　正高：熟练掌握

自然因素引起的传染病灾难常发生于自然灾难如水灾、地震、饥荒等之后，由于正常的自然环境被破坏，生活环境恶劣，人群抵抗力下降，病原微生物大量滋生，预防、医疗设施、药物短缺，消化道、呼吸道以及蚊虫传播的传染病极易暴发流行，有传播快、流行范围广、病死率高等特点。

知识点60：自然灾难引起的传染病灾难的防治对策

副高：熟练掌握　　正高：熟练掌握

自然灾难引起的传染病防治对策主要包括疫情的监测和及时报告，对灾区饮用水和生活环境彻底消毒灭菌，高危人群尽早注射或服用相关药品，患者群的早期、有效隔离和治疗，及时处理人和动物尸体，消灭蚊虫等病原传播媒体、切断传播途径，改善生活条件，做好传染病防治知识的普及宣传工作，保护易感人群等。

知识点61：人为因素引起的传染病灾难的特点 　　副高：熟练掌握　　正高：熟练掌握

战争或恐怖事件人为直接使用生物战剂或释放带有致病病原体的蚊虫、小动物，可引起特定病种传染病流行，导致一定范围人群致残或死亡。病死率>10%的生物战剂称为致死性战剂，病死率<10%的生物战剂称为失能性战剂。病原体包括细菌、病毒、真菌、衣原体、立克次体等，可通过呼吸道、消化道、皮肤黏膜或伤口侵入人体，有潜伏期短、发病迅速、病情重、病死率高等特点。

知识点62：人为因素引起的传染病灾难的防治对策

　　　　　　　　　　　　　　　　　　副高：熟练掌握　　正高：熟练掌握

人为因素引起的传染病防治对策主要包括对生物战剂的监测和灾情的及时报告，对病原体污染环境的消杀处置和封锁，撤出污染区人群，消灭蚊虫等病原传播媒体、切断传播途径，高危人群针对不同生物战剂佩戴相应防护器械、注射或服用相关药品，患病人群早期隔离、治疗，及时处置人和动物尸体等。

第三节　人为灾害

一、道路交通事故

知识点1：道路交通事故的概念 　　副高：熟练掌握　　正高：熟练掌握

道路交通事故是指在陆地道路交通系统中，由多种过失原因引起的交通协调关系破坏，造成直接损害后果的事件。

知识点2：道路交通事故的常见原因 　　副高：熟练掌握　　正高：熟练掌握

（1）驾驶员因素：占70%~80%，包括技术不佳、无证驾驶、判断失误、疲劳驾车、酒后驾车、超速、超载行驶、注意力不集中、占道行驶、争道抢行及驾驶员心理和生理方面的原因等。

（2）行人因素：占20%~30%。

（3）车辆本身的安全性能、道路不良状况也是导致道路交通事故的重要因素。

知识点3：道路交通事故的伤情特征　　　　副高：熟练掌握　　正高：熟练掌握

道路交通事故致死、致伤者包括行人、驾驶员、乘客等，不同类型的人员受伤特征有所差异。行人损伤部位以头部、下肢较多，其次为上肢、骨盆、胸、腹、颈部、脊柱。驾、乘人员损伤部位仍以头部、胸、腹部及其联合多发伤为多，轴向损伤中驾驶员颈部、胸部、骨盆、四肢多见，乘客面部、颈部、骨盆、四肢多见。系安全带者安全带本身可造成脊柱、锁骨、肋骨、胸骨骨折和胸腔与腹腔脏器损伤。各类人员致死性损伤主要为颅脑损伤，胸、腹腔脏器破裂、出血，多发伤，复合伤，严重的挤压综合征等。

知识点4：道路交通事故的医疗救护　　　　副高：熟练掌握　　正高：熟练掌握

发生群死群伤道路交通事故时，现场情况紧急、复杂，医疗救护工作应从以下几方面迅速展开。

（1）根据呼救信息初步判断伤员数量和伤情，调派相应急救人员、急救车和急救器材尽快到达事故现场。

（2）和交通警察等有关人员配合，科学布置急救人员、车辆，迅速、有序实施伤员的检伤分类、现场抢救、搬运、监护后送等工作。

（3）根据现场情况变化，现场指挥及时向调度指挥中心反馈情况，请示急救资源的合理调配和整体救护方案适时调整。

（4）遵照调度指挥中心指令，有序撤回出诊人员、车辆，清理器材等物品，完成有关病案等资料的书写、登记、统计、总结工作。

（5）遵守各种损伤的急救原则和具体措施。

二、火灾

知识点5：火灾的概念　　　　副高：熟练掌握　　正高：熟练掌握

火灾指人为或自然因素失火，导致人员伤亡和财产损失的灾难，是最常见的灾难之一。有森林火灾、工厂火灾、油库火灾、烟花爆竹引起的火灾、民用建筑物火灾、地铁火灾、铁路火灾、核电站火灾等。

知识点6：火灾的特点　　　　副高：熟练掌握　　正高：熟练掌握

（1）火焰、烟气蔓延迅速。

（2）空气污染、通气不畅、视线不良。

（3）人、物集聚，杂乱拥挤。

（4）心理紧张、行为错乱。

（5）常造成大量人员伤亡和财产损失。

知识点7：火灾的常见原因　　　　　　　　　副高：熟练掌握　正高：熟练掌握

（1）日常生活用火不慎。
（2）各种电器使用或管理不当，雷电击所致等。
（3）燃放烟花爆竹或生产烟花爆竹过程违章操作等。
（4）燃油和易燃气体生产、使用中违章操作或管理不善。
（5）汽车、轮船、飞机等发生交通事故引发。
（6）地震等灾害继发引起。
（7）森林火灾。
（8）人为纵火。

知识点8：火灾的发生、发展过程　　　　　　副高：熟练掌握　正高：熟练掌握

燃烧的基本条件是燃料、氧和温度。各种物质都有其自燃点，当温度达到其自燃点时即可发生燃烧。燃烧的开始阶段温度相对较低、火势发展较慢；温度达到500℃时，燃烧加快，室内可发生轰燃，所有可燃物都会燃烧，温度可达700℃甚至更高；随着可燃物燃尽，氧气被消耗，火势逐渐减弱。室外如氧气充分，燃烧发展阶段不明显。

知识点9：影响火灾程度的相关因素　　　　　副高：熟练掌握　正高：熟练掌握

（1）可燃物的数量。
（2）空气流量。
（3）蒸发潜热，即可燃物蒸发气体热量。
（4）气象条件，如气温、湿度、风力、风向等。
（5）有无爆炸。
（6）火势蔓延扩散情况。

知识点10：火灾初起时的灭火措施　　　　　副高：熟练掌握　正高：熟练掌握

（1）冷却：即用水浇灭火苗或浇湿周围物体、降低温度。
（2）窒息：即用湿棉被、盖板、沙土、灭火泡沫等覆盖燃烧区，隔绝空气以熄火。
（3）扑打：即用衣物、树枝、扫帚等对固体、草木等燃烧物火苗直接扑打灭火；对油料等易流动和易漂浮燃烧物不能用扑打法灭火。
（4）阻断可燃物：即将燃烧物分隔、移走或阻断其来源。
（5）阻止火势蔓延：即封闭燃烧区门窗，减少空气流通，淋湿周围物体等办法以控制火势。
（6）切断电源：电器引发的火灾或火焰威胁电线时，应立刻切断电源。
（7）防止爆炸：对有爆炸危险的物品，要迅速冷却降温、减压或移开现场。

知识点11：已处火灾环境的自救措施　　　　副高：熟练掌握　正高：熟练掌握

（1）发生火灾以后不要为穿衣、找钱财而耽误宝贵的逃生时间。应迅速选择与火源相反的通道脱离险境。逃离火场若遇浓烟时，应尽量放低身体或是爬行，千万不要直立行走，以免被浓烟窒息。衣服被烧着时不要惊慌失措，应赶快在地上翻滚使火熄灭。

（2）如楼梯虽已起火，但火势不很猛烈时，可披上用水浸湿的衣裤或者被单由楼上快速冲下。如楼梯火势相当猛烈时，可利用绳子或把床单撕成粗布条连接起来，一端挂在牢固的门窗或其他重物上，然后顺着绳子或布条滑下。逃离火场不要乘电梯，防止电梯的电路等被火烧坏而被困在电梯内遇险。

（3）如各种逃生之路均被切断，应退居室内，采取防烟堵火措施。应关闭门窗，并向门窗上浇水，以延缓火势蔓延过程。还要用多层湿毛巾捂住口鼻，搞好个人防护。同时可向室外扔小东西，在夜晚则可向外打手电，发出求救信号。如果烟火威胁严重，有生命危险且楼层只有二三层，被迫跳楼时，可先向地面抛下一些被褥等软性物品，然后用手扶住窗台往下滑，尽量缩小跳落高度并保证双足先落地，以减少颅脑和内脏损伤。

知识点12：火灾对人体的伤害　　　　副高：熟练掌握　正高：熟练掌握

（1）直接伤害

1）火焰烧伤：火灾中火焰表面温度可达800℃以上，而人体所能耐受的温度仅为65℃，超过这个温度值，就会被烧伤。

2）热烟灼伤：火灾中，通常伴有烟雾，烟雾中的微粒携带着高温热值，通过热对流传播给流动的物质，当人吸入高温的烟气，就会灼伤呼吸道，导致组织水肿、分泌物增多，阻塞呼吸道，造成窒息。

（2）间接伤害：火灾引起烟气爆炸、坍塌、中毒等，造成人体伤害。

1）浓烟窒息：火灾中伴随燃烧会生成大量的烟气，烟气的浓度由单位烟气中所含固体微粒和液滴的数量决定。烟气的温度依据火源的距离而变化。距火源越近，温度越高，烟气浓度越大。人体吸入高浓度烟气后，大量的烟尘微粒有附着作用，使气管和支气管严重阻塞，损伤肺泡壁，导致呼吸衰竭，造成严重缺氧。

2）中毒：现代建筑火灾的燃烧物质多为合成材料，所有火灾中的烟雾均含有毒气体，如CO_2、CO、NO、SO_2、H_2S等。现代建筑和装修材料中的一些高分子化合物在火灾高温燃烧条件下可以热解出剧毒悬浮微粒烟气，如氰化氢（HCN）、二氧化氮（NO_2）等，上述有毒物质的麻醉作用能致人迅速昏迷，并强烈地刺激人的呼吸中枢和影响肺部功能，引起中毒性死亡。

3）砸伤、埋压：火灾区域的温度根据不同的燃烧物质而有所变化，通常在1000℃上下。在这样高的温度下，建筑结构材料在超过耐火极限时就会坍塌，造成砸伤、摔伤、埋压等伤害。

4）刺伤、割伤：火灾造成建筑物、构筑物坍塌，许多物质爆裂后形成各种形式的利刃物，可能刺伤人体。

（1）脱离热源：脱去燃烧的衣服，就地滚翻，用水喷洒着火衣服。切勿奔跑，以防风助火势，越烧越旺。不宜用手扑打以防手部烧伤。不得呼叫，防止吸入高热气流或烟雾造成吸入性损伤。

（2）开放气道：要检查呼吸道是否通畅，清除口腔异物，吸氧。

（3）冷水湿敷：对一度~二度中小面积烧烫伤可用冷清水局部冲洗肢体、浸泡伤处，头面部等特殊部位用冰水或冷水湿敷，以降低皮肤表面温度。现场对三度烧伤和大面积烧伤则无此必要。寒冷季节进行冷疗时，需注意伤员保暖和防冻。

（4）包扎、止血、固定：对二度烧伤，表皮水疱不要刺破，不要在创面上涂任何油脂或膏药，应用干净清洁的敷料或干净的毛巾床单覆盖或简单包扎。伤处的衣着如需脱下应先剪开或撕破，不应剥脱，以免再受损伤。对暴露的烧伤创面可用三角巾、消毒敷料或清洁的被单、毛巾、衣服等覆盖并进行简单包扎，以减少创面的污染和再损伤。对伴有外伤大出血者应予止血。对骨折者应作临时固定。

（5）补液：严重烧伤伤员应尽快建立静脉通道，快速有效地补液，预防和纠正休克。未建立静脉通道者可口服加盐水。

（6）镇静：镇痛对烧伤后创面疼痛难以忍受者，要安慰和鼓励受伤者，使其情绪稳定、勿惊恐、勿烦躁。可酌情使用地西泮或哌替啶肌注，或口服镇痛药物。

（7）中毒急救：火灾时产生大量有毒物质，均可使人员发生中毒，严重者可导致死亡。呼吸道吸入中毒对人员危害最大。迅速将伤者移至通风处，呼吸新鲜空气，给予吸氧。严重者立即转送医院。

（8）火场上人体从高处跳下或坠落，可伤及多个系统和器官，严重者会当场死亡。应按创伤救援原则进行救援。

三、空难

空难是指飞行器（如：飞机等）在空运过程中发生事故，造成乘机人员人身伤亡的灾难。空难具有难以预测的突发性、爆炸性、伤员群体性、伤情重且死亡率高等特征。

（1）空难引起的人体伤害：主要由于减速度、机舱内起火、碰撞、被飞来物击中、窒息所致。致伤类型主要以头颅、躯干、四肢以及内脏创伤，多发伤、复合伤多见。

（2）烧伤。

（3）一氧化氮、二氧化氮、三氧化氮吸入性灼伤，甚至窒息。

知识点16：空难的现场医疗救援	副高：熟练掌握　正高：熟练掌握

根据空难的特点，空难的现场医疗救援要建立一所四区。"一所"即现场医疗救护指挥所，设在飞机残骸附近，运用有线、无线通讯设备指挥现场医疗救援活动以及和伤员后送医院、上级有关部门、其他相关部门的联系、协调。四区包括集中区：设在指挥所附近，通过该区医护人员接收其他救援人员从第一现场救出的伤员并迅速转移到分类区，死亡者直接搬到指定地点由有关部门处理；分类区：紧邻集中区，设在离飞机残骸90m的上风处，按照国际通用的红（危重）、黄（重）、绿（轻）、黑（死亡）伤情标志对伤员进行检伤分类，然后分别就近转移到救护区或后送区；救护区：毗邻分类区，对危重伤员和重伤员进行现场急救处理后监护搬上送区救护车迅速转送；后送区：毗邻分类区和救护区，停放各类救护车转送伤员。

四、矿难

知识点17：矿难的概念	副高：熟练掌握　正高：熟练掌握

矿难是指矿产开采过程中发生各种事故，导致群体人员伤亡的灾难。在我国矿难多以煤矿事故导致为主。常见类型有瓦斯爆炸、冒顶塌方、透水事故等。

知识点18：促成矿难发生的因素	副高：熟练掌握　正高：熟练掌握

煤矿多是井下作业，自然条件复杂，工作面狭窄、低矮、分散，加上井深巷远，底板凹凸不平，矿井上下交通运输频繁，常存在塌方、冒顶、片帮、跑车、礅罐、瓦斯爆炸、电缆失火、透水等不安全因素。另外，井下存在通风、照明、煤尘、湿度、炮声、炮烟、机械声及其他噪声等不良因素，影响矿工的精神状态、视力和听力。这些因素促成了矿难的发生。

知识点19：瓦斯的概念	副高：熟练掌握　正高：熟练掌握

瓦斯是井下采矿过程中产生的各种有害气体的总称，主要成分是甲烷（CH_4），还有一氧化碳（CO）、硫化氢（H_2S）、二氧化氮（NO_2）等。

知识点20：瓦斯爆炸的原因	副高：熟练掌握　正高：熟练掌握

矿井下采煤过程中，由于煤的完整性被破坏，透气性增加，甲烷（CH_4）从煤体中释放出来，需要通风设施排出矿井。当通风不良，矿井中的CH_4浓度达到5%～14%时，在有氧情况下，遇火花就可发生爆炸。

知识点21：瓦斯爆炸造成的危害　　副高：熟练掌握　正高：熟练掌握

（1）高温：爆炸瞬间温度可达1650～1850℃，对人身和设施造成严重伤害和破坏。

（2）高压：爆炸后空气压力平均为爆炸前的9倍，冲击波可直接伤害人体、破坏井道和设备并间接伤害人体。

（3）产生大量CO毒气，导致人员中毒。

瓦斯爆炸时，处于爆炸源附近者，主要被高温和高压冲击波所伤；远离爆炸源者，主要因CO为主的有毒气体中毒和缺氧窒息所害。

知识点22：瓦斯爆炸的现场医疗救援措施　　副高：熟练掌握　正高：熟练掌握

（1）扑灭矿井火源，建立有效通风，排出有毒气体。

（2）对矿井毒气等指标严密监控，佩戴防毒等安全防护器材，将伤病员搬出矿井。

（3）在地面空气新鲜处，根据不同伤情迅速给予伤员现场急救处理，监护转送医院。

知识点23：冒顶塌方的概念　　副高：熟练掌握　正高：熟练掌握

冒顶塌方是指采矿过程中，矿井岩石稳定性差或安全支护措施不当等原因，致使矿井顶部垮落下塌造成的灾难性人身伤害事故。

知识点24：冒顶塌方的成因和危害　　副高：熟练掌握　正高：熟练掌握

冒顶塌方的成因包括：①采矿方法不合理和顶板管理不当；②支护不当；③安全检查不周；④处理浮石操作不当；⑤地质条件不好；⑥矿区地压不平衡。对人身伤害主要有各类外伤和填埋窒息。

知识点25：冒顶塌方的现场医疗救援的措施　　副高：熟练掌握　正高：熟练掌握

（1）对矿井安全严密监控并采取有效支护措施后，佩戴安全防护器材将伤员搬出矿井，搬运过程应避免继发损伤。

（2）在地面空气新鲜处，根据不同伤情迅速给予伤员现场急救处理，监护转送医院。

知识点26：透水事故的概念　　副高：熟练掌握　正高：熟练掌握

透水事故是矿井在建设和生产过程中，地表水和地下水通过裂隙、断层、塌陷区等各种通道无控制地大量涌入矿井工作面，造成作业人员伤亡或矿井财产损失的水灾事故，是矿山安全事故中最难预测、危害最大的事故之一。

知识点27：透水事故的成因　　　　　　　副高：熟练掌握　　正高：熟练掌握

导致透水事故须具备两个基本条件，即存在灾难性水源和造成涌水的通道，在此条件下，有以下促发成因：①对开采环境的水文地质情况不明，盲目开采；②开采工作中防、排水设施不完善；③麻痹大意，安全措施不健全；④违章指挥施工，违章操作；⑤工作人员缺乏相关专业知识。

知识点28：透水事故的分类及危害　　　　　副高：熟练掌握　　正高：熟练掌握

我国矿山水灾按其水源来源分为3类，地面洪水、含水层水和井下老窑水（包括旧井巷积水）。前两种水灾主要导致人身淹溺、窒息性伤害；后者除前类伤害外，因含有大量硫化氢（H_2S）、二氧化氮（NO_2）、二氧化硫（SO_2）、甲烷（CH_4），二氧化碳（CO_2）等有毒气体，可引起毒气中毒；被积水围困在封闭井巷中的人员遭受缺氧、饥饿的损害；还存在透水冲击以及继发塌方导致的各类创伤威胁。水灾的程度取决于水量的大小、水压的高低、井巷的布局等因素。

知识点29：透水事故的现场医疗救援的措施

　　　　　　　　　　　　　　　　　　　　副高：熟练掌握　　正高：熟练掌握

（1）发生透水时井下人员应及时报告地面管理部门，有组织地按照规定逃避路线迅速撤离矿井，来不及撤离者应在独头山或位置较高的井巷躲避。

（2）根据矿井的具体情况，迅速封堵水源和疏引、抽出矿井积水。

（3）救护人员佩戴安全防护器材将伤员搬出矿井，搬运过程应避免继发损伤。

（4）在地面空气新鲜处，根据不同伤情迅速给予伤员现场急救处理，监护转送医院。

五、毒气泄漏灾难

知识点30：毒气泄漏灾难的概念　　　　　　副高：熟练掌握　　正高：熟练掌握

毒气泄漏灾难是指某种或几种有毒气体泄漏于环境中，导致群体性人身中毒伤害的灾难性事件。

知识点31：常见毒气的种类　　　　　　　　副高：熟练掌握　　正高：熟练掌握

常见毒气主要有氯气、氨气、光气、硫化氢、沼气、二氧化硫、一氧化碳、二氧化碳、氰化氢、氯化氢、氟化氢、氮氧化合物等。

知识点32：影响毒气危害作用的因素　　　　副高：熟练掌握　　正高：熟练掌握

（1）毒气作用的时间受气温、湿度、风力等自然条件的影响。温度越高、风速越大、空气中水分越多，空气流通越快，毒害时间越短，反之则越长。

（2）毒气的效力与其在空气中浓度及作用时间成正比，与雨、雪程度成反比。如空气流动快，毒气在空气中的浓度易迅速减低，雨、雪均可减低其毒性。

（3）毒气的危害还受地形和地理环境的影响，如山区、森林等都可阻碍毒气的扩散。

知识点33：毒气泄漏灾难的医疗急救原则　　　副高：熟练掌握　　正高：熟练掌握

（1）迅速撤离毒气污染区，应选择毒气源上风位置或有遮挡屏障以外地区，切忌大声呼喊和乱跑。

（2）现场人员应急用多层湿毛巾、纱布等掩捂口鼻，减少毒气吸入穿戴长袖衣服和手套、眼镜减少皮肤接触面积；急救人员应戴防毒面具、穿防化服方可进入染毒现场。

（3）撤出现场人员应迅速脱去染毒衣物，人体、衣物在专门场所分别进行洗涤消毒。

（4）洗涤消毒后的中毒人员给予吸氧、监护转送医院，根据不同中毒类别进行相应的进一步救治。

六、核辐射灾难

知识点34：核辐射灾难的概念　　　　　　副高：熟练掌握　　正高：熟练掌握

核辐射灾难是指放射性核素人为或意外向环境释放，造成自然环境和群体人身伤害的灾难性事件。主要见于核武器袭击、核试验事故、放射源管理失控等情况。

知识点35：核辐射灾难事故的类型　　　　副高：熟练掌握　　正高：熟练掌握

核辐射灾难事故包括战时核武器袭击、核武器意外和试验事故、大型核设施事故、放射源丢失事故和辐射装置事故。

知识点36：核爆炸产生的杀伤因素　　　　副高：熟练掌握　　正高：熟练掌握

（1）瞬时杀伤因素：光辐射、冲击波、早期核辐射。
（2）延迟杀伤因素：放射性沾染。

知识点37：瞬时杀伤因素对人体的损伤　　　副高：熟练掌握　　正高：熟练掌握

光辐射作用于人体皮肤可造成直接烧伤；冲击波动压和超压直接作用于人体可造成直接冲击伤；动压直接撞击人体或将人体抛掷撞击到硬物可造成骨折等创伤；超压的挤压作用可导致人体内脏破裂、出血等损伤。早期核辐射可导致人体不同程度的急性放射病，临床分为骨髓型、肠型和脑型，骨髓型表现为骨髓造血功能障碍、出血等；肠型表现为呕吐、腹泻等；脑型表现为共济失调、肢体震颤、抽搐等。

知识点38：早期落下灰导致的延迟杀伤作用于人体，造成相应损害的途径
　　　　　　　　　　　　　　　　　　　副高：熟练掌握　正高：熟练掌握

（1）γ射线全身外照射，对人体损害和早期核辐射引起的放射病相似。

（2）皮肤沾染后受到的β粒子照射，造成皮肤β照射烧伤，有一定潜伏期，可损伤皮肤全层组织，暴露部位多见，表现有脱毛、红斑水疱、溃疡、坏死等。

（3）食入污染食物、饮水及吸入污染空气引起的体内照射，造成迟发甲状腺等损害。

知识点39：核爆炸对人杀伤效应的特点　　　　副高：熟练掌握　正高：熟练掌握

突然瞬间大量伤亡；杀伤破坏地域大；伤类、伤情复杂。

知识点40：核武器化学爆炸损伤　　　　　副高：熟练掌握　正高：熟练掌握

核武器化学爆炸引起的放射性危害来自3种核原料——钚（Pu）、铀（U）、氚（^{3}H）。其中钚危害最大，主要通过吸入或食入后在体内放射；铀食入后会引起类似重金属化学毒性；氚在雨、雪、水或封闭空间经皮肤吸收入人体造成危害。

知识点41：大型核设施事故损伤　　　　　副高：熟练掌握　正高：熟练掌握

主要累及核设施工作人员及事故应急救援人员，设施区域外公众也会受一定影响。损伤类型包括烧伤、急性放射病为主的各种核武器损伤。

知识点42：丢失的放射源对人体辐射的方式　　副高：熟练掌握　正高：熟练掌握

丢失的放射源对人体辐射有3种方式：全身或局部外照射、体表照射、体内照射，前两种较多见。

知识点43：放射源丢失事故所致的核辐射损伤的特点
　　　　　　　　　　　　　　　　　　　副高：熟练掌握　正高：熟练掌握

（1）由于放射源放置在受害者衣服或周围环境位置不同，全身照射剂量分布不均匀。

（2）随放射源丢失被发现的时间迟早不同，对人体照射持续时间长短不一；持续照射所致的损伤效应，小于同一剂量一次照射所致的损伤效应。

（3）由于放射源位置不同，对全身照射剂量分布不均匀，离放射源最近局部病变可能成为全身病变中最突出的表现。

（4）体内摄入一定剂量放射源需尽快采取医疗措施，缩短核素半衰期，可减小对人体的损害。

知识点44：辐射装置事故所致的损伤　　　副高：熟练掌握　　正高：熟练掌握

误入大型辐照室接受过量核素照射多为一次性照射，全身受照剂量分布不均匀，多为辐射烧伤和急性放射病。医源性意外照射因照射剂量大大超过治疗量，导致照射局部放射损伤；如组织水肿、溃疡、坏死、纤维化以及功能障碍等表现。

知识点45：核辐射灾难对人群的心理损害　　　副高：熟练掌握　　正高：熟练掌握

各种类型的核辐射，依其不同特点，都会对受害人以及周围人群造成恐惧、绝望、压抑、不满等多种不同的心理伤害。

知识点46：核武器袭击时的防护措施　　　副高：熟练掌握　　正高：熟练掌握

（1）对瞬间杀伤因素和早期落下灰的防护：核爆炸时不要直视强烈的闪光，应迅速隐蔽到有一定厚度的遮挡物后面，以减少光辐射、早期核辐射和冲击波的损伤。光辐射、早期核辐射的时间在爆炸后数秒至数十秒，冲击波损伤发生在稍后数秒至数十秒。使早期核辐射强度减弱一半所需的物体厚度称为半减弱层。钢铁为3.5cm，砖和土为10~15cm，水为30cm。见到爆炸闪光后，选择背面坡或有一定厚度的遮挡物后面，迅速脚朝爆心方位卧倒，可减小冲击波损伤。

（2）早期落下灰在爆炸后数分钟开始落到地面。在此期间，应佩戴口罩，穿戴衣帽并扎紧袖口和裤口，关好门窗，遮盖好水、食物等防止被污染。

知识点47：大型核设施事故时的防护　　　副高：熟练掌握　　正高：熟练掌握

首先应采取有效措施控制事故源。救援人员必须穿戴防护服，预防性服用可减轻放射损伤的药物，并监测接受核辐射剂量，必要时更换人员。隐蔽、撤离被污染区人员，封锁和处理污染区。被污染区人员服用碘片，每日服0.1g，总量1.0g，可使甲状腺被稳定碘饱和，阻止放射性碘沉积。

知识点48：对核武器伤员的医疗救治的分级　　　副高：熟练掌握　　正高：熟练掌握

对核武器伤员的医疗救治分为杀伤区抢救、早期救治和后续治疗三级。

知识点49：紧急医疗救护对杀伤区一级治疗的方法

　　　副高：熟练掌握　　正高：熟练掌握

（1）紧急医疗救援人员服用碘化钾和抗放射病预防药，穿戴防护服和急救器材，在统一指挥下配合其他抢险救援人员进入杀伤区实施医疗救援。

（2）有序地进行检伤分类。

（3）采取先重后轻、先里后外的原则，对烧伤、冲击伤、急性放射病等不同类型伤员采取现场急救处理。

（4）在避开核沾染区，选择地形隐蔽、靠近水源、送方便的地方，配合有关医疗机构，设立早期救治机构，包括洗消、抢救、手术、医疗保障、生活保障等分组，对伤员进行早期医疗处置。

（5）适时监护、送伤员到后方医院。

第四节　急性放射性损伤急救

知识点1：急性放射性损伤的概念　　　　副高：熟练掌握　　正高：熟练掌握

急性放射性损伤又称急性放射病，是由于核放射物泄漏、核爆炸时电离辐射作用造成人体组织和功能的损伤。

知识点2：急性放射性损伤的特点　　　　副高：熟练掌握　　正高：熟练掌握

急性放射性损伤根据受照射剂量（指均匀全身照射剂量）、临床特点和受损器官病变的不同分为骨髓型、肠型、脑型3型。典型病程呈阶段性发展，可分为初期、假愈期、极期和恢复期。

（1）骨髓型：以骨髓造血组织损伤为基本病变，以白细胞计数减少、感染、出血等为主要临床表现。可有典型阶段性的病程。

（2）肠型：以胃肠道损伤为基本病变，以频繁呕吐、严重腹泻以及水、电解质代谢紊乱为主要临床表现，造血系统损伤较骨髓型急性放射病更为严重。发病急、病程短、病情重。

（3）脑型：以脑组织损伤为基本病变，以意识障碍、定向力丧失、共济失调、肌张力增强、抽搐、震颤等中枢神经系统症状为特殊临床表现。照射剂量在5000Gy以上。脑型急性放射病发生于罕见的特大核事故及核战争条件下瞬时受到特大剂量核辐射的人员。病情发展快，病程短。

（4）其他：照射剂量在2000～5000Gy，以心血管损伤为基本病变，以急性循环衰竭症状为主要表现时，亦称为心血管型或毒血症型急性放射病，多死于心源性休克。大剂量电离辐射照射后，受照皮肤可发生急性皮肤放射性损伤。

知识点3：急性放射性损伤的生命指征评估　　　　副高：熟练掌握　　正高：熟练掌握

（1）评估放射损伤的途径。

（2）根据骨髓造血、胃肠道、神经功能损伤表现以及受照射剂量，评估临床分型、病情严重程度。

（3）及时评估治疗效果。

知识点4：**急性放射性损伤的诊断与鉴别诊断**　　　副高：熟练掌握　　正高：熟练掌握

对接受放射治疗或在事故中受射线照射后出现症状者，即应怀疑有放射性损伤。遵照国家《外照射急性放射病诊断标准》（GBZ 104—2002）的诊断原则，必须依据受照史、现场受照个人剂量调查及放射剂量的结果（个人剂量档案）、临床表现和实验室检查所见，并结合健康档案加以综合分析，确定是否为急性放射性损伤，估算或测定放射剂量，正确判断伤情的严重程度。

确定病情分型和分度是合理实施救治的前提。估算受照放射剂量和受照后临床表现特点是临床上确定病情分型和分度的主要依据。受照剂量的确定主要依据物理方法和生物学方法测定和估算的结果。其中，除初期症状、外周血象（白细胞总数和淋巴细胞计数绝对值）外，淋巴细胞染色体畸变率、淋巴细胞微核率分析是目前常用的估算指标。需请相关的专业人员协助估算放射剂量。

知识点5：**骨髓型急性放射病的治疗**　　　副高：熟练掌握　　正高：熟练掌握

对轻度患者可采取对症处理，加强营养、休息、严密观察。骨髓型中、重度和极重度急性放射病是急性放射病的主要治疗对象，应采取严格的防感染隔离措施，并入住层流洁净病房。

中度和重度患者，以保护和促进造血功能恢复、预防感染和出血为主，应针对不同阶段临床特点，予以综合治疗，包括镇静、止吐，静脉输液，纠正水、电解质紊乱，应用肾上腺糖皮质激素、维生素、细胞保护剂氨磷汀、细胞因子（G-CSF、GM-CSF）、抗生素等，如需输注血小板或红细胞，理想的血液用品应先去除白细胞和经过γ射线1500～2500Gy照射。

对极重度患者，应加强防治感染、出血，注意防治真菌和病毒感染，及早使用细胞因子，积极缓解胃肠和神经系统症状。一般对受照剂量为900Gy以上的患者，应考虑同种造血干细胞移植。

受照剂量在1000～5000Gy时，为超致死辐射剂量。经积极的支持治疗幸免于死亡者，可主要表现为骨髓型放射病的造血障碍症状。

知识点6：**肠型急性放射病的治疗**　　　副高：熟练掌握　　正高：熟练掌握

对轻度患者须无菌隔离，积极纠正水、电解质、酸碱失衡，改善微循环障碍，调节自主神经系统功能，抗感染，减少出血，及时实施造血干细胞移植。对重度患者给予对症治疗以减轻患者痛苦，延长生命。

知识点7：**脑型急性放射病的治疗**　　　副高：熟练掌握　　正高：熟练掌握

以综合对症治疗为主。可积极采用镇静剂控制惊厥，快速给予脱水剂保护大脑，抗休克，使用肾上腺糖皮质激素等。

第五节　突发公共卫生事件

| 知识点1：突发公共卫生事件的概念 | 副高：熟练掌握　正高：熟练掌握 |

突发公共卫生事件（public health emergency）是指突然发生，造成或可能造成社会公众健康严重损害的重大传染病疫情、群体性不明原因疾病、重大食物和职业中毒以及其他严重影响公众健康的事件。

一、特征及分类

| 知识点2：突发公共卫生事件的特征 | 副高：熟练掌握　正高：熟练掌握 |

突发公共卫生事件的特征如下：

（1）突发性：突发公共卫生事件都是突然发生、突如其来的。

（2）公共属性：突发公共卫生事件所危及的对象，不是特定的人，而是不特定的社会群体。所有事件发生时在事件影响范围内的人都有可能受到伤害。

（3）危害的严重性：突发公共卫生事件可能对公众健康和生命安全、社会经济发展、生态环境等造成不同程度的危害。这种危害既可以是对社会造成的即时性严重损害，也可以是从发展趋势看对社会造成严重影响的事件。

（4）处理的综合性和系统性：许多突发公共卫生事件不仅仅是一个公共卫生问题，还是一个社会问题，需要各有关部门共同努力，甚至全社会都要动员起来参与这项工作。突发公共卫生事件的处理涉及多系统、多部门，政策性很强，因此，必须在政府的领导下，才能最终恰当应对，将其危害降低到最低程度。

| 知识点3：突发公共卫生事件对公众健康的影响表现 | 副高：熟练掌握　正高：熟练掌握 |

（1）直接危害：一般为事件直接导致的即时性损害。

（2）间接危害：一般为事件的继发性损害或危害。

| 知识点4：突发公共卫生事件的分类 | 副高：熟练掌握　正高：熟练掌握 |

（1）按事件的表现形式分类：①在一定时间、一定范围、一定人群中，当病例数累计达到规定预警值时所形成的事件。②在一定时间、一定范围，当环境危害因素达到规定预警值时形成的事件，病例为事后发生，也可能无病例。

（2）按事件的成因和性质分类

1）重大传染病疫情：指传染病在集中的时间、地点发生，导致大量的传染病患者出现，其发病率远远超过平常的发病水平。

2）群体性不明原因的疾病：指在一定时间内，某个相对集中的区域内同时或相继出现多个有共同临床表现的患者，又暂时不能明确诊断的疾病。

3）重大食物和职业中毒：指由于食物和职业的原因而发生的人数众多或伤亡较重的中毒事件。

4）新发传染性疾病：狭义是指全球首次发现的传染病。广义是指一个国家或地区新发生的、新变异的或新传入的传染病。

5）群体性预防接种反应和群体性药物反应：指在实施疾病预防控制时，出现疫苗接种人群或预防性服药人群的异常反应。

6）重大环境污染事故：指在化学品的生产、运输、储存、使用和废弃处置过程中，由于各种原因引起化学品从其包装容器、运送管道、生产和使用环节中泄漏，造成空气、水源和土壤等周围环境的污染，严重危害或影响公众健康的事件。

7）核事故和放射事故：指由于放射性物质或其他放射源造成或可能造成严重影响公众健康或严重损害的突发事件。

8）生物、化学、核辐射恐怖事件：指恐怖组织或恐怖分子为了达到其政治、经济、宗教、民族等目的，通过实际使用或威胁使用放射性物质、化学毒剂或生物战剂，或通过袭击或威胁袭击化工（核）设施（包括化工厂、核设施、化学品仓库、实验室、运输槽车等）引起有毒有害物质或致病性生物释放，导致人员伤亡，或造成公众心理恐慌，从而破坏国家和谐安定，妨碍经济发展的事件。

9）自然灾害：指自然力引起的设施破坏、经济严重损失、人员伤亡、人的健康状况及社会卫生服务条件恶化超过了所发生地区的所能承受能力的状况。主要有水灾、旱灾、地震、火灾等。

10）其他严重影响公众健康的事件：指针对不特定的社会群体，造成或可能造成社会公众健康严重损害，影响正常社会秩序的重大事件。

二、突发公共卫生事件分级

知识点5：突发公共卫生事件的分级　　　　副高：熟练掌握　正高：熟练掌握

根据突发公共卫生事件的性质、危害程度、涉及范围，可划分为特别重大（Ⅰ级）、重大（Ⅱ级）、较大（Ⅲ级）和一般（Ⅳ级）4级，依次用红色、橙色、黄色、蓝色进行预警标识。

知识点6：特别重大突发公共卫生事件（Ⅰ级）的内容

副高：熟练掌握　正高：熟练掌握

（1）肺鼠疫、肺炭疽在大、中城市发生并有扩散趋势，或肺鼠疫、肺炭疽疫情波及两个以上省份，并有进一步扩散趋势。

（2）发生传染性非典型肺炎、人感染高致病性禽流感病例，并有扩散趋势。

（3）涉及多个省（自治区，直辖市，地区）的群体性不明原因疾病，并有扩散趋势。

（4）发生新传染病或我国尚未发现的传染病发生或传人，并有扩散趋势，或发现我国已消灭的传染病重新流行。

（5）发生烈性病菌株、毒株、致病因子等丢失事件。

（6）周边以及与我国通航的国家和地区发生特大传染病疫情、并出现输入性病例，严重危及我国公共卫生安全的事件。

（7）国务院卫生行政部门认定的其他特别重大突发公共卫生事件。

知识点7：重大突发公共卫生事件（Ⅱ级）的内容

　　　　　　　　　　　　　　　　　　　　　　　副高：熟练掌握　　正高：熟练掌握

（1）在一个县（市）行政区域内，一个平均潜伏期内（6天）发生5例以上肺鼠疫、肺炭疽病例，或者相关联的疫情波及2个以上县（市）。

（2）发生传染性非典型肺炎、人感染高致病性禽流感疑似病例。

（3）腺鼠疫发生流行，在一个市（地）行政区域内，一个平均潜伏期内多点连续发病20例以上，或流行范围波及2个以上市（地）。

（4）霍乱在一个市（地）行政区域内流行，1周内发病30例以上，或波及2个以上市（地），有扩散趋势。

（5）乙类、丙类传染病波及2个以上县（市），1周内发病水平超过前5年同期平均发病水平2倍以上。

（6）我国尚未发现的传染病发生或传入，尚未造成扩散。

（7）发生群体性不明原因疾病，扩散到县（市）以外的地区。

（8）发生重大医源性感染事件。

（9）预防接种或群体预防性服药出现人员死亡。

（10）一次食物中毒人数超过100人并出现死亡病例，或出现10例以上死亡病例。

（11）一次性发生急性职业中毒50人以上，或死亡5人以上。

（12）境内外隐匿运输、邮寄烈性生物病原体、生物毒素造成我国境内人员感染或死亡的。

（13）省级以上人民政府卫生行政部门认定的其他重大突发公共卫生事件。

知识点8：较大突发公共卫生事件（Ⅲ级）的内容

　　　　　　　　　　　　　　　　　　　　　　　副高：熟练掌握　　正高：熟练掌握

（1）发生肺鼠疫、肺炭疽病例，一个平均潜伏期内病例数未超过5例，流行范围在一个县（市）行政区域内。

（2）腺鼠疫发生流行，在一个县（市）行政区域内，一个平均潜伏期内连续发病10例以上，或波及2个以上县（市）。

（3）霍乱在一个县（市）行政区域内1周内发病10～29例。或波及2个以上县（市），或市（地）级以上城市的市区首次发生。

（4）一周内在一个县（市）行政区域内，乙类和丙类传染病发病水平超过前5年同期平均发病水平2倍以上。

（5）一个县（市）行政区域内发现群体性不明原因疾病。

（6）一次性食物中毒100人，或出现死亡病例。

（7）预防接种或群体预防性服药出现群体心因性反应或不良反应。

（8）一次发生急性职业中毒10～49人，或死亡4人以下。

（9）市（地）级以上人民政府卫生行政部门认定的其他较大突发公共卫生事件。

知识点9：一般突发公共卫生事件（Ⅳ级）的内容　　　　副高：熟练掌握　　正高：熟练掌握

（1）肺鼠疫在一个县（市）行政区域内发生，一个平均潜伏期内病例数未超过10例。

（2）霍乱在一个县（市）行政区域内，1周内发病9例以下。

（3）一次食物中毒人数30～99人，未出现死亡病例。

（4）一次性发生急性职业中毒9人以下，未出现死亡病例。

（5）县级以上人民政府卫生行政部门认定的其他一般突发公共卫生事件。

三、突发公共卫生事件处理原则

知识点10：突发公共卫生事件的处理原则　　　　副高：熟练掌握　　正高：熟练掌握

（1）预防为主，常备不懈。

（2）统一领导，分级负责。

（3）反应及时，措施果断。

（4）依靠科学，加强合作。

四、突发公共卫生事件的监测、预警与报告

知识点11：突发公共卫生事件监测的概念　　　　副高：熟练掌握　　正高：熟练掌握

突发公共卫生事件监测是指持续、系统地收集、汇总、分析和解释资料，并将结果反馈给需要的人，进而指导公共卫生实践活动。

知识点12：突发公共卫生事件的预警　　　　副高：熟练掌握　　正高：熟练掌握

预防和控制突发公共卫生事件的关键是及时发现突发事件发生的先兆，迅速采取相应措施，将突发事件控制在萌芽状态。建立突发公共卫生事件的预警机制就是以监测为基础，以数据库为条件，采取综合评估手段，建立信息交换和发布机制，及时发现事件的苗头，发布预警，快速做出反应，达到控制事件蔓延的目的。

知识点13：突发公共卫生事件的报告　　　　副高：熟练掌握　正高：熟练掌握

突发公共卫生事件信息报告，是保障突发公共卫生事件监测系统有效运行的主要手段，也是各级政府和卫生行政部门及时掌握突发公共卫生事件信息、提高处置速度和效能的保证。

知识点14：突发公共卫生事件的责任报告单位和责任报告人
　　　　副高：熟练掌握　正高：熟练掌握

（1）责任报告单位：县级以上各级人民政府卫生行政部门指定的突发公共卫生事件监测机构；各级、各类医疗卫生机构；卫生行政部门；县级以上地方人民政府；其他有关单位，主要包括发生突发公共卫生事件的单位、与群众健康和卫生保健工作密切相关的机构，如检验、检疫机构、食品、药品监督管理机构、环境保护、监测机构、教育机构等。

（2）责任报告人：执行职务的各级、各类医疗卫生机构的工作人员、个体开业医师。

知识点15：突发公共卫生事件的报告时限和程序
　　　　　　　　　　副高：熟练掌握　正高：熟练掌握

突发公共卫生事件监测机构、医疗卫生机构及有关单位发现突发公共卫生事件，应在2小时内向所在地区县（区）级人民政府的卫生行政部门报告。卫生行政部门在接到突发公共卫生事件报告后，应在2小时内向同级人民政府报告；同时，向上级人民政府卫生行政部门报告，并应立即组织进行现场调查，确认事件的性质，及时采取措施，随时报告事件的进展态势。

各级人民政府应在接到事件报告后的2小时内向上一级人民政府报告。对可能造成重大社会影响的突发公共卫生事件，省级以下地方人民政府卫生行政部门可直接上报国务院卫生行政部门报告。省（自治区，直辖市）级人民政府在接到报告的1小时内，应向国务院卫生行政部门报告。国务院卫生行政部门接到报告后应当立即向国务院报告。发生突发公共卫生事件的省（自治区，直辖市）、地、市、县级卫生行政部门，应视事件性质、波及范围等情况，及时与邻近省（自治区，直辖市）、地、市、县之间互通信息。

知识点16：突发公共卫生事件的报告内容　　副高：熟练掌握　正高：熟练掌握

突发公共卫生事件报告分为首次报告、进程报告和结案报告。应根据事件的严重程度、事态发展、控制情况，及时报告事件的进程，内容包括事件基本信息和事件分类信息两部分。不同类别的突发公共卫生事件应分别填写基本信息报表和相应类别的事件分类信息报表。

首次报告尚未调查确认的突发公共卫生事件或可能存在隐患的事件相关信息，应说明信息来源、波及范围、事件性质的初步判定及拟采取的措施。经调查确认的突发公共卫生事件报告应包括事件性质、波及范围（分布）、危害程度、势态评估、控制措施等内容。

各级、各类医疗卫生机构可通过《中国突发公共卫生事件信息报告管理系统》网上直接报告突发公共卫生事件，以提高报告的及时性。县及以上各级疾病预防控制机构接到事件报告后，应逐级及时审核信息、确保信息的准确性，并汇总、统计、分析，按照有关规定向同级人民政府卫生行政部门报告。

（1）各级信息归口部门对突发事件的分析结果应以定期简报或专题报告等形式，向上级信息归口部门及同级卫生行政部门报告。较大级以上的突发公共卫生事件应随时进行专题分析，并上报同级卫生行政部门及上一级信息归口部门，同时反馈到下一级卫生行政部门和信息归口部门，必要时，应通报周边地区的相关部门和机构。

（2）各级卫生行政部门应加强与各级突发公共卫生事件监测机构的信息反馈与交流，充分利用信息资源为突发公共卫生事件的处置服务。

（3）发生突发公共卫生事件的相邻地区卫生行政部门应定期交换相关事件信息，较大级以上的突发公共卫生事件应随时互相进行通报。

五、突发公共卫生事件的分级响应

国务院卫生行政部门接到特别重大突发公共卫生事件报告后，应立即组织专家调查确认，并对疫情进行综合评估，必要时，向国务院提出成立全国突发公共卫生事件应急指挥部的建议。同时，负责组织和协调专业技术机构开展现场调查和处理；指导和协调落实医疗救治和预防控制等措施；做好突发公共卫生事件信息的发布和通报等工作。地方各级人民政府卫生行政部门在本级人民政府的统一领导下，按照上级卫生行政部门的统一部署做好本行政区域内的应急处理工作。

省（自治区，直辖市）级人民政府卫生行政部门接到重大突发公共卫生事件报告后，应立即组织专家调查确认，并对疫情进行综合评估，必要时，向省（自治区，直辖市）级人民政府提出成立应急指挥部的建议。同时，迅速组织应急卫生救治队伍和有关人员到达突发公共卫生事件现场，进行采样与检测、流行病学调查与分析，组织开展医疗救治、患者隔离、人员疏散等疫情控制措施，同时分析突发公共卫生事件的发展趋势，提出应急处理工作建议，按照规定报告有关情况；及时向其他有关部门、毗邻和可能波及的省、自治区、直辖市人民政府卫生行政部门通报有关情况；向社会发布本行政区域内突发公共卫生事件的信息。国务院卫生行政部门应加强对省（自治区，直辖市）级人民政府卫生行政部门突发公共卫生事件应急处理工作的督导，并根据需要组织国家应急卫生救治队伍和有关专家迅速赶赴现场，协助疫情控制并开展救治工作；及时向有关省份通报情况。

知识点21：较大突发公共卫生事件的应急响应 　　副高：熟练掌握 　正高：熟练掌握

市（地）级人民政府卫生行政部门接到较大突发公共卫生事件报告后，应立即组织专家调查确认，并对疫情进行综合评估。同时，迅速与事件发生地县级卫生行政部门共同组织开展现场流行病学调查、致病致残人员的隔离救治、密切接触者的隔离、环境生物样品采集和消毒处理等紧急控制措施，并按照规定向当地人民政府、省级人民政府卫生行政部门和国务院卫生行政部门报告调查处理情况。省级人民政府卫生行政部门接到较大突发公共卫生事件报告后，要加强对事件发生地区突发公共卫生事件应急处理的督导，及时组织专家对地方卫生行政部门突发公共卫生事件应急处理工作提供技术指导和支持，并适时向本省有关地区发出通报，及时采取预防控制措施，防止事件进一步发展。国务院卫生行政部门根据工作需要及时提供技术支持和指导。

知识点22：一般突发公共卫生事件的应急响应 　　副高：熟练掌握 　正高：熟练掌握

一般突发公共卫生事件发生后，县级人民政府卫生行政部门应立即组织专家进行调查确认，并对疫情进行综合评估。同时，迅速组织医疗、疾病预防控制和卫生监督机构开展突发公共卫生事件的现场处理工作，并按照规定向当地人民政府和上一级人民政府卫生行政部门报告。市（地）级人民政府卫生行政部门应当快速组织专家对突发公共卫生事件应急处理进行技术指导。省级人民政府卫生行政部门应根据工作需要提供技术支持。

六、现场应急处理

知识点23：现场应急处理的标识 　　副高：熟练掌握 　正高：熟练掌握

（1）警示线：是界定和分隔危险区域的标识线，分为以下3种：①红色警示线设在紧邻事件危害源的周边，将危害源与其以外的区域分隔开来，只限佩戴相应防护用具的专业人员可以进入该区域；②黄色警示线设在危害区域的周边，其内和外分别是危害区和洁净区，该区域内的人员应佩戴适当的防护用具，出入该区域的人员必须进行洗消处理；③绿色警示线设在救援区域的周边，将救援人员与公众分隔开来，患者的抢救治疗、指挥机构均设在该区内。

（2）警示标识：分为图形标识和警示语句，主要包括以下4类：①禁止标识为禁止不安全行为的图形,如"禁止入内"标识;②警告标识为提醒人们对周围环境引起注意、以避免可能发生危险的图形,如"当心中毒"标识;③指令标识为强制作出某种动作或采用防范措施的图形,如"戴防毒面具"标识;④提示标识为提供相关安全信息的图形,如"救援电话"标识。

| 知识点24:现场应急处理的分区 | 副高:熟练掌握 正高:熟练掌握 |

根据引起突发事件的危害源性质、现场周边环境、气象条件及人口分布等因素,事件现场危险区域一般可分为以下3类。

(1)热区:是紧邻事件现场危害源的地域,一般用红色警示线将其与外界区域分隔开来,在该区域内从事救援工作的人员必须配备防护装置以免受污染或物理伤害。

(2)温区:是紧邻热区外的地域。在该区域工作的人员应穿戴适宜的个体防护装置避免二次污染。一般以黄色警示线将其与外面的地域分隔开来。该警示线也称洗消线,所有离开此区域的人必须在该线处进行洗消处理。

(3)冷区:是洗消线以外的地域。患者的抢救治疗、应急支持、指挥机构设在此区。

| 知识点25:现场专业医疗救援的任务 | 副高:熟练掌握 正高:熟练掌握 |

(1)迅速对伤病员进行检伤分类,找出生命受到威胁的危重伤病员并紧急处置其致命伤。

(2)保持危重伤病员的气道通畅、供氧、维持其血液循环,满足基本生命需要。

(3)迅速安全地将所有伤病员疏散、转运到具有救治能力的医院。

七、现场调查和处理方法

| 知识点26:现场调查的概念 | 副高:熟练掌握 正高:熟练掌握 |

现场调查是指针对疾病暴发或流行等突发公共卫生事件所开展的流行病学或卫生学调查。

| 知识点27:现场调查的根本目的 | 副高:熟练掌握 正高:熟练掌握 |

现场调查的根本目的是为了尽快明确病因(包括传染源或危害源、传播途径或危害途径、高危人群及主要危险因素),以便及时采取针对性的措施、控制事件危害的进一步发展。

| 知识点28:现场调查的目的 | 副高:熟练掌握 正高:熟练掌握 |

(1)查明病因或寻找病因线索及危险(危害)因素,为进一步调查研究提供依据。

(2)控制疾病及危害的进一步发展,终止疾病暴发或流行。

（3）预测疾病暴发或流行的发展趋势。

（4）评价控制措施的效果。

（5）进一步加强已有监测系统或为建立新的监测系统提供依据。

知识点29：现场调查和处理方法的步骤   副高：熟练掌握   正高：熟练掌握

现场调查和处理方法主要包括组织准备、建立病例定义、核实病例诊断、核实病例数、确定暴发或流行的存在、描述性"三间分布"、建立假设并验证假设、采取控制措施、完善现场调查和书面报告等10个步骤来完成。

第四章 急救医学管理

第一节 概 述

知识点1：急救医疗服务体系的主要目标　　副高：熟练掌握　正高：熟练掌握

建立一个组织结构严密、行动迅速并能实施有效救治的急救医疗体系，提供快速的、有效的急救医疗服务，已经成为急救医疗服务体系的主要目标。

知识点2：急救医学的概念　　副高：熟练掌握　正高：熟练掌握

急救医学属于急诊医学的范畴，是研究、处理各种急危症及伤员的病因、病理、发病机制、抢救治疗及其急救组织管理的一门专业学科。

知识点3：急救的概念　　副高：熟练掌握　正高：熟练掌握

急救是指对急危重病伤病员所采取的紧急医疗措施，其目的是及时、快速、有效地为伤病员提供紧急医疗救治服务，防止伤病恶化，挽救生命，减轻痛苦，从而降低伤残率和死亡率。

知识点4：急救的构成　　副高：熟练掌握　正高：熟练掌握

急救包括院前急救（现场救治）、医院内急救（急诊科救治）、急危重症急救（急诊ICU监护救治）。

知识点5：急救医疗的概念　　副高：熟练掌握　正高：熟练掌握

《中华人民共和国急救医疗法（草案）》明确指出：急救医疗是指对灾害、事故所致的创伤、中毒以及突发急症，并危及生命者的抢救治疗。

知识点6：急救医学学科特点　　副高：熟练掌握　正高：熟练掌握

急救医疗工作主要着眼于救治和处理疾病或创伤的发病初始、最危重阶段，因此，急救医学学科常表现出如下特点。

（1）急救工作的紧迫性：对于需要紧急处理的各种危重伤病而言，时间就是生命，刻不容缓，必须争分夺秒。所体现的正是"急"和"救"两大特征。

（2）紧急救治的连续性：急救的地点可能发生在各种不同的场所，救治环境也有很大差异，如灾难事故现场、家庭、工作场所、旅行途中、医院急诊科等，在经过简单现场急救处理后的伤病员常常还需要转送至医院急诊科、ICU、专业学科等进一步救治。因此，急救医疗工作就表现出连续性的特征。无论是院前现场急救，还是急诊科院内急救，以及急危重症监护救治，都应该是连续救治的统一体，体现"急救一体化"的救治理念。

（3）危重伤痛的突发性：急救所涉及的伤病往往危重，而且事发突然，尤其是在突发公共事件，如自然灾害、重大灾难事故、群体食物中毒、生产安全事故等，会造成突然出现成批伤病员需要紧急救治。

（4）急救学科的复杂性：急救医学专业已跨越传统的临床医学学科分类，疾病谱广泛，涉及多专业、多学科，而且危重伤病往往复杂多变，常常需要多学科相互协作，同时要求从事急救专业的医务人员需要具备广泛的急救医学理论知识、熟练的急救操作技能和实践经验。

（5）急救工作的社会性：急救工作可能涉及社会各个方面，表现出社会性的特征。而且现场伤病者的第一目击者往往是社会人员，对社会公众进行急救基本知识和技能普及教育培训也显现了急救医学的社会性特征。并且急救工作还时常涉及法律纠纷，还要同相关人员、有关部门、患者亲属交流沟通。

（6）急救知识的全面性：由于急救医疗服务的特殊地位，显示出其重要性。急救疾病谱的广泛性和急救医学专业学科的复杂性，对从事急救工作的医务人员同时提出了较高的专业素质要求，不仅要求具有广泛的专业理论知识结构和娴熟的技术操作技能，还必须具备丰富的临床实践经验，同时需要有综合分析判断的能力和处理复杂问题的能力。

知识点7：急救医务人员的素质要求　　　　　副高：熟练掌握　　正高：熟练掌握

（1）责任心和同情心：急救医务人员必须具有高度的责任心和仁慈的同情心，这是急救医疗工作的特征所决定的。工作中任何缺陷和疏忽，都可能带来生命的代价和不必要的纠纷。应该充分认识到急救工作的重要性，认识到抢救时机的重要性，同情伤员的必要性。牢记"健康相托，生命所系"，负责任地、全身心地为伤病员提供急救医疗服务。

（2）知识渊博与技术精湛：急救涉及临床医学各专业学科，且病情多变、速变、复杂，要求急救医务人员必须有渊博的急救知识结构、敏捷的思维分析能力、娴熟的技能操作水平，能够熟练地对伤病员实施有效的救治。

（3）身体素质和心理素质：急救的紧迫性和突发性，要求从事急救的工作人员必须具有健康的体格和良好的心理素质，才能适应和胜任恶劣环境、长途跋涉、道路颠簸、伤员搬运、连续上作等特定条件下的超负荷急救工作强度，并且充满风险和挑战的工作性质，特别是在面对突发事件大批急危重伤病员的急救，更要求处变不惊、临危不乱、连续作战的应急能力和素质。

第二节　急救医学的范畴

| 知识点1：院前急救的概念 | 副高：熟练掌握　正高：熟练掌握 |

院前急救（prehospital emergency）是指到达医院前急救人员对急症、创伤患者开展现场或转运途中的医疗救治。

| 知识点2：院前急救的主要任务 | 副高：熟练掌握　正高：熟练掌握 |

院前急救的主要任务是：①对急症、创伤患者进行现场生命支持和急诊处理，快速稳定病情和安全转运；②对突发公共卫生事件或灾难事故现场实施应急医学救援；③在特殊重大集会、重要会议、赛事和重要人物活动中承担意外救护的准备；④承担急救通讯指挥，即联络急救中心（站）、医院和上级行政部门的信息枢纽。

| 知识点3：院前急救的技术指标 | 副高：熟练掌握　正高：熟练掌握 |

（1）院前急救时间包括：①急救反应时间：是从接到求救电话到派出救护车抵达伤病现场的平均时间。考虑受通讯、交通状况、急救人员数量、车辆配置、急救站点分布和急救半径等因素的影响，国际目标要求为5～10分钟。②现场抢救时间：是急救人员在现场对伤病员救治的时间，视伤病情允许安全转运而定，也根据是否急需送往医院接受确定性治疗的要求而定。③转运时间：即从现场到医院的时间，往往取决于交通状况、有能力接受危重伤病员救治医院的分布等因素。

（2）院前急救效果：急救反应时间、急救设施、急救人员能力和急救技术水平，以及院前急救系统的管理水平都会影响急救的实际效果。院前心脏骤停的复苏成功率是评价急救效果的重要客观指标之一。熟练实施标准化急救流程会提高急救效果。

（3）院前急救需求：对突发公共卫生事件或灾害事故应急救援能力也是衡量满足需求的重要指标，这就要求急救医疗机构与其他救援机构相互协调，共同完成重大灾难事故的现场救援任务。从这一角度看院前急救也是政府通过急救机构履行向公众提供急救医疗服务的职能。

| 知识点4：急诊科的概念 | 副高：熟练掌握　正高：熟练掌握 |

急诊科（emergency department，ED）是医院急症、创伤救治的首诊场所。急诊科实行365天，24小时开放，承担来院急诊伤病员的紧急诊疗服务，为抢救伤病员生命，以获得后续的专科诊治提供支持和保障。

| 知识点5：急诊科的主要任务 | 副高：熟练掌握　正高：熟练掌握 |

急诊科的主要任务是担负急诊伤病员的院内急诊早期救治和部分危重症患者的急诊监护治疗，也可根据在区域特点承担院前急救。

医院急诊又直接面向社会承担大量非急诊患者的门诊工作，合理处置和分流病员，准备应对随时可能发生的成批量伤病员的急救，充分利用好有限的急诊资源是医院急诊工作中需要特别注意的问题。组织协调好医院各专业科室参加急诊会诊、救治，尽快收容危重伤病员入院治疗也是急诊工作的职责。

| 知识点6：急诊分诊的类型 | 副高：熟练掌握　正高：熟练掌握 |

急诊分诊根据病情的轻重缓急分为5类：

Ⅰ类：急需心肺复苏或生命垂危患者：要分秒必争地立即抢救。

Ⅱ类：有生命危险的危重症患者：应在5～10分钟内评估病情和进行急救。

Ⅲ类：暂无生命危险的急诊患者：应在30分钟内经急诊检查后，给予急诊处理。

Ⅳ类：普通急诊患者：可在30分钟至1小时内给予急诊治疗。

| 知识点7：危重症监护的概念 | 副高：熟练掌握　正高：熟练掌握 |

危重症监护（critical care）不仅是独立设置的急诊危重症监护室（ICU），更重要的是在急诊抢救和观察区域内能实现完备的监护和抢救的医疗功能，即监护床单位都有完备监护设备，能及时抢救生命及器官功能支持。

| 知识点8：急危重症监护的基本特征 | 副高：熟练掌握　正高：熟练掌握 |

急危重症监护的基本特征是：①在严重伤病发生后的"黄金时间"内给予恰当救治，以避免死亡和伤残；②经过危重症监护培训的医护人员较内、外专科人员能更有效地处理危重症患者。危重症患者住急诊和ICU的时间是一项评价救治效果、衡量医疗质量的重要指标。

| 知识点9：急危重症患者的特点 | 副高：熟练掌握　正高：熟练掌握 |

（1）心肺复苏后生命指征不稳定，需要持续循环、呼吸支持。

（2）病情垂危而不宜搬动、转运。

（3）只需要短时间监护救治即可治愈，不需再住院治疗。

（4）其他专科难以收住院的复杂危重症患者。

知识点10：灾难医学紧急医疗救援　　副高：熟练掌握　正高：熟练掌握

（1）灾难现场的自救、互救和搜救，尽可能寻找和救治伤员。

（2）现场按轻度、中度、重度、死亡进行检伤分类，按伤病员伤情分别给予救治处理。

（3）及时转送和疏散伤病员，使其能够得到进一步有效治疗。

（4）各级医疗机构重症监护救治和专科确定性救治。

知识点11：创伤急救　　副高：熟练掌握　正高：熟练掌握

创伤急救已被确认为急救医学的重要组成内容之一。主要包括多发伤、复合伤及各专科严重创伤的院前现场急救和急诊科内的初期救治，是提高创伤患者抢救成功率的重要环节。尤其是对突发事件群体伤员的救治是创伤急救研究的重要课题。

知识点12：中毒急救　　副高：熟练掌握　正高：熟练掌握

中毒急救主要是对急性中毒进行研究和救治。尤其是如何对群体中毒、工业毒物泄漏、军事化学中毒等进行快速诊断、及时组织实施有效的紧急救治是关注和研究的重点课题。

知识点13：急诊医疗服务体系的概念　　副高：熟练掌握　正高：熟练掌握

急诊医疗服务体系（emergency medical service system，EMSS）也称"急救一体化"体系——急救医学"三环理论"。就是将EMSS中的3个重要环节——院前急救体系、院内急诊科急救体系和急危重症监护（ICU）急救体系，三位一体地有机结合，组建起来的一种急救医学模式。

知识点14：急诊医疗服务体系的构成　　副高：熟练掌握　正高：熟练掌握

急诊医疗服务体系（EMSS）包括完善的指挥系统（急救指挥调度平台、无线或有线通讯、音频或视频传输、卫星定位）、现代化的院前急救配置（各种先进的监护和急救装备、急救转运工具、专用通信设备）、高水平的院内急诊医疗服务（先进的通信设施、齐全的抢救及监护设备器材、高素质的急诊专业医护人员、通畅的急救生命绿色通道）、专业化的急危重症监护病房（急诊ICU）。

知识点15：急诊医疗服务体系的基本任务　　副高：熟练掌握　正高：熟练掌握

基本任务就是及时地将医疗措施送到急危重症患者的身边进行现场初步急救，然后安全地将其转送到就近医院的急诊科、ICU进一步救治，为抢救伤病员生命、改善预后争取时间。

我国急诊医疗服务体系（EMSS）建设要以"三环理论"为指导，建立完善的"急救一体化"救治模式，健全务实、高效的急诊急救医疗制度体系，构建通畅的急救绿色生命通道，以提高救治成功率、降低伤残率和减少死亡率。

第三节　院前急救管理

县（市）以下地区要建立急救医疗指挥中心，负责统一指挥本地区的急救医疗工作。要实行三级急救医疗体制，按各医疗机构的急救医疗能力划分为三个等级，组成本地区的急救医疗网。直辖市、省（自治区）会市要建立急救中心，掌握急救信息，负责抢救、监护、外出急救，承担培训和科研工作，并根据急救医疗指挥部门的决定负责急救医疗的组织调度工作。其他城市根据急救需要，应建立急救中心或急救站，一般拥有40万以上人口的城市或区域应该设置急救医疗机构。

急诊中心（站）应设置在城市或区域的中心地带，且要在车辆进出方便之处；可以独立机构，也可挂靠在医院，中心（站）要有一定的编制人员。各种原因未建立急救中心（站）的，由当地医院急诊科承担院前急救任务，也可由急救中心与医院急诊科合作共同承担院前急救任务。

（1）科室设置：至少设有急救科、通讯调度室、车管科。

（2）急救车辆：每5万人口配1辆急救车，每5辆中须配备一辆监护型急救车。每辆急救车应备有警灯、警报器、在车身两侧和后门要有医疗急救的标记。应配备车载通讯急救专线。

（3）人员：至少有5名司机、5名以上急救医务人员。

（1）科室设置：至少设有急救科、通讯调度室、车管科。

（2）急救车辆：按每5万人口配1辆急救车，但至少配备20辆急救车，其中至少4辆监护型急救车。每辆急救车应备有警灯、警报器，在车身两侧和后门要有医疗急救的标记。至少有1辆急救指挥车。

（3）通讯：应开通"120"专线电话。急救车及急救指挥车均配备无线电车载台，其中急救指挥车必须配备移动电话。与该市担任急救医疗任务的急救网络医院的急诊科之间建立急救专用电话。

（4）人员：至少配备司机21名、急救医务人员30名。

（5）急救网络：至少设有3个分站，并与分站及承担急救任务的医院形成急救网络。

知识点4：急救中心（站）科室设置 　　　　　副高：熟练掌握　正高：熟练掌握

原则上设一室两科，但可以根据需要适当增减科室。

（1）急救中心主任（站长）：由高级技术职称的医务人员或其他技术人员担任，全面负责行政管理、政治思想、医疗、教学、科研、预防和执行指令性任务工作。副主任（副站长）协助主任（站长）负责相应的工作。

（2）办公室：由行政管理、总务、财务人员组成，负责行政事务、文书档案、信息管理、财会收支、物资供应、建筑维修、能源保证、安全保卫、职工生活等工作。

（3）医务科：由医务人员和调度人员组成。前者负责急危重伤病员和灾害事故病员的现场急救、途中救护及分流病员等工作，并承担教学科研工作；后者负责接收和传达急救信息、调派人员车辆急赴现场，间时向有关部门汇报和传递信息以及联系伤病员的收治等工作。

（4）车管科：由车辆驾驶员和维修人员组成，驾驶员负责急救人员、伤病员、急救器械药品的运输工作并协助医务人员抢救伤病员；维修人员负责车辆的保养、维修等技术工作。

知识点5：急救中心（站）人员编制 　　　　副高：熟练掌握　正高：熟练掌握

急救中心（站）人员的编制，应根据社会需求、城市人口、急救车辆数、所处地区医疗力量及服务半径来决定。

各级不同层次的医护技术专业人员是急救中心（站）的主要力量，都必须具备中专以上院校的培训，知识全面，要有多学科的急救技能，责任心强、服务态度好，有应急能力和身体健康等条件；调度人员要求熟悉本地区交通、医疗机构及有关部门情况，熟练掌握通讯操作技能，一般选派具有救护实践、态度和蔼、能急患者所急和责任心强的医务人员担任。驾驶员应具有良好的职业道德、驾驶技术操作熟练、反应敏捷、身体健康，经急救培训后应掌握创伤抢救四大技术（止血、包扎、固定、搬运）和心肺复苏等初级急救操作技术。行政、技工、后勤人员要了解科学管理方法，熟练掌握工程技术和技能。

知识点6：急救中心（站）人员管理 　　　　副高：熟练掌握　正高：熟练掌握

在管理上要重视各级各类人才的培养，要重视"三基"训练（基础理论、基本知识和基本技能）以提高抢救技能；要为急诊医疗体系培训院前急救的专业人才，并在城乡急救医疗第一线指挥中起骨干作用；对高级专业人员要充分发挥其专长，以保证急救中心（站）高质量的正常运转和提高院前急救的技术水平。

知识点7：急救中心（站）组织的医德教育的基本原则

副高：熟练掌握　正高：熟练掌握

医德教育的基本原则是救死扶伤、实行人道主义、全心全意为人民健康服务。因而要求"以患者为中心"，竭尽全力救治患者，做到举止端重、态度和蔼、语言亲切、文明礼貌、廉洁奉公、不谋私利。在救护中要镇定自若、不焦急惊慌、充满自信心，使患者心理安定，感到温暖和关怀。

知识点8：院前急救网点的急救半径的划定因素

副高：熟练掌握　正高：熟练掌握

急救半径应根据社区人口密度、区域规划、地理环境、医疗机构分布情况而划定，尽量缩短急救半径，便于及时到达救护现场。

知识点9：建设急救网点的注意事项

副高：熟练掌握　正高：熟练掌握

（1）地处该区域的中心地带。
（2）交通便利，运送方便。
（3）场地要大，要有停车场，要考虑车辆回转余地。

知识点10：院前急救网点的通信设备

副高：熟练掌握　正高：熟练掌握

（1）通讯：通讯是院前急救三大要素环节之一。建立健全的灵敏的通信网络是提高急救应急能力的基础，各级人民政府要按照1986年1月11日邮电部〔1986〕邮部字18号"关于启用120特种服务号码为全国急救中心（站）的统一电话号码的通知"设置全国统一号码120的急救电话，以提高应急能力；急救医疗系统内部，要充实无线电话设施，力求信息畅通。通过以上手段，使各级城市的区域性急救通信网络化。

1）有线通讯：不受地形、气候、距离的影响，通话性能好，音质清晰，急救中心（站）的办公室及调度室应装有直拨电话。根据卫生行政部门、邮电部规定，调度事开通的120专线急救电话应配备自动录音装置；对机场、重点医疗机构的急诊科以及重要单位争取设立专线电话，以确保在特急情况下随叫随通。

2）无线通信：是利用无线电台进行联络的通讯，具有快速、机动灵活、便于随时联系调度指挥的特点，有专用频道，与其他使用的频道互不干扰，使急救通讯半径能满足急救服务半径需要。

（2）视频传输和卫星GPRS（通用分组无线服务技术）定位：及时、适时了解现场和急救车辆运行方位，为指挥调度提供准确的第一手资料。

知识点11：院前急救的运输工具　　　　副高：熟练掌握　　正高：熟练掌握

急救运输工具是执行救护任务的必需设备，主要用于抢救伤病员。由于伤病员发病场所远近不一，一旦呼救，必须快速地将急救服务送到现场和伤病患者身边，并经过现场妥善救治，待病情稳定后需及时、安全地转送到医院。运输工具是院前急救必不可少的设备，可以使急救做到行动迅速、抢救及时、提高应急能力、减少死亡和伤残。

目前，院前急救的运输工具以急救车为主，但在沿海地区、边远地区、林区、牧区、山区以及有条件的城市，应根据需要发展急救直升机或快艇；在情况紧急时，急救部门应向具有以上快速运输工具的单位和部队提出急救援助时，单位和部队要积极予以支援。

各级人民政府在急救医疗特殊需要时，有权调用本地区各部门和个体运输工具，执行临时性急救运送任务。各级卫生行政部门，要制定急救运输的使用管理制度。

知识点12：院前急救的医疗设备及药品　　　　副高：熟练掌握　　正高：熟练掌握

急救车上所配备的急救医疗设备、器械及药品，一定要适应院前急救和途中急救的需要，所配物资要本着轻便实用、携带方便、性能良好，以保证伤病员在发病现场和途中安全运送到医院。

知识点13：三级急救医疗网　　　　副高：熟练掌握　　正高：熟练掌握

（1）一级急救医疗机构：①成员：一级综合性医院、乡卫生院或具有相当能力的医疗机构；②任务：抢救较重的伤病患者；治疗一般伤病患者。

（2）二级急救医疗机构：①成员：二级综合性医院、急救站或具有相当能力的医疗机构；②任务：抢救、治疗急危重伤病员；必要时按救援指令组织紧急救援医疗队伍。

（3）三级急救医疗机构：①成员：三级综合性医院、急救中心或具有相当能力的医疗机构；②任务：接受急救医疗指挥部指派的现场抢救；接受人员众多的危重伤病患者抢救、治疗和监护。

知识点14：突发公共事件的分级　　　　副高：熟练掌握　　正高：熟练掌握

根据突发公共事件导致人员伤亡和健康危害情况将医疗卫生救援事件分为4级：特别重大事件（Ⅰ级）、重大事件（Ⅱ级）、较大事件（Ⅲ级）和一般事件（Ⅳ级）。

知识点15：突发公共事件的安排　　　　副高：熟练掌握　　正高：熟练掌握

对于一般事件、较大事件由急救中心（站）或卫生行政部门的应急部门指挥；重大事件、特别重大事件由急救医疗指挥部指挥、组织和调度。急救中心（站）、分中心（站）应全力以赴地组织车辆和急救人员；有关急救网络医院应积极组织抢救伤病员。

知识点16：突发事故指挥通信系统	副高：熟练掌握　正高：熟练掌握

指挥通信系统使用全国统一的"120"专用号码，建立与医院、急救中心（站）、领导部门之间的专设直通电话。在事故现场可采用无线电、对讲机进行指挥。

知识点17：突发公共事件应急医疗救援指挥系统的组成	
	副高：熟练掌握　正高：熟练掌握

突发公共事件应急医疗救援指挥系统的组成包括：应急医疗救援指挥部、急救中心（站）急救医疗领导小组、医院抢救领导小组。

知识点18：突发公共事件应急医疗救援指挥部的组织成员	
	副高：熟练掌握　正高：熟练掌握

（1）总指挥：地方政府主管卫生的领导。

（2）副总指挥：卫生部门的主管领导；公安、交通、公用、电信、民政、运输、部队各部门的领导以及急救中心（站）的主任（站长）。

知识点19：突发公共事件应急医疗救援指挥部的职责	
	副高：熟练掌握　正高：熟练掌握

（1）指挥部负责指挥、组织重大灾害事件抢救工作，特大灾害事件指挥部应临时组建。

（2）接到重大灾害事件报告后，立即通知有关成员迅速赶赴现场，视察灾情，组织抢救。

（3）利用急救中心（站）的指挥通信系统，组织指挥急救及转运工作。

（4）根据灾情现场和救灾工作的需要，向各有关部门下达救灾指令，任何部门、单位和个人应无条件服从调遣，积极投入紧急医疗救援工作。

知识点20：突发公共事件应急医疗救援指挥部会议	
	副高：熟练掌握　正高：熟练掌握

指挥部会议或邀请有关部队、医院参加的扩大会议，由总指挥主持，听取指挥部办公室汇报应急医疗救援工作的开展情况和应急救援工作中存在和急需解决的实际问题。如有必要或遇灾害事件时，可随时召开指挥部会议。

知识点21：突发公共事件应急医疗救援的现场人员的标志

副高：熟练掌握　正高：熟练掌握

（1）指挥人员，每人均应佩带"应急救援指挥员"标志。

（2）指挥部工作人员，每人佩戴"应急救援工作人员"标志。

（3）急救医务人员，每人身着急救职业服装，并佩有带姓名的"胸卡"。

（4）现场的伤病员，使用红、黄、蓝、黑四色标志（卡片），将重度、中度、轻度、死的伤病员进行分类，便于按伤情及时救治和转送。

知识点22：突发公共事件应急医疗救援指挥系统中急救中心（站）急救医疗领导小组的组成成员

副高：熟练掌握　正高：熟练掌握

（1）组长：中心（站）主任（站长）。

（2）成员：由组长指定相关人员参加。

知识点23：突发公共事件应急医疗救援指挥系统中急救中心（站）急救医疗领导小组的职责

副高：熟练掌握　正高：熟练掌握

（1）在地方政府急救医疗指挥部直接领导下指挥、组织、协调重大意外灾害事件的抢救工作。

（2）组织、调动急救中心（站）、各医疗机构急救车及有关人员到现场抢救及运送伤病员。

（3）将现场伤害情况及时报告政府领导。

（4）必要时在指挥部授意下，向有关新闻单位发出通知。

知识点24：突发公共事件应急医疗救援指挥系统中医院抢救领导小组的组成成员

副高：熟练掌握　正高：熟练掌握

（1）组长：医院院长或主管业务副院长。

（2）成员：相关职能处室的领导、急诊科主任和有关科室主任组成。

知识点25：突发公共事件应急医疗救援指挥系统中医院抢救领导小组的职责

副高：熟练掌握　正高：熟练掌握

（1）接到地方急救医疗指挥部的指令后，立即组织医务人员赴现场投入抢救。

（2）调集急救车，配以急救设备、器材及药品到现场。

（3）组织成批伤病员入院救治的院内准备工作。

（4）建立健全的急诊制度，严格执行卫健委、当地卫生行政部门制定的关于加强急诊、急救工作的若干规定和首诊负责制。

（5）及时向指挥部报告抢救人数及伤情。

知识点26：应急救援措施　　　副高：熟练掌握　正高：熟练掌握

必须依赖于建立各种形式的急救网络机构组织。应以城市急救部门为轴心，按区域卫生规划和医疗力量，以5km为半径，建立若干分中心，形成纵横交织的有机的网络整体；各医疗机构，以三级综合医院为基础，建立三级阶梯急救网，遇有灾害事故，在急救医疗指挥部或卫生行政部门和急救部门组织协调下分赴现场，进行分级救治。

灾难事故应急救援措施应该有严密的组织，严格的要求和训练，使急救医疗救援队伍成为一支素质好、技术精、作风硬、纪律严，且具有应急性和随机性强的队伍，是完成院前急救的基本保证。

地方卫生行政部门，平时要熟悉意外事故发生时的处理原则和程序，而且要有快速应急反应和较强的应变指挥能力。

知识点27：应急急救人员到达急救现场后的工作程序
副高：熟练掌握　正高：熟练掌握

应急急救人员到达急救现场后的工作程序为：①急救指挥人员到达现场，建立现场伤员临时指挥部，指挥现场各方面前来支援的医疗组织和急救人员；②核实并了解灾害性质、伤员人数以及现场动态，提出具体抢救措施；③视灾情而调动邻近的第二阶梯医疗单位、人员和救护车辆来现场增援抢救；④通知区域范围内医院做好收治伤员的准备工作；⑤对现场不同伤情的伤员及时组织转送和疏散；⑥与公安、武警、交通运输、红十字会等有关部门做好协同抢救工作。

知识点28：现场应急急救人员的来源　　副高：熟练掌握　正高：熟练掌握

（1）城市急救医疗单位，如急救中心（站）、救护大队等单位的医务人员。

（2）以二、三级综合医院为主的各级医务人员。

（3）其他初级卫生人员。

知识点29：现场急救的物资配备供应　　副高：熟练掌握　正高：熟练掌握

急救医疗队的器械、仪器设备和药品，以及急救车、通信设施和相应的有关物资，由卫生行政部门提出统一要求，而各医院应根据统一要求，各自装配齐全、完善，平时准备就绪，放置固定地点，指定专人定期检查更换，保管完好。做到有备无患，处于临战状态，一旦有紧急行动，立刻可以携带前往急救现场使用。

知识点30：紧急救援行动按照灾害创伤救治技术体系的划分

副高：熟练掌握　　正高：熟练掌握

按照灾害创伤救治技术体系可划分为现场急救、紧急救治、早期治疗、专科治疗和康复治疗5个救治基本环节。

知识点31：灾害事故伤员分级救治的原则　　副高：熟练掌握　　正高：熟练掌握

（1）一级救治：自救、互救、搜救、现场急救、伤员转运。
（2）二级救治：紧急救治、损伤控制、早期救治、院间转运。
（3）三级救治：专科治疗、集中收治、跨省转移、康复治疗。

知识点32：地震伤员分级救治实施及救治内容　　副高：熟练掌握　　正高：熟练掌握

（1）一级救治：是救治的始动环节。一级救治主要内容包括通气、止血、包扎、固定、搬运、基础生命支持和高级生命支持等。

（2）二级救治：是救治的关键环节，也是一级救治的延续。紧急救治是救治成功的关键环节，应在伤后3小时内尽早实施，通常由受灾地区内的医疗机构完成，基本技术范围包括检伤分类、气道控制、胸腔闭式引流、脊柱骨折妥善固定，以及破裂、膨出、脱出脏器的保护性包扎、开放伤口的清创包扎、骨筋膜室综合征的切开减压等。早期救治是针对有生命危险的伤员实施紧急手术，应在伤后6小时内实施，包括毁损肢体截肢、大血管损伤的止血（修补、吻合或结扎）、紧急气管切开、封闭开放性气胸、胸腹脏器损伤探查止血、开颅减压和血肿清除等。

（3）三级救治：是救治的重要环节，也是确定性救治。理想状况应在伤后12小时内展开，地点自然落实在灾区最近的未受破坏的城市三级医院。开展专科确定性手术治疗，实施危重伤员的集中收治。

知识点33：医学救援行动中，接近受伤者之后的注意事项

副高：熟练掌握　　正高：熟练掌握

（1）维持受伤者的呼吸并使其保持通畅。
（2）清理受伤者的口腔、咽喉，保持呼吸通畅，取出义齿，宽衣松带。
（3）避免受伤者受凉感冒。

知识点34：医学救援行动中，当搬运伤病患者时，应遵守的规则

副高：熟练掌握　　正高：熟练掌握

（1）对受伤者尽可能减少移动，或平稳协调地移动。

（2）受伤者的头、颈、躯干必须保持在同一水平线上。

（3）抬送伤员必须遵守常规操作原则。

（4）头部置于担架的前方位。

（5）避免颠簸。

（6）抬担架者不要倒着行走。

（7）急救抢救设备必须在担架上扎紧。

（8）伤病员发生心搏呼吸骤停者应立即进行初级心肺复苏。

第四节 医院急诊科建设

知识点1：医院急诊科急救的影响	副高：熟练掌握 正高：熟练掌握

医院急诊科的急救工作直接关系到伤病患者的生命安危，也是医院管理、医疗技术、医疗质量和服务水平的集中反映。

知识点2：医院急诊科的主要任务	副高：熟练掌握 正高：熟练掌握

（1）接待各类急性病或慢性病急性发作的急危重症患者。

（2）对危重急症患者进行评估并做出初步诊断，给予适当的、有效的抢救处理，并根据病情转送入病房或重症监护室继续救治。

（3）培训急诊医学专业医师及临床各专科医师。

（4）培训急诊专业护士。

（5）开展有关急危重症的发病机制、早期诊断技术和早期有效的救治方法的研究。重点开展复苏学、创伤急救学、中毒急救学、休克、急性器官功能衰竭的科研工作。

（6）结合急诊特点，临床改进或研制有关医疗仪器设备。

知识点3：医院急诊急救的范围	副高：熟练掌握 正高：熟练掌握

医院急诊急救的范围为：①急性发热性疾病，体温一般在38℃（腋下）以上者，具有明显的全身症状，有一定痛苦，虽然体温不到38℃也应予以处理；②严重喘息、呼吸困难者；③各种心脏疾病；④严重高血压或血压波动剧烈者或高血压脑病、脑血管意外者；⑤各种急性出血；⑥各种急性炎症；⑦昏迷；⑧急性泌尿道疾病、尿闭、血尿、急性肾衰竭；⑨急腹症；⑩休克；⑪癫痫发作；⑫急性外伤、烧伤；⑬急性中毒；⑭意外事故（电击、溺水、自缢、异物等）；⑮临产、流产。

知识点4：急诊科的位置设置	副高：熟练掌握 正高：熟练掌握

急诊科的位置，要从方便就诊和最大限度地缩短诊前时间为原则来全面考虑，以争取

急、危、重患者的抢救时机，因而应设在医院的一侧，形成独立区域，急诊科门前应有宽敞的停车场和通畅的进出道路，便于急救车停靠和输送患者。

知识点 5：急诊科的布局设置　　　　副高：熟练掌握　　正高：熟练掌握

急诊科的建筑以一层平面展开为宜，大厅及走廊要明亮宽敞舒适。急诊科内的各室布局，要争取最佳方案，以减少院内感染、交叉穿行和节省时间。急诊急救患者的挂号、检验、心电图、X线检查、B超、药房、收费等部门，均应在急诊独立区域内或邻近部位，力争缩短急救处置时间。

知识点 6：急诊科抢救室的设置　　　　副高：熟练掌握　　正高：熟练掌握

急诊科要设置抢救室，有条件的医院可设置具有较大空间的内、外两大系统的抢救室和手术室。城市二级、三级医院急诊科应建立急危重症监护室（EICU）和具有一定数量观察床，以利于用现代化的手段提高抢救成功率和对某些急危重患者作留观治疗、监护救治，必要时实行紧急外科处理。有条件的医院可建立急诊专业病房，实施急诊专科治疗。

知识点 7：急诊科应有配套的建筑及房间　　　　副高：熟练掌握　　正高：熟练掌握

急诊科应有配套的建筑及房间，如诊室、分诊台、治疗室、护理站、值班室、医护办公室、输液室以及开水间、厕所等。应有候诊大厅和方便的走廊或通道与接诊室、住院处、病房、重症监护病房相连。

知识点 8：急诊科的组织领导　　　　副高：熟练掌握　　正高：熟练掌握

医院要由业务副院长分工负责领导急诊工作。急诊科应有固定的具有副主任医师职称的科主任，负责急诊医疗、诊治、抢救、护理、技术培训、临床科研以及行政管理等各项工作。

知识点 9：急诊科的指挥系统　　　　副高：熟练掌握　　正高：熟练掌握

急诊科的指挥系统由主管院长、急诊科主任及护士长、医务处（科）负责人、与急诊急救工作有关的各临床和医技科室主任组成。

知识点 10：急诊科人员编制和要求　　　　副高：熟练掌握　　正高：熟练掌握

急诊科急诊医师必须具有3年以上的临床经验、责任心强、服务态度好，经有关部门审核后才能调入工作，定向培养成为从事急诊医学的专业人才，有利于提高急诊技术水平和急诊医疗质量。各临床科室派出的低年资医师参加急诊急救轮转培训的（或值班的），必须征得急诊科同意，妥善安排，参加急诊工作时间定为4~6个月，其工作由急诊科统一安排。急诊进修医师和实习医师不得单独值急诊班。

急诊科护理人员要单独建制，受主管护理的院长、护理部直接领导，在医疗业务方面接受急诊科主任的管理和安排。要配备专业知识扎实、基础技能熟练、有一定临床实践经验、责任心强、业务水平高、身体健康、服务态度好的护士调入急诊科（室）工作。

知识点11：急诊科急救的工作特点　　　　副高：熟练掌握　　正高：熟练掌握

（1）急诊的特点是急危重症多、突发事故患者多，大多发病急骤、变化迅速。

（2）急诊急救医护人员应具有一定的基础理论、跨科知识、技术水平和实践经验，基础理论知识、基本技能要扎实，要训练有素，基本功过硬，抢救操作熟练，而且要具有应急本领。

（3）急诊科内各部门的诊疗工作应达到标准化、程序化，井井有条，忙而不乱。

（4）急症药品和抢救设备必须齐全、到位、好用，做到"四定"（定品种、定数量、定位置、定专人）管理。物品完好率要达到100%。

（5）建立行之有效的通讯、呼叫系统，以保障重大抢救时，能及时调集有关部门或人员迅速赶赴急诊科共同协作完成抢救任务。

（6）急诊科医护人员要随时为院前急救、突发公共事件紧急医疗救援做好准备，一旦呼救或接到指令立即赴灾害现场。能正确完成创伤、出血、休克、中毒以及重要脏器衰竭的急救和患者转运，能熟练应用"五大技术"（通气、止血、包扎、固定、搬运）和心肺复苏术。

（7）急诊急救的伤病员常涉及治安、交通等法律事宜，医院应与有关部门建立联系。

（8）急诊科医务人员应具有良好的素质和服务态度，急患者所急，体贴关心伤病员，还应针对性对伤病员进行心理治疗，使其得到安慰、情绪稳定，配合诊治。

（9）由于急诊急救时不分昼夜、争分夺秒，因而工作节奏紧张，劳动强度大，生活不规律，应予以重视和关怀。

（10）完成急诊急救质量指标。

知识点12：急诊工作制度　　　　副高：熟练掌握　　正高：熟练掌握

严格贯彻执行《全国医院工作条例》中有关急诊方面的各项规章制度，并应根据条例中有关制度的规定，结合实际情况，建立适合自己医院的急诊科工作制度，例如首诊负责制、就诊范围、急诊分诊制度、抢救制度、急诊科（室）工作制度、值班及交接班制度、护理制度、查对制度、观察室工作制度、抢救室工作制度、监护室工作制度、急诊病历书写制度、会诊制度、查房制度、病例讨论制度、转诊及转院制度、出诊制度、消毒隔离制度、各级人员职责、各级人员技术标准及考核制度、会议及请示报告制度、卫生工作制度、陪护制度、患者须知等。

知识点13：急诊科抢救室管理　　　副高：熟练掌握　　正高：熟练掌握

急诊抢救在急诊医疗中占有重要地位，不仅要有抢救室岗位责任制，还应有常见急症的抢救常规和抢救程序以及配备抢救设备和急救药品。

抢救室护士应在医师到来之前，根据病情需要及时给氧、吸痰、检测生命体征、建立静脉通路、进行心肺复苏、止血等紧急处理，并详细记录患者到达、医师到达、抢救、用药等时间，以及用药名称、剂量、病情变化、死亡或转入监护或病房等情况。抢救过程要对患者生命指征做系统连续地观察，要紧密配合医师全力抢救患者。

知识点14：急危重症监护室管理　　　副高：熟练掌握　　正高：熟练掌握

急危重症监护室医护人员应坚持和遵守岗位责任制、每日查房制度、交接班制度、设备仪器检查使用保管制度等。根据患者病情，制定抢救和监护方案，严密观察动态变化，做好各项诊疗记录。

知识点15：急诊观察室管理　　　副高：熟练掌握　　正高：熟练掌握

收入观察室的患者，要建立病历，值班医师和护士要主动巡视观察患者，并做好记录和报告。对病情平稳的患者每班至少要查房两次；对病情危重的患者要随时巡视，并按时进行治疗和护理。要贯彻三级医师查房制度，主治医师每日查房2次，主任医师每周查房2次。

观察室的急救药品、器材、设备要齐全，随时备用。每个观察床配备物品齐全。观察室留观时间应＜72小时。

知识点16：急诊急救病历书的书写质量要求　　　副高：熟练掌握　　正高：熟练掌握

急诊急救病历书写要重视质量：①要求首页填写齐全；②病史记录规格化；③体检项目要详尽；④诊断及鉴别诊断要有依据、合理；⑤记录要及时，急危重病或病情突变随时记录；⑥要反映上级医师及会诊医师意见，要反映病情变化的分析判断、处理措施和效果等；⑦死亡病历要有时间性记录和抢救经过；⑧各种申请报告单填写完整、粘贴有序。书写急诊急救病历一般不要采用表格式填写。

急诊急救病历书写质量合格率要大于90%。

知识点17：急诊急救器材设备及药品的管理　　　副高：熟练掌握　　正高：熟练掌握

要有配套和完善的抢救设备、器材及急救药品，有专人管理；有关科室要对其做好保障供应、保养维修、监督检查。器材、器械要定期更换；急救手术包和敷料物品，随时专人交接班检查，定时更换消毒；急救设备要齐全，能正常运转，随时备用；药品储备齐全，按时更换和补充，毒麻药品务必妥善管理，防止丢失。

知识点 18：急诊科研工作的重点方面　　副高：熟练掌握　正高：熟练掌握

（1）研究如何在现有条件下提高工作效率、搞好急诊急救工作的科学管理。

（2）研究常见急危重症的抢救措施及实施程序的最佳方案，提高抢救成功率。

（3）对急诊抢救知识、技术方面和管理方面的薄弱环节，研究改进措施。

（4）结合国内外急诊急救进展，对急危重症开展病因、病理、机制方面的深入研究，进一步寻找规律，提高急诊质量。

（5）医院急诊科如何应对突发公共事件的研究。

知识点 19：急诊急救专业人员培训的流程　　副高：熟练掌握　正高：熟练掌握

（1）首先要制定和统一急诊急救技术的操作规范和各种急症的急救流程。要了解急诊医护人员的实际理论知识和技术水平，找出差距，明确薄弱环节，注意填补空白，制订培训计划。

（2）针对急诊科应对突发公共事件的紧急医疗救援预案，开展演练和相应培训。

（3）职务教育的基本原则和方法：①基本功训练与专科技术训练相结合；②普遍培养与择优重点培养相结合；③当前需要与长远需要相结合；④结合实际情况可采用灵活的培训方式；⑤开展学术活动，积极吸取国内外急诊急救医学的新知识、新技术和新经验。

第五节　急危重症急救管理

知识点 1：急危重症急救医学的研究对象　　副高：熟练掌握　正高：熟练掌握

急危重症急救医学是急诊医疗服务体系的重要组成部分，也是急救医学的重要内容，主要是研究急危重症的发生、发展规律及其诊治方法的临床医学学科。

知识点 2：重症加强治疗病房的概念　　副高：熟练掌握　正高：熟练掌握

重症监护病房（intensive care unit，ICU）是将危重患者集中管理的专业学科病室，配备有专业医护人员及各种可能得到的最先进的医疗监测和治疗手段。

知识点 3：ICU 的分类　　副高：熟练掌握　正高：熟练掌握

从 ICU 的功能可将其分为综合 ICU、专科 ICU 及急诊 ICU，而急危重症急救主要由综合 ICU 和急诊 ICU 实施。

知识点4：ICU的特点　　　　　　　　　　　副高：熟练掌握　正高：熟练掌握

ICU的特点有：①进入ICU的急危重症患者的病情涉及多种学科；②急诊ICU收治的患者主要是院前急救和急诊科急救的急重症患者；③ICU可对患者生命功能进行连续的、定量的、动态的监测，可实现早期诊断及早期病情评估；④具有先进的治疗手段；⑤专业医师和专科医师的协同诊治；⑥现代管理所带来的高质量和高效率。

知识点5：ICU的基本要求　　　　　　　　　副高：熟练掌握　正高：熟练掌握

（1）我国三级和有条件的二级医疗机构均应设立重症监护病房（ICU）。ICU是急危重症急救、重症医学学科的临床基地。尤其是三级以上医疗机构应建立与急诊科一体化的急诊重症监护病房/室（emergency intensive careunit，EICU）。

（2）ICU必须配备足够数量、受过专门训练、掌握重症医学基础知识和基本操作技术、具备独立工作能力的专职医护人员。

（3）ICU必须配置必要的监护和治疗设备，接收多学科的危重症患者，尤其是经院前急救、院内急诊科急救的急危重症患者。

知识点6：ICU的运行规模　　　　　　　　　副高：熟练掌握　正高：熟练掌握

ICU的病床数量根据医院等级和实际收治患者的需要，一般ICU监护病床数占医院病床总数的2%~8%为宜，可根据实际需要适当增减。每个ICU管理单元以8~12张床位为最佳；监护病床使用率以75%为宜。

知识点7：ICU的医务人员配备　　　　　　　副高：熟练掌握　正高：熟练掌握

（1）ICU专业医师定编人数与监护床位数之比应为（0.8~1）：1。ICU医师组成应包括高级、中级和初级医师，每个管理单元必须至少配备1名具有高级职称的医师全面负责医疗工作。作为急危重症急救培训基地，日常工作中还有轮转培训的各专业医师、进修医师。

（2）ICU专业护士的定编人数与监护床位数之比为（2.5~3）：1或以上。

（3）ICU可根据需要配备相应数量的医疗辅助人员，有条件的医院可配备相关的技术与维修人员，如呼吸治疗师等。

知识点8：ICU医护人员专业要求

　　　　　　　　　　　　　　　　　　　　副高：熟练掌握　正高：熟练掌握

（1）ICU医师必须经过严格的专业理论和技术培训，能胜任对危重症患者进行各项监测与抢救、治疗的要求。

（2）ICU医师须有规范化的相关专业学科轮转培训、学习的经历。

（3）ICU医师必须具备急危重症相关理论知识。掌握重要脏器和系统的相关生理、病理及病理生理学知识、ICU相关的临床药理学知识和伦理学概念。

（4）ICU医师掌握的危重症患者重要器官、系统功能监测和支持的相关理论与技能有：①复苏；②休克；③呼吸功能衰竭；④心功能不全、严重心律失常；⑤急性肾功能不全；⑥中枢神经系统功能障碍；⑦严重肝功能障碍；⑧胃肠功能障碍与消化道大出血；⑨急性凝血功能障碍；⑩严重内分泌与代谢紊乱；⑪水、电解质与酸碱平衡紊乱；⑫肠内与肠外营养支持；⑬镇静与镇痛；⑭重症感染；⑮多器官功能障碍综合征（multiple organ dy sfanction, MODS）；⑯免疫功能紊乱；⑰严重创伤的生理功能耗竭；⑱急性中毒。

（5）ICU医师须掌握重症监护和危重症急救治疗的基本技能，应具备独立完成的监测与支持技术的能力有：①心肺复苏术；②人工气道建立与管理；③机械通气技术；④纤维支气管镜技术；⑤深静脉及动脉置管技术；⑥血流动力学监测技术；⑦胸腔穿刺、心包穿刺术及胸腔闭式引流术；⑧电复律与心脏除颤术；⑨床旁临时心脏起搏技术；⑩持续血液净化技术；⑪疾病危重程度评估方法。

（6）ICU医师每年至少参加1次省级或省级以上重症医学相关的继续医学教育项目的培训学习，不断更新知识。

（7）ICU护士必须经过严格的危重症专业培训，熟练掌握重症护理基本理论和技能，经过专科考核合格后，方能独立上岗。

| 知识点9：ICU的医疗管理 | 副高：熟练掌握　正高：熟练掌握 |

（1）建立健全各项规章制度，制定各类人员的工作职责，规范诊疗常规是ICU的重要管理内容。除了执行相关法律、法规和规章外，为保证ICU的工作质量，应该制订符合ICU工作特点的ICU运行管理制度ICU医疗质量控制制度；临床诊疗及医疗护理操作常规；患者入、出ICU制度；抗生素合理使用制度；血液与血液制品使用制度；抢救设备操作、管理、维修制度；特殊药品管理制度；院内感染控制制度；不良医疗事件防范与报告制度；疑难重症患者会诊制度；医患沟通制度；突发事件的应急方案、工作流程、人员紧急召集制度；死亡讨论制度；疑难重危会诊讨论制度。

（2）ICU的患者应由ICU专科医师负责管理。患者的相关专科情况，ICU医师应该与专科医师共同协商处理。

（3）ICU的收治范围。心肺脑复苏（cardio pulmonary cerebral resuscitation, CPCR）、MODS、各类休克、急性中毒、溺水、电击伤、蛇咬伤、威胁生命的心、脑血管疾病、急性呼吸衰竭、ARDS、重症哮喘、急性肾衰竭、重症胰腺炎、消化道大出血、严重创伤、多发伤、复合伤、水电解质紊乱、酸碱平衡失调、严重脓毒症、高热患者、其他需要收入ICU的患者等。

| 知识点10：ICU收治的患者所具备的特点 | 副高：熟练掌握　正高：熟练掌握 |

（1）急性、可逆、已经危及生命的器官功能不全的患者，经过ICU的严密监护和加强治

疗短期内可能得到康复。

（2）存在各种高危因素、具有潜在生命危险的患者，经过ICU严密的监护和随时有效地治疗可能减少死亡风险。

（3）在慢性器官功能不全的基础上，出现急性加重且危及生命的患者，经过ICU的严密监护和治疗可能恢复到原来状态。

（4）慢性消耗性疾病的终末状态、不可逆性疾病和不能从ICU的监护治疗中获得益处的患者，一般不是ICU的收治范围。

知识点11: ICU地理位置的设置	副高：熟练掌握　正高：熟练掌握

ICU应该有特殊的地理位置，设置在方便转运、检查和治疗患者的区域并考虑以下因素：接近经常转来患者的其他病区、急诊抢救室、急诊手术室、影像学科室、化验室和血库等。

知识点12: ICU开放病床的设置	副高：熟练掌握　正高：熟练掌握

ICU开放病床的占地面积应该为每床单元 $15 \sim 18m^2$；每个ICU最少配备1个单间用于特殊病例的监护隔离病房，面积为 $18 \sim 25m^2$。在人力资源充足的条件下，多设计单间或分隔式病房。

知识点13: ICU的基本辅助用房的构成	副高：熟练掌握　正高：熟练掌握

ICU的基本辅助用房包括：中央工作站、治疗室、配药室、仪器室、更衣室、清洁室、污废物处理室、值班室、盥洗室、医师办公室、主任办公室、工作人员休息室等。有条件的ICU可配置其他辅助用房，包括示教室、家属接待室、实验室等。

知识点14: ICU病房建筑装饰遵循的原则	副高：熟练掌握　正高：熟练掌握

ICU病房建筑装饰必须遵循不产尘、不积尘、耐腐蚀、防潮湿、防霉变、防静电、易清洁、易消毒和符合防火要求等总体原则。

知识点15: ICU的整体布局要求	副高：熟练掌握　正高：熟练掌握

ICU的整体布局应该满足放置病床的医疗区域、污物处理区域、医务人员工作辅助用房区域等相对独立的要求，以减少彼此之间的互相干扰并有利于感染的控制。

知识点16: ICU的环境要求	副高：熟练掌握　正高：熟练掌握

ICU应具备良好的通风、采光条件，有条件者可装配空气净化系统，能独立控制室内的

温度和湿度。医疗区域内的温度应维持在（24±1.5）℃。每个单间的空气调节系统应该独立控制。安装足够的感应式洗手设施和手部消毒装置。

知识点17：ICU的医疗流向要求	副高：熟练掌握　正高：熟练掌握

ICU要有合理的包括"人员流动"和"物流"在内的医疗流向，最好通过不同的进出通道实现，包括医务人员通道、病员通道、污物通道等，以最大限度地减少各种干扰和交叉感染。

知识点18：ICU的通道设置要求	副高：熟练掌握　正高：熟练掌握

ICU应该提供用于医护人员观察患者的便利条件和在必要时尽快接触患者的通道。

知识点19：ICU对隔音的要求	副高：熟练掌握　正高：熟练掌握

ICU建筑地面、墙壁和天花板应该尽量采用高吸音的建筑材料。在不影响正常工作的情况下，应尽可能将噪声减少到最低的水平。根据国际噪声协会的建议，ICU白天的噪声最好不要超过45dB，傍晚40dB，夜晚20dB。

知识点20：ICU的通讯的要求	副高：熟练掌握　正高：熟练掌握

ICU应建市完善的通信系统、局域网络系统与临床信息管理系统、广播系统。

知识点21：ICU的监护必备设备配置	副高：熟练掌握　正高：熟练掌握

（1）每床单元配备完善的功能设备带或功能架，提供电、氧气、压缩空气和负压吸引等功能支持。

（2）应配备适合ICU使用的专用病床，配备防压疮床垫。

（3）每床单元配备床旁监护系统，进行心电、血压、脉搏、血氧饱和度、有创压力监测等基本生命体征监护。

（4）ICU应该每床单元配备1台呼吸机，每床配备简易呼吸器（复苏呼吸气囊）。

（5）ICU每床单元应配备输液泵和微量注射泵，其中微量注射泵每床2套以上。

（6）其他设备，包括心电图机、血气分析仪、除颤仪、血液净化仪、连续性血流动力学与氧代谢监测设备、心肺复苏抢救车（车上备有喉镜、气管导管、各种接头、急救药品以及其他抢救用具等）、体外起搏器、纤维支气管镜及电子升、降温设备等。

（7）医院或ICU必须有足够的设备，随时为ICU提供床旁B超、X线片，生化和细菌学等检查仪器。

知识点22：ICU的监护选配设备配置　　　　副高：熟练掌握　　正高：熟练掌握

ICU视需要可选配以下设备：简易生化仪和乳酸分析仪；闭路电视探视系统，每床1个成像探头；脑电双频指数监护仪（bispectral index，BIS）；输液加温设备；胃黏膜二氧化碳张力或pH测定仪；呼气末二氧化碳分压或代谢监测设备；体外膜肺（extracorporeal membrane oxygenation，ECMO）、床边脑电图和颅内压监测设备、主动脉内球囊反搏（intra aortic balloon pumping，IABP）和左心辅助循环装置、防止下肢DVT发生的反搏处理仪器、胸部震荡排痰装置等。

知识点23：EICU的整体布局的要求　　　　副高：熟练掌握　　正高：熟练掌握

急诊危重症监护室（EICU）是以监护生命体征，随时提供准确、有效的急救措施，实施紧急情况脏器功能监护及支持。

知识点24：EICU的结构　　　　副高：熟练掌握　　正高：熟练掌握

EICU应该位于急诊抢救区内或邻近区域，与急诊抢救单元直接相连通，而且要相对独立和安静。EICU内部环境设计和布局需兼顾患者和工作人员的需要，划分为病床监护区、护士站、治疗区和医生工作区；留置抢救监护设备的空间。床单位之间要留有足够间距，以便于床位移动和抢救操作。为了保护个人隐私，应用透气移动隔帘分开。床单位一般采用可以升降和四轮制动的病床，便于医护人员抢救和患者转送。

知识点25：EICU的设施　　　　副高：熟练掌握　　正高：熟练掌握

EICU的设备可分为监测和治疗两类。常用的监测设备有各种监护仪、心电图机，综合医院还应配备便携式超声仪和床旁X线机，还可以配备快速床旁检验设备。常用治疗设备有负压吸引器、输液泵、注射泵、呼吸机、除颤器、洗胃机、抢救车和各种护理用具等。

知识点26：EICU的功能　　　　副高：熟练掌握　　正高：熟练掌握

EICU不同于急诊抢救室，主要收治心肺复苏后需进一步生命支持、急性中毒、急危重病症、严重慢性病急性发作、严重急性创伤，以及未能确诊却存在高危因素的患者。有时EICU要接受部分不能马上收入专科治疗的危重症患者。

知识点27：EICU的人员　　　　副高：熟练掌握　　正高：熟练掌握

EICU人员包括医师、护士及其他辅助工作人员。应该建立层级查房，每日定时查房制度，定期病案和死亡讨论。由于工作强度大，医护人员应该按设置床位配备人数。

知识点28：EICU的管理　　　　　　　　副高：熟练掌握　正高：熟练掌握

　　EICU的医护人员应学习掌握各种危重症的救治指南，尽可能制定以国际国内指南为基础，和所在EICU的实际情况结合的救治方案和流程，以提高医护人员对急危重症病情变化的应急处理能力，提高患者在EICU救治过程中的安全性，确保EICU标准化和规范化的治疗水准，从技术层面规避医疗风险。EICU对医务人员在心理治疗与护理方面比综合ICU和普通病房的要求更高，需要在抢救生命、稳定病情的高质量医疗技术服务的同时，更多体现人文精神，体现对患者及家属的尊重和理解。

知识点29：ICU急危重症的一般监护内容　　　副高：熟练掌握　正高：熟练掌握

　　体温、呼吸、脉搏、血压与脉压、神志、心电、血氧饱和度。

知识点30：ICU急危重症的系统监测内容　　　副高：熟练掌握　正高：熟练掌握

　　（1）心血管系统监测：持续心电图、动脉压、超声心动图、心肌酶学、肌钙蛋白。
　　（2）呼吸系统监测：呼吸量、氧饱和度、呼气末二氧化碳分压、血气分析、胸部X线片、呼吸力学监测、痰微生物学监测、纤维支气管镜检查并取材。
　　（3）泌尿系统监测：尿量、尿常规、肾功能、尿渗透压、影像学检查。
　　（4）中枢神经节系统监测：脑电、颅内压、Glasgow昏迷计分、脑血流、大脑半球氧饱和度、影像学检查。
　　（5）血液系统监测：血常规、出凝血时间、凝血酶原时间、纤维蛋白原定量、3P试验、骨髓象。
　　（6）消化系统监测：症状与体征（呕吐、腹泻、腹胀、腹痛、肠鸣音）、胃黏膜pH、胃内容物隐血试验、肝功能、胰酶、腹部B超、X线与CT检查、内镜检查。
　　（7）内环境监测：血糖、电解质、微量元素、血气分析、血渗透压。
　　（8）免疫学监测：免疫球蛋白、抗体、补体、免疫力复合物。
　　（9）细胞因子与炎性介质监测：TNF、血小板黏附因子、白介素、内皮素、血栓素、组胺、缓激肽、血管舒缓素、血管紧张素等。
　　（10）内分泌激素与受体监测：皮质醇与皮质醇受体、儿茶酚胺与儿茶酚胺受体。

知识点31：ICU急危重症的A级监测的病情　　　副高：熟练掌握　正高：熟练掌握

　　重要器官功能衰竭，多器官功能不全，随时有生命危险。

知识点32：ICU急危重症的A级监测的内容　　　副高：熟练掌握　正高：熟练掌握

　　（1）每4～6小时查血气、血电解质、血糖。

（2）每12小时查血红蛋白、血细胞比容、血小板、血乳酸、渗透压1次。

（3）持续监测动脉压、心电、血氧饱和度（SpO$_2$）。

（4）持续血流动力学监测，每4小时测全套指标，计算氧供和氧耗。

（5）每24～48小时查肾功能、心电图、胸部X线片。

知识点33：ICU急危重症的A级监测的救治　　　副高：熟练掌握　　正高：熟练掌握

（1）呼吸机支持，使用PEEP。

（2）维持循环，需用大量血管活性药物。

（3）需用抗心律失常药物治疗。

（4）需定期间断使用利尿剂。

（5）需用大量广谱抗生素，预防或控制感染。

（6）肠外营养支持（total parenteral nutrition，TPN）。

知识点34：ICU急危重症的A级监测的护理　　　副高：熟练掌握　　正高：熟练掌握

（1）人工气道护理及氧疗管理。

（2）每15～30分钟测动脉压，根据血压调整升压药物的速度1次。

（3）1小时记录液体出入量1次；每8小时总结液体出入量1次。

（4）根据指尖血氧饱和度（SpO$_2$）和血气分析结果，及时调整吸入氧浓度（FiO$_2$）和呼吸参数并及时做记录。

（5）观察记录意识、瞳孔大小和对光反射。

（6）肠外营养支持（TPN）。

知识点35：ICU急危重症的B级监测的病情　　　副高：熟练掌握　　正高：熟练掌握

2个以上重要器官功能不全，生命体征相对较稳定。

知识点36：ICU急危重症的B级监测的内容　　　副高：熟练掌握　　正高：熟练掌握

（1）每12小时查血气、血电解质、血糖1次。

（2）每24小时查血红蛋白、血细胞比容、血小板、血乳酸、渗透压1次。

（3）持续监测动脉压、心电、血氧饱和度（SpO$_2$）。

（4）持续血流动力学监测，每6小时测全套指标1次，计算氧供和氧耗。

（5）每72小时查肾功能、ECG、胸部X线片1次。

知识点37：ICU急危重症的B级监测的救治　　　副高：熟练掌握　　正高：熟练掌握

（1）呼吸机支持，FiO$_2$＜50%。

（2）维持循环，需用少量血管活性药物。

（3）仍需抗心律失常药物维持。

（4）需用广谱抗生素。

（5）肠外营养支持（TPN）。

知识点38：ICU急危重症的B级监测的护理 　　副高：熟练掌握　　正高：熟练掌握

（1）人工气道护理及氧疗管理。

（2）每1小时测血压1次。

（3）每10小时记录液体出入量1次；每12小时总结液体出入量1次。

（4）每8小时记录呼吸参数1次。

知识点39：ICU急危重症的C级监测的病情 　　副高：熟练掌握　　正高：熟练掌握

单个重要器官功能不全，生命体征平稳。

知识点40：ICU急危重症的C级监测的内容 　　副高：熟练掌握　　正高：熟练掌握

（1）每24小时查血气、血电解质、血糖1次。

（2）持续监测动脉压、心电图、血氧饱和度（SpO_2）。

（3）每6小时测中心静脉压（CVP）1次。

（4）3～5天查心电图、胸部X线片1次。

知识点41：ICU急危重症的C级监测的治疗 　　副高：熟练掌握　　正高：熟练掌握

（1）停机前呼吸机支持或鼻导管给氧，吸入气中的氧浓度分数（FiO_2）<30%。

（2）停用血管活性药物。

（3）停用抗心律失常药物。

（4）仍需用抗生素。

知识点42：ICU急危重症的C级监测的护理 　　副高：熟练掌握　　正高：熟练掌握

（1）人工气道护理及氧疗管理。

（2）每12小时总结液体出入量1次。

（3）每4小时测血压1次。

知识点43：ICU医师学习或培训的构成 　　副高：熟练掌握　　正高：熟练掌握

ICU专业的学习或培训基本包括两大部分，即基础培训和专业培训。

（1）基础培训：重点在于ICU基本理论和基本技能操作的培训。基础培训对象包括和ICU相关的专业如麻醉、急诊科、内科、外科、妇科、儿科等的所有医师或医学生。

（2）专业培训：主要针对那些将来成为ICU医师的医学生或住院医师，以及将来的专业与ICU密切相关的如麻醉、急诊和部分内、外科的医学生或住院医师。

知识点44：ICU护士教育和培训的构成　　　　副高：熟练掌握　　正高：熟练掌握

ICU护士的教育和培训分成两部分，即基础培训和专业培训。

（1）基础培训：是普通护士的职业培训。

（2）ICU专业培训：要有2年以上的护士工作经验，护士边工作边学习，培训结束有证书。

知识点45：ICU的其他工作人员的定期培训　　　　副高：熟练掌握　　正高：熟练掌握

ICU的其他工作人员，如呼吸治疗师、医疗仪器管理及维护技术员、营养师等也具有很重要的作用。这些ICU辅助人员也应按专业要求进行定期培训。

第二篇
急诊常用急救技术

第五章　气管插管术

知识点1：气管插管的概念　　　　　　　副高：熟练掌握　正高：熟练掌握

气管插管是指将一特制的气管内导管经声门置入气管的技术。主要用于危重病伴有呼吸功能不全和心搏、呼吸骤停的患者，以保持气道通畅，便于吸痰，防止胃内容物、口腔分泌物误吸入肺，还能有效地进行辅助和控制呼吸。

知识点2：解剖要点　　　　　　　　　　副高：熟练掌握　正高：熟练掌握

鼻是呼吸道门户，包括外鼻、鼻腔、鼻窦3部分。咽是上宽下窄、前后稍扁的肌性管道，上起颅底，下端相当于第6颈椎下缘或环状软骨的高度，包括口咽部、鼻咽部、喉咽部3部分。喉是以软骨为基础，借关节、韧带、膜及肌肉互相连接起来而成为复杂的管状装置，插管时主要辨认会厌、声带和声门裂等标志。

知识点3：气管插管的适应证　　　　　　副高：熟练掌握　正高：熟练掌握

（1）心搏、呼吸骤停患者，应尽早行气管插管，紧急建立人工气道行机械通气治疗。

（2）慢性呼吸衰竭急性恶化等不能满足机体通气和氧供者。

（3）存在有上呼吸道损伤、狭窄、阻塞等影响正常通气者。

（4）严重胸部外伤、多发肋骨骨折、开放性或闭合性血气胸、肺挫伤等导致缺氧经吸氧等处理无效者。

（5）中枢神经系统及神经肌肉系统疾病：如吗啡、镇静催眠药过量，有机磷农药中毒，重症肌无力，脊髓灰质炎导致缺氧经其他治疗无效者。

（6）随时有误吸可能者。

（7）麻醉手术的患者。

知识点4：气管插管的禁忌证　　　　副高：熟练掌握　正高：熟练掌握

（1）主动脉瘤压迫气管者。

（2）咽喉部脓肿。

（3）颈椎骨折脱位者。

（4）下呼吸道分泌物潴留所致的呼吸困难，难以从插管内清除者，应做气管切开。

（5）喉头水肿、急性喉炎、喉头黏膜下血肿、插管创伤引起的严重出血等。此类患者在面罩给氧下行气管切开较安全。

知识点5：气管插管术的物品准备　　　　副高：熟练掌握　正高：熟练掌握

（1）喉镜。

（2）气管导管：多采用一次性的塑料管，根据患者年龄、性别、体型等选择不同长度和粗细的导管。成年男性一般7.5~8.5F，女性6~8F；小儿号数常为：年龄/4+4。

（3）其他：牙垫、导管管芯、吸引装置、给氧装置等。

知识点6：经口气管插管的选用物品及操作步骤　　副高：熟练掌握　正高：熟练掌握

选用适当号码的气管导管，其套囊以大容量低压型较好。8岁以下儿童选用无套囊的导管。选用适合患者的咽喉镜片。对半清醒患者以2%~4%利多卡因溶液对口腔、舌面、舌、咽喉部喷雾局麻3~5次。但抢救急、危、重患者时，可在无麻醉下插管，清醒患者宜做气管切开。具体操作步骤如下。

（1）患者仰卧，头部尽量后仰，检查口腔有无义齿及牙齿松动。如喉头暴露欠佳，可肩背部下垫薄枕。

（2）左手持喉镜柄，右手拇指推开患者下唇，用喉镜片将舌体推向左侧，沿舌背面向咽喉部缓慢进入，先暴露腭垂，后暴露会厌。

（3）喉镜片前端置于会厌软骨前，并向上提起，暴露声门。

（4）看到声门后，将气管导管轻轻插入声门，其深度以越过声门3~5cm为宜，过浅易致导管滑出，过深则易插入一侧主支气管。如看不到声门，可在会厌缘的下中方向插入导管，探索声门。

（5）放入牙垫，用胶布将导管固定。

（6）将套囊注入空气（5~8ml），注气量不宜过多，以气囊恰好封闭气管而不漏气为原则。

（7）胸部听诊以确定导管的位置和深度，如一侧呼吸音降低常提示导管插入过深。

知识点7：经鼻气管插管的特点及操作步骤　　　　　副高：熟练掌握　正高：熟练掌握

经鼻气管插管较经口插管困难、损伤大，但患者对导管留置较长时间易于耐受。

（1）经鼻盲探插管术

1）插管前用麻黄素滴鼻数次，再滴入少许液体石蜡，清醒患者应做咽后壁1%地卡因喷雾表面麻醉。

2）右手持导管顺鼻腔的方向插入，出后鼻孔后左手托患者枕部并改变头颈部的前俯或后仰角度，右手调整导管口位置，找到导管气流响声最强的部位。

3）在患者吸、呼气时将导管插入，进入气管后导管的推进阻力减退，管内呼吸音清晰。插入过程中，禁忌用暴力推进。如头部前屈过度，常误入食管，虽有阻力减退感觉，但管内无呼吸音；如头部太后仰又易使导管抵触到会厌与舌根之间，推进阻力增大。如果一侧鼻孔屡试无效，可换另一鼻孔。

（2）经鼻明视插管术：气管导管插入后鼻孔操作同经鼻腔盲探法，之后步骤同经口插管术。

知识点8：气管插管术的注意事项　　　　　　　　　副高：熟练掌握　正高：熟练掌握

（1）对呼吸困难或呼吸停止者，插管前应先行人工呼吸、吸氧等，以免因插管费时而增加患者缺氧时间。

（2）插管前检查各种用具必须完备无缺，导管套囊无漏现象。

（3）根据患者年龄、性别、身体大小选择粗细适当的气管导管进行插管，男性选用7.5～8.5F，女性可用6～8F。

（4）插管动作要轻巧、准确、迅速。

（5）导管插入气管后应检查两肺呼吸音是否对称，防止误入一侧支气管导致对侧肺不张。

（6）插管后随时检查导管是否通畅，有无扭曲。吸痰时尽量注意无菌操作，并且每次吸痰时间不应大于15秒。必要时，先予吸氧片刻后再吸引，以免加重缺氧。

（7）插管时间一般不超过48小时。

（8）向上提拉喉镜手柄，使着力点在镜片前端，切忌以切牙为支点，以免造成切牙脱落损伤。

（9）患者必须恢复自主呼吸，并且咳嗽反射、吞咽反射恢复，方可拔管。并注意观察患者对拔管的反应，保持呼吸道通畅。重症患者拔管后1小时复查动脉血气变化。

第六章 环甲膜穿刺术

知识点1：环甲膜穿刺术的概念	副高：熟练掌握 正高：熟练掌握

环甲膜穿刺术是在气道梗阻的紧急情况下，通过穿刺皮肤与环甲膜，以保持气道通畅的一种临时措施。

知识点2：环甲膜穿刺术的适应证及禁忌证	副高：熟练掌握 正高：熟练掌握

（1）适应证：上呼吸道梗阻；喉源性呼吸困难；头面部严重外伤；气管插管有禁忌或无法行气管插管术。

（2）禁忌证：有明显出血倾向者及不能合作的患者。

知识点3：解剖要点	副高：熟练掌握 正高：熟练掌握

环甲膜位于颈前正中喉结的下方，位置表浅，上有甲状软骨，下有环状软骨，气管管腔大，穿刺处较薄，在皮肤下方无重要神经、血管，且不随年龄增长而钙化。经此穿刺简便，组织损伤轻，愈合快，不影响美容。

知识点4：环甲膜穿刺术的物品准备	副高：熟练掌握 正高：熟练掌握

备常规消毒用治疗盘、环甲膜穿刺包，内有细硅胶管（长15～20cm）、血管钳、5ml和10ml注射器、7～9F针头（解除喉梗阻时用粗套针）、16～18F针头（留置导管用）、纱布、棉球、无菌手套、2%普鲁卡因、1%地卡因。

知识点5：环甲膜穿刺术的操作方法	副高：熟练掌握 正高：熟练掌握

（1）患者取仰卧位，去掉枕头，肩部垫起，头后仰。

（2）操作者用一根粗注射针头（16F）在行局部皮肤消毒后，以示指、中指固定环甲膜两侧，右手持注射器从环甲膜垂直刺入。

（3）当针头刺入环甲膜后，即可感到阻力突然消失或落空感，并能抽出气体，患者可出现咳嗽反射。随即上呼吸道阻塞的症状缓解。

（4）有条件时先做一皮肤切口，然后穿刺环甲膜并插入导管。必须选用不至损伤喉部的粗套管，其外径成年人为6mm，小儿为3mm。亦可使用12F外套管针，长5～10cm。经环甲膜穿刺进入后，将针芯取出，外套管留于气管内。

（5）当上呼吸道完全阻塞难以呼吸时，必须插入另一大口径的气管导管针为呼吸建立通路。

知识点6：环甲膜穿刺术的注意事项　　　　　　副高：熟练掌握　　正高：熟练掌握

（1）穿刺时进针不要过深，以免损伤喉后壁黏膜。

（2）必须回抽有空气，确定针尖在喉腔内才可注射药物。

（3）注射药物时嘱患者勿吞咽及咳嗽，注射速度要快，注射完毕后迅速拔出注射器及针头。

（4）用消毒干棉球压迫穿刺点片刻。如穿刺点皮肤出血，干棉球压迫的时间可适当延长。针头拔出以前应防止喉部上下运动，否则容易损伤喉部的黏膜。

（5）注入药物以等渗盐水配制，pH要适宜，以减少对气管黏膜的刺激。

（6）在初期复苏成功后应改做正规气管切开或立即作消除病因（如异物的摘除等）的处理。

（7）环甲膜穿刺通气用的针头及T形管应作为急救常规装备消毒备用。接口必须紧密不漏气。

（8）个别情况下穿刺部位有较明显的出血时应注意止血，以免血液反流入气管内。

（9）术后如患者咳出带血的分泌物，嘱患者勿紧张，一般均在1～2天即消失。

第七章　心脏电复律术

知识点1：心脏电复律的概念　　　　副高：熟练掌握　　正高：熟练掌握

心脏电复律又称心脏电除颤，是指用电复律器瞬间释放较强的脉冲电流通过心脏，使心肌各部分同时除极，以消除异位心律，使窦房结重新控制心搏，从而恢复窦性心律的一种方法。

知识点2：心脏电复律的类型　　　　副高：熟练掌握　　正高：熟练掌握

（1）同步电复律：是指通过同步触发装置，利用患者心电图的R波触发放电，使电流落在R波降支上，从而避开心室的易损期，以免诱发心室颤动（室颤）。此法适用于除心室扑动（室扑）、室颤、无脉性室性心动过速（室速）以外的异位快速心律失常。

（2）非同步电复律：是指可在心动周期的任何部位放电，仅适用于室颤、室扑及无脉性室速。

知识点3：非同步电复律的概念　　　　副高：熟练掌握　　正高：熟练掌握

心室颤动时，各心室肌所处激动位相不一致，一部分心肌尚在不应期，而另一部分心肌已经复极，故在任何时候通过高压脉冲电流都足以使心肌纤维同时除极，称为非同步电复律或非同步电除颤。

知识点4：影响电复律成功的因素　　　　副高：熟练掌握　　正高：熟练掌握

影响电复律成功的因素：①电能大小；②异位起搏点兴奋性高低；③窦房结起搏功能。

知识点5：心脏电复律术的适应证　　　　副高：熟练掌握　　正高：熟练掌握

（1）心室颤动，是电复律的绝对指征。

（2）慢性心房颤动（房颤史在1～2年以内），持续心房扑动。

（3）阵发性室上性心动过速，常规治疗无效而伴有明显血流动力学障碍者，或预激综合征并发室上性心动过速而用药困难者。

（4）呈1:1传导的心房扑动（房扑）。

知识点6：心脏电复律术的禁忌证　　　副高：熟练掌握　　正高：熟练掌握

（1）缓慢心律失常，包括病态窦房结综合征。

（2）洋地黄过量引起的心律失常（除室颤外）。

（3）伴有高度或完全性传导阻滞的房颤、房扑、房速。

（4）严重的低血钾暂不宜做电复律。

（5）左房巨大，房颤持续1年以上，长期心室率不快者。

知识点7：心脏电复律术的术前准备　　　副高：熟练掌握　　正高：熟练掌握

（1）物品准备：电复律器、心电图机、抢救车、硬板床或木板一块、氧气、盐水纱布、橡皮手套、抢救器械和药品等。

（2）患者准备

1）对择期做复律的患者，做好思想工作，消除恐惧心理，取得良好配合。必要时术前给予镇静剂。

2）试服奎尼丁的患者，应观察心率、心律、血压、脉搏及有无奎尼丁反应。服用洋地黄患者，术前需停药1~2天。

3）房颤、有栓塞史者，需先抗凝治疗2周后再复律。

4）电击前禁食，以免胃内容物反流而窒息。

5）记录心电图以供对照，并选择P波明显的导联测试电复律器的同步功能。

知识点8：心脏电复律术的操作步骤　　　副高：熟练掌握　　正高：熟练掌握

（1）患者仰卧在硬板床上或放置心脏按摩板一块。建立静脉通路。

（2）术前做12导联心电图供对照，选R波较大的导联测试复律机的同步功能。

（3）选用地西泮（安定）15~30mg做静脉麻醉至患者呈蒙眬或嗜睡状态，必要时亦可加硫喷妥钠。麻醉过程中严密观察呼吸，有呼吸抑制时，面罩加压吸氧。神志丧失或病情危急者毋需麻醉。

（4）两电极板上涂满导电糊或包以生理盐水浸湿的纱布。2个电极板分别紧贴胸骨右缘第二、三肋间和心尖部。按需要量充电，心室颤动为250~300W非同步复律。室速为150~200W，房颤为150~200W，房扑为80~100W，室上性心动过速为100W，均为同步复律。双相波除颤仪电量减半。

（5）放电后随即听心率和观察心电图改变，如复律未成功，可增加电功率再次复律。二次电击需间隔10~15分钟。复律后有室颤、室速等心律失常出现时紧接再次复律。

知识点9：心脏电复律术并发症的防治　　　副高：熟练掌握　　正高：熟练掌握

（1）电击伤：电极板放置局部皮肤可出现红斑、灼痛，3~5天自行消退，不必治疗。

（2）短暂心律失常：电击后常见有窦性心动过缓伴逸搏。心率低于50次/分时，可用阿托品1～2mg静注。房性早搏（期前收缩）、交界区心律失常持续时间短暂，可自行消失，无需治疗。频发室性早搏（期前收缩）呈二联律或短暂室速时，可予利多卡因50～100mg静注，继以静滴维持。电复律偶尔出现室颤，即用非同步电除颤；也可偶尔发生心脏停搏，应立即按心脏骤停治疗。发生心脏停搏以服用普萘洛尔（心得安）者多见，故术前3天应停用此药。

（3）心肌损伤：多见于高能量电击者，表现为血清酶升高［肌酸磷酸激酶（CPK）、乳酸脱氢酶（LDH）、血清天冬氨酸氨基转移酶（atlantic standard time，AST）］，ST～T改变，可历时数小时或数日。操作时应尽量避免选用高能量，两电极板不能距离过近。

（4）血栓栓塞：1%～6%的房颤患者可出现栓塞，故对术前有血栓史者应给予抗凝治疗。

（5）呼吸抑制：多见于镇静药使用过量或静脉给药速度过快所致，应做好面罩给氧、正压通气或气管插管等准备工作。

（6）肺水肿：发生率约为3%，可能原因包括：①缺氧情况下，心肌损伤明显，此时电击能量过大，电击次数过多，可引起肺水肿。②左心房、右心房或左心、右心室功能恢复不一，左心房或左心室功能较差，以致右心室到肺循环的血液超过左心室搏出量，此外，也可由肺栓塞所致。肺水肿多在电击后1～3小时内发生。如发生肺水肿，应按肺水肿常规治疗。

（7）低血压：发生率为1%～3%。当使用高能电击或硫喷妥钠麻醉时易出现，多在数小时内自行恢复，但需密切观察患者。

（8）起搏器失灵：对植入起搏器的患者，电复律可引起起搏阈值升高，感知灵敏度降低，导致起搏器失灵。这与起搏器质量（抗干扰能力）及复律所用电能有关。对应用体外临时起搏器的患者，电击时宜关闭起搏器电源，电击后再接上。对植入起搏器的患者，进行电复律时，应尽可能用较小的有效电能，电极板最好采用一前一后位，以减少进入起搏系统的电能。如电击后起搏阈值升高和感知灵敏度降低，可试用泼尼松龙治疗。

知识点10：心脏电复律术的注意事项　　　　副高：熟练掌握　　正高：熟练掌握

（1）电复律前，应做好患者的思想工作，让患者明白电复律的步骤，以取得合作。

（2）注意安全。所有与患者接触的仪器都应接好地线。严格操作规程，充电、放电要准确。

（3）参加电复律的人员应分工明确，有条不紊，尽量最大可能做到麻醉深浅适宜，电极板放置得当，充电数量准确、复律放电同步，描图动作迅速，整个步骤协调一致。

（4）复律成功后严密监护4～8小时，以预防发生恶性心律失常。

第八章 深静脉置管术

知识点1：深静脉置管术的概念 　　　　　　副高：掌握　正高：掌握

深静脉置管术是指监测中心静脉压及建立有效输液给药途径的方法，已广泛应用在急危重患者的救治中。

知识点2：深静脉置管术的适应证及禁忌证 　　　副高：掌握　正高：掌握

（1）深静脉置管术的适应证：①严重创伤、休克、急性肾衰竭等危重患者，需监测中心静脉压者；②需长期静脉营养供应治疗者；③需经静脉输注高渗溶液或强酸强碱类药物者；④体外循环下各种心脏手术；⑤估计手术中可能出现血流动力学变化的大手术；⑥经静脉植入心脏起搏器者。

（2）深静脉置管术的相对禁忌证：①局部破损、感染；②有出血倾向者。

知识点3：解剖要点 　　　　　　　　　　　　副高：掌握　正高：掌握

（1）锁骨下静脉：锁骨下静脉是腋静脉的延续，起于第1肋骨的外侧缘，成年人长为3～4cm。前面是锁骨的内侧缘，在锁骨中点稍内，位于锁骨与第1肋骨之间略向上向内呈弓形而稍向内下，向前跨过前斜角肌于胸锁关节处与颈内静脉汇合为无名静脉，再与对侧无名静脉汇合成上腔静脉。

（2）颈内静脉：颈内静脉起源于颅底，颈内静脉全程均被胸锁乳突肌覆盖，上部位于胸锁乳突肌的前缘内侧，中部位于胸锁乳突肌锁骨头前缘的下面和颈总动脉的后外侧，下行至胸锁关节处与锁骨下静脉汇合成无名静脉，继续下行与对侧的无名静脉汇合成上腔静脉进入右心房。一般选用右侧颈内静脉穿刺置管，因为右颈内静脉至无名静脉入上腔静脉几乎为一直线，置管方便，且在右侧没有胸导管，同时右侧胸膜顶部较左侧低，故穿刺相对安全。

（3）股静脉：在腹股沟韧带的下方，髂前上棘和耻骨联合连线的中点即是股动脉，可及动脉搏动，在其内侧为股静脉。

知识点4：深静脉置管术的操作要点 　　　　　　副高：掌握　正高：掌握

（1）右锁骨下静脉穿刺：穿刺点位于锁骨与第1肋骨相交处，即锁骨中1/3段与外1/3交界处，锁骨下缘1～2cm处，也可由锁骨中点附近进行穿刺。

（2）颈内静脉穿刺：患者仰卧，头低位，右肩部垫起，头后仰使颈部充分伸展，面部转向对侧。颈内静脉穿刺可分为前路、中路、后路。①前路穿刺时操作者以左手示指和中指在中线旁开3cm,于胸锁乳突肌的中点前缘相当于甲状软骨上缘水平触及颈总动脉搏动,并向内侧推开颈总动脉,在颈总动脉外缘约0.5cm处进针,针轴与皮肤呈30°~40°,针尖指向同侧乳头或锁骨的中、内1/3交界处。②中路穿刺时穿刺点为锁骨与胸锁乳突肌的锁骨头和胸骨头所形成的三角区的顶点,该点距锁骨上缘3~5cm,进针时针轴与皮肤呈30°,与中线平行直接指向足端,如果穿刺未成功,将针尖退至皮下,再向外倾斜10°,指向胸锁乳突肌锁骨头的内侧后缘,常能成功。③后路穿刺时则以胸锁乳突肌的后外缘中1/3与下1/3的交点或在锁骨上缘3~5cm处作为进针点。

(3)股静脉穿刺:患者取平卧位,以左手示指和中指摸准股动脉的确切位置,在股动脉内侧2~3mm处进针,针尖指向肚脐,针轴与皮肤呈30°。

知识点5:深静脉置管术的过程　　　　　　　　　副高:掌握　正高:掌握

(1)穿刺前告知患者或家属有关穿刺的目的、风险及预防措施,取得知情同意。

(2)严格遵循无菌操作原则,有条件的应在手术室进行。局部皮肤常规消毒后,铺手术巾。

(3)局部麻醉后,可用注射器细针经穿刺点以相应的方向做试探性穿刺,边进针边抽动针筒使管内形成负压。

(4)试穿抽到静脉回血确定深静脉的位置后,即可换用导针穿刺置管,导针的穿刺点和穿刺方向与试探性穿刺相同,负压进针一旦进入深静脉的位置后即可抽得大量回血,确定为静脉血后,使导针的整个斜面在静脉腔内,并保持斜面向下,以利导丝推进。

知识点6:深静脉置管术的注意事项　　　　　　　副高:掌握　正高:掌握

(1)严格无菌操作,严防感染。

(2)应掌握多种进针穿刺技术,不可在同一部位反复多次穿刺,以免造成局部组织的严重创伤和血肿。

(3)对于低血容量的患者,有时穿透静脉也未能抽到回血,这时可缓慢退针,边退边回抽,往往在退针过程中会抽得回血。

(4)穿刺过程中,若需改变穿刺方向,必须将针尖退至皮下,以免增加血管的损伤。

(5)锁骨下静脉穿刺如操作不当,可发生气胸、血胸、气栓、血肿等并发症,故操作者应熟悉该静脉周围的解剖关系。一般来说,右侧穿刺较左侧易成功。

(6)中心静脉在吸气时可能形成负压,穿刺过程中,更换输液器及导管和接头脱开时,尤其是头高半卧位的患者,容易发生空气栓塞。患者应取头低位穿刺,插管时嘱患者不要大幅度呼吸,可避免空气栓塞的可能。

(7)导管质地不可太硬,插入深度以导管顶端插至上腔静脉与右心房交界处即可,不宜过深,以免发生大血管及心脏损伤。

(8)穿刺成功后应立即缓慢推注0.9%生理盐水,以免血液在导管内凝固,阻塞管腔。

(9)硅管固定要牢靠,以防脱出。

第九章　中心静脉压测定术

| 知识点1：中心静脉压的概念 | 副高：掌握　正高：掌握 |

中心静脉压（central venous pressure，CVP）是指血液流经右心房及上腔和下腔静脉胸腔段的压力，正常值为 $5\sim12cmH_2O$（$1cmH_2O=98.064Pa$）。

| 知识点2：中心静脉压测定术的适应证 | 副高：掌握　正高：掌握 |

对严重创伤、休克、急性循环衰竭、急性肾衰竭等危重患者，需定期监测中心静脉压，以评价患者的心功能、液体容量负荷多少以指导输液治疗。帮助心脏压塞的鉴别诊断，判断少尿或无尿的原因是血容量不足还是肾衰竭。

| 知识点3：中心静脉压测定术的原理 | 副高：掌握　正高：掌握 |

中心静脉测压的解剖依据在于通过中心静脉导管，依据U形管测压的物理学原理，测定血液流经右心房及上腔和下腔静脉胸腔段（即中心静脉导管头的抵达位置）的压力。

| 知识点4：中心静脉压测定术的操作要点 | 副高：掌握　正高：掌握 |

（1）置入中心静脉导管。

（2）用三通接头连接好测压装置，三通的前端与中心静脉导管相连，侧端连接测压管，并将测压管垂直固定在有刻度的标尺上，或测压管连接压力传感器，通过监护仪测压，同时可以观察到中心静脉的波形变化。三通的尾端与输液器相连，不测压时可作输液用。检查回血良好，液面随呼吸上下波动以确保管道通畅。

（3）零点调节：将测压管刻度上的0（零）调到与右心房相平行（相当于平卧时腋中线第4肋间）水平处。用水平仪标定右心房水平在测压管上的读数，该读数就是零点。用仪器测压，则可直接按调零钮自动调定零点。

| 知识点5：影响中心静脉压测定的因素 | 副高：掌握　正高：掌握 |

（1）病理因素：导致中心静脉压力偏高的情况包括：张力性气胸、心脏压塞、右心衰竭及全心衰竭、房颤、支气管痉挛、缺氧性肺血管收缩、输血输液过量、肺梗死、纵隔压迫、缩窄性心包炎、腹内高压等；导致中心静脉压力偏低的情况有：低血容量、脱水、周围血管

张力下降等。

（2）神经体液因素：主要导致中心静脉压力偏高，包括交感神经兴奋，儿茶酚胺、抗利尿激素、肾素、醛固酮分泌增多。

（3）药物因素：导致中心静脉压力偏高主要包括测压时或测压前应用血管收缩药；导致中心静脉压力偏低的情况包括：应用血管扩张药或强心药、输注50%的糖水或脂肪乳剂后测压。

（4）其他因素：导致中心静脉压力偏高的情况，包括：体位改变等使零点位置低、床头下降、插管过浅、间歇正压通气（IPPV）和呼气末正压通气（PEEP）时可使CVP升高 $2 \sim 5cmH_2O$（$1cmH_2O=98.064Pa$）；导致中心静脉压力偏低的情况，包括体位改变等使零点位置高、床头抬高、插管过深至右心室。

第十章 三腔二囊管压迫术

| 知识点1：三腔二囊管压迫术的适应证与禁忌证 | 副高：掌握 正高：掌握 |

三腔二囊管压迫止血适用于肝硬化食管–胃底静脉曲张破裂出血的患者，通过气囊压迫胃底部黏膜下静脉而达到止血目的，是一项及时有效的抢救措施。无绝对禁忌证。

| 知识点2：三腔二囊管的组成 | 副高：掌握 正高：掌握 |

三腔二囊管由一个多腔的橡胶管以及分别和其中的两个管道连接的两个可收缩的气囊组成。一般经鼻腔插入，也可经口腔插入。

| 知识点3：三腔二囊管压迫术的物品准备 | 副高：掌握 正高：掌握 |

（1）治疗盘：内盛双气囊三腔管、止血钳2把、镊子2把、纱布、弯盘、液状石蜡、50ml注射器。

（2）其他用物：血压计、听诊器、宽胶布、生理盐水、床边牵引装置有500g的沙袋、滑车牵引固定架、绷带。

用前要先检查双气囊三腔管的气囊是否漏气，管腔是否通畅，并测定充盈双囊（食管、胃）气体的容量和气压，分别标记出3个腔的通道。要求囊内压力要足够，膨胀均匀，一般测试食管囊注气量80～100ml，胃囊注气量200～300ml，用血压计测压，食管囊压力为4.0～5.3kPa（30～40mmHg），胃囊压力为6.6～8.0kPa（50～60mmHg）。

| 知识点4：三腔二囊管压迫术的操作方法 | 副高：掌握 正高：掌握 |

（1）检查三腔管气囊有否漏气，分别做好3个管腔的标记。

（2）告诉患者置管的必要性及配合事项，安定患者的情绪，取得患者的合作。

（3）清洁鼻腔，润滑三腔管前端及气囊，由鼻腔慢慢插入。

（4）三腔管插入50～55cm，明确已达胃腔，暂做固定后向胃气囊充气200～300ml（压力维持在40～50mmHg），提拉三腔管有轻微阻力，则提示胃气囊已压于胃底贲门部，立刻夹紧管口。然后将三腔管轻轻向外牵拉至感到有中等阻力、不能再外拉出为止，此时膨胀的气囊压在胃底部。用宽胶布将三腔管外端固定于患者鼻孔处。

（5）经胃腔管注入冷盐水洗胃，如无继续出血则不必充气食管气囊；若冲洗胃液仍有出血，须再充气食管气囊。可用50ml注射器向食管囊注气100～120ml，囊内压力4.67～6kPa（

即可压迫食管下段。用止血钳夹住食管囊管，然后改用管夹。胃管囊和食管囊须分别标记。

（6）利用滑车装置，悬以重量约500g的物品作牵引，以固定压迫位置，避免三腔管滑入胃内。

（7）冲洗胃减压管，然后连接于胃肠减压器，观察胃内是否继续出血。

（8）出血停止24小时后，可放掉食管囊内气体，放松牵引，继续观察有无出血。24小时后无出血者，拔除三腔管，先口服液状石蜡后20～30ml，抽尽食管及胃气囊内气体，缓缓拔管。

知识点5：三腔二囊管压迫术的注意事项　　　　　　　　　副高：掌握　正高：掌握

（1）注射空气时，必须先向胃囊注气，再向食管囊充气，以免向外牵引时滑出。

（2）胃气囊充气要足，以防牵引三腔管时由于胃气囊充气少，而致胃气囊进入食管，压迫气管，引起窒息。若发生窒息，应立即拔除三腔管。

（3）食管气囊压力不宜过高，防止压迫食管黏膜发生溃疡。

（4）每隔12～24小时放气或缓解牵引1次，以免发生缺血坏死。一般放气30分钟后可再充气，放气前口服液状石蜡20ml。

（5）每4小时测量胃内压力并每2小时抽胃液1次，观察是否有出血。

（6）三腔管压迫期限为72小时，如有继续出血，可适当延长压迫时间。

（7）在出血停止24小时后，应在放气状态下再观察24小时，如无再出血时方可拔管。

（8）拔管时，先将食管囊的气放出，再将胃囊的气放出，然后口服20～30ml液状石蜡，随后将管缓慢退出，以防损伤黏膜。

（9）患者应侧卧或头部侧转，便于吐出唾液，吸尽患者咽喉部分泌物，保持口腔清洁，防止发生口腔感染及吸入性肺炎。

第十一章　漂浮导管测定术

知识点1：漂浮导管的概念　　　　　　　　　　　副高：了解　正高：熟悉

漂浮导管是右心导管的一种，通常从颈内静脉置入，经上腔静脉进到右心房、右心室，再进入肺动脉及其分支，又称肺动脉导管或Swan-Ganz导管。

知识点2：漂浮导管测定内容　　　　　　　　　　副高：了解　正高：熟悉

通过肺动脉导管可同时连续监测右心各部位、肺动脉的压力（PAP）和心排血量（CO）、右心室射血分数（EF）、右心室舒张末期容积（RVEDV）和混合静脉血氧饱和度（SvO_2），以及测定中心静脉压（CVP）和肺动脉楔压（PAWP），判定心内容量，并计算心内分流量、全身血管和肺血管的阻力、氧供和氧耗量，来评价心肺功能和病变的严重程度。另外，应用肺动脉导管可以指导输液输血以及血管活性药物的使用，优化全身的氧供需平衡。

知识点3：漂浮导管测定术的适应证　　　　　　　副高：了解　正高：熟悉

心肌梗死、严重心力衰竭、休克、肺水肿、肺动脉高压或心胸外科和大血管术后。

知识点4：漂浮导管测定术的相对禁忌证　　　　　副高：了解　正高：熟悉

三尖瓣或肺动脉瓣狭窄、右心房或右心室内赘生物、法洛四联症、严重心律失常、凝血功能障碍或近期置起搏导管。

知识点5：解剖要点　　　　　　　　　　　　　　副高：了解　正高：熟悉

常用经皮颈内静脉和股静脉穿刺置入。右颈内静脉是置入漂浮导管的最佳途径，导管可直达右心房，从皮肤到右心房的距离最短，操作方法也易掌握，并发症少。也可经股静脉穿刺置管，但达右心房的距离较长，进入肺动脉稍难，而且经导管感染的机会增多。

知识点6：漂浮导管测定术的操作要点　　　　　　副高：了解　正高：熟悉

（1）在严格无菌的条件下进行漂浮导管置入的操作。

（2）备好除颤器和必要的急救药物，连续监测患者的心电、血压、脉搏、氧饱和度。

（3）置管前首先准备好换能器、监护仪和各种连接导管，将换能器进行调零和校正，并在导管置入的过程中，依据压力和波形的变化来判断导管所到达的位置。

（4）常规消毒铺巾，皮肤穿刺点局部麻醉后用带有18G（是指针头的粗细，数字越小，针头越粗，针头内径越大）针头的注射器，穿刺颈内静脉，成功后经针腔内置入导引钢丝，退出穿刺针，皮肤进针处用尖刀切开，扩张器轻轻扩张皮下，并直达浅筋膜。

（5）选择合适的导管，用配备的1ml注射器向气囊内充入1ml空气，测试气囊的完整性，用肝素生理盐水预冲导管的各个管腔并套上导管保护套，连接测压装置监测压力，经导管鞘置入导管。

（6）经颈内静脉途径进入的漂浮导管，在置入20cm时，管端可达右心房，可记录到低平的静脉压波形。

（7）当导管插入肺动脉时，收缩压改变不大，而舒张压显著升高，大于右心室舒张压，呈现肺动脉压力波形。再将导管继续推进，即可嵌入肺小动脉分支，最佳嵌入部位应在左心房水平肺动脉第一分支，并出现肺动脉楔压（PAWP）波形，表明导管末端已达满意嵌入部位。

知识点7：漂浮导管测定术的注意事项　　副高：了解　正高：熟悉

（1）导管从腔静脉到肺动脉应在监视器上顺序显示右心房、右心室、肺动脉和肺动脉楔压不同特征的波形和压力。如果由心房的波形和压力直接转入"楔入"的波形和压力，应高度怀疑导管误入颈静脉或下腔静脉属支的可能，这时需要床边X线检查证实。

（2）在解剖上，肺脏可以被理想地划分为上中下3带。在上带，肺血管动脉端压力（Pa）>肺血管静脉端压力（Pv）>肺毛细血管压力（PA），血管开放；在中带，Pa>PA>Pv，血流仍不通畅；在下带，Pv>Pa>PA，血管呈闭合状。因此如导管插至上、中带肺血管，将明显受肺内压影响。只有插入下带肺血管内，才能真正反映血管内压，在X线片下相当于心房水平。

知识点8：漂浮导管测定术预防心律失常　　副高：了解　正高：熟悉

包括房性期前收缩、心室性期前收缩、心室上速、心室速甚至心室颤等。右心室功能不全患者更易发生。如仅出现短暂的心室上速和期前收缩，只要把导管往后退出，心律失常通常会转为正常，然后再改变方向和角度置入肺动脉。发生持续性的快速心室性心律失常甚至心室颤时，应及时电复律。

知识点9：漂浮导管测定术预防急性肺水肿、心力衰竭　　副高：了解　正高：熟悉

常见于重度二尖瓣狭窄、肺动脉高压及巨大心脏患者。与患者精神过度紧张、心功

能代偿不良、术中推注盐水过多及导管置入过程中发生了各种心律失常有关。在置入导管时，患者一旦发生咳嗽、气短、心率增快和双肺出现哮鸣音时，应及时撤出导管，头高位，给予氧气吸入，同时应给予地塞米松、毛花苷丙等药物，必要时行气管内插管，辅助呼吸。

留置漂浮导管时可能会造成肺动脉破裂、血栓性静脉炎、附壁血栓、静脉血栓、肺梗死、瓣膜/心内膜炎和导管相关性感染等，留置时间一般为3～5天。

第三篇
急诊常用治疗技术

第十二章　急诊人工心脏起搏术

第一节　人工心脏起搏器的原理

知识点1：人工心脏起搏的概念　　　　　　　　副高：熟悉　正高：掌握

人工心脏起搏是指通过人工心脏起搏器（简称起搏器）发放一定形式的脉冲电流，通过导线和电极刺激心脏，代替心脏的起搏点引起心脏收缩的诊断和治疗心律失常的方法。

知识点2：人工心脏起搏器的原理　　　　　　　副高：熟悉　正高：掌握

人工心脏起搏的生理基础是心肌对各种微电流刺激可产生收缩反应。心脏起搏就是利用心肌的这一生理学特性，通过起搏器的脉冲发生器定时发放已设定频率的脉冲电流，通过导线和电极传递，刺激电极触及的心房或心室肌，人为地造成异位兴奋灶，取代正常心脏起搏点引起心脏激动，局部心肌细胞受到刺激而兴奋后，通过细胞间缝隙或闰盘连接向周围心肌传导，最终导致整个心房或心室的兴奋和收缩。

知识点3：人工心脏起搏发挥作用的前提　　　　　副高：熟悉　正高：掌握

人工心脏起搏发挥作用的前提是心肌必须具有兴奋、传导和收缩功能。同时，起搏器发放的脉冲也必须达到一定的强度，才能兴奋心肌细胞，引起心肌收缩的最低脉冲刺激强度，称为起搏阈值，即能够在心肌不应期以外持续有效地使之除极的最低电流或电压。

知识点4：影响人工心脏起搏阈值高低的因素　　　　副高：熟悉　正高：掌握

（1）心肌的特性：心肌缺血、坏死、纤维化时，阈值升高。

（2）电极与心肌的距离：起搏阈值与两者之间距离的平方成反比，距离增加0.5mm就会使阈值明显升高。

（3）端电极的极性与表面积：端电极是指与心内膜接触的电极，位于电极导线顶端。端电极为负极时，起搏阈值明显降低；负极电极表面积越小，阻抗越大，电流密度越高，起搏阈值就越低，当然表面积也不能过小，否则会影响起搏效能。

（4）起搏脉冲的宽度：简称脉宽，即通电时间，脉宽越窄，起搏阈值越高，脉宽＞2ms时，几乎测不到起搏阈值。

（5）电解质紊乱：高钾（血清钾离子＞5.5mmol/L）可升高起搏阈值，低钾降低起搏阈值。

（6）药物作用：抗心律失常药物使起搏阈值升高，儿茶酚胺类药物使起搏阈值降低。

（7）饮食和睡眠等生理情况也会影响起搏阈值：餐后、高血糖，睡眠状态时，阈值升高。

知识点5：人工心脏起搏的工作方式　　　　副高：熟悉　正高：掌握

（1）当患者心率减慢，低于起搏频率时，起搏器便开始工作，按设置的频率发放脉冲，夺获心室，维持心率。

（2）当发生心动过速时，则可以设置起搏器发放高频率的脉冲或期前脉冲，通过超速抑制或打断折返环来消除心动过速。

第二节　人工心脏起搏器的组成

知识点1：人工心脏起搏系统的组成　　　　副高：熟悉　正高：掌握

人工心脏起搏系统包括脉冲发生器、导线和电极。

知识点2：起搏功能的概念　　　　副高：熟悉　正高：掌握

起搏功能是指发生器发放起搏脉冲，经导线传至电极，刺激心脏产生兴奋和收缩。

知识点3：感知功能的概念　　　　副高：熟悉　正高：掌握

感知功能是指电极将心脏自身电活动回传至脉冲发生器。

知识点4：感知的概念　　　　　　　　　副高：熟悉　正高：掌握

感知是指电极导线的顶端探查到所在心腔位置的自主心肌除极波的能力，一般用感知灵敏度来表示，心腔内电信号的振幅必须在设置的感知灵敏度以上时，才能被起搏器感知。

知识点5：脉冲发生器的组成　　　　　　　副高：熟悉　正高：掌握

脉冲发生器由外壳、电路和电池组成。

知识点6：电极导线的特征　　　　　　　　副高：熟悉　正高：掌握

电极导线是表面绝缘的导电金属线，作用是连接起搏器和心脏，具有将脉冲传至心脏（起搏）和将心脏电活动回传至起搏器（感知）的功能。

知识点7：电极的种类　　　　　　　　　　副高：熟悉　正高：掌握

（1）单极：是指导线远端只有一个负电极，位于导线顶端，与心内膜接触，此负极与起搏器外壳构成回路，单极电极表面积小，起搏阈值低，感知灵敏度高，易发生感知过度。

（2）双极：是指导线顶端为负极，正极位于距负极1～2cm处，电流回路位于心腔内，不受电磁干扰，不易出现感知故障。

第三节　人工心脏起搏的常用模式

知识点1：常用起搏器工作方式　　　　　　副高：熟悉　正高：掌握

常用起搏器的工作方式可用3个字码表示。

（1）第1个字码表示起搏器刺激哪个心腔，A=心房，V=心室，D=心房和心室双心腔。

（2）第2个字码表示起搏器能感知哪个心腔的自身激动，A=心房，V=心室，D=心房和心室都能感知，O=没有感知功能。

（3）第3个字码表示起搏器感知心脏自身激动后用什么方式反应，T=触发反应；I=抑制反应；D（或T/I）=既有触发反应，又有抑制反应；O=没有反应。

知识点2：AAI表示的含义及适应证　　　　　副高：熟悉　正高：掌握

AAI即心房起搏心房感知抑制型，心房起搏、心房感知，感知自身心房活动后抑制心房脉冲发放。适用于窦房结功能障碍、房室传导正常者。

知识点3：VVI表示的含义及适应证　　　　副高：熟悉　正高：掌握

VVI（ventricular pacing with ventricular perception）即心室起搏心室感知抑制型，心室起搏、心室感知，感知自身心室活动后抑制心室脉冲发生。适用于持续性房颤或心房静止而心室率缓慢者。

知识点4：DDD表示的含义及适应证　　　　副高：熟悉　正高：掌握

DDD又称生理性或全能型起搏模式，心房和心室双重感知、触发和抑制双重反应。适用于窦房结功能障碍和/或房室传导阻滞者，禁用于持续性房颤或心房静止。

知识点5：VDD表示的含义及适应证　　　　副高：熟悉　正高：掌握

VDD心房同步心室抑制型起搏，心室起搏、心房心室双重感知，感知P波后心室起搏，感知QRS波后心室起搏受抑。适用于窦房结功能正常的房室传导阻滞者。

第四节　临时心脏起搏的适应证

知识点1：临时心脏起搏概念　　　　副高：熟悉　正高：掌握

临时心脏起搏是一种非永久置入起搏电极导线的临时性或暂时性人工心脏起搏术，起搏电极导线放置一般不超过2周，最长不要超过1个月。起搏器均置于体外，待达到诊断、治疗和预防的目的后，应尽早拔除起搏电极导线。如仍需起搏，则应植入永久性起搏器。

知识点2：临时心脏起搏的适应证　　　　副高：熟悉　正高：掌握

临时心脏起搏主要用于急危重症的抢救，如果缓慢性心律失常引起血流动力学的改变或出现晕厥等临床症状，而应用异丙肾上腺素或阿托品等抢救药物后无效时，应及时行临时心脏起搏术。具体包括以下几点。

（1）缓慢性心律失常：包括严重的窦性心动过缓、窦性停搏、二度Ⅱ型或三度房室传导阻滞、双束支传导阻滞（BBB或RBBB伴LAHB/LPHB）等，常见于急性心肌梗死、急性心肌炎、抗心律失常药物或洋地黄中毒、高钾血症、心脏外伤、心脏直视手术等。

（2）阿-斯综合征（Adams-Stokes syndrome）：即心源性脑缺氧综合征，主要由严重的心动过缓或心脏停搏引起，是临时起搏的绝对指征。

（3）快速性心律失常：经药物治疗无效或不宜用药物和电复律的心动过速；反复发作的室性心动过速、室上性心动过速、心房颤动、心房扑动等；严重的心动过缓诱发的尖端扭转型室速。

知识点3：临时心脏起搏的诊断及研究性起搏　　副高：熟悉　正高：掌握

（1）电生理检查：测定窦房结或房室结功能，明确预激综合征的类型或心律失常的发生机制。

（2）通过临时心脏起搏观察抗心律失常药物的疗效。

（3）快速性心房起搏诊断缺血性心脏病。

知识点4：临时心脏起搏的预防性或保护性起搏　　副高：熟悉　正高：掌握

（1）植入或更换永久起搏器。

（2）冠状动脉造影及心脏血管介入治疗。

（3）对怀疑有窦房结功能障碍的快速心律失常进行电转复。

（4）对已经存在心左束支传导阻滞的患者进行右心导管检查。

（5）应用抑制心脏的药物时。

（6）接受全身麻醉及大型手术。

第五节　临时心脏起搏器的置入方法

知识点1：术前准备　　副高：熟悉　正高：掌握

（1）向患者家属详细讲解临时起搏的必要性和可能出现的并发症，须取得家属同意并签署知情同意书。

（2）持续心电监护，建立静脉通道，准备好抢救药物及除颤仪。

（3）备好临时起搏设备，包括静脉穿刺插管设备、临时起搏器、起搏导线等。

知识点2：经胸壁安置临时起搏电极的方法　　副高：熟悉　正高：掌握

可在床边操作，用于病情危重，患者不能搬动的时候。具有起效快、疗效确切、操作方法简单、不需要X线监护设施等优点。但是，此种起搏方法仅能作为过渡，一旦病情稳定，应尽早改为经静脉起搏。首先需要准备一根心脏穿刺针和一个细软的特殊电极（作为阴性电极），取一个普通针头刺入胸壁皮下作为阳性电极。将阴阳两个电极与起搏器连接好并打开起搏器，连接好心电监护系统。将阴性电极插入心脏穿刺针内，头端伸出穿刺针外并折叠成约30°。用小刀于胸骨左缘第4肋间或剑突下切一小口作为心脏穿刺针的穿刺点，一边插入心脏穿刺针，一边观察心电监护，出现室性期前收缩或心室起搏后再进针1～2cm。然后仅拔出心脏穿刺针而阴性起搏电极则留在心内膜或心肌以起搏心脏。

对于已开胸做心脏按摩或心脏外科手术者，可直接在心室表面缝上心肌电极，开通起搏器，起搏心脏。

知识点3：经静脉临时起搏的方法　　　　　　　　　　　副高：熟悉　正高：掌握

目前最常用的人工心脏起搏方式。在紧急情况下，可在无X线检查条件下实施，经颈内静脉穿刺法置入双极起搏导管或带有气囊的漂浮起搏导管电极，在心腔内心电图监测下进行紧急床旁操作，可迅速有效地起搏。择期的心内膜起搏，首选股静脉穿刺的方法进行（或大隐静脉切开进入），其次选用锁骨下静脉、颈内静脉、颈外静脉穿刺的方法。在经股静脉穿刺插管中，股静脉的准确定位很重要。通常以左手的中指和示指触诊股动脉，以股动脉为标志，在腹股沟韧带下2cm、股动脉内1cm处进行穿刺。根据患者皮下脂肪的厚薄，将装有生理盐水的注射器连接的穿刺针与皮肤成15°～30°角进针，边进针边抽吸。当见有静脉血回吸时即指示进入静脉，退出注射器，将导引钢丝自针孔内插入，退出穿刺针保留导引钢丝。再经导引钢丝插入静脉导引鞘，退出静脉导引鞘的内套管和导引钢丝，经静脉导引鞘的外套管导入双极起搏电极，在X线的电视监视器下，将导管电极送达右心房。若导管电极不易进入右心室时，可将导管电极在右心房形成一弧度，或退至下腔静脉，使导管前段进入肝静脉形成弧度后再送至右心房进入右心室心尖部肌小梁处。此时，测定心腔内心电图，显示QRS波为rS型，S-T段呈弓背向上抬高；证明电极位置良好后，测定起搏阈值，一般在1V以下，连接体外临时起搏器。为了防止近期阈值升高，一般起搏器输出电压应高于起搏阈值的2～3倍。右心室心尖部起搏的体表胸导联心电图应呈左束支传导阻滞型。

知识点4：经食管左心房起搏的方法　　　　　　　　　　副高：熟悉　正高：掌握

应用特制的双极专用电极（电极宽5mm，间距3～5cm）或普通的双极起搏电极，经鼻或口腔进食管，置于左心房的部位（距切牙40cm，食管导联P波呈双向，振幅较大），一般起搏脉宽为1.5～5.0ms，起搏电压在15～45V。由于起搏电压较大，食管壁刺激和灼痛感使部分患者不易耐受，故多用于诊断窦房结功能及进行超速抑制终止快速心动过速。

知识点5：经气管心脏起搏的方法　　　　　　　　　　　副高：熟悉　正高：掌握

应用特制的起搏导线电极，从气管导管的管腔或气管导管壁层的隧道内在插管的前端引出，根据切牙到胸骨角的长度，参考气管导管心电图形态做心房起搏，起搏阈值约20V。此法适用于心脏复苏抢救中，既可行人工呼吸，又可行心脏起搏。

置入临时起搏电极导线有3种方法：经胸壁穿刺安置紧急起搏电极导线、开胸直接安置心肌电极导线和经静脉安置心内膜电极导线。

永久起搏器的植入需要在心血管造影室X线监护下进行，手术由专业的心内科医师主持。

知识点6：临时心脏起搏器置入术后注意事项　　　副高：熟练掌握　正高：熟练掌握

（1）每日常规行体表12导联心电图检查，并与前一日检查结果对比，对判断起搏、感知功能非常重要，如怀疑导管移位，应及时行胸部X线检查。

（2）每日至少检测起搏和感知功能1次，如存在明显的异常，应进一步检查明确原因，包括导管移位、导线断裂、导线尾端与脉冲发生器接触不良、起搏阈值升高等，及时处理。

（3）密切监测患者的各项生命征及一般状况，防止各种并发症的出现，低热及局部疼痛一般不需特殊处理或给予对症处理即可。

（4）观察穿刺部位是否有红肿、渗出、化脓等，及时更换敷料，避免局部感染。

第六节 临时心脏起搏的并发症及处理

知识点1：锁骨下静脉穿刺并发症及处理   副高：熟悉   正高：掌握

（1）误穿锁骨下动脉：发生率为3%，此时切勿扩张，立即拔除穿刺针，局部加压止血。

（2）气胸、血胸：发生率为1%～5%，穿刺过程中患者突然出现胸痛、呼吸困难，应考虑气胸的可能，行X线片检查，少量气胸无需处理，肺压缩30%以上则需要抽气或闭式引流。

（3）空气栓塞：操作过程中避免患者深呼吸、尽快地封堵鞘管口及迅速地送入导线等可以预防。

知识点2：电极导线移位的表现及处理   副高：熟悉   正高：掌握

电极导线移位是临时起搏常见的并发症，发生率为2%～8%。表现为不能起搏、间歇性起搏、起搏阈值升高、感知障碍等，移位明显时，X线检查可发现。需要重新放置，调整电极位置。

知识点3：临时心脏起搏引起的心律失常的原因、表现及处理
     副高：熟悉   正高：掌握

心律失常主要由电极导线对右心房、右心室的机械性刺激所致，常见的有房（室）性期前收缩或短阵房（室）性心动过速，如出现持续的心律失常，应回撤导线，消除对心肌的刺激，并更换部位，重新放置导线。

知识点4：临时心脏起搏引起心肌穿孔的原因、表现及处理
     副高：熟悉   正高：掌握

心肌穿孔的发生率为0.1%，主要由于导管质硬、操作过于粗暴或导管顶端过分顶压所致，表现为胸痛、低血压、心前区心包摩擦音和不能有效起搏等。一旦发现，小心撤回导线至心腔、改变起搏位置，若有心脏压塞，应及时心包穿刺抽液并引流。

知识点 5：导管断裂或绝缘层破裂的表现及处理　　　　副高：熟悉　　正高：掌握

导管断裂或绝缘层破裂多见于导线屈曲处，如锁骨下，表现为起搏无效、感知不良或局部肌肉刺激，绝缘层破裂时阻抗低，导管折断时阻抗高。需更换新的电极导线。

知识点 6：临时心脏起搏引起膈肌刺激的表现及处理　　　　副高：熟悉　　正高：掌握

膈肌刺激表现为顽固性呃逆、腹部跳动感，可能与电极导线放置过深或起搏电压过高有关，适当降低起搏器输出电压或撤回少许导线，症状可消失。

知识点 7：临时心脏起搏引起感染的原因及处理　　　　副高：熟悉　　正高：掌握

术中污染或临时起搏器放置时间过长，可导致局部甚至全身感染。术中应严格无菌操作，一旦感染，应尽快拔除电极导线，局部消毒，严重者切开排脓、清创，先给予经验性的抗生素治疗，再根据导管培养结果选择敏感的抗生素。如果仍需临时起搏，应选择新的置入途径。临时起搏导线放置最好不要超过2周，如需继续起搏，应考虑植入永久起搏器。

第十三章　血液净化

第一节　血液净化的基本原理

| 知识点1：弥散的概念 | 副高：了解　正高：熟悉 |

任何溶质总是从高浓度处向低浓度处运动，这种依靠浓度差进行的转运称为弥散（diffusion）。影响弥散的因素主要是溶质分子质量和分子体积、浓度差、半透膜的阻力等。血液透析是以弥散原理为主清除溶质。

| 知识点2：对流的概念 | 副高：了解　正高：熟悉 |

对流（convection）是指溶质随溶剂（水）移动的方向通过半透膜，跨膜的动力是膜两侧的水压差，清除溶质速度比弥散快。血液滤过是以对流原理为主清除溶质。

| 知识点3：超滤的概念 | 副高：了解　正高：熟悉 |

人为加大一侧（透析液侧）负压或增大另一侧（膜内血压）正压来增加跨膜压，使水分从血液向透析液方向移动称为超滤（ultrafiltration）。跨膜压是超滤的动力，由静脉压和渗透压组成，利用增加渗透压（透析液或置换液）产生的超滤作用又称渗透超滤。

| 知识点4：吸附的概念 | 副高：了解　正高：熟悉 |

吸附（absorption）是指使患者血液与固态吸附剂接触，以清除体内某些代谢产物、毒物或过量药物，目前多选用半透膜、活性炭、树脂等作为吸附剂。血液灌流是以吸附的原理清除溶质。

| 知识点5：血液净化的概念 | 副高：熟练掌握　正高：熟练掌握 |

血液净化是指把患者血液引出体外并通过一个净化装置，除去其中某些致病物质，净化血液，达到治疗疾病的目的。

知识点6：血液净化的种类　　　　　　　　　　副高：熟练掌握　正高：熟练掌握

血液净化主要包括血液透析、腹膜透析、血液滤过、血液灌流、血浆置换和免疫吸附等。

第二节　血管通路的建立

知识点1：血管通路的概念　　　　　　　　　　　　副高：了解　正高：熟悉

血管通路是指把血液从体内引出，进行血液净化治疗后再输回到体内的途径。血管通路是血液净化治疗的先决条件，根据临床患者的需要，血管通路可分为临时性血管通路和永久性血管通路两大类。

知识点2：临时性血管通路的概念　　　　　　　　　副高：了解　正高：熟悉

临时性血管通路是指在短期内能建立并立即使用的血管通路，一般能维持数小时至数月。

知识点3：临时性血管通路的适应证　　　　　　　　副高：了解　正高：熟悉

临时性血管通路的适应证：①急性肾衰竭者；②慢性肾衰竭急性恶化或内瘘条件成熟前，需紧急进行血液净化者；③急性药物或毒物中毒、脓毒症、多器官功能衰竭、自身免疫性疾病等需紧急血液净化者。

知识点4：临时性血管通路的途径　　　　　　　　　副高：了解　正高：熟悉

（1）直接穿刺法：包括直接静脉穿刺，可选用股静脉、肘正中静脉和大隐静脉；直接动脉穿刺，可选用股动脉、肱动脉和足背动脉。

（2）血管插管法：采用Seldinger技术，插入单针双腔导管，多采用锁骨下静脉、颈内静脉、股静脉。

（3）动-静脉外瘘：对穿刺或插管有困难又急需血液净化的患者可选择桡动脉与邻近的头静脉，结扎动脉和静脉远心端，在近心端分别插入外瘘管，将外瘘管从皮下引出，用连接头连接动-静脉外瘘管以备用。

知识点5：永久性血管通路的概念　　　　　　　　　副高：了解　正高：熟悉

永久性血管通路是指在血液透析中能使用数月至数年的血管通路。

知识点6：永久性血管通路的适应证　　　　副高：了解　正高：熟悉

慢性肾衰竭需长期进行血液净化者多采用永久性血管通路。

知识点7：永久性血管通路的途径　　　　副高：了解　正高：熟悉

（1）动－静脉瘘：四肢任何动脉与静脉接近的部位均可做内瘘，首选桡动脉与头静脉。

（2）血管插管法：采用Seldinger技术，插入长期双腔导管，多在选瘘困难者采用。

第三节　血液透析

知识点1：血液透析的概念　　　　副高：了解　正高：熟悉

血液透析是指血液与透析液之间进行溶质交换的过程，是由透析机、水处理设备、透析液和透析器组成的系统完成。

知识点2：血液透析的基本原理　　　　副高：了解　正高：熟悉

血液透析疗法（hemodialysis，HD）是根据膜平衡原理，利用半透膜两侧的溶质浓度梯度差，将血液通过半透膜与透析液接触，以弥散、对流等方式清除体内溶质和水分的一种净化方式。可以清除体内潴留的水分、电解质及代谢产物，如尿素、肌酐等小分子物质、部分中分子物质如胍类等，并同时补充需要的物质，纠正电解质和酸碱平衡紊乱，维持内环境稳定，但不允许大分子（分子量超过35 000）的物质如蛋白质、致热原、病毒、细菌以及血细胞等通过。血液透析疗法替代了正常肾脏的部分排泄及调节功能，延长了患者的生命，是抢救急、慢性肾衰竭、严重电解质紊乱等疾病的最有效措施之一。

知识点3：血液透析的适应证　　　　副高：了解　正高：熟悉

（1）急性肾衰竭：急性肾衰竭（acute renal failure，ARF）公认的开始透析的标准为①利尿药难以控制的水超负荷；②药物治疗难以控制的高血钾；③严重代谢性酸中毒；④出现尿毒症严重并发症。对于通常ARF，在没有出现临床并发症之前即开始透析，或早期预防性透析是有益的。

（2）慢性肾衰竭：其透析指征为①经非透析疗法无法维持生存，需要透析替代失去功能的肾脏者。通常血浆尿素氮 > 28.6mmol/L（80mg/dl，血肌酐 > 707.2μmol/L（8mg/dl）或内生肌酐清除率 < 10ml/min；出现严重的代谢性酸中毒，CO_2结合力 < 13mmol/L；高度水肿或伴有肺水肿；水钠潴留性高血压；心包炎；明显贫血，血细胞比容（Hct）Hct < 15%时，均应该开始透析治疗。②可逆性肾衰竭，透析有助于缓解急性期。③肾移植前准备、肾移植后急性排异导致急性肾衰竭或慢性排异移植肾失功时需透析维持。

（3）药物过量或者毒物中毒：由于目前许多药物或毒物没有相应的解毒药，血液透析和血液灌流在救治许多特殊药物或毒物急性中毒中具有十分重要的作用。有条件者选血液灌流治疗。对于可以通过半透膜的药物或毒物，也可以选用血液透析治疗，尤其伴有肾衰竭时。能通过透析膜的药物或毒物，如巴比妥类、甲丙氨酯、甲苯喹唑酮（安眠酮）、副醛、氯氮䓬、水含氯醛、异烟肼、砷、汞、铜、氯化物、溴化物、氨、内毒素、硼酸、毒蕈碱、四氯化碳、三氯乙烯和链霉素、卡那霉素、新霉素、万古霉素、多黏菌素等。上述所致急性中毒均可施行透析治疗。

（4）其他疾病：包括难治性充血性心力衰竭、急性肺水肿、肝性脑病、高胆红素血症、肝硬化顽固腹水、肝肾综合征、严重电解质紊乱及酸碱失衡、肾病综合征、高尿酸血症、银屑病（牛皮癣）、精神分裂症等，行血液透析治疗均有一定疗效。

知识点4：血液透析的相对禁忌证　　　　　　　　　　副高：了解　正高：熟悉

随着血液净化技术的提高和净化方法的增多，严格意义上血液净化均无绝对的禁忌证，相对禁忌证包括：①休克或收缩压低于80mmHg；②大手术后3天内或有严重出血或出血倾向者；③未控制的严重糖尿病；④严重心律失常、心功能不全不能耐受体外循环者；⑤严重高血压，收缩压>200mmHg，舒张压>130mmHg或脑血管意外者；⑥严重感染如脓毒症；⑦恶性肿瘤晚期；⑧极度衰竭、临终患者；⑨精神病及不合作者，或家属不同意透析者。

知识点5：血液透析血管通路的建立　　　　　　副高：熟练掌握　正高：熟练掌握

目前对血管通路方式的选择，主要依据肾衰竭的类型和透析紧急症而定。要求操作和使用方便，能保证所需要的血流量，且不影响远端的血供与患者的工作与生活。

（1）临时性血管通路：临时性血管通路的建立多采用直接动静脉穿刺或者中心静脉置管，常直接穿刺外周动静脉，或者选择颈内静脉、锁骨下静脉、股静脉等插管。该方法适用于急危重患者的紧急治疗。

（2）动-静脉内分流：维持性血液透析最常采用的是动-静脉内分流及内瘘。该血管通路在血液净化治疗中能够使用数月乃至数年。

知识点6：血液透析装置的选择　　　　　　　　副高：熟练掌握　正高：熟练掌握

透析器、透析液配比装置、血液和透析液监控装置总称为血液透析装置，即人工肾。

（1）透析器：透析器是人工肾中最重要的组成部分，目前最常用的透析器是空心纤维透析器，其优点是体积小，预充血容量少，血液阻力少，残留血最少，溶质清除率高，以及复用次数多，但纤维内较易凝血。近年来出现了高流量透析器和吸附型透析器，其中高流量透析器具备渗透性和高超滤能力，明显提高了透析效率和减少了透析时间；而吸附型透析器则可吸附血液中的炎症因子，调节机体的炎症反应。

（2）透析液的配制：透析液中不同离子的浓度一般接近正常血浆水平，但仍可根据需要作适当调整，以减少透析过程中可能发生的某些急、慢性并发症，并避免长期透析引起的某些代谢并发症。考虑到肾衰竭时的体内病理生理变化，一般情况下，透析液中不含磷，钾离子浓度低于生理浓度 [(3.5 ~ 5.5) mmol/L]，碳酸氢根离子与钙离子浓度略高于生理浓度，其他离子如钠离子、氯离子浓度接近于正常生理水平。

（3）透析机：透析机由透析液供给装置、血液输送系统及相应的电子监测系统组成。

1）透析液供给系统：现代透析液的供给依赖于预先配置的浓缩液及透析用水处理装置，在透析过程中由机器的配比装置按一定比例将浓缩透析液与透析用水混合成透析液，并立即用于透析。

2）血液输送系统：血泵通过体外血液管路将患者血液引出，进入透析器透析后再通过管路同输到体内。在此过程中，装有肝素泵，按时将一定量的抗凝剂注入血液，同时装有血流量监测、气泡监测及动脉、静脉侧压力监测。

知识点7：血液透析的临床实施   副高：了解   正高：熟悉

（1）透析前的准备：包括透析室的消毒，透析液供给装置和透析器的消毒、冲洗，以及对患者进行全面检查等。

（2）透析开始：包括动 - 静脉外瘘或内瘘和透析器的动 - 静脉管道连接，抗凝，开动血泵进行血液透析。

（3）在每次透析过程中，应记录患者的血压、心率、呼吸和体温。监测透析液流量、温度、负压，导管中血液流量，注意有无漏血、溶血及凝血现象，严防透析导管脱出而引起大出血。

（4）终止透析：包括透析器内血液还归患者，结束透析。

（5）透析后处理：透析后须对患者监测生命体征、体重，抽血检查肌酐、尿素氮、钾、钠、氯、血气分析、血常规，必要时查血清钙、磷，以判定透析效果，有无电解质紊乱，并做相应调整，同时为下一次制订透析方案做准备。透析结束后尚需透析器处理，动 - 静脉管道处理，透析液供给装置的处理。

知识点8：肝素在血液透析过程中的作用   副高：了解   正高：熟悉

血液透析过程中，肝素为临床常用抗凝剂。能阻止凝血酶原变为凝血酶，并抑制XII、IX、IIa等凝血因子，可防止血液在透析器等体外管道中凝集。

知识点9：血液透析中常用的抗凝方法   副高：了解   正高：熟悉

血液透析中常用的抗凝方法有5种：①全身肝素化法；②小剂量肝素化法；③低分子量肝素（LMWH）抗凝法；④枸橼酸盐抗凝法；⑤无肝素透析。

知识点10：全身肝素化法　　　　　　　　　　副高：了解　正高：熟悉

透析前按每千克体重 0.5～1.0mg 计算，一次静脉注入。透析开始后每小时于动脉端追加肝素 5～10mg，每小时监测 1 次凝血时间，透析结束前 0.5～1 小时停用肝素。此法适用于一般无出血倾向、无手术创面的患者，对急性肾衰竭及贫血不严重的患者，用量应略增大。如透析过程中静脉压增高，气泡驱除器中气泡增多，提示肝素用量不足，即将出现凝血的征象，应立即追加肝素 10mg；慢性肾衰伴严重贫血的患者，肝素量应适当减少。

知识点11：小剂量肝素化法　　　　　　　　　　副高：了解　正高：熟悉

对于有出血倾向、曾有过出血病史、出血性心包炎、手术后 3 天内、活动性出血刚获控制的透析患者，是一种安全、有效的肝素化方法。透析前给予肝素首剂 6mg 静推，透析开始后持续给予肝素 5mg/h，透析结束前 30 分钟停用或不停用肝素均可。

知识点12：低分子量肝素（LMWH）抗凝法　　　　副高：了解　正高：熟悉

低分子量肝素较普通肝素出血概率低，具体使用方法为：血细胞比容＜30% 时，剂量为 60U/kg，血细胞比容≥30% 时，剂量为 80U/kg；血液透析 4 小时以内时，以上剂量于透析前一次性静注不需再追加剂量；透析时间 5 小时以上时，则以上剂量的 2/3 于透析前给药，1/3 于透析 2.5 小时后给药。

知识点13：枸橼酸盐抗凝法　　　　　　　　　　副高：了解　正高：熟悉

存在活动性出血或高危出血倾向患者，可用 1.6mmol/L 枸橼酸钠于动脉端持续泵入，速度为 35～40ml/h。

知识点14：无肝素透析　　　　　　　　　　　　副高：了解　正高：熟悉

活动性出血或高危出血倾向患者可采用无肝素透析。目前有两种方法：①预先用含肝素 3000U/L 的生理盐水冲洗动、静脉管路和透析器，并灌满 30 分钟。开始透析时放弃预充液，并以生理盐水冲洗，透析时血流量至少在（250～300）ml/min，每 15～30 分钟用 100～250ml 生理盐水快速冲洗透析器一次，选用性能较好的透析膜如聚丙烯腈膜，有凝血倾向时及时更换透析器；②采用纤维素血仿膜，极少激活补体，维持血液透析 4 小时，不用抗凝剂。

知识点15：血液透析急性并发症——首次使用综合征　副高：了解　正高：熟悉

由于使用新透析器所产生的一组综合征，为严重的过敏现象和胸痛、背痛等非特异性症状。根据临床表现分为 A、B 两型。

（1）A型：为严重变态反应（Ⅰ型反应），发生率约5/10万，多发生于透析开始20～30分钟，而以前5分钟多见，症状包括呼吸困难、内瘘部位灼热感、荨麻疹、流涕、流泪、腹部疼挛性疼痛、腹泻，严重者可有濒死感甚至心脏骤停。发生后应立即停止透析，丢弃透析器内血液，并使用异丙嗪、糖皮质激素、肾上腺素等。预防其发生主要应预冲透析器、避免使用环氧乙烷消毒透析器等。

（2）B型：为与透析器有关的非特异性反应（Ⅱ型反应），发生率3%～5%，多发生于透析开始60分钟内，症状包括胸痛或背痛，原因不明，一般不必停止透析，予以吸氧及对症处理后可缓解。

知识点16：血液透析急性并发症——透析失衡综合征　　　副高：了解　正高：熟悉

透析失衡综合征发生在透析结束前或透析后。系以神经系统症状为主的一组综合征，症状有头痛、烦躁不安、恶心、呕吐、血压升高，严重者可出现视物模糊、震颤，甚至癫痫样大发作、惊厥、昏迷而导致死亡。目前认为其主要发生机制是血透后患者血中代谢产物下降速度快，而肌酐、尿素氮等通过血脑屏障较缓慢，导致脑实质及脑脊液与血浆渗透压差，引起脑水肿、颅压升高。常见于体液潴留、氮质血症及酸中毒较明显，行高效透析患者。充分合理的诱导透析、提高透析液钠浓度、降低初次透析血流量及超滤量可预防其发生。症状较轻的患者可静推高渗葡萄糖和应用镇静剂，症状严重者应中止透析，静推甘露醇、地西泮等，注意呼吸道通畅、生命体征支持等。

知识点17：血液透析急性并发症——心血管并发症　　　副高：了解　正高：熟悉

（1）高血压：因透析中超滤脱水使血容量减少而引起，血浆肾素活性增高有关，对降压药物反应较差。

（2）低血压：透析中发生率为20%～40%，与透析中有效血容量减少、血浆渗透压下降、透析膜生物相容性差、透析液污染等因素有关，临床表现为恶心、呕吐、出汗、便意频频、面色苍白、呼吸困难、晕厥等。可适当提高透析液钠的浓度，减少超滤量，透析前停用降压药来预防，必要时可改用血液滤过或腹膜透析。

（3）心律失常：可有高度窦房或房室传导阻滞、持续交界性或室性异位节律等表现，常与血钾水平异常、基础心脏病、酸碱失衡、缺氧等因素有关。

（4）心力衰竭：与基础心脏病及透析过程中的寒战、发热、变态反应等有关，已较少见。

（5）心包炎：常由原有尿毒症性心包炎或透析时肝素化引起，如在透析过程中出现心包填塞征象，应考虑此并发症并中止透析，必要时行心包穿刺引流，改用其他血液净化方式。

（6）心绞痛及心肌梗死：与原有冠心病、严重贫血、高龄及透析时血流动力学改变等有关，出现后应及时处理并中止透析。

（7）心脏骤停：与患者已存在的严重基础疾病、酸碱失衡、电解质紊乱、心力衰竭、超滤致血压突然下降、心脏压塞、出血、快速输入含钙液、严重失衡综合征等有关。

知识点18：血液透析急性并发症——发热 副高：了解 正高：熟悉

血液透析后发热的常见原因包括透析管路细菌感染或毒素残留等感染性因素、透析管路消毒剂残留、输液反应、过敏等非感染因素。除予以对症处理外，应仔细查找原因，严重者须中止透析。

知识点19：血液透析急性并发症——出现肌肉痉挛疼痛的特点 副高：了解 正高：熟悉

血液透析后出现肌肉痉挛疼痛常见于足部及下肢，亦见于上肢及背部，与低血压、超滤过多或低钠等有关，应降低超滤速度、静脉点滴生理盐水或高渗盐水、调整透析液钠浓度。

知识点20：血液透析急性并发症——出血 副高：了解 正高：熟悉

体内肝素化常是血液透析后出血的直接诱因，应注意监测。

知识点21：血液透析过程中技术事故造成的并发症 副高：了解 正高：熟悉

（1）透析液异常导致的并发症：透析液配比、温度及透析液成分异常，可能引发急性溶血、严重电解质紊乱等严重后果，甚至危及生命。

（2）空气栓塞：常由透析管路损坏及操作不当引起，可栓塞于颅内、肺血管、心房等不同部位，严重者可致死亡。

知识点22：血液透析血管通路相关并发症 副高：了解 正高：熟悉

血管通路相关并发症常见的有局部感染、出血、假性血管瘤、血栓形成等，个别可引发心内膜炎。

知识点23：血液透析远期并发症 副高：了解 正高：熟悉

（1）贫血：尿毒症原已有不易纠正的贫血，加上透析中需反复抽血检查以及透析器中残留血液的丢失，可加重贫血。因此，应减少各种原因的失血，补充铁剂、叶酸及适量输血。

（2）透析性骨病：主要与继发性甲状旁腺功能亢进、透析性骨软化症、淀粉样变及腕管综合征有关。

（3）透析性脑病：即透析痴呆，起病呈亚急性，进行性发展，表现为表达能力减退、言语迟钝、肌阵挛、行为失常、癫痫，甚至痴呆，每于透析后加重。

（4）血源性传染病：与长期多次输血或接触血液污染的医疗器械有关，以病毒性肝炎

（乙型、丙型、庚型）多见。

第四节 腹膜透析

| 知识点1：腹膜透析的概念 | 副高：了解 正高：熟悉 |

腹膜透析（peritoneal dialysis，PD）是利用腹膜作为透析膜，向腹腔内注入透析液，腹膜一侧毛细血管内血浆和另一侧腹腔内透析液借助其溶质浓度梯度和渗透梯度，通过弥散、对流和超滤的原理，以清除机体内潴留的代谢废物和过多的水分，纠正酸中毒和电解质紊乱。

| 知识点2：腹膜透析的基本原理 | 副高：了解 正高：熟悉 |

PD是利用腹膜作为透析膜，腹膜是具有半透膜性质的生物膜，具有良好的渗透和扩散功能，还有吸收和分泌功能，成年人腹膜面积2.0~2.2m²。向腹腔内注入透析液，由于位于腹膜两侧的毛细血管内血浆和腹膜腔内透析液的溶质和渗透浓度不同，可使小分子溶质从浓度高的一侧向浓度低的一侧移动，而水分则从渗透浓度低的一侧向高的一侧移动，达到动态平衡，大分子物质则不能通过。腹膜透析时，通过向腹腔内反复灌入和放出透析液，可达到清除毒素、脱水、纠正酸中毒和电解质紊乱的目的。腹膜透析过程中溶质通过弥散和超滤进行转运。

| 知识点3：影响腹膜透析效率的因素 | 副高：了解 正高：熟悉 |

影响腹膜透析效率的因素有：①透析物质的浓度梯度差；②透析液容量和流速；③透析液在腹腔内停留时间；④腹膜与透析液接触面积；⑤透析液温度；⑥透析液葡萄糖浓度和腹膜的血液循环等。

| 知识点4：腹膜透析的适应证 | 副高：了解 正高：熟悉 |

（1）慢性肾衰竭：内生肌酐清除率（Ccr）<10ml/min，血肌酐≥704μmol/L，并伴尿毒症症状时即可开始腹膜透析治疗。

（2）急性肾衰竭：对急性肾衰竭应提倡早期透析，主要适用于非高分解代谢型，如存在下列临床表现或各项生化指标达下述水平时，应行腹膜透析治疗：①少尿3天或无尿2天；②存在弥散性血管内凝血；③明显水钠潴留；④严重水肿、脑水肿、急性肺水肿；⑤尿毒症症状明显；⑥严重电解质紊乱、酸碱失衡如高血钾、代谢性酸中毒等；⑦血清肌酐>528μmol/L、血清尿素氮>28.8mmol/L。

（3）其他：急性药物或毒物中毒无血液净化设备时、重症急性胰腺炎、广泛化脓性腹膜炎、肝性脑病、高胆红素血症、顽固心力衰竭、多发性骨髓瘤、银屑病（牛皮癣）等。

知识点5：腹膜透析的相对禁忌证　　　　　　　　　　　副高：了解　正高：熟悉

腹膜透析无绝对禁忌证，相对禁忌证：①广泛腹膜粘连、肠粘连；②腹腔内脏外伤；③腹部大手术3天以内，腹部有外科引流管；④结肠造瘘或粪瘘；⑤疝未修补者；⑥腹部皮肤广泛感染无法置管者；⑦腹腔内弥散性恶性肿瘤、多囊肾等；⑧盆腔内有局限性炎症或脓肿；⑨妊娠、不合作者或有精神病者；⑩肠麻痹、严重肠胀气等。

知识点6：腹膜透析管的种类及插置　　　　　　　　　　副高：熟练掌握　正高：熟练掌握

腹膜透析管有临时用和长期用透析管两种。临时用透析管多选用有一个涤纶套的透析管，方便插置和拔除。长期用透析管有多种，有直的、顶端卷曲的或顶端附加蝶状或球状物体等各种类型。透析管的插置主要有直接穿刺置管、外科手术置管和腹腔镜法置管这3种方法。临床上一般常用外科手术置管，该法简单、易操作，在直视下进行，能减少肠穿孔、出血和引流不畅的发生率。

知识点7：透析液的配置　　　　　　　　　　　　　　　副高：熟练掌握　正高：熟练掌握

腹膜透析液电解质的浓度和组成与正常血液相近，渗透压稍高于血浆渗透压，且无菌、无毒、无致热源，对机体无毒害作用；易于制备和贮存，不易发生沉淀。目前临床所用腹膜透析液一般为市售成品，无需自行配制。若需紧急透析而无透析液者，可临时配制。一般用生理盐水1000ml和10%葡萄糖500ml加碳酸氢钠70ml和11.2%乳酸钠52ml及5%氯化钙8ml。若需用钾盐则用林格液1000ml和10%葡萄糖500ml加5%碳酸氢钠70ml即可。

知识点8：腹膜透析的方式　　　　　　　　　　　　　　副高：了解　正高：熟悉

随着透析液交换周期不同，分为不卧床持续性腹膜透析（CAPD）、全自动腹膜透析（APD）、连续循环腹膜透析（CCPD）、间歇性腹膜透析（IPD），目前以CAPD应用最为广泛。

（1）持续性不卧床腹膜透析（CAPD）：CAPD的原理为依靠重力及虹吸作用使腹膜透析液进出腹腔，每次注入透析液2000ml左右，透析液腹腔内保留时间为日间4小时，夜间8小时，废液弃去，每天交换透析液3～5次，24小时连续进行，每周累计透析时间达168小时。故CAPD累计清除率高，对中分子物质清除作用强，患者自我感觉良好，血液各项指标稳定，症状改善较明显。

（2）全自动腹膜透析（APD）：APD是借助于腹膜透析机自动控制透析液进出腹腔的腹膜透析方式。主要工作方式有夜间间歇腹膜透析（NIPD）、潮式腹膜透析（TPD）、持续循环腹膜透析（CCPD）等。

知识点9：腹膜透析的并发症　　　　　　　　副高：了解　正高：熟悉

（1）腹膜炎：是腹膜透析中最常见的并发症，其发生与无菌操作不严格、切口及隧道感染、免疫力低下、透析液污染、高龄等因素有关。感染来源多为透析管路，偶来源于血液、肠壁及女性生殖系统，可分为细菌性、真菌性、化学性腹膜炎等。

（2）代谢性并发症：①水、电解质紊乱，可出现肺水肿、脑水肿等水钠潴留症状，也可出现低钾血症等；②高血糖、反应性低血糖；③高张性脱水；④营养缺失综合征，由蛋白质、氨基酸、水溶性维生素丢失引起，表现为虚弱、食欲缺乏、嗜睡，严重时可有昏迷，故腹透患者应注意营养补充。

（3）肺部感染：发生率约25%，与膈肌抬高、卧床等因素有关。

（4）机械性并发症：表现为透析液引流不畅、透析管堵塞、腹痛腹胀、透析液渗漏、出血、内脏损伤等，常与透析液及透析管致局部刺激、位置不当、缝合不严等因素有关。

第五节　血液滤过

知识点1：血液滤过的概念　　　　　　　　副高：了解　正高：熟悉

血液滤过（hemofiltration，HF）是通过模仿正常肾小球的滤过原理，以对流的方式清除血液中的水分和有毒物质的血液净化技术。

知识点2：血液滤过的基本原理　　　　　　　副高：了解　正高：熟悉

血液滤过技术是通过血泵或患者自身的血压，使血液流经体外回路中的高通透性膜制成的滤器，在滤过压的作用下滤出大量液体和溶质，即超滤液，同时，补充与血浆液体成分相似的电解质溶液，即置换液来防止容量缺失，从而达到血液净化的目的。

知识点3：影响血液滤过溶质清除率的因素　　副高：了解　正高：熟悉

滤器性能及流体力学特征，包括滤器的膜材料、长短、口径等；跨膜压，包括受滤器内静水压、血液侧正压、滤液侧负压、血浆胶体渗透压因素等共同影响，其中滤液侧负压是主要因素，血浆胶体渗透压则是对抗跨膜压的主要力量，受血浆蛋白的影响；血流量、血流速度、血液黏滞度等均与超滤率相关。

知识点4：血液滤过的设备　　　　　　　　　副高：了解　正高：熟悉

血液滤过设备包括血液滤过器、血泵、血管通路、置换液。血液滤过器基本结构和透析器一样，多是用高分子聚合材料制成的非对称膜，膜上各孔径大小和长度都相等，如聚砜膜、聚丙烯膜、聚丙烯酸甲脂膜等。

知识点5：血液滤过的适应证　　　　　　　　　副高：了解　正高：熟悉

（1）高血容量所致心力衰竭、急性肺水肿。

（2）高肾素型顽固性高血压。

（3）严重水、电解质紊乱，酸碱失衡，严重代谢性酸中毒、严重代谢性碱中毒、高钠或低钠血症、严重高血钾或低血钾等。

（4）药物或毒物中毒，尤其适于多种药物或毒物复合中毒。

（5）尿毒症性心包炎、皮肤瘙痒、周围神经病变等中分子毒素所致症状。

（6）急、慢性肾衰竭伴以下症状时：①低血压或血液透析时循环不稳定者；②需实施全静脉营养；③伴多脏器功能衰竭；④病情危重的老年患者；⑤透析时易发生失衡综合征者；⑥伴有明显的高磷血症、严重的继发性甲状旁腺亢进症。

（7）感染性休克、急性呼吸窘迫综合征、多脏器功能衰竭。

（8）昏迷、肝肾综合征。

知识点6：血液滤过的相对禁忌证　　　　　　　副高：了解　正高：熟悉

严重血容量不足或休克、严重出血倾向、心脏疾病等。

知识点7：滤器的选择　　　　　　　　　　　副高：熟练掌握　正高：熟练掌握

血液滤过膜需具备以下特点：①生物相容性好，无毒性；②高滤过率；③高通透性，截流分子量通常<$60×10^3$，能使清蛋白等大分子物质留在血液内；④理化性质稳定，如能耐受压力，小易黏合蛋白，避免形成覆盖膜。

知识点8：血滤机　　　　　　　　　　　　　副高：熟练掌握　正高：熟练掌握

血滤机主要由血泵、负压泵、输液泵组成。机器上的肝素泵、空气探测器、漏血探测器和各种压力监护器、加温装置与血透机类似。

知识点9：置换液的配置　　　　　　　　　　副高：熟练掌握　正高：熟练掌握

血液滤过时由于大量血浆中的溶质和水被滤出，故必须补充相当量的与正常细胞外液组成相似的置换液。血滤中尽管会有一定量的多种营养物质如氨基酸的丢失，置换液中一般不补充。但置换液中应加入一定量的葡萄糖以保持细胞外液渗透压的稳定。置换液因直接入血，因此必须保证无菌、无致热源。保证置换液质量是提高血滤疗效，减少并发症，改善患者长期预后的重要环节。血液透析清除溶质主要取决于时间，而血液滤过则主要依赖于置换液量。

知识点10：血液滤过的方法　　　副高：了解　正高：熟悉

（1）建立动-静脉血管通道，抗凝。

（2）将患者的动-静脉端分别与血液滤过器动-静脉管道连接，依靠血压及血泵产生的血流动力使血液引入滤过器进行持续滤过，血流量90～150ml/min。

（3）与此同时补充置换液，置换液输入量由液体出入平衡决定，根据患者实际情况及病情需要确定置换液摄入量后，由输液泵匀速泵入。置换液补充量（ml/h）=同期超滤量-补液量+其他途径液体丢失量（引流液、皮肤蒸发、呼吸等）。

（4）抗凝技术：为确保有效的溶质清除率及滤器的使用寿命，血液滤过过程中应行抗凝，目前有多种抗凝剂可供选择，以肝素最为常用，其他方法包括非肝素抗凝、低分子量肝素抗凝等，具体抗凝方式应根据患者病情决定。

知识点11：提示滤器凝血的征象　　　副高：了解　正高：熟悉

为防止滤器及管路中形成血栓，延长滤器使用寿命，应定期使用生理盐水冲洗滤器，以下征象提示滤器凝血：①滤液尿素值，血尿素值<0.7，表示滤液与血液溶质不平衡；②最大超滤量<100ml/h；③滤器前压力过高，管道搏动。

知识点12：血液滤过的并发症　　　副高：了解　正高：熟悉

（1）全身并发症

1）超滤过多、过快，置换液补充不足，可致血容量不足、低血压。

2）补液不当，可致电解质、酸碱失衡。

3）长期血液滤过治疗患者可致氨基酸与蛋白质丢失，每次血滤治疗平均丢失3～6g氨基酸。

4）长期血液滤过尚可使部分中分子激素丢失，引起内分泌紊乱。

5）由于置换液输入量大，污染机会多，故有可能发生血液感染。

（2）抗凝相关并发症：肝素用量过大或敏感体质患者可致全身多部位出血，严重者可危及生命。

（3）滤器及管道相关并发症：滤器及管道血栓堵塞、管道破裂、滤器内漏血、气体栓塞等。

（4）导管相关并发症。

第六节　血液灌流

知识点1：血液灌流的概念　　　副高：了解　正高：熟悉

血液灌流（hemoperfusion，HP）是将患者血液引入含固态吸附材料的灌流器内，通过吸附剂的作用清除外源性和内源性毒物,并将处理后血液回输至体内,以净化血液的一种治疗方法。血液灌流是一种非选择性的血液净化技术,只能清除血液内毒物,不能纠正毒物已经引起的病理生理改变,所以在灌流同时应根据病情采取相应治疗措施。

知识点2:血液灌流吸附剂的类型　　　　　副高:了解　正高:熟悉

(1)药用炭:是一种多孔性,高表面积的颗粒型无机吸附剂。

(2)合成树脂:是另外一类应用较广的医用吸附剂。

(3)免疫吸附剂:近年来出现的一种特殊血液灌流技术,将高度特异性的抗原或抗体或有特定物理化学亲和力的物质与吸附材料制成吸附剂,称为免疫吸附剂。

(4)含有药用炭的透析膜:在常规的透析膜中加入药用炭,制成含药用炭的透析膜,在透析的同时行吸附作用,目前临床应用较少。

知识点3:血液灌流的适应证　　　　　　　副高:了解　正高:熟悉

(1)急性药物和毒物中毒:是血液灌流在临床上的主要用途。镇静催眠类药物及分子量较大、脂溶性较高、蛋白结合率高的药物和毒物中毒的治疗,首选血液灌流,其他药物和毒物中毒如解热镇痛类药物中毒亦有效。血液灌流清除较差的药物和毒物包括卡那霉素、青霉素C、甲醇、乙醇、硼酸、草酸、樟脑、溴化物等。对于药物或毒物中毒伴以下指征时应行血液灌流治疗:①摄入上述毒物或药物后出现昏迷、低血压、低体温、脏器衰竭等严重临床症状者;②如摄取未知成分和数量的药物或毒物,出现深度昏迷,经一般治疗无效者;③药物或毒物的血浓度已达致死量者,或虽未达到致死量,但估计毒物会继续被吸收者;④药物或毒物摄入量已达致死量者;⑤原有肝肾疾病的毒物或药物中毒者。

(2)急性和慢性肾衰竭:血液灌流可以清除许多与尿毒症有关的物质,如肌酐、尿酸等,且对中分子物质的清除优于血液透析,多与血液透析联合应用治疗肾衰竭。

(3)肝性脑病:血液灌流可以清除血中氨、假性神经递质、游离脂肪酸、酚、硫醇、芳香族氨基酸,并可提高支链与芳香族氨基酸的比例,使脑脊液中cAMP的含量增加。

(4)感染性疾病:血液灌流对内毒素有一定的吸附作用,可作为感染性疾病综合性治疗的一部分。

(5)其他:血液灌流还可以用于治疗某些免疫性疾病,如自身溶血性贫血、血友病、血小板减少性紫癜、急进性肾小球肾炎、活动性系统性红斑狼疮、重症肌无力、银屑病,以及精神分裂症、铝过多症、高脂血症、甲状腺危象等。

知识点4:血液灌流的相对禁忌证　　　　　副高:了解　正高:熟悉

除了已知不能由血液灌流清除的药物和毒物外,血液灌流没有绝对适应证。但患者如出现出血倾向,血小板低于$70×10^9/L$,休克或严重心功能不全时需提高警惕,严密监护。

知识点5：灌流器的准备　　　　　　　　副高：熟练掌握　正高：熟练掌握

灌流器分为两类。①复用式灌流器：使用前将干燥的成品药用炭颗粒装入灌流器内，然后将罐的上下口拧紧，经高温高压消毒30分钟备用。灌流器每次用完后必须将药用炭倒掉，罐内彻底清洗干净后下次备用。②可弃式灌流器：为用聚丙烯塑料制成的一次性灌流器，罐内已装好吸附剂，并已密封、消毒，使用后弃去。

知识点6：血液灌流的方法　　　　　　　　　　副高：了解　正高：熟悉

血液灌流使用血液透析机的体外循环部分或血泵，在装透析器的部分换装血液灌流器。如与血液透析联合治疗，则灌流器装在透析器之前。灌流器应垂直固定在同心脏水平的位置，动脉端在下，静脉端在上。灌流器在连接到动-静脉管道之前，应先用大量生理盐水冲洗，以除去吸附剂可能脱落的微粒，使吸附剂充分湿化并驱除灌流器内空气。血液灌流的血流量从50ml/min开始，注意监护，若血压、脉搏和心律稳定，灌流器及管道内预充液已完全为血液代替时，可逐渐提高到150～250ml/min。灌流结束时把灌流器倒置，用空气回血，不能用生理盐水，以免被吸附的物质重新释放入血。血液灌流时间为2～3小时，因为目前大部分灌流器的吸附能力在2～3小时内已接近饱和。对于脂溶性高、分布容积大的部分药物及毒物中毒，可多次灌流以预防反跳现象，直至病情好转。

因吸附剂表面较透析膜粗糙，故血液灌流抗凝所需肝素剂量较血液透析时多，肝素首剂为1.5～2.0mg/kg，然后每半小时追加5～6mg，给肝素后至少3分钟才能开始血液灌流系统的体外循环。如患者有出血倾向，灌流结束后须应用鱼精蛋白中和肝素，用量是与肝素之比为1∶1。

知识点7：血液灌流的并发症　　　　　　　　　　副高：了解　正高：熟悉

（1）血小板减少：是血液灌流最典型的并发症，其程度与吸附剂材料有关，血小板下降在灌流开始后半小时至1小时最显著，减少可达40%～50%，此后渐回升，灌流2～3小时结束后，血小板的下降一般在10%～30%，个别患者可出现血小板缺乏。血液灌流对其他血液有形成分、凝血因子也有影响，需注意与此相关的出血倾向。

（2）低血压、心功能不全：由于血容量波动可导致低血压、心功能不全等。

（3）血液灌流能够吸附氨基酸，尤以对芳香族氨基酸吸附量最大，对甲状腺激素T_3、T_4，生长激素及胰岛素等激素也有吸附作用，如长期使用应提高警惕，及时补充或纠正。

（4）由吸附材料引起的其他不良反应因灌流器洗涤不良、残存醛以及气泡过多，可引起溶血、头痛，甚至空气栓塞等。

第七节　血 浆 置 换

| 知识点1：血浆置换的概念 | 副高：了解　正高：熟悉 |

血浆置换（plasmaexchange，PE）是将血液引入血浆交换装置，将全部或部分病理血浆分离并弃去，从而清除上述致病因子及与蛋白结合的毒物，同时将分离后的血液有形成分加入正常血浆或其他替代品的置换液中回输至体内的治疗方法。

| 知识点2：血浆置换的原理 | 副高：熟练掌握　正高：熟练掌握 |

血浆置换主要是先分离出血浆，再通过弃除血浆以清除其中的相关致病因子，这些致病因子包括自身免疫性疾病中的自身抗体（IgG、IgM）、沉积于组织的免疫复合物、异型抗原、异常增多的低密度脂蛋白和各种副蛋白，如冷凝球蛋白及游离的轻链或重链，还包括一些循环毒素，如药物或者毒物等。血浆置换对致病因子的直接清除作用要较口服或者静脉内使用免疫抑制药迅速而有效。

| 知识点3：血浆置换装置的种类 | 副高：了解　正高：熟悉 |

血浆置换装置包括非选择性及选择性两类。选择性血浆置换通过双重过滤、冷滤过等方式，保留清蛋白而将含大分子蛋白的病理性血浆分离弃去，较非选择性血浆置换治疗费用及置换液用量均明显减少。

| 知识点4：血浆置换的适应证 | 副高：了解　正高：熟悉 |

（1）急进性肾小球肾炎、IgA肾病、Wegener肉芽肿及多发性动脉炎所致肾损害等。

（2）多种免疫性疾病：如重症肌无力危象、吉兰-巴雷综合征、类风湿关节炎、系统性红斑狼疮、硬皮病、天疱疮、多发性神经根炎等。

（3）自身免疫性溶血性贫血、妊娠中Rh溶血、血栓性血小板减少性紫癜、溶血性尿毒症。

（4）甲状腺危象（甲亢危象）、肝性脑病等疾病。

（5）肾移植后急、慢性排异性反应、移植肾复发肾小球疾病等。

（6）急性药物或毒物中毒。

（7）其他：恶性黑色素瘤、结肠癌、雷诺综合征、冷巨球蛋白血症、高黏滞综合征、肺出血肾炎综合征等。

| 知识点5：需尽早进行血浆置换的情况 | 副高：了解　正高：熟悉 |

（1）高黏滞综合征，有症状或症状提示可能并发脑卒中或失明。

（2）多发性骨髓瘤合并高黏滞综合征或急性肾衰竭。

（3）血栓性血小板减少性紫癜累及肾脏及中枢神经系统。

（4）毒蕈及其他与蛋白结合的毒物急性中毒。

（5）凝血因子Ⅷ抑制物浓度高而又需手术者。

（6）暴发性肝衰竭。

知识点6：血浆分离装置	副高：熟练掌握　正高：熟练掌握

血浆分离可分为离心式分离和膜式滤过两种。离心式分离方法是将全血引入血浆分离器中，通过离心的方法使血浆与血细胞成分分离。其缺点是血液进路慢，易损害血小板和白细胞，可引起出血和感染等。膜式滤过是目前比较普遍使用的方法，是将血液引入形似空心纤维滤过器，通过控制分离膜孔径大小滤出血浆成分、截留血细胞成分。滤过膜有双醋酸纤维素膜、聚乙烯膜、聚甲基丙烯酸甲酯膜、聚丙烯膜、聚砜膜等，孔径为270～330μm，最大截留分子量为300万Da，整个置换系统类似血液滤过装置。

知识点7：血浆置换的血管通路	副高：熟练掌握　正高：熟练掌握

多数情况下血浆置换在短时间内进行，要求血流量维持在80ml/min左右足够，故一般可采用周围浅表静脉穿刺建立血管通道，多首选16号有背侧孔的穿刺针做肘前静脉穿刺引出血液，用18F针穿刺体表浅静脉作为静脉回路。另外也可采用血液透析所用的血管通路。

知识点8：血浆置换的方法	副高：了解　正高：熟悉

建立血管通道、抗凝，并将管道与血浆分离器连接，确保血流量达50～80ml/min，置换液回输率要同血浆排除率平行，一般不超过30～50ml/min，以避免过快输入置换液引发的不良反应。根据病情需要可使用双重滤过、冷滤过等方法。

常用肝素或枸橼酸钠抗凝。肝素首剂2000～5000U，后以300～1200U/h持续泵入，严重出血倾向及存在出血风险患者肝素应减量，并注意监测APTT，枸橼酸钠用量与血液量比例为（1∶15）～（1∶30）。

知识点9：血浆置换的并发症	副高：了解　正高：熟悉

血浆置换严重并发症及不良反应较少。其并发症主要与应用新鲜血浆、抗凝剂、体外循环等因素有关，常见并发症包括过敏反应、低血压、感染、出血、低血钙、发热反应、心功能不全、血栓、心律失常、恶心、呕吐等。

第八节 连续性血液净化

知识点1：连续性血液净化的概念	副高：了解 正高：熟悉

连续性血液净化（continuous blood purification，CBP）是指模拟人体正常肾小球滤过的方式，通过特殊的装置清除体内的代谢产物、毒物，补充相近体积的置换液，达到缓慢、连续清除水和溶质的血液净化治疗方法。

知识点2：连续性血液净化的目的	副高：了解 正高：熟悉

连续性血液净化的目的是替代受损的肾脏功能，其治疗持续时间较长，每天应用或计划应用24小时，以清除毒素、炎症介质、细胞因子及血管活性物质，调节水、电解质及酸碱平衡。

知识点3：连续性血液净化的基本原理	副高：了解 正高：熟悉

CBP机制是模仿肾小球的滤过原理，将动脉血或静脉血引入具有高通透性及良好生物相容性的半透膜滤过器中，通过弥散、对流等方式清除毒素、炎症介质、细胞因子等；通过超滤脱水清除体内多余的水分；通过调节输入置换液中钾、钠、氯、碳酸氢根等离子的浓度，来纠正电解质紊乱和代谢性酸中毒，维持内环境稳定；对高热、中暑患者，可进行物理降温。

知识点4：连续性血液净化的主要类型	副高：了解 正高：熟悉

（1）连续动–静脉血液滤过（continuous arterio-venous hemofiltration，CAVH）：是将导管插入动脉将血引出，经体外循环径路进入血滤过器后由静脉径路流回体内的方法。

（2）连续动–静脉血液滤过透析（continuous arterio-venous hemodiafiltra-tion，CAVHDF）：CAVHDF的路径同CAVH，透析液流动方向与血流方向相反，即从血滤过器静脉端出口流入，经动脉端出口流出，可同时补充置换液。

（3）缓慢连续超滤（slow continuous ultrafiltration，SCUF）：是在血滤器的输出管道中装入输液泵，调整泵流速使超滤速率接近于静脉输入液速率的方法。

（4）连续静–静脉血液滤过（continuous veno-venous hemofiltration，CVVH）：是将血滤器的两端连接到同一条静脉（用双腔静脉管）或分别连接到两条静脉上，并在静脉管道上连接一血泵驱动血液流动的方法。

（5）连续静–静脉血液滤过透析（continuous veno-venous hemodiafiltration，CVVHDF）：CVVHDF的原理同CAVHDF，血管通路同CVVH，可避免动–静脉短路引起的分流，使血管通路并发症降至最低，能良好地清除水分及溶质，维持内环境稳定。

（6）高容量血液滤过（high volume hemofiltration，HVHF）：如果持续进行CVVH，超滤量维持在3～6L/h，持续24小时或24小时输入置换液量＞50L，称之为HVHF。

（7）连续性血浆滤过吸附（continuous plasma filtration and absorption，CPFA）：是使用血浆分离器持续进行血浆分离，分离的血浆再进入包裹的碳或树脂吸附装置，经过吸附与净化的血浆再经静脉回到体内，如此可以从循环血液中排出更多的炎症介质、细胞因子、内毒素和活化的补体等成分。

| 知识点5：连续性血液净化的适应证 | 副高：了解　正高：熟悉 |

（1）肾性适应证：①重症患者发生急性肾衰竭合并下列情况时包括血流动力学不稳定、液体负荷过重、高分解代谢状态、脑水肿、需要大量输液等；②慢性肾衰竭合并严重并发症包括尿毒症脑病、尿毒症心包炎、尿毒症性神经病变等。

（2）非肾性适应证：①系统性炎症反应综合征（SIRS）或全身性感染；②急性呼吸窘迫综合征（ARDS）；③重症急性胰腺炎（SAP）；④多脏器功能不全综合征（MODS）；⑤难治性心力衰竭；⑥肝衰竭与肝移植术后的替代治疗；⑦严重的水、电解质、酸碱失衡如严重水钠潴留、重度血钠异常（＜115mmol/L或＞160mmol/L）、高钾血症（＞6.5mmol/L）、重度酸中毒（pH＜7.1）等；⑧挤压综合征与横纹肌溶解综合征；⑨肿瘤溶解综合征；⑩药物、毒物中毒；⑪高热等。

| 知识点6：连续性血液净化的方法 | 副高：了解　正高：熟悉 |

建立股动-静脉血管通路，最好选用大孔径（10～14F）的短导管、短滤器并缩短血管通路的长度，血流速度一般控制在50～150ml/min，部分患者需要通过手术建立动静脉瘘。静-静脉血管通路需要置入两个单腔静脉导管或一个双腔静脉导管（11.5～13.5F），双腔静脉导管血流量为100～200ml/min。目前多采用空心纤维型滤器，置换液配置必须用净化水，不含杂质、无菌、无离子和无致热源。置换液补充量的计算方法：同期超滤液量＝补液量＋其他丢失量，电解质成分接近血浆的成分。目前以使用市场销售的置换液为主，根据病情或个体差异调整置换液配方。置换液的输入在CVVH时常用前稀释法，而后稀释法多用于CAVH。抗凝技术与血液透析相同，常用全身肝素抗凝法并监测部分活化凝血酶原时间（APTT），维持APTT在正常的1.5～2.0倍。

| 知识点7：连续性血液净化的并发症 | 副高：了解　正高：熟悉 |

（1）导管相关并发症：穿刺置管引起的出血、局部血肿、感染、气胸、血胸、血栓等。

（2）抗凝相关并发症：出血、血小板减低和体外循环凝血。

（3）全身并发症：低血压、酸碱平衡及电解质紊乱、营养物质丢失、内分泌失调等。

第九节 免疫吸附疗法

知识点1：免疫吸附疗法的概念　　　　　　　副高：了解　正高：熟悉

免疫吸附疗法（immunoadsorption，IA）是将抗原、抗体或某些具有特定物理、化学亲和力的物质作为配基与载体结合，制成吸附柱，利用其特异性吸附性能，选择性地清除患者血液中内源性致病因子，从而达到净化血液、缓解病情的目的。

知识点2：免疫吸附疗法与血浆置换的比较　　　副高：了解　正高：熟悉

（1）IA：①IA是抗原抗体的特异性结合，选择性高；②IA每次治疗血浆量为9000ml左右；③IA是将患者的血浆处理后重新输回患者体内，无血浆成分丢失，故其治疗强度可以根据病情的需要进行调整；④IA不需要置换物，故消除了感染传染性疾病的机会。

（2）血浆置换：①血浆置换需置换血浆，选择性较差；②血浆置换每次置换量为2000～3000ml；③血浆置换时由于患者的血浆要丢弃，每次治疗要丢失大量重要的凝血物质及纤维蛋白原，所以其有效性和治疗强度受限制；④血浆置换需要输入新鲜血浆。

知识点3：免疫吸附疗法的作用　　　　　　　副高：了解　正高：熟悉

对于肾移植患者，IA可快速清除抗HLA抗体，降低群体反应性抗体，使交叉配型转阴，可减轻急性排异反应，提高肾存活率。在治疗自身免疫性疾病，如新月体性肾炎、Wegener肉芽肿、狼疮性肾炎、血小板减少性紫癜、免疫性溶血性贫血、吉兰-巴雷综合征、类风湿关节炎中，IA可有效地清除自身抗体，改善脏器功能。

第十四章　呼吸机的临床应用

第一节　机械通气的目的和基本原理

知识点1：机械通气的概念　　　　　　　　　　　副高：了解　正高：掌握

机械通气是指呼吸衰竭时应用呼吸机进行人工通气，代替或辅助人体呼吸肌工作，维持机体正常通气功能的一种治疗方法。

知识点2：机械通气的作用及分类　　　　　　　　副高：了解　正高：掌握

机械通气的主要作用是增加肺泡通气，减少患者呼吸做功和改善氧合。按患者是否存在自主呼吸的情况，可分为完全机械通气和部分呼吸支持两类。在临床应用时，一般先用完全机械通气，选择最佳通气方式，在最小潮气量和最低气道压力条件下，最大限度地增加呼气末容量，达到良好氧合和通气的效果，并逐步过度到部分机械通气最后给予呼吸支持并恢复自主呼吸，减少呼吸作功，促进患者早日脱机。

知识点3：机械通气的病理生理学目的　　　副高：熟练掌握　正高：熟练掌握

（1）维持肺泡通气：增加肺的通气量，纠正呼吸性酸中毒，维持适当的动脉二氧化碳分压水平。一般对ARDS患者，多采用低肺泡通气，避免肺损伤。而对于脑水肿患者，多应用高通气量，使动脉二氧化碳水平低于正常，适当的呼吸可以减少脑血流量，从而降低颅内压。

（2）改善动脉氧合：通过机械通气，可以提高吸入气体的氧分压，还可以使萎陷的肺泡重新开放（特别是PEEP的应用），提高肺泡的气体交换能力。在适当吸入氧浓度的条件下，使$SaO_2 > 90\%$，$PaO_2 > 60mmHg$，过分地强调动脉氧分压达到正常水平对机体并无益处。

（3）减少呼吸肌做功：肺和胸廓的顺应性下降或气道阻力增加时，呼吸肌负荷加大，易发生呼吸肌疲劳，导致呼吸衰竭，机械通气可部分或全部代替呼吸肌做功，降低呼吸肌氧耗，改善其他重要脏器或组织的氧供。

（4）维持肺容积：通过正压通气，可以使吸气末肺脏充分膨胀，预防和治疗肺不张。通过应用呼气末正压（positive end expiration，PEEP），维持或增加功能残气量，改善肺的顺应性。

知识点4：机械通气的临床目的　　　　　　副高：熟练掌握　正高：熟练掌握

（1）改善肺换气功能：通过改善肺泡通气量、增加功能残气量，纠正低氧血症和呼吸性酸中毒。

（2）缓解呼吸窘迫：缓解缺氧和二氧化碳潴留导致的呼吸窘迫，同时减轻呼吸肌疲劳。

（3）预防和治疗肺不张：呼吸机的正压通气和PEEP的应用可有效地使肺泡膨胀。

（4）防止或改善呼吸肌疲劳：呼吸困难的患者会出现呼吸浅快，呼吸肌氧耗增加，机械通气可以使呼吸肌得到休息。

（5）保证镇静和肌松药使用的安全性：镇静、肌松药物最大的副作用是抑制呼吸，而呼吸机可以提高其使用的安全性。

（6）维持胸壁的稳定：当胸壁的完整性受损时，呼吸机的正压通气和呼吸末正压可以通过减轻呼吸动度及矛盾运动来稳固胸廓。

（7）降低颅内压：通过控制性的过度通气，使患者内环境处于呼吸性碱中毒状态，可以减少脑血流、降低颅内压。

（8）肺内雾化吸入治疗。

（9）减少全身和心肌氧耗。

（10）预防性应用：用于大手术后、严重创伤、休克等情况下防止呼吸衰竭。

知识点5：正压通气的概念　　　　　　　　　　副高：了解　正高：掌握

目前临床上主要应用正压通气支持肺功能。正压通气是指由呼吸机提供高于肺泡内压的正压气流，使气道口与肺泡之间产生压力差，从而建立人工通气。

知识点6：自主呼吸的概念　　　　　　　　　　副高：了解　正高：掌握

自主呼吸是在吸气时，胸内负压增加，肺泡内压低于气道口压，气体进入气管、支气管和肺泡内。

知识点7：正压通气方式必备的机械功能　　　　副高：了解　正高：掌握

（1）启动：是指呼吸机开始送气的驱动方式，包括时间启动、压力启动和流量启动。

（2）限定：是正压通气时，为避免对患者和机械回路产生损害作用，对呼吸机输送气体的量的限定。一般有3种方式：容量限定、压力限定、流速限定。

（3）切换：是指呼吸机由吸气期转换为呼气期的方式。有4种切换方式：时间切换、容量切换、流速切换、压力切换。

第二节　呼吸机治疗的适应证和禁忌证

| 知识点1：呼吸机治疗的生理学指标 | 副高：了解　正高：掌握 |

（1）自主呼吸频率大于正常3倍或小于1/3。

（2）自主潮气量<5ml/kg。

（3）肺活量为10～15ml/kg。

（4）生理无效腔/潮气量（V_D/V_T）>60%。

（5）肺内分流（Q_S/Q_T）>15%。

（6）最大吸气压（PImax）>-25cmH$_2$O。

（7）呼吸指数（f/V_T）>105。

（8）氧合指数（PaO$_2$/FiO$_2$）<300mmHg。

（9）FiO$_2$=0.21，PaO$_2$<60mmHg（慢性呼吸衰竭和慢阻肺急性发作除外）。

（10）PaCO$_2$>50mmHg（慢性阻塞性肺疾病除外），且呈升高趋势，伴pH<7.30，或出现肺性脑病。

（11）FiO$_2$=0.21，P$_{(A-a)}$O$_2$>50mmHg；FiO$_2$=1.0，P$_{(A-a)}$O$_2$>300mmHg。

| 知识点2：呼吸机治疗的临床适应证 | 副高：了解　正高：掌握 |

（1）气道梗阻或胸廓疾病引起的呼吸衰竭。主要表现为通气不足，在解除梗阻或建立人工气道（气管插管或气管切开）后，如果自主通气量不能满足机体需要则应及时应用呼吸机；胸廓疾病主要见于胸廓创伤导致的连枷胸，可发生缺氧和二氧化碳潴留，需用机械通气纠正，同时还可以起到稳定胸壁的作用。

（2）严重的换气功能障碍。见于充血性心力衰竭、急性呼吸窘迫综合征（ARDS）、严重的肺部感染、肺纤维化、急性肺水肿、哮喘持续状态等，当吸入氧浓度达60%时，PaO$_2$仍小于60mmHg，应给予呼吸机治疗。

（3）神经肌肉疾病引起的呼吸衰竭。见于吉兰-巴雷综合征、重症肌无力、严重的营养不良等，属于外周性呼吸衰竭，主要由于呼吸驱动力不足所致，如达到呼吸机治疗的生理学指标，应开始机械通气。

（4）中枢性呼吸衰竭。主要由呼吸中枢受抑引起，见于脑外伤、脑水肿、颅脑感染或镇静药使用过量等，为防止呼吸停止，应及早应用呼吸机。

（5）慢性阻塞性肺疾病导致的呼吸衰竭。表现为低氧血症、二氧化碳潴留，严重者可出现肺性脑病。若吸氧过程中，PaO$_2$持续下降，PaCO$_2$持续升高，pH<7.30，或出现精神症状时，应给予机械通气治疗，但注意氧浓度不宜过高，且允许PaCO$_2$高于正常，以维持对呼吸中枢的兴奋作用。

（6）对于大手术或严重的创伤后出现呼吸功能异常者，应及早给予呼吸机支持，预防ARDS发生。

（7）心肺复苏术后，对于自主呼吸弱或没有自主呼吸的患者，必须应用呼吸机维持适当的通气和气体交换。

知识点3：呼吸机治疗的禁忌证　　　　　　　　　　　　　　副高：了解　正高：掌握

（1）大咯血或严重误吸引起的窒息：此时呼吸道被血块或误吸物堵塞，正压机械通气会将血块或误吸物推向远端小支气管导致阻塞性肺不张，应首先清理呼吸道内容物，但要求动作迅速或清理呼吸道的同时给予机械通气，以免延误治疗。

（2）肺大疱：尤其是存在巨大肺大疱的患者，应慎用呼吸机，因为正压通气会使大疱内压力升高，导致肺大疱破裂，发生气胸。若必须应用呼吸机，可尝试给予小潮气量、高频、低压通气，避免使用呼吸末正压（PEEP），出现气胸时，及时行胸腔闭式引流。

（3）张力性气胸或大量胸腔积液：应先行胸腔闭式引流并保证引流通畅后再给以达到预期疗效。

（4）急性心肌梗死或低血容量性休克：机械通气会增加胸腔内脏、减少回心血量、降低心排血量，从而使血压下降，但呼吸机治疗可减轻肺水肿、纠正低氧血症和二氧化碳潴留，故在积极纠正原发病、稳定血压后，呼吸衰竭仍存在时应给予呼吸机治疗，但应选择适当的通气模式及PEEP，并密切监测血流动力学变化。

第三节　机械通气的模式

知识点1：机械通气的模式　　　　　　　　　　　　　　　　副高：了解　正高：掌握

（1）容量预置模式：①控制通气（CMV）；②辅助呼吸（AMV）；③间歇指令通气（IMV）和同步间歇指令通气（SIMV）；④分钟指令通气（MMV）。

（2）压力预置模式：①压力支持通气（PSV）；②压力控制通气（PCV）；③压力限制通气（PLV）；④双水平气道正压通气（Bi-PAP）；⑤反比通气（IRV）；⑥自动导管补偿（ATC）；⑦压力调节容量控制（PRVC）；⑧容量支持（VSV）；⑨气道压力释放通气（APRV）。

知识点2：机械控制通气　　　　　　　　　　　　　　　　　副高：了解　正高：熟练掌握

机械控制通气（control mechanical ventilation，CMV）是临床出现最早，应用最普遍的通气模式，也是目前机械通气最基本的通气模式。CMV是时间起动、容量限定、容量切换的通气方式，CMV的潮气量和频率完全由呼吸机产生。在吸气时由呼吸机产生正压，将预设容量的气体送入肺内，气道压力升高；呼气时肺内气体靠胸肺弹性回缩，排出体外，气道压力回复至零。CMV时若PEEP＝0，又称为间歇正压通气（intermittent positive pressure ventilation，IPPV）。若PEEP＞0，则称为持续正压通气（continuous positive pressure ventilation，CPPV）。CMV的适应证包括呼吸停止、神经肌肉疾病引起的通气不足、麻醉和手术过程中应用肌肉松弛药后作控制呼吸等。

知识点3：机械辅助呼吸　　　　　　副高：了解　正高：熟练掌握

机械辅助呼吸（assisted mechanical ventilation，AMV）即辅助/控制呼吸（assist/control ventilation，NC），是一种压力或流量起动、容量限定、容量切换的通气方式。 AMV可保持呼吸机工作与患者吸气同步，以利于患者呼吸恢复，并减少患者作功。辅助/控制呼吸可自动转换，当患者自主呼吸触发呼吸机时，进行辅助呼吸。当患者无自主呼吸或自主呼吸负压较小，不能触发呼吸机时，呼吸机自动转换到控制呼吸。辅助控制呼吸通气方式适用于需完全呼吸支持的患者。

CMV和AMV通气时，可应用吸气平台方式。此时，CMV、AMV即转变为时间切换方式。吸气平台又称吸气末停顿（end-inspiratory pause，EIP），其含义为：CMV时，于吸气末呼气前，呼气活瓣通过呼吸机的控制装置再继续停留一定时间（0.3~3秒），一般不超过吸气时间的15%，在此期间不再供给气流，但肺内的气体可发生再分布，使不易扩张的肺泡充气，气道压下降，形成一个平台压。吸气平台的时间为吸气时间的一部分。主要用于肺顺应性较差的患者。

知识点4：间歇指令通气和同步间歇指令通气　　　副高：了解　正高：熟练掌握

间歇指令通气（intermittent mandatory ventilation，IMV）是指在患者自主呼吸的同时，间断给予CMV。自主呼吸的气流由呼吸机持续恒流输送（70~90L/min），CMV由呼吸机按预调的频率和潮气量供给，与患者自主呼吸无关。由于CMV与自主呼吸不同步可能出现人机对抗，故IMV不常应用。

同步间歇指令通气（synchronized intermittent mandatory ventilation，SIMV）为IMV的改良方式。在患者自主呼吸的同时，间隔一定时间行A/C。正压通气与患者自主呼吸同步。在同步触发窗内，若患者自主呼吸触发呼吸机，则行AMV；若无自主呼吸或自主呼吸较弱不能触发时，在触发窗结束时呼吸机自动给予CMV，这样可以避免人机对抗。触发窗一般为CMV呼吸周期的25%，位于CMV前。若预调CMV为10次/分，其呼吸周期为6秒，触发窗为1.5秒。若在6秒后1.5秒内有自主呼吸触发呼吸机，则给予一次AMV。若在此期间内无自主呼吸或自主呼吸弱而不能触发呼吸机，在6秒结束时则给予一次CMV。SIMV时自主呼吸的气流为按需气流，若使用连续气流则会影响自主呼吸触发呼吸机。SIMV的优点是保证了机械通气与患者自主呼吸同步，又不干扰患者的自主呼吸。临床上根据患者自主呼吸V_T、RR和V_E的变化，适当调节SIMV、RR和VT有利于呼吸肌的锻炼。除调节SIMV的机械通气频率外，还必须调节同步呼吸的触发灵敏度，在有规律的触发时间内（触发窗），通过吸气努力使SIMV与自主呼吸同步。

SIMV主要用于脱机前的训练和过渡，也可用于一般的常规通气。应用于脱机前准备时，可将SIMV的通气频率由正常水平逐渐减少，直到完全脱机。一般当指令呼吸次数降至4~5次/分，患者仍可保持较好氧合状态时，可考虑脱机。

| 知识点5：分钟指令通气 | 副高：了解　正高：熟练掌握 |

分钟指令通气（minute mandatory ventilation，MMV）可根据患者需要，自动根据预设通气量来控制和调节指令通气的频率，当分钟通气量达到预先设定的通气量时，仍依靠患者的自主呼吸；但当自主呼吸所产生的分钟通气量低于预定值时，呼吸机可自动提高指令通气的频率以补足分钟通气量。MMV避免了IMV、SIMV的缺点，毋需操作者调节呼吸机，同时不干扰患者的自主呼吸，更易从机械通气过渡到自主呼吸。对呼吸不稳定和通气量不恒定的患者，用MMV通气方式作脱机前的准备或从机械通气的形式过渡到自主呼吸，可能较IMV/SIMV更安全。

| 知识点6：压力支持通气 | 副高：了解　正高：熟练掌握 |

压力支持通气（pressure support ventilation，PSV）是一种压力启动、压力限定、流速切换的通气方式。自主呼吸期间，患者吸气相一开始，呼吸机即开始送气，使气道压力迅速上升到预置的压力值，并维持气道压这一水平；当自主吸气流速降低到最高流速的25%时，送气停止，患者开始呼气。PSV开始送气和停止送气都是以自主触发气流敏感度来启动的。PSV时，自主呼吸的周期、流速及幅度不变，潮气量取决于患者的吸气用力、预置压力水平和呼吸回路的阻力以及顺应性。PSV的主要优点是减少膈肌的疲劳和呼吸做功，当潮气量达到$10\sim20ml/kg$时的PSV水平可消除呼吸做功，称为PSVmax。PSV开始可设置$5\sim7cmH_2O$（$1cmH_2O=98.064Pa$），逐渐升高到$15\sim20cmH_2O$。当降低到$3\sim5cmH_2O$时，PSV可与SIMV或CPAP联合应用，有利于撤离呼吸机。PSV是一种辅助通气方式，预置压力水平较困难，可能发生通气不足或过度。呼吸运动或肺功能不稳定者不宜单独使用。

| 知识点7：压力控制通气 | 副高：了解　正高：熟练掌握 |

压力控制通气（pressure controlled ventilation，PCV）是一种时间启动、压力限定、时间切换的通气方式。预先设置气道压和吸气时间，吸气开始，流速起初很快，使压力很快达到预置水平，接着流速下降，保持这一压力水平于整个吸气期，然后呼气。因此，压力波形上升支较陡，而平台时间较长，吸气峰压较低，使气体分布均匀，氧合及通气良好，使V/Q值适当、PaO_2升高，并减少患者的呼吸作功，患者感到舒适。PCV的优点是：①降低气道峰压，减少气道压发生的危险性。②气体分布更加均匀。③改善气体交换。④适用于儿童、不带套囊的气管导管及有瘘管的患者，因为通过增加流量可维持预设的压力。PCV时，若肺顺应性或气道阻力发生改变时，潮气量即会改变。所以，使用该通气模式时应严密监测，并保持报警系统工作正常。

| 知识点8：压力限制通气 | 副高：了解　正高：熟练掌握 |

压力限制通气（pressure limited ventilation，PLV）是Evita呼吸机的特有功能，通过限定气道压力，可"削减"气道峰压而不减少潮气量，与PCV相比，它是容量限定的。通常

设置的吸气峰压（PIP）＝平台压（EIP）＋3cmH$_2$O。最高报警压设置为PIP＋10cmH$_2$O。当气道压力达到设置的PIP值时，流量减慢，延长供气时间，将剩余潮气量慢慢送入。采用PLV，有两个优点：①降低气道峰压，减少气压伤和气管损伤的危险。②递减流量减少了在不等量分配通气期间通气良好的肺组织过度通气的现象。

知识点9：双水平气道正压通气　　　　　　　　副高：了解　正高：熟练掌握

双水平气道正压通气（bi-level positive airway pressure，Bi-PAP）是一种时间启动、压力限定、时间切换的通气方式。该通气方式允许在通气周期的任何时间进行不受限制的自主呼吸。Bi-PAP也可视为一种对所用CPAP压力值采用时间切换的连续气道正压通气。每相的持续时间（T$_1$、T$_2$）及相应的压力值（P$_{high}$、P$_{low}$）均可进行调整。P$_{high}$相当吸气压力0～90cmH$_2$O可调节，T$_1$相当于吸气时间；P$_{low}$相当呼气压力0～90cmH$_2$O可调节，T$_2$相当于呼气时间。在自主呼吸和控制呼吸时均可应用，在两个压力水平上都可有自主呼吸出现。若未使用过容量控制通气，建议按下述方法进行：按照所需要的PEEP值，调整P$_{low}$，根据所估计的患者肺顺应性，在超出P$_{low}$之上的12～16cmH$_2$O选择P$_{high}$。通过提高或降低P$_{high}$可增加或减少所获得的潮气量。要改变Bi-PAP的调整值，必须按血气分析进行，并需区分通气欠佳和氧合功能障碍。若通气紊乱（通气不足或过度通气），提高或降低通气是必需的。而在氧合障碍时，提高平均气道压力则可增加气体交换面积。

Bi-PAP的优点：①比目前所用的大多数通气方式损伤要小，是一种真正的压力调节通气方式。②在整个通气周期，均可进行不受限制的自主呼吸，不需要用较多的镇静药和肌松药来抑制自主呼吸。③吸气和呼气促发灵敏，压力上升时间和流量触发灵敏度可调，使得患者呼吸较舒适。④是一种通用型的通气方式，中断时毋需转换。⑤临床用途广泛，可根据不同要求灵活调节出多种通气方式。

知识点10：反比通气　　　　　　　　　　　　副高：了解　正高：熟练掌握

反比通气（inverse ratio ventilation，IRV）是延长吸气时间的一种通气方式。常规通气CMV的I/E为1:2或1:3，而反比通气I/E一般在1.1:1～1.7:1，最高可达4:1，并可同时使用EIP或低水平PEEP/CPAP。反比通气的特点是吸气时间延长，气体在肺内停留时间长，产生类似PEEP的作用。由于FRC的增加，可防止肺泡萎陷，减少Q$_s$/Q$_t$，肺顺应性增加和通气阻力降低，因而改变时间常数。常与限压型通气方式同时应用于治疗严重ARDS患者。反比通气的缺点，可使平均气道压力升高，心排血量减少和肺气压伤机会增多，二氧化碳排出受到影响，使用时还需监测氧输送，一般只限于自主呼吸消失的患者。

知识点11：自动导管补偿　　　　　　　　　　副高：了解　正高：熟练掌握

气管插管患者在自主呼吸时，需克服人工气道阻力而做功。因此，与不插管患者相比，呼吸更加费力。以前所有的辅助通气模式（PSV等），由于其本身的设计缺陷，只能进行固定的呼吸补偿。呼吸机参数一经设定，就不会改变，除非再次人工设定。自动导管补偿（automatic tube compensation，ATC）就是对这些通气模式的一种新的补充。它可以对人工气道阻力进行精确的补偿，从而减少患者的呼吸附加功，使患者感觉更加舒适。

知识点12：压力调节容量控制　　　　　　　副高：了解　正高：熟练掌握

压力调节容量控制（pressure regulated volume control，PRVC）为Servo 300（Servo 300/300A呼吸机常见故障的分析与处理）特有的通气方式，PRVC设预置潮气量，先给第一次控制呼吸（吸气压为$5cmH_2O$），后根据呼吸机自动连续测定胸肺顺应性和容量/压力关系，调节第二次呼吸的潮气量和通气压力，依次类推，直至第四次呼吸后，通气压力峰值达到100%，使实际潮气量与预置潮气量相同。吸气峰压在预置下$5cmH_2O$时，可自动调节，两个相邻吸气峰压超过预置压力50%时，可自动转换为呼气，以防发生气肺气压伤。PRVC主要用于无自主呼吸的患者，如支气管哮喘患者的呼吸支持，可加用PEEP。

知识点13：容量支持　　　　　　　副高：了解　正高：熟练掌握

容量支持（volume support ventilation，VSV）是Servo 300特有的通气方式，工作原理与PRVC基本相同，不同的是VSV仅用于自主呼吸的患者，需调节吸气负压灵敏度才能启动。呼吸频率和吸/呼比率也由患者自主呼吸控制，当吸气减慢至流速50%，吸气时间超过预置呼吸周期80%时，吸气停止，转换为呼气。吸气压力支持也可随自主呼吸增强而自动降低，而且当呼吸暂停时间成人超过20秒，儿童超过15秒，新生儿超过10秒时呼吸机可自动将VSV转换为PRVC。VSV主要用于存在自主呼吸而尚不完善的患者，麻醉和手术后呼吸支持、COPD伴呼吸功能不全及撤离呼吸机时，并可与其他通气方式联合使用。

知识点14：气道压力释放通气　　　　　　　副高：了解　正高：熟练掌握

气道压力释放通气（airway pressure release ventilation，APRV）是一种时间切换或患者触发、压力调节的通气模式。它采用将气道压力从预置（高）CPAP压力值瞬变到较低的CPAP值的方法来达到让自主呼吸的患者更多的呼气。APRV允许患者在整个呼吸周期自主呼吸。由于从CPAP的较高压力降低到较低压力，也方便了气体交换，且毋需患者自主努力。预置的CPAP值决不会被任何峰压值超过。APRV被认为是一种比目前所用大多数通气方法损伤性小的通气模式。

第四节　呼吸机参数的设置

知识点1：潮气量的设置　　　　　　　副高：了解　正高：掌握

潮气量（tidal volume，V_T）与呼吸频率有一定关系，首次V_T设置，应掌握一定规律，减少设置盲目性。一般先以6~10ml/kg设置，以后根据动脉血气分析调整。特殊状况下，如有肺大疱、可疑气胸、血容量减少尚未纠正、血压下降等，先将V_T设置在较低水平，将呼吸频率适当提高，以预防通气不足。自主呼吸频率过快时，为减少对抗，呼吸频率设置应与自主呼吸频率接近，此时应适当降低V_T水平。

知识点2：呼吸频率的设置	副高：了解　正高：掌握

依据自主呼吸频率（respiratory rate，RR），如自主呼吸频率正常、减弱、停止时，按正常呼吸频率设置（16~20次/分）；自主呼吸频率快（>28次/分）时，初始呼吸频率不易设置过低，否则易出现呼吸机对抗，随着引起自主呼吸频率增快原因的去除，再将呼吸频率逐渐下调。还可依据呼吸衰竭病理生理，对气道阻力增高患者选择慢而深的呼吸频率，对限制性肺部疾病选择稍快的呼吸频率（18~24次/分）。

知识点3：决定通气压力高低的因素	副高：了解　正高：掌握

通气压力的高低由胸肺顺应性，气道通畅程度及潮气量多少及吸气流速等因素决定。

知识点4：通气压力升高的原因	副高：了解　正高：掌握

下列情况下通气压力升高：①胸肺顺应性降低，如COPD，体位改变及肺受压（机械性或血气胸）等；②呼吸道不通畅，包括导管扭曲或分泌物过多等；③患者自主呼吸与呼吸机对抗，如发现气道压力升高应迅速处理和调节。

知识点5：吸呼比的概念	副高：了解　正高：掌握

吸呼比（I∶E）是吸气时间与呼气时间之比，吸气时间有助于吸入气（氧气）分布，呼气时间有助于CO_2排出。呼吸功能正常者的I∶E为1∶（1.5~2.0）；阻塞性通气障碍延长呼气时间，可调至1∶（2~2.5），限制性通气障碍可调至1∶（1~1.5）。

知识点6：吸入氧浓度（FiO_2）的设置	副高：了解　正高：掌握

长期机械通气的患者应使FiO_2<0.6，如果FiO_2>0.7，并超过24小时易致氧中毒。如果FiO_2已达0.6，低氧血症仍不改善，不要盲目提高吸入氧浓度，可试用：①PEEP或CPAP；②加用EIP；③延长吸气时间。低氧血症改善明显时，将FiO_2设置在40%~50%水平为最佳，FiO_2设置原则是使PaO_2维持在60mmHg前提下的最低FiO_2水平。

知识点7：吸气触发灵敏度	副高：了解　正高：掌握

吸气触发有压力触发和流量触发两种：

（1）压力触发：是指患者吸气开始使管道内压力降至一定水平，呼吸机即触发呼吸并形成吸气流量，吸气时管道中所形成的压力必须低于基线压力。

（2）流量触发：是指患者吸气开始的流速达到设置值，吸气即开始。与压力触发相比，采用流量触发能够降低患者触发吸气所做的功，且反应时间快。

一般情况下，压力触发灵敏度设置在 $-0.5 \sim -2.0cmH_2O$，流量触发灵敏度设置在 $1 \sim 5L/min$。若触发灵敏度过高，会引起与患者用力无关的误触发，若设置触发敏感度过低，将显著增加患者的吸气负荷，消耗额外呼吸功。

知识点8：流速及波形的设置　　　　　　　　　副高：了解　正高：熟练掌握

只有在容量控制通气中才直接设定流速和波形，应结合患者吸气用力水平和每分通气量来设置流速，一般成年人选择 $40 \sim 100L/min$，平均 $60L/min$。对COPD患者可选择 $100L/min$。流速波形分为方波、递减波、递增波、IE弦波，其中常用方波和递减波。

知识点9：呼气末正压的设置　　　　　　　　　副高：了解　正高：熟练掌握

呼气末正压（PEEP）的调节原则为从小渐增，最佳PEEP应对循环影响小，而又能达到最大肺顺应性、最小肺内分流、最低 FiO_2 时的最小PEEP值。一般从 $2.5cmH_2O$ 开始，逐渐增加至能有效改善氧合，而血压无明最下降。PEEP $1 \sim 5cmH_2O$ 主要是维持肺泡膨胀、增加功能残气量，$5 \sim 20cmH_2O$ 用于 $FiO_2 \geqslant 60\%$ 仍不能使 PaO_2 使保持在 $60mmHg$，$> 20cmH_2O$ 用于顽固的低氧血症，由于对循环影响较大，不宜应用时间过长。

知识点10：流量加速百分比的设置　　　　　　副高：了解　正高：熟练掌握

流量加速百分比是指压力控制通气时，由初始压力达到设置压力时的速率，数值越大，达到目标压力的速率就越快。一般来说，如果患者吸气比较平缓，应设置在50%以下；如果吸气比较激烈，应设置在50%以上。对肺纤维化的患者，流量加速百分比一般应低于50%。

第五节　呼吸机与患者的连接

知识点1：接口或面罩与患者的连接方法　　　　副高：了解　正高：掌握

接口置于齿唇之间，与鼻夹配合使用；面罩用四头带将面罩紧闭固定于口鼻。

知识点2：接口或面罩的适应证及缺点　　　　　副高：了解　正高：掌握

接口或面罩主要用于神志清楚、能合作和短时间使用机械通气的患者，但具有易漏气、口腔护理困难、吸痰不方便、易造成胃肠胀气等缺点，面罩通气还会造成面部压迫。

知识点3：喉罩与患者的连接方法　　　　副高：了解　正高：掌握

应用时将喉罩放入口腔，罩于喉头，球囊充气。

知识点4：喉罩的适应证及缺点　　　　副高：了解　正高：掌握

喉罩主要用于安静、能合作和短期应用的成年人。此方式可避免胃肠胀气，且吸痰方便，但是对咽喉部有刺激作用并且容易脱出。

知识点5：经口气管插管的适应证　　　　副高：了解　正高：掌握

经口气管插管适用于神志不清或昏迷者、自主咳痰能力差或无的患者、需长时间应用呼吸机而又不考虑气管切开者、需紧急建立人工气道者等。

知识点6：经口气管插管的优点　　　　副高：了解　正高：掌握

插管容易、适合急救，较少无效腔，气道阻力小，利于吸痰，不易漏气等。

知识点7：经口气管插管的缺点　　　　副高：了解　正高：掌握

经口气管插管对咽喉部刺激强，清醒患者不能长时间耐受，不利于口腔护理，长时间应用可损伤牙齿、口腔、咽喉、会厌等部位，一般留置不超过7天。

知识点8：经鼻气管插管的优点　　　　副高：了解　正高：掌握

经鼻气管插管的优点：①易耐受，可留置7～14天，最长可达2个月；②易固定、不易脱出；③易于口腔护理；④对口腔和咽喉部损伤小。

知识点9：经鼻气管插管的缺点　　　　副高：了解　正高：掌握

经鼻气管插管的缺点为：①气道阻力大，不易吸痰，不适合急救；②易发生鼻出血、鼻骨折等，长时间放置会发生鼻窦炎、中耳炎等。

知识点10：气管切开的适应证　　　　副高：了解　正高：掌握

气管切开的适应证：需长期机械通气者、因上呼吸道狭窄或损伤等无法施行气管插管者、患者难以耐受气管插管而又无法脱离呼吸机者。

知识点11：气管切开的优点　　　　　　　　　　副高：了解　正高：掌握

气管切开的优点：容易清除分泌物，呼吸道阻力及无效腔明显减少，患者易耐受，可以保持数月或数年，患者可以进食，易于口腔护理。

知识点12：气管切开的缺点　　　　　　　　　　副高：了解　正高：掌握

创伤大，可发生切口出血、感染，须经常更换敷料，不适合急救，拔除气管套管后会留有瘢痕，有时会造成其管狭窄。

第六节　PEEP/CPAP 的合理应用

知识点1：呼气末正压的概念及原理　　　　　　副高：了解　正高：掌握

呼气末正压（positive expiratory end pressure，PEEP）是指在控制呼吸呼气末，气道压力不降低到零，而仍保持一定的正压水平。其产生原理是借助PEEP阀，在呼气相使气道仍保持一定的正压。

知识点2：持续气道正压的概念　　　　　　　　副高：了解　正高：掌握

持续气道正压（continuous positive airway pressure，CPAP）是指在患者有自主呼吸的情况下，在整个呼吸周期，由呼吸机向气道内输送一个恒定的新鲜正压气流，正压气流大于吸气气流。

知识点3：PEEP 和 CPAP 的作用　　　　　　　副高：了解　正高：掌握

PEEP和CPAP目前主要用于治疗低氧血症。PEEP可使萎陷的肺泡重新扩张，增加FRC和肺顺应性，改善通气和氧合，减少肺内分流，提高PaO_2，使$FiO_2 < 0.5$，有效地预防氧中毒带来的肺损害。但PEEP增加了胸内压力，可影响心血管功能，临床上应用时需选择最佳PEEP，以减轻循环功能的影响。

CPAP只能用于呼吸中枢功能正常，有自主呼吸的患者。凡是用肺内分流量增加引起的低氧血症都可应用CPAP。CPAP可用于插管患者，也可经面罩或鼻塞使用。CPAP可和SIMV、PSV等方式合用。应用CPAP时，吸气期由于正压气流大于吸气气流，患者吸气省力，自觉舒服；呼气期气道内正压，起到PEEP的作用。

知识点4：PEEP与CPAP的区别   副高：了解 正高：掌握

PEEP与CPAP的区别见表14-1。

表14-1 PEEP与CPAP的区别

PEEP	CPAP
控制呼吸时应用	自主呼吸时应用
呼气末正压	吸气和呼气时加入持续气流产生正压
静态正压	动态正压
FRC增加较少	FRC增加较多
对血流动力学影响大	对血流动力学影响小

知识点5：PEEP和CPAP的适应证   副高：了解 正高：掌握

PEEP和CPAP的适应证：①急性呼吸窘迫综合征（ARDS）；②新生儿透明膜病；③术后呼吸支持；④预防性应用PEEP/CPAP；⑤左心室衰竭和肺水肿；⑥其他疾病的治疗：肺炎、呼吸道烧伤、哮喘、支气管炎。

知识点6：最佳PEEP的概念   副高：了解 正高：掌握

最佳PEEP的概念是肺顺应性最好，萎陷的肺泡膨胀，氧分压达最高，肺内分流降至最低及氧输送最多，而对心排血量影响最小时的PEEP水平。

知识点7：CPAP的使用方法   副高：了解 正高：掌握

（1）气管内插管使用CPAP：是对危重患者常用的方法，并精确控制吸入氧浓度。但患者需耐受气管导管，同时也可能产生与插管有关的并发症。

（2）鼻导管使用CPAP：常用于婴幼儿，将鼻导管插到鼻咽部，CPAP调节到10~20cmH$_2$O，但应注意选择口径适当大小的鼻导管，并经常吸引，注意湿化，不然导管被分泌物堵塞。

（3）面罩使用CPAP：用于清醒合作的患者。但有些患者不能耐受面罩紧扣在口鼻部，并有面部皮肤压伤的可能，还有托头带引起早产婴儿小脑内出血的报道。

（4）鼻罩使用CPAP：常用于治疗睡眠时阻塞性呼吸停止，鼻罩较口罩易于耐受和安全，口腔呼吸可影响治疗效果。

（5）氧罩使用CPAP：为治疗婴儿透明膜病而设计，乳胶模拟面部的形状制成，紧密围绕在面部周围，可不用头带，不会引起皮肤损伤等。

知识点8：内源性PEEP产生的因素　　　　　　　　副高：了解　正高：掌握

内源性PEEP产生的因素有：①正压通气过度；②决定疾病因素，如哮喘和慢性阻塞性肺疾病（COPD），在常规通气时可普遍存在，内源性PEEP水平可高至2.5～15cmH$_2$O，此外也见于ARDS患者。

知识点9：内源性PEEP的危害　　　　　　　　　　副高：了解　正高：掌握

内源性PEEP可使心排血量减少，甚至可发生容量伤（肺泡破裂）和形成气胸。内源性PEEP使吸气峰压和平台压升高，这样可低估胸肺顺应性，所以在测定平台压时应减去内源性PEEP，然后计算胸肺顺应性。此外，内源性PEEP时，肺膨胀过度，吸入潮气量也较多，同时膈肌运动幅度增加，以便产生较高胸腔负压，而达到吸入足够潮气量，因此，呼吸功能增加。

第七节　机械通气的撤离

知识点1：脱机的指征　　　　　　　　　　　　　　副高：了解　正高：掌握

（1）患者血流动力学平稳，心排血量、血容量正常，无严重心律失常。
（2）患者全身情况好转，神志清楚、安静、无出汗，呼吸平稳。
（3）患者存在咳嗽反射和较强的自主咳痰能力。
（4）FiO$_2$≤0.6，CPAP＜5cmH$_2$O，PaO$_2$＞70～90mmHg，PaCO$_2$＜45mmHg和pH＞7.35。
（5）呼吸功能参数达到表14-2所示要求，可考虑逐步停机。

表14-2　脱机的呼吸参数

呼吸参数	脱机标准	正常值
氧合指数（PaO$_2$/FiO$_2$）	＞200mmHg	＞400
潮气量（V$_T$）	＞6ml/kg	5～8ml/kg
肺活量（Vc）	＞15ml/kg	65～75ml/kg
呼吸频率（RR）	＜25次/分	14～18次/分
最大吸气负压（P$_{Imax}$）	＞-25cmH$_2$O	＞-90cmH$_2$O（女） ＞-120cmH$_2$O（男）

知识点2：脱机方法　　　　　　　　　　　　　　　副高：了解　正高：掌握

T形管脱机法、SIMV脱机、Bi-PAP脱机、PSV脱机。
（1）T形管脱机法：用T形管呼吸囊作辅助呼吸，氧气气流相对较高，防止空气吸入或重复呼吸，可保持较高吸气氧浓度，一般用于短期机械通气患者而较快速脱机。也可以间断使用，如用T形管呼吸囊4小时和机械通气4小时，以后逐渐减少呼吸机支持时间，逐渐脱机。

（2）SIMV脱机：脱机设定SIMV从12次/分开始，逐渐减少至2~4次/分，如符合上述脱机指标，则可停用机械通气。在应用SIMV时，可与PSV合用，如V_T逐渐增大，呼吸频率减慢，则更易脱机。同时存在低氧血症患者，最后可单纯用CPAP，维持一段时间，待PaO_2上升后，再脱机，脱机后继续吸氧。

（3）Bi-PAP脱机：①使$F_iO_2 < 0.5$。②减少T_{high}至$I : E < 1 : 1$。③逐步调整P_{low}和P_{high}，使平均气道压力降低，使气道压差降至8~12cmH$_2$O。④减少呼吸频率至8~9次/分，进一步降低P_{high}曲和P_{low}至平均气道压，即CPAP模式，再降低CPAP至理想水平。

（4）PSV脱机：逐步降低压力支持，当压力支持小于5cmH$_2$O时，可停用呼吸机。

知识点3：脱机困难的原因   副高：了解   正高：掌握

（1）患者因素为主要原因：严重肺部疾病、呼吸肌疲劳及胸壁功能紊乱、循环功能不全、营养不良及全身情况衰弱等。

（2）呼吸机调节不当，通气不足和缺氧。

（3）气道因素：气管导管口径较细、分泌物多、气道不畅等。

（4）心理因素：脱机后患者出现恐惧心理，造成呼吸机依赖。

知识点4：重新上呼吸机的指征   副高：熟练掌握   正高：熟练掌握

（1）低氧血症：$SaO_2 < 90\%$。

（2）呼吸困难：RR>35次/分或<5次/分。

（3）心率变化：>140次/分、增快或减慢>20%。

（4）血压变化：收缩压>180mmHg或<90mmHg。

（5）患者出现烦躁、焦虑、恐惧等。

知识点5：脱机时的注意事项   副高：了解   正高：掌握

脱机时的注意事项：①应在上午医护人员较多时进行；②镇静、镇痛药和肌松药的作用已消失；③呼吸和循环功能指标符合脱机要求；④在严密观察和监测下脱机；⑤脱离呼吸机时继续吸氧。

第八节 机械通气常见并发症及处理

知识点1：气管插管或切开直接导致的并发症   副高：了解   正高：掌握

（1）气管插管：①损伤；②心血管反应。

（2）气管切开：①出血；②皮下气肿和纵隔气肿；③气胸；④空气栓塞。

知识点2：气管插管造成损伤的原因及处理	副高：了解 正高：掌握

经口或鼻插管时可能会造成从口唇或鼻腔至气管各个部位的损伤，要求操作时动作轻柔。

知识点3：气管插管引起心血管反应的原因及处理	副高：了解 正高：掌握

插管或切开时，由于机械刺激，可引起交感－肾上腺素系统兴奋，导致血压升高、心率加快或出现心律失常等，为一过性表现，可给予呼吸道黏膜麻醉预防。

知识点4：气管切开造成出血的原因及处理	副高：了解 正高：掌握

出血是气管切开最常见的早期并发症。凝血机制障碍的患者，术后出血发生率更高。切口的动脉性出血需打开切口，手术止血。非动脉性出血可通过油纱条等压迫止血，一般24小时内可改善。

知识点5：气管切开引起皮下气肿和纵隔气肿的原因及处理	
	副高：熟练掌握 正高：熟练掌握

多见于颈部，与气体进入颈部筋膜下疏松结缔组织有关。气体也可进入纵隔，导致纵隔气肿。皮下气肿和纵隔气肿本身并不会危及生命，但有可能伴发张力性气胸，需密切观察。

知识点6：气管切开导致气胸的原因及处理	副高：熟练掌握 正高：熟练掌握

胸腔顶部胸膜受损可发生气胸，多见于儿童、肺气肿等。

知识点7：气管切开引起空气栓塞的原因及处理	副高：熟练掌握 正高：熟练掌握

较少见，与气管切开时损伤胸膜静脉有关。损伤时，空气可被吸入血管，导致空气栓塞。气管切开时患者采用平卧位有助于防止空气栓塞。

知识点8：气管插管或套管长期留置的并发症	副高：了解 正高：掌握

（1）气管插管：①气道黏膜溃疡；②导管易位；③人工气道梗阻。
（2）气管切开：①切口感染；②气管切开后期出血；③气道梗阻；④吞咽困难；⑤气管食管瘘。

知识点9：气管插管长期留置导致气道黏膜溃疡的原因　　副高：了解　正高：掌握

气道黏膜溃疡主要是由气囊压力过大压迫气管壁所致，还与导管与气管间的机械摩擦、气管插管的压迫、吸痰负压过大或次数过频等有关。

知识点10：气管插管长期留置造成导管易位的原因及处理
副高：熟练掌握　正高：熟练掌握

插管过深易进入右主支气管，可造成左侧肺不张及同侧气胸。插管后应立即听诊双肺，一旦发现气胸应立刻处理，同时拍胸部X线片确认导管位置。

知识点11：气管插管长期留置造成人工气道梗阻的原因及处理
副高：了解　正高：掌握

人工气道梗阻是人工气道最严重的并发症，常危及生命。原因包括：导管扭曲、痰栓或异物阻塞管道、管道坍陷、管道远端开口嵌顿于隆突、气管侧壁或支气管。一旦发生气道梗阻，应采取以下措施：调整人工气道位置、抽出气囊气体、加强吸痰。如气道梗阻仍不缓解，则应立即重新建立人工气道。

知识点12：气管切开引起切口感染的原因及处理　　副高：熟练掌握　正高：熟练掌握

气管切开后切口感染较常见，感染切口的细菌可能侵袭至下呼吸道，须加强局部护理。

知识点13：气管切开后期出血的原因　　副高：熟练掌握　正高：熟练掌握

与感染组织侵蚀切口周围血管有关，如无名动脉破裂出血会危及生命。

知识点14：气管切开造成气道梗阻的原因及处理　　副高：熟练掌握　正高：熟练掌握

气管套管被黏稠分泌物附着或形成结痂、气囊偏心疝入管道远端、气管套管远端开口顶住气管壁等均可导致气道梗阻。一旦发生，需紧急处理。

知识点15：气管切开造成吞咽困难与气管食管瘘的原因及处理
副高：熟练掌握　正高：熟练掌握

（1）吞咽困难：与气囊压迫食管或管管对软组织牵拉影响吞咽反射有关。气囊抽气或拔除气管切开管后可缓解。

（2）气管食管瘘：主要由气囊长时间压迫及局部低灌注引起。

知识点16：机械通气直接引起的并发症　　　　副高：了解　正高：掌握

机械通气直接引起的并发症主要有：通气不足、通气过度、气压伤、呼吸机相关性肺炎、氧中毒、肺不张、心血管系统并发症（低血压、休克和心律失常）、消化系统并发症（胃肠胀气、上消化道出血）、肾功能不全、精神障碍。

知识点17：通气不足的原因　　　　副高：了解　正高：掌握

（1）呼吸机回路漏气：套囊充气不足；呼吸机管道连接不紧；湿化器连接松动等。

（2）呼吸机参数调节不当：气道压力高限设置过低；压控时吸气压力水平不足；容控时潮气量设置不足等。

（3）压控模式下，出现胸肺顺应性下降或呼吸道阻塞时。

（4）机体代谢率明显增加时，没有相应的调整呼吸机参数，会发生相对通气不足。

（5）人机对抗：表现为$PaCO_2$升高和/或PaO_2下降。

知识点18：通气不足的处理　　　　副高：了解　正高：掌握

通气不足的处理要点：①检查呼吸回路；②调高呼吸机参数；③消除人机对抗，必要时抑制自主呼吸后应用控制通气。

知识点19：通气过度的原因　　　　副高：熟练掌握　正高：熟练掌握

通气过度常见原因为呼吸机设置参数过高，包括潮气景、呼吸频率、压控时的吸气压或PSV的支持压力等，或患者自主呼吸增多时，辅助呼吸量没有相应减少。表现为$PaCO_2$下降，出现呼吸性碱中毒。

知识点20：通气过度的预防及处理　　　　副高：熟练掌握　正高：熟练掌握

应注意血气分析结果，及时调整通气量。适当降低预设通气量或压力支持水平，必要时适当给予镇静药抑制自主呼吸或延长气管导管，增加无效腔量。纠正碱中毒和由此引起低钾血症。

知识点21：气压伤的原因　　　　副高：熟练掌握　正高：熟练掌握

正压通气时，吸气峰压过高、PEEP过大、吸气流速过快、吸气时间过长或存在肺大疱时，平均气道压升高或出现部分肺泡过度膨胀，可造成呼吸道或肺泡壁损伤，表现为气胸、纵隔气肿、皮下气肿、肺间质积气、气腹等，气胸最常见。

知识点22：气压伤的预防及处理　　　　　副高：熟练掌握　正高：熟练掌握

及时调整呼吸机参数防止气道压过高。有肺大疱者，应用低压、小潮气量通气。出现气胸时，应及时给予胸腔闭式引流。

知识点23：呼吸机相关性肺炎的病因　　　　副高：了解　正高：掌握

（1）人工气道建立后，呼吸道失去空气净化、湿化功能，黏膜干燥、屏障功能受损，纤毛运动减弱，对呼吸道分泌物的清除和病原菌侵袭的防御能力下降。

（2）胃肠道反流和误吸及气囊周围、呼吸机管路、湿化器等部位的病原菌都会增加肺部感染的机会。

（3）应用呼吸机的患者大部分病情危重，机体抵抗力较低，糖皮质激素和免疫抑制药的应用会削弱机体自身免疫力。

知识点24：呼吸机相关性肺炎的防治原则　　　副高：了解　正高：掌握

避免交叉感染、严格无菌操作、加强人工气道管理、对呼吸道管路严格消毒、对吸入气体加温加湿、防止反流与误吸、针对病原菌选择敏感抗生素、加强营养支持等。

知识点25：氧中毒的原因及处理　　　　　副高：熟练掌握　正高：熟练掌握

长时间吸入高浓度氧，可出现氧中毒，表现为肺泡表面活性物质减少、Ⅱ型肺泡细胞增生、毛细血管通透性增加、肺间质水肿，以及高浓度氧可使肺泡氮气压下降，出现肺不张。氧中毒早期患者可出现刺激性干咳、胸骨后疼痛、胸闷，是高浓度氧作用于气道黏膜所致，后期可出现呼吸窘迫、呼吸衰竭。防止氧中毒应尽量使$FiO_2 < 50\%$，必要时可通过增加PEEP来改善氧合。

知识点26：肺不张的原因及处理　　　　　副高：熟练掌握　正高：熟练掌握

肺不张常见于：气管插管进入一侧主支气管、痰液阻塞、长时间吸纯氧或潮气量过小等。较低浓度吸氧和大潮气量可预防肺不张。如有气管插管易位应及时调整导管位置。

知识点27：心血管系统并发症的原因及处理　　副高：熟练掌握　正高：熟练掌握

（1）低血压、休克：正压通气时，胸腔内压升高，回心血量减少，心排血量下降。同时，肺泡压力升高会压迫肺血管，右心负荷增大，左心室回血量减少，扩大的右心室压迫左心室流出道会进一步减少左心室排血量，最终导致低血压、休克。处理原则：补足血容量；

降低平均气道压，减小PEEP；必要时应用血管活性药物。

（2）心律失常：主要与呼吸机应用过程中出现的缺血、缺氧、酸碱失衡、电解质紊乱或应用洋地黄类药物等相关。处理原则：积极寻找心律失常的原因，对因处理，不急于应用抗心律失常药。

知识点28：消化系统并发症的原因及处理　　　　副高：熟练掌握　正高：熟练掌握

（1）胃肠胀气：面罩无创通气时，气道峰压超过贲门括约肌压力时，气体会进入胃肠道；气管套管气囊充气不是时，气体可由气道反流入食管；存在气管-食管瘘时，气体可直接进入胃肠道。胃肠减压可有效地减轻胃肠胀气。气管-食管瘘时可选择较长的气管插管或套管。低钾血症者应及时纠正。

（2）上消化道出血：需要应用呼吸机的患者，往往病情危重，存在严重的呼吸衰竭，易出现应激性溃疡或急性胃黏膜病变，导致上消化道出血；正压通气时，胸腔内压升高，胃肠道充血，也可引起消化道出血。

知识点29：肾功能不全的原因及处理　　　　副高：熟练掌握　正高：熟练掌握

正压通气时，胸腔内压力升高，静脉回流减少，抗利尿激素释放增加，导致机体水钠潴留；静脉回流减少，使心脏前负荷降低，导致心排血量降低，使肾脏血流灌注下降。机械通气过程，应维持正常的血压、血容量，保护肾功能，选择对循环影响小的通气模式。必要时给予利尿药，甚至血液净化治疗。

知识点30：精神障碍的原因及处理　　　　副高：熟练掌握　正高：熟练掌握

精神障碍较常见，表现为恐惧、焦虑、紧张，与睡眠差、疼痛、无法语言交流、对治疗的无知及呼吸道管理造成的强烈刺激有关。对此类患者，应进行耐心细致地心理疏导。必要时给予镇静和抗焦虑药。

第九节　机械通气的注意事项

知识点1：机械通气时对漏气的检查　　　　副高：了解　正高：掌握

存在漏气时，不能保证足够的通气量。检查机器各连接处密闭情况和气管插管气囊充气程度，常可发现有无漏气，气囊充气至送气时口腔内无气流声为止。

知识点2：自主呼吸与呼吸机协调的观察与处理　　　　副高：了解　正高：掌握

呼吸机的主要作用是维持有效通气量，自主呼吸消失或微弱的患者，采用控制呼吸多无困难。呼吸急促，躁动不安或呼吸节律不规则的危重患者，常出现自主呼吸难与呼吸机协调甚至对抗，导致通气量不足，加重缺氧及二氧化碳潴留。自主呼吸与呼吸机不协调时应及时查找原因。常见原因：①痰液阻塞或连接管道漏气。②频繁咳嗽、咳痰、疼痛或恶心呕吐。③神志不清、烦躁不安。④呼吸机参数调整不当，通气量不足。

如无上述原因，为使两者协调，一方面说明治疗意义争取患者合作，另一方面对躁动不合作者，可用简易呼吸机作适应性诱导或使用镇静剂和肌松剂。

知识点3：机械通气量大小合适时的表现	副高：了解　正高：掌握

（1）呼吸平稳，与呼吸机协调合拍；血压、脉搏趋于平稳；神志清楚者表现为安静，不清楚者逐步转为清醒。

（2）胸、腹部随呼吸起伏，两肺呼吸音适中。

（3）血气分析：急性呼吸衰竭者逐渐恢复正常水平；慢性呼吸衰竭者逐渐达到急性发作前水平。

（4）现代呼吸机可检测呼出潮气量及通气量，并为合理调整通气量提供可靠依据。

知识点4：机械通气量过大、过小的原因	副高：了解　正高：掌握

（1）通气量不足常见原因：①通气量选择过小；②没有随病情变化及时调整通气量；③呼吸机管路漏气；④呼吸道阻塞。

（2）通气量过大原因：①通气量选择过大；②气道阻塞时或病情需要较大通气量，缓解后来能及时减少通气量。

知识点5：机械通气对保持呼吸道通畅的要求	副高：了解　正高：掌握

呼吸机的工作原理是借人工或机械装置产生通气。呼吸道通畅才能实现通气效果。注意呼吸道湿化，有效地排除痰液。吸痰前可用5ml生理盐水先稀释痰液再抽，同时配合翻身拍背、体位引流。采用滴入法湿化时，吸痰与湿化最好同时进行。

知识点6：机械通气对给氧的要求	副高：了解　正高：掌握

单纯肺外原因所致呼吸衰竭（通气障碍）者，氧浓度一般用30%～40%应根据肺部疾病和给氧后面色、脉搏的改变决定给氧浓度。一般氧浓度不应超过60%，目前认为长期吸入40%～50%的氧不会发生氧中毒。

第四篇
急救常用药物

血管活性药-肾
上腺受体激动剂

急性抗栓药-
阿司匹林

第十五章　生命支持抢救用药

抗微生物药-
大环内酯类

平喘药-
茶碱类

第一节　肾上腺素

知识点1：肾上腺素的作用及用途	副高：熟练掌握　正高：熟练掌握

　　肾上腺素（adrenaline）具有α与β受体双重兴奋作用。刺激α受体增加外周血管阻力，提高主动脉舒张压或平均动脉压，从而增加心、脑等重要器官的血流灌注；刺激β受体，增加心肌的兴奋性，增强心肌收缩力，加快心率，并可使心室细颤变为粗颤，易于除颤。目前仍被认为是用于心肺复苏以改善血流动力学状态、改善冠脉和脑灌注压的最有效药物。

　　肾上腺素也用于需要强心、升压的非心脏骤停患者，例如用于阿托品无效的严重窦性心动过缓的患者；还用于变态反应所致的血流动力学不稳定（过敏性休克）和/或呼吸窘迫（支气管哮喘）的患者。

知识点2：肾上腺素的用法与用量	副高：熟练掌握　正高：熟练掌握

　　（1）抢救过敏性休克：0.5～1mg皮下、肌内或静脉注射；疗效不好可4～8mg加入500～1000ml 5%葡萄糖液中静滴。

　　（2）心脏骤停：稀释后心内注射或静脉注射，每次0.1～1mg，必要时可每隔5分钟重复。

　　（3）支气管哮喘：皮下或肌注0.25～0.5mg，必要时可每隔20分钟至4小时重复，逐渐增量至1次1mg。

（4）作为血管收缩药用于麻醉期间，肾上腺素在蛛网膜下腔阻滞时宜偏高（1∶10000），总量以0.3mg为度；浸润局麻时宜偏低（1∶100000或1∶200000），总量不得超过1mg。

（5）小儿常用量：按体表面积0.3mg/m^2。

知识点3：使用肾上腺素的注意事项　　　副高：熟练掌握　正高：熟练掌握

（1）有心悸、不安、血压升高、心律失常等不良反应。

（2）高血压、心脏病、糖尿病、甲亢、洋地黄中毒、外伤性及出血性休克、心源性哮喘忌用。

（3）避光保存，变色不可用。

（4）口服无效。

第二节　去甲肾上腺素

知识点1：去甲肾上腺素的作用及用途　　　副高：熟练掌握　正高：熟练掌握

去甲肾上腺素（norepinephrine）主要作用于α受体，而刺激心脏β$_1$受体的作用轻微，对β$_2$受体几无作用，与肾上腺素相比，其血管收缩效应突出，正性肌力效应较弱，并反射性地引起心率减慢。临床应用主要是其升压作用，对心排血量的影响取决于血管阻力的大小、左心室功能状态以及各种反射的强弱。

去甲肾上腺素主要用于严重低血压和周围血管阻力降低，尤其是对多巴胺无效的严重低血压和低外周血管阻力。该药通常能降低肾脏和肠系膜血管阻力，在脓毒症中可提高肾血流量和尿量，但低血容量时应用不当可增加心肌耗氧量。

知识点2：去甲肾上腺素的用法与用量　　　副高：熟练掌握　正高：熟练掌握

（1）静滴：用1～2mg加入生理盐水或5%葡萄糖100ml内静滴，待血压升至所需水平后，减慢滴速，以维持血压于正常范围。如效果不好，应改用其他升压药。对危急病例可用1～2mg稀释到10～20ml，徐徐推入静脉，同时根据血压以调节其剂量，待血压回升后，再用滴注法维持。

（2）口服：治上消化道出血，每次服注射液1～3ml（1～3mg），3次/天，加入适量冷盐水服下。

知识点3：使用去甲肾上腺素的注意事项　　　副高：熟练掌握　正高：熟练掌握

（1）高血压、动脉粥样硬化、器质性心脏病、肾功能不全者禁用。

（2）孕妇禁用。

（3）甲亢和糖尿病患者慎用。

（4）去甲肾上腺素给药时不可与碱性溶液在同一输液管道内混合。

第三节 多 巴 胺

知识点1：多巴胺的作用及用途	副高：熟练掌握 正高：熟练掌握

多巴胺（dopamine）属于儿茶酚胺类药物，为去甲肾上腺素的前体，既可激动α受体和β受体，还可激动多巴胺受体。有增强心脏收缩力、收缩周围血管、升高血压的作用，并可通过多巴胺受体扩张内脏血管，尤其增加肾血流量。用于治疗低血压和各种休克，尤其伴有肾功能不全、心排血量降低的患者。

知识点2：多巴胺的用法与用量	副高：熟练掌握 正高：熟练掌握

静滴：20～40mg加入5%葡萄糖溶液100ml内，按75～100μg/min的速度静滴，根据血压调整滴速。

知识点3：使用多巴胺的注意事项	副高：熟练掌握 正高：熟练掌握

（1）使用本品前应补充血容量及纠正酸中毒。
（2）嗜铬细胞瘤、心动过速或心室颤动者禁用。
（3）急性心肌梗死、动脉粥样硬化、高血压、甲亢、糖尿病、血管阻塞性疾病患者慎用。

第四节 异丙肾上腺素

知识点1：异丙肾上腺素的作用及用途	副高：熟练掌握 正高：熟练掌握

异丙肾上腺素（isoprenaline）为β受体兴奋剂，对支气管扩张作用较肾上腺素强，在治疗剂量时无升压的不良反应。能增加心脏收缩力及心排血量，兴奋心脏的窦房结和房室结，扩张小血管，加大脉压。临床常用于哮喘发作时的控制症状，一般用气雾剂吸入，也可舌下含服，几分钟内即见效。但维持时间不长（多数不到1小时）。还适用于抗休克治疗（心源性休克、感染性休克）以及急救心脏房室传导阻滞等。

知识点2：异丙肾上腺素的用法与用量	副高：熟练掌握 正高：熟练掌握

舌下含服，每次10mg，3次/天，1天量不超过60mg，为求速效，用0.25%～0.50%的气雾剂吸入，每次吸入0.5～1.0ml，2～4次/天，重复使用间隔不得少于2小时。抗休克，在初步扩充血容量以后应用。一次量为200ml液体内加入本品0.2～0.4mg，根据心率调整滴速，

必要时可适当增加药物浓度（可至 1～2mg）；心脏骤停时向心腔内注射 0.5～1.0mg；三度房室传导阻滞，心率低于 40 次 / 分时，可用 0.5～1.0mg 溶于 5% 葡萄糖液 200～300ml 内，缓慢维持滴注。

知识点3：使用异丙肾上腺素的注意事项	副高：熟练掌握　正高：熟练掌握

（1）常见的不良反应为心悸、心动过速、头痛、眩晕、恶心等。

（2）长期使用可致耐受性。

（3）伴有心绞痛、心肌梗死、甲状腺功能亢进、嗜铬细胞瘤患者禁用。

（4）对普萘洛尔有拮抗作用；与其他肾上腺素能激动药合用时可增效，不良反应也增多。

第五节　多巴酚丁胺

知识点1：多巴酚丁胺的作用及用途	副高：熟练掌握　正高：熟练掌握

多巴酚丁胺（dobutamine）是一种合成的儿茶酚胺类药物，主要通过激动 β_1 受体发挥作用，具有很强的正性肌力效应，在增加心排血量的同时伴有左心室充盈压的下降，且具有剂量依赖性。用于心源性休克（特别是急性心梗或其他原因所致心肌收缩力减弱）或由于心排出量降低所引起的各种休克，也用于低排血量性心力衰竭或各种顽固性心衰。

知识点2：多巴酚丁胺的用法与用量	副高：熟练掌握　正高：熟练掌握

静滴：20mg 多巴酚丁胺加入 5% 葡萄糖溶液 250～500ml 中静滴，常用量每分钟 2.5mg/kg。本药可产生耐药性，连日应用可降低疗效，加大剂量可克服。

知识点3：使用多巴酚丁胺的注意事项	副高：熟练掌握　正高：熟练掌握

（1）可有心悸、恶心、头痛、胸痛、气短等。

（2）梗阻性肥厚型心肌病不宜使用。不宜与 β 受体阻滞剂合用。

（3）用药期间需监测心电图、血压、心排血量，有可能时应测定中心静脉压。

（4）严重心脏流出道梗阻禁用。

第六节　间　羟　胺

知识点1：间羟胺的作用及用途	副高：熟练掌握　正高：熟练掌握

间羟胺（metaraminol）主要激动 α 受体，升压效果比去甲肾上腺素稍弱，但较持久，有

中度加强心脏收缩的作用；可增加脑及冠状动脉的血流量。适用于各种休克及手术时低血压。一般用量时，不致引起心律失常，因此也可用于心肌梗死性休克。

知识点2：间羟胺的用法与用量　　　　　　　　副高：熟练掌握　　正高：熟练掌握

（1）静注：10～20mg/次，直接缓注。

（2）静滴：15～100mg/次，根据血压调整滴速。

知识点3：使用间羟胺的注意事项　　　　　　　副高：熟练掌握　　正高：熟练掌握

甲亢、高血压、糖尿病、心脏病患者慎用。

第十六章 抗心律失常药物

第一节 Ⅰ 类抗心律失常药

知识点1：Ⅰ类抗心律失常药物的药理作用　　　副高：熟练掌握　正高：熟练掌握

阻滞快钠通道，降低0相上升速率（Vmax），减慢心肌传导，有效地终止钠通道依赖的折返。

知识点2：Ⅰ类抗心律失常药物的分类　　　副高：熟练掌握　正高：熟练掌握

Ⅰ类药物根据药物与通道作用动力学和阻滞强度的不同又可分为 Ⅰa、Ⅰb 和 Ⅰc 类，其中 Ⅰb 类药物与钠通道的结合/解离时间常数 < 1 秒，Ⅰc 类药物 ≥ 12 秒，介于两者之间者为 Ⅰa 类药物。

知识点3：使用Ⅰ类抗心律失常药物的注意事项　　　副高：熟练掌握　正高：熟练掌握

Ⅰ类药物与开放和失活状态的通道亲和力大，因此呈使用依赖，对病态心肌、严重心功能障碍和缺血心肌特别敏感，应用要谨慎，尤其 Ⅰc 类药物，易诱发致命性心律失常。

知识点4：奎尼丁的作用及用途　　　副高：熟练掌握　正高：熟练掌握

奎尼丁（quinidine）为广谱抗心律失常药物，除膜稳定作用外，还有：①α受体阻滞作用，使血管扩张，体循环和肺循环压力降低；②β受体阻滞作用，抑制心脏收缩功能，但此效应可被α受体阻滞的血压下降所引起的反射性交感神经兴奋所抵消；③迷走神经抑制作用，可增强房室传导，使心室率加快，尤其在治疗房扑、房颤时多见。口服适用于房性期前收缩、心房颤动、心房扑动、阵发性室上性心动过速、预激综合征合并室上性心律失常、室性期前收缩、室性心动过速的治疗及经电转复后预防心房颤动或心房扑动的维持治疗。

知识点5：奎尼丁的用法与用量　　　副高：熟练掌握　正高：熟练掌握

（1）口服：治疗前1天口服0.2g，观察1小时，无反应开始治疗。第1天0.2g/2h，连续

5次；如无效第2天0.3g/2h，共5次；仍无效第3天0.4g/2h，共5次；无效为治疗失败，每日总量不超过2.0g。若有效，转复窦性后改为维持量0.2g，6～8小时/次。

（2）静注：在十分必要时采用，并须在心电监护下进行，0.25g/次，以5%葡萄糖液稀释至50ml缓慢静注。小儿2ml/kg。

| 知识点6：使用奎尼丁的注意事项 | 副高：熟练掌握　正高：熟练掌握 |

（1）纠正心房颤动、心房扑动时应先给洋地黄饱和量，以免转变心律后心搏加快，导致心力衰竭。

（2）每次给药前应仔细观察心律和血压改变。

（3）用于房颤患者时，注意栓子脱落产生的栓塞病变。

（4）严重心肌损害的患者和孕妇、奎尼丁过敏、青光眼、高度房室传导阻滞、长QT综合征、病态窦房结综合征（SSS）患者禁用。慎与β受体阻滞药、维拉帕米同用。

| 知识点7：普鲁卡因胺的作用及用途 | 副高：熟练掌握　正高：熟练掌握 |

普鲁卡因胺（procainamide）的电生理作用、药理作用与奎尼丁一致，主要用于室性心律失常，对室性期前收缩和室性心动过速疗效好。但对房性心律失常的疗效不如奎尼丁。也用于预激综合征合并房颤，或鉴别不清的室性或室上性来源的宽QRS心动过速。本药可口服也可静注。但它可引起血压降低，必要时可同时应用升压药物。

| 知识点8：普鲁卡因胺的用法与用量 | 副高：熟练掌握　正高：熟练掌握 |

（1）紧急复律：静注每5分钟100mg或20分钟200mg，直至有效或总量达到1000～2000mg。有效后以每分钟1～4mg静滴维持。口服500mg，每2小时1次，共5次。如无效次日改为750mg每2小时1次，共5次。维持量250～500mg，每4～6小时1次。

（2）治疗和预防早搏：口服250～750mg，每4～6小时1次。本药还可肌注，200～400mg/次，每4～6小时1次。

| 知识点9：使用普鲁卡因胺的注意事项 | 副高：熟练掌握　正高：熟练掌握 |

（1）口服常见药热、粒细胞减少、胃肠道反应。

（2）静注可产生低血压及QRS波增宽。

（3）洋地黄中毒致心律失常不宜用，肝肾疾病、支气管哮喘慎用。

（4）严重心力衰竭、高度房室传导阻滞、长QT综合征、严重肝肾功能损害患者禁用。

知识点10：利多卡因的作用及用途　　　　　　　副高：熟练掌握　　正高：熟练掌握

利多卡因（lidocaine）对短动作电位时程的心房肌无效，因此仅用于室性心律失常。

（1）治疗各种原因特别是急性心肌梗死引起的室性心律失常，包括室性期前收缩、室性心动过速和室颤。

（2）对室上性心律失常基本无效，但对强心苷引起的心律失常不论室性或室上性均有效。

（3）急性心肌梗死发生后，立即应用，可预防心律失常的发生，电复律后应用可预防室颤。

知识点11：利多卡因的用法与用量　　　　　　　副高：熟练掌握　　正高：熟练掌握

（1）500～100mg加入5%葡萄糖液20ml内静注，若无效，5～10分钟可重复，2小时内不超过3次。有效后1～3mg/min静滴维持。

（2）室颤时心腔内注射1次100～200mg。

知识点12：使用利多卡因的注意事项　　　　　　副高：熟练掌握　　正高：熟练掌握

（1）二、三度房室传导阻滞、严重病态窦房结综合征者忌用。
（2）对本品过敏及有癫痫在发作者忌用。
（3）肝功能障碍、心衰或休克者慎用。

知识点13：美西律的用法用量　　　　　　　　　副高：熟练掌握　　正高：熟练掌握

利多卡因有效者口服美西律（mexiletine）亦可有效，起始剂量100～150mg，每8小时/次，根据临床反应2～3天或以后可增减50mg/次。

知识点14：美西律的不良反应　　　　　　　　　副高：熟练掌握　　正高：熟练掌握

神经系统的不良反应较常见，有眩晕、震颤、运动失调、语音不清、视物模糊等。

知识点15：使用美西律的注意事项　　　　　　　副高：熟练掌握　　正高：熟练掌握

美西律宜与食物同服，以减少消化道反应。有效血药浓度与中毒血药浓度接近，使用剂量不宜过大。

知识点16：普罗帕酮的作用及用途　　　　　副高：熟练掌握　　正高：熟练掌握

普罗帕酮（propafenone）适用于预防和治疗心室性或心室上性异位搏动、心室性或心室上性心动过速、预激综合征、电复律后室颤发作等。

知识点17：普罗帕酮的用法与用量　　　　　副高：熟练掌握　　正高：熟练掌握

（1）口服：治疗量，1日300～900mg，分4～6次服用；维持量，1日300～600mg，分2～4次服用。宜在饭后与饮料或食物同时吞服，不得嚼碎。

（2）静推：必要时可在严密监护下作静推，每8小时静推70mg，或在一次静推后继以静滴（20～40mg/h）。

知识点18：使用普罗帕酮的注意事项　　　　副高：熟练掌握　　正高：熟练掌握

（1）严重心力衰竭、心源性休克、严重心动过缓，窦房性、房室性、室内传导阻滞，病态窦房结综合征、明显低血压者禁用。

（2）电解质紊乱、严重阻塞性肺部疾患者禁用。

（3）严重心肌损害者禁用。

（4）妊娠、哺乳期妇女慎用。

知识点19：莫雷西嗪的作用及用途　　　　　副高：熟练掌握　　正高：熟练掌握

莫雷西嗪（moricizine）对大鼠、狗等动物多种心律失常模型具有显著的抗快速性心律失常作用，其作用与奎尼丁相似，对呼吸、血压、心率及心肌收缩力无明显影响；还具有扩张冠状血管、解痉和抗M-胆碱能作用；对小鼠灌胃给药LD_{50}为282mg/kg，对大白鼠和狗的长期（3～6个月）毒性试验表明，本品毒性低，对主要脏器无明显损伤，无致畸、致突变作用。临床用于室性、房性期前收缩、阵发性室上速、短阵心室速等。

知识点20：莫雷西嗪的用法与用量　　　　　副高：熟练掌握　　正高：熟练掌握

（1）口服：成年人每次25mg，3～5次/天。

（2）肌内注射：将该药2.5%溶液2ml加入0.5%普鲁卡因溶液1～2ml中注入。

（3）静脉注射：将该药2.5%溶液2ml，加入10ml生理盐水或5%葡萄糖液中，于2～5分钟内缓慢注射，2次/天。

知识点21：使用莫雷西嗪的注意事项　　　　副高：熟练掌握　　正高：熟练掌握

（1）可有轻度恶心、头晕、食欲不振、口周麻木等不良反应。

（2）原有心动过缓或心室性传导阻滞者，可引起窦房传导阻滞及QRS波增宽，但停药后即可恢复。

第二节 Ⅱ类抗心律失常药

知识点1：Ⅱ类抗心律失常药的药理作用　　　副高：熟练掌握　正高：熟练掌握

Ⅱ类抗心律失常药阻滞β肾上腺素能受体，降低交感神经兴奋，减轻由β受体介导的心律失常。此外，该类药能降低I_{Ca-L}、起搏电流（I_f），因而可抑制窦房结自律性，减慢窦性心律，也能减慢房室结传导，对病态窦房结综合征或房室传导障碍者作用特别明显。长期口服对病态心肌细胞的复极时间可能有所缩短，能降低缺血心肌的复极离散度，并能提高致颤阈值。用于控制窦性和室上性心动过速、控制心房纤颤或心房扑动的心室率，也可减少房性和室性期前收缩，减少室速的复发，尤其对于急性心肌梗死、心肌梗死后、心力衰竭者的室速/室颤、房颤的一级与二级防治具有十分重要的地位。

知识点2：使用Ⅱ类抗心律失常药的注意事项　　　副高：熟练掌握　正高：熟练掌握

严重心动过缓、高度房室传导阻滞、病态窦房结综合征、重度心力衰竭不稳定期、低血压、有外周灌注不足者禁用。抑郁症、支气管痉挛性疾病、外周血管疾病，以及应用胰岛素治疗的患者慎用。此外，可能掩盖甲状腺功能亢进症和低血糖的表现。

知识点3：普萘洛尔的作用及用途　　　副高：熟练掌握　正高：熟练掌握

普萘洛尔（propranolol）为β肾上腺素能受体阻滞剂，阻断心肌的β受体，减慢心率，抑制心脏收缩与房室传导，循环血流量减少，心肌氧耗量降低。临床上用于治疗多种原因所致的心律失常，如房性及室性期前收缩（效果较好）、窦性及室上性心动过速、心房颤动等，但室性心动过速宜慎用。锑剂中毒引起的心律失常，当其他药物无效时，可试用本品。也可用于心绞痛、嗜铬细胞瘤（手术前准备）等。治疗心绞痛时，常与硝酸酯类合用，可增高疗效，并互相抵消不良反应。对高血压有一定疗效，不易引起直立性低血压为其特点。

知识点4：普萘洛尔的用法与用量　　　副高：熟练掌握　正高：熟练掌握

（1）口服：10～30mg/d，分3～4次服用。
（2）治疗心绞痛和高血压时可逐渐增加剂量每日达100mg。
（3）治疗梗阻性肥厚型心肌病每日可达200mg。
（4）静注：5mg加入5%葡萄糖液20～40ml中以0.5～1mg/min速度滴入。
（5）静滴：5mg加入5%葡萄糖液200ml中，以1mg/min速度滴入、滴注过程要严密观察血压、心律、心率变化，如心率转慢立即停药。一般总量不应超过10mg。

知识点5：使用普萘洛尔的注意事项　　副高：熟练掌握　正高：熟练掌握

不良反应有眩晕、头昏、心率减慢、支气管痉挛、皮疹。支气管哮喘、心源性休克、心传导阻滞（二～三度房室传导阻滞）、重度心力衰竭、窦性心动过缓者应禁用。有过敏史、充血性心衰、糖尿病、肺气肿或非过敏性支气管炎、肝功能不全、甲状腺功能低下、雷诺综合征或其他用围血管疾病、肾功能减退应慎用。

知识点6：艾司洛尔的作用及用途　　副高：熟练掌握　正高：熟练掌握

艾司洛尔（esmolol）心脏选择性的β受体阻滞，作用时间短。此外，也用于主动脉夹层分离、高血压脑病、脑卒中和围术期患者。

知识点7：艾司洛尔的用法与用量　　副高：熟练掌握　正高：熟练掌握

负荷量0.5mg/kg，1分钟静脉注射，继之以0.05mg/（kg·min）静脉滴注，静脉滴注5分钟未获得预期反应（心率达到预定目标，且血压不能过低），重复上述负荷量，后继以0.1mg/（kg·min）静脉滴注，如病情需要，可重复上述过程，但静脉滴注最大维持量一般不超过0.2mg/（kg·min），用药时间不超过48小时。

知识点8：使用艾司洛尔的注意事项　　副高：熟练掌握　正高：熟练掌握

注意避免渗漏，以防注射局部静脉炎。

第三节　Ⅲ类抗心律失常药

知识点1：Ⅲ类抗心律失常药的作用　　副高：熟练掌握　正高：熟练掌握

基本为钾通道阻滞，延长心肌细胞动作电位时限，延长复极时间与有效不应期，有效终止各种微折返，能有效地防颤、抗颤。

知识点2：胺碘酮的作用特点　　副高：熟练掌握　正高：熟练掌握

胺碘酮（amiodavone）具有直接作用于冠脉血管平滑肌，增加冠脉流量；降低外周阻力并且减慢心率，从而降低心肌耗氧量；负性肌力作用轻或无等血流动力学特点。

知识点3：胺碘酮的用途　　副高：熟练掌握　正高：熟练掌握

胺碘酮适用于室上性和室性心律失常的治疗，是转复房颤以及转复后维持窦律的最常用药物；对快速房颤、房扑伴左心室功能不全，或急性心肌梗死伴房颤者，可作为一线药物使用控制心室率；伴有充血性心力衰竭的宽QRS心动过速，除电复律，胺碘酮属药物首选；对室颤，或持续性室速患者，在电除颤和使用肾上腺素后，使用胺碘酮（见复苏药物）；也可控制血流动力学稳定的室速，致心律失常反应少。

知识点4：胺碘酮控制快速心室率的用法用量	副高：熟练掌握　正高：熟练掌握

控制快速心室率，静脉注射负荷量150mg（3～5mg/kg），10分钟注入，15～30分钟或以后可重复，随后1～1.5mg/min静脉滴注6小时，以后根据病情逐渐减量至0.5mg/min，24小时总量一般不超过1.2g，最大不超过2.0g。

知识点5：胺碘酮用于房颤转复和维持窦性心律的用法用量	
	副高：熟练掌握　正高：熟练掌握

用于房颤转复和维持窦性心律可采用口服和静脉、口服两种方式，其中口服对于住院患者一般1.2～1.8g/d，分次服，直至总量10g，然后200～400mg/d维持；院外患者一般600～800mg/d分次服，直至总量10g，然后200～400mg/d维持；静脉或口服5～7mg/kg静脉注射30～60分钟，然后1.2～1.8g/d持续静脉滴注或分次口服，直至总量10g，再以200～400mg/d维持。

知识点6：胺碘酮静脉应用的不良反应	副高：熟练掌握　正高：熟练掌握

静脉应用的主要不良反应为低血压（往往与注射过快有关）和心动过缓，此药含碘量高，长期应用心外不良反应较多，如甲状腺功能改变、日光敏感性皮炎、角膜色素沉着等。

知识点7：使用胺碘酮的注意事项	副高：熟练掌握　正高：熟练掌握

在常用的维持剂量下很少发生肺纤维化，但仍应注意询问病史和查体，定期摄胸部X线片，以早期发现此并发症。服药期间QT间期均有不同程度的延长，一般不是停药的指征。对老年人或窦房结功能低下者，胺碘酮进一步抑制窦房结，窦性心率<50次/分者，宜减量或暂停用药。

知识点8：索他洛尔的用途与用法用量	副高：熟练掌握　正高：熟练掌握

索他洛尔（sotalol）用于室上性和室性心律失常的治疗。常用剂量80～160mg，2次/天，口服。

| 知识点9：索他洛尔的不良反应及注意事项 | 副高：熟练掌握　正高：熟练掌握 |

（1）索他洛尔的半衰期较长，由肾脏排出。不良反应与剂量有关，随剂量的增加，尖端扭转室速发生率上升。

（2）电解质紊乱如低钾、低镁可加重索他洛尔的毒性作用。用药期间应监测心电图变化，当QTc≥0.55秒时应考虑减量或暂时停药。

（3）哮喘或慢性阻塞性肺疾病、窦性心动过缓、病态窦房结综合征、高度房室传导阻滞、心力衰竭者禁用。肾功能不全、糖尿病或有自发性低血糖史、进展性甲状腺功能亢进症患者慎用。

| 知识点10：异布利特的用法与注意事项 | 副高：熟练掌握　正高：熟练掌握 |

异布利特（ibutilide）用于转复近期发生的房颤。成年人体重≥60kg者用1mg、体重<60kg者用0.01mg/kg，溶于5%葡萄糖50ml内静脉注射，如病情需要，10分钟后可重复，房颤终止则立即停用。肝肾功能不全者无需调整剂量，用药中应监测QTc变化。可能出现心律失常恶化包括Tdp、血压异常。

| 知识点11：多非利特的用法与注意事项 | 副高：熟练掌握　正高：熟练掌握 |

多非利特（dofetilide）用于近期房颤的转复及维持窦性心律。该药可以有效转复房颤并保持窦性心律，不增加心力衰竭患者死亡率，可用于严重左心室功能障碍者。该药延长QT间期，并导致Tdp，占1%～3%。口服常用剂量0.25～0.5mg，1天2次，肾功能不全者减为0.25mg，1天1次。

| 知识点12：溴苄胺的用法 | 副高：熟练掌握　正高：熟练掌握 |

溴苄胺用于其他药物无效的严重室性心律失常。常用5～10mg/kg，10分钟以上静脉注射。

第四节　Ⅳ类抗心律失常药

| 知识点1：Ⅳ类抗心律失常药物的药理作用 | 副高：熟练掌握　正高：熟练掌握 |

Ⅳ类抗心律失常药物为钙通道阻滞药，主要阻滞心肌细胞I_{Ca-L}介导的兴奋至收缩偶联，减慢窦房结和房室结的传导，对早后除极和晚后除极电位及I_{Ca-L}参与的心律失常有治疗作用。能延长房室结有效不应期，有效地终止房室结折返性心动过速，减慢房颤的心室率，也能终止维拉帕米敏感的室速。负性肌力作用也较强。

知识点2：维拉帕米的作用　　　　　　　副高：熟练掌握　正高：熟练掌握

维拉帕米（verapamil）用于控制房颤和房扑的心室率，终止室上速和某些特殊类型的室速（如特发性室速）发作，减慢窦速。

知识点3：维拉帕米的用法用量　　　　　副高：熟练掌握　正高：熟练掌握

静脉注射5～10mg，5～10分钟静脉注射，如用药15分钟仍未获得预期效果，可重复给予5mg，5分钟内静脉注射。口服80～120mg，8小时1次，根据临床反应可增加到最大剂量160mg，8小时1次，老年人酌情减量。

知识点4：维拉帕米的不良反应及禁忌　　副高：熟练掌握　正高：熟练掌握

可出现低血压、心动过缓、胃肠道反应、头痛、头晕等不良反应。病态窦房结综合征、二度或三度房室传导阻滞、严重低血压或心源性休克、严重心动过缓、心力衰竭者禁用，妊娠和哺乳期妇女慎用。

知识点5：地尔硫䓬的作用　　　　　　　副高：熟练掌握　正高：熟练掌握

地尔硫䓬（dilthiazem）用于控制房颤和房扑的心室率，终止室上速发作，减慢窦速。

知识点6：地尔硫䓬的用法用量　　　　　副高：熟练掌握　正高：熟练掌握

静脉注射负荷量15～25mg（0.25mg/kg），随后5～15mg/h静滴维持，如心室率控制不满意，15分钟内可重复给负荷量。

第五节　其他抗心律失常药

知识点1：腺苷的作用及用法用量　　　　副高：熟练掌握　正高：熟练掌握

腺苷（adenosine）用于终止室上速。3～6mg，2秒内快速静脉注射，如无效，2分钟后可重复加倍剂量（6～12mg）快速静脉注射。

知识点2：腺苷的不良反应及禁忌　　　　副高：熟练掌握　正高：熟练掌握

不良反应常有颜面潮红、头痛、恶心、呕吐、咳嗽、胸闷、胸痛等，但均在数分钟内消失；严重不良反应有窦性停搏、房室传导阻滞等，禁用于有哮喘史、窦房结和/或房室传导功能障碍的患者。

知识点3：腺苷的特点	副高：熟练掌握　正高：熟练掌握

腺苷起效快，半衰期极短，可以反复用药。无负性肌力作用，可用于器质性心脏病的患者。

知识点4：洋地黄类的作用	副高：熟练掌握　正高：熟练掌握

洋地黄类通过兴奋迷走神经，使心房不应期缩短、心房率增快，同时加重房室传导阻滞，使心室率减慢。

洋地黄类最适用于伴有心功能不全的快速上性心律失常患者，可使房扑变为房颤而较易恢复窦律，也可终止室上速或控制快速房颤的心室率。

知识点5：毛花苷丙的用法用量	副高：熟练掌握　正高：熟练掌握

毛花苷丙又称西地兰，0.4～0.6mg稀释后静脉注射，约2小时可追加0.2～0.4mg，根据临床情况，4～6小时可继续追加0.2mg，24小时内不超过1.2mg。

知识点6：地高辛的用法用量	副高：熟练掌握　正高：熟练掌握

地高辛0.125～0.25mg，1次/天，口服。不足之处为起效慢，对体力活动等交感神经兴奋时的心室率控制不满意，必要时可与β受体阻滞药或钙通道阻断药合用，但要注意调整地高辛剂量。

知识点7：地高辛的禁忌	副高：熟练掌握　正高：熟练掌握

低血钾、低血镁、高血钙和甲状腺功能减退时可影响洋地黄类药物作用，易发生中毒反应。梗阻性心肌病或单纯性二尖瓣狭窄、预激综合征或存在其他旁路证据者禁用。

知识点8：阿托品的作用	副高：熟练掌握　正高：熟练掌握

阿托品（atropine）可抑制迷走神经张力、提高交感神经兴奋性，以提高窦房结自律性，改善房室传导，使窦性心率增快。

知识点9：阿托品的用法用量　　　　　　　副高：熟练掌握　正高：熟练掌握

阿托品主要用于心动过缓，0.5～1.0mg静脉注射，必要时每3～5分钟可重复使用，最大剂量1次＜2mg。阿托品非静脉注射和用量过小（＜0.5mg）可产生矛盾性心动过缓。

知识点10：阿托品的禁忌　　　　　　　　　副高：熟练掌握　正高：熟练掌握

伴有青光眼患者禁用；前列腺肥大患者、妊娠及哺乳妇女慎用。

第十七章 强 心 药

第一节 去乙酰毛花苷丙

知识点1：去乙酰毛花苷丙的作用及用途　　　副高：熟练掌握　正高：熟练掌握

去乙酰毛花苷丙（deslanoside）为强心药，可加强心肌收缩力，减慢心率，抑制心脏传导。主要用于充血性心力衰竭。其作用较快，适用于急性心功能不全或慢性心功能不全急性加重的患者。

知识点2：去乙酰毛花苷丙的用法与用量　　　副高：熟练掌握　正高：熟练掌握

（1）口服：1次0.5mg，4次/天。维持量，1mg/d，2次/天。

（2）静注：首次剂量0.4～0.6mg，2～4小时后可再给予0.2～0.4mg，用葡萄糖注射液稀释后缓慢注射。

知识点3：使用去乙酰毛花苷丙的注意事项　　　副高：熟练掌握　正高：熟练掌握

过量时可有恶心、食欲不振、头痛、心动过缓、黄视等。

第二节 米 力 农

知识点1：米力农的作用　　　副高：熟练掌握　正高：熟练掌握

米力农（milrinone）系氨力农衍生物，具有正性肌力和扩张血管作用。主要通过抑制磷酸二酯酶同工酶Ⅲ，使心肌内cAMP含量升高，加快Ca^{2+}内流而增强心肌收缩。其正性肌力作用较氨力农强10～40倍。并能明显降低肺小动脉楔压，平均肺动脉压及体循环阻力。其扩张外周血管作用也较强。其心血管效应与剂量大小有关。小剂量时主要表现为正性肌力作用，当剂量增大，逐渐达到稳定状态的最大正性肌力效应时，其扩张血管的作用也随着剂量的增加而逐渐加强。口服吸收良好，给药后血浆药物峰值浓度与给药剂量有关。一般在口服后0.5小时开始生效，1～3小时达峰值，持续时间为4～6小时。生物利用度为92%，心衰患者的消除半衰期为2.3～2.7小时。主要在肝脏失活，80%以原形从尿中排出。

米力农主要用于治疗重度充血性心力衰竭患者，也可在常规应用洋地黄和利尿剂的基础上加用本品治疗。本品短期奏效明显，且不良反应较氨力农为小，但其远期疗效如何，尚需进行大量的临床观察而定论。

口服，每次2.5～7.5mg，每6小时1次。缓慢静脉注射，首次为37.5～50μg/kg，约10分钟。以后静脉滴注，按0.375～0.75μg/（kg·min）滴注共4小时，1次/天。一般总量为5～10mg。停药后可改为口服维持。

（1）不良反应较少见，可有低血压、头痛、胸痛、肌无力、失眠、震颤、血小板减少、低血钾和室性心律失常。

（2）对本品过敏者禁用。急性心肌梗死早期及孕妇慎用。治疗期间应密切注意心率、血压、电解质、肾功能等变化，必要时随时调整剂量。对有明显肾功能减退者慎用。如因药物过量引起低血压，应暂时停药。长期服用而突然停药，可引起血流动力学及症状的恶化，但恢复用药后症状可继续得到改善。

第三节　氨　力　农

氨力农（amrinone）属双吡啶类衍生物，是一种既非强心苷，又非儿茶酚胺的新型正性肌力作用药物，具有正性肌力和直接扩张血管作用。其正性肌力作用主要通过抑制磷酸二酯酶（PDE），特别是抑制PDE-Ⅱ，使心肌细胞内cAMP浓度增高有关。因而使细胞内钙离子浓度增加，心肌收缩功能加强。其扩张血管作用可能是直接作用于血管平滑肌或心功能改善后交感神经张力亢进减轻所致。此外，静脉注射本品后，还可使每搏量、心脏做功指数、每搏做功增加，肺动脉楔压、右心房压、左心室舒张期末压下降，外周血管阻力减小，从而有降低心脏前后负荷、降低心肌氧耗和提高运动耐力的作用。口服吸收良好，1小时开始作用，达峰时间为1～3小时，持续时间为4～6小时，半衰期为（2.6±1.4）小时，分布容积为1.2L/kg，血浆蛋白结合率为10%～22%，血浆清除率为392ml/min。有效血药浓度为2.4μg/ml。单剂静脉注射2分钟内起效，2～10分钟达血药浓度峰值，半衰期为5～10分钟，作用持续30～120分钟，作用持续时间与所给剂量有关。无快速耐药性。大部分以原形从肾脏排出，小部分以N-乙酰代谢产物从肾脏排出。

| 知识点2：氨力农的用途 | 副高：熟练掌握　正高：熟练掌握 |

氨力农适用于治疗各种原因（心源性或非心源性）所致的急慢性心力衰竭。尤适用于经洋地黄、利尿剂及血管扩张剂治疗无效的慢性难治性心力衰竭。因其不增加，甚或降低心肌氧耗，因而更适用于心肌梗死并发心力衰竭的治疗。本品与多巴酚丁胺静脉滴注的疗效对比，发现初始的血流动力学改善，以多巴酚丁胺效果较好，但氨力农对血流动力学改善的持续时间较长，可达24小时。本品疗效显著，适用范围广，可作为治疗心力衰竭的替代药物。

| 知识点3：氨力农的用法与用量 | 副高：熟练掌握　正高：熟练掌握 |

（1）口服：1次100～200mg，3次/天，每日最大量600mg。
（2）静滴：每次0.5～3mg/kg；静脉滴注速度为每分钟5～10μg/kg，每日最大量不超过10mg/kg。

| 知识点4：使用氨力农的注意事项 | 副高：熟练掌握　正高：熟练掌握 |

（1）本品静滴速度过快可致室性早搏和室性心动过速，要注意观察。
（2）大剂量长期使用可引起血小板减少，常在用药的第2～4周出现，但减量或停药后好转。
（3）治疗期间应监测血压、心率，心律和肝功能，如发现异常，立即停药。由于本品的不良反应较常见，故不宜长期应用。
（4）本品静脉注射不能用含有右旋糖酐或葡萄糖的溶液稀释。
（5）孕妇、哺乳妇及小儿慎用。

第十八章　抗心绞痛药

第一节　硝酸甘油

知识点1：硝酸甘油的作用　　　　　副高：熟练掌握　正高：熟练掌握

硝酸甘油（nitroglycerin）为硝酸酯类药物，可在局部血管内皮细胞产生NO，具有松弛血管平滑肌作用，用于急性冠脉综合征（acute coronary syndrome，ACS）、高血压急症或亚急症、各种原因引起的充血性心力衰竭。

知识点2：硝酸甘油的用法用量　　　　副高：熟练掌握　正高：熟练掌握

对于疑似急性冠脉综合征患者，首先舌下含服硝酸甘油0.4～0.6mg，药物吸收快，1～2分钟可起效，如3～5分钟后症状未能缓解，可重复应用，一般不超过3次。

静脉滴注硝酸甘油的起始剂量为10～20μg/min，根据血流动力学变化每5～10分钟增加5～10μg/min，直至维持量50～100μg/min。低剂量（<50μg/min）以扩张静脉为主，中剂量（50～100μg/min）兼具扩张静脉与动脉，大剂量（>100μg/min）以扩张动脉为主。

知识点3：硝酸甘油的注意事项　　　　副高：熟练掌握　正高：熟练掌握

（1）可有头晕、头胀、搏动性头痛和血压降低等不良反应。

（2）硝酸甘油最好避免应用于严重低血压、低血容量、严重心动过缓、心动过速患者，24小时内应用过PDE抑制药（西地那非）的患者禁用。

（3）青光眼、脑出血、颅内压增高者忌用，急性心肌梗死伴低血压者慎用。

（4）连续用药2～3周可出现耐药性。

第二节　硝酸异山梨酯

知识点1：硝酸异山梨酯的作用及用途　　副高：熟练掌握　正高：熟练掌握

硝酸异山梨酯（isosorbide dinitrate）作用似硝酸甘油但较持久。用于心绞痛发作的治疗及预防，也用于治疗急慢性心力衰竭。

知识点2：硝酸异山梨酯的用法与用量　　　副高：熟练掌握　正高：熟练掌握

对于疑似急性冠脉综合征患者，硝酸异山梨酯舌下含服2.5～10mg，5～10分钟后症状未能缓解，可重复应用，一般不超过3次。

硝酸异山梨酯静脉滴注起始剂量为1～10mg/h，最大不超过20mg/h。持续应用超过24～48小时可产生耐药性。

知识点3：使用硝酸异山梨酯的注意事项　　　副高：熟练掌握　正高：熟练掌握

参阅硝酸甘油，气雾剂使用时要直接将药液喷射到患者口腔黏膜，不能将药液吞下；喷药时不要吸气，以免药液吸入；使用本品期间，禁止饮酒；休克或低血压虚脱者禁用。

第三节　硝苯地平

知识点1：硝苯地平的作用及用途　　　副高：熟练掌握　正高：熟练掌握

硝苯地平（nifedipine）为长效冠脉扩张药。能增加冠脉血流量，减少心肌耗氧量。用于急慢性冠脉功能不全，尤其是心绞痛及心肌梗死。

知识点2：硝苯地平的用法与用量　　　副高：熟练掌握　正高：熟练掌握

口服每次10mg，3次/天，紧急时可舌下含服。

知识点3：使用硝苯地平的注意事项　　　副高：熟练掌握　正高：熟练掌握

（1）反应短暂而较多见的是踝、足与小腿肿胀，较少见的呼吸困难、咳嗽、哮鸣、心跳快而重，罕见的是胸痛、晕厥。

（2）反应持续出现而需加注意的有：眩晕、头昏、脸红及热感、头痛、恶心。孕妇、乳母、老年人慎用。严重主动脉瓣狭窄、肝或肾功能不全者须慎用。服药期间必须经常测血压和做心电图检查，在开始用药而决定剂量的过程中以及从维持量加大用量时尤须注意。

第四节　地尔硫䓬

知识点1：地尔硫䓬的作用及用途　　　副高：熟练掌握　正高：熟练掌握

地尔硫䓬（diltiazem）能促进侧支循环和冠状主动脉的扩张，从而增加了心肌缺血部的血流量；抑制冠状血管痉挛，扩张周围血管从而减轻了心脏的后负荷，减低心率和在不减少心排血量的同时降低心脏耗氧量；改善心功能和心肌的能量代谢，缩小缺血区的面积。本品对正常血压无影响，可缓慢地降低高血压、并可抑制由于运动负荷引起的血压升高，降压时并不减少脑、肾的血流量。用于治疗劳累性心绞痛和陈旧性心肌梗死的心绞痛；也可用于治疗原发性高血压（轻至中度）。

知识点2：地尔硫䓬的用法与用量　　　　　副高：熟练掌握　　正高：熟练掌握

口服，成年人每次1片，每日3次。依症状酌情增减剂量。

知识点3：使用地尔硫䓬的注意事项　　　　副高：熟练掌握　　正高：熟练掌握

有时有头晕、缓脉、面色潮红、房室传导阻滞现象，偶见心悸、头痛、头重、疲倦、无力、黄疸、肝大等现象，应停药。另外，有时会出现AST、ALT升高的情况；还有出现皮疹，偶见多形性红斑样皮疹等过敏症状，应停药。还可能出现胃部不适、便秘、烧心、腹痛、食欲不振等，偶见轻便、恶心、腹泻、口干等症状。有报道个别患者在使用钙通道阻断剂中突然停药会引起症状加重，因此本药使用中须停药时应逐渐减量，同时注意观察患者的反应。患者在未经医生同意时，不得自行停药。孕妇和哺乳妇女忌用。本药与其他药物如降压药、β受体阻滞剂、萝芙木制剂、氯甲酰氮䓬、地高辛等药物合用对应慎重。

第五节　克　冠　䓬

知识点1：克冠䓬的作用及用途　　　　　　副高：熟练掌握　　正高：熟练掌握

克冠䓬（dilazep）适用于冠脉功能不全、心绞痛，并用于心肌梗死的预防及其恢复期。与强心苷并用可增强对慢性心力衰竭的控制效果。

知识点2：克冠䓬的用法与用量　　　　　　副高：熟练掌握　　正高：熟练掌握

口服，每次60mg，每日3次，2个月为1个疗程。

知识点3：使用克冠䓬的注意事项　　　　　副高：熟练掌握　　正高：熟练掌握

不良反应小。偶有头晕、胃肠道不适等。新近心肌梗死患者忌用。

第六节　硝酸甘油控释口颊片

知识点1：硝酸甘油控释口颊片的作用　　　副高：熟练掌握　　正高：熟练掌握

硝酸甘油控释口颊片（nitroglycerin sustained release buccal tablets）为兼有速效和长效作

用的新型硝酸甘油控释口颊片制剂。由口腔给药，具有起效迅速，作用持续时间长的特点，优于舌下含片。其作用机制及改善血流动力学效应与硝酸甘油相同。由口腔黏膜迅速吸收，3分钟左右起效，10～20分钟达血浆浓度峰值，作用持续时间为3～5小时。不受肝脏首关效应影响，药物经肝内谷胱甘肽－有肌硝酸酯还原酶代谢，生成二硝酸甘油、单硝酸甘油及无机亚硝酸盐，由尿排出，血浆半衰期短暂。

> **知识点2：硝酸甘油控释口颊片的用途**　　副高：熟练掌握　正高：熟练掌握

硝酸甘油控释口颊片用于治疗及预防冠心病心绞痛，特别适用于半夜易发作和需长期服用的冠心病心绞痛患者。本品起效快，所用剂量小，且可随时取出药片中止给药，故优于内服片。本品又是一种缓释制剂，随着唾液进入药片，逐渐溶解而释出药物，作用持续时间明显长于舌下含片，其缓解心绞痛急性发作效果显著，总有效率达97%，心电图有效率达66.7%。是一种新型有效的缓解心绞痛的药物。

> **知识点3：硝酸甘油控释口颊片的用法与用量**
> 副高：掌握　正高：掌握

可间歇给药，1次1片贴入上唇和牙龈之间的黏膜上，用手指或舌尖移动药片至舒适位置。初用剂量为1mg，如效果不理想可增至2.5mg，对急性心绞痛患者，于发作时使用1片，如需增加剂量，可在口腔另一侧加入1片。

> **知识点4：使用硝酸甘油控释口颊片的注意事项**　　副高：熟练掌握　正高：熟练掌握

初次使用可有头痛、面红或麻刺感，适应后症状会很快消失。青光眼、颅内高压、严重贫血、严重低血压、快速性心律失常、肥厚型心肌病者禁用。本品使用时，一般不影响进食，如果需要时，可在进食前取去药片，进食后另贴1片。本品置入口腔内，会逐渐软化而贴于牙龈上，开始会稍有不适感，随后便可适应，尽可能少移动药片和进食、饮水，使药片留置时间延长，其作用时间也相应延长。如出现不良反应，可随时取出药片。勿将药片置于舌下、咀嚼或吞服。

第七节　单硝酸异山梨酯

> **知识点1：单硝酸异山梨酯的药理作用**　　副高：熟练掌握　正高：熟练掌握

单硝酸异山梨酯（isosorbide mononitate）为长效硝酸酯类抗心绞痛药，其作用机制与硝酸甘油相似。主要是扩张静脉，减轻前负荷，减少回心血量，降低心脏机械做功，减少心肌需氧量，并可轻度扩张动脉，降低心脏后负荷。其作用较持久，口服吸收良好，吸收后分布迅速，10分钟即出现在各组织中，30分钟达血浆浓度峰值。在心脏、脑组织和胰腺中含量较高，脂肪组织、皮肤、大肠、肾上腺和肝脏含量较少。血浆蛋白结合率约为13%。它与硝酸异山梨酯和硝酸甘油不同，口服后无肝脏首关效应，生物利用度可达100%，半衰期为9~10小时，作用持续时间较长。有效血药浓度为100~500μg/ml。其主要成分经肝脏后完全不变，排泄缓慢，主要由肾脏排出，其次由胆汁排泄，口服后48小时约有81%从尿中排出，胆汁排泄量约为18%。在尿中排泄的主要形式为异山梨醇（48%），其次为S-ISMN-葡萄糖醛酸结合物（27%），以原形排泄仅占6%。在胆汁排泄的主要形式为S-ISMN-葡萄糖醛酸结合物，随胆汁进入肠腔后水解，释放出的S-ISMN，绝大部分又重新吸收到血液内。

知识点2：单硝酸异山梨酯的用途　　　　副高：熟练掌握　　正高：熟练掌握

单硝酸异山梨酯用于治疗和预防心绞痛，特别对血管痉挛型和混合型心绞痛患者，能进一步防止发生心肌梗死。此外，也用于治疗慢性充血性心力衰竭和肺动脉高压，或心绞痛伴一过性左心衰竭患者，其临床疗效优于长效硝酸异山梨酯和长效硝酸甘油。本品具有口服吸收完全、半衰期长、生物利用度高、个体差异小、毒性较低而临床疗效高等优点，是一种口服抗心肌缺血疗效好的药物。

知识点3：单硝酸异山梨酯的用法与用量　　　副高：熟练掌握　　正高：熟练掌握

口服，20mg/次，2次/天，需要时，可增加剂量。本品应在饭后服用，不宜嚼碎。

知识点4：使用单硝酸异山梨酯的注意事项　　　副高：熟练掌握　　正高：熟练掌握

在治疗开始时，可能出现血压下降、短暂头痛、恶心和轻微头晕，一般不影响治疗。本品与降压药合用，可增强其降压作用。

急性心肌梗死、急性左心衰竭伴低充盈压者，严重低血压者禁用。孕妇慎用。急性心绞痛时，不适宜应用。

第十九章 抗高血压药

第一节 硝 普 钠

知识点1：硝普钠的作用　　　　　　　副高：熟练掌握　正高：熟练掌握

硝普钠（sodium nitroprusside）为速效、强效静脉注射用降压药，对动、静脉均有强大扩张作用。其作用机制可能与抑制平滑肌细胞外Ca^{2+}向细胞内转运和抑制细胞内Ca^{2+}外流有关。本品扩张容量血管及小动脉的作用，可使回心血流量减少，动脉压与左室射血且减少，同时降低了心脏的前、后负荷，因而使心力衰竭患者的心功能得到以迅速改善，增加了心排血量，减轻了肺淤血。本品静脉滴注后起效迅速（1~2分钟），失效亦快（停药后1~3分钟），在5~15分钟内血压即恢复至用药前水平。其在体内很快转变为硫氰化物自肾脏缓慢清除排泄。肾功能正常者硫氰酸盐半衰期为4~7天。肾功能不全可导致硫氰酸盐在体内蓄积，而硫氰酸盐可进一步生成氰化物而造成毒性反应（可用羟钴胺解救氰化物中毒）。

知识点2：硝普钠的用途　　　　　　　副高：熟练掌握　正高：熟练掌握

硝普钠适用于高血压危象、高血压脑病、嗜铬细胞瘤、颅内或蛛网膜下腔出血等高血压急症；用于急性心肌梗死、难治性左心衰竭、肺心病右心衰竭以及心脏手术与控制性低血压麻醉等。

知识点3：硝普钠的用法与用量　　　　副高：熟练掌握　正高：熟练掌握

将50mg或100mg硝普钠加入到5%葡萄糖液250ml中，起始剂量为15~25μg/min静脉滴注，每10分钟左右增加剂量，直至出现预期的血流动力学效应。常用剂量50~250μg/min，最大剂量不超过300μg/min。由于硝普钠见光易分解，应避光输注。

知识点4：使用硝普钠的注意事项　　　副高：熟练掌握　正高：熟练掌握

维生素B_{12}缺乏者及儿童忌用。肝肾功能不良、甲状腺功能减退者、孕妇及老人慎用。本品不宜用于治疗代偿性高血压病。本品不宜长期使用，治疗超过48小时以上者，应监测血液中硫氰酸盐的浓度。本品见光易分解，故静脉滴注瓶应用黑色纸包裹。

第二节　拉贝洛尔

知识点1：拉贝洛尔的作用　　　　副高：熟练掌握　正高：熟练掌握

拉贝洛尔（labetalol）为双阻滞剂，即兼有 α 受体与 β 受体阻滞作用的新药。临床主要用于治疗各种类型的高血压病。本品能降低周围血管阻力，增加冠脉流量，减慢心率，降低血压。但本品的 β 阻滞作用较弱，为普萘洛尔的 1/6～1/4。与单纯 α 受体阻滞剂不同，因兼有 β 受体阻滞作用，故在扩张外周阻力血管同时不致引起反射性心动过速、心收缩力增强和心输出量增加等缺点。口服后吸收迅速，1～2小时达血药浓度高峰。主要分布于肺、肝、肾等脏器。在肝脏迅速代谢灭活。平均口服半衰期为55小时，静脉给药为35～45小时。24小时从尿中排出给药量的55%～60%，从粪便中排泄12%～27%。作用可维持8小时左右。生物利用度25%～40%。

知识点2：拉贝洛尔的用途　　　　副高：熟练掌握　正高：熟练掌握

拉贝洛尔适用于治疗原发性、继发性高血压，对高血压危象等疗效显著。可用于妊娠毒血症，亦可用于心绞痛的治疗。

知识点3：拉贝洛尔的用法与用量　　　　副高：熟练掌握　正高：熟练掌握

（1）口服：每次100～200mg，每日2～3次，饭后服。
（2）静注：每次25～50mg，加入10%葡萄糖注射液20ml，于5～10分钟内缓慢静注，或以1～4mg/min静脉滴注。静脉注射后为预防发生直立性低血压，应静卧10～30分钟。

知识点4：使用拉贝洛尔的注意事项　　　　副高：熟练掌握　正高：熟练掌握

使用拉贝洛尔常见的不良反应有直立性低血压，偶见胃肠不适、头痛、精神抑郁、梦幻、肌痉挛、阳痿等。大剂量时可见心动过缓。有诱发心脏期前收缩的报道。脑出血、传导阻滞及心动过缓者不宜使用。哮喘患者及肝病患者慎用。

第三节　酚妥拉明

知识点1：酚妥拉明的概念　　　　副高：熟练掌握　正高：熟练掌握

酚妥拉明（phentolamine）又称苄胺唑啉，属短效制剂，非选择性抑制 α_1、α_2 受体，降低周围血管阻力，增加心排血量。

| 知识点2：酚妥拉明的临床应用 | 副高：熟练掌握 正高：熟练掌握 |

（1）对嗜铬细胞瘤引起的高血压危象有特效，5～15mg静脉注射，静脉滴注0.1～2mg/min。

（2）拮抗外周血管痉挛如雷诺病。

（3）对抗拟交感胺药外漏（即局部封闭）。

| 知识点3：静脉注射酚妥拉明时的不良反应 | 副高：熟练掌握 正高：熟练掌握 |

静脉注射时可出现心率增快、心律失常及心绞痛，少数可出现严重的直立性低血压。

第四节　乌　拉　地　尔

| 知识点1：乌拉地尔的药理 | 副高：熟练掌握 正高：熟练掌握 |

乌拉地尔（urapidil）主要阻断突触后α_1受体，使外周阻力降低；同时激活中枢5-羟色胺1A受体，降低延髓心血管中枢的交感反馈调节，外周交感张力下降。

| 知识点2：乌拉地尔的应用 | 副高：熟练掌握 正高：熟练掌握 |

乌拉地尔用于除合并妊娠外的大多数高血压危象，尤其糖尿病、肾功能不全，或伴前列腺肥大的老年高血压患者。

10～50mg缓慢静脉注射，降压效果常在5分钟内显现，如效果不满意，可重复应用，后滴注维持。静脉滴注的最大药物浓度不超过4mg/ml，滴注速度根据患者的血压调整。持续静脉滴注一般不超过7天。

乌拉地尔可降低心脏前、后负荷和平均肺动脉压，改善心功能，对心率无明显影响，可治疗严重充血性心力衰竭。

| 知识点3：乌拉地尔的注意事项 | 副高：熟练掌握 正高：熟练掌握 |

血压下降过快可致头痛、恶心呕吐、出汗、心律失常、胸部压迫感或呼吸困难。主动脉狭窄患者及孕妇禁用。

第五篇
常见急诊症状

第二十章 呼吸困难

知识点1：呼吸困难的概念	副高：熟练掌握 正高：熟练掌握

呼吸困难是急诊患者常见的主诉之一，指患者某种不同程度的空气不足、呼吸不畅、费力及窒息等呼吸不适的主观感觉，伴或不伴呼吸费力表现，如张口呼吸、鼻翼扇动、呼吸肌辅助参与呼吸运动等，也可伴有呼吸频率、深度与节律的改变，患者的精神状况、生活环境、文化水平、心理因素及疾病性质等对其呼吸困难描述会有一定的影响。

知识点2：呼吸困难的机制	副高：熟练掌握 正高：熟练掌握

各种原因导致的严重呼吸困难是呼吸功能不全的失代偿表现，其根本机制是氧供应低于氧需求。周围化学感受器主要感受下降的PaO_2，中枢化学感受器主要感受上升的$PaCO_2$。

知识点3：呼吸困难的分类	副高：熟练掌握 正高：熟练掌握

呼吸困难按起病缓急分为急性呼吸困难与慢性呼吸困难。急性呼吸困难是指病程3周以内的呼吸困难，慢性呼吸困难是指持续3周以上的呼吸困难。

呼吸困难按病因不同可分为肺源性呼吸困难、心源性呼吸困难、中毒性呼吸困难、血源性呼吸困难、神经精神性呼吸困难及其他原因引起的呼吸困难，其中肺源性呼吸困难又分为呼气性、吸气性和混合性呼吸困难。

知识点4：急性呼吸困难的常见病因及其特征　　　　副高：熟练掌握　正高：熟练掌握

见表20-1。

表20-1　急性呼吸困难的常见病因及其特征

疾　病	病　史	伴随症状	主要特点
气道阻塞	大气管炎症、水肿、肿瘤、异物	窒息感、濒死感	颈部吸气相哮鸣、吸气三凹征
肺泡出血	咯血、肾功能不全	—	吸气相水泡音
肺炎	发热、咳嗽、咳痰	累及胸膜则患侧胸膜性疼痛	X线浸润影；病变部位湿啰音
气胸	肺大疱、COPD	胸痛、烦躁不安、大汗、低氧血症	患侧呼吸音减弱或消失、肋间隙增宽、叩诊鼓音、气管移向健侧
心脏压塞	结核、肿瘤、结缔组织病	腹胀、水肿	喜前倾位、颈静脉怒张、心音遥远、心界大、奇脉、心电图示电交替、肝大
肺血栓栓塞	手术后长期卧床史、DVT、高凝状态、口服避孕药	胸膜性疼痛、咳暗红色血痰	可有晕厥、低血压、心电图提示右心负荷增加
心源性肺水肿	冠心病、高血压、心脏瓣膜病	强迫坐位、咳浆液性粉红色泡沫痰	奔马律，两肺对称性、坠积性湿啰音
ARDS	重症感染、溺水、胰腺炎等	咳洗肉水样痰	难以纠正的低氧血症，多需机械通气
过敏	过敏性支气管哮喘史	胸部紧缩感、口唇肿胀、荨麻疹	呼气相延长、呼气时喘鸣
吸入有害气体	有害气体接触史	呼吸道化学性烧伤	多伴有肺损伤
急性药物中毒	镇静或阿片类药物接触史	意识不清	呼吸浅慢，节律异常
代谢性酸中毒	糖尿病、肾功能不全、休克	—	呼吸深大
创伤	外伤史	受伤部位疼痛	胸廓挤压痛、血（气）胸
癔症	情绪激动、心理障碍	手足抽搐、麻木	呼吸浅表，频数，经暗示很快缓解

知识点5：慢性呼吸困难常见原因　　　　副高：熟练掌握　**正高：熟练掌握**

（1）呼吸系统疾病：COPD、支气管哮喘、气道占位、间质性肺病、胸腔积液、肺动脉高压。

（2）精神、心理疾病：过度换气综合征、心理疾病、神经肌肉病症、中枢神经系统疾病、神经肌肉接头阻滞、呼吸肌无力。

（3）循环系统疾病：冠心病、心肌病、心脏瓣膜病、心律失常、心包疾病、高血压病。

（4）其他原因：肥胖、胃食管反流、重症贫血、甲状腺疾病、妊娠、腹水。

知识点6：呼吸困难的临床表现　　　　　　　副高：熟练掌握　　正高：熟练掌握

（1）起病方式：突然发作的呼吸困难多见于自发性气胸、肺水肿、支气管哮喘、急性心肌梗死和肺栓塞等。夜间阵发性呼吸困难以急性左心衰最为常见，COPD患者夜间可因痰液聚积而引起咳喘，被迫取端坐体位。慢性支气管炎肺气肿患者的呼吸困难可随肺功能减退而加重。ARDS患者多在原发病起病后5日内，而约半数者在24小时内出现呼吸加快，随后呈进行性呼吸困难或呼吸窘迫。

（2）伴随症状：呼吸困难患者可伴有发热、咳嗽、咳痰、胸痛等症状，对病因诊断与鉴别诊断有帮助。

（3）呼吸困难的类型：①吸气性呼吸困难：多见于喉、气管狭窄（炎症、水肿、异物或肿物压迫），表现为喘鸣，吸气时胸骨和锁骨上窝及肋间隙凹陷，称三凹征。②呼气性呼吸困难：多见于支气管哮喘、COPD，表现为呼气延长伴有喘鸣声。③混合性呼吸困难：见于重症肺炎、肺间质纤维化、大量胸腔积液和气胸。④潮式呼吸和间歇呼吸：见于中枢神经系统疾病及糖尿病酮症酸中毒、急性中毒等。

知识点7：呼吸困难的辅助检查　　　　　　　副高：熟练掌握　　正高：熟练掌握

（1）常规检查：血常规、生化检查，心电图、超声心动图检查。

（2）胸部X线检查：有助于发现各种心肺及胸腔疾病，对急危重症患者行床边X线检查时尽量取半卧体位，必要时作CT扫描、MRI、放射性核素扫描。

（3）动脉血气分析：通过动脉血氧分压（PaO_2）、二氧化碳分压（$PaCO_2$）、酸碱指标来判断病情。

（4）肺功能检查：对病情并非危急的患者可以选择，以帮助判断功能障碍的程度和性质。但肺功能检查项目较多，应按病情需要及患者的耐受能力选择检查。

知识点8：呼吸困难的诊断与鉴别诊断　　　　副高：熟练掌握　　正高：熟练掌握

通过病史、体格检查和适当的辅助检查可以诊断大多数呼吸困难的病因。急性呼吸困难的患者诊断与鉴别诊断按照下列流程进行。

（1）有无窒息、神志改变或休克等危及生命情况。

（2）详细询问病史，重点是诱因、伴随症状、起病和缓解的方式，进行全面体检，包括皮肤黏膜颜色、体温，观察口咽、颈部、肺、心脏、胸部和四肢，寻找有助于明确诊断的线索。

（3）根据病史及体征中的诊断线索，有针对性地进行血浆BNP、胸部X线片、心脏彩超、肺功能检测最大呼气流量（MEF）等辅助检查。

知识点9：呼吸困难的治疗　　　　　　　　　副高：熟练掌握　　正高：熟练掌握

呼吸困难患者治疗的目标是保证机体足够的氧供应和合适的$PaCO_2$。有明显呼吸困难的患者应给予不同流量的氧气吸入，若常规给氧方法不能达到目标，应及时给予机械通气。

临床上出现下列情况往往是致命的，应该给予急诊抢救和病因学处理：①呼吸、心脏骤停。②上呼吸道梗阻。③中毒患者昏迷伴呼吸浅慢。④张力性气胸。⑤大量误吸致吸入性肺炎。⑥严重肺水肿。⑦哮喘持续状态。⑧COPD急性加重伴意识障碍。

对于存在大气道阻塞窒息的患者，应该立即清除异物、痰液、血凝块等畅通呼吸道，可做环甲膜穿刺或者气管插管、气管切开。

根据临床表现、病史、辅助检查和治疗反应等资料明确诊断的，应针对引起呼吸困难的病因进行系统治疗，如支气管哮喘患者应用气管扩张药、糖皮质激素和抗感染治疗；过敏患者给予肾上腺素、补液以及抗组胺药物；气胸患者给予穿刺抽气，必要时胸腔闭式引流；心源性肺水肿给予利尿药、减轻心脏负荷，必要时应用吗啡治疗；心理因素致过度通气患者给予镇静药，并予纸罩围住患者口鼻以利回吸CO_2等。

第二十一章 昏　迷

知识点1：昏迷的概念　　　　　　　　　　　　副高：熟练掌握　正高：熟练掌握

昏迷是指人体对内外环境不能够认识，由于脑功能受到高度抑制而产生的意识丧失和随意运动消失，并对刺激反应异常或反射活动异常的一种病理状态。昏迷是一种不能被唤醒的睡眠样状态，可从患者睁眼、言语和动作的应答反应进行评价，而昏迷患者的严重程度，则可通过肢体运动反应、脑干反射和自主神经功能的稳定性这3方面进行评价。

知识点2：昏迷的病因　　　　　　　　　　　　副高：熟练掌握　正高：熟练掌握

正常情况下，人的意识需要一个完整而正常的中枢神经系统维持，其中较重要的部分为：①上行网状激活系统；②丘脑；③丘脑下部激活系统；④大脑皮质。凡上述各部发生器质性或可逆性病变时，均可导致意识障碍或昏迷。引起昏迷的病因见表21-1。

表21-1　昏迷的病因

低氧血症	严重肺部疾病、重症贫血、有害气体/毒物中毒、高原缺氧、溺水
血糖异常	低血糖：酒精性肝病、胰岛素或降糖药过量、胰岛素瘤 高血糖：糖尿病酮症酸中毒、高渗性高血糖状态
脑低灌注	低血容量休克 心源性疾病：血管迷走神经性晕厥、心律失常、心肌梗死、瓣膜病、充血性心衰、心脏压塞 感染：感染性休克、细菌性脑膜炎 血管/血液病：高血压脑病、高颅压性脑病、假性脑瘤、血栓性血小板减少性紫癜、DIC等
代谢辅因子缺乏/缺陷	维生素 B_1、维生素 B_6、叶酸、氰钴胺素、烟酸缺乏
电解质紊乱与酸碱失调	酸中毒/碱中毒、高钠/低钠血症、高钙/低钙血症、高磷血症、高镁/低镁血症
内分泌疾病	黏液性水肿昏迷、甲状腺危象、垂体危象、肾上腺皮质功能减退症、库欣综合征、嗜铬细胞瘤、甲状旁腺功能亢进/减退症
内源性毒物	高氨血症、CO_2 潴留、卟啉病、尿毒症等
外源性毒物	乙醇类，酸性毒物（水杨酸、副醛等），抗抑郁药，镇静剂和麻醉剂，镇静催眠药，致幻剂，有毒动植物，挥发性物质；其他包括氯胺酮、强心苷、抗惊厥药、异烟肼、重金属、有机磷
环境异常于体温调节障碍	低温、中暑、神经抑制恶性综合征、恶性高热、高原脑水肿、减压病

续 表

中枢神经系统炎症或浸润	脑膜炎、脑炎、脑病、脑血管炎、蛛网膜下腔出血、类癌性脑膜炎
原发性神经或胶质疾病	Creutzfeldt-Jakob病、Marchiafava-Bignami病、肾上腺脑白质营养不良、进行性多灶性脑白质病、脑胶质瘤、脑桥中部髓鞘溶解
中枢神经系统的局灶性损伤	创伤：颅内出血、脑震荡伤、创伤性轴索剪切伤
	卒中：脑梗死、基底动脉夹层、脂肪栓塞、动脉栓塞
	肿瘤：脑干肿瘤、转移瘤、垂体瘤、小脑肿瘤、急性脑积水
	感染：脑脓肿、小脑脓肿
其他	癫痫、Reye综合征、基底动脉性偏头痛、脑干脱髓鞘

知识点3：昏迷的鉴别诊断步骤　　　　副高：熟练掌握　正高：熟练掌握

昏迷的鉴别诊断，首先应该与其他觉醒状态异常和意识障碍，或称昏迷样状态进行鉴别；其次是与意识障碍的不同阶段相区别；最后是昏迷病因的诊断。

知识点4：昏迷样状态的构成　　　　副高：熟练掌握　正高：熟练掌握

昏迷样状态主要包括闭锁综合征、癔症性回应缺失、木僵状态以及持续性植物状态。

知识点5：闭锁综合征的概念　　　　副高：熟练掌握　正高：熟练掌握

闭锁综合征是指损害了皮质延髓束和皮质脊髓束，阻断了相应的运动冲动的传导。

知识点6：闭锁综合征的临床表现　　　　副高：熟练掌握　正高：熟练掌握

表现为除眼睑及眼球垂直运动外，头面及四肢运动功能丧失，且不能言语貌似意识障碍，但患者的意识清楚，可以通过残存的眼睑及眼球运动回答"是"与"否"。可见于脑桥肿瘤、血管病及脱髓鞘疾病等。

知识点7：闭锁综合征的特征　　　　副高：熟练掌握　正高：熟练掌握

（1）睁眼反应存在，并能用眼睛进行交流。
（2）第Ⅴ对脑神经以上的脑干反射存在，如垂直性眼球运动、瞳孔对光反射等。
（3）脑电图多数正常。

知识点8：癔症性回应缺失的病因及特征　　　　副高：熟练掌握　正高：熟练掌握

癔症性回应缺失主要是由患者精神因素所致。其特征如下：

（1）患者常伴有眼睑眨动，对突然较强的刺激可有瞬目反应甚至睁眼反应，拉开其眼睑有明显抵抗感，并见眼球向上翻动，放开后双眼迅速紧闭。

（2）感觉障碍与神经分布区域不相符，如暴露部位的感觉消失，而隐蔽部位的感觉存在。

（3）脑干反射如瞳孔对光反射等存在，亦无病理反射。

（4）脑电图呈觉醒状态。

（5）暗示治疗可恢复常态。

知识点9：木僵状态的临床表现	副高：熟练掌握　正高：熟练掌握

木僵状态主要见于精神分裂症的紧张性木僵、严重抑郁症的抑郁性木僵，以及反应性精神障碍的反应性木僵等。临床表现如下。

（1）睁眼存在。

（2）可伴有蜡样屈曲、违拗症等，或谈及患者有关忧伤事件时，可见眼角噙泪等情感反应。

（3）夜深人静时可稍有活动或自进饮食，询问时可低声回答。

（4）脑干反射存在。

（5）脑电图正常。

知识点10：持续性植物状态的概念	副高：熟练掌握　正高：熟练掌握

持续性植物状态（PVS）是指患者的觉醒状态存在，或基本正常，但意识内容未恢复，即患者丧失情感、情绪反应和意识活动。

知识点11：持续性植物状态的临床表现	副高：熟练掌握　正高：熟练掌握

（1）对自身或环境毫无感知，且不能与周围人交流。

（2）对视、听、触或有害刺激，无持久的、重复的、有目的的行为反应。

（3）不能理解和表达语言。

（4）睡眠–觉醒周期存在。

（5）背侧丘脑下部和脑干功能保存。

（6）大小便失禁。

（7）脑神经（瞳孔、眼脑、角膜、眼–前庭、咽）和脊髓反射保存。

知识点12：嗜睡的概念	副高：熟练掌握　正高：熟练掌握

嗜睡是一种病理性倦睡，患者处于持续性睡眠状态，但可被唤醒，醒后能正确回答问题和做出各种反应，但当刺激去除后很快又再入睡。

知识点 13：意识模糊的概念 副高：熟练掌握 正高：熟练掌握

意识模糊是程度深于嗜睡的意识障碍。患者能保持简单的精神活动，但对时间、地点、人物的定向力发生障碍，思维和语言不连贯。

知识点 14：昏睡的概念 副高：熟练掌握 正高：熟练掌握

昏睡是持续的、深度的睡眠状态，不易被唤醒，需要强烈刺激（如压迫眶上神经、晃动身体等）方可被唤醒，但很快又再入睡，醒时答话含糊或答非所问。可见到自发性肢体活动，对痛觉有防御性躲避反应，但无自发性语言反应。

知识点 15：对昏迷患者的评估 副高：熟练掌握 正高：熟练掌握

对已昏迷的患者，首先要注意可能危及生命的体征，必要时紧急清除气道分泌物及异物，保持呼吸道通畅，进行有效通气和维持循环。尽快依据病史、全面的体格检查和经验评估昏迷的危重程度。目前常用格拉斯哥昏迷量表（Glasgow coma scale，GCS）作为昏迷程度的量化标准。

格拉斯哥昏迷量表（Glasgow coma scale，GCS）是目前临床上最常用的一种判定昏迷的方法，主要根据患者的语言反应、眼球活动及肢体运动反应三项内容将昏迷程度由轻到重分为四级。正常：15 分；轻度昏迷：14~12 分；中度昏迷：11~9 分，8 分以下为重度昏迷。其中 7~4 分者预后极差，3 分及以下者，多不能生存。

表21-2 格拉斯哥昏迷量表

检查内容	患者反应	计分
睁眼反应（E）	自动睁眼	4
	语言刺激睁眼	3
	疼痛刺激睁眼	2
	任何刺激不睁眼	1
言语反应（V）	正常	5
	答错话	4
	能理解，不连贯	3
	难以理解	2
	不能言语	1

续　表

检查内容	患者反应	计分
运动反应（M）（非瘫痪侧）	按指令动作	6
	刺激能定位	5
	刺激时有逃避反应	4
	刺激时有屈曲反应	3
	刺激时有过伸反应	2
	肢体无活动	1
总分		

注：积分范围为3~15分。3分为意识状态最差；15分是正常人的意识状态

知识点16：昏迷患者的病史与伴随症状　　　副高：熟练掌握　　正高：熟练掌握

　　涉及昏迷的主诉多来自家属或目击者，所提供信息多不可靠，但既往史（如高血压、肝病、糖尿病、创伤、酗酒等）、昏迷发生的缓急和伴随表现多有参考意义。突然昏迷，应考虑脑出血、脑栓塞或高血压脑病；发热应考虑感染原因；昏迷前如有剧烈头痛、呕吐，可能有颅压增高，应考虑脑肿瘤、脑脓肿、脑出血、脑膜炎等。

　　根据伴随症状鉴别不同病因可能，包括是否存在喷射性呕吐，尿、便失禁，抽搐，高热，低体温，呼吸气味、节律变化，不自主运动及面色异常等。

知识点17：昏迷患者的生命体征检查　　　副高：熟练掌握　　正高：熟练掌握

　　（1）体温：急性昏迷高热达39℃以上多为脑干、脑室出血。此外，脑炎、脑膜炎、脑型疟疾、脑脓肿、败血症等也可有体温升高。糖尿病性昏迷、低血糖昏迷、肝性脑病及某些中毒体温降低。

　　（2）呼吸：呼吸障碍的性质有时可决定于昏迷发生的病因。呼吸深长见于糖尿病酸中毒和尿毒症昏迷，并分别伴有烂苹果味和尿有氨味；浅而慢呼吸见于镇静催眠药及成瘾性药物中毒；鼾声呼吸见于脑出血；肝性脑病和酒精中毒患者呼吸分别有肝臭味和酒味；潮式呼吸和间歇呼吸多见于中枢神经系统疾病，间歇式呼吸患者多预后不良。

　　（3）脉搏：有助于发现心源性疾病所致昏迷，如心律失常所致脑缺血综合征，昏迷伴有脉搏强弱不等、快慢不均很可能是心房颤动所致脑栓塞。脑内病变颅压增高者脉搏缓慢，伴发热则脉搏加快。

　　（4）血压：血压升高见于颅压升高、脑出血、高血压脑病、尿毒症等；血压降低见于感染、糖尿病性昏迷、镇静催眠药和成瘾性药物中毒者。

知识点18：昏迷患者的体格检查　　　　　　　　副高：熟练掌握　　正高：熟练掌握

（1）皮肤黏膜：观察皮肤颜色、出汗、皮疹、出血点及外伤等。皮肤巩膜黄染见于肝性脑病；发绀见于窒息、肺性脑病等；皮肤苍白见于休克、贫血、尿毒症、低血糖昏迷等；潮红见于 CO_2、颠茄类及酒精中毒；皮肤湿冷见于休克、低血糖昏迷、吗啡类药物中毒；疱疹、皮肤瘀斑、皮疹等需对疱疹性脑炎、流行性脑脊髓膜炎、脓毒症、流行性出血热等鉴别。

（2）全身检查：头颈部有无皮肤外伤、浣熊眼、脑脊液漏、耳鼻及皮下出血、舌咬伤等，可鉴别颅脑外伤及癫痫大发作。胸部检查可提供心、肺病变所致的神经系统并发症；腹部检查可能发现全身感染、肿瘤、肝病或内脏破裂出血的证据；脊柱、四肢检查可发现肿瘤、长骨骨折引起的脑栓塞等。

（3）特殊检查：对于昏迷患者，应特别注意以下检查内容：①神经系统检查：包括瞳孔大小和对光反射、眼球运动、脑干功能及运动反应、各种反射和脑膜刺激征检查。②眼底检查：高血压、糖尿病、尿毒症或颅内压增高可见视盘水肿或视网膜出血；成年人玻璃体膜下出血，高度提示蛛网膜下腔出血；严重的视神经盘水肿多数是较长时间的颅内压增高所致，应考虑颅内肿瘤、脓肿等占位性病变。③有无水肿、脱水、黄疸、皮疹、发绀、头部外伤等。

知识点19：脑干功能检查的重要意义　　　　　　副高：熟练掌握　　正高：熟练掌握

脑干功能的检查，不仅有助于损害部位的定位判断，而且对于患者预后的判断具有重要意义。

（1）瞳孔对光反射：动态观察瞳孔大小、对光反射速度以及光刺激后瞳孔缩小的程度，是脑干功能检查最重要的内容，尤其是对于使用镇痛药、镇静药，甚至肌松药的患者更具临床意义，瞳孔仪的使用，可使上述反映瞳孔变化的指标更加客观、准确。

正常双侧瞳孔等大等圆，对光反射灵敏。双侧瞳孔扩大见于颅内压增高、脑干损伤、脑死亡和药物中毒（阿托品等），当双侧瞳孔扩大且丧失对光反应，常预示患者预后不良，双侧瞳孔缩小见于吗啡、有机磷中毒、巴比妥和氯丙嗪等中毒，双侧瞳孔大小不等是指双侧瞳孔直径差 > 0.5mm，可见于周围性疾病，如眼部、颈部、纵隔与肺尖等病变引起；但对于昏迷患者而言，常由于中枢性病变所致，一般是由于脑疝形成压迫一侧动眼神经，或病理损害直接损伤动眼神经所致。

（2）角膜反射：用捻成细束棉絮轻触角膜外缘，正常引起双侧的瞬目动作。第Ⅴ、Ⅶ对脑神经的损害将使该反射消失。一般而言，深昏迷时该反射仍然存在，当双侧角膜反射均消失，且排除药物中毒外，提示预后严重不良。

（3）眼球位置与运动：昏迷患者眼球位置的偏斜提示大脑半球或脑干的损害。双眼水平位置的偏斜提示损害位于延髓四叠体水平。快速眼球向下的震颤提示病变水平在四叠体的下部。水平性头眼反射是指当头向左右移动时双眼球向相反方向水平移动，脑干功能受损时眼球移动速度减慢，甚至消失，即眼球固定。眼前庭反射是向一侧外耳道注射 50 ~ 200ml 冰水，脑干功能正常者眼球向刺激的对侧震颤。此反射消失提示脑桥下部平面受累。

知识点20：昏迷患者的辅助检查　　　　　　　副高：熟练掌握　　正高：熟练掌握

对所有昏迷患者都应进行全面的检查，以排除颅外器官功能障碍或内环境紊乱引起的昏迷。

（1）实验室检查：血、尿常规，电解质、血糖、血氨、肝功能、肾功能等生化检查，血气分析等。

（2）脑脊液检查：对了解颅内压力改变、有无颅内感染及出血有着非常重要的意义。正常脑脊液五色透明、均匀一致，血性见于脑出血或蛛网膜下腔出血；脑脊液浑浊见于细菌性脑膜炎或化脓性脑膜炎。

（3）相关检查：包括脑电图、脑血流图、头部CT、磁共振、数字减影血管造影等检查。

知识点21：昏迷的深度分类　　　　　　　　　副高：熟练掌握　　正高：熟练掌握

根据患者对周围环境或外界刺激的反应，可将昏迷分为4度：

（1）轻度昏迷：仅对强烈痛觉刺激才引起肢体简单的防御回避反应，对语言、声音、强光等刺激均无反应；脑干的生理反射如瞳孔对光反射以及角膜、吞咽、咳嗽及眶上压痛等反射均存在；血压、脉搏、呼吸等生命体征多正常。

（2）中度昏迷：对强烈疼痛刺激有防御反应，角膜与瞳孔对光反射均减弱，大小便失禁或潴留；血压、脉搏、呼吸等生命体征亦出现异常。

（3）深度昏迷：对外界一切刺激包括强烈的痛觉刺激均无反应，各种深浅反射包括角膜、瞳孔对光等反射消失，病理反射也多消失；生命体征进一步恶化。

（4）过度昏迷：又称脑死亡。患者处于濒死状态，无自主呼吸，各种反射消失，脑电图呈病理性电静息，脑功能丧失持续在24小时以上，并排除药物、低温和严重内分泌紊乱等因素，临床可考虑脑死亡。

知识点22：昏迷患者诊断的思路　　　　　　　副高：熟练掌握　　正高：熟练掌握

根据患者发病时有无脑局灶体征、脑膜刺激征和脑脊液改变，将昏迷的病因分为：①有脑膜刺激征而无神经系统定位体征者；②有神经系统定位体征者；③无定位体征、无脑膜刺激征和发热。

（1）有脑膜刺激征而无神经系统定位体征者：昏迷伴有脑膜刺激征但无神经系统定位体征者，若不伴有发热，首先应考虑蛛网膜下腔出血的可能，应立即进行头颅CT的检查。对于诊断不明确者，除应动态进行神经影像学检查外，应进行脑脊液检查。对于伴有发热者，应首先怀疑脑膜炎而进行脑脊液检查。

（2）有神经系统定位体征者：昏迷伴有神经系统定位体征（伴或不伴有发热、有或无脑膜刺激征），临床表现和体格检查可能有助于判断损伤部位大致是位于幕上或幕下；而

CT、MRI检查不仅可以准确定位，而且可以帮助确定病变的性质，如出血、缺血、脑挫伤、脓肿或脑炎等，为进一步明确诊断提供资料。

（3）无定位体征、无脑膜刺激征、无发热：昏迷无定位体征、无脑膜刺激征和发热者，在排除颅外器官功能障碍或内环境紊乱因素外，首先应排除各种中毒引起的昏迷。常见的中毒包括镇静催眠类药、抗精神病类药、镇痛药、一氧化碳中毒、有机磷中毒、杀鼠药，以及其他窒息性气体中毒等。

知识点23：昏迷患者的急诊处理　　　　　副高：熟练掌握　　正高：熟练掌握

（1）对于危及生命的昏迷患者应立即给予有效处置，保持呼吸道通畅，必要时气管插管，人工辅助通气，应用呼吸兴奋剂；纠正休克，维持有效循环。

（2）建立静脉通道，连续呼吸、心率、血压和体温监测。GCS≤8分时，持续昏迷患者应予气道管理。创伤患者除给予液体复苏外，应特别注意脊柱损伤。

（3）急诊行血、尿常规，肝、肾功能，电解质，血气分析等检查。

（4）有颅压增高表现者给20%甘露醇、呋塞米、甘油果糖等降颅压治疗，必要时行侧脑室穿刺引流。

（5）控制癫痫发作、高血压及高热，预防感染。

（6）昏迷伴呼吸衰竭、休克、心力衰竭及癫痫者应予及时救治；严重颅脑外伤昏迷伴高热、抽搐、去大脑强直发作可用人工冬眠疗法。

（7）昏迷患者的重要治疗是找出导致昏迷的原因，针对主要疾病进行病因治疗。

（8）其他治疗

1）止血：颅内出血、内脏应激性溃疡出血或外伤失血均应给予适当的止血剂，如6-氨基己酸、对羧基苄胺、酚磺乙胺、氨甲环酸或中药。

2）抗感染：因昏迷患者容易合并感染，应选择抗生素经验性治疗。

3）促进脑细胞功能恢复：可用促脑细胞代谢剂，如ATP、辅酶A、谷氨酸、γ-氨基丁酸和肌酐等。

4）促醒：常用有纳洛酮、胞磷胆碱、甲氯芬酯、脑活素和醒脑静注射液等。

5）对症支持治疗：昏迷患者多有进食障碍、呕吐及多汗等，需注意补充营养及水、电解质的平衡。有呕吐及呃逆者，应用维生素B_6、甲氧氯普胺肌内注射。

6）加强护理：注意口腔、呼吸道、泌尿道及皮肤护理，防止误吸及压疮发生，并留置导尿等。

7）密切观察病情：病情稳定后，立即送入ICU病房进一步确诊和治疗。

第二十二章 晕 厥

知识点1：晕厥的概念　　　　　　　副高：熟练掌握　正高：熟练掌握

晕厥（syncope）又称昏厥，是一过性全脑低灌注导致的短暂性意识丧失，其特点是突然、短暂和自行完全恢复。典型晕厥发作持续时间一般不超过20秒，少数可持续数分钟。

知识点2：晕厥的发生机制　　　　　　副高：熟练掌握　正高：熟练掌握

晕厥发生机制是短暂脑缺血，其发生较快，恢复也较快。有些晕厥有先兆症状，更多的是无先兆症状，意识丧失突然发生。通常随着意识的恢复，其行为能力和定向力也立即恢复。有时可出现逆行性遗忘，多见于老年患者。有时晕厥恢复后可有明显的乏力。

知识点3：晕厥的病因分类　　　　　　副高：熟练掌握　正高：熟练掌握

（1）神经反射性晕厥综合征：指当神经反射导致血管扩张和/或心率减慢时引起的晕厥。这一类型晕厥可见于正常人，在所有晕厥患者中约占50%。

（2）直立性晕厥：自主神经系统调节功能障碍、血管收缩机制受损导致直立性低血压性晕厥。相对的血容量减少是引起直立性低血压和晕厥的另一个重要机制。

（3）心律失常性晕厥：严重的心律失常使心排血量减少，不能满足脑灌注压的需要。

（4）器质性心脏病性晕厥：当耗氧量增加时，受损的心肌不能相应地增加心排血量导致晕厥发生。

（5）主动脉弓综合征（窃血综合征）：上肢的运动使其血流量增加，而供应脑组织的血流量则相应下降而引起的晕厥。

知识点4：引起晕厥的常见原因　　　　副高：熟练掌握　正高：熟练掌握

（1）心律失常：缓慢和快速性心律失常。

（2）心排血量下降：心肌功能障碍、流出道梗阻、血容量相对或绝对不足等。

（3）血管阻力下降：神经源性、药物影响等。

知识点5：晕厥不同时期的临床特点　　副高：熟练掌握　正高：熟练掌握

（1）前驱期：部分患者晕厥发作前可出现头晕及周身不适、视物模糊、耳鸣、面色苍白、出汗等先兆。

（2）发作期：大多数晕厥无先兆症状而突然出现意识丧失。个别晕厥可出现四肢阵挛性抽搐、瞳孔散大、流涎等。特点为发病迅速，发作时间短暂，大多数意识丧失时间不超过20秒。

（3）恢复期：患者苏醒后定向力和行为随即恢复正常。老年人可有一段时间处于意识混乱、逆行性健忘，甚至呕吐和大小便失禁。

知识点6：晕厥检查的初始评估 副高：熟练掌握 正高：熟练掌握

对晕厥患者首先应仔细询问病史、体格检查，包括测直立位血压。大多数无心脏病的年轻患者明确诊断为神经反射性晕厥者，毋需做进一步检查。12导联心电图应作为常规检查。这些基本检查简称"初始评估"。

初始评估需要强调以下3个重要问题。

（1）是否为晕厥造成的意识丧失。

（2）是否存在心脏疾病。

（3）病史中有无重要的有助于诊断的临床特征。

通过初始评估将得到3种结果：明确诊断或疑似诊断或者不明原因的晕厥。

知识点7：晕厥的明确诊断 副高：熟练掌握 正高：熟练掌握

通过初始评估（病史、体格检查、测量直立位血压和心电图检查）将对下列原因引起的晕厥作出诊断。

（1）血管迷走神经性晕厥：出现与典型的前驱症状相关的突发事件，如恐惧、剧痛、紧张、医疗器械检查或长时间站立等，引起的晕厥并有典型的前驱症状。

（2）情景性晕厥：如果晕厥发作于排尿、排便、咳嗽和吞咽期间或之后的即刻，就可诊断。

（3）直立性低血压晕厥：获得了直立性低血压引起晕厥和先兆晕厥的证据。血压测量应测量平卧后5分钟的血压，测量站立后1分钟或3分钟的血压，如果血压继续下降，则应继续测量。如果患者不能耐受，应记录立位最低血压。收缩压下降≥20mmHg或降低至<90mmHg，不管症状是否出现均应考虑直立性低血压。

（4）心肌缺血相关性晕厥：心电图有急性心肌缺血的证据，有或无心肌梗死，且有临床症状，无论其发生心律失常的机制如何，均可诊断。

（5）心律失常相关性晕厥：当心电图有下列表现时：①在没用负性变时作用的药物时，窦性心动过缓<40次/分或反复窦房传导阻滞或窦性停搏>3秒；②莫氏Ⅱ型或三度房室阻滞；③交替性左右束支阻滞；④快速阵发性室上性或室性心动过速；⑤起搏器功能失调伴心脏停搏。

知识点8：晕厥的疑似诊断　　　　副高：熟练掌握　正高：熟练掌握

　　在初始评估的基础上，当晕厥的机制未明确时，可疑或确定心脏病的存在，将预示未来1年内更高的心律失常风险和病死率。对具有预示心脏性晕厥临床特征的患者，应进行心脏的评估，心脏评估包括超声心动图、负荷试验、长程心电图监测（Holter）和电生理检查，如果心脏评估不能显示心律失常是晕厥的原因，对有周期性晕厥或有严重晕厥的患者，应该进行神经调节性晕厥的评估。

　　在基本排除心脏性晕厥的患者中，对那些周期性或严重晕厥发作的患者，应进行神经调节性晕厥的评估，神经调节性晕厥的评估试验包括直立倾斜和颈动脉按摩试验。如果这两项检查均阴性，应行长程心电图检查。由于发作频率较低的患者，其大多数为神经调节性晕厥，因此通常不需要确诊试验。

知识点9：初始评估后需要进行特殊检查的患者　　副高：熟练掌握　正高：熟练掌握

　　（1）当晕厥可能是由于循环容量的丢失，或晕厥样发作被怀疑是由于代谢原因所致，基本的实验室检查是必要的。

　　（2）对于怀疑有心脏病的患者，而超声心动图和长程心电图检查仍不能确诊者，应进行电生理学的检查。

　　（3）晕厥与心悸相关，均应进行心电图和超声心动图的检查。

　　（4）意识丧失前后有心肌缺血表现者，则应进行心电图、心脏负荷试验和超声心动图检查。

　　（5）对于无心脏或神经系统疾病，但呈周期性发作晕厥的年轻患者，首选直立倾斜试验，而老年患者则首选颈动脉窦按摩试验。

　　（6）转动颈部期间发生晕厥的患者，应从颈动脉窦按摩开始检查。

　　（7）劳累期间或之后发生晕厥的患者，均应行超声心动图和心脏负荷试验。

　　（8）有自主神经紊乱或其他神经系统疾病者，应行相关特定的检查。

　　（9）对频繁发作并伴有诸多躯体性主诉，初始评估又引起患者紧张和焦虑者，应进行精神病学的评估。

知识点10：不明原因的晕厥　　　　副高：熟练掌握　正高：熟练掌握

　　对于通过初始评估未能确立诊断者，应根据晕厥事件的严重性和发作频率改变评估策略。在不明原因的晕厥患者中，神经调节性晕厥的可能较大，可通过直立倾斜和颈动脉按摩试验进一步明确诊断。对于仅有1次发作或次数发作更少者，大多数晕厥源于神经调节性障碍，通常进一步的检查非属必需。对于那些晕厥本身的诊断都不能确立者，可称其为短暂性意识丧失，但应重新评估。

知识点11：晕厥的重新评估　　　　　　　　副高：熟练掌握　　正高：熟练掌握

对于晕厥原因始终未能明确者，应重新进行评估。重新评估包括再次评估详细的病史资料，以及详细的体格检查。同时，回顾整个辅助检查的结果。尤其应注意心脏和神经系统疾病的可疑线索，进一步对心脏和神经系统进行评估，另外，对于晕厥伴有诸多躯体性主诉者，进行精神方面的评估是必要的。

知识点12：应用病史、体格检查和心电图对晕厥作出明确或假设诊断

副高：熟练掌握　　正高：熟练掌握

（1）病史和体格检查：有些患者根据病史即能明确晕厥的原因或制定出检查的方案。临床特征是决定晕厥和其严重性的重要因素。采集病史时，应考虑到所有的临床特征。如心源性晕厥患者，发作前常有心悸或晕厥发生在卧位或运动中。相反，神经反射性晕厥的发作常有诱发因素和伴随症状，常有反复发作多年的特点。

体征也有助于晕厥的诊断，应注意心血管和神经系统的体征，以及直立性低血压的有无。如发现心脏杂音和严重呼吸困难，常提示器质性心脏病可能是晕厥的原因。

（2）心电图：晕厥患者心电图检查大多正常。如果发现异常，则高度怀疑与心律失常相关。心电图异常是预测心源性晕厥和死亡风险的独立因素，应该进一步检查明确引起晕厥的心脏原因。心电图正常提示心源性晕厥的可能性小，但也有例外，如阵发性房性心动过速引起的晕厥。

知识点13：晕厥的鉴别诊断　　　　　　　　副高：熟练掌握　　正高：熟练掌握

（1）癫痫大发作

1）晕厥引起的惊厥呈角弓反张形式的全身痉挛，癫痫大发作时的惊厥呈阵挛相，持续时间长。

2）晕厥引起的惊厥在意识丧失后10秒以上才发生，癫痫大发作时的惊厥在意识丧失前已发生。

3）晕厥发作时罕见咬舌或尿失禁，癫痫大发作时多有吐白沫、咬舌。

4）晕厥恢复快，无明显后遗症，癫痫大发作后恢复慢，意识不清持续5分钟以上，常遗留头痛、嗜睡及精神错乱。

（2）癔症：发作多见于有明显精神刺激的年轻女性，一般在人群面前发作，昏倒缓慢进行，发作时神志清楚，四肢挣扎，双目紧闭，面色潮红，呈屏气或过度换气，脉搏、血压无变化，发作时间长，历时数分钟至数小时，发作后情绪仍不稳。

（3）眩晕：发作时有视幻觉，明显的自身或景物旋转或摇晃感，伴恶心、呕吐、耳鸣或眼球震颤，但无意识丧失。

（4）昏迷：意识丧失的持续时间长，不易迅速恢复。

知识点14：辅助检查　　　　　　　　　　副高：熟练掌握　　正高：熟练掌握

辅助检查有助于晕厥病因诊断及鉴别诊断。

（1）血糖、血红蛋白测定：须常规检查，有助于鉴别由低血糖、严重贫血引起的意识障碍。

（2）心电图和24小时心电动态监测：下列心电图表现提示可能为心律失常性晕厥：①双束支传导阻滞；②室内传导阻滞；③莫氏Ⅱ型房室传导阻滞；④心率<50次/分或窦房传导阻滞；⑤预激波形；⑥长QT间期；⑦$V_1 \sim V_3$导联ST段抬高的右束支传导阻滞（Brugada综合征）；⑧右胸前导联T波倒置和心室晚电位异常；⑨右室心肌病；⑩有心肌梗死Q波。

（3）超声心动图：可发现心脏器质性病变，如主动脉瓣狭窄、梗阻性肥厚型心肌病、心房黏液瘤、主动脉夹层等。

（4）脑电图、CT、MRI检查：对单纯晕厥患者此类检查阳性率不高，要视有器质性疾病患者具体情况选择检查。

（5）电生理检查：对于诊断窦房结和房室结功能异常、房性或室性快速心律失常等有重要价值。

（6）冠脉造影检查：用于排除心肌缺血诱发的心律失常。

（7）其他检查：包括运动激发试验、颈动脉窦按摩和直立位激发试验，对于诊断不明原因晕厥有一定意义。

知识点15：颈动脉窦按摩　　　　　　　　副高：熟练掌握　　正高：熟练掌握

某些晕厥患者，特别是>40岁的患者，可以见到对颈动脉窦按摩的异常反应，即颈动脉窦过敏，包括室内性停搏持续时间≥3秒，收缩压下降≥50mmHg。

颈动脉窦按摩的方法和反应：颈动脉窦按摩是发现颈动脉窦过敏综合征晕厥的一种检查方法。颈动脉窦按摩的反应可分为心脏抑制型（如心脏停搏）和血管抑制型（收缩压下降）或混合型。室性停搏持续≥3秒伴有收缩压下降≥50mmHg为混合型。

为了提高检查阳性率应采用直立位进行按摩，一般是在倾斜床上进行。与卧位按摩相比，除了可提高阳性率外，重要的是立位按摩能更好地评估血管减压的作用。多数心脏抑制型反应的患者伴有反射性血管减压反应。反射性血管减压作用的正确估价对于治疗方法的选择有重要意义。血管减压反应为主的混合型患者，植入起搏器的治疗效果远不及心脏抑制型占优势的患者。

颈动脉按摩必须在持续心电、血压监测的条件下进行，按摩时间最短5秒，最长10秒。应取仰卧位和直立位2个体位按摩。按摩诱发明确的症状、室性停搏持续≥3秒、收缩压下降≥50mmHg，且无其他原因可以解释者，该阳性反应可以诊断为颈动脉窦过敏。颈动脉窦按摩的主要并发症是神经系统的并发症，因此应避免用于既往3个月内发生过短暂性脑缺血发作，或脑卒中的患者（除非颈动脉超声检查排除了严重狭窄），以及颈动脉有杂音者。颈动脉窦按摩诱发的心脏骤停，在停止按摩后迅速消失，一般无须复苏措施的实施。

知识点16：直立倾斜试验　　　　　　　　　　副高：熟练掌握　　正高：熟练掌握

直立倾斜试验的主要适应证包括以下情况。

（1）从事高危作业（如高空作业、坑道作业或驾驶车辆者）不明原因的单次晕厥患者。

（2）反复发作但无明显器质性心脏病的患者。

（3）有器质性心脏病但已排除心源性晕厥的患者。

（4）临床上提示可能为神经反射性晕厥的患者。

对于下列情况，也可考虑进行如下直立倾斜试验。

（1）晕厥病因明确，但试图通过观察晕厥时血流动力学紊乱的程度，调整或改变治疗方案，或评价治疗效果。

（2）鉴别患者意识丧失的原因，是剧烈运动引起的晕厥还是癫痫。

（3）评估不明原因反复晕倒的患者。

（4）评估反复先兆晕厥或头晕患者。

（5）从事非高危作业的单次晕厥发作的患者。

对于直立倾斜试验阳性的判断，应注意患者有无基础疾病。对于无器质性心脏病的患者，倾斜试验阳性即可明确诊断，且无需要做进一步检查。然而，对于有器质性心脏病的患者，在考虑神经反射性晕厥之前应首先排除心律失常或其他心源性晕厥。

知识点17：电生理检查　　　　　　　　　　　副高：熟练掌握　　正高：熟练掌握

（1）食管电生理检查：食管电生理检查主要用于筛查静态心电图正常，但有晕厥与心悸相关病史的快速房室结折返性心动过速的患者，评估怀疑心动过缓性晕厥患者的窦房结功能，以及进行预激综合征患者的危险分层。

（2）有创电生理检查：有创电生理检查主要用于心律失常性晕厥诊断的确定。

知识点18：有创电生理学检查的诊断价值较大的情况

　　　　　　　　　　　　　　　　　　　　　　副高：熟练掌握　　正高：熟练掌握

（1）窦性心动过缓和明显延长的经校正的窦房结恢复时间。

（2）双束支阻滞合并基线HV间期≥100ms，或增加心房起搏出现Ⅱ或Ⅲ度希氏束浦肯野纤维系统阻滞，或应用普鲁卡因胺或丙吡胺引起高度希氏束浦肯野纤维系统阻滞。

（3）诱发持续性单形性室性心动过速。

（4）诱发快速室上性心律失常合并低血压或有自发症状。另外，对于从事高危险职业的患者，首先应努力排除是否为心脏源性晕厥。

知识点19：昏厥的现场处理　　　　　　　　　副高：熟练掌握　　正高：熟练掌握

（1）体位：立即将患者置于平卧位，双足稍抬高。松解衣领及腰带。

（2）呼吸：保持呼吸道通畅，给予吸氧，纠正低氧血症。

（3）心律失常与低血压：心率<40次/分者立即给予阿托品1mg静脉注射。不伴有心动过缓，但血压过低者，可立即静脉推注肾上腺素0.5～1mg，或加入生理盐水或5%葡萄糖250ml中静脉滴注。

（4）心源性晕厥：如发生心搏、呼吸骤停，立即心肺复苏。

（5）药源性晕厥：停用药物，给予拮抗剂。

知识点20：晕厥患者病因治疗的一般原则　　　副高：熟练掌握　正高：熟练掌握

晕厥患者治疗的主要目标是预防晕厥发作，降低死亡风险和提高生存质量。具体采取基础性预防治疗或强化治疗策略，取决于下列因素。

（1）晕厥的病因。

（2）晕厥复发可能性的大小。

（3）晕厥导致死亡风险的大小，这主要取决于心脏和血管病变的严重程度。

（4）复发次数或晕厥导致躯体或精神伤害危险性的大小。

（5）发生晕厥可能对职业或业余爱好造成的影响。

（6）对公共健康危险性的大小，如汽车司机、飞行员等。

（7）对治疗有效性、安全性和不良反应的评估。

知识点21：神经介导的反射性晕厥综合征的治疗方法
　　　　　　　　　　　　　　　　　　　　副高：熟练掌握　正高：熟练掌握

对于存在下列高危因素和发作频率较高的患者，则应进行必要的治疗。

（1）晕厥发作频繁，生活质量受到影响。

（2）晕厥反复发作和不可预测性，以及患者有较大的意外伤害的风险。

（3）晕厥发生在进行高危险行业人群（如驾驶汽车、飞机，机器操作等）。当然，对于那些只发生过1次晕厥，且非"高危"职业的晕厥患者，一般不需治疗。

在选择特殊治疗之前，评估心脏抑制和血管减压机制对晕厥贡献的大小，具有重要的临床意义。颈动脉窦按摩、直立倾斜试验和心电监测的联合使用，将有助于判断这两种机制对晕厥贡献的大小。晕厥有以下治疗方法。

（1）心脏起搏：对于有心脏抑制和混合性的颈动脉窦综合征患者，应进行心脏起搏治疗。对于每年发作次数>5次，有严重意外受伤史，年龄>40岁的心脏抑制型血管迷走性晕厥的患者，也应考虑起搏治疗。

（2）体能训练：对于体位相关的晕厥，可进行体能锻炼；对于有先兆的晕厥，上肢和下肢等长交叉压迫操作，有较好的预防发作的作用；对于血管迷走性晕厥可进行倾斜训练。

（3）β受体阻滞药。

知识点22：直立性低血压造成晕厥的治疗方法 副高：熟练掌握 正高：熟练掌握

（1）选择扩充血容量的方法，如增加食盐和水的摄入量，酌情使用小剂量皮质激素（如氟氢可的松），但是这种方法有引起高血压或加重高血压的风险。

（2）佩戴腹带和/或连裤袜，预防重力引起的腹部和下肢的血液蓄积。

（3）携带和应用便携式坐椅。

（4）采取某些保护性姿势，如双腿交叉和蹲位等。

（5）进行腿部和腹部肌肉运动的锻炼，尤其是游泳项目。

知识点23：心律失常性晕厥的治疗 副高：熟练掌握 正高：熟练掌握

心律失常性晕厥发生的机制可以是多方面的，包括心律失常的频率、左心室功能状态和血管的代偿作用等（包括神经反射作用）。因此，对于危及生命和有造成外伤危险的心律失常性晕厥，必须进行病因治疗。即便是未记录到导致晕厥的心律失常，或记录到导致晕厥的心律失常，但并非威胁生命或造成意外伤害的心律失常，均应进行治疗。

知识点24：器质性心脏病或心肺疾病引起晕厥的治疗

副高：熟练掌握 正高：熟练掌握

导致晕厥的器质性心肺疾病最常见的是急性冠状动脉综合征，其次是肺栓塞、心脏压塞等。这些疾病导致晕厥的机制是多因素，包括血流动力学障碍、疾病本身特异性损害和神经介导的反射机制。

药物治疗和/或血管重建适于大多数心肌缺血导致的晕厥患者。对于可进行外科矫正的心脏结构异常者，如主动脉瓣狭窄、心房黏液瘤及先天性心脏病等，应积极进行手术治疗。对于无法手术治疗者，如原发性肺动脉高压、限制型心肌病和肥厚型心肌病等，必要的药物治疗是必需的。

知识点25：主动脉弓（血管窃血）综合征引起晕厥的治疗

副高：熟练掌握 正高：熟练掌握

这种窃血综合征在晕厥患者中较常见。这些患者可能在先天性和后天性病理基础上，伴有锁骨下动脉低血压引起同侧椎动脉血液倒流（特别是在上肢运动时），结果造成脑血液减少。这种晕厥患者可以行外科手术或血管成形术治疗。

知识点26：急诊医师面对晕厥时需要强调的3个问题

副高：熟练掌握 正高：熟练掌握

（1）晕厥患者的危险度的评估问题。

（2）何种诊断方法有助于晕厥患者的危险分层。

评估危险性包括猝死危险预测和判断是否为心源性晕厥。查明晕厥原因，判断有无心脏病史以及心电图是否异常最为重要。心力衰竭、心瓣膜病、肥厚型心肌病及其他器质性心脏病所致的晕厥属高危晕厥。束支传导阻滞、陈旧性心肌梗死、预激综合征、房室传导阻滞为高危心电图表现。

（3）不明原因的晕厥患者应住院诊治。

知识点27：晕厥患者以诊断为目的住院指征　　　副高：熟练掌握　　正高：熟练掌握

（1）怀疑或已经发现有心脏病。

（2）心电图异常并怀疑晕厥与心律失常有关。

（3）运动中发生的晕厥。

（4）晕厥造成严重的外伤。

（5）有猝死家族史。

（6）虽无器质性心脏病，但晕厥前有突发、短暂的心悸，或卧位时发生的晕厥和发作频繁的患者。

（7）有轻度或中度心脏病的患者，高度怀疑为心源性晕厥。

知识点28：晕厥患者以治疗为目的住院指征　　　副高：熟练掌握　　正高：熟练掌握

以治疗为目的的住院指征，包括①心肌缺血引起的晕厥；②继发于器质性心脏病或心肺疾病；③脑卒中或有神经疾病；④已植入起搏器的心脏抑制型神经反射性晕厥等。

知识点29：老年人晕厥　　　　　　　　　　副高：熟练掌握　　正高：熟练掌握

老年人最常见的晕厥原因是直立性低血压、颈动脉窦过敏、神经介导的晕厥和心律失常。直立性低血压占老年人晕厥的20%～30%，神经反射性晕厥高达15%，心血管药物相关性晕厥超过50%，而心律失常引起的晕厥占20%。因此，对于老年晕厥患者，应详尽询问病史，包括跌倒时的情况、基础药物的使用情况等，以及包括测量不同体位血压等的系统体检均十分重要。卧位和直立位颈动脉窦按摩试验应作为基本检查，但应防止并发症。

知识点30：儿童晕厥　　　　　　　　　　　副高：熟练掌握　　正高：熟练掌握

晕厥在儿童中是常见的。大多数发作是神经调节性晕厥，预后良好，但是小部分晕厥具有潜在的生命危险。仔细询问病史、家族史及体格检查是鉴别良性神经反射性晕厥与其他晕厥的关键。

在鉴别诊断良恶性晕厥中，仔细地询问个人病史和家族史，并进行心电图检查均十分重要。以下病史特点可能具有预示潜在危险价值。

（1）对喧闹的声音、惊吓或极度的情绪紧张有过度反应的晕厥。

（2）在体育锻炼中，包括游泳（接近溺死）发生的晕厥。

（3）在平仰卧时发生的晕厥。

（4）有<30岁猝死的家族史。

患儿的检查目的主要是为了排除遗传性疾病。对于神经调节性晕厥发作频繁和严重的患儿可能需要药物干预。如果药物治疗效果差，可考虑植入心脏起搏器。

知识点31：运动员与晕厥　　　　　　　　　副高：熟练掌握　　正高：熟练掌握

运动员发生晕厥时需要一个充分的评估，这些运动员可能因神经源性晕厥而受到伤害，虽然这是年轻人最常见的晕厥原因。这种晕厥的预后一般是好的，可以继续他们的运动生涯，然而，某些运动员也可能暴露出结构性或电活动异常性的心脏疾病，他们可能处于猝死的风险中。总之，对于运动员晕厥的诊断和治疗更应该慎重。如何筛查出潜在的致死性心律失常，如何避免药物治疗并保持运动生涯等，均是应全面考虑的问题。

胸痛（1）

胸痛（2）

第二十三章　胸　痛

| 知识点1：胸痛的概念 | 副高：熟练掌握　正高：熟练掌握 |

　　胸痛是常见急症，主要由胸部疾病引起，主观感觉胸部刺痛、锐痛、钝痛、闷痛，或有物品压迫而综合表现为压迫感和呼吸困难，常伴有紧张、焦虑、恐惧感。胸痛程度与病情严重程度并不完全一致。

| 知识点2：胸痛的分类 | 副高：熟练掌握　正高：熟练掌握 |

　　（1）高危的胸痛：高危胸痛包括急性冠状动脉综合征、主动脉夹层、肺栓塞和张力性气胸等。

　　（2）低危的胸痛：①心包炎；②肺部疾病：大叶性肺炎、肺动脉高压等；③消化系统疾病：反流性食管炎、食管痉挛、食管贲门失弛缓症、消化性溃疡等；④胸膜疾病：胸膜炎、胸膜间皮瘤、肺癌累及胸膜等；⑤纵隔疾病：肿瘤、纵隔气肿等；⑥膈肌疾病：膈疝；⑦骨骼肌肉疾病：颈椎病、肋软骨炎、胸部肌肉疼痛、肋间神经痛、脊髓神经根炎等；⑧皮肤疾病：带状疱疹；⑨膈下脏器疾病：胃、十二指肠、胰腺、胆囊等疾病；⑩精神因素（功能性疼痛）：恐惧、抑郁、心脏神经官能症、过度通气等。

| 知识点3：胸痛的原因——胸壁病变 | 副高：熟练掌握　正高：熟练掌握 |

　　胸壁病变所引起的胸痛是各类胸痛中最常见的一种，如胸壁的外伤、细菌感染、病毒感染、肿瘤等引起的局部皮肤、肌肉、骨骼及神经病变。常见的急性皮炎、皮下蜂窝织炎、带状疱疹、痛性肥胖症、肌炎及皮肌炎、流行性肌痛、颈椎病、肋软骨炎、骨肿瘤、肋间神经炎、神经根痛等。

| 知识点4：胸痛与胸壁病变的共同特征 | 副高：熟练掌握　正高：熟练掌握 |

　　（1）疼痛的部位固定于病变处，且局部有明显压痛。
　　（2）深呼吸、咳嗽、举臂、弯腰等动作使胸廓活动疼痛加剧。

| 知识点5：胸痛的原因——肺及胸膜病变 | 副高：熟练掌握　正高：熟练掌握 |

　　肺和脏层胸膜对疼痛觉不敏感。由肺炎、肺结核、肺脓肿、肺梗死等病变累及壁层胸膜

可发生胸痛，肺癌侵及支气管壁及壁层胸膜也产生胸痛。自发性气胸时由于粘连撕裂产生突然剧痛。干性胸膜炎由于炎症波及脏层和壁层胸膜发生摩擦而致胸痛。大量胸腔积液与张力性气胸可由于壁层胸膜受压发生胸痛。

知识点6：胸痛与肺及胸膜病变的共同特征	副高：熟练掌握　正高：熟练掌握

（1）多伴咳嗽或咳痰。

（2）常因咳嗽、深呼吸而胸痛加重，其他胸壁活动并不引起疼痛。

（3）胸壁局部无压痛。常伴有原发疾病的表现，胸部X线片或CT检查可发现病变。

知识点7：胸痛的原因——心血管系统疾病	副高：熟练掌握　正高：熟练掌握

常见原因有心绞痛、急性心肌梗死及心包炎等。心绞痛、急性心肌梗死、主动脉瓣疾病及心肌病引胸痛是由于心肌缺血所致。心包炎是由于病变累及第5肋水平以下的心包壁层和邻近胸膜而出现疼痛。

知识点8：胸痛与心血管系统疾病的共同特征	副高：熟练掌握　正高：熟练掌握

（1）疼痛多位于胸骨后或心前区，少数在剑突下，可向左肩放射。

（2）疼痛常因体力活动诱发加重，休息后好转。

知识点9：胸痛的原因——纵隔及食管病变	副高：熟练掌握　正高：熟练掌握

较少见，常见原因有急性纵隔炎、纵隔肿瘤、纵隔气肿、急性食管炎、食管癌等。纵隔疾病是因纵隔内组织受压、神经或骨质受累等因素引起胸痛。食管疾病主要由于炎症或化学刺激物作用于食管黏膜而引起。

知识点10：胸痛与纵隔及食管病变的共同特征	副高：熟练掌握　正高：熟练掌握

其共同特征为胸痛位于胸骨后，呈持续进行性隐痛或钻痛，常放射至其他部位。吞咽时疼痛加剧，伴有吞咽困难。

知识点11：胸痛的原因——横膈病变	副高：熟练掌握　正高：熟练掌握

胸痛可由横膈本身或由腹腔脏器疾病所引起，常见疾病有膈胸膜炎、膈下脓肿、膈疝、肝炎、肝脓肿、肝癌等。横膈疾病引起的胸痛是由于膈神经受到刺激引起。其特点为一般疼痛位于胸廓及胸骨下部，膈肌中央受刺激时，疼痛可放射至肩部及颈部。

知识点12：胸痛的发病机制　　　　　副高：熟练掌握　　正高：熟练掌握

引起痛觉的刺激物称致痛物质，如H^+、K^+、组胺、5-羟色胺、缓激肽、前列腺素等。当各种损伤性刺激如物理的、化学的、机械的及生物的刺激，作用于痛觉感受器（裸露的游离神经末梢）产生神经冲动，经过传入神经纤维（定位明确的A类纤维和C类纤维）通过后根，再经脊髓丘脑束，上传到背侧丘脑及大脑皮质中央后回，产生痛觉。使心肌和骨骼肌产生痛觉的刺激物主要是缺血、缺氧的代谢物质P物质（属多肽类）、组胺及缓激肽等。

当胸部某器官有病变，患者除感觉患病器官的局部疼痛外，尚可感到远离该器官的某部位体表或深部组织疼痛，后者称为牵涉痛或放射痛。牵涉痛的发生机制是由于内脏器官的痛觉纤维传入脊髓后，与由皮肤来的感觉纤维共同聚合于同一脊髓神经元，经同一上行传导途径上传，因此内脏痛觉冲动入背侧丘脑和大脑皮质后，使患者产生皮肤疼痛的错觉。放射痛是感觉神经根或神经干、神经支受到刺激后，冲动沿神经分布区放射，使患者感觉到疼痛，如心绞痛常通过心脏中、下神经上升通过颈中和颈下神经节到下胸神经节，并直接通过胸部心神经进入胸节第1~4脊髓段节，因而引神经分布区（即胸前区、左肩、左手尺侧区）疼痛。而胆囊炎、胆石症时，通过内脏传入神经，进入胸节第7~8脊髓节段，则疼痛常在右上腹而牵涉右胸或右肩部。

知识点13：胸痛的发病年龄　　　　　副高：熟练掌握　　正高：熟练掌握

青壮年胸痛多考虑结核性胸膜炎、自发性气胸、急性心肌炎、心肌病、风湿性心瓣膜病；40岁以上则需注意心绞痛、急性心肌梗死和支气管肺癌等。

知识点14：胸痛的发病部位　　　　　副高：熟练掌握　　正高：熟练掌握

不同疾病引起的胸痛常有相对应的部位。

（1）胸壁疾病所致的胸痛常固定在病变部位，且局部有压痛，若为胸壁皮肤的炎症性病变，局部有红、肿、热、痛表现。

（2）带状疱疹所致的胸痛，可见成簇的水疱沿一侧肋间神经分布伴剧烈疼痛，且疱疹不超过体表中线。

（3）肋软骨炎常在第1、2肋软骨处见单个或多个隆起，局部压痛。

（4）心绞痛或心肌梗死的疼痛多在胸骨后方和心前区或剑突下，可向左肩和左臂内侧放射，也可向左颈或面颊部放射，误认为牙痛。

（5）主动脉夹层引起的疼痛多位于胸背部，可向下放射至下腹、腰部与双侧腹股沟、下肢。

（6）胸膜炎引起的胸痛多在胸侧部。

（7）食管及纵隔病变所致胸痛多在胸骨后。

（8）肝胆疾病及膈下脓肿引起的胸痛多在右下胸，向右肩部放射。

（9）肺尖部肺癌疼痛多以肩部、腋下为主，向上肢内侧放射。

知识点15：胸痛的性质　　　　副高：熟练掌握　　正高：熟练掌握

胸痛的性质可多种多样，程度可呈剧烈、轻微或隐痛。如带状疱疹呈刀割样或烧灼样剧痛；食管炎为烧灼痛；肋间神经痛为阵发性灼痛或刺痛；心绞痛呈绞榨样痛并有重压窒息感，心肌梗死时疼痛更为剧烈并有恐惧、濒死感；气胸在发病初期有撕裂样疼痛；胸膜炎常呈隐痛、钝痛和刺痛；主动脉夹层为突然发生的胸背部撕裂样剧痛或锥痛；肺梗死亦可突然发生胸部剧痛或绞痛，常伴呼吸困难、咯血与发绀。

知识点16：胸痛的持续时间　　　　副高：熟练掌握　　正高：熟练掌握

（1）炎症、肿瘤或梗死所致的疼痛多呈持续性。
（2）心绞痛发作时间短暂，持续30秒至30分钟。
（3）急性心肌梗死疼痛持续数小时。
（4）平滑肌痉挛或血管狭窄缺血所致的疼痛为阵发性。

知识点17：影响胸痛的因素　　　　副高：熟练掌握　　正高：熟练掌握

主要为胸痛发生的诱因、加重和缓解的因素。胸膜炎或心包炎的胸痛因咳嗽和用力呼吸而加剧。心绞痛可在劳累或精神紧张时诱发，休息或含服硝酸酯类药物于3～5分钟内很快缓解，而急性心肌梗死所致的胸痛则用上述方法无效。食管疾病多在进食时发作或加重，服用抗酸药和促动力药物可减轻或消失。

知识点18：胸痛的伴随症状　　　　副高：熟练掌握　　正高：熟练掌握

（1）胸痛伴有咳嗽、咳痰和/或发热，常见于气管、支气管和肺部疾病。
（2）伴有咯血见于肺梗死、支气管肺癌。
（3）伴有大汗、面色苍白、血压下降或休克时，多见于急性心肌梗死、主动脉夹层、主动脉瘤破裂或大块肺梗死。
（4）伴吞咽困难多提示食管疾病，如反流性食管炎等。
（5）伴有呼吸困难提示病变累及范围大，如自发性气胸、大叶性肺炎、肺栓塞等。
（6）当胸痛的患者出现明显的焦虑、抑郁、唉声叹气症状时，应考虑心脏神经官能症等功能性胸痛的可能。

知识点19：胸痛患者的病史　　　　副高：熟练掌握　　正高：熟练掌握

（1）疼痛特点：疼痛发生时间、严重程度、疼痛部位、放射部位、持续时间、发生次数、病程长短与过去胸痛类似或不同、诱因和缓解因素与劳累、应激、呼吸和活动的关系、治疗反应等。

（2）伴随症状：气短、劳力性呼吸困难、夜间阵发性呼吸困难、端坐呼吸、恶心、呕吐、大汗、咳嗽、咳痰、咯血、发热、寒战、体重改变、疲劳、头晕、晕厥、心悸等。

（3）危险因素：冠心病、肺栓塞、胸主动脉瘤或主动脉夹层、心包炎或心肌炎、气胸、肺炎等。

（4）既往史：以前心脏情况、高脂血症、药物过敏、手术史、有关诊断检查、最近临床药物成瘾史、阅读过去心电图和全部过去病历。

| 知识点20：胸痛患者的体格检查 | 副高：熟练掌握　正高：熟练掌握 |

胸壁疾病由视诊、触诊即可确定。而胸内脏器疾病则须详细体格检查，视诊单侧胸廓饱满应想到胸腔积液，触觉语颤增强主要见于肺炎等；叩诊呈浊音或实音应考虑到肺炎、肺梗死、肺癌、胸膜间皮瘤，叩诊鼓音则考虑气胸。心绞痛及心肌梗死者心界正常或增大、心率增快、听诊有异常发现等。腹部脏器疾病则有相应腹部体征。

| 知识点21：实验室检查 | 副高：熟练掌握　正高：熟练掌握 |

血常规是例行检查，白细胞的变化可提供一定的依据。痰的细菌学检查可以确定肺炎及肺结核的病原菌，痰脱落细胞学检查有助于肺癌的诊断。胸腔及心包腔穿刺液的化验及细胞学检查，对诊断均有裨益，血尿肌红蛋白增高以及血清心肌酶、肌钙蛋白增高有助于急性心肌梗死的诊断。

| 知识点22：器械检查 | 副高：熟练掌握　正高：熟练掌握 |

胸腔内脏器疾病需借助有关的器械检查确定诊断。心电图检查有助于心绞痛和急性心肌梗死的诊断。超声心动图对心包积液的诊断及观察积液量有重要意义，可肯定瓣膜病诊断。胸部X线检查在胸部疾病的诊断中占有重要地位，可显示许多胸部病变的影像，作为病变的诊断依据，如肺炎、肺结核、肺梗死、肺癌、胸膜病变、气胸等。CT检查具有很高的分辨率，诊断的准确性和敏感性很高，CT是横断面显示胸部断面图像，对纵隔旁、横膈周围及胸膜下病灶的显示效果良好，常能区别血管、脂肪、水及各种软组织密度的病变，常用于纵隔病变、肺门增大的鉴别，能发现肺内微小病灶及胸膜病变。MRI检查能冠状面和矢状面断层成像，并对纵隔内软组织分辨率更高等优点，能直接三维甚至任意角度斜切面成像，更有利于病变的显示和定位。但CT、MRI检查在胸部病变不宜作为首选，只能作为进一步检查的办法。放射性核素扫描对肺梗死、肺内占位病变、心肌梗死的诊断有帮助。心导管检查对于先天性和某些后天性心血管疾病诊断有特别价值，对肺部疾病的诊断亦有意义。纤维支气管镜可深入到段和亚段支气管，可在直视下进行活检和刷检，以及支气管肺泡灌洗液行微生物学、细胞学、免疫学、分子生物学检查，对肺疾病的病因和病理诊断很有帮助。胸腔镜检查用于胸膜疾病的诊断、气胸的分类及治疗。

知识点23：快速评估及急诊处理 　　副高：熟练掌握　　正高：熟练掌握

急性胸痛患者（除外有明确良性原因者）都应尽快送往医院。医生接诊后立即行心电图检查，呼吸、血压、动脉氧饱和度监测，给予吸氧，并建立静脉通道。如果患者出现明显呼吸困难，表现为张力性气胸的症状和体征，则立即给予胸腔穿刺排气。确定生命体征平稳后，简要地询问发病情况，既往病史，针对胸痛进行相关查体。应做12导联心电图检查，如未发现异常表现，1～2小时后重复检查，或监测异常表现的变化。多数患者应做胸部X线或CT扫描检查，特别对肺栓塞、主动脉夹层、张力性气胸、心脏压塞等可迅速致命的疾病有鉴别诊断价值。怀疑为心脏原因所致，生命体征平稳，可使用硝酸甘油来缓解疼痛，首次0.5mg，舌下含服，3～5分钟可重复使用。如果患者无凝血功能障碍，且无明确过敏史，可给予阿司匹林150～300mg嚼服，对阿司匹林过敏者可应用氯吡格雷（负荷剂量为300mg）。

知识点24：急诊医师诊断胸痛的注意事项 　　副高：熟练掌握　　正高：熟练掌握

急诊医师诊断胸痛时，必须掌握全面的临床资料，细致分析。应首先区别胸痛起源于胸壁或胸内脏器病变，如已肯定病变来自胸腔内脏器官，应进一步进行病变定位（哪一个脏器）、定性与病因的诊断。

知识点25：急性冠状动脉综合征的治疗 　　副高：熟练掌握　　正高：熟练掌握

急性冠脉综合征诊断一旦明确，应立即处理：①鼻导管吸氧；②舌下含服硝酸甘油（除非收缩期血压<90mmHg，心率<50次/分或>100次/分）；③充分镇痛，可给予吗啡或哌替啶；④嚼服阿司匹林300mg和氢氯吡格雷300mg；⑤根据ST段是否抬高分类，ST段抬高者（症状持续伴左束支传导阻滞与ST段抬高者相同）应当评估即刻再灌注治疗的可能性。非ST段抬高者不进行溶栓治疗，应该进危险分层。

早期再灌注治疗是改善心室功能和提高生存率的关键。治疗的目标是在数小时内开通闭塞的冠状动脉，实现和维持心肌血流的再灌注。一旦开始再灌注治疗，患者应收住CCU。

知识点26：急性冠状动脉综合征并发症的处理 　　副高：熟练掌握　　正高：熟练掌握

对于急性心肌梗死（AMI）后数天或数周出现诱发或自发心肌缺血的患者，无论是否进行过溶栓治疗，均应行择期冠状动脉造影。对于有心功能不全的患者考虑呋塞米加ACEI、硝酸甘油减轻前负荷，硝普钠减轻后负荷。对于心源性休克，在主动脉内气囊反搏（IABP）保护下进行冠状动脉造影、经皮冠状动脉介入术（PCI）或冠状动脉旁路移植术（CABG）。对于休克、肺淤血、心率>100次/分、收缩压<100mmHg考虑CABG、PCI等再灌注治疗。若出现心房颤动，且导致血流动力学障碍或缺血加重，可予以进行直流电复律；否则给β受体阻滞药和/或胺碘酮，以减慢心室率。出现心室颤动，立即电复律。AMI伴有症状性窦性心动过缓、二度Ⅱ型传导阻滞、三度房室传导阻滞应考虑应用心脏临时起搏。

知识点27：主动脉夹层的治疗　　　　　　副高：熟练掌握　正高：熟练掌握

主动脉夹层诊断一旦确立，应尽早开始药物治疗：①积极给予镇静和镇痛治疗，可给予吗啡或哌替啶。②迅速控制血压，通常联合应用硝普钠和β受体阻滞药，目标是将血压降到能维持足够的脑、心和肾的血流灌注的最低血压水平。③控制心率和减慢左心室收缩的速率（dp/dt），通常使用β受体阻滞药。④介入与外科治疗，所有主动脉近端（DeBakey Ⅰ型和Ⅱ型）的急性夹层撕裂均有手术指征，应该尽早手术，但手术风险较高。

知识点28：急性肺动脉血栓栓塞的治疗　　　　副高：熟练掌握　正高：熟练掌握

治疗上以抗凝为主，应用静脉肝素使APTT保持在1.5～2.5（抗Ⅹa因子活性0.3～0.6U）。口服抗凝药应在用肝素的前3天开始，并与肝素合用至INR达治疗水平（2.0～3.0）2天后停用肝素。初发肺栓塞，如果有可逆危险因子应至少抗凝3个月，特发性静脉血栓栓塞至少抗凝6个月。在复发性静脉血栓栓塞或危险因子（如肿瘤）持续存在的患者应长期应用口服抗凝药。大块肺栓塞，有血流动力学不稳定者可以考虑溶栓、外科手术取栓或者介入导管碎栓。虽经抗凝治疗仍反复出现栓塞或是有抗凝禁忌的患者，可以考虑安装下腔静脉滤器。

知识点29：张力性气胸的治疗　　　　　　　副高：熟练掌握　正高：熟练掌握

治疗上，迅速排除空气是挽救生命的措施。排除空气的简单办法是将19号或更大一点的针头插入胸部，然后用一连接于大注射器上的三通活塞通过针头迅速排出空气。随后，应尽快行胸廓切开插管及单侧胸廓水封式引流。

知识点30：因二尖瓣脱垂引起胸痛的治疗　　副高：熟练掌握　正高：熟练掌握

此种胸痛的特征是反复非典型性胸痛伴二尖瓣反流性杂音或喀喇音，常伴有心前区不适、胸闷、心悸、心电图示特异性T波异常，心脏超声检查可确诊。

不需要特殊处理，如不适症状严重可用β受体阻滞药（美托洛尔50mg每日2次），很罕见有严重的致死性心律失常，可到心内科进行评估和处理。

知识点31：因主动脉瓣狭窄和反流引起胸痛的治疗
　　　　　　　　　　　　　　　　　　　　　副高：熟练掌握　正高：熟练掌握

严重主动脉瓣狭窄或反流致胸痛的机制和临床表现与心绞痛非常类似，即由于冠状动脉血流减少导致的相对性心肌缺血。出现心绞痛性质的疼痛提示血流动力学明显异常，典型表现三联征：心绞痛、晕厥和心力衰竭。主动脉瓣狭窄在右侧第2肋间隙听到递增－递减型收缩期杂音。主动脉瓣反流则是高调，吹风样递减的舒张期杂音，猝死的危险性高，超声心动图可以确定诊断。

治疗措施：吸氧、建立静脉通路、静脉滴注硝酸甘油，如仍有胸痛可用吗啡2～4mg静脉注射，心功能不全者抗心力衰竭治疗，并住院治疗或做瓣膜置换术和冠状动脉旁路移植术。

知识点32：胸膜炎与胸膜痛的治疗 副高：熟练掌握 正高：熟练掌握

年轻人居多，发病急，胸痛多伴有发热或与呼吸相关，胸痛多刺痛，偶可听到胸膜摩擦音，胸部X线片可见少量胸腔积液伴或不伴有小片的肺渗出影。

胸膜炎为内限性疾病，对症处理，可用吲哚美辛25～50mg，1天3次，口服，如为结核者应抗结核治疗。

知识点33：因肺部炎症引起胸痛的治疗 副高：熟练掌握 正高：熟练掌握

有受凉、劳累病史，胸痛伴发热、寒战、咳嗽、深呼吸时加剧，肺部听诊有支气管呼吸音及啰音，白细胞增多，胸部X线片可见片状致密影，即可确诊。

治疗：吸氧、镇痛、应用抗生素。

知识点34：因纵隔气肿引起胸痛的治疗 副高：熟练掌握 正高：熟练掌握

胸骨后剧烈锐痛，向肩部放射，伴有呼吸困难、发绀、颈或前胸甚至面部皮下气肿，有捻发感，X线检查示纵隔增宽。本病常为食管穿孔所致。

治疗：吸氧，镇痛，请胸外科手术。

知识点35：因食管疾病引起胸痛的治疗 副高：熟练掌握 正高：熟练掌握

食管疾病，例如食管炎症或痉挛、功能失调、胃食管反流等，常导致胸骨后疼痛，很难与心脏病导致的胸痛鉴别。食管源性胸痛的特征表现为疼痛为烧灼样，常向胸骨放射，平躺加重而坐位缓解，吞咽可诱发，并且常在一次短暂剧痛后可持续几个小时，休息、含服硝酸甘油可以缓解并不能作为诊断目的而使用。在确定食管疾病致胸痛之前，必须明确地排除心脏疾病，因为心脏疾病更危险。确诊有赖于胃镜、钡剂造影、食管测压和pH测定。

治疗：对症处理、少量多次进食、使用抗酸药、避免睡前进食、将床头抬高。可使用H_2受体阻断药或质子泵抑制药，或用15ml利多卡因与15ml抗酸药混合口服，可以缓解急性发作。

知识点36：因食管穿孔引起胸痛的治疗 副高：熟练掌握 正高：熟练掌握

食管破裂的特征是极度严重胸骨后疼痛，吞咽或呼吸加重，疼痛伴有胸部X线片示纵隔气肿、气胸、肺炎或胸腔积液皮下组织有气体，近期有剧烈恶心、呕吐，或胃镜检查病史。食管造影或食管镜即可确诊。

处理：住院手术治疗。

知识点37：因神经疾病引起胸痛的治疗　　　　副高：熟练掌握　正高：熟练掌握

见于颈或胸椎骨质增生、椎间盘变性后凸，以及胸脊髓外肿瘤压迫神经根，呈烧灼样、闪电样胸痛，放射至肩及手部，活动颈肩部、深吸气或打喷嚏及久卧加重，不典型患者口含硝酸甘油可缓解。带状疱疹呈浅表性烧灼痛，亦可有深部位剧痛，出疹前难以诊断，但若胸痛局限于单侧，不超过中线，受损皮肤有节段性感觉减退可提示本病。

处理：前者可理疗，对症治疗；带状疱疹可用镇痛药和抗病毒药如阿昔洛韦等。

知识点38：因肌肉、骨骼病引起胸痛的治疗　　　副高：熟练掌握　正高：熟练掌握

如非化脓性肋软骨炎（Tietze综合征）、肌痉挛及纤维质炎、肋间肌劳损、肋骨骨折等均可引起胸痛，其胸痛特点是局限、持续、部位确切，随呼吸及身体活动加重。

可对症处理，镇痛用非甾体类抗炎药。

知识点39：精神性胸痛的治疗　　　　　　　　　副高：熟练掌握　正高：熟练掌握

表现多样、易变、短暂或持续，常诉心尖部疼痛，并用手指指示具体部位，自感呼吸困难，呈叹气样，但必须排除器质性疾病后方可确诊。

可门诊治疗，或心理门诊。

知识点40：就诊胸痛患者时的注意事项　　　　　副高：熟练掌握　正高：熟练掌握

（1）对胸痛就诊患者要严谨认真对待，不得有半点马虎大意；特别是对经过一系列心电图、心肌酶、胸部X线片、B超等检查仍不能明确诊断者，一定要留观，反复评估。

（2）对新发生胸痛，特别是第1次发生胸痛的、年龄30～50岁的男性患者，更应引起注意，即使心肌酶、心电图正常者也应重视，因为此类新发生心绞痛更易发生心脏性猝死。

（3）经过一系列检查仍不能明确诊断者，应及时请相关专业科室会诊。

（4）对即刻威胁生命的胸痛，血流动力学不稳定者，一定要先稳定生命体征，积极处理再寻找原因。

（5）经过反复评估，一系列检查仍未发现问题，家属要求回家或转院者，一定要履行告知和签字手续。

（6）对明确诊断要送病房或导管室者要有医师陪护并监护。

（7）对胸痛诊断的思维是先想到危及生命的，其次是重的，再次是一般的，但要注意潜在危及生命的因素。

（8）对特殊胸痛患者要注意随访有反馈，便于总结经验。

第二十四章 急性腹痛

知识点1: 急性腹痛的概念　　　　　副高: 熟练掌握　　正高: 熟练掌握

急性腹痛是一种常见的临床急症，多数发病急，进展快。婴幼儿常因病史不清或未及时发现病情而延误就诊，且抵抗力差，病情进展快；老年人则对急剧的病理生理变化反应迟钝，常伴有心、肺等疾病，可能危及生命。此外，还应重视慢性消耗性疾病、急性失血患者，以及妊娠女性突发的急性腹痛。

知识点2: 解剖概念　　　　　　　　副高: 熟练掌握　　正高: 熟练掌握

腹部的神经分为脊髓神经和自主神经（包括交感神经和副交感神经）。人体腹部神经由下6对胸神经及第1腰神经支配（$T_6 \sim L_1$）。脊髓神经管理腹壁的运动和感觉；自主神经管理内脏的运动和感觉，痛觉纤维随交感神经传导到中枢，从腹壁来的感觉神经和从内脏传入的痛觉神经纤维均汇集于脊髓的后根。

内脏的感觉随交感神经的传入纤维进入脊髓的背根，与某一皮肤区域传入的感觉神经，在脊髓灰质的同一区域内替换神经元，再到脊髓对侧的白质内，随脊髓丘脑束上升至背侧丘脑内再替换神经元，最后传达到大脑皮质的躯体感觉区。在这一感觉通路上，由腹部脏器传来的冲动将会提高相应脊髓中枢的兴奋性，从而影响邻近的中枢。因此，内脏的疼痛经常反映在同一脊髓节后根神经所支配的皮肤感觉区。

知识点3: 腹痛的类型　　　　　　　副高: 熟练掌握　　正高: 熟练掌握

按神经机制腹痛可分为以下3种基本类型：

（1）单纯性内脏疼痛：传入途径纯系交感神经通路，脊髓神经基本不参与或较少参与。

（2）牵涉痛：交感神经与脊髓神经共同参与疼痛的机制，又分为牵涉性躯体痛和牵涉性内脏痛。

（3）腹膜皮肤反射痛：只有体神经或脊髓神经而无内脏神经参与疼痛的机制。

知识点4: 单纯性内脏疼痛的特点　　　副高: 熟练掌握　　正高: 熟练掌握

深部的钝痛或灼痛；疼痛部位含混，定位模糊，通常比较广泛或接近腹中线；不伴有局部肌紧张与皮肤感觉过敏；常伴有恶心、呕吐、出汗等迷走神经兴奋症状。

知识点5：牵涉痛的特点　　　　　副高：熟练掌握　正高：熟练掌握

其疼痛的特点多为锐痛，程度较剧烈；位置明确，在一侧；局部有肌紧张或皮肤感觉过敏，通常反映器官有炎症或器质性病变而非功能性。炎症疾病的初期，可以表现该脏器所在的相应区域的腹肌紧张，如急性胆囊炎时右上腹、急性阑尾炎时右下腹的腹肌紧张。

知识点6：腹膜皮肤反射痛（躯体痛）的特点　　　副高：熟练掌握　正高：熟练掌握

疼痛具有脊髓节段性神经分布的特点；程度剧烈而持续；伴有局部腹肌的强直、压痛与反跳痛，一般代表有腹膜受侵。

知识点7：急性腹痛的诊断原则　　　　　副高：熟练掌握　正高：熟练掌握

对急性腹痛，在诊断方面必须依次回答以下3个问题：

（1）有无外科情况需要紧急处理？在不能明确此点之前，绝不能掉以轻心。

（2）是器质性还是功能性腹痛？原则上要首先排除器质性疾病，不要轻率诊断功能性腹痛。

（3）腹痛最后的病因是什么？不论何种腹痛，最后总要归结到病因问题。只有弄清病因，才能有最正确的处理。故不能满足于对症处理，要争取尽早弄清诊断。

知识点8：腹痛危重病情的评估　　　　　副高：熟练掌握　正高：熟练掌握

（1）患者出现血压降低或休克、急性弥漫性腹膜炎，伴脉速（＞130次/分）、高热（体温≥39℃）或体温不升（≤36℃）、烦躁、冷汗等严重感染中毒症状，白细胞计数＞$20×10^9$/L或降低等。

（2）黄疸伴高热患者，如胆管系统严重感染，容易发生感染性休克。

（3）对呕吐、腹泻，出现脱水征，尿少（尿量＜25ml/h）患者，血钠＜130mmol/L，钾＜3.5mmol/L，CO_2结合力＜18mmol/L或＞32mmol/L，碱剩余＞4mmol/L，血氧分压＜60mmHg，氧合指数降低应警惕发生ARDS。

（4）腹部手术后近期出现急性腹痛，多数与手术有关，如出血、吻合口瘘、肠梗阻等，少数是腹腔内暴发性感染（如产气性细菌感染）、手术后急性胰腺炎或血管栓塞导致器官梗死等，病情多严重且复杂。

知识点9：腹痛的诱因　　　　　副高：熟练掌握　正高：熟练掌握

一些急腹症有时和一定的诱发因素有关。例如饮酒和进油腻食物诱发急性胰腺炎或胆管疾病；暴饮暴食后可发生急性胃扩张或溃疡穿孔；急性胃肠炎可因饮食不洁而发生。此外，创伤、受凉、精神因素等是某些腹痛的诱因。

知识点10：腹痛的部位　　　　　　　　　副高：熟练掌握　　正高：熟练掌握

部位是寻找病变脏器最便捷的检查方法，因为如果自诉的疼痛部位与固定的压痛点、腹肌紧张区三者一致并且又最显著，那么该部位的脏器就可能是病变的脏器，如中上腹疼痛多为溃疡疼痛；右上腹痛提示急性胆囊炎、胆石症或胆管炎；左上腹痛则为急性胰腺炎、脾破裂；右下腹疼痛最常见的是急性阑尾炎、回盲部结核、输尿管结石、附件炎、卵巢囊肿蒂扭转、黄体破裂，后四者也见于左下腹；左下腹痛可见乙状结肠扭转；脐周痛多为急性肠梗阻、肠蛔虫症。溃疡病穿孔时上腹呈剧痛和板状强直；胃溃疡压痛点多位于脐上方正中线2横指处，而十二指肠溃疡最明显压痛点多在脐上偏右2横指区；急性胰腺炎压痛点在左上腹呈横行带状。

腹痛部位可随病变的发展而发生变化（转移、扩展或延及、放射）。急性阑尾炎的疼痛部位常先出现在上腹或脐周，后转移到右下腹并固定，穿孔后，疼痛扩展到整个下腹至全腹。溃疡病穿孔时疼痛先在上腹，然后随着胃内容物经右结肠旁流至右下腹，疼痛亦延及该区，后至全腹。"转移"和"延及"是两者的重要区别。左肩放射痛则提示脾破裂，急性胰腺炎疼痛可扩展到左腰背部，而输尿管结石绞痛则向同侧外阴部股部内侧放射。

有些疾病虽然表现为急性腹痛，而病变却在腹外器官，如肺炎、胸膜炎、心肌梗死、心包炎都可以表现为上腹痛。

知识点11：腹痛的性质　　　　　　　　　副高：熟练掌握　　正高：熟练掌握

一般分为持续性、阵发性、持续性伴阵发性加重3种。腹痛性质不同提示病变不同，如持续性钝痛或隐痛多反映腹腔内炎症和出血；阵发性绞痛一般是腔道梗阻后平滑肌痉挛所致；持续性腹痛伴阵发性加重表示炎症和梗阻并存，且互为因果。

知识点12：腹痛发生的缓急　　　　　　　副高：熟练掌握　　正高：熟练掌握

由轻到重，多为炎症病变；突发疼痛，迅速加重，多为实质脏器破裂，空腔脏器穿孔、扭转、梗阻、绞窄，如急性肠扭转、绞窄性肠梗阻等。

知识点13：腹痛的程度　　　　　　　　　副高：熟练掌握　　正高：熟练掌握

一般与病变性质一致，如炎症，则腹痛较轻；管腔梗阻引起的绞痛非常剧烈；但最剧烈的、濒死样疼痛，常引起神经源性休克，如胃及十二指肠溃疡穿孔、腹主动脉瘤破裂、绞窄性肠梗阻。有的患者对疼痛反应较差，如老年患者。此外，个体对于疼痛的耐受性也有差异。

知识点14：腹痛的伴随症状　　　　　　　　副高：熟练掌握　　正高：熟练掌握

（1）恶心、呕吐：常由腹内脏器炎症、机械性或麻痹性肠梗阻、胃及小肠高位梗阻引起，呕吐发生早且频繁，多为胃及十二指肠内容物；低位梗阻发生较晚，可呕吐粪样肠内容物，结肠梗阻呕吐发生晚或不发生。胃肠炎多有频繁的呕吐与腹泻。

（2）肠功能改变：便秘发生于肠麻痹或机械性肠梗阻；腹泻常发生于肠管炎症；血粪发生于肠套叠、绞窄性肠梗阻、肠系膜血管栓塞、溃疡性结肠炎、肠憩室炎、肠癌、细菌性痢疾及重金属中毒等。

知识点15：既往史对腹痛诊断的意义　　　　副高：熟练掌握　　正高：熟练掌握

以前的疾病史或手术史对腹痛的诊断也有价值，即可排除已根除内脏的疾病，对此次腹痛的诊断也有帮助。如已行胆囊切除术者可排除胆囊结石和胆囊炎；有胆管结石手术史者，应考虑胆管残余结石或复发结石；消化性溃疡穿孔常有溃疡病史；粘连性肠梗阻多有腹部手术史。准确的月经史对诊断宫外孕、卵巢滤泡或黄体破裂有重要意义。

知识点16：体格检查　　　　　　　　　　　副高：熟练掌握　　正高：熟练掌握

体格检查包括"视、触、叩、听"四诊，检查腹部和全身。易犯的错误是：重视腹部，而忽略腹部以外的检查，容易将来自肺炎、伤寒、铅中毒等病症的腹痛，误诊为急性阑尾炎；检查不够全面，忘记检查腹股沟区疝门，特别是女性，易发生漏诊。只注意腹部，忽略其他部位，特别在多发伤时，为了进行特殊诊断，搬动患者小慎重，可以造成其他部位严重损害，如胸椎骨折可引起截瘫，颈椎骨折可致死亡。

知识点17：实验室检查　　　　　　　　　　副高：熟练掌握　　正高：熟练掌握

血、尿、粪常规；肝、肾功能；凝血机制；胰腺功能；血气分析等，急诊医师必须熟练掌握。

知识点18：诊断性腹腔穿刺　　　　　　　　副高：熟练掌握　　正高：熟练掌握

腹腔穿刺是腹部外科尤其是急腹症一项重要诊断手段，其操作简单，比较安全，阳性率可达90%以上，使用价值很大。适用于急性腹膜炎原发病的确定及十二指肠、空回肠等空腔脏器穿孔的诊断。但对肠管高度胀气或粘连者，腹部手术瘢痕处或出现明显肠型时，慎用穿刺。如果抽出的积液浑浊，并含有食物残渣，应考虑为胃、十二指肠破裂或穿孔；若为粪臭样液体，多考虑为回肠、结肠等低位肠管破裂或穿孔；若为胆汁样液体，应考虑胆囊、胆管或十二指肠穿孔。若抽出血性渗出液，且淀粉酶明显升高，则可诊断为急性胰腺炎。如果抽出不凝固的血液，则肝、脾等实质性脏器破裂的可能性大。女性患者可经阴道后穹隆穿刺检查。

知识点19：诊断性腹腔灌洗　　　　　　　　副高：熟练掌握　　正高：熟练掌握

当疑有腹腔内病变或损伤时，可采用腹腔灌洗检查。在肚脐与耻骨联合连线中点处穿刺置管，快速滴入1000ml生理盐水，然后将液体引出并进行显微镜下检查，可以断定腹腔内有无出血病灶。与穿刺检查相比，更易发现那些只有少量腔内出血的患者。但临床应用较少。

知识点20：X线检查　　　　　　　　　　　　副高：熟练掌握　　正高：熟练掌握

对腹部疾病如肠梗阻、空腔脏器破裂穿孔、泌尿系统结石等，是重要的诊断手段。对因胸部病变引起的急性腹痛有确诊价值。

知识点21：B超检查　　　　　　　　　　　　副高：熟练掌握　　正高：熟练掌握

B超检查，对于胆囊、胆管系统可以判定胆囊的大小，胆囊壁是否有增厚，胆囊或胆管中是否有结石，胆管有否扩张等；对于肝、胰腺、脾及肾等实质性脏器，可以探知脏器体积大小，有无严重破裂、肿大、实变、纤维化或结节性改变，是否有占位性病变。如有肿物生长，则可以判定是实性或囊性肿物；对于胃肠道，则可以检查是否有肠梗阻、肠积气、积液或肿瘤生长；还可以判定腹腔内积气、积液等病变。正常阑尾较细，超声探查不易显示，当阑尾发生炎症时，其内径肿胀达7～10mm，超声易显示；阑尾有粪石，积脓，亦易显示。泌尿系统结石可见患侧肾盂积水、输尿管扩张及结石。B超可清楚地分辨盆腔妇科疾病的性质及来源，亦可进行B超导引下腹腔穿刺抽液。内镜超声也已逐渐应用于急腹症的诊断。

知识点22：CT检查　　　　　　　　　　　　副高：熟练掌握　　正高：熟练掌握

CT检查因不受肠管气体干扰，在急腹症诊断中的应用迅速增加，如对实质脏器破裂出血、急性胰腺炎均具有重要的诊断价值。

知识点23：动脉造影　　　　　　　　　　　　副高：熟练掌握　　正高：熟练掌握

疑有肝破裂出血、胆管出血、小肠出血等疾病可采用选择性动脉造影确定诊断，部分出血性疾病可同时进行选择性动脉栓塞止血。

知识点24：腹腔镜　　　　　　　　　　　　　副高：熟练掌握　　正高：熟练掌握

腹腔镜诊断急性腹痛确诊率极高，并且在腔镜下可行阑尾切除、溃疡病穿孔修补、胆囊切除、肠粘连松解、卵巢囊肿切除及肝、脾破裂修补等急诊手术。具有诊断全面、创伤小、恢复快等优点。

知识点25：急性腹痛诊断中的注意事项　　　　　副高：熟练掌握　　正高：熟练掌握

（1）注意一些患者的特殊性：老年人各种功能减退，抵抗力弱，反应差，自觉症状和体征都不典型，如腹痛轻，压痛与腹肌紧张不明显，但实际腹腔病变已很严重，如检查右下腹仅有轻度压痛，无腹肌紧张，但是阑尾已穿孔。儿童患者不懂事，不易与医师合作，对问诊应答常不明确。妇女急腹症很多，各有其特殊性，因此询问病史要详细、全面，如月经情况及末次月经、停经时间与腹痛关系，有无妊娠、哺乳、避孕、节育措施等。要做妇科检查、直肠指检，必要时选用双合诊或后穹隆穿刺等检查。

（2）腹部外伤要警惕迟发性症状出现：典型例子是延迟性脾破裂，外伤后患者可自行走入急诊室，但过一段时间后，可因突然脾包膜破裂，出现剧烈腹痛，甚至危及生命。其他如小肠、结肠损伤，尚未穿孔时，可无症状，随着时间推移，肠腔压力升高而导致破裂穿孔。因此，腹部外伤，特别是在抢救群体伤员时，如车祸、火山爆发、滑坡、洪水、火灾、矿井倒塌时，医师往往忙于抢救明显重伤员，而忽视观察症状较轻者，回家后突然出现急性腹痛，难以及时抢救。所以，腹部外伤伤员，宜留住急诊室观察一段时间，以防不测。

知识点26：急性腹痛的院前处理　　　　　　　副高：熟练掌握　　正高：熟练掌握

（1）首先根据腹痛的位置、性质、其他症状，考虑最可能的病因，争取最有效的治疗。

（2）去医院前暂勿饮水或进食，若为胃肠穿孔，可能加重病情；有的急腹症需要紧急手术，进食后会增加麻醉的困难。要慎用麻醉性镇痛剂，以免影响诊断，延误及时治疗。

（3）平卧在床，双腿弯曲，有利于减轻腹痛。

知识点27：炎症性腹痛的病因及特点　　　　　副高：熟练掌握　　正高：熟练掌握

常因腹腔脏器的急性感染或腹膜炎症所致。其特点包括：①起病相对较慢，由轻渐重；②持续性腹痛、进行性加重；③炎症波及腹膜时出现腹膜刺激征：腹肌紧张、压痛、反跳痛；④早期出现全身感染征象：发热、寒战、脉快、白细胞增多；⑤腹腔穿刺或灌洗可抽出炎性渗液；⑥可有明显的胃肠道刺激症状。

知识点28：炎症性腹痛代表性疾病的临床特点　　副高：熟练掌握　　正高：熟练掌握

急性阑尾炎早期可为脐周疼痛，数小时后转移到右下腹，于右下腹麦氏点附近固定性压痛，可有腹肌紧张及反跳痛，白细胞及中性粒细胞明显增多。急性胆囊炎则常发生于饱餐后或夜间，表现为右上腹或剑突下疼痛，放射到右肩背部，右上腹部可以有压痛，但常无明显的肌紧张和反跳痛，墨菲征阳性或可触及肿大的胆囊。急性胰腺炎常在酗酒或饱食后数小时突发上腹部剧痛，呈持续性，伴阵发性加剧，常伴频繁呕吐，可有呼吸急促、烦躁不安、神志模糊、谵妄等，血尿淀粉酶升高。CT检查可见胰腺肿大，边缘不清，胰周积液。急性坏死性肠炎起病急，表现为高热、腹痛、腹泻、血便并伴频繁呕吐及腹胀，全腹压痛、肌紧张和反跳痛。

急性盆腔炎腹痛部位取决于炎症部位。急性子宫内膜炎腹痛位于中下腹部，急性附件炎位于病侧髂窝处，急性盆腔腹膜炎位于下腹部。可有阴道分泌物增多，伴有臭味。妇科体检可见感染累及的子宫、附件或宫颈处会有不同程度的触痛，个别子宫直肠凹内有炎性积液的体征。实验室检查白细胞总数增多，超声检查可以发现盆腔积液和包块。

知识点29：脏器穿孔性腹痛的病因及特点　　　　副高：熟练掌握　正高：熟练掌握

由溃疡、外伤、炎症或癌肿侵蚀等导致空腔脏器破裂所致。其特点包括：①发病突然、腹痛剧烈，呈刀割样、持续性、范围广；②有明显的腹膜刺激征，多呈板状腹，常伴有休克；③常见膈下游离气体和移动性浊音；④肠鸣音消失。

知识点30：脏器穿孔性腹痛代表性疾病的临床特点
　　　　　　　　　　　　　　　　　　副高：熟练掌握　正高：熟练掌握

以胃、十二指肠溃疡穿孔多见，突然发生的剧烈腹痛，如刀割样，始于上腹部并迅速扩散到全腹，有明显压痛、反跳痛及肌紧张而呈"板状腹"。肝浊音界缩小或消失，肠鸣音消失。立位腹部X线平片可有膈下游离气体征。

伤寒肠穿孔好发于夏秋季节，常有1~2周发热、头痛、腹泻病史；腹痛常突然发作，并迅速扩展到全腹；腹部体征为弥漫性腹膜炎，肠鸣音消失；下胸部、上腹部皮肤常有玫瑰疹；X线腹片可见膈下游离气体；发病1~3周内做血、尿、粪培养，常可以发现沙门伤寒菌，部分患者肥达反应试验为阳性。

知识点31：梗阻性腹痛的病因　　　　　　　副高：熟练掌握　正高：熟练掌握

肠道、胆道、输尿管等空腔管道内结石、异物、肿瘤及位置的改变（扭转、套叠、外在压迫）等因素阻塞，腔内压力增高促使管腔壁平滑肌强烈收缩，甚至发展到血供障碍，继发性缺血坏死等变化，即发生腹痛。

知识点32：梗阻性腹痛的特点　　　　　　　副高：熟练掌握　正高：熟练掌握

（1）起病急骤，早期呈阵发性腹部绞痛，继之呈持续性腹痛，阵发性加重。

（2）恶心、呕吐，早期是反射性，后期呈逆流性（肠梗阻）。

（3）脏器梗阻可出现特有征象，如幽门梗阻出现胃型、蠕动波、上腹振水音；肠梗阻时出现腹胀、肠型及蠕动波，肛门停止排气排便；胆道梗阻出现胆囊肿大或胆道扩张伴黄疸，墨菲征阳性；泌尿系统梗阻出现膀胱区或肾区的囊性肿物，伴尿潴留、肾积水等。

（4）多伴有水电解质、酸碱平衡失调、休克或脓毒血症。

（5）绞窄时有腹膜刺激征象，腹腔内出血性渗出。

知识点33：梗阻性腹痛代表性疾病的临床特点	副高：熟练掌握　正高：熟练掌握

胆管系统的梗阻以肝内、外胆管结石为代表，表现为上腹部剑突下偏右方剧烈疼痛，并向右肩背部放射，常合并频繁恶心、呕吐、寒战、高热；出现巩膜、皮肤的黄染，剑突下和右上腹部有压痛、肌紧张，可触及增大之胆囊；肝胆超声检查可以发现肝外胆管系统扩张，胆管腔内有强回声光团。胆管蛔虫病则表现为骤然发作的剑突下方偏右侧的剧烈绞痛，呈钻顶样，向右肩放射。疼痛发作时，患者喜弯腰、屈膝、辗转不安、大汗淋漓，甚至会出现四肢厥冷、面色苍白等休克症状。腹痛可突然缓解，发作数天后可以出现皮肤、巩膜黄染、寒战、高热等急性胆管梗阻感染症状。腹痛程度重而体征轻，即症状与体征两者不符是本病的特点。腹部超声在胆总管内可发现有蛔虫条状回声影。

肾、输尿管结石多为运动后突然发作的剧烈的患侧腹部绞痛，可放射到会阴部或患侧腹股沟区，严重者合并较频繁的恶心和呕吐。腹痛发作后可出现血尿，患侧腹部输尿管走行处可有深压痛。尿常规检查绝大多数患者发现镜下血尿，超声检查患侧有肾盂积水的征象，X线检查有结石的高密度影像。

知识点34：出血性腹痛的病因	副高：熟练掌握　正高：熟练掌握

腹腔内实质脏器或血管因外伤或病变发生破裂引起腹腔内大出血，积血刺激导致急性腹膜炎，但腹膜刺激症状较轻，以急性失血为主要表现。

知识点35：出血性腹痛的特点	副高：熟练掌握　正高：熟练掌握

（1）发病急、腹痛为持续性，没有炎症性或穿孔性腹痛剧烈。

（2）腹膜刺激征较轻。

（3）常有移动性浊音，腹穿可抽出不凝性血液。

（4）较早出现失血性休克征象。

（5）B超可探出腹腔内液性暗区及受损伤的脏器。

知识点36：出血性腹痛代表性疾病的临床特点	副高：熟练掌握　正高：熟练掌握

异位妊娠破裂出血发生于育龄女性，有停经史，表现为突然腹痛，常有脉搏细速、血压下降等。腹主动脉瘤破裂出血时，表现为突发的腹部和腰背部"撕裂"样疼痛，常有濒死感，迅速发生休克，血压急剧下降，出现面色苍白、发绀、全身冷汗、心动过速等；腹部有明显的压痛，可触及明显的搏动性肿块。

胆管出血者表现为突发性的右上腹阵发性绞痛，随后出现呕血或便血（黑便）及皮肤、巩膜的黄染，即"腹痛、出血和黄疸"三联征。类似症状可以在1～2周后重复出现，呈"周期性"发作。合并胆管感染者可出现寒战和高热，剑突下和右上腹部有明显的压痛、肌紧张和反跳痛。肝胆超声可见肝脏内外胆管系统扩张。选择性肝动脉造影可以确定出血部位。

肝癌的自发性破裂出血多有外力，腹腔内压力增高或轻度腹部外伤等诱因，表现为突然发作的剧烈腹痛，伴腹胀、恶心和呕吐，面色苍白、冷汗、心悸等内出血的症状，严重者可发生休克；腹部有明显的压痛、肌紧张和反跳痛，并且范围较广泛；腹部叩诊发现移动性浊音阳性；诊断性腹腔穿刺可抽出不凝血样的腹腔液；腹部超声可发现肝脏内有低密度不规则的占位性病灶。

知识点37：缺血性腹痛的病因	副高：熟练掌握　正高：熟练掌握

腹腔脏器缺血可产生剧烈的疼痛。一是由于肠系膜血管栓塞；二是内脏急性扭转致血供障碍。

知识点38：缺血性腹痛的特点	副高：熟练掌握　正高：熟练掌握

（1）肠系膜血管栓塞为基本病理变化，多见于60岁以上患者，既往有房颤、动脉硬化或冠心病史。

（2）既往可能有慢性肠系膜上动脉供血不足症状。

（3）突发剧烈疼痛，早期腹部体征轻微。

（4）常伴有酸中毒。

（5）可有频繁干呕和黏液血便。

（6）当肠管缺血坏死时有急性弥漫性腹膜炎表现。

知识点39：缺血性腹痛代表性疾病的临床特点	副高：熟练掌握　正高：熟练掌握

肠系膜血管缺血性疾病包括：急性肠系膜上动脉闭塞、非闭塞性急性肠缺血、肠系膜上静脉血栓形成、慢性肠系膜血管闭塞缺血四种情况。

急性肠系膜上动脉闭塞是肠缺血最常见的原因，患者有冠心病或心房颤动史，初始即发生剧烈的腹部绞痛，难以用一般药物缓解。症状重、体征轻是急性肠缺血的特征。

非闭塞性急性肠缺血多有心脏病，肝、肾疾病，休克，利尿引起血液浓缩等潜在诱因。因过度而持久地血管收缩使血管塌陷，继而累及黏膜及肠壁的深层，病变广泛，可累及整个结肠与小肠。早期症状重，体征轻。发生肠坏死后，腹膜刺激症状明显，伴有呕吐、休克，常有腹泻及血便。

肠系膜上静脉血栓形成多继发于血液凝血病如真性红细胞增多症、抗凝血酶Ⅲ缺乏、C蛋白缺乏、镰状细胞贫血等，常有其他部位静脉血栓形成。表现为逐渐加重的腹部不适、腹胀、食欲缺乏与排便习惯改变，持续1~2周后突发剧烈腹痛、呕吐、腹泻与血便。

慢性肠系膜血管闭塞缺血多发生在中、老年人，常伴有冠状动脉硬化、脑血管硬化、周围动脉闭塞疾病、主动脉瘤等。表现为进食后弥漫性腹部绞痛，餐后15~30分钟出现，2~3小时后达到高峰，可向背部放射。腹痛严重程度和持续时间长短与进食量有关。

育龄女性突然发生的剧烈腹痛应考虑卵巢囊肿蒂扭转的可能。一般呈持续性绞痛，常出现四肢发凉、面色苍白、脉搏细速等类似休克的症状；下腹部可触及压痛性肿块，如果卵巢囊肿破裂，则出现急性腹膜炎的体征。

知识点40：损伤性腹痛的特点 副高：熟练掌握 正高：熟练掌握

（1）有外伤史。

（2）呈急性持续性剧烈腹痛伴有恶心、呕吐。

（3）内出血征象。

（4）腹膜炎。

（5）腹穿可抽出脓液或消化道内容物或不凝固血液。

（6）X线检查可见膈下游离气体、内脏移位、阴影扩大或消失。

（7）B超检查对实质脏器损伤及损伤程度有诊断价值。

知识点41：损伤性腹痛代表性疾病的临床特点 副高：熟练掌握 正高：熟练掌握

有明确的外伤史、损伤部位疼痛及体征，诊断多无困难，但对腹部损伤应强调动态观察。应详细、了解受伤史，包括受伤时间、地点、致伤条件、伤情、受伤至就诊之间的伤情变化和就诊前的急诊处理等。还应考虑是哪一类脏器受损（实质性或空腔脏器），并进一步确定损伤的具体脏器。注意可能为多发损伤，如①腹内某一脏器有多处破裂；②腹内有一个以上脏器受到损伤；③除腹部损伤外，尚有腹部以外的合并损伤；④腹部以外损伤累及腹内脏器。

知识点42：肿瘤性腹痛的病因及特点 副高：熟练掌握 正高：熟练掌握

腹腔肿瘤患者的腹痛是恶性肿瘤的晚期症状。空腔脏器的恶性肿瘤因已侵犯到壁腹膜、肠系膜根部或并发梗阻或穿孔而致腹痛；实质性脏器的恶性肿瘤则为侵犯到腹膜或腹膜后神经丛所致。特点为腹痛呈顽固性。代表性疾病有小肠、结肠、直肠肿瘤引起的梗阻，肝、胰等部位的肿瘤。

知识点43：功能紊乱及全身性疾病所致腹痛的特点
副高：熟练掌握 正高：熟练掌握

（1）常有精神因素或全身疾病史，如糖尿病。

（2）腹痛常无明确定位，呈间歇性、一过性或不规则性。

（3）腹痛虽严重，但体征轻、腹软、无固定压痛和反跳痛，如胃肠痉挛。

知识点44：功能紊乱及全身性疾病所致腹痛的代表性疾病

副高：熟练掌握　正高：熟练掌握

排除常见病因引起的急性腹痛后，要考虑全身疾病或罕见疾病引起的急性腹痛，如肠易激综合征、结肠肝（脾）曲综合征、胆管运行功能障碍、慢性铅中毒、腹型癫痫、急性溶血、糖尿病酮症酸中毒以及腹型紫癜等。

知识点45：急性腹痛的救治原则

副高：熟练掌握　正高：熟练掌握

（1）致命性的急腹症：急诊医师应牢记"抢救生命"是第一原则，危急情况下，及时剖腹探查，比确定原发疾病更重要。先治疗，而后在术中诊断。

（2）重症的急腹症：应积极术前准备，改善一般情况，尽快急诊手术。

（3）普通但有潜在危险性的急性腹痛：寻找危及生命的潜在原因。按常规诊疗程序采集病史、体格检查、辅助检查、诊断和鉴别诊断。

总之，急性腹痛是急诊医师面临的常见疾病，病情复杂危重、变化快、难以预知的成分多。急诊医师要掌握其中的基本规律，遵循科学的思维，才会获得最佳的诊断和治疗。

知识点46：急性腹痛的保守治疗

副高：熟练掌握　正高：熟练掌握

（1）禁食、禁水，必要时给予有效的胃肠减压。

（2）取半卧位，可缓解腹肌紧张，减轻疼痛，有利于腹腔液体引流至盆腔。

（3）补充营养，纠正水、电解质及酸碱失衡。

（4）应用有效抗生素。

（5）对症处理，高热时采用物理降温或解热镇痛剂；疼痛剧烈者给予解痉镇痛剂；急性胰腺炎患者应用抑制胰腺分泌药物；对肠梗阻患者采取安全通便措施。

（6）危重症患者应监测生命体征，留置尿管，详细记录出入量，观测心肺功能、肝肾功能等，根据监测结果随时调整用药、给氧、补液成分和量。对失血的患者，应做输血准备。短时期内不能恢复进食的患者，早期给予胃肠外营养。

知识点47：诊断明确的腹痛治疗

副高：熟练掌握　正高：熟练掌握

（1）需要急诊手术的常见疾病有急性阑尾炎、化脓性梗阻性胆总管炎、化脓性或坏疽性胆囊炎、溃疡病急性穿孔伴有弥漫性腹膜炎、绞窄性肠梗阻、肝癌破裂出血等。凡诊断明确，非手术治疗不能遏制病情发展者均应急诊手术。

（2）暂时采用非手术治疗者，应通过密切观察病情进展决定中转急诊手术、择期手术或无需手术。此类疾病包括单纯性急性胆囊炎、空腹情况下的溃疡病急性穿孔而腹膜炎局限者、单纯性肠梗阻等。暂时采用非手术治疗的患者，除给予各种积极的治疗外，应根据病情变化随时调整治疗方案。

知识点48：诊断不明确的腹痛治疗　　　　副高：熟练掌握　正高：熟练掌握

无明显腹膜炎，患者一般情况较好，可严密观察生命体征变化，反复检查重要脏器功能情况和腹部体征。同时给予必要的治疗，包括输液、应用抗生素，必要时行胃肠减压及各种必要的辅助检查。未明确诊断前，慎用吗啡类镇痛药，适当选用解痉药，不能排除肠坏死和肠穿孔时，禁用泻药和灌肠。积极纠正水、电解质平衡紊乱。观察期间定时重复检查患者，有可能逐步明确诊断。诊断不明应嘱随访，病情较重者切不可轻易让患者离院，以免延误治疗。

知识点49：诊断不明确，腹痛持续加重患者剖腹检查手术指征
　　　　　　　　　　　　　　　　　　副高：熟练掌握　正高：熟练掌握

（1）弥漫性腹膜炎而病因不明者。
（2）腹膜炎刺激征经观察无好转，反而恶化者。
（3）腹部症状和体征经非手术治疗后范围不断扩大和加重者。
（4）腹腔穿刺抽出不凝固血液，伴失血性休克者。
（5）疑有空腔脏器穿孔无局限趋势，且有明显移动性浊音者。
（6）腹膜刺激征不典型，腹痛、腹胀进行性加重、体温和白细胞计数上升、脉速、全身炎症反应严重者。
（7）疑有脏器绞窄者。
（8）腹内病变明确，伴有感染性休克，难以纠正或逐渐加重者。

知识点50：治疗中的动态评价　　　　　　副高：熟练掌握　正高：熟练掌握

非手术治疗患者在治疗过程中要严密观察病情变化：①评价诊断是否正确，当出现新的症状、体征，或经特殊检查有新证据发现，应及时补充或修改原来的诊断；②评价治疗是否有效，治疗无效应及时调整，包括从非手术治疗转为手术治疗；③评价治疗过程中症状、体征及其他化验指标的变化规律，为判断疗效及探讨疗效机制提供依据。

第二十五章 发 热

发热

| 知识点1：发热的概念 | 副高：熟练掌握 正高：熟练掌握 |

发热是机体在内、外致热原作用下，或由于各种病因导致体温调节中枢功能障碍，而出现以体温升高超出正常范围为主要表现的临床症状。通常体表温度＞37.3℃可诊为发热。热程在两周以内的发热为急性发热。

| 知识点2：发热的病因 | 副高：熟练掌握 正高：熟练掌握 |

急性发热可分为感染性发热和非感染性发热。

（1）感染性发热：①病毒性感染；②细菌性感染；③支原体、衣原体感染；④立克次体感染；⑤螺旋体感染；⑥真菌感染；⑦原虫、蠕虫感染。

（2）非感染性发热：①结缔组织病；②恶性肿瘤；③变态反应与过敏性疾病；④吸收热；⑤中枢神经性发热；⑥自主神经功能紊乱；⑦内分泌与代谢疾病；⑧产热过多；⑨散热障碍；⑩其他原因不明的疾病。

| 知识点3：发热机制 | 副高：熟练掌握 正高：熟练掌握 |

正常人的体温受体温调节中枢所调控，并通过神经、体液因素使产热和散热过程呈动态平衡，保持体温在相对恒定的范围内。当机体在致热原作用下或各种原因引起体温调节中枢的功能障碍时，导致机体产热过多或散热过少，则出现发热。致热原可分为外源性和内源性两大类。外源性致热原种类甚多，包括各种微生物病原体如细菌、病毒、立克次体、衣原体、螺旋体和寄生虫等的毒素及其代谢产物，尤以内毒素为重要。外源性致热原多为大分子物质，特别是细菌内毒素分子量非常大，不能通过血脑屏障直接作用于体温调节中枢，而是通过激活血液中的中性粒细胞、嗜酸性粒细胞和单核-吞噬细胞系统，使其产生并释放内源性致热原而引起发热。内源性致热原又称白细胞致热原，如白介素（IL-1）、肿瘤坏死因子（TNF）和干扰素等。通过血脑屏障直接作用于体温调节中枢的体温调定点，使调定点上升，体温调节中枢对体温加以重新调节发出冲动，并通过垂体内分泌因素使代谢增加或通过运动神经使骨骼肌收缩（临床表现为寒战），使产热增多；另一方面可通过交感神经使皮肤血管及竖毛肌收缩，停止排汗，散热减少。通过这一综合调节作用使产热大于散热，体温升高引起发热。

除了致热原性发热外，有些发热并非致热原引起。非致热原性发热常见于以下几种情况。

（1）功能性发热：由于自主神经功能紊乱，影响正常的体温调节过程，多为低热。常伴有自主神经功能紊乱的其他表现。

（2）中枢性发热：如中暑、脑外伤、脑出血等，上述各种原因可直接损害体温调节中枢，致使其功能失常而引起发热。

（3）引起产热过多的疾病：如癫痫持续状态、甲状腺功能亢进症等。

（4）引起散热减少的疾病：如广泛性皮肤病、心力衰竭等。

知识点4：发热的临床分期　　　　　副高：熟练掌握　　正高：熟练掌握

发热的临床过程一般分为以下3个阶段。

（1）体温上升期：该期机体产热大于散热，使体温上升，表现为全身不适感、疲乏无力、肌肉酸痛、皮肤苍白、畏寒或寒战等症状。体温上升有以下两种方式。

1）骤升型：体温在数小时内达39～40℃或以上，常伴有寒战。小儿易发生惊厥，见于大叶性肺炎、脓毒血症、流行性感冒、疟疾、急性肾盂肾炎、输液或某些药物反应等。

2）缓升型：体温逐渐上升在数小时内达高峰，多不伴寒战，如伤寒、结核病、布氏杆菌病等所致的发热。

（2）高热期：是指体温上升达高峰之后保持一定时间，此时机体产热与散热过程在较高水平保持相对平衡。临床表现为皮肤潮红而灼热，呼吸加快加强，开始出汗并逐渐增多。此期持续数小时、数天或数周。持续时间的长短可因病因不同而有差异。如疟疾可持续数小时，大叶性肺炎、流行性感冒可持续数天，伤寒则可为数周。

（3）体温下降期：由于机体的防御功能与适当的治疗，疾病得到控制，此期机体散热大于产热，使体温降至正常水平。表现为出汗多，皮肤潮湿。体温下降常有两种表现形式。

1）骤降：指体温于数小时内迅速下降至正常，有时可略低于正常，常伴有大汗淋漓，常见于疟疾、急性肾盂肾炎、大叶性肺炎及输液反应等。

2）渐降：指体温在数天内逐渐降至正常，如伤寒、风湿热等。

知识点5：热度　　　　　　　　　　副高：熟练掌握　　正高：熟练掌握

热度通常分为低热、中等度热、高热、超高热4级：

（1）低热：37.3～38℃（腋温）。

（2）中等度热：38.1～39℃。

（3）高热：39.1～41℃。

（4）超高热：41℃以上。

知识点6：热程　　　　　　　　　　副高：熟练掌握　　正高：熟练掌握

热程是指发热病程持续的时间，有急性发热和长期发热之分，而急性发热在急诊最为常见。

（1）急性发热：病程在2周以内。急性发热以感染性疾病最为常见，其中病毒是最主要的病原体，其他包括细菌、支原体、衣原体、立克次体、螺旋体、真菌等。急性感染性疾病起病多较急骤，常有受凉、疲劳、外伤或进食不洁食物等病史，若发热前有明显寒战者，多属化脓性细菌感染或疟疾；而一般非感染性发热，以及结核、伤寒、立克次体和病毒感染多无寒战。病毒感染往往具有一定自限性，如果发热超过2周以上，则应警惕是否在原发疾病基础上合并其他感染。

（2）长期发热：是指体温升高持续2～3周，包括病因明确的慢性发热与长期不明原因发热。长期不明原因发热是指发热持续3周以上，体温超过38.5℃，经完整的病史询问、体格检查以及常规的实验室检查不能明确诊断者。在不明原因发热中感染、肿瘤和结缔组织疾病三者较多见，其中感染性疾病约占1/3，甚至可达60%以上，但有近10%的患者最终亦不能明确病因。

知识点7：热型　　　　　　　　　　　　　**副高：熟练掌握　正高：熟练掌握**

不同时间测得的体温数值分别记录在体温单上，将分次体温数数值点连接成体温曲线，该曲线的形态称为热型。

（1）稽留热：是指体温恒定地维持在39～40℃的高水平，达数天或数周，24小时内体温波动范围不超过1℃。常见于大叶性肺炎、斑疹伤寒及伤寒高热。

（2）弛张热：又称脓毒血症热型（原称为败血症热型），体温在24小时内波动范围超过2℃，但都在正常水平以上。常见于脓毒血症、风湿热、重症肺结核及化脓性炎症。

（3）间歇热：体温骤升达高峰后持续数小时，又迅速降至正常水平，无热期（间歇期）可持续1天至数天，如此高热期与无热期反复交替出现。常见于疟疾、急性肾盂肾炎。

（4）波状热：体温逐渐升高达39℃或以上，数天后又逐渐下降至正常水平，数天后又逐渐升高，体温曲线呈波浪式起伏。

（5）回归热：体温急骤上升至39℃或以上，持续数天后又骤然下降至正常水平。

（6）不规则热：发热的体温曲线无一定规律，可见于结核病、风湿热、感染性心内膜炎等。

知识点8：发热的伴随症状　　　　　　　　　**副高：熟练掌握　正高：熟练掌握**

（1）发热伴有寒战常见于大叶性肺炎、脓毒血症、急性胆囊炎、急性肾盂肾炎、流行性脑脊髓膜炎、疟疾、钩端螺旋体病、药物热、急性溶血或输血反应等。

（2）发热伴有鼻塞、流涕、咽痛、咳嗽，而一般情况良好者多为上呼吸道感染；若有胸痛、咳铁锈色痰和呼吸困难者，则多为下呼吸道感染，如肺炎。

（3）发热伴恶心、呕吐、腹痛、腹泻者，则应多考虑急性胃肠道炎症。

（4）发热伴黄疸、右上腹痛则应考虑肝、胆道感染。

（5）发热伴有腰痛、尿急、尿频、尿痛者多为泌尿系统感染。

（6）发热伴意识障碍、头痛和抽搐者，则应考虑中枢神经系统感染。

（7）发热伴多系统症状者，则应除外脓毒血症或全身性感染。

（8）发热伴全身多部位出血可见于某些血液病，如急性白血病、重症再生障碍性贫血、恶性组织细胞病等；也可见于重症感染及某些急性传染病，如流行性出血热、病毒性肝炎、斑疹伤寒、脓毒血症等。

（9）发热伴关节肿痛，常见于脓毒血症、猩红热、布氏杆菌病、风湿热、结缔组织病、痛风等。

（10）发热伴皮疹，常见于麻疹、猩红热、风疹、水痘、斑疹伤寒、风湿热、结缔组织病、药物热等。

（11）先发热后昏迷者常见于流行性乙型脑炎、斑疹伤寒、流行性脑脊髓膜炎、中毒性菌痢、中暑等；先昏迷后发热者见于脑出血、巴比妥类药物中毒等。

知识点9：发热的体征　　　　　　　　　　　　副高：熟练掌握　正高：熟练掌握

（1）发热伴有中毒性休克：患者面色青灰，脉细速，血压下降或测不出，见于休克型肺炎、暴发性流行性脑脊髓膜炎、中毒性细菌性痢疾、脓毒血症、流行性出血热等。

（2）面容：一般急性感染多呈急热面容。伤寒、副伤寒者常表情淡漠，即"伤寒面容"。急性白血病、再生障碍性贫血和恶性组织细胞病常因贫血亦可呈面色苍白。活动性红斑狼疮可有面部蝶形红斑，口唇疱疹常见于肺炎、疟疾和流行性脑脊髓膜炎。流行性出血热、斑疹伤寒可呈醉汉样面容。猩红热患者见口周苍白。麻疹患者常见眼睑水肿、结膜充血、分泌物增多等。

（3）皮肤：注意有无皮疹及出血点。一些急性发疹性传染病如猩红热、登革热、伤寒、斑疹伤寒等均有特征性皮疹及出疹日期。出血性皮疹或出血素质常提示重症感染或血液病，前者包括脓毒血症、流行性脑脊髓膜炎、感染性心内膜炎、流行性出血热、登革热、重症肝炎和钩端螺旋体病等；后者包括白血病、急性再生障碍性贫血和恶性组织细胞病等。皮肤或软组织有化脓性病灶，常提示为发热原因或脓毒血症的来源。

（4）淋巴结：局部淋巴结大常提示局部有急性炎症，如口腔和咽部感染常有颌下淋巴结大，下肢感染可有腹股沟淋巴结大等。全身性淋巴结大是原发性淋巴组织病变或全身性感染的病征，如急性淋巴细胞性白血病、恶性组织细胞病、结核病等。

（5）发热伴有胸部体征：如闻及肺部干湿啰音或实变体征等，应考虑呼吸系统感染。

（6）发热伴有栓塞、心脏杂音，尤其是原有器质性心脏病者心脏杂音发生明显改变时，应注意感染性心内膜炎；发热伴心包摩擦音或心包积液体征，常提示心包炎。而急性心肌炎常表现为发热与心率不成比例，心率增快常超过发热程度。

（7）发热伴脾大：常见于脓毒血症、伤寒、疟疾、病毒性肝炎、黑热病、感染性心内膜炎、布氏杆菌病、血吸虫病、淋巴瘤、恶性组织细胞病、白血病等。

（8）发热伴肾区叩压痛：合并泌尿道刺激症状，应考虑肾盂肾炎、肾周围炎或肾周脓肿等。

（9）发热伴关节肿痛：考虑风湿热、脓毒血症、系统性红斑狼疮和局部感染。发热伴肌肉疼痛一般无特征性诊断意义，但腓肠肌剧痛提示为钩端螺旋体病。

（10）发热伴脑膜刺激征或中枢神经系统损害征象：提示为脑膜炎或脑膜脑炎。

（11）发热伴多器官损害体征：为全身性疾病或脓毒血症。

| 知识点10：发热的病史采集 | 副高：熟练掌握　正高：熟练掌握 |

详细认真的病史采集是明确诊断的基础，其中发热的病程、起病急缓、热型特点及伴随症状对明确诊断和预后评估有着重要的临床意义。采集病史时应注意询问是否到过疫区、有无传染病接触史、有无动物或昆虫叮咬史、有无可疑食物或毒物的摄入史；发病时一般情况，如精神状态、食欲和体重改变等，以及诊疗经过；应特别注意老年人和免疫功能低下者发热时其伴随症状往往不典型，可能仅有精神萎靡、神志改变、行动不便和食欲下降等非特异性表现。

| 知识点11：发热的体格检查 | 副高：熟练掌握　正高：熟练掌握 |

（1）全身体格检查：全面细致的体格检查往往往能发现与诊断有关的阳性体征。发热常见的伴随症状有心动过速、呼吸急促，高热和超高热可能伴有神志改变。通常体温每升高1℃心率相应增加12～15次/分。如果体温每升高1℃，心率增加超过15次/分，见于甲状腺功能亢进、心力衰竭、病毒性心肌炎等。也有一些疾病会出现相对缓脉，见于伪热、药物热、伤寒、布氏杆菌病和钩端螺旋体感染。中枢性神经系统感染，甲状腺功能减退也可存在绝对缓脉。体温每升高1℃，呼吸频率可增加2～4次，如呼吸频率明显增加提示可能存在呼吸系统感染或代谢性酸中毒。应注意老年患者的神志改变可能是重症感染的重要表现。

（2）头颈部检查：可能发现一些特定部位的感染性病灶，如中耳炎、鼻窦炎等；颈部淋巴结、肿块和甲状腺是检查的重点；颈项强直常见于中枢神经系统感染有脑膜刺激征的患者，但年老体弱者可能不典型，有颈关节疾病和帕金森病的患者可能出现颈部僵硬。

（3）胸、腹部检查：注意有无肺部感染和心内膜炎体征；有无腹膜炎体征，以及肝脏和脾脏肿大，肝区叩击痛，腹水等。

（4）皮肤、四肢检查：应注意是否有皮疹、淤斑、关节及软组织感染的表现。皮疹及淤斑出现的时间、性状对鉴别诊断尤为重要：发热1天后出疹，多见于水痘；发热4天左右出疹，多见于麻疹；发热5天至1周出疹，多见于斑疹伤寒和伤寒；发热伴有环形红斑或结节性红斑，有游走性关节痛，心脏杂音等症状之一，见于风湿热；发热于用药1周左右出现，用药后感染控制，体温正常后再次发热，伴有皮疹、瘙痒、关节肌肉酸痛、外周血嗜酸性粒细胞轻到中度增多，要考虑药物热；发热伴有多形性红斑，面部蝶形红斑，合并多器官功能损害，检测血抗核抗体阳性，应考虑系统性红斑狼疮；发热伴有四肢对称性出血性皮疹、关节痛、血尿、腹痛等症状，见于过敏性紫癜；金黄色葡萄球菌脓毒症患者的皮疹为出血性皮疹，顶端有脓点，可进行涂片检查。患者在没有外伤的情况下出现长骨或脊柱的触痛应考虑骨髓炎及肿瘤的可能。老年和长期卧床的患者应注意检查是否存在压疮。

知识点12：常规检查　　　副高：熟练掌握　正高：熟练掌握

（1）血常规：白细胞总数增多，见于化脓性细菌感染；白细胞总数正常多，见于病毒感染；白细胞总数减少伴中性杆状核细胞增多，见于伤寒、副伤寒等；淋巴细胞增多，见于传染性单核细胞增多症。

（2）尿常规：轻度蛋白尿可见于任何病因的发热，显著的蛋白尿、血尿或脓尿见于泌尿系统疾病或全身疾病的局部表现。

（3）大便常规：能了解消化道及肝、胆等器官有无炎症或寄生虫感染等疾患。

知识点13：病原学检查　　　副高：熟练掌握　正高：熟练掌握

可对感染性发热提供诊断、治疗依据或重要参考。病原体检查的标本采集可因感染部位、病原体种类、感染时间等有所不同，患者的血、骨髓、尿、便及分泌物等均可作培养、涂片、抗体等病原学检测。

知识点14：穿刺液检查　　　副高：熟练掌握　正高：熟练掌握

伴体腔积液者行穿刺并做穿刺液相关检查；疑中枢神经系统感染者做脑脊液检查。

知识点15：血清学检查　　　副高：熟练掌握　正高：熟练掌握

对发热的诊断有一定价值，如肥达反应、外斐反应、钩端螺旋体病的凝集溶解试验、系统性红斑狼疮的抗核抗体试验等。

知识点16：影像学检查　　　副高：熟练掌握　正高：熟练掌握

（1）X线片、CT及MRI：对有呼吸或心血管系统症状体征者行胸部X线片检查使许多肺部病变得以明确，静脉肾盂造影可明确泌尿道感染者有无梗阻或畸形。CT、MRI对腹腔和脑部等病变显示清晰准确，易发现腹部和中枢神经系统病变。

（2）超声检查：对腹腔内脏、软组织器官、实质性脏器的病变有较高诊断价值；并可明确浆膜腔积液、脓胸、肝脓肿、腹腔及肾周脓肿等的诊断及指导穿刺；对疑为感染性心内膜炎、心包炎者行超声心动图检查。

知识点17：活体组织检查　　　副高：熟练掌握　正高：熟练掌握

如淋巴结活检、皮下结节活检、皮损活检、骨髓穿刺检查等。

知识点18：发热的鉴别诊断 　　　　　　　　　　副高：熟练掌握　　正高：熟练掌握

急性发热的鉴别诊断也是病因诊断和病情判断的重要环节。可根据感染性疾病引起急性发热的病情分为：危重症、急症和非急症（表25-1）；也可以根据其伴随症状和体征进行病因的鉴别诊断（表25-2）。

表25-1　感染性疾病致急性发热的病情分类

受累系统	危重症	急　症	非急症
呼吸系统	细菌性肺炎伴呼吸衰竭	细菌性肺炎、扁桃体周围脓肿、会厌炎	中耳炎、鼻窦炎、咽炎、支气管炎、流感、结核病
心血管系统	—	心内膜炎、心包炎	—
消化系统	急性腹膜炎	急性阑尾炎、胆囊炎、憩室炎、腹腔内脓肿、急性胰腺炎	结肠炎/小肠炎、急性细菌性痢疾
泌尿生殖系统	—	肾盂肾炎、输卵管卵巢炎、急性盆腔炎	急性膀胱炎、附睾炎、前列腺炎
神经系统	脑膜炎、海绵窦血栓形成	脑炎、颅内肿瘤	—
皮肤、软组织	—	急性蜂窝织炎、软组织脓肿、压疮感染	—
全身性疾病	感染性休克、脓毒症	—	—

表25-2　急性发热伴随症状、体征与病因

症状、体征	常见病因
寒战	细菌性肺炎、脓毒症、急性胆囊炎、急性肾盂肾炎、流行性脑脊髓膜炎、疟疾、钩端螺旋体病、药物热、输液反应、急性溶血或输血反应
结膜充血	麻疹、流行性出血热、斑疹伤寒、钩端螺旋体病等
单纯疱疹	细菌性肺炎、流行性感冒、疟疾、流行性脑脊髓膜炎等
淋巴结肿大	传染性单核细胞增多症、风疹、淋巴结结核、局灶性化脓性感染、丝虫病、白血病、淋巴瘤、转移癌等
肝脾肿大	传染性单核细胞增多症、病毒性肝炎、肝及胆管感染、疟疾、结缔组织病、白血病、淋巴瘤、黑热病、急性血吸虫病、布氏杆菌病等
出血	重症感染 急性传染病：流行性出血热、病毒性肝炎、斑疹伤寒等 血液病：急性白血病、重度再生障碍性贫血、恶性组织细胞病等
关节肿痛	脓毒症、风湿热、结缔组织病、痛风、猩红热、布氏杆菌病等
皮疹	麻疹、猩红热、风疹、水痘、斑疹伤寒、风湿热、结缔组织病、药物热等
昏迷	先发热后昏迷：流行性脑脊髓膜炎、流行性乙型脑炎、斑疹伤寒、中毒型菌痢等 先昏迷后发热：急性脑卒中、药物中毒等

知识点19：发热的治疗原则　　　　　　　　　副高：熟练掌握　　正高：熟练掌握

对于发热的治疗，最根本、最关键的是针对病因进行治疗。由于热型和热程变化可以反映病情变化，并可作为诊断、评价疗效和估计预后的重要参考，因而对于低热和中等热，在疾病未得到明确诊断和有效治疗时，不宜采取解热治疗。既是高热患者，在诊断未得到明确前，也不要轻易采用退热药和抗生素。

知识点20：发热时应作紧急降温处理的情况　　副高：熟练掌握　　正高：熟练掌握

（1）体温过高（如40℃以上）使患者明显不适、头痛、意识障碍和惊厥者。
（2）高温中暑。
（3）高热伴休克和心功能不全。
（4）特殊人群的发热，如儿童、恶性肿瘤患者等。

知识点21：发热的退热方法　　　　　　　　　副高：熟练掌握　　正高：熟练掌握

（1）物理降温：根据具体条件选择：①冷毛巾湿敷额部；②冰袋置于额、枕后、颈、腋和腹股沟处；③25%～50%酒精擦浴；④超高热时可用冰帽、冰生理盐水灌肠或洗胃；⑤将患者置于冰水浴盆或空调环境。

（2）药物降温：①非甾体类抗炎药：吲哚美辛、双氯芬酸等口服或肌内注射；②人工冬眠疗法：对超高热伴惊厥谵妄者可采用氯丙嗪、异丙嗪、哌替啶等人工冬眠治疗；③对高热并脑水肿患者给予20%甘露醇、地塞米松静脉滴注，有利于降低体温和减轻脑水肿，但应避免体温下降过快而引起虚脱。

（3）其他措施：包括卧床休息，补充水电解质、营养及对症治疗。对高热患者应加强护理，嘱患者卧床休息，给予充足的易消化的食物，包括大量维生素，静脉滴注葡萄糖溶液、生理盐水等，补充水分和热量，此外，高热惊厥或谵妄者也可酌情应用镇静药如苯巴比妥。

第二十六章 头 痛

| 知识点1：头痛的概念 | 副高：熟练掌握 正高：熟练掌握 |

头痛是指额、顶、颞及枕部范围的疼痛，是临床常见的急诊症状。头痛可以是一种独立的疾病，也可是某些疾病的症状或并发症。大多数是功能性的，也可以是某些严重器质性疾病的早期征兆或表现。

| 知识点2：引起头痛的物理因素 | 副高：熟练掌握 正高：熟练掌握 |

（1）颅内外致敏结构受到炎症、损伤或占位压迫所致头痛。

（2）颅内血管牵拉、扩张或伸展移位：由于颅内占位性病变、颅内高压或低颅压所致颅内血管，如脑底动脉环及其主要分支、静脉窦及引流到静脉窦的大脑大静脉近端等被牵拉或移位可引起头痛。

（3）脑膜受刺激：如中枢神经系统感染时的炎性渗出物、蛛网膜下腔出血时的血液刺激脑膜，或脑水肿时脑膜受牵拉均可产生头痛。

（4）头颈部肌肉收缩：当头颈部肌肉群因慢性损伤、炎症或精神因素等引起持续收缩，局部血流受阻，导致各种代谢产物的堆积，释放乳酸、缓缴肽等致痛因素而产生头痛。

（5）神经根刺激或压迫：脑神经、颈神经炎症或受到周围肿瘤病变的压迫刺激可产生头痛，如枕大神经炎、三叉神经炎、桥小脑角肿瘤或脑蛛网膜炎引起的三叉神经痛。

（6）牵涉性头痛：又称为放射性头痛，眼、耳、鼻、鼻窦、牙齿、颈部等处的病变，不仅可以造成局部的疼痛，也可以扩散或通过神经反射到头面部，头痛多在病灶侧。

| 知识点3：引起头痛的生化因素 | 副高：熟练掌握 正高：熟练掌握 |

近年来，与头痛有关的一些生化因素日益受到高度重视，如血清亚硝酸盐、5-羟色胺、儿茶酚胺、前列腺素E、组胺、缓激肽、β-内啡肽、P物质等在头痛（尤其是偏头痛及丛集性头痛）患者血液中均有明显的变化。

| 知识点4：引起头痛的内分泌因素 | 副高：熟练掌握 正高：熟练掌握 |

有充分的临床证据表明头痛的发作与缓解与内分泌有关系。甲状腺功能亢进往往可引起头痛发作。青年女性或更年期妇女亦多见头痛发作，特别是偏头痛，往往在青春期开始发病。大约60%的女性偏头痛发作与月经周期有关；80%的女患者在妊娠期明显缓解，甚至完

全消失。紧张性头痛在月经期、更年期往往加重。糖尿病患者头痛发生率约为3%，常呈偏头痛样发作。

知识点5：引起头痛的心理因素　　　　副高：熟练掌握　正高：熟练掌握

长期精神紧张、抑郁可引发头痛。如长期工作、生活的压力产生精神负担，人际关系紧张所引起的忧虑、烦闷情绪，久而久之均可诱发自主神经功能紊乱，导致血管舒缩障碍而发生头痛。

知识点6：头痛的发病机制　　　　副高：熟练掌握　正高：熟练掌握

头痛的发病机制：①颅内外动脉的扩张或收缩（血管性头痛）；②颅内痛觉敏感组织被牵引或移位（牵引性头痛）；③颅内外感觉敏感组织发生炎症（脑膜刺激性头痛）；④颅外肌肉的收缩（紧张性或肌收缩性头痛）；⑤传导痛觉的脑神经和颈神经直接受损或发生炎症（神经炎性头痛）；⑥耳鼻喉科疾病所致疼痛的扩散（牵涉性头痛）。

知识点7：头痛的国际分类　　　　副高：熟练掌握　正高：熟练掌握

（1）原发性头痛：①偏头痛；②紧张性头痛；③丛集性头痛和其他三叉自主神经性头痛；④其他原发性头痛。

（2）继发性头痛：①因头颈部外伤的头痛；②因头颈部血管病变的头痛；③因非血管性颅内病变的头痛；④因物质或其戒断的头痛；⑤因感染的头痛；⑥因内环境稳态失衡的头痛；⑦因颅、颈、眼、耳、鼻、鼻窦、齿、口以及其面、颅组织病变的头痛及面痛；⑧因精神疾病的头痛。

（3）脑神经痛、中枢性原发面痛以及其他头痛：①脑神经痛、中枢性面痛；②其他头痛、脑神经痛、中枢性或原发性面痛。

知识点8：头痛患者的病史采集　　　　副高：熟练掌握　正高：熟练掌握

病史是诊断头痛疾病的主要依据。应着重了解头痛的部位、发生、演变、诱因，既往病史（如颅脑外伤、高血压、心脏病、毒物接触史、药物滥用史等）。头痛的性质应是询问病史的重要内容。

（1）每次头痛发作是否超过4小时。

（2）头痛是单侧还是双侧。

（3）头痛呈搏动性还是非搏动性。

（4）头痛轻重程度，有无逐渐加重现象。

（5）头痛是否会因日常活动而加重。

（6）头痛是否伴有意识障碍、视物模糊及肢体偏瘫、偏身感觉障碍等神经功能缺失。

（7）头痛是否伴有恶心、呕吐、畏光、畏声和其他自主神经症状。

（8）有无合并抑郁、恐慌、焦虑、神经过敏症等行为和精神病并发症。

知识点9：头痛的发病特征　　　　　　副高：熟练掌握　　正高：熟练掌握

头痛的发病特征：①急性起病伴发热常为感染疾病所致，如急性脑膜炎；②急剧的持续头痛，伴有不同程度的意识障碍而无发热者，常见蛛网膜下腔出血、脑出血、脑外伤等；③长期间歇性发作头痛多为偏头痛、丛集性头痛、癫痫、高血压等；④长期反复发作的搏动性头痛，多为血管病性头痛或神经症；⑤慢性进行性头痛伴颅内高压者应考虑颅内占位性病变。

知识点10：头痛的疼痛部位　　　　　　副高：熟练掌握　　正高：熟练掌握

头痛的疼痛部位：①偏头痛多位于一侧；②颅内病变的头痛常为深在性，且较弥散；③颅内深部病变的头痛多向病灶同侧放射；④全身性或颅内感染性疾病的头痛多为全头痛，呈弥漫性；⑤浅在性头痛常见于眼源性、鼻源性与牙源性，往往与病变部位一致或接近；⑥深在性头痛则多见于脑脓肿、脑肿瘤、脑膜炎、脑炎等，疼痛多向病灶同侧的外面放射。

知识点11：头痛的程度与性质　　　　　　副高：熟练掌握　　正高：熟练掌握

头痛程度一般分为轻、中、重，但与病情的轻重并无平行关系，三叉神经痛、偏头痛、脑膜刺激所致头痛最剧烈。常见于：①原发性三叉神经痛常呈面部的阵发性电击样短促的剧痛，沿三叉神经的分布区放射；②脑肿瘤疼痛在一个相当长的时期内可能为轻度或中度，而有时神经功能性头痛也可相当剧烈；③眼源性、鼻源性及牙源性头痛，一般为中度；④搏动性头痛可见于高血压、血管性头痛、急性发热性疾病、脑肿瘤、神经症性头痛等；⑤蛛网膜下腔出血所致的头痛为炸裂样；⑥偏头痛多为胀痛、跳痛和搏动性痛；⑦神经痛多呈发作性电击样、针刺样或烧灼样；⑧肌紧张性头痛多为头部的紧箍感、重压感或钳夹感；⑨精神性头痛则性质多变、部位不定。

知识点12：头痛的出现与持续时间　　　　副高：熟练掌握　　正高：熟练掌握

某些头痛可发生在特定时间，如①颅内占位病变时往往清晨加剧；②鼻窦炎的头痛经常发作于清晨和上午；③女性偏头痛常与月经有关；④夜间发作的常为丛集性头痛；⑤长时间阅读后发生的头痛常为眼源性；⑥神经症性头痛以病程长、明显的波动性与易变性为特点。

知识点13：头痛的诱发与缓解因素　　　　副高：熟练掌握　　正高：熟练掌握

头痛的诱发和缓解因素：①如咳嗽、打喷嚏、摇头、俯身可使颅内高压性头痛、血管性头痛、颅内感染性头痛及脑肿瘤性头痛加剧；②腰椎穿刺后的头痛常于直立位加重，而丛集性头痛则于直立位减轻；③颈肌急性炎症所致的头痛常于颈部运动后加重，而与职业有关的颈肌过度紧张所致的头痛则于颈部活动后减轻；④偏头痛患者服用麦角胺后头痛常迅速缓解。

| 知识点14：头痛的伴随症状 | 副高：熟练掌握　正高：熟练掌握 |

头痛的伴随症状：①头痛伴剧烈呕吐者提示为颅内高压；②头痛在呕吐后减轻者可见于偏头痛；③头痛伴眩晕者见于小脑肿瘤、椎-基底动脉供血不足；④头痛伴发热者见于感染性疾病；⑤慢性进行性头痛伴精神症状者应注意颅内肿瘤；⑥慢性头痛突然加剧并有意识障碍者提示可能发生脑疝；⑦头痛伴视物障碍者可见于青光眼或脑瘤；⑧头痛伴脑膜刺激征者提示脑膜炎或蛛网膜下腔出血；⑨头痛伴癫痫发作者可见于脑血管畸形、脑内寄生虫或脑肿瘤；⑩头痛伴自主神经功能紊乱者可能是神经功能性头痛。

| 知识点15：头痛的一般检查 | 副高：熟练掌握　正高：熟练掌握 |

神经系统的检查非常必要，应着重检查意识、瞳孔、生命体征，是否存在面舌瘫、眼球活动麻痹、肢体偏瘫及感觉障碍及病理征是否阳性，如有条件，行眼底检查或眼压检测，可排除青光眼急性发作；如伴发热或其他的提示可能为感染性疾病的症状和体征，可酌情行腰穿检查；考虑结缔组织疾病可行血液学检查。

| 知识点16：药物试验 | 副高：熟练掌握　正高：熟练掌握 |

药物试验用于诊断是否因为体内某些化学物质含量异常而引起的头痛。如组胺试验用于诊断丛集性头痛；麦角胺试验诊断偏头痛；用酚妥拉明试验诊断嗜铬细胞瘤等。

| 知识点17：神经电生理及血流动力学检查 | 副高：熟练掌握　正高：熟练掌握 |

脑电图（EEG）、脑电地形图（BEAM）、诱发电位（EP）及脑电连续监测（EEG-Holter）、经颅多普勒超声（TCD）。脑电图检查对头痛型癫痫、脑炎及脑膜炎的诊断有一定帮助。

| 知识点18：影像学检查 | 副高：熟练掌握　正高：熟练掌握 |

影像学检查是鉴别原发性、继发性头痛的重要手段。头颅CT平扫可以诊断出大多数因病理性原因引起的头痛，增强扫描也可以发现多数肿瘤和血管畸形。CT在诊断骨性疾病、急性颅脑损伤及急性蛛网膜下腔出血方面优于MRI，目前CT血管成像（CTA）可以获得不亚于数字减影血管造影（DSA）的颅内血管成像，对诊断颅内血管性疾病具有极大的帮助。

而MRI的优势在于可以比CT更清晰地显示鼻窦、垂体、颅后窝、颅内静脉窦、颈延髓结合部等部位的变化。DSA对于用CT和MRI难以检出的动脉瘤或静脉窦血栓等血管病变是较好的检查方法，并可以在准确、动态地显示颅内血管疾病的同时，及时进行相应治疗。

知识点19：原发性头痛的诊断　　　　　副高：熟练掌握　　正高：熟练掌握

诊断原发性头痛必须除了伴有继发性头痛的任何疾病外，即需满足下列其中的一项：病史和体检提示不存在有可以引起继发性头痛的任何疾病存在；虽然提示有患该疾病可能，但是进一步的检查排除了此病；虽有此疾病，但是头痛的首次发作与该病在时间上没有密切的关系。

（1）偏头痛：以下临床症状是对偏头痛的诊断：①具有搏动性；②持续4～72小时；③是否单侧头痛；④伴恶心及呕吐；⑤影响日常活动。

符合上述4项临床特征者即足以诊断为偏头痛，而少于2项者考虑为非偏头痛型头痛。

（2）紧张型头痛：主要特点是双侧头部压迫感、紧缩感、非搏动性、轻中度头痛、每次头痛发作持续数十分钟至数日。与偏头痛不同，紧张型头痛不随日常体力活动而加重，头痛一般不伴恶心、呕吐，但可有食欲缺乏。光声刺激可能使头痛加重。触诊检查时，如果压迫颅周肌肉如额肌、颞肌、咬肌、翼内外肌等，会使头痛加重，提高头痛的强度和发作频率。

（3）丛集性头痛：丛集性头痛每次发作时间较短，一般在15分钟内达到高峰，常固定于单侧眶、眶上或颞部，但剧烈头痛可持续15～180分钟，难以忍受，过后便迅速缓解。发作时患者常坐立不安，伴有眼结膜充血、流泪、鼻塞、流涕、额面部出汗、瞳孔缩小等自主神经症状。

知识点20：原发性头痛与继发性头痛的鉴别诊断

副高：熟练掌握　　正高：熟练掌握

绝大多数患者的头痛是原发性头痛。如果存在下列情况有可能是继发性头痛。

（1）头痛发作在时间上与原发病关系非常密切。

（2）头痛恶化非常明显，或与原发性头痛性质不同。

（3）头痛与原发疾病在时间上一致，和/或有其他证据能够证明头痛与原发疾病的因果关系。

（4）在病因治疗成功或自然缓解后，3个月内头痛明显缓解或消失。

知识点21：头痛疾病的诊断策略　　　　　副高：熟练掌握　　正高：熟练掌握

以头痛为症状的疾病很多，接诊患者后应从病史及体检入手，认真分析是否为继发性头痛，必要时行辅助检查，尤其是影像学检查，原发性头痛要在充分排除继发性头痛的基础上才能诊断。

知识点22：偏头痛的治疗　　　　　　副高：熟练掌握　　正高：熟练掌握

（1）发作时可选用以下药物

1）镇痛药：可选对乙酰氨基酚、布洛芬、萘普生等。

2）麦角胺类药物：麦角胺咖啡因0.1～0.2g（≤0.6g/d），肌内注射麦角新碱0.2～0.5mg，有妊娠、动脉硬化、心脑血管疾病者禁用。

3）曲普坦类药物：佐米曲坦2.5mg，口服，2小时症状未缓解可再次口服2.5mg，每日最大剂量不超过10mg。

4）其他药物：如普萘洛尔、抗癫痫药物等。

（2）扩张颞动脉周围采用0.5%利多卡因皮下封闭。

（3）颞浅动脉结扎手术对病程长、发作频繁、药物治疗效果差者可用。

知识点23：紧张型头痛的治疗　　　　　　副高：熟练掌握　　正高：熟练掌握

分为预防治疗及发作期治疗。发作期缓解疼痛药物包括非甾体类镇痛药、麻醉性镇痛药和肌松药3类，前者如阿司匹林、对乙酰氨基酚、布洛芬、萘普生等。预防用药主要使用抗焦虑抑郁药如5-羟色胺再摄取抑制药（SSRI）氟西汀、舍曲林、帕罗西汀（赛乐特）等，亦可选用三环类抗抑郁药如阿米替林。

知识点24：丛集性头痛和三叉自主神经性头痛的治疗
　　　　　　　　　　　　　　　　　　　副高：熟练掌握　　正高：熟练掌握

吸氧（100%纯氧8～10L/分，10～15分钟），56%患者可完全或明显缓解。选择性5-HT受体激动药是治疗丛集性头痛的有效药物，常用如舒马曲坦6mg皮下注射，左米曲坦5～10mg喷鼻均可有效迅速地缓解疼痛。麦角碱类药物在头痛初期应用有效。麦角胺2mg每晚睡前服用，可较满意地预防夜间至晨起时的头痛。预防手段主要有避免诱发因素、钙通道阻滞药如维拉帕米、糖皮质激素如泼尼松及二甲麦角新碱等。药物治疗效果欠佳的者可采取外科治疗。包括神经阻滞方法（三叉神经阻滞、星形神经节阻滞、翼腭神经节阻滞）、外科切除治疗（三叉神经根切除、翼腭神经节切除疗法）和γ刀疗法。

知识点25：颅内压增高所致头痛的治疗　　副高：熟练掌握　　正高：熟练掌握

（1）病因治疗：经适当的辅助检查尽快明确引起颅内压增高的原因，针对病因进行治疗，如手术除脑内肿瘤、清除颅内血肿，控制颅内感染等。

（2）药物治疗：主要应用高渗脱水剂、利尿剂、肾上腺皮质激素等。

1）高渗性脱水剂：20%甘露醇250ml，快速静脉滴注，每4～6小时可重复用药。心、肾功能障碍者慎用。甘油果糖250ml，1～2次/日，静脉滴注。

2）利尿性脱水剂：呋塞米20～40mg，静脉注射或肌内注射，2～4次/日。

3）肾上腺皮质激素：地塞米松5～10mg静脉注射或肌内注射，2～3次/日；泼尼松5～10mg，口服，1～3次/日。

（3）外科治疗：治疗颅内占位性病变，首先应考虑行病变切除术。位于大脑非功能区的良性病变，应争取行根治性切除；不能根治的病变可行大部切除、部分切除或减压术；颅内血肿如符合手术指征，应积极行手术清除治疗；颅内占位性病变已引起急性脑疝时，应进行紧急抢救或手术处理。脑积水者，可择机行脑脊液分流术或脑室外引流术。蛛网膜下腔出血（SAH）者应根据其病情择时行脑血管造影（DSA）以明确血管病变。

（4）冬眠低温疗法或亚低温疗法，通过物理或药物的方法使患者体温降低，从而达到防止脑水肿及降低颅内压的目的。

（5）头痛对症处理：可予适度镇痛，可予罗通定、吲哚美辛及曲马多等，但应尽量避免影响意识、瞳孔变化的镇痛药物（如吗啡和哌替啶等药物），以免妨碍观察病情变化甚至抑制呼吸导致生命危险。

（6）巴比妥治疗：大剂量异戊巴比妥钠或硫喷妥钠注射可降低脑的代谢、减少氧耗及增加脑对缺氧的耐受力，使颅内压降低，但需要在有经验专家的指导下应用，在给药期间，应监测血药物浓度。

（7）过度换气：目的是使体内CO_2排出，动脉血CO_2分压每下降1mmHg，脑血流量递减2%，从而使颅内压相应下降，但需警惕发生脑缺血。

（8）抗生素治疗：控制颅内感染或预防感染。可根据致病菌药物敏感试验选用适当的抗生素。预防用药应选择广谱抗生素，术中和术后应用为宜。

知识点26：非颅内压增高所致的头痛的治疗	副高：熟练掌握　　正高：熟练掌握

非颅内压增高所致的头痛包括：部分头颈部血管病变、部分感染性头痛、因物质或其戒断的头痛、因内环境稳态失衡的头痛、因精神疾病的头痛及脑神经痛、中枢性面痛。在明确继发性头痛的诊断后，还必须进行进一步检查以明确头痛病因，然后针对不同原发性疾病采取不同的治疗措施。治疗头痛仅作为对症处理，原发疾病得到控制后头痛多可随之缓解。

第二十七章　上消化道出血

上消化道出血

上消化道出血是指屈氏韧带以上的消化道（食管、胃、十二指肠、空肠上段和胆管）急性出血，胃空肠吻合术后的吻合口病变引起的出血亦属此范围，为内、外科常见的急症。

上消化道出血与患者年龄有一定关系，好发于35～65岁的中年人，可能与出血病因的好发年龄有关；胃溃疡多见于中老年；十二指肠球部溃疡多见于青壮年；肝硬化以20～50岁患者多见；胃癌好发于中老年。可见35～65岁的中年人几乎囊括了所有上消化道出血常见病因的好发年龄。

上消化道出血与患者的性别有一定的关系，男性患者显著多于女性患者，男女之比为2.69∶1，这可能与男性有许多不良嗜好，如吸烟、饮酒、不良饮食习惯等有关。

（1）上胃肠道疾病：①食管疾病；②胃、十二指肠疾病。

（2）门静脉高压致食管-胃底静脉曲张破裂出血或门脉高压性胃病，可由以下疾病引起：①肝硬化；②门静脉阻塞；③肝静脉阻塞。

（3）上消化道邻近器官或组织病变：①胆道出血；②胰腺疾病累及十二指肠；③主动脉瘤、肝或脾动脉瘤破入上消化道；④纵隔肿瘤或脓肿破入食管。

（4）全身性疾病：①血液病；②急性感染；③结缔组织病；④血管性疾病；⑤应激相关胃黏膜损伤；⑥尿毒症。

（5）药物和其他原因：①非甾体抗炎药；②其他如误服强酸、强碱或其他化学刺激剂，以及上消化道器官深部X线照射治疗、器械、异物损伤等。

（1）对心脏的影响：出血引起休克、使冠状动脉血流量减少、PaO_2下降、心肌缺血缺氧、代谢性酸中毒等，可导致心功能不全。

（2）对肺的影响：出血后肺小血管收缩，毛细血管通透性增加，以及肺表面活性物质和弥散性血管内凝血等因素，引起微循环障碍，导致休克肺（即 ARDS）。

（3）对肾的影响：当收缩压降至80mmHg以下时，肾血流量可减少60%～80%；当收缩压降至50mmHg以下时可出现无尿，长期缺血可引起肾小管坏死（急性肾衰竭）。

（4）对肝的影响：出血后血压下降至40mmHg以下时，肝门静脉血流量显著减少，肝细胞缺氧引起肝中心型坏死。

（5）对周围循环的影响：出血后有效循环血量不足，静脉回心血量相应减少，使心排血量明显降低，导致各脏器及周围血管收缩和组织灌注不足，组织缺氧，功能障碍。

知识点5：上消化道出血的症状——呕血与黑便　　副高：熟练掌握　正高：熟练掌握

呕血与黑便是上消化道出血的特征性表现。上消化道出血之后均有黑便。出血部位在幽门以上者常为呕血，幽门以下者常仅表现为黑便，但如果出血量大、速度快，也可反流入胃引起恶心、呕血。

如果呕出鲜血或血块，表示出血量大、速度快、在胃内停留时间短；如呕出咖啡色，表示出血量少且慢，在胃内停留时间长，血红蛋白中的血红素经胃酸作用形成正铁血红素所致。上消化道出血时，粪便的颜色取决于出血量与速度、肠蠕动、在肠内停留时间，如出血量大、速度快、肠蠕动强、在肠道内停留时间短，可排出鲜红或暗红色稀便，反之为黑便。柏油样便是由于血红蛋白中铁经肠内细菌作用与硫化物结合形成硫化铁所致。1次出血量50～70ml即可出现黑粪，有时下消化道出血亦可出现黑便，如小肠下段出血量少、速度慢，在肠内停留时间长时排出的也是黑便。

知识点6：上消化道出血的症状——失血性周围循环衰竭

　　　　　　　　　　　　　　　　　　　　　　　副高：熟练掌握　正高：熟练掌握

急性大量失血由于有效循环血容量迅速减少引起周围循环衰竭，表现为头晕、乏力、心悸、出汗、口渴、烦躁、晕厥，或患者在排便或便后起立时晕厥倒地（直立性低血压），严重者呈休克状态。

知识点7：上消化道出血的症状——贫血　　副高：熟练掌握　正高：熟练掌握

出血早期可无贫血。出血一段时间后，组织液渗入血管，使血液稀释才出现贫血。一般于出血3～5小时后才渐出现血红蛋白下降，至出血后24～72小时血红蛋白可被稀释到最大程度，其程度主要取决于出血量、速度和时间，出血后液体平衡状态及出血前有无贫血。

知识点8：上消化道出血的症状——氮质血症　　副高：熟练掌握　正高：熟练掌握

上消化道出血后，血液蛋白分解产物被肠道吸收，使血中尿素氮暂时升高，称为肠源性氮质血症。出血后，一般于数小时血中尿素氮开始升高，24～48小时达高峰，多数不超过

14.3mmol/L，3～4天后降至正常。

知识点9：上消化道出血的症状——发热　　　　副高：熟练掌握　　正高：熟练掌握

一般在24小时内发热。体温不超过38.5℃，可持续3～5天，随后自行退热。引起发热的原因尚不清楚，可能与失血性周围循环衰竭，导致体温调节中枢功能障碍有关。

知识点10：上消化道出血对消化性溃疡疼痛的影响

　　　　　　　　　　　　　　　　　　　　　　副高：熟练掌握　　正高：熟练掌握

患者在出血前疼痛加重，出血后减轻和消失，其机制如下。

（1）出血后溃疡和溃疡周围充血、水肿消失。

（2）溃疡部的痛觉神经末梢被血液层保护，不受胃酸刺激。

（3）血液形成的"蛋白质餐"，在胃排空延迟情况下中和胃酸而解除疼痛，如疼痛不减轻反而加重，提示出现其他并发症。

知识点11：上消化道出血对肝硬化患者的影响　　副高：熟练掌握　　正高：熟练掌握

出血后出现周围循环衰竭、丢失大量蛋白和红细胞、造成肝组织缺血缺氧等，促使肝细胞损害加重、肝衰竭，还可诱发或加重腹水和肝性脑病。

知识点12：上消化道出血的体征　　　　　　副高：熟练掌握　　正高：熟练掌握

上消化道出血的体征视出血量大小、出血速度等而不同，如出血量＜400ml，可无明显体征，出血量大则周围循环衰竭体征明显，如精神萎靡、烦躁不安、意识模糊、皮肤四肢湿冷、呈灰紫色斑（花斑）、皮肤加压后颜色恢复慢、静脉充盈差或塌陷、脉细速、血压下降、心动过速、心音低钝、心律失常、尿少、无尿，亦可有贫血貌、低热、呼吸急促或发绀等。同时根据不同病因有相应的体征，如肝硬化有肝病面容、蜘蛛痣、肝掌、腹壁静脉曲张、黄疸、腹水等体征。

知识点13：实验室检查　　　　　　　　　　副高：熟练掌握　　正高：熟练掌握

（1）隐血试验：上消化道出血患者的粪便隐血试验均呈阳性。血止后每天排便一次以上，3天后粪便可变正常，粪便隐血试验可转为阴性。如再次持续阳性，提示再发活动性出血。

（2）血常规：急性出血患者血红蛋白会有不同程度下降，多为正细胞正色素性贫血，血细胞比容降低。但急性出血因早期血液浓缩，血红蛋白及血细胞比容可正常，补液扩容治疗后会明显下降。失血刺激造血系统，外周血网织红细胞增多，可暂时出现大细胞性贫血。慢性失血性贫血多呈小细胞低色素性,为缺铁性贫血。

(3)血尿素氮:一般在出血数小时后血尿素氮开始上升,24~48小时达高峰,大多不超出14.3mmol/L,3~4日后降至正常。

(4)其他:根据原发病及并发症的不同,可伴有血常规、凝血功能、肝功能或肾功能的变化。

知识点14:急诊内镜检查 副高:熟练掌握 正高:熟练掌握

急诊内镜检查即在出血后24~48小时内做胃镜检查,可提高出血病因诊断的准确性,一般在生命体征平稳时进行。如果心率>120次/分,收缩压<90mmHg或较基础收缩压降低>30mmHg、血红蛋白<50g/L等,应先纠正循环衰竭,并使血红蛋白上升至70g/L。

知识点15:X线检查 副高:熟练掌握 正高:熟练掌握

腹部平片对乙状结肠扭转、肠梗阻、肠穿孔有诊断意义。X线钡剂检查仅适用于慢性出血或出血已停止、病情已稳定的病例的检查,对怀疑病变在十二指肠降段以下小肠段,可能有一定的诊断意义。X线钡灌肠检查可发现结肠息肉及结肠癌,应用气钡双重造影可提高检出率。插管小肠钡灌肠气钡造影对发现小肠病变有一定的价值。食管吞钡检查可发现静脉曲张。应注意X线检查发现的病灶不一定就是出血的来源。

知识点16:选择性血管造影检查 副高:熟练掌握 正高:熟练掌握

适用于紧急内镜检查未能确诊的活动性出血。可用于确定消化道出血的部位(特别是小肠出血)和病因诊断以及介入治疗。一般每分钟至少要有0.5ml含有显影剂的血量自血管裂口溢出,才能显示出血部位。但在出血量小或出血间歇期,仍可能发现血管畸形、血管瘤和多血管性肿瘤等病变。数字减影血管造影(DSA)技术的开展,对消化道出血具有诊断和超选择性血管介入治疗的双重价值。

知识点17:放射性核素显像检查 副高:熟练掌握 正高:熟练掌握

放射性核素^{99m}Tc(锝)标记自身红细胞后扫描测定放射性核素从血管内溢到肠腔的情况,常用于下消化道出血的初筛定位,有助于上、下消化道出血的鉴别。

知识点18:确定是否为上消化道出血 副高:熟练掌握 正高:熟练掌握

呕血与黑粪是上消化道出血的依据,但有些患者先出现周围循环衰竭的症状,如头晕、心悸、出汗、晕厥、休克等,应细致询问病史和体检,并做有关实验室检查。

知识点19：出血病因和部位的诊断　　　　副高：熟练掌握　　正高：熟练掌握

根据病史、临床表现和有关实验室等检查分析，可初步估计病因和部位. 例如有消化性溃疡的症状和体征，考虑消化性溃疡的出血；如有黄疸、蜘蛛病、脾大、腹壁静脉曲张及腹水等，考虑肝硬化致食管、胃底静脉曲张破裂出血；如呕吐物为咖啡色、厌食、恶病质、贫血，考虑胃癌；如先有呕吐，吐出物为食物，以后吐出物为血，考虑食管贲门撕裂综合征；如呕血、黑便前剧烈上腹痛，同时伴寒战、发热、黄疸或有胆管疾患史，考虑为胆管出血；如呕血、黑粪伴全身其他部位出血，考虑为血液病等。

知识点20：出血量评估　　　　副高：熟练掌握　　正高：熟练掌握

成人每日消化道出血量在5～10ml时粪便隐血试验即可呈阳性，出血量在50～100ml以上可出现黑便，胃内积血量在250～300ml可引起呕血，出血量达1000ml可出现暗红色血便。临床上常根据血容量减少导致周围循环的改变如伴随症状、脉搏和血压、化验检查等综合指标来判断出血量。但血细胞比容常需在24～72小时后才能真实反映出血程度。出血停止后黑粪仍可持续数日，不能仅根据排出黑便来判断是否有活动出血。

知识点21：出血是否继续的判断　　　　副高：熟练掌握　　正高：熟练掌握

上消化道出血经过恰当治疗后，可在短时间内停止出血。由于胃肠内积血经过数日（一般约3天）才能排尽，并且1次出血后黑便持续的天数还受排便次数的影响，所以不能以粪便颜色来判断出血是否停止，应该综合判断。下列情况提示继续出血或再出血。

（1）反复呕血，甚至由咖啡色转为鲜红色，提示继续出血且量较多。因血液未能与胃酸作用即呕出。

（2）黑便次数增多而变为稀薄，由柏油样转为暗红色。因出血量多，血红蛋白的铁未能与肠内硫化物作用，血液在肠腔内推进快，粪便转为暗红色，甚至鲜红色，并有肠鸣音亢进等体征。

（3）周围循环衰竭持续存在，虽经充分补充血容量，仍未见改善，或好转后又恶化，或经积极治疗，但脉搏、血压仍不稳定，中心静脉压暂时恢复后又下降。

（4）血红蛋白浓度、红细胞计数和血细胞比容不断下降，网织红细胞持续升高或再次上升。

（5）补液与尿量足够的情况下，血尿素氮持续或再次增高。

（6）内镜检查见病灶有喷血、渗血或出血征象。

知识点22：病情危重指标　　　　副高：熟练掌握　　正高：熟练掌握

根据出血严重度判断。

（1）重度出血：表现烦躁不安、出冷汗、四肢厥冷、尿少或无尿、意识模糊等周围循环衰竭的征象，检查：心率120/分以上；收缩压在60~80mmHg或以下，或比原来基础血压降低25%以上；血红蛋白低于70g/L，红细胞计数低于3.0×10^{12}/L，血细胞比容（HCT）低于30%；中心静脉压降低。急性大出血患者，一般先表现为脉率增快，然后血压下降，6~12小时血红蛋白及红细胞减少。出血量为1200ml以上，失血量占全身总量的30%以上。

（2）中度出血：表现眩晕、口渴、烦躁不安、心悸、尿少，经卧位休息，症状减轻，但脉率100次/分以上，血压降至90mmHg，血红蛋白100g/L左右。出血量为500~1000ml，失血量占全身总量的20%。

（3）轻度出血：可无症状或有轻度头晕，脉搏、血压正常，血红蛋白、红细胞计数和血细胞比容正常，随之可出现畏寒、皮肤苍白、头晕、疲乏、脉搏和血压随体位改变，颈静脉塌陷，尿色深。出血量<500ml，失血量占全身总量的10%~15%。

知识点23：呕血与咯血的鉴别　　　　副高：熟练掌握　正高：熟练掌握

（1）呕血：①血液颜色为咖啡色、暗红色，出血量大时也可呈鲜红色；②血内混有食物残渣或胃液；③呕出血液；④伴随上腹部不适、恶心、呕吐；⑤常有黑便；⑥酸性；⑦有消化系统病史。

（2）咯血：①血液颜色为鲜红色；②血内混有泡沫及痰；③咯出血液；④伴随喉部痒、胸闷、咳嗽；⑤一般无黑便，但吞下血液后可有；⑥碱性；⑦有呼吸系统病史。

知识点24：假性呕血、黑便的区别　　　　副高：熟练掌握　正高：熟练掌握

（1）鼻、咽、口腔等部位出血后吞下，如鼻出血、拔牙出血以及进食动物血制品引起黑便。

（2）口服某些药物，如铁剂、铋剂、炭剂或某些中药等可使粪便呈黑色，但无光泽，隐血试验阴性。

知识点25：上消化道出血的急诊处理原则　　　　副高：熟练掌握　正高：熟练掌握

（1）监测出血征象和生命体征，评估出血量、活动性出血、病情程度和预后。
（2）积极补充血容量，及时止血，预防并发症。
（3）治疗针对病因，防止再出血，及时专科会诊处置。

知识点26：上消化道出血的一般治疗　　　　副高：熟练掌握　正高：熟练掌握

（1）平卧位休息。
（2）保暖。
（3）保持呼吸道通畅以防呕吐物致窒息。
（4）吸氧。
（5）活动性出血期间禁食。

（6）必要时胃管留置。

（7）镇静，但肝病所致则应禁用吗啡、巴比妥类。

（8）严密观察体温、脉搏、呼吸、血压、神志、皮肤、指甲、四肢等周围循环衰竭征象，颈静脉充盈情况、尿量、呕吐物、排便情况，并动态观察血红蛋白、红细胞、血细胞比容、中心静脉压、尿素氮等。

知识点27：紧急输血的指征　　　　副高：熟练掌握　　正高：熟练掌握

（1）改变体位出现头晕、血压下降和心率增快。

（2）失血性休克。

（3）血红蛋白在70g/L以下或血细胞比容低于25%。

知识点28：在补充血容量过程中应注意的情况　　副高：熟练掌握　　正高：熟练掌握

（1）输血量以不超过正常血细胞比容为宜。

（2）防止输液和输血过多、过快而引起再次出血，或急性肺水肿，尤其是对原有心脏病或老年患者输液速度和量要慎重，必要时可根据中心静脉压调节输入量。

（3）对食管胃底静脉曲张破裂出血患者应及早输血，因缺血、缺氧易诱发肝性脑病，且应输鲜血，因库血含氮量多易诱发肝性脑病，输血量应为失血量的2/3或3/4，以避免血压过高、肝门静脉压力增高导致再出血。

（4）低分子右旋糖酐在24小时内使用量不宜超过1000ml。

知识点29：胃出血时采取的措施　　　　副高：熟练掌握　　正高：熟练掌握

（1）胃内降温止血：下胃管用4℃冰盐水反复灌洗胃腔，以降温而收缩血管，减少血流，抑制胃酸分泌及消化，减弱出血部位纤维蛋白溶解酶的活力而达到止血目的。灌洗液每次200~300ml，灌洗后禁食12小时，24小时内不进热食。适用于非肝门静脉高压所致出血。

（2）药物止血：①去甲肾上腺素；②抑酸药；③抗酸药；④凝血酶；⑤其他药物止血；⑥中药。

（3）纤维内镜（胃镜）下止血：①向出血处喷洒药物；②出血处注入药物止血；③电凝止血；④激光止血；⑤微波止血。

（4）介入治疗：①动脉灌注药物法；②动脉栓塞疗法。

（5）手术治疗。

知识点30：食管-胃底静脉曲张破裂出血时采取的措施

　　　　　　　　　　　　　　　　　副高：熟练掌握　　正高：熟练掌握

（1）药物止血：①垂体后叶素；②生长抑素及其衍生物；③H_2受体阻滞药或质子泵阻

滞药；④普萘洛尔（心得安）。

（2）三腔二囊管压迫止血：由于使用该方法患者痛苦大，并发症多，不推荐三腔二囊管压迫止血为食管静脉破裂出血的首选方法，可在药物治疗不能控制出血时暂时使用，以赢得时间准备其他更有效的治疗措施。

（3）胃镜治疗：该方法不但能止血，而且能预防早期再出血，是目前治疗食管 - 胃底静脉曲张破裂出血的重要手段。

（4）外科手术或经颈静脉肝内门体静脉分流术：只有当大量出血且经内科治疗无效时才可选择手术治疗。如有条件可选择微创手术经颈静脉肝内门体静脉分流术（TIPS）。

第六篇
危重综合征急诊

第二十八章 心脏骤停

心脏骤停（cardiac arrest，CA）是指各种原因引起的心脏射血功能突然停止，表现为意识丧失，动脉搏动消失，呼吸停止。心脏骤停最常见于心室颤动及室性心动过速，其次为心动过缓或心室静止。若不及时处理，会造成脑及全身器官组织的不可逆性损害而导致死亡，是临床上最危急的情况。

由于心脏停搏，导致脑血流突然中断，10秒左右即可出现意识丧失，继而发生大脑缺血缺氧性损害。若心肺复苏成功，自主循环恢复，患者由于全身缺血再灌注损伤，还有可能相继出现心脏、呼吸、肾脏及大脑等重要器官功能不全，称为"复苏后综合征"。

心脏性猝死（sudden cardiac death，SCD）是指未能预料的突发心脏急性症状，发病1小时内由心脏原因导致的自然死亡。

当患者突发心脏病症状，导致心搏、呼吸停止，此时如果及时进行心肺脑复苏使患者复苏过来，可以称心脏骤停；如果心肺脑复苏没有成功，可称心脏性猝死。

| 知识点5：非创伤性心脏骤停的常见原因 | 副高：熟练掌握 正高：熟练掌握 |

非创伤性心脏骤停的常见原因见表28-1。

表28-1 非创伤性心脏骤停常见原因

分类	原因	疾病或致病因素
心源性		冠状动脉疾病；心肌病
		心脏结构异常；瓣膜功能不全
呼吸性	通气不足	中枢神经系统疾病；神经肌肉接头疾病；中毒性或代谢性脑病
	上呼吸道梗阻	中枢神经系统疾病；气道异物梗阻；感染；创伤；赘生物
	呼吸衰竭	哮喘；慢性阻塞性肺疾病
		肺水肿；肺栓塞
循环性	机械性梗阻	张力性气胸；心脏压塞；肺栓塞
	有效循环血容量过低	出血；脓毒症；神经源性
代谢性	电解质紊乱	低钾血症；高钾血症；低镁血症
		高镁血症；低钙血症
中毒性	药物	抗心律失常药物；洋地黄类药物
		β受体阻滞剂；钙通道阻滞剂
		三环类抗抑郁药
	毒品滥用	可卡因；海洛因
	中毒	一氧化碳；氰化物
外部环境		雷击；触电；低温/高温；淹溺

| 知识点6：心脏骤停的临床表现 | 副高：熟练掌握 正高：熟练掌握 |

心脏骤停的临床表现为意识突然丧失、动脉搏动消失、呼吸停止、发绀、血压不能测出、心音消失等。

| 知识点7：心脏骤停分类及处理 | 副高：熟练掌握 正高：熟练掌握 |

心脏骤停在某种程度上可分为3类，即心室颤动、无脉电活动和心室停搏。三者出现之一，都可以称心脏骤停。但是这三者是有区别的。心室颤动可以用电除颤救治；而无脉电活动和心室停搏是不可以电击除颤解决。但是这3种类型都可以进行心肺脑复苏。

知识点8：心室颤动性心脏骤停后复苏存活最重要的预测因素
　　　　　　　　　　　　　　　　　　副高：熟练掌握　　正高：熟练掌握

（1）心脏骤停是否被目击。

（2）开始CPCR的时间。

（3）开始除颤的时间。

（4）开始进一步生命支持的时间。

（5）心脏骤停的最初心电图表现，原发性心室颤动预后较好，心室停搏、无脉电活动预后极差。

知识点9：较早实行电除颤的理由　　　　副高：熟练掌握　　正高：熟练掌握

较早实行电除颤可以明显改善心脏骤停患者的预后。其理由如下。

（1）院外心脏骤停患者动态心电图监测显示90%以上为心室颤动。

（2）电击除颤是终止心室颤动最有效的方法。

（3）随着时间的推移，成功除颤的机会迅速下降，如能在心脏骤停1分钟内电除颤存活率达90%，4~6分钟内除颤存活率为50%，每延迟1分钟除颤，除颤成功率降低7%~10%。

（4）心室颤动如不及时去除可在短时间内转为心室静止。

知识点10：心脏骤停的发病机制　　　　副高：熟练掌握　　正高：熟练掌握

能导致心脏骤停的原因很多，心脏骤停的发生机制也很复杂，但发生机制都是以心脏舒张功能降低、心律失常、冠状动脉供血不足、心排血量降低4项基本的病理生理改变为基础的。

（1）心脏骤停对心血管的影响

1）直接损伤心肌：有机磷、重金属等可引起心肌细胞肿胀，应激增强，诱发室颤和停搏；有机磷中毒抑制心脏胆碱酯酶，使乙酰胆碱不能水解，传导受阻；有些毒物如金属钡和有机磷可改变心肌细胞膜通透性，心肌间充血水肿，胞内外电解质流动异常，诱发致死性心律失常。

2）诱发严重心律失常：钡盐可强烈刺激心肌，先兴奋后抑制从而产生异位心律、心室颤动、停搏等；有机物中毒，如苯、三氯乙烯、氯仿等可增加心肌对肾上腺素的敏感性，可导致心室颤动、停搏；洋地黄可直接抑制心肌细胞膜上Na^+-K^+-ATP酶，使钠外流和钾内流减少，中毒浓度时，可引起致死性心律失常。

3）内环境紊乱：中毒引起缺氧、酸中毒、电解质紊乱可严重影响心脏传导系统及心肌，冠状动脉的供血不足又加重缺氧、酸中毒，恶性循环，加大了心脏骤停的可能。

（2）心脏骤停对呼吸的影响

1）呼吸肌功能异常：毒物作用于运动神经、呼吸肌或神经肌肉接头，影响神经冲动的形成或神经冲动的传导。有机磷中毒时，过量的乙酰胆碱兴奋神经肌肉的传导，使肌纤维持续颤动，最终导致呼吸肌麻痹；某些动物性毒素中毒，如织纹螺的麻痹性贝类毒素能抑制钠离子进入神经细胞及骨骼肌细胞，阻断冲动的传导，导致肌肉麻痹，引起呼吸骤停。

2）呼吸中枢抑制：某些药物如有机磷农药、窒息性气体、镇静催眠药、阿片类药物等能透过血脑屏障，抑制呼吸中枢，使延髓呼吸中枢麻痹，呼吸功能失调甚至呼吸骤停。

3）其他：某些药物如有机磷、硫化氢等中毒时，气管支气管的分泌物增多，大量分泌物可阻塞细支气管、支气管，影响呼吸功能。同时，毒物所致喉头水肿及喉头痉挛均可迅速引起窒息，在复苏时应注意及时开放气道。

知识点11：心脏骤停的诊断要点	副高：熟练掌握　正高：熟练掌握

（1）意识突然丧失，皮肤苍白或发绀。

（2）大动脉（颈、股动脉）搏动消失。

（3）叹息样呼吸，随之停止。

（4）双侧瞳孔散大。

（5）肢体抽搐，大小便失禁。

（6）心电图显示心室颤动或无脉性室性心动过速，心室静止或无脉性电活动。

知识点12：心脏骤停临床分期	副高：熟练掌握　正高：熟练掌握

（1）骤停前期：发生在猝死前数日至数月，表现为胸痛、心悸、呼吸困难、无力等。

（2）骤停期：心脏骤停导致脑血流量急剧减少至中断，在数秒钟内导致脑组织缺氧和有氧代谢停止。表现为意识突然丧失伴局部或全身抽搐；呼吸断续，叹息样呼吸，随之停止。

（3）复苏期（CPR）：有效的CPR过程中心排血量可达正常窦性心律时的10%～25%，此时属于低流量灌注。

（4）复苏后期：自主循环恢复后由于全身缺血再灌注损伤，还可能相继出现心脏、呼吸、肾脏及大脑等重要器官功能不全。

知识点13：心脏骤停后，心电图显示的类型	副高：熟练掌握　正高：熟练掌握

（1）心室颤动：约占80%以上。

（2）心室静止：心电图上呈现为一水平直线。

（3）无脉性电活动：缓慢而波幅弱，R波宽的室性自主心律，这时仅有心电活动，但不能引起心肌有效收缩。

（4）无脉性室性心动过速。

第二十九章　心肺脑复苏

心肺脑复苏失败原因分析

知识点1：心肺脑复苏的概念　　　　　　　　　副高：掌握　正高：掌握

心肺复苏（cardio pulmonary resuscitation，CPR）是指采用徒手和/或辅助设备来维持呼吸、心脏骤停患者人工循环和呼吸最基本的抢救方法，包括开放气道、人工通气、胸外心脏按压、电除颤以及药物治疗等，目的是尽快使自主循环恢复（return of spontaneous circulation，ROSC）。脑复苏（cerebral resuscitation）是指以减轻心脏骤停后全脑缺血损伤，保护神经功能为目标的救治措施。

知识点2：心肺复苏的操作步骤　　　　　　　　副高：掌握　正高：掌握

CPR操作步骤已经形成国际公认的9步法：①开放气道（airway）；②人工呼吸（breathing）；③人工循环（circulation）；④电击除颤（defibrillation）或药物治疗（drug）；⑤心电监护（ECG）；⑥电除颤（fibrillation）；⑦评估分析（gauge）；⑧低温脑保护（hypothermia）；⑨重症监护（intensive care unit）。

知识点3：心肺复苏全过程的分期　　　　　　　副高：掌握　正高：掌握

（1）基础生命支持（BLS）：即紧急供氧期，主要目的是保证提供最低限度的脑供血。CPR术可以提供正常血供的25%～30%或以上。

（2）高级生命支持（ALS）：是紧接基础生命支持BLS步骤后的进一步抢救措施。其实如患者发生心脏骤停时，所在地的抢救设备齐全和抢救人员技术力量具备时，则BLS与ALS应同时分工进行。这样能争取到更多的抢救时间。

（3）长期生命支持（PLS）：如果患者通过BLS和ALS心搏已经恢复，其自主呼吸不一定同时恢复，往往在心搏恢复后不等时间恢复。脑功能恢复正常更晚些才能看出。因此需要较长时间的生命支持治疗，以待其完全恢复正常。这就需将患者转入ICU或CCU继续监护，毫不松懈地进行长期生命支持治疗。

知识点4：早期启动EMSS　　　　　　　　　　副高：熟练掌握　正高：熟练掌握

患者突然意识丧失，早期目击者在对其呼喊发现没有反应之后，应该立即拨打急救电话寻求帮助，专业急救人员及时到来后应即刻进行心肺脑复苏。对于成年人患者，在开放气道和确认昏迷后，首先拨打急救电话。在社区环境下，也应该立即拨打急救电话。在医院内，应该立即启动医院急救程序。早期启动急救系统可以大大减少除颤延误的时间。而快速、准确地对心脏骤停做出诊断，对早期启动EMSS是至关重要的。

（1）在现场，有4条简单的判断可以确定患者有无心脏骤停：患者突然神志丧失；颈动脉或股动脉等大动脉的波动丧失；呼吸停止；瞳孔逐渐散大。

（2）外伤时判断心脏骤停，主要视呼吸是否停止，特别是大的动脉搏动是否消失。另外要特别注意创伤抢救时，患者原出血的伤口，突然出血停止或者出血的颜色由鲜红色转变为暗紫色。

（3）手术过程中，心电监护仪忽然不能测得血压和脉搏；手术时突然大动脉搏动丧失，或者出血的颜色转变为暗红色，或者伤口不再出血；胸科医师突然发现心脏停止搏动。

（4）在院内判定心脏骤停时，不要等待心电图检查，因为心电图检查最快也要等2～3分钟才能出结果；也不要刻意通过听心音来判断心脏骤停。

知识点5：早期心肺复苏技术	副高：熟练掌握　正高：熟练掌握

早期心肺复苏技术被归纳为A、B、C、D，即A—开通气道（airway）；B—人工呼吸（breathing）；C—胸外按压（circulation）；D—电除颤（defibrillation）。

知识点6：开放开通气道的方法	副高：熟练掌握　正高：熟练掌握

（1）仰头抬颏法：如患者无明显头、颈部受伤可使用此法。患者取仰卧位，急救者站在患者一侧，将一只手放置患者前额部用力使头后仰，另一只手示指和中指放置下颏骨部向上抬颏，使下颌尖、耳垂连线与地面垂直。

（2）双手托颌法：在怀疑患者有颈椎受伤时使用。患者平卧，急救者位于患者头侧，两手拇指置于患者口角旁，余四指托住患者下颌部位，在保证头部和颈部固定的前提下，用力将患者下颌向上抬起，使下齿高于上齿。

知识点7：人工通气的方法	副高：熟练掌握　正高：熟练掌握

（1）口对口呼吸：急救者正常呼吸，用示指和拇指捏住患者鼻翼，用口封罩住患者的口唇部，将气入患者口中。

（2）口对鼻呼吸：用于口唇受伤或牙关紧闭者，急救者稍上抬患者下颏使口闭合，用口封罩住患者鼻子，将气体吹入患者鼻中。

（3）口对导管通气：对气管切开患者可通过导管进行人工通气。

（4）口对面罩通气：用面罩封住患者口鼻，通过连接管进行人工通气。

无论何种人工通气方法，急救者每次吹气时间持续1秒，应见胸廓起伏，潮气量6～7ml/kg。

知识点8：开放气道与人工通气的注意事项　　　副高：熟练掌握　　正高：熟练掌握

（1）心肺复苏过程中，维持相对低的通气/血流比例，避免急速、过大潮气量的人工呼吸更有利复苏：①CPR中实际经过肺的血流明显减少（为正常的25%～33%），要求潮气量和呼吸频率均较生理状态下更低，符合此时的病理生理状态；②可避免引起胃胀气、膈肌上抬，而降低肺的顺应性及胃内容反流造成误吸。

（2）对于有自主循环（可触到脉搏）的患者，人工呼吸维持在10～12次/分，大致每5～6秒给予1次人工通气，每2分钟重新检查1次脉搏。

（3）心脏骤停最初数分钟内，血中氧合血红蛋白还保持一定水平，心、脑的氧供更多取决于血流量降低程度，所以心肺复苏最初阶段的胸外按压比人工通气相对更重要，应尽可能避免中断胸外按压。

（4）人工通气时，要注意始终保持气道开放状态。

（5）人工气道建立前，人工呼吸频率为10～12次/分；建立人工气道后呼吸频率为8～10次/分，胸外按压频率100～120次/分，此时不再需要按压/通气30:2比例进行。

知识点9：胸外按压　　　副高：熟练掌握　　正高：熟练掌握

胸外按压（chest compressions）是通过增加胸腔内压力和直接按压心脏驱动血流，有效的胸外按压能产生60～80mmHg动脉压。

心脏骤停最初心电图多为心室颤动，电除颤前先行胸外按压（一般按2分钟），可改善心肌供氧，提高除颤成功率，对心室颤动时间>4分钟的患者，电击前的胸外按压尤为重要。在电除颤终止心室颤动后的最初阶段，尽管心脏恢复了有节律的心电活动，但心脏常处于无灌流或低灌注状态，电击后立刻胸外按压2分钟，有助于心律恢复。

高质量胸外按压：按压频率100～120次/分；按压幅度达5～6cm；确保按压后放松期胸廓完全恢复原状；尽量减少因分析心律、检查脉搏和其他治疗措施所致胸外按压中断，中断时间<10秒；避免过度通气。

知识点10：电除颤　　　副高：熟练掌握　　正高：熟练掌握

（1）当院外心脏骤停被目击或发生院内心脏骤停，如有AED或手动除颤器在现场，经培训过的急救人员应立刻进行CPR和尽早电除颤。

（2）当院外心脏骤停发生时未被急救人员目击，尤其是从呼救至到达现场的时间超过5分钟，先进行30次胸外按压，再做2次人工呼吸，行5组CPR（约2分钟），分析心律后实施电除颤。

（3）当发现心室颤动或无脉性室性心动过速时，急救人员应先电除颤1次，后立刻进行5组的CPR（约2分钟），之后再检查心律和脉搏，必要时再行电除颤。

（4）电极位置为右侧放置于患者右锁骨下区，左侧电极放置于患者左乳头侧腋中线处。电击前警告在场所有人员不要接触患者身体，放电时电极板用力贴紧皮表。

（5）除颤能量的选择：双相波120J，双向切角指数波150～200J，随后的除颤能量选择可使用第一次的能量或增加能量。单相波除颤使用360J。

| 知识点11：基础生命支持的并发症 | 副高：熟练掌握　正高：熟练掌握 |

通气最主要的并发症是胃扩张。强迫进入胃内的空气会导致胃的膨胀，胃内容物的反流，减少肺的容积，降低胸外心脏按压的有效性，并可引起吸入性肺炎。胸外按压的并发症较多，包括肋骨骨折、气胸、血胸、肺挫伤、心包积血、心脏压塞、肝脾破裂等，但只要遵循正确的操作方法，是可以大大减少的，甚至能避免的。

| 知识点12：高级生命支持的内容 | 副高：掌握　正高：掌握 |

（1）气管插管：越快越好，决不要等口对口吹气无效时再进行。无插管条件时，特别是在现场和转运途中目前建议用球囊面罩替代气管插管，两者同样有效。

（2）直流电非同步除颤：因心脏骤停80%以上为室颤，故一旦发生就应尽早电除颤。电击电能：由于双向波除颤器的普及，一次除颤成功率接近100%，为避免时间的延误和心肌损伤，目前统一为200J除颤一次。除颤前用药：为了提高除颤成功率，有学者主张除颤前用药。

（3）建立静脉通道：即使在徒手复苏时，有条件的也应迅速建立静脉通道，否则延误用药时间。

（4）药物除颤与起搏。

（5）病因治疗：心脏骤停虽大多系慢性心脏疾病引起，病因治疗不易立即奏效，但有些是完全可以在进行CPR的同时进行病因治疗而获得较好效果，如低钾血症时即时补钾，高钾血症时用药对抗或促进血清钾转入细胞内，或加速钾排泄，如利尿、紧急血液透析、有机磷、锑剂中毒时，紧急使用阿托品。病毒性心肌炎、风湿性心肌炎使用地塞米松等，都应在进行CPR时同时使用，有利心肺复苏成功并得以巩固。

| 知识点13：心肺复苏时应用药物的目的 | 副高：掌握　正高：掌握 |

（1）提高心肌应激性，促进自主循环恢复。

（2）增加周围血管阻力，提高主动脉舒张压，以增加冠脉血流量。

（3）增加脑血流量。

| 知识点14：心肺复苏的用药途径 | 副高：掌握　正高：掌握 |

（1）静脉途径：急救人员应放置较大的外周静脉通道，一般药物经由外周静脉到达心脏需要1～2分钟，药物静脉注射后再推注20ml液体，有助于药物进入中心循环。但建立外周静脉通道时尽可能不中断CPR操作。

（2）气管途径：如果静脉通道不能建立，复苏药物可经由气管内给予，用量是经静脉给药剂量的2～2.5倍。

（3）骨髓途径：由于骨髓腔有不会塌陷的血管丛，是另外一种可供选择的给药途径，其效果相当于中心静脉通道。如果无法建立静脉通道的话，可建立经骨髓给药通道。

知识点15：心肺复苏的用药时机　　　　　　　　副高：熟练掌握　　正高：熟练掌握

复苏抢救程序：在1次电击和CPR后，如心室颤动（VF）/无脉性室性心动过速（VT）持续存在，推荐给予血管加压药物，但不能因给药而中断CPR。应当在CPR过程中和检查心律后尽快给药，其流程为：CPR-检查心律–给药–电除颤。

反复电除颤、CPR和应用血管加压药后，如果VF/VT仍持续存在，可使用抗心律失常药物，首选胺碘酮300mg；对有长QT间期的尖端扭转型室性心动过速，可选用镁剂。

知识点16：复苏药物的选择　　　　　　　　　　副高：熟练掌握　　正高：熟练掌握

（1）肾上腺素：在复苏过程中的作用主要是激动α受体，α肾上腺素能作用可提高复苏过程中心脏和脑的灌注压。推荐成人首选给予肾上腺素1mg，每隔3～5分钟可重复使用。

（2）抗心律失常药

1）胺碘酮：已证明胺碘酮（300mg或5mg/kg）能够提高入院存活率，提高VFNT对电除颤的成功率。推荐对CPR、电除颤和血管加压素无反应的VFNT，首选胺碘酮，初始剂量为300mg，静脉注射，无效可再加用150mg，

2）利多卡因：利多卡因作为无胺碘酮时的替代药物。初始剂量为1～1.5mg/kg静脉推注。如VFNT持续，可给予额外剂量0.5～0.75mg/kg，每隔5～10分钟静脉推注一次，最大剂量为3mg/kg。

3）镁剂：能有效中止尖端扭转型室性心动过速。1～2g硫酸镁溶于10ml 5%葡萄糖中，缓慢静脉注射，而后可用1～2g硫酸镁溶于50～100ml 5%葡萄糖中，缓慢静脉滴注。

（3）阿托品：应用阿托品对心室静止或PEA有益，却由于迷走神经张力过高可导致和/或加剧心室静止，故不常规推荐阿托品用于心室静止或PEA。

（4）碳酸氢钠：只在特定情况下考虑应用，如心脏骤停前存在代谢性酸中毒、高钾血症或三环类抗抑郁药过量，初始剂量为1mmol/kg，应尽可能在血气分析监测的指导下应用。

知识点17：脑组织缺血损伤　　　　　　　　　　副高：熟练掌握　　正高：熟练掌握

心脏骤停是造成脑组织缺血损伤的主要原因。当平均动脉压<60mmHg时，脑失去自身调节能力，脑血流量（CBF）开始下降。当CBF下降至基础值的35%左右时，脑的氧供和正常功能不能维持，当CBF继续下降至基础值的20%以下时，氧供完全中断，脑代谢只有依赖低效的糖无氧酵解，而不能满足神经细胞生理需要。持续、严重的脑缺血、缺氧使神经

细胞由于能量代谢障碍而触发一系列损伤级联反应，最终导致凋亡或坏死。脑组织本身对缺氧耐受性差，临床上脑血流突然停止15秒即可昏迷；1分钟脑干功能停止；2～4分钟无氧代谢停止、不再产生ATP；4～6分钟ATP消耗殆尽，所有需能代谢活动停止，最终出现不可逆的脑损伤。

知识点18：脑水肿　　　　　　　　　副高：熟练掌握　　正高：熟练掌握

脑缺血损伤可形成细胞性和血管源性脑水肿。

（1）细胞性脑水肿主要表现是细胞肿胀，间隙缩小，颅内压（ICP）变化较小。缺血期即可发生细胞性脑水肿，再灌注期由于细胞膜离子通透性增加可进一步进展。

（2）血管源性脑水肿常伴有ICP升高，并可继发性出血，主要由于再灌注期血脑屏障破坏引起。血管源性脑水肿的发展有两个高峰期：第一个出现于再灌注后数小时，第二个出现于24～72小时。脑水肿的临床表现视发展速度和严重程度而异。

知识点19：神经细胞损伤　　　　　　　副高：熟练掌握　　正高：熟练掌握

脑缺血后经由启动环节、中间环节和最终损伤环节等组成级联反应，最终导致神经细胞损伤，继而引起相应的神经功能缺失。

（1）能量代谢障碍：ATP下降及耗竭是神经细胞损伤最为重要的启动环节。由于CBF和氧供下降，ATP等高能磷酸代谢产物产生减少，由ATP分解和代偿性的无氧酵解导致的无机磷酸盐和乳酸增加等使细胞出现酸中毒。由于缺乏ATP，不能维持能量依赖的跨膜离子梯度，当ATP水平<50%时，大量的钠、钙离子通过电压门控通道内流导致细胞去极化。神经细胞去极化后释放大量兴奋性神经递质。谷氨酸是最为主要的兴奋性神经递质，也是神经细胞缺血损伤另一重要的启动环节。谷氨酸通过激活N-甲基-D-天冬氨酸受体（NMDA受体）和α-氨基-3-羧基-5-甲基-4-异唑丙酸受体等门控离子通道进一步促进钙、钠内流，并且通过与代谢型谷氨酸受体作用激活G蛋白等缺血损伤中间环节，最终导致细胞损伤。

（2）神经细胞损伤主要的中间环节包括：①钙超载：细胞内钙超载是神经细胞损伤最为重要的中间环节；②一氧化氮（NO）合成增加；③蛋白激酶和基因激活等。

（3）细胞损伤的最终环节包括坏死、炎症和凋亡。缺血后的炎症反应过程十分复杂，是通过多种机制引起细胞死亡。

知识点20：脑缺血损伤的临床表现　　　副高：熟练掌握　　正高：熟练掌握

（1）发生心脏骤停即出现意识丧失，如果快速实施CPR成功，患者即可清醒。

（2）复苏后意识未恢复患者，多数持续1周左右处于昏迷状态，不睁眼，受刺激时可出现不同程度的肢体运动反应：2～3周内进入植物状态，一般昏迷时间不超过1个月。

（3）患者开始出现睁眼（若无双侧动眼神经麻痹），最初睁眼是对疼痛的反应，以后发展为呼唤后睁眼，不久后可出现自动周期性睁眼，不需要任何刺激。有时则进入睡眠，患者开始出现睡眠－觉醒周期。

（4）患者早期可出现去大脑强直，但在2～3周后开始消退。有害刺激可引起肢体屈曲回缩，但通常在较长的延迟之后，动作缓慢，张力失调，缺乏正常的急速运动反应。

（5）有明显握力反射，这种反射常被家属和没经验的人误认为有目的的随意运动。有的患者可以有肌阵挛，由于脑干功能相对保留，脑神经除一些需有意识支配的运动外，多数是正常的。

（6）瞳孔反射大多正常，少数有两侧不对称，偶尔可有核间性眼肌麻痹。

（7）将液体放入口腔可以吞咽，但没有咀嚼运动，因为咀嚼运动需要大脑皮质支配。多数患者常保留呕吐、咳嗽、吸吮反射。

（8）当下丘脑发生功能障碍时，可出现中枢性发热、多汗、水电解质平衡失调等，表示预后不良。

（9）患者没有情感反应，遇有害刺激时出现呻吟，有些患者在看到或听到亲人的声音时流泪，表明意识开始恢复。

（10）植物状态患者都有大小便失禁。

知识点21：脑缺血损伤的诊断　　　副高：熟练掌握　正高：熟练掌握

（1）植物状态的诊断标准：①认知功能丧失，无意识活动，不能执行指令。②保持自主呼吸和血压。③有睡眠.觉醒周期。④不能理解和表达语言。⑤能自动睁眼或刺激下睁眼。⑥可有无目的性眼球跟踪运动。⑦下丘脑及脑干功能基本保存。

（2）持续性植物状态的诊断标准：任何原因所致的植物状态持续1个月以上即可诊断为持续性植物状态。

知识点22：脑复苏的原则　　　副高：熟练掌握　正高：熟练掌握

尽快恢复脑血流，缩短无灌注和低灌注的时间；维持合适的脑代谢；中断细胞损伤的级联反应，减少神经细胞丧失。

知识点23：脑复苏的主要治疗措施　　　副高：熟练掌握　正高：熟练掌握

（1）尽快恢复自主循环：开始CPR及ROSC时间的长短决定脑缺血损伤的严重程度。及早CPR和早期电除颤是复苏成功的关键。胸外按压至少可产生正常心排血量20%～30%的供血，可维持一定的冠状动脉灌注压而提高自主循环恢复比率，还可保持一定的CBF，延缓脑缺血损伤的进程。

（2）低灌注和缺氧的处理：脑复苏需要维持足够的脑灌注压、血流阻力和合适的血氧饱和度，以保证脑的养分和氧供。由于缺血损伤后脑代偿机制丧失，ROSC后CBF主要决定于动脉血压。动脉血压降低势必影响CBF，因此应该积极处理低血压，必要时予以补充血容量和血管活性药物治疗。在一定的高血压状态进一步提高CBF可能对脑复苏治疗有利，因此舒张压<120mmHg时一般不需要处理。但血压过高可促进BBB损伤、加重脑水肿。

脑血管阻力是影响CBF的另一因素。ROSC后脑血管失去自身调节作用，但对氧和二氧化碳浓度变化具有一定的反应性。通气过度时，二氧化碳分压（$PaCO_2$）降低可引起脑血管扩张而迅速减少CBF。在ICP增高的情况下，过度通气可降低ICP而暂时性地抑制脑疝形成，但在ICP不高的情况下，过度通气可明显减少CBF而产生有害作用。通常情况下，维持$PaCO_2$在35~40mmHg是安全和合适的。

（3）体温调节：体温过高和发热可加重脑缺血损伤。体温升高不仅增加脑代谢需求，还可促进谷氨酸释放和氧自由基产生，加重脑水肿。在复苏过程应该监测患者的中心体温（通常为直肠、膀胱和食管温度），如果患者出现体温过高或发热，应给予退热剂或通过物理降温方式积极处理。

（4）血糖控制：ROSC后的高血糖状态可加重脑血流紊乱和脑代谢紊乱，促进脑水肿形成，加重脑缺血损伤。高血糖的有害作用可能是通过谷氨酸介导。在脑复苏治疗时积极处理高血糖，除非有低血糖发生，应避免输注含糖液体。

（5）抗癫痫：癫痫可因全脑缺血损伤引起，并进一步加重缺血损伤。癫痫发作时，脑代谢水平增加300%~400%，因此而加重氧供/氧需失衡和脑代谢紊乱。尽管预防癫痫治疗并未改善神经功能预后，但通常的共识是对癫痫应予以积极、有效的处理。常用的抗癫痫治疗药物有苯二氮䓬类、苯妥英钠以及巴比妥类。

（6）其他治疗：深低温和头部选择性降温治疗等。

知识点24：脑降温的作用机制	副高：掌握 正高：掌握

（1）低温可降低脑细胞代谢，有利于改善脑水肿。细胞代谢率降低后，ATP的消耗减少，乳酸血症的发展减慢，有利于改善微循环，防止DIC的发生，从而减轻脑缺氧性损害。

（2）低温可增加细胞内镁与钙离子竞争，从而减少钙离子进入细胞内，抑制血管平滑肌收缩。防止平滑肌的不可逆性损害。低温时配合使用镁离子，可使耐受缺氧的时间增加，有利于提高脑复苏率。

（3）低温可抑制脑内谷氨酸、精氨酸及甘氨酸等兴奋氨基酸的释放及对神经元的毒性作用。

（4）抑制氧自由基介导的过氧化反应。

（5）抑制血栓素A_2的产生等。

知识点25：脑降温的指征	副高：掌握 正高：掌握

（1）如心脏停搏经抢救恢复自主循环后，患者仍处于昏迷状态则应降温。

（2）若为顽固性室颤，心脏复搏不顺利者，应在抢救复跳过程中同时开始降温，尽量抢在脑水肿形成之前。

知识点26：脑降温的方法　　　　　　　　　　　　副高：掌握　正高：掌握

脑降温方法以头部为主的选择性低温。

（1）将头部置于特制的冰槽中，再将冰袋或冰块放于头部周围。另外，在两侧颈动脉表面放置冰袋。

（2）电子冰帽装置，临床使用证实，较自制冰帽优越，因为不需用冰，可以调控温度，头部降温均匀。必要时头部降温的同时适当辅以全身降温。

知识点27：脑功能恢复的评估　　　　　　　　　　副高：掌握　正高：掌握

脑功能的恢复，取决于抢救是否及时和方法是否准确，在心脏骤停后2～4分钟内进行抢救者，脑复苏可能性大。如能立即有效地坚持抢救，即使心脏复搏时间稍晚，也有可能复苏，不应轻易放弃抢救。

知识点28：脑功能恢复的有效指标　　　　　　　　副高：掌握　正高：掌握

（1）基本生命体征（包括心率、血压、呼吸、基本反射）在20分钟内恢复者提示脑功能和循环恢复良好。

（2）自主呼吸恢复越快预后越好。

（3）瞳孔对光反射活跃，角膜、吞咽和咳嗽反射灵敏者预后好。

（4）出现痛觉反应者预后好。

知识点29：脑功能恢复的基本顺序　　　　　　　　副高：掌握　正高：掌握

脑功能恢复的基本顺序大致：心搏→呼吸→对光反射→角膜反射→吞咽、咳嗽反射→痛觉反应→头动→肢体动→听觉反应→意识恢复。

知识点30：心肺复苏的有效指标　　　　　　　　　副高：掌握　正高：掌握

（1）颈动脉搏动CPR过程中，停止按压后脉搏仍然搏动，说明患者自主心跳已恢复。如心电图显示窦性心律、房性或交界性心律，提示自主循环恢复。

（2）面色复苏有效时，面色、口唇由发绀转为红润；如面色仍为灰白，说明复苏无效。

（3）瞳孔复苏有效时，可见瞳孔由大变小。如瞳孔由小变大、固定、角膜浑浊，说明复苏无效。如患者随后出现腱反射、流泪、吞咽动作、咳嗽反射、角膜反射、痛觉反应，说明复苏有效。

（4）神志与自主呼吸：如自主呼吸微弱，仍需呼吸支持；如患者恢复正常呼吸或大呼吸挣扎或有意识反应，说明复苏预后良好。

知识点31：终止心肺复苏的标准 副高：掌握 正高：掌握

（1）脑死亡的判断：脑死亡是脑血流、脑脊液循环均终止，全脑功能完全消失。当疑有脑死亡时，应从临床与电生理活动作出判断并加以证实。脑死亡应作为终止CPR的主要标准，但诊断脑死亡须慎重。

1）在病史中应排除药物、酒精中毒或低温所致的深昏迷。

2）意识完全消失。

3）所有感觉、运动、反射活动消失。

4）自主呼吸消失（靠机械通气维持）。

5）脑电图检查、脑生物电活动消失，呈电静息状态、证实脑血流停止。

（2）现场抢救人员停止CPR的条件：①自主呼吸机心跳已恢复；②抢救现场存在危险迫使抢救人员必须立即离开现场；③确定患者已死亡。

（3）院内心脏骤停患者的抢救：如持续抢救30～60分钟仍无生命体征者，或对非目击的CA患者的抢救，开始CPR的时间在心脏骤停发生15分钟以后，持续复苏30分钟仍无效者，可终止复苏。

第三十章 休 克

第一节 概 述

休克

知识点1: 休克的概念　　　　副高: 熟练掌握　正高: 熟练掌握

休克（shock）是由各种致病因素作用引起的有效循环血容量急剧减少，导致器官和组织微循环灌注不足，致使组织缺氧、细胞代谢紊乱、器官功能受损乃至结构破坏的综合征。血压降低是休克最常见、最重要的临床特征。

知识点2: 休克微循环变化过程　　　副高: 熟练掌握　正高: 熟练掌握

在各种病因的作用下，机体即开始休克的发生发展过程。临床上将休克分为休克代偿期（微循环缺血性缺氧期）、休克失代偿期（微循环淤血性缺氧期）、休克不可逆期（微循环衰竭期）。但休克的发生发展其实是一个渐进的、连续的、无法绝对分割的过程。

知识点3: 休克的代偿机制　　　　副高: 熟练掌握　正高: 熟练掌握

（1）交感-肾上腺髓质系统兴奋，释放大量儿茶酚胺，引起小血管收缩甚至痉挛。

（2）肾素-血管紧张素-醛固酮系统的激活，导致血管收缩和水钠潴留。

（3）左心房容量感受器对下丘脑的反射性抑制作用减弱，神经垂体加压素分泌释放增加，导致外周及内脏血管收缩。

（4）血小板产生大量的血栓素A_2。

知识点4: 休克细胞代谢变化　　　副高: 熟练掌握　正高: 熟练掌握

由于微循环障碍导致组织细胞缺血缺氧，使组织细胞代谢和机体代谢水平及状态发生改变，严重时可以直接造成细胞损伤。

（1）能量代谢障碍：休克时组织灌注减少，细胞的有氧代谢过程受阻，能量合成减少，为暂时满足能量供给，无氧糖酵解过程加强，但随之而来的是乳酸堆积。当乳酸大量产生，出现严重酸中毒时，糖酵解酶的活性被抑制，糖酵解由加强转为抑制，细胞能量供给发生严重不足。同时，休克时的低灌注和再灌注损伤也能损害线粒体的结构和功能，导致氧化磷酸化障碍，出现ATP生成减少，能量供应不足，最终导致细胞损害和死亡。

（2）物质代谢障碍：缺氧和酸中毒使脂肪酰辅酶A合成酶受抑制，导致脂肪代谢障碍，造成脂肪酸成脂肪酰辅酶A在细胞内蓄积，加重细胞损害。休克时由于代偿性高代谢状态造成蛋白质大量消耗，组织器官和多种生命活动必需的酶结构和功能全面受损。

（3）水电解质、酸碱平衡紊乱：休克早期，由于呼吸代偿性加快，可出现呼吸性碱中毒。但随着休克加重，组织缺氧产生大量酸性代谢产物，出现代谢性酸中毒。当出现微循环衰竭时，细胞破坏和内容物的释放可导致高钾血症，而酸中毒及肾功能不全可进一步加重高钾血症。

（4）内脏器官功能障碍：休克时机体有效循环血量显著减少、组织器官灌流严重不足，多种因素交互作用，从而影响心、肺、肝、肾、脑等重要脏器的功能，严重者可发生MODS而发展为不可逆性休克导致患者死亡。

知识点5：休克的分类　　　　　　　　副高：熟练掌握　　正高：熟练掌握

休克根据血流动力学状态改变的特点分为：

（1）低血容量性休克：基本机制为循环容量大量丢失导致心脏前负荷减少，进而引起血压下降，如出血、烧伤、呕吐、腹泻、脱水、利尿等。少部分是由感染、药物或分泌功能紊乱引起的液体渗出到组织间隙或体腔，最终导致心脏前负荷减少，血压下降。

（2）分布性休克：基本机制为血管收缩舒张调节功能异常，导致容量血管扩张或血液重新发布，引起循环血容量相对不足。常见的类型有脓毒症休克、过敏性休克、神经源性休克。

（3）梗阻性休克：其基本机制为血流主要通道的阻塞，如肺动脉栓塞、心脏压塞或心包狭窄、心瓣膜狭窄、腔静脉梗阻及主动脉夹层或动脉瘤等。该类休克的血流动力学因梗阻部位不同而有不同特点，但共同点是血流的通道受阻导致心排血量减少，氧输送率下降，导致循环灌注不良，组织缺血缺氧。根据梗阻的部位又将梗阻性休克分为心内梗阻性休克和心外梗阻性休克。

（4）心源性休克：其基本机制为心脏泵功能衰竭，主要包括急性心肌梗死、重症心肌炎、严重心律失常和心力衰竭等。由于心脏泵功能衰竭导致心排血量下降，引起循环灌注不良，组织细胞缺血缺氧。所以，心排血量下降是造成氧输送减少的基本原因。血流动力学监测时还可发现中心静脉压升高，肺动脉楔压（PAWP）升高，心排血量下降，体循环阻力升高等参数的改变。

知识点6：循环系统中主要影响血流动力学的因素

副高：熟练掌握　　正高：熟练掌握

循环系统中主要影响血流动力学的因素可分为5个部分：①阻力血管包括动脉和外周小动脉；②毛细血管；③容量血管；④血容量；⑤心脏功能。

知识点7：休克的临床分期 副高：熟练掌握 正高：熟练掌握

（1）休克早期（代偿期）：表现为精神紧张或烦躁不安，面色苍白，手足湿冷、过度换气、心率增快、血压正常或稍高，脉压缩小，尿量正常或减少。

（2）休克期（失代偿期）：表情淡漠，反应迟钝或昏迷，面色苍白或发绀、出冷汗，脉搏细速或测不出，浅表静脉萎陷，毛细血管充盈时间延长，心率多在100～120次/分，收缩压多在80mmHg以下或测不出，脉压更小，少尿或无尿。当出现皮肤黏膜发绀加重、淤斑或消化道出血表示病情严重，可能存在DIC。如出现进行呼吸困难，血气分析有明显代谢性酸中毒和动脉血氧分压低于60mmHg，一般给氧不能改善呼吸和提高氧分压，需辅助呼吸，这时可能合并急性呼吸窘迫综合征（ARDS）。

知识点8：休克的临床分级 副高：熟练掌握 正高：熟练掌握

休克临床表现是随病情变化而变。根据休克的严重程度分为：轻度、中度、重度和极重度（表30-1）。

表30-1 休克的临床分级

临床表现	轻 度	中 度	重 度	极重度
神志	神清、焦虑	神清、表情淡漠	意识模糊、反应迟钝	昏迷，呼吸浅不规则
口渴	口干	非常口渴	极度口渴或无主诉	无反应
皮肤黏膜（色泽）	面色苍白、肢端稍发绀	面色苍白、肢端发绀	皮肤发绀，可有花斑	极度发绀或皮下出血
皮肤黏膜（温度）	四肢温暖或稍凉	四肢发凉	四肢湿冷	四肢冰冷
血压	SBP 80～90mmHg 脉压<30mmHg	SBP 60～80mmHg 脉压<20mmHg	SBP 40～60mmHg	SBP<40mmHg
脉搏	有力，≥100次/分	脉细数，100～120次/分	脉细弱无力	脉搏难以触及
心率	≥100次/分	100～120次/分	120次/分	心率快慢不齐
体表血管	正常	毛细血管充盈迟缓	毛细血管充盈极度迟缓	毛细血管充盈极度迟缓
尿量	尿量略减	<17ml/h	尿量明显减少或无尿	无尿
休克指数（脉率/收缩压）	0.5～1.0	1.0～1.5	1.5～2.0	>2.0

知识点9：休克对重要器官的继发损害 副高：熟练掌握 正高：熟练掌握

（1）心脏：休克中晚期，血压明显降低使冠状动脉血流减少，心肌缺血；低氧血症、酸中毒、高血钾、心肌抑制因子均使心脏功能抑制；DIC形成后心肌血管微血栓形成，影响心肌的营养，发生局灶性坏死和心内膜下出血使心肌受损，心脏收缩力下降，最终发生心功能不全。

（2）肺：肺微循环障碍使肺泡表面活性物质减少，出现肺泡塌陷，发生肺不张。肺内分流、无效腔样通气、通气/血流比例失调和弥散功能障碍导致动脉血氧分压进行性下降，出现急性呼吸衰竭，即急性呼吸窘迫综合征（ARDS）。

（3）脑：当收缩压<60mmHg时，脑灌流量严重不足，微循环障碍又加重了脑缺氧程度，产生脑水肿。表现为神经系统的功能紊乱，由烦躁不安、神志淡漠、谵妄至昏迷。

（4）肾脏：早期时大量儿茶酚胺使肾血管痉挛，产生功能性少尿。随缺血时间延长，使肾小管受累出现急性肾小管坏死，导致急性肾损伤。

（5）肝脏：休克时肝细胞缺血缺氧，使肝脏的代谢过程延缓或停顿，凝血因子合成障碍，经肠道吸收的毒素不能在肝脏解毒。

（6）胃肠：胃肠小血管的痉挛，使黏膜细胞因缺氧而坏死，最终形成急性胃黏膜病变、急性出血性肠炎、肠麻痹、肠坏死。

（7）多器官功能障碍综合征（MODS）：休克晚期可发生MODS。

知识点10：诊断休克需要进行的实验室检查　　副高：熟练掌握　正高：熟练掌握

（1）血常规：红细胞计数及血红蛋白测定有助于对失血性休克的诊断，以及对休克过程中血液浓缩和治疗效果的判断；白细胞计数及分类则是感染性休克诊断的重要依据。

（2）尿、便常规：有助于了解休克对肾功能的影响及病因判定；便常规检查及潜血试验对感染性或失血性休克具有帮助诊断价值。

（3）血生化检查：丙酮酸、乳酸、血pH及二氧化碳结合力有助于了解休克时酸中毒的程度；尿素氮、肌酐有助于了解休克时肾功能，判断是否有上消化道出血；肝功能检查有助于了解休克对肝功能的影响；心肌标志物检测有助于判断休克对心肌代谢的影响及心源性休克的诊断；电解质检测有助于了解休克时电解质平衡紊乱。

（4）出、凝血功能检测：血小板计数、出凝血时间、凝血酶原时间、纤维蛋白原及纤维蛋白降解产物（FDP）的测定有助于判断休克的进展及DIC的发生。

知识点11：诊断休克需要进行的辅助检查　　副高：熟练掌握　正高：熟练掌握

（1）X线检查：对休克的病因判断有一定意义。

（2）心电图：有利于心源性休克的诊断，并能了解休克时心肌供血及心律失常情况。

（3）血流动力学监测

1）中心静脉压：有助于鉴别休克病因，低血容量性休克时降低，心源性休克时通常增高。

2）肺动脉楔压：有助于了解左室充盈压，相当于肺毛细血管压（PCWP）用于指导补液。心源性休克患者常升高。

3）心排血量及心指数：有助于了解心脏功能状态。心排血量正常值为4～8L/分，心指数正常值为2.5～4.1L/（min·m²）。心指数＜2.0L/（min·m²）提示心功能不全，＜1.3L/（min·m²），同时伴有周围循环血容量不足提示为心源性休克。

4）脉搏指示连续心排血量监测：适用于感染性休克患者的血流动力学监测，指导其液体复苏治疗。其容量性指标，能更准确、可靠地反映患者的容量状态，从而实施精细、优化的液体管理，可有效改善氧合，降低急性肺水肿、急性呼吸衰竭的发生率，改善预后。

（4）微循环检查：检眼镜检查可见小动脉痉挛和小静脉扩张，严重时出现视网膜水肿。甲皱微血管的管袢数目明显减少，排列紊乱，体内血流状况由正常的线形持续运动变为缓慢流动，微血栓形成，血细胞聚集成小颗粒或絮状物；压迫指甲后放松时，血管充盈时间延长＞2秒。

知识点12：休克的诊断标准　　　　　　　　副高：熟练掌握　　正高：熟练掌握

（1）有诱发休克的病因或诱因。

（2）精神状态发生改变。

（3）脉搏细速，超过100次/分或不能触及。

（4）四肢湿冷，胸骨部位皮肤指压痕阳性（指压后再充盈时间＞2秒），皮肤花纹、黏膜苍白或发绀，尿量＜30ml/h或无尿。

（5）血压下降，收缩压＜90mmHg。

（6）脉压＜20mmHg。

（7）原有高血压者收缩压较原收缩压下降超过30%。

凡符合（1）、（2）、（3）、（4）中的两项，和（5）、（6）、（7）中的一项者，即可诊断。

知识点13：诊断休克时的特殊情况　　　　　　副高：熟练掌握　　正高：熟练掌握

（1）诊断同时应对休克的病因及早做出判断，特别是患者意识不清，无家属或护送者提供发病情况、现场资料及体表无明显外伤征象时，更需追溯原发病史。

（2）应注意不典型的原发病，特别是老年患者，如免疫功能低下者的严重感染往往体温不升、白细胞计数不高；急性心肌梗死以呼吸困难、晕厥、昏迷、腹痛、恶心、呕吐等为主要表现，而无心前区疼痛以及典型心电图改变。要防止只重视体表外伤，而忽略潜在的内脏出血、消化道穿孔，或由于脊髓神经损伤及剧烈疼痛导致的血流分布异常。

（3）应警惕休克的早期表现，特别是脉细数、心音低钝、心率增快、奔马律、呼吸急促、肢端湿冷、尿量减少、少数患者血压升高，这些表现往往发生在微循环障碍或血压下降之前。尿比重、pH的监测可客观地反映组织灌注状况。血气分析、氧饱和度监测能了解缺氧和CO_2潴留及酸碱失调状况。

（4）对重要器官功能障碍要注重早期识别，及时采取相应的抢救措施，如及时监测CVP、PCWP、血尿素氮、肌酐、乳酸、胆红素、酶学生化、血糖、肌钙蛋白、血小板、凝血因子、FDP等变化。

知识点14：低血压与休克的鉴别　　　副高：熟练掌握　　正高：熟练掌握

低血压是休克的重要临床表现之一，但低血压者并非都发生休克。一般正常成年人肱动脉血压<90/60mmHg为低血压，是一种没有休克病理变化的良性生理状态，与休克有着本质的区别。常见有：

（1）原发性低血压：又称体质性低血压，常见于体质瘦弱者，女性居多，可有家族倾向，一般无自觉症状，多在查体中发现，收缩压可仅为80mmHg。少数人可出现疲倦、健忘、头晕、头痛，甚至晕厥；也可有心前区压迫感、心悸等表现。上述症状也可由慢性疾病或营养不良引起，无器质性病变表现，心率不快，微循环充盈良好，无苍白和冷汗，尿量正常。

（2）直立性低血压：是由于体位改变引起的低血压，常由平卧位突然转变为直立位，或长久站立所致。严重的直立性低血压可以引起晕厥。直立性低血压可以是特发性的，也可以为继发性。前者可能为自主神经功能失调，后者可继发于某些慢性疾病或某些药物的影响。

知识点15：不同类型休克的鉴别　　　副高：熟练掌握　　正高：熟练掌握

各型休克的病理机制、临床表现及一般处理大致相同，但各型休克有各自的特点，治疗重点上有所不同。因此，分辨休克类型对处理急诊患者很重要。

（1）低血容量性休克：有明确的内、外出血或失液原因（包括严重呕吐、腹泻、肠梗阻和各种内出血等），失血量占总血容量的15%（750ml）以上，有明显的脱水征，中心静脉压常<5cmH_2O。

（2）感染性休克：有感染的证据，包括急性感染、近期手术、创伤、传染病等。有感染中毒征象，如寒战、发热、白细胞增多及异型核细胞增加。

（3）心源性休克：有心脏疾病病史及临床表现。如急性心肌梗死患者有明显心绞痛，心电图典型ST-T改变。心脏压塞时可有心电图低电压、中心静脉压>12cmH_2O等。

（4）过敏性休克：有明确的致敏因素，如易致敏的药物（青霉素等）、生物制品或毒虫叮咬等。绝大多数骤然发病，1/2的患者在5分钟内发病。除血压骤降外，可有过敏性皮肤表现以及呼吸系统症状，如喉头水肿、支气管哮喘、呼吸困难等，病情凶险。

（5）神经源性休克：有强刺激因素，如创伤、疼痛及其他可导致机体强烈应激反应的原因。

知识点16：休克的治疗原则　　　副高：熟练掌握　　正高：熟练掌握

休克的治疗原则首先是稳定生命指征，保持重要器官的微循环灌注和改善细胞代谢，并在此前提下进行病因治疗。

（1）一般措施：镇静、吸氧、禁食、减少搬动；仰卧头低位，下肢抬高20°～30°，有心衰或肺水肿者半卧位或端坐位。行心电、血压、脉氧饱和度和呼吸监护，血常规、血气分析及生化检查、12导联心电图、胸片、中心静脉压等检查，留置导尿管，监测尿量，注意保暖。

（2）原发病治疗：去除病因是关键，应积极寻找休克病因进行针对性治疗。

（3）液体复苏：补液是抗休克的基本治疗，宜尽快建立大静脉通道或双通路补液，早期复苏的首要目标是恢复有效血容量。①可选择晶体溶液（生理盐水、等张平衡盐溶液）和胶体溶液（清蛋白和人工胶体），必要时输注成分血；②根据监测指标调整补液量和速度，以维持中心静脉压>8～12mmHg，补液同时动态监测患者氧合状态和肺水肿情况；③下列情况可考虑输血：复苏阶段，中心静脉氧饱和度下降，血细胞比容<30%；复苏后的阶段，没有冠状动脉疾病的患者，血红蛋白水平<7.0g/L。

（4）纠正酸中毒：休克时常合并代谢性酸中毒，当机械通气和液体复苏后仍无效时，可给予碳酸氢钠100～250ml，静脉滴注，根据血气分析结果调整，治疗还需结合病史、电解质及阴离子间隙等因素综合考虑，并纠正电解质紊乱。

（5）改善低氧血症：改善低氧血症的措施有：①保持呼吸道通畅；②宜选用可携氧面罩或无创正压通气给氧，使血氧饱和度保持>95%，必要时行气管插管和机械通气；③选择广谱抗生素控制感染。

（6）应用血管活性药物：适用于经补足血容量后血压仍不稳定，或休克症状未见缓解，血压仍继续下降的严重休克。常用药物有：

1）多巴胺：5～20μg/（kg·min）静脉滴注，多用于轻、中度休克；重度休克20～50μg/（kg·min）。

2）多巴酚丁胺：常用于心源性休克，2.5～10μg/（kg·min）静脉滴注。

3）异丙肾上腺素：0.5～1mg加5%葡萄糖液200～300ml静脉滴注，速度为2～4μg/（kg·min）。适用于脉搏细弱、少尿、四肢厥冷或心率缓慢（心动过缓、房室传导阻滞）、尖端扭转型室速的患者。

4）去甲肾上腺素：适用于重度、极重度感染性休克，5%葡萄糖或葡萄糖氯化钠注射液稀释4～8μg/min静脉滴注。

5）肾上腺素：应用于过敏性休克，小儿0.01mg/kg，最大剂量0.5mg/次，皮下注射，必要时每隔15分钟重复1次；成人首次0.5mg，皮下或肌内注射，随后0.025～0.05mg静脉注射，酌情重复。

6）间羟胺：与多巴胺联合应用，15～100mg加入氯化钠注射液或5%葡萄糖注射液500ml内，100～200μg/min静脉滴注。

（7）其他药物

1）糖皮质激素：适用于感染性休克、过敏性休克，应用氢化可的松300～500mg/d，疗程不超过3～5日，或地塞米松2～20mg/次，静脉滴注，一般用药1～3日。

2）纳洛酮：阿片受体阻滞剂，具有阻断β-内啡肽作用。首剂0.4～0.8mg静脉注射，2～4小时可重复，可1.6mg纳洛酮加在500ml液体内静脉滴注。

（8）防治并发症和重要器官功能障碍：①急性肾衰竭：迫切需要解决的是优化血流动力学，恢复肾灌注压和血流状态；应避免使用大分子量高取代基的人工胶体，避免使用肾损伤药物；必要时血液净化治疗；②急性呼吸衰竭：保持呼吸道通畅，持续吸氧；适当应用呼吸兴奋剂等；必要时呼吸机辅助通气；③脑水肿治疗：降低颅内压；昏迷患者酌情使用呼吸兴奋剂，烦躁、抽搐者给予镇静止痉治疗；加强支持疗法；④DIC的治疗：抗血小板凝集及改善微循环；高凝血期使用肝素，并根据凝血酶原时间调整剂量；必要时补充凝血因子或输注血小板。

（9）中医药治疗：在西医抗休克处理同时，可辨证施治，选用人参、附子、川芎嗪、麦冬等中药单味或组方方剂或针剂配合使用，有一定临床疗效。

第二节　低血容量性休克

| 知识点1：低血容量性休克的概念 | 副高：熟练掌握　正高：熟练掌握 |

低血容量性休克是指各种原因所致的容量丢失而导致有效循环血容量减少，引起心排血量降低、组织灌注不足、细胞代谢紊乱和功能受损的病理生理过程。低血容量性休克是常见的急危重症，是急诊休克的最主要类型，其中以失血性休克为最常见。

| 知识点2：低血容量性休克的病因 | 副高：熟练掌握　正高：熟练掌握 |

（1）外源性丢失：循环容量直接丢失到体外，如创伤、烧伤、外科大手术的失血，消化道溃疡、食管静脉曲张破裂及宫外孕破裂等，也可由呕吐、腹泻、脱水、多尿等原因所致。

（2）内源性容量丢失：循环容量丢失到循环系统之外，其主要原因是过敏、低蛋白血症和内分泌功能紊乱等引起血管通透性增高，导致循环容量外渗到组织间隙或胸腹腔内形成"第三间隙液体"。

| 知识点3：低血容量性休克的病理生理 | 副高：熟练掌握　正高：熟练掌握 |

低血容量性休克时的氧输送减低，其根本原因是循环容量不足，心脏前负荷降低，导致心排血量下降，组织灌注减少和缺血缺氧。肺循环灌注减少使肺气体交换发生障碍，氧合受阻，导致氧输送的进一步降低。在低血容量性休克的早期，机体可通过代偿性心率加快和体循环阻力增高来维持心排血量和循环灌注压。低血容量性休克时进行血流动力学监测可发现中心静脉压下降、肺动脉楔压下降、每搏量减少、心率加快和体循环阻力增高等改变。如果及时去除容量丢失的原因，容量得以及时补充，低血容量性休克可以很快得到纠正。如果休克持续存在，组织缺氧不能缓解，加之再灌注损伤和内毒素的移位，最终导致多器官功能障碍综合征（MODS）。

| 知识点4：低血容量性休克的症状 | 副高：熟练掌握　正高：熟练掌握 |

低血容量休克患者可出现心悸、头昏、乏力、出汗、晕厥、尿少、精神状态改变（淡漠、嗜睡或躁动）等临床症状。应特别警惕出汗、心悸、乏力、头重脚轻感等内出血的早期症状。患者也可出现病因相关症状，表现为黑粪、便血、尿血、腹泻、呕吐、多尿、皮肤黏膜出血等血容量丢失的症状。创伤患者应询问有无胸痛、腹痛、腰背与肢体疼痛，询问受伤

机制（如高坠伤、交通伤被抛出车外、被碾压等）。

知识点5：低血容量性休克的体征　　　　　副高：熟练掌握　正高：熟练掌握

（1）生命体征：严密监测患者的心率、血压、呼吸频率、体温等基本生命体征。生命体征对于识别早期休克不敏感，仅将血压作为判断休克的指标可能延误诊断时机。但血压的动态变化意义较大。

（2）头面部：头面部出血一般都很明显。头皮血供丰富，外伤可造成严重的出血，尤其是儿童和婴儿。成人颅内出血不会发生休克，但婴儿颅内出血可能发展为休克。

（3）胸腹部和骨盆：检查有无胸腹部的外伤、压痛、出血、畸形，或特殊伤痕，有无腹部膨隆、移动性浊音。检查骨盆有无畸形、挤压痛或分离痛。女性患者应注重检查下腹部是否有压痛或反跳痛，不要遗漏生殖器及肛门的查体。胸腹腔或腹膜后的出血可能较隐蔽且量较大，易被忽视，需仔细排查。高度怀疑腹腔内出血时可行诊断性腹腔穿刺、诊断性腹腔灌洗。

（4）四肢：检查四肢是否有触痛、出血、畸形或淤点淤斑。肢体的开放性创伤外出血常较显著，长骨闭合性骨折（如股骨干闭合性骨折）也可导致组织间隙和肌间隙内大出血而出现休克。

知识点6：低血容量性休克的诊断要点　　　　　副高：熟练掌握　正高：熟练掌握

（1）有创伤、烧伤、消化道出血、腹泻、肠瘘等导致血容量降低的病因。
（2）持续性低血压，收缩压<90mmHg，经最初的液体复苏仍无法纠正。
（3）患者有精神状态改变（神志淡漠或躁动）、皮肤湿冷、尿量减少、心率增快等低灌注的临床表现。
（4）血浆乳酸浓度升高、血红蛋白或血细胞比容降低、尿比重或尿渗透压升高。
（5）CVP、肺毛细血管楔压（PCWP）降低，心排血量降低。

知识点7：低血容量性休克失血量的估计　　　　　副高：熟练掌握　正高：熟练掌握

（1）休克指数（脉率/收缩压）为0.5，表明血容量正常或失血量不超过10%；休克指数为1.0，失血量为20%~30%；休克指数为1.5，失血量为30%~50%。

（2）收缩压<80mmHg，失血量约在1500ml以上。

（3）凡有以下一种情况者，失血量约在1500ml以上：①苍白、口渴；②颈外静脉塌陷；③快速输入平衡液1000ml，血压不回升；④一侧股骨开放性骨折或骨盆骨折。

知识点8：低血容量性休克的鉴别诊断　　　　　副高：熟练掌握　正高：熟练掌握

低血容量性休克可以和其他类型休克合并存在，如多发伤导致胸腹腔出血的同时又有心脏挫伤，此时低血容量性休克与心源性休克可同时存在。因此，对于休克患者，应按休克病因鉴别思路和先后顺序逐一排查，必要时行各种辅助检查，避免遗漏其他原因所致的休克。

知识点9：低血容量性休克的病因治疗　　　　副高：熟练掌握　正高：熟练掌握

各种原因所致呕吐、腹泻、多尿等，早期可予对症处理，并应积极治疗原发病。对于失血性休克，尽早控制出血是挽救生命的关键。

（1）对消化道出血的患者，早期予以药物抑酸、降门脉压等治疗，必要时可在内镜下止血，也可行血管造影和栓塞。

（2）产科或创伤出血的患者需要紧急手术止血，应尽可能缩短患者在急诊科的停留时间。

（3）开放性四肢损伤尤其是离断伤，在手术止血前可以使用止血带来辅助止血。采取填塞、直接外科止血和局部止血等措施，以尽早控制腹腔内出血。

（4）对出血不止、有凝血病、低体温、酸中毒等表现的严重创伤性休克的患者，宜尽早施行损伤控制性手术（DCS）。

（5）有骨盆骨折尤其是骨盆环断裂的出血性休克患者，应在急诊科立即采取简单有效的骨盆环固定措施，如用被单或多头腹带进行骨盆的固定。骨盆环固定而血流动力学仍然不稳定的患者，应尽早进行腹膜外填塞、血管造影栓塞和/或外科手术止血。

知识点10：低血容量性休克的抗休克治疗方法　　　　副高：熟练掌握　正高：熟练掌握

（1）容量复苏

1）液体的选择：对于低血容量性休克尤其是合并严重低血压与低组织灌注的休克患者，为尽快恢复有效循环血容量，在早期尽量选择胶体液进行液体复苏。严重低血压经过最初胶体液的复苏，循环趋于稳定后可选择平衡晶体液继续复苏，直到液体复苏达标。合并脑外伤的钝器伤患者以及躯干外伤患者，在复苏早期可使用高渗盐水补液。合并严重颅脑损伤（GCS≤8）的患者应避免使用低渗溶液（如乳酸林格液）进行复苏。

2）输血（红细胞和血小板）：经过早期积极的液体复苏，低血压休克仍持续存在时，应尽快输注红细胞。严重的创伤性出血性休克（如终末期休克）可直接输注 Rh（－）O 型红细胞悬液进行抢救。输血的目标是将血红蛋白维持在 $70\sim90g/L$。输注血小板，以维持血小板计数 $>50\times10^9/L$。对于有持续性出血和/或颅脑外伤的患者，对血小板水平的要求更高，甚至达 $100\times10^9/L$ 以上。

3）限制性液体复苏：对于创伤后活动性出血未控制的患者，宜采取限制性（低压）液体复苏的策略，即通过一定量的液体复苏，将收缩压维持在 $80\sim90mmHg$ 或以能扪及桡动脉搏动为度，以保证重要脏器的基本灌注，并尽快止血。对于合并严重颅脑损伤的失血性休克患者，不宜采用限制性液体复苏的策略，应通过液体复苏将平均动脉压维持在 $80mmHg$ 或收缩压 $100\sim110mmHg$。

（2）合理使用血管升压药和正性肌力药物：若经前期的液体复苏、输血等措施治疗后，低血容量性休克仍未被纠正，或出现危及生命的低血压时，可以使用血管升压药，以维持目标动脉压。升压药首选去甲肾上腺素。若患者存在心肌功能障碍，可给予正性肌力药如多巴酚丁胺。

（3）纠正水电解质、酸碱失衡：严重酸中毒pH＜7.10时可给予碳酸氢钠输注，动态监测动脉血气，当动脉血pH＝7.25时，停止输注。低血容量性休克时，低钙血症较常见，应适时补充葡萄糖酸钙，使血清钙离子维持在0.9mmol/L以上，以保证凝血和血小板功能。低血容量性休克时，常发生高钾血症，这是组织缺氧的结果，与血液浓缩、酸中毒、细胞坏死等多种因素有关。充分扩容以纠正组织低灌注和保证氧供是防治高钾血症的关键。严重的高钾（如血钾＞6.5mmol/L），经初步扩容和药物降钾等治疗无缓解时可考虑行床旁血透或CRRT。

（4）纠正凝血异常

1）抗纤溶药物：严重出血无疑会导致凝血功能的异常，创伤后使用抗纤溶药物可有效减少出血并改善预后。对各种原因所致的严重出血，在伤后3小时内尽早使用氨甲环酸负荷量1g静脉注射，10分钟注射完毕，后再予氨甲环酸1g持续静滴8小时。

2）血浆：新鲜冰冻血浆含有纤维蛋白原与其他凝血因子，输注新鲜冰冻血浆（FFP）可补充凝血因子的不足。对于大量失血的患者，早期输注FFP、病原体灭活血浆，或输注红细胞的同时补充血浆以防止凝血功能障碍。

3）纤维蛋白浓缩物或冷沉淀：如果出血明显且血栓弹力图表现为功能性纤维蛋白原缺乏或血浆纤维蛋白原水平低于1.5g/L，应输注纤维蛋白原浓缩物或冷沉淀。纤维蛋白原浓缩物起始剂量为3～4g，冷沉淀物的起始剂量为50mg/kg，根据血栓弹力图结果和纤维蛋白原水平决定是否继续输注。

（5）体温控制：创伤失血性休克患者早期应注意保暖以减少热量的丧失。对低体温（T≤34℃）的患者，应采取措施进行复温。复苏液体可用专门的加温设备加温到38℃左右再通过静脉输注入患者体内。应注意的是对于合并严重颅脑外伤的患者，在其他部位的出血得以控制的前提下，要进行亚低温治疗，以保护脑神经功能。

（6）防治器官功能衰竭：在抗休克治疗过程中，应严密监护各重要器官功能，一旦发现功能不全的表现，应积极进行脏器功能的支持和维护，防止病情恶化，脏器功能由不全进展到衰竭。早期大量补液时应严密监测心肺功能，发现心衰、肺水肿表现时，应及时调整补液量，阻止心衰和肺水肿的进展；机械通气者应执行"肺保护性通气策略"，防止肺损伤；严密监测尿量、尿比重和肾功能。出现急性肾损伤后经早期扩容等治疗后无明显好转，应及时给予床旁连续性肾脏替代治疗；出现肝功能损害时应积极给予保肝、降酶、调整肝损伤药物等治疗；合并严重颅脑外伤（GCS≤8）的出血性休克患者，一旦其他部位的出血得到控制，应积极给予亚低温脑保护，建议维持低温33～35℃，持续至少48小时后自然复温。

第三节　脓毒症休克

知识点1：脓毒症的概念	副高：熟练掌握　正高：熟练掌握

当全身炎症反应综合征是继发于感染原因时，称为脓毒症。脓毒症导致器官功能不全或

组织低灌注时称为"严重脓毒症"。

脓毒症休克是严重脓毒症中的特殊类型，即在脓毒症基础上伴有低血压（收缩压＜90mmHg或较基础血压下降＞40mmHg）和组织灌注不良，且经充分液体复苏后低血压和组织灌注不良状态仍持续存在，或必须用血管活性药物才能维持血压。

（1）休克的症状：70%的脓毒症休克患者早期表现为意识状态改变，躁动、嗜睡、淡漠甚至昏迷。部分患者可出现心动过速和呼吸困难的症状。

（2）脓毒症的症状：常见的症状有寒战、高热。特殊感染如伤寒或新生儿、老年人使用免疫抑制剂者也可出现体温不升甚至低体温。严重低体温，核心体温＜36℃时也要考虑有脓毒症存在。此外，患者还可出现感染部位的相应临床症状，如咳嗽、咳痰、胸痛、气紧、头痛、意识状态改变、腹痛、腹泻、尿频、尿痛、腰痛、皮疹、皮肤关节疼痛等。部分脓毒症患者缺乏感染部位的典型临床症状，需进一步搜寻证据或考虑血液感染，而不能轻易排除。

（3）体征：脓毒症休克患者可出现低血压、组织灌注不良的系列休克体征，同时也伴有感染部位的特征，如五官脓性分泌物、鼻窦压痛；肺部啰音，胸膜摩擦音；近期出现的心脏杂音；腹部压痛、反跳痛与肌紧张；脑膜刺激征；肾区叩痛；直肠肛周红肿触痛；附件包块或宫颈举痛；皮肤软组织红肿热痛等。

（1）临床上明确的感染灶。

（2）有全身性炎症反应综合征（满足下列两项或两项以上条件者）：①体温＞38℃或＜36℃；②心率＞90次/分；③呼吸频率＞20次/分，或过度换气$PaCO_2$＜32mmHg；④外周血白细胞计数＞$12×10^9$/L或＜$4×10^9$/L或未成熟粒细胞＞10%。

（3）收缩压＜90mmHg或较基础血压下降＞40mmHg，或血压依赖补液或升压药来维持。

（4）有组织灌注不良的表现，如少尿超过1小时，急性意识障碍等。

（5）可能在血培养中发现有致病微生物生长。

脓毒症休克在发热等全身炎症反应不典型时，需要同其他原因导致的休克进行鉴别。通过病史、体征与危险因素评估，结合实验室检查和辅助检查结果不难进行鉴别。发热时主要与导致发热的其他疾病相鉴别，如自身免疫性疾病（急性关节炎、系统性红斑狼疮、血清病及免疫性溶血性贫血等）和肿瘤。急性血栓栓塞性疾病和组织梗死也可引起发热，如下肢深静脉血栓、脾梗死、肺栓塞、急性心肌梗死等，其中肺栓塞和急性心肌梗死可出现发热伴低血压，应与脓毒症休克相鉴别。

知识点6：脓毒症休克的急诊治疗	副高：熟练掌握　正高：熟练掌握

（1）最初的复苏和抗感染治疗

1）最初的复苏与目标导向性治疗：对脓毒症休克患者，一旦发现组织低灌注的表现时，应尽早开始程序化、定量的复苏措施，不应延迟到入住ICU后才启动。脓毒症休克最初6小时内的复苏目标为：①MAP≥65mmHg。②CVP达8～12mmHg（机械通气者12～15mmHg）。③尿量≥0.5ml/（kg·h）。④中心静脉氧饱和度（$ScvO_2$）≥70%或混合静脉氧饱和度（SvO_2）≥65%。

依次给予液体复苏保证足够前负荷，血管升压药以维持灌注压，输注红细胞悬液使血细胞比容（Hct）达到30%以上和/或给予正性肌力药物多巴酚丁胺，以达到最终复苏目标，称为"早期目标导向性治疗"（early goal-directed therapy，EGDT）。

2）脓毒症休克的集束化治疗：拯救脓毒症运动（SSC）制定了在早期应集中采取的系列核心治疗措施，该系列措施称为集束化治疗。集束化治疗包括3小时内集束化治疗与6小时集束化治疗两部分。在3小时内应完成：①血浆乳酸的测定。②在抗生素使用前抽取血培养。③经验性使用广谱抗生素。④存在低血压或血浆乳酸≥4mmol/L时，予30ml/kg晶体液进行液体复苏。在6小时内应完成。⑤对最初液体复苏没有反应的低血压患者使用血管升压药，维持平均动脉压（MAP）≥65mmHg。⑥经过液体复苏而低血压持续或首次血浆乳酸≥4mmol/L时，建议进行中心静脉压（CVP）和中心静脉氧饱和度（$ScvO_2$）监测。⑦如果首次乳酸升高则动态监测乳酸。

3）抗生素治疗：一旦确诊脓毒症休克，无论患者在急诊、病房或ICU，均应在1小时内静脉注射抗生素进行抗感染治疗，抗生素的使用每延1小时，脓毒症休克的病死率增加7.6%。对于怀疑为严重脓毒症或低脓毒症休克的患者，应尽快建立2条以上静脉通路，以便同时进行早期的液体复苏和及时的抗生素治疗。

4）感染源的控制：为及时控制感染源，应尽快明确感染的特定解剖学部位，如坏死性软组织感染、腹腔感染、胆管炎、肠梗阻等。应在明确感染部位后的12小时内进行感染源的控制。

（2）血流动力学支持和辅助治疗

1）液体治疗：脓毒症休克最初的液体复苏应首选晶体液。当大量晶体液不能维持血压时可考虑使用天然胶体清蛋白。避免使用羟乙基淀粉类人工胶体进行脓毒症休克的液体复苏，尤其是分子量>200kD和/或取代基>0.4的羟乙基淀粉，因其可能增加脓毒症患者肾损伤机会。晶体液应选择平衡、优化的晶体，如醋酸或碳酸作为缓冲对的平衡液，避免使用大量生理盐水复苏，以免导致高氯性代谢性酸中毒。

2）血管升压药物：血管升压药物首选去甲肾上腺素，治疗目标：平均动脉压（MAP）≥65mmHg。若去甲肾上腺素不能维持满意的平均动脉压，也可选择肾上腺素或去甲肾上腺素加用血管加压素（最大剂量可用到0.03U/min），血管加压素可减少去甲肾上腺素用量，降低其副作用。对脓毒症休克的患者，不主张常规使用多巴胺升压，因多巴胺仅用于快速性心律失常风险极低、绝对或相对心动过缓的患者。

3）正性肌力药：对于脓毒症休克患者，在下列情况可持续静脉注射多巴酚丁胺：①存在心脏充盈压升高、心排血量减低等心功能不全的表现（临床表现、心脏超声或其他血流动力学检测的结果）。②经充分扩容和升压药物治疗，血管内容量（通常以CVP代表）和平均动脉压已达标，但仍然存在持续的低灌注表现，如中心静脉氧饱和度低于目标值，或乳酸持续升高。

4）皮质激素：对扩容和升压药治疗反应差的成人脓毒症休克患者可使用皮质激素治疗。经充分液体复苏和升压药物治疗仍不能恢复血流动力学稳定，如低血压持续超过1小时或血压需要升压药长时间维持，则给予氢化可的松200mg/d，给药方法以持续小剂量静脉注射为宜，可避免分次注射引起的血糖波动。一旦复苏达标、血管活性药物撤离，则用皮质激素。脓毒症休克患者多数存在相对或绝对肾上腺皮质功能不全，加之一些药物（如依托咪酯）对肾上腺-体轴的影响，患者的皮质醇水平往往不真实。因此，不能以皮质功能（如ACTH刺激试验）来作为是否需使用氢化可的松的指征。对既往长期使用皮质醇激素的脓毒症休克患者，应继续原先的激素治疗或替代。

（3）其他支持治疗

1）血液制品：对有明显贫血的脓毒症休克患者，输注红细胞，使血红蛋白≥70g/L。脓毒症休克患者，凝血功能异常伴出血或计划进行侵入性操作时，可输注新鲜冰冻血浆。血小板计数≤$20×10^9$/L，且有明显出血倾向者，可考虑输注血小板。血小板计数≤$10×10^9$/L，即使无出血表现时，也可预防性输注血小板。若存在持续活动性出血、外科手术或侵入性操作等情形，血小板应维持在$50×10^9$/L以上。

2）机械通气：脓毒症休克合并ARDS，应采用肺保护性通气策略，设定潮气量6ml/kg，平台压≤30cmH₂O。对中、重度ARDS，应使用相对较高的PEEP水平。对于顽固性低氧血症，可采用肺复张技术。肺复张后PaO_2/FiO_2≤200的ARDS患者，可进行俯卧位通气。有条件者，可尝试高频振荡通气、气道压力释放通气或体外膜肺氧合（ECMO）。轻度ARDS患者，可采用无创面罩进行机械通气。

3）镇痛镇静和肌松药：接受机械通气的脓毒症休克患者，应尽可能减少镇静药物的使用，可以缩短机械通气时间和ICU住院日。

4）血糖的管理：对于脓毒症休克患者，应制定规范化的血糖管理方案。当连续两次测量血糖水平均＞10mmol/L时，即开始使用胰岛素。无需强化胰岛素治疗将血糖降至正常的6.1mmol/L以下，血糖控制目标为6.1～10mmol/L，以减少致死性低血糖发生。

5）肾脏替代治疗：对于合并急性肾衰竭的脓毒症休克患者，采用持续肾脏替代治疗以便减少对血流动力学的影响和进行更好的液体管理。

6）应激性溃疡的预防：存在胃肠道出血危险因素（如凝血功能障碍、机械通气至少48小时、持续低血压等）的脓毒症休克患者，可给予抑酸剂预防应激性溃疡，如质子泵抑制剂、H₂受体阻滞剂。

第四节　神经源性休克

知识点1：神经源性休克的概念　　　　　副高：熟练掌握　正高：熟练掌握

神经源性休克是指由于神经调节功能障碍，使阻力血管功能失调，血管张力下降，血管扩张，有效血容量相对不足而致的休克。

知识点2：神经源性休克的常见致病原因　　副高：熟练掌握　正高：熟练掌握

（1）药物：①麻醉剂：如硫喷妥钠；②神经节阻滞剂过量；③安眠药。
（2）脊髓麻醉、腰麻、硬膜外麻醉等。
（3）脑、胸腔、心包、腹腔穿刺或直立性低血压。
（4）剧烈疼痛和精神创伤。

知识点3：神经源性休克的临床特点　　　　副高：熟练掌握　正高：熟练掌握

因强烈神经刺激如创伤、剧痛等病因引起，患者表现为低血压和心动过缓，部分患者可表现为快速心律失常，四肢却温暖、干燥。

知识点4：神经源性休克的治疗　　　　　　副高：熟练掌握　正高：熟练掌握

（1）吸氧。
（2）迅速注射缩血管药，如间羟胺20mg肌内注射，或20mg加入250ml液中或静脉注射维持。
（3）皮下或肌内注射0.1%盐酸肾上腺素0.3～0.5ml。必要时5～10分钟重复1次。
（4）剧痛者，可用哌替啶（度冷丁）50～100mg或吗啡5～10mg肌内注射。
（5）安眠药中毒所致者，迅速彻底洗胃，必要时进行血浆置换。

第五节　过敏性休克

知识点1：过敏性休克的概念　　　　　　　副高：熟练掌握　正高：熟练掌握

过敏性休克是指变应原对过敏体质者产生特异性的速发型全身性变态反应，全身细小血管扩张，通透性增加。血浆外渗致有效血容量不足所致。

知识点2：过敏性休克的常见致敏物质　　　副高：熟练掌握　正高：熟练掌握

（1）抗生素：青霉素、氨苄西林、链霉素等。

（2）异种血清：各种血清制剂。

（3）麻醉药：普鲁卡因。

（4）化学性药物：细胞色素C。

（5）毒液：毒昆虫刺蜇、毒蛇咬伤等。

知识点3：过敏性休克的临床特点	副高：熟练掌握 正高：熟练掌握

　　过敏性休克是一种极为严重的变态反应，绝大多数为药物所引起，若不及时进行抢救，重者可在10分钟内发生死亡。临床表现为用致敏药物后，迅速发病，常在15分钟内发生严重反应，少数患者可在30分钟，甚至数小时后才发生，又称"迟发性反应"。早期表现为全身不适、口唇、舌及手足发麻，喉部发痒，头晕、心悸、胸闷、恶心、呕吐、烦躁不安等；随即全身大汗、面色苍白、口唇发绀、喉头阻塞、咳嗽、呼吸困难，部分患者有垂危濒死恐怖感；严重者有昏迷及大小便失禁等表现。查体可见球结膜充血、瞳孔缩小或散大，对光反应迟钝，神志不清，咽部充血，四肢厥冷，皮肤弥漫潮红和皮疹，手足水肿，心音减弱，心率加快，脉搏细数难以触及，血压下降，严重者测不出。有肺水肿者，双下肺可闻及湿啰音。

知识点4：过敏性休克的治疗	副高：熟练掌握 正高：熟练掌握

　　（1）立即停止使用或清除引起变态反应的物质。

　　（2）迅速从皮下或肌内注射0.1%盐酸肾上腺素0.5～1ml，必要时5～10分钟重复一次。

　　（3）尽早使用糖皮质激素，地塞米松10～20mg静注，或氢化可的松100～200mg加入10%葡萄糖盐水250ml中静脉滴注。

　　（4）吸氧，保持呼吸道通畅，如喉头水肿呼吸受阻使用肾上腺素及皮质激素后仍未缓解者，紧急时应作气管切开。如有支气管痉挛经上述处理亦未缓解者，应用氨茶碱0.25g加入50%葡萄糖液40ml中缓慢静脉注射。

　　（5）其他抗过敏药，如氯苯那敏（扑尔敏）10mg或异丙嗪25mg肌内注射。

　　（6）必要时使用血管活性药物。

　　（7）发生呼吸心搏骤停时，按心肺复苏抢救。

第六节　梗阻性休克

知识点1：梗阻性休克的病因	副高：熟练掌握 正高：熟练掌握

　　梗阻性休克的基本机制为血流的主要通道受阻（如腔静脉梗阻、心包缩窄或填塞、心瓣膜狭窄、肺动脉栓塞、主动脉夹层、主动脉瘤等），导致心排血量减少，氧输送下降，引起组织灌注不良，引发组织缺血缺氧。梗阻性休克是休克中的少见类型，但其血流动力学变化急剧、发展迅速，若不及时识别并解除梗阻，患者可能会发生呼吸心脏骤停。

知识点2：梗阻性休克的种类　　　　副高：熟练掌握　正高：熟练掌握

梗阻性休克根据梗阻部位不同分为心内梗阻性休克和心外梗阻性休克。心内梗阻性休克常见于瓣膜和心脏内结构的异常、左心房黏液瘤或血栓、乳头肌功能不全或断裂等。心外梗阻性休克包括肺动脉栓塞、心包缩窄或填塞、腔静脉阻塞、气胸（尤其张力性气胸）、血胸和各种原因导致的心室后负荷明显增加等，其中以肺栓塞、心脏压塞、张力性气胸最为常见。

知识点3：梗阻性休克的临床表现　　　　副高：熟练掌握　正高：熟练掌握

除低血压外，心外梗阻性休克常见的临床症状包括胸痛、呼吸困难、晕厥，伴有梗阻性休克原发病的特征性临床表现，如奇脉、心音遥远、一侧呼吸音减低或消失、咯血、低氧血症等，可出现颈静脉扩张等静脉回流受阻的体征。患者出现低血容量、感染、过敏等原因无法解释的低血压、休克时，应考虑梗阻性休克的可能性，进一步结合患者临床表现、既往史与相关危险因素对梗阻性休克的常见病因进行筛查。同时完善超声、血清标志物或影像学检查来确诊。

休克患者出现呼吸困难、心动过速、咯血、低氧血症、胸痛、晕厥等表现时应考虑到肺栓塞。不明原因的休克伴心累、呼吸困难、端坐呼吸、颈静脉怒张、心音遥远等临床表现时，应考虑心包积液或填塞可能，应尽快行超声检查以确诊。张力性气胸也是导致胸外梗阻性休克的常见原因，一旦形成张力性气胸，患者可出现低氧血症和低血压休克，若不及时行胸腔穿刺减压可很快发生呼吸心脏骤停。

知识点4：梗阻性休克的治疗原则　　　　副高：熟练掌握　正高：熟练掌握

梗阻性休克的治疗原则是解除梗阻和提高氧输送。快速查明梗阻病因，才能针对病因采取积极的救治措施，解除致使血流通道受阻的病因。所以，梗阻性休克的病因诊断与治疗比其他类型休克更为迫切。

知识点5：梗阻性休克的急诊处理　　　　副高：熟练掌握　正高：熟练掌握

（1）呼吸循环支持：对有低氧血症的患者，采用鼻导管或面罩吸氧。合并呼吸衰竭时，可使用无创性机械通气或经气管插管后行有创通气。机械通气时应尽量减少正压通气对循环系统的不良影响。若确诊为肺栓塞，应尽可能避免其他有创检查手段，以免在抗凝或溶栓治疗过程中出现局部大出血。

患者若出现心功能不全、心排血量降低，但血压尚正常，可给予具有一定血管扩张作用和正性肌力作用的药物，如多巴酚丁胺；若出现血压下降，可增大剂量或使用其他血管升压药物，如去甲肾上腺素等；若有明显右心功能不全，液体负荷疗法需谨慎，过多的液体负荷可能会加重右心室扩张进而影响心排血量。

（2）解除梗阻：若为心脏压塞应尽快在超声引导下行心包穿刺抽液或局限性心包探查术；若为心脏破裂等活动性出血导致的心脏压塞，应尽快剖胸探查；张力性气胸应尽快行胸腔穿刺减压，紧急穿刺减压后可放置胸腔闭式引流管持续引流气体液体，穿刺部位为患侧锁骨中线第二肋间隙，穿刺点应紧挨下肋上缘，以免损伤肋间神经和血管。

药物溶栓或手术取栓是解除肺栓塞的根本手段。临床上常用的溶栓药物有尿激酶和rt-PA，rt-PA的用法：50～100mg持续静脉滴注2小时。若存在药物溶栓禁忌或溶栓失败，可以手术取栓或介入取栓。

第七节 心源性休克

| 知识点1：心源性休克的概念 | 副高：熟练掌握 | 正高：熟练掌握 |

心源性休克是由于心脏泵血功能发生障碍，导致心排血量降低，引起组织灌注不足、缺血缺氧的临床综合征。心源性休克仍然是目前急性心肌梗死院内死亡的首要原因。

| 知识点2：导致心脏泵血功能障碍的原因 | 副高：熟练掌握 | 正高：熟练掌握 |

（1）急性心肌梗死：①泵衰竭；②机械性并发症：乳头肌断裂导致急性二尖瓣反流、急性室间隔穿孔、左心室游离壁破裂。

（2）右心室心肌梗死。

（3）心肌收缩力严重下降：重症心肌炎、心肌挫伤、原发性心肌病晚期、围生期心肌病、脓毒症、恶性心律失常。

（4）前向血流的机械性梗阻：主动脉狭窄、肥厚梗阻性心肌病、二尖瓣狭窄、左房黏液瘤、肺栓塞。

（5）左心室输出后的反流：腱索断裂、急性主动脉瓣关闭不全。

| 知识点3：心源性休克的病理生理 | 副高：熟练掌握 | 正高：熟练掌握 |

（1）心脏泵功能衰竭：心脏泵功能衰竭是心源性休克的最主要原因。大面积心肌梗死、心肌炎等导致心肌收缩力降低，泵血功能发生障碍，导致心输出量降低，血压下降，进而引发冠状动脉灌注减少，后者又导致心肌收缩力和心输出量的进一步下降，如此恶性循环推动心源性休克不断发展。

（2）心脏结构异常：急性乳头肌功能不良、腱索断裂、急性室间隔穿孔、心室游离壁破裂等导致心腔内血流受阻或反流，引起心输出量急剧下降，从而导致休克。

（3）异常的全身炎症反应：急性心梗后，机体释放全身性炎症介质而导致全身炎症反应综合征（SIRS），包括多种细胞因子与诱生型一氧化氮合酶。

知识点4：心源性休克的临床表现　　　　副高：熟练掌握　　正高：熟练掌握

（1）症状：患者大多有心悸、气短的心脏症状。大部分心源性休克为急性心肌梗死所致，患者可有胸痛、胸闷，且持续时间长，休息或含化硝酸甘油不能缓解疼痛，同时可伴有大汗、恶心、呕吐等症状，严重者可表现为呼吸困难、端坐呼吸、咳粉红色泡沫痰、晕厥、意识淡漠、濒死感等。重症心肌炎可有发热、咳嗽等上感症状。

询问病史可发现既往有冠心病或其他危险因素（肥胖、高血压、高脂血症或糖尿病等），有原发性心肌病、瓣膜病、长期药物滥用等病史。女性患者应注意是否处于围产期。

（2）体征

1）低血压和低灌注：一般情况下收缩压<90mmHg。由于代偿性全身血管阻力（SVR）增加，血压可能正常或升高，但血压正常不能排除心源性休克的存在。低灌注可导致精神状态改变、尿量减少。交感神经亢奋可表现为出汗伴皮肤湿冷，重者出现皮肤苍白或发绀、肢端花斑。

2）基础疾病的体征：检查心尖搏动点位置是否正常、心界有无扩大，若搏动点位置正常、心界无扩大，提示急性病因导致心源性休克，否则提示患者存在长期慢性器质性心脏病。大面积心肌梗死可导致心音减弱或低钝。腱索断裂可出现从心尖到腋部低钝的全收缩期杂音。急性乳头肌功能障碍时，杂音会从第一心音开始，在第二心音前终止。急性室间隔穿孔会在胸骨旁左侧闻及新出现的、响亮的全收缩期杂音，常可扪及震颤。心功能不全合并肺水肿时肺部可闻及啰音，但右心室梗死即便有颈静脉怒张和低血压，肺部也不会出现啰音。

知识点5：心源性休克的诊断依据　　　　副高：熟练掌握　　正高：熟练掌握

（1）持续的低血压，收缩压<90mmHg，持续至少30分钟。

（2）心脏指数降低［<2.2L/（min·m^2）］伴或不伴肺动脉楔压升高（>18mmHg）。

（3）精神状态改变、皮肤湿冷、少尿等组织低灌注的表现。结合心源性休克的危险因素：高龄（>70岁）、女性、大面积的梗死、近端冠状动脉左前降支闭塞、前壁心肌梗死、多支血管病变、左心室功能降低（左室射血分数<30%）、既往有心梗、充血性心衰、糖尿病的病史等，更有利于心源性休克的诊断。

知识点6：心源性休克的鉴别诊断　　　　副高：熟练掌握　　正高：熟练掌握

心源性休克应与其他原因导致的休克相鉴别。应首先排除低血容量性休克，再依次排除脓毒症、梗阻、过敏或神经原因所致休克。值得注意的是心源性休克可能和其他休克合并存在，如急性大面积心肌梗死并发心室游离壁破裂导致心脏压塞，心源性和梗阻性休克并存。另外，应对心源性休克的病因进行鉴别可通过病史、症状、体征，结合辅助检查不难找到心源性休克的病因。

知识点7：心源性休克急诊治疗——早期常规支持　副高：熟练掌握　正高：熟练掌握

休克患者应给予高流量吸氧、常规心电监护、建立静脉通道、常规安置导尿管，有条件时置入动脉导管，以便连续精确地监测血压。呼吸衰竭给予机械通气，无创持续气道正压通气（CPAP）或双水平气道正压通气（BiPAP）可提供暂时的气道支持，适合于血流动力学稳定且配合的患者，必要时进行气管内插管和有创通气，尽快处理缺氧、低血容量、心律失常和电解质紊乱。

急性心肌梗死患者应给予抗血小板治疗，阿司匹林300mg嚼服，氯吡格雷300mg口服，必要时给予肝素抗凝。收缩压＞90mmHg时可予硝酸甘油持续滴注或硝酸甘油片舌下含化，同时给予吗啡3mg静脉注射以控制心绞痛。急性心肌梗死伴心源性休克或心源性休克高危因素的患者禁用β受体阻滞剂。

知识点8：心源性休克急诊治疗——循环支持　副高：熟练掌握　正高：熟练掌握

（1）容量复苏：右心室梗死导致低血压时应充分扩容。心源性休克患者无心衰症状和肺水肿表现时，可行小剂量液体负荷试验，快速给予生理盐水100～250ml后观察反应。若患者出现肺水肿表现，应限制液体；若通过液体治疗低灌注未获明显改善或出现肺水肿，则考虑使用血管升压药或正性肌力药物。

（2）血管活性药：正性肌力药虽不能改善心源性休克预后，但可在重建冠脉血流和恢复左心室功能前起到暂时的稳定作用，同时使用血管升压药与正性肌力药，效果更好。升压药首选去甲肾上腺，多巴胺可增加心源性休克的病死率，应慎用多巴胺。正性肌力药物首选多巴酚丁胺，由于其有扩血管的效应，患者收缩压过低时应慎用。米力农可增加心肌收缩力，同时有扩张血管作用，严重低血压时也应慎用。当药物仍无法纠正休克时，应考虑采用主动脉内球囊反搏术（IABP）进行机械性支持。

（3）主动脉内球囊反搏术：主要用于急性心肌梗死、重症心肌炎合并心的源性休克的循环支持。

（4）经皮左心室辅助装置：心源性休克经过血管重建、药物治疗和IABP支持仍无法改善时，可考虑使用经皮左心室辅助装置，作为心脏移植前的过渡支持手段。

知识点9：心源性休克急诊治疗——病因治疗　副高：熟练掌握　正高：熟练掌握

（1）早期血管重建：对于并发心源性休克的急性心梗患者，早期血管重建包括经皮冠状动脉介入疗法（PCI）或冠脉旁路移植手术是治疗的首选方法。

（2）溶栓治疗：对于并发心源性休克的急性心梗在重建和再灌注上的疗效不如对单纯急性心梗好。急诊心导管介入或急诊冠脉旁路移植手术是并发心源性休克的急性心梗再灌注治疗的首选方法。急诊冠脉介入治疗后心源性休克的生存率最高，其次是溶栓联合IABP，单纯溶栓治疗生存率最低。如果无条件进行冠脉介入或旁路移植手术或患者需要较长时间的转运才能到达有条件的医院，可给予溶栓治疗。

第八节　感染性休克

| 知识点1：感染性休克的概念 | 副高：熟练掌握　正高：熟练掌握 |

感染性休克又称中毒性休克或败血症性休克，是由各种病原微生物及其代谢产物（包括内毒素、外毒素、抗原-抗体复合物等）引起，以微循环障碍为主要改变的急性循环衰竭。临床上出现面色苍白、四肢湿冷、脉搏细速、血压下降、尿量减少、神志改变等症状。

| 知识点2：感染性休克的病因 | 副高：熟练掌握　正高：熟练掌握 |

（1）革兰阴性杆菌：如大肠埃希菌、铜绿假单胞菌、变形杆菌、痢疾杆菌引起的脓毒症、腹膜炎、化脓性胆管炎等。

（2）革兰阳性球菌：如金黄色葡萄球菌、肺炎链球菌等引起的脓毒症、中毒性肺炎等。

（3）病毒及其他致病微生物：流行性出血热、乙型脑炎病毒，立克次体，衣原体等感染也可引发休克。

| 知识点3：感染性休克的发病机制 | 副高：熟练掌握　正高：熟练掌握 |

当机体感染（如革兰阴性杆菌）后，细菌内毒素和其细胞壁的脂多糖复合物进入循环：①刺激肾上腺释放儿茶酚胺类物质；②兴奋交感神经；③增加机体对儿茶酚胺的敏感性，便引起静脉收缩，继而小动脉收缩，外周血管阻力增加，心排血量下降，称"低排高阻型"，即"湿冷型"休克。

| 知识点4：感染患者警惕发生休克的情况 | 副高：熟练掌握　正高：熟练掌握 |

（1）老年体弱与婴儿患者。

（2）原患白血病、恶性肿瘤、肝硬化、糖尿病、尿毒症、烧伤等严重疾病者。

（3）长期应用肾上腺皮质激素等免疫抑制药物发生感染者。

（4）感染严重者。

（5）并非胃肠道感染而吐泻频繁或胃肠道出血，非中枢神经系统感染而有神志改变、大量出冷汗、心率快或出现心房颤动者。

| 知识点5：感染性休克的临床表现 | 副高：熟练掌握　正高：熟练掌握 |

感染性休克常有严重感染的病史，如急性感染、近期手术、创伤、器械检查以及传染病流行病史。当有广泛非损伤性组织破坏和体内毒性产物吸收时也易发生感染性休克。临床上根据四肢皮肤暖冷差异又可分为"暖休克"和"冷休克"（表30-2）。

表30-2　感染性休克的临床表现

临床表现	暖休克	冷休克
意识	清醒	躁动、淡漠、嗜睡、昏迷
皮肤色泽	潮红或粉红	苍白、发绀或花斑
皮肤温度	不湿、不凉	湿凉或冷汗
脉搏	乏力、慢，可触及	细数或不清
脉压	>30mmHg	<30mmHg
毛细血管充盈时间	<2秒	延长
尿量	>30ml/h	0～30ml/h
病因	多见于革兰阳性球菌感染	多见于革兰阴性杆菌感染

知识点6：感染性休克的诊断　　　　副高：熟练掌握　正高：熟练掌握

（1）有感染性疾病史。

（2）感染征象有寒战、高热、躁动不安。

（3）神志改变有表情淡漠、烦躁、昏迷。

（4）面色及皮肤苍白、大汗、肢体皮肤湿冷、毛细血管充盈时间延长。

（5）心音低钝、率速、心律紊乱，脉搏细弱；血压下降，脉压缩小。

（6）尿量减少甚至无尿。

（7）呼吸呈过度通气。

（8）吐泻频繁或胃肠出血等。

（9）血白细胞计数多在$20×10^9$/L以上，易查见中毒颗粒。

知识点7：感染性休克的鉴别诊断　　　　副高：熟练掌握　正高：熟练掌握

感染性休克主要与其他病因导致的休克类型鉴别，如心源性休克、低血容量性休克、过敏性休克、创伤性休克等。一般根据病史、临床表现及必要的实验室检查，不难鉴别。

知识点8：感染性休克的一般治疗　　　　副高：熟练掌握　正高：熟练掌握

（1）体位：最有利的体位是头和腿抬高30°或与平卧位相交替。如有心衰、肺水肿则取半卧位。

（2）吸氧：一般多采用鼻导管给氧，氧流量2～6L/min，必要时可用面罩给氧、加压给氧，其吸入的氧浓度可更高。

（3）保暖。

（4）昏迷患者应注意吸痰，保持呼吸道通畅，保护角膜，预防压疮。

（5）降温：感染性休克伴有高热患者应及时降温。可采用冷敷、酒精擦浴等物理降温方法；在应用物理降温效果不显著且无休克征象时可考虑应用药物降温。常用的药物有：柴胡注射液1次2~4ml，肌注，每日1~2次；阿司匹林0.5g加冷水或冰水200ml，保留灌肠。

（6）建立必要的监测项目：①中心静脉压（CVP）：正常值为0.49~1.18kPa（5~12cmH$_2$O）；②测肺动脉楔压（PAWP）；③留置导尿管测尿量：尿量<25ml/h常提示肾血流不足；④心电监护；⑤定期做动脉血气分析；⑥血红细胞、血红蛋白、血细胞比容及白细胞计数分类。

知识点9：感染性休克的抗感染药物应用　　　　副高：熟练掌握　　正高：熟练掌握

一般宜联合用药，据感染部位、脓液性状、涂片检菌等选择抗菌药，如金葡菌感染可选用邻氯青霉素、新青霉素Ⅱ和头孢噻吩等药物；肠道需氧菌可选用庆大霉素、卡那霉素、丁胺卡那霉素、妥布霉素等；厌氧菌感染选用甲硝唑（灭滴灵）、克林霉素等。

知识点10：感染性休克的感染灶处理　　　　副高：熟练掌握　　正高：熟练掌握

一般应在抗休克好转后再处理病灶，可采取充分引流脓液、清除坏死组织或切除病变组织。有绞窄性肠梗阻、重症胆管炎存在时可边抗休克、边手术。

知识点11：感染性休克的扩充血容量治疗　　　　副高：熟练掌握　　正高：熟练掌握

感染性休克的扩充血容量常用碳酸氢钠林格液、复方氯化钠溶液、生理盐水等15~30分钟内静脉滴注500~1000ml，然后低分子右旋糖酐500ml静脉滴注，30~60分钟的扩容量一般达750~1500ml。

知识点12：感染性休克的纠正酸中毒　　　　副高：熟练掌握　　正高：熟练掌握

感染性休克时应早期、积极补碱，开始以5%碳酸氢钠150~250ml静脉滴注，争取时间做动脉血气分析，二氧化碳结合力，并根据补碱公式计算；开始计算为总量的一半，剩余部分应在动态监测下调整剂量补给，以免矫枉过正。有高碳酸血症、肝功能严重损害时避免使用碳酸氢钠。

知识点13：合理应用血管活性药物治疗感染性休克

副高：熟练掌握　　正高：熟练掌握

经扩容、纠酸后，血压仍不回升，休克症状未改善者宜用血管活性药物。

（1）α受体阻滞剂：①苄胺唑啉0.1~0.5mg/kg，加入100ml葡萄糖溶液中静滴；②苯苄胺0.5~1.0mg/kg，加入200ml葡萄糖中静滴；③氯丙嗪0.5~1.0mg/kg，肌注或加入200ml葡萄糖溶液中静滴。适用于伴有高热、惊厥及中枢神经系统高度兴奋的休克患者。但对老年动脉硬化及有呼吸抑制者不宜用。

（2）β受体兴奋剂：常用多巴胺调整血管舒缩功能，10～20mg加入100ml葡萄糖溶液中静滴。具有增强心肌收缩力，增加心排血量、肾血流量和尿量，轻度增高动脉压，并有抗心律失常的作用。

（3）抗胆碱能药物：具有解除血管、气管、支气管痉挛，兴奋呼吸中枢，抗迷走神经兴奋，提高窦性心律作用。①阿托品：0.03～0.05mg/kg，静注，10～20分钟1次；②山莨菪碱：0.03～0.05mg/kg，10～20分钟1次；③东莨菪碱：0.03～0.05mg/kg，静注，10～20分钟1次。

知识点14：感染性休克的肾上腺皮质激素治疗　　　**副高：熟练掌握**　　**正高：熟练掌握**

在使用有效抗生素治疗的基础上，早期使用较大剂量的皮质激素，缓慢静脉注射，疗程宜较短。可用地塞米松，每天20～40mg，分次静脉注射或静脉滴注；也可用氢化可的松，每天0.2～0.6g静脉滴注。

知识点15：感染性休克时对重要脏器功能的维护　　　**副高：熟练掌握**　　**正高：熟练掌握**

（1）增强心肌功能：除快速给强心药外，为使输液不至加重心功能不全，可先给血管解痉剂（如苄胺唑啉）与多巴胺或去甲肾上腺素使用。大剂量肾上腺皮质激素也有一定作用，同时给氧，纠正酸中毒和电解质的紊乱以及给能量合剂纠正细胞代谢失衡状态。

（2）维护呼吸功能，防治ARDS：经鼻导管或面罩间歇加压给氧。保持呼吸道通畅，必要时及早考虑气管插管或切开行辅助呼吸（间歇正压）。

（3）肾功能的维护：在有效心排血量和血压重逢之后，如患者仍持续少尿，可快速静注20%甘露醇100～200ml或静注呋塞米40～100mg，若仍无效可按急性肾衰竭处理。

（4）脑水肿的防治：给予脑血管解痉剂（莨菪碱类、皮质激素），并给渗透性脱水剂（甘露醇）和高能合剂以恢复钠泵功能。

（5）DIC治疗：一经确诊，应在抗休克、控制感染基础上早给予肝素0.5～1.0mg/kg，静注或静滴，4～6小时1次；双嘧达莫（潘生丁）每日150～200mg口服；丹参注射液每日20～40ml，稀释后静滴；抑肽酶2万～4万U，静注，每4～6小时1次。

第三十一章　呼吸衰竭

第一节　急性呼吸衰竭

知识点1：呼吸衰竭的概念　　　　　副高：熟练掌握　　正高：熟练掌握

呼吸衰竭是指各种肺内、外疾病引起肺通气和/或换气功能障碍，导致人体在静息状态下不能维持有效的气体交换，发生缺氧伴（或不伴）二氧化碳潴留，产生一系列生理功能紊乱与代谢障碍的临床综合征。

知识点2：急性呼吸衰竭的概念　　　　副高：熟练掌握　　正高：熟练掌握

急性呼吸衰竭（ARF）是指原呼吸功能正常情况下，由于各种致病因素突发或者迅速发展，短时间内呼吸功能迅速恶化，引起通气或换气功能严重损害，以致在静息状态下不能进行有效的气体交换，导致低氧血症伴（或不伴）有二氧化碳潴留，并由此引起一系列生理功能和代谢紊乱的临床综合征。

知识点3：急性呼吸衰竭的病因　　　　副高：熟练掌握　　正高：熟练掌握

参与呼吸运动过程的各个环节，包括呼吸中枢、运动神经、呼吸肌、胸廓、胸膜、肺和呼吸道的病变，都会导致急性呼吸衰竭。老年人急性呼吸衰竭最常见的原因是心源性肺水肿。

知识点4：急性呼吸衰竭的临床表现　　　副高：熟练掌握　　正高：熟练掌握

急性呼吸衰竭临床表现主要为低氧血症所致的呼吸困难和器官功能障碍。

（1）呼吸困难：可为呼气性、吸气性或者混合性呼吸困难，患者感觉空气不足，客观表现为呼吸用力，伴呼吸频率、深度与节律的改变。早期可表现为呼吸频率加快，加重时可出现呼吸窘迫。中枢性疾病或者中枢神经抑制性药物所致的呼吸衰竭，表现为呼吸缓慢，如潮式呼吸（Cheyne-Stokes 呼吸）、比奥呼吸（Biot 呼吸）等。

（2）发绀：当动脉血氧饱和度低于90%（或毛细血管血液中还原血红蛋白含量超过50g/L）时，口唇、甲床、耳垂和口腔黏膜呈现青紫色。呼吸衰竭时患者发绀的程度受贫血程度、皮肤色素以及心脏功能的影响，如红细胞增多者发绀更明显，贫血者则不明显或者不出现发绀。

（3）精神神经症状：初期有头痛、兴奋躁动、肌肉抽搐、夜间失眠而白天嗜睡，判断力障碍；逐渐出现反应迟钝、语言和定向力障碍、谵妄，甚至抽搐、昏迷。

（4）水、电解质紊乱和酸碱平衡失调：可出现呼吸性酸中毒、呼吸性碱中毒，也可同时合并代谢性酸碱失衡及电解质紊乱。

（5）循环系统症状：心率加快、血压升高、多汗、球结膜充血水肿、浅表静脉充盈。严重缺氧可以出现心肌损害、各种类型心律失常甚至心脏骤停，也可引起血压下降、周围循环衰竭、四肢厥冷、休克等。

（6）其他脏器功能障碍：黄疸、肝转氨酶水平升高；尿中出现蛋白以及管型、血浆尿素氮以及肌酐水平升高；呕血、黑粪等。

（7）动脉血气分析：对于判断呼吸衰竭和酸碱失衡的类型和严重程度以及指导治疗具有重要意义。PaO_2 主要反映缺氧程度，结合 pH 和 $PaCO_2$ 的变化情况可对急性或慢性呼吸衰竭加以鉴别，并反映机体的代偿状况，如果 $PaCO_2$ 升高、pH 正常，为慢性代偿性呼吸性酸中毒；而 $PaCO_2$ 升高、pH < 7.35，为急性失代偿性呼吸性酸中毒。

知识点5：呼吸衰竭的诊断	副高：熟练掌握　正高：熟练掌握

呼吸衰竭的临床症状和体征无特异性，明确诊断有赖于动脉血气分析。在海平面标准大气压、静息状态呼吸空气条件下，动脉血氧分压 < 60mmHg，或伴有二氧化碳分压 > 50mmHg，并排除心内解剖分流和原发于心排血量降低等因素，即为呼吸衰竭。

知识点6：从通气治疗的角度划分急性呼吸衰竭	副高：熟练掌握　正高：熟练掌握

（1）肺衰竭：肺衰竭的标志是低氧血症，通常是由于严重的通气/灌注比例失调引起的，其典型病例为 ARDS。

（2）通气泵衰竭：通气泵衰竭的标志是低氧血症基础上出现高碳酸血症，其常见的典型病例是慢性阻塞性肺疾病（COPD），也可由中枢神经系统、周围神经系统或者呼吸肌的功能障碍引起。

知识点7：按动脉血气分析结果划分急性呼吸衰竭	
	副高：熟练掌握　正高：熟练掌握

按动脉血气分析结果分 I 型呼吸衰竭和 II 型呼吸衰竭：

（1）I 型呼吸衰竭：是指缺氧而无二氧化碳潴留（PaO_2 < 60mmHg，$PaCO_2$ 降低或者正常），常见于引起肺换气障碍（通气/血流比例失调、肺动-静脉分流和弥散功能障碍等）的疾病，如严重肺部感染、急性肺栓塞等。

（2）II 型呼吸衰竭：是指缺氧伴二氧化碳潴留（PaO_2 < 60mmHg，$PaCO_2$ > 50mmHg），是由于肺泡通气不足所致，单纯通气不足，缺氧和二氧化碳潴留的程度是平行的，若伴换气功能损害，则缺氧更为严重，如慢性阻塞性肺疾病急性加重期（AECOPD），需通过增加肺泡通气量才能改善。

知识点8：急性呼吸衰竭的治疗原则　　　　　副高：熟练掌握　　正高：熟练掌握

Ⅰ型和Ⅱ型呼吸衰竭的病因机制不同，所以各自的治疗原则和目标也不同。Ⅰ型呼吸衰竭的机制是低氧血症，治疗的重点是充分的氧气治疗和适当的通气支持；Ⅱ型呼吸衰竭的机制是低氧血症的基础上出现高碳酸血症，治疗的重点是足够的通气支持和适当浓度的氧气治疗。总的治疗原则是在保持呼吸道通畅前提下，改善肺泡通气、纠正缺氧和二氧化碳潴留、控制感染、防治多器官功能不全、纠正酸碱失衡和水电解质紊乱等并发症。

知识点9：保持呼吸通畅　　　　　　　　　　副高：熟练掌握　　正高：熟练掌握

保持呼吸道通畅是治疗急性呼吸衰竭最基本和最重要的急救措施。气道不畅使呼吸阻力增加、呼吸做功加大，增加耗氧量、加重呼吸肌疲劳，影响气体的排出，同时可能发生肺不张，使气体交换面积进一步减少，气道完全阻塞，可在短时间内导致死亡。呼吸道梗阻最常见由黏膜肿胀、分泌物或异物阻塞及支气管痉挛等因素所致，应根据不同因素采取相应的保持呼吸道通畅的措施。昏迷患者常取头侧位、颈后仰、下颌向前，防止舌后坠。及时清除气道内的分泌物以及异物，必要时建立人工气道。建立人工气道的方法主要有3种：口咽导管法、气管插管法和气管切开法。

知识点10：氧疗　　　　　　　　　　　　　　副高：熟练掌握　　正高：熟练掌握

氧疗是改善缺氧的主要措施，是通过增加吸入氧浓度来纠正患者缺氧状态的治疗方法。其机制是通过吸氧提高肺泡内氧分压（PaO_2）增加肺泡膜两侧氧分压差，增加氧的弥散能力，以提高动脉氧分压和氧饱和度，改善组织缺氧。吸氧还可以降低肺动脉高压，减轻右心负担，解除低氧血症的异常代谢状态。

（1）氧疗方法：包括鼻导管或鼻塞吸氧、口罩吸氧、鼻罩吸氧、面罩吸氧及头罩吸氧、机械通气正压给氧和高压氧等方法，可根据患者的实际情况及救治条件选用。

（2）吸入氧浓度（FiO_2）：Ⅰ型呼吸衰竭因换气功能障碍应吸入较高浓度（>35%）的氧，Ⅱ型呼吸衰竭因通气功能障碍应持续吸入低浓度（<30%）的氧。吸入氧浓度计算的经验公式为：FiO_2（%）$=21+4×$氧流量（L/min）。由于此公式未考虑吸呼时间比和分钟通气量的因素，故在长吸呼比和低分钟通气量时，其实际FiO_2低于计算值。

（3）氧疗的并发症：氧中毒、二氧化碳潴留和吸入性肺不张。

知识点11：机械通气　　　　　　　　　　　　副高：熟练掌握　　正高：熟练掌握

增加肺泡通气量，改善肺换气功能是治疗急性呼吸衰竭的根本，机械通气是目前实现该目标最主要的策略之一。根据病因和病理生理变化，选择不同的通气方式和模式，合理地调节各种通气参数和吸入氧浓度，达到既能改善通气和换气功能，又能减少或避免机械通气的不良反应的目的。

（1）应用指征：①经积极治疗后病情恶化。②意识障碍。③呼吸形式严重异常，如呼吸频率>35次/分或<6~8次/分，或呼吸节律异常，或自主呼吸微弱或消失。④血气分析提示严重通气和/或氧合障碍，$PaO_2 < 50mmHg$，尤其是充分氧疗后仍< 50mmHg。⑤$PaCO_2$进行性升高，pH动态下降。

（2）通气方式：①无创正压通气（NPPV）：临床主要应用于意识状态较好的急性呼吸衰竭，或作为从IPPV撤离的呼吸衰竭患者的序贯治疗。②有创正压机械通气（IPPV）：通过气管插管或气管切开建立人工气道进行机械通气的方法，是临床抢救急性呼吸衰竭等危重疾病的重要手段。

（3）并发症：呼吸机相关肺损伤、呼吸机相关肺炎、呼吸机相关的膈肌功能不全。

知识点12：急性呼吸衰竭的病因治疗	副高：熟练掌握　正高：熟练掌握

病因治疗是治疗急性呼吸衰竭的根本所在。由于引起急性呼吸衰竭的病因及基础疾病各异，应针对不同病理生理进行及时合理的治疗，才能提高救治的成功率，降低病死率。

知识点13：急性呼吸衰竭的一般处理	副高：熟练掌握　正高：熟练掌握

应注意补充水分和电解质，补充的量及性质应根据不同病因决定。急性呼吸衰竭患者酸碱失衡以呼吸性酸中毒最为常见，且多伴不同程度的代谢性酸中毒。除积极改善通气外，应根据血气分析结果，酌情应用5%碳酸氢钠。患者由于摄入不足或代谢失衡，往往存在营养不良，需保证充足的营养和热量的供给。

知识点14：急性呼吸衰竭的常规治疗	副高：熟练掌握　正高：熟练掌握

急性呼吸衰竭患者经急诊抢救处理后应转入ICU或EICU，加强重要脏器的功能监护与支持，预防和治疗肺动脉高压、肺源性心脏病、肺性脑病、肾功能不全、消化道功能障碍、DIC等，特别注意预防MODS的发生。

第二节　急性呼吸窘迫综合征

知识点1：急性呼吸窘迫综合征的概念	副高：掌握　正高：掌握

急性呼吸窘迫综合征（ARDS）是一种危及生命的急性弥漫性炎症性肺损伤，导致肺血管通透性和肺重量增加，而肺含气组织减少。临床特征为低氧血症，影像学为双肺致密影，伴随混合静脉血、生理性无效腔增加以及肺顺应性降低，急性期形态学主要特征为弥漫性肺

泡损伤。

知识点2：急性呼吸窘迫综合征的病因　　副高：掌握　正高：掌握

　　可由心源性因素以外的各种肺内外致病因素引起。随着对ARDS认识的不断提高，发现引起ARDS损伤的因素多，涉及面广，既可由直接损伤引起，如吸入胃内容物、淹溺、吸入有毒气体、各种病原体引起的弥漫性肺部感染、肺挫伤等，又可由间接损伤所致，如休克、SIRS、代谢紊乱、药物过量、大量输血输液等，其中严重感染、创伤和休克是导致ARDS最主要的病因。

知识点3：急性呼吸窘迫综合征的病理生理　　副高：掌握　正高：掌握

　　常由于多种炎症细胞（巨噬细胞、中性粒细胞和淋巴细胞等）介导的肺局部炎症反应和全身炎症反应失控所致的肺泡毛细血管内皮细胞和肺泡上皮细胞损伤，毛细血管基底膜通透性增加，造成肺泡内富含蛋白的液体渗出、肺间质广泛充血水肿和肺泡内透明膜形成，出现以肺容积减少、肺顺应性下降、通气/血流（V/Q）比例失调为主的病理生理改变，临床上表现为急性呼吸窘迫、难治性低氧血症和非心源性肺水肿。

知识点4：急性呼吸窘迫综合征的临床特点　　副高：掌握　正高：掌握

　　（1）临床表现：ARDS通常在诱因致病后6～72小时内出现，并迅速加重。常表现为呼吸困难、发绀和弥漫性湿啰音。呼吸窘迫常明显，包括呼吸急促、心动过速、出汗和呼吸费力，也可出现咳嗽和胸痛。

　　（2）动脉血气分析：显示低氧血症，常伴急性呼吸碱中毒和肺泡–动脉氧梯度增加。

　　（3）影像学检查：初始胸片通常显示双侧肺泡浸润，CT通常显示广泛的斑片状或整合的气腔高密度影，通常在肺部重力依赖区更明显。

知识点5：与急性呼吸窘迫综合征密切相关的动态病理变化过程

　　　　　　　　　　　　　　　　　　　　　　　　　　　　　　副高：掌握　正高：掌握

　　与ARDS密切相关的动态病理变化过程为：原发病→SIRS→ALI→ARDS→MODS→MOF，因此早期发现和诊断ARDS，及时采取处理措施，可能阻断病情的进展和恶化。

知识点6：急性呼吸窘迫综合征的危险因素　　副高：掌握　正高：掌握

　　（1）肺内因素：①常见：胃内容物吸入性肺炎等重症肺部感染；②少见：肺挫裂伤、吸入刺激性气体、淹溺、氧中毒、放射性肺损伤。

　　（2）肺外因素：①常见：严重肺外感染所致的脓毒症，重度非胸部创伤，休克，大量输血、输液；②少见：重症急性胰腺炎，体外循环，弥散性血管内凝血，中毒。

知识点7：肺内因素所致的急性呼吸窘迫综合征 副高：掌握 正高：掌握

早期损伤发生在肺泡上皮细胞；支气管肺泡灌洗液（BALF）中明显增高；富含蛋白的水肿液充满肺泡，透明膜形成；斑片状密度增高实变影，且两肺不对称，重力依赖性分布，支气管充气征较多见；肺顺应性明显降低，胸壁顺应性较高；PEEP可导致肺泡的过度牵拉膨胀；较难复张；吸入一氧化氮后明显改善氧合。

知识点8：肺外因素所致的急性呼吸窘迫综合征 副高：掌握 正高：掌握

早期损伤发生在肺毛细血管内皮细胞；周围血中增高为主；肺毛细血管通透性增高，微血管充血和肺间质水肿；磨砂玻璃样模糊阴影多于实变影，多位于两肺靠近肺门区的中间部分；胸壁弹性阻力升高；PEEP可促使肺泡复张，改善气体交换；容易复张；吸入前列环素 I_2 后明显改善氧合。

知识点9：急性呼吸窘迫综合征的诊断线索 副高：掌握 正高：掌握

诊断ARDS的主要线索：①存在引起ARDS危险因素的患者，突然出现进行性呼吸频数（窘迫），难以纠正的严重缺氧，伴有烦躁、焦虑、出汗等；②胸部X线片呈快速多变的发展过程，早期可无异常表现或者可见边缘模糊的肺纹理增多，继之很快出现斑片状浸润阴影，大片阴影中可见支气管充气征，后期出现肺间质纤维化的改变；③动脉血气分析的典型改变为 PaO_2 降低，$PaCO_2$ 降低，pH升高；④床旁肺功能发现肺顺应性明显降低，死腔通气量比例（V_D/V_T）增加（严重病例可达到60%），一般无呼气流速受限。

知识点10：急性呼吸窘迫综合征的诊断标准 副高：掌握 正高：掌握

ARDS的诊断标准：①具有发病的高危因素；②急性起病，呼吸频数和/或呼吸窘迫；③低氧血症：氧合指数（PaO_2/FiO_2）≤200mmHg（PaO_2/FiO_2≤300mmHg可诊断ALI）；④胸部X线片示双肺浸润阴影；⑤肺毛细血管楔压（PAWP）≤18mmHg或临床上能除外心源性肺水肿。

知识点11：急性呼吸窘迫综合征与急性肺动脉栓塞的鉴别诊断

副高：掌握 正高：掌握

急性肺动脉栓塞常有长期卧床、高凝状态、手术或者分娩后周围静脉（尤其下肢深静脉和盆腔静脉）血栓性栓塞或者右心内血栓形成的病史，突然出现呼吸困难，伴有咳血痰、胸痛和发绀等，可出现右心室扩张和右侧心力衰竭的表现，严重者晕厥、血压下降甚至休克。

发病早期心电图常提示右心负荷过重，典型心电图表现为$S_I Q_{III} T_{III}$。D二聚体检测明显升高。胸部X线片可见楔形浸润阴影，其基底部连及胸膜。放射性核素肺通气灌注扫描诊断阳性率较高，选择性肺动脉造影或者肺动脉CT造影检查可以确诊。

知识点12：急性呼吸窘迫综合征与特发性肺间质纤维化的鉴别诊断
副高：掌握　正高：掌握

特发性肺间质纤维化常表现为隐袭性、进行性、活动后呼吸困难，呼吸浅快，听诊可闻及吸气相Velcro音，可有杵状指，晚期出现发绀，氧疗效果不理想。早期胸部CT或者X线片可见磨砂玻璃样改变，以中、下肺的周边肺野为著，中后期可见肺野内弥漫性网格状或者结节状阴影，严重者呈蜂窝肺改变。

知识点13：急性呼吸窘迫综合征与大片肺不张的鉴别诊断
副高：掌握　正高：掌握

大片肺不张常有引起肺不张的基础疾病，如气道分泌物阻塞或者气道受压等，胸部CT或者X线片可见沿支气管肺叶（段）走行的较规则且局限的实变阴影，内无支气管气柱征。

知识点14：急性呼吸窘迫综合征与自发性气胸的鉴别诊断
副高：掌握　正高：掌握

自发性气胸起病前常有持重物、屏气或者剧烈体力活动等诱因，突然一侧胸痛、气促、轻咳少痰。体格检查发现气管向健侧移位，患侧胸廓饱满或隆起，呼吸运动与触觉语颤减弱，叩诊鼓音，听诊呼吸音减弱或者消失。胸部X线片可明确诊断。

知识点15：急性呼吸窘迫综合征与上气道阻塞的鉴别诊断
副高：掌握　正高：掌握

上气道阻塞是由于炎症、外伤、肿瘤、异物等原因引起的喉或者气管的骤然阻塞，表现为急性吸气性呼吸困难，明显吸气相"三凹征"，与ARDS鉴别一般不难。

知识点16：急性呼吸窘迫综合征的治疗原则
副高：掌握　正高：掌握

ARDS至今尚无特效治疗方法。目前主要根据其病理生理变化和临床表现进行对症和支持治疗。治疗原则：积极治疗原发病，氧疗，机械通气，调节体液平衡。随着治疗方法的不断创新，将其治疗分为机械通气治疗和非机械通气治疗，前者主要包括肺保护通气策略、体外膜肺氧合（ECMO）和高频振荡通气（HFOV）等，后者主要包括限制性液体管理、神经肌肉阻滞剂、糖皮质激素、一氧化氮、活化蛋白C（APC）、β_2受体激动剂、营养添加剂、他汀类药物等。

知识点17：急性呼吸窘迫综合征的治疗措施　　　　　　　副高：掌握　正高：掌握

（1）氧疗：使用鼻导管，当需要较高的吸氧浓度时，采用可调节吸氧浓度的面罩或带储氧袋的非重吸式氧气面罩，使$SaO_2 \geqslant 90\%$，PaO_2达到60mmHg以上。

（2）机械通气支持：机械通气是治疗ARDS的主要方法。应用呼吸末正压通气（PEEP）能改善ARDS的换气功能，使萎陷的小气道、肺泡扩张，促进肺间质和肺泡水肿的消退，提高肺顺应性，增加功能残气量，减少生理无效腔，增加肺泡通气量，改善通气/血流比例失调，降低肺内动静脉样分流，降低呼吸功和氧耗，从而提高动脉血氧分压。通过改善氧合加速修复过程，并避免高FiO_2进一步损伤肺组织，可延长患者的存活时间，为综合性治疗赢得时间。

（3）合理的补液：在保持血容量、血压稳定和器官灌注的前提下，限制液体有助于改善ARDS患者的氧合和肺损伤。通常液体入量<2000ml/d，允许适度的体液负平衡（-1000～-500ml）。维持PCWP在14～16cmH₂O。必要时可使用呋塞米40～60mg/d。

（4）糖皮质激素：早期大剂量糖皮质激素并无益处，而在ARDS纤维化期（起病后5～10日）或患者血液或肺泡灌洗液中嗜酸性粒细胞增多时，则可使用糖皮质激素治疗。如使用应注意足量和短程，氢化可的松300～400mg/d或地塞米松20～40mg/d，连续2～3日，若有效，继续使用数日即停。脓毒症和严重感染者使用糖皮质激素200～300mg/d。

（5）肺外器官功能和营养支持：ARDS患者往往缺乏营养，应给予鼻饲和静脉高营养，以维持足够的能量供应，以避免代谢和电解质紊乱。尽早开始肠内营养，有助于恢复肠道功能和保持肠黏膜屏障，防止毒素及细菌移位引起ARDS的恶化。

第三十二章 急性肾损伤

 急性肾损伤

急性肾损伤（acute kidney injury，AKI），以前称为急性肾衰竭（acute renal failure，ARF），表现为进行性的氮质血症，并对机体产生广泛影响，包括代谢紊乱（代谢酸中毒和高钾血症），体液平衡（容量负荷过重）紊乱等，时间一般不超过3个月。

急性肾损伤（AKI）在很大程度上已经取代了急性肾衰竭（ARF），这反映了急性肾衰竭这一定义的缺陷性，急性肾衰竭的概念往往指急性肾功能的严重下降，包括严重氮质血症合并少尿或无尿。近年来，人们认识到轻、中度的肾功能下降也有重要的临床意义，而急性肾衰竭这一概念难以准确反映肾功能损害早期的病理生理变化，因此研究急性肾功能不全的专家们组成急性透析质量倡议（acute dialysis quality initiative）工作组，提出急性肾损伤的概念作为原来急性肾衰竭的扩展与补充，并且提出了英文首写字母缩写为RIFLE的分级诊断标准。该诊断标准根据肾小球滤过率和尿量将急性肾损伤按轻重不同分为3级：肾功能不全的危险（risk of renal dysfunction）、肾损伤（injury to the kidney）、肾衰竭（failure of kidney function）。另外根据肾功能的最终结局补充了2个诊断：肾功能丧失（lossof kidney function）和终末期肾病（end-stage kidney disease）。

急性肾损伤的病因复杂，首选应该考虑肾损害的原因是肾前性、肾实质性还是肾后性。肾前性是指肾脏灌注不足所致肾损害，肾实质性则是由肾脏本身的疾病所致，而肾后性则是由于尿路梗阻所致。急诊的目标是发现引起肾功能损害的潜在原因，减少进一步的损害，纠正肾衰竭引起的代谢性影响。

（1）低血容量：①出血；②容量缺失（腹泻、呕吐、不恰当利尿、烧伤等）。

（2）肾血管性低灌注：①非甾体类抗炎药物/选择性环氧化酶-2抑制药；②血管紧张素转换酶抑制药/血管紧张素Ⅱ受体抑制药；③腹主动脉瘤；④肾动脉狭窄或闭塞；⑤肝肾综合征。

（3）低血压：①心源性休克；②分布性休克。

（4）水肿状态：①心力衰竭；②肝硬化；③肾病综合征。

知识点4：急性肾损伤的肾性因素 副高：了解 正高：了解

（1）肾小球疾病：①炎症：感染后肾小球肾炎、冷球蛋白血症、风湿性紫癜病、系统性红斑狼疮、抗中性粒细胞胞质抗体相关肾小球肾炎、抗肾小球基膜病；②血栓：弥散性血管内凝血、血栓性微血管病。

（2）间质性肾炎：①药物诱导：非甾体类抗炎药、抗生素；②浸润性淋巴瘤；③肉芽肿：肉状瘤病（结节病）、结核病；④感染相关：感染后、肾盂肾炎。

（3）肾小管损伤：①缺血：长时间肾低灌注；②毒素：药物（如氨基糖苷类）、造影剂、色素、重金属等；③代谢：高钙血症、球蛋白轻链；④结晶：草酸盐、尿酸盐。

（4）血管性病变：①血管炎；②冷球蛋白血症；③结节性动脉炎；④血栓性微血管病；⑤胆固醇栓子；⑥肾动脉或肾静脉血栓。

知识点5：急性肾损伤的肾后性因素 副高：了解 正高：了解

（1）内源性因素：①腔内的：结石、血块、乳头坏死；②管壁内的：尿道狭窄、前列腺增生或肿瘤、膀胱肿瘤、放射性狭窄。

（2）外源性因素：①盆腔肿瘤；②腹膜后纤维化。

知识点6：急性肾小管坏死的典型病程 副高：了解 正高：了解

急性肾小管坏死是急诊科医师最常见的急性肾损伤类型，多数急性肾小管坏死患者的肾功能是可逆的，经过恰当的治疗，可以达到发病前的水平。急性肾小管坏死的典型病程分为4个期。

（1）起始期：又称肾前性期。患者因为低血压、缺血、脓毒症、应激和肾毒素等因素导致肾灌注不足，尿量减少，但尚未发生明显的肾实质损伤。通过去除病因、补充有效血容量，此阶段的急性肾衰竭是可以逆转的。然而随着肾小管上皮发生明显损伤，肾小球滤过率突然下降，临床上急性肾衰竭综合征的表现变得明显，则进入维持期。

（2）维持期：又称少尿期，典型的为7～14天，但也可短至几天，长至4～6周。肾小球滤过率保持在低水平。许多患者可出现少尿（＜400ml/d），甚至无尿（＜100ml/d）。部分患者尿量虽然不明显减少，在400ml/d以上，但仍存在氮质血症，称为非少尿型急性肾衰竭。其病情大多较轻，预后较好。然而，不论尿量是否减少，随着肾功能减退，临床上均可出现一系列尿毒症表现。

（3）多尿期：肾小管细胞再生，修复，肾小管完整性恢复。肾小球滤过率逐渐恢复正常或接近正常范围。少尿型患者开始出现利尿，可有多尿表现，每日尿量可达3000～5000ml，或更多。通常持续1～3周，继而再恢复正常。

（4）恢复期：与肾小球滤过率相比，肾小管上皮细胞功能（溶质和水的重吸收）的恢复相对延迟，常需数月后才能恢复。少数患者可最终遗留不同程度的肾结构和功能缺陷。

知识点7：急性肾损伤的临床表现　　　　　　　　副高：熟练掌握　　正高：熟练掌握

急性肾损伤（AKI）临床表现分为少尿型（80%）和非少尿型（20%）。急诊常见的AKI多出现在脓毒症、严重创伤、误输血、中毒等情况，患者迅速出现少尿或无尿，内环境恶化进行性加重，病情进展迅速。临床病程分为少尿期、多尿期三期。

1.少尿期　最初数日临床表现以原发病为主，数日后出现AKI的典型表现，如水中毒、高血钾、高血镁、低血钠、低血钙、代谢性酸中毒及尿毒症等症状。这些症状随时间延长而加重。少尿期一般持续7～14天，短者2～3天，长者可达30天，持续越久，预后越差。

（1）电解质紊乱

1）高钾血症：主要由肾脏排泄功能障碍及大量钾离子从细胞内转移到细胞外液所致。一般血钾每日增高0.3～0.5mmol/L，且血清钾增高是患者第一周内死亡的主要原因。早期心电图可见T波高尖。

2）低钠血症：一般血清钠浓度在135mmol/L。以下，甚至低于125mmol/L。低钠血症分为稀释性和缺钠性两种类型，临床上应注意区别。

3）低钙血症与高镁血症：低钙血症因骨溶解，实验室检查降低不明显，但患者会出现手足搐搦。高镁血症达到一定程度会抑制钙离子释放，使低钙血症进一步加重。

（2）体液过多：表现有血压升高、肺水肿和心力衰竭。患者出现呼吸短促，肺泡呼吸音减低，两肺底出现湿啰音，心率加快，奔马律，颈静脉怒张，肝大或有轻度下肢水肿。X线胸片可见肺门部蝶形阴影。可有头痛、恶心、呕吐、表情淡漠、定向障碍、意识模糊、抽搐及昏迷等急性水中毒表现。

（3）代谢性酸中毒：表现为过度换气、深大呼吸。

（4）氮质血症：血尿素氮、肌酐水平明显增高。

AKI出现的是食欲减退、恶心、呕吐、腹胀、腹泻、消化道出血、黄疸等消化系统症状。心力衰竭及各种心律失常也较为多见。伴有神经系统症状，如意识淡漠、嗜睡或烦躁不安，严重时可发生谵妄或昏迷（尿毒症性脑病）。皮肤干燥，并伴有水肿，尿素结晶析出，呼气带有尿素味。可有贫血及出血倾向，以及合并感染的表现。

2.多尿期　尿量增加超过400～500ml/d，可认为是多尿期的开始。日尿量增至2000ml则表明进入多尿期，尿量超过3000ml为多尿，多尿期的日尿量最高可达6000ml。随着尿量的增加，患者自觉症状日益好转，水肿消退，血压恢复正常。此期由于大量的水、钠及钾的排出，患者可发生脱水、低血钠及低血钾。机体抵抗力降低，易发生感染。多尿期一般经历1～2周。

3.恢复期　精神及食欲明显好转，但由于大量消耗，患者虚弱无力、消瘦、营养不良、贫血。一般需2～3个月才能恢复健康。少数患者肾功能永久性损害，其中少部分发展成慢性肾衰竭。

非少尿型AKI，患者日尿量＞600～800ml，甚至尿量无明显减少，而尿素氮日升高3.5mmol/L，血肌酐日升高44.2μmol/L，尿比重低（＜1.020）。

知识点8：急性肾损伤的实验室检查　　　　　　　副高：熟练掌握　　正高：熟练掌握

（1）尿液检查：①尿量变化：少尿型AKI患者每日尿量＜400ml，每小时＜17ml，非少尿型每日尿量>500ml。无尿与突然尿量增多交替出现是尿路梗阻的特征性表现之一。②尿沉渣检查：尿呈酸性，尿中可见蛋白质、红细胞、白细胞及各种管型。③尿肌酐及尿素氮测定：AKI时排泄量减少，肌酐多在1g/d以下，尿素氮多在10g/d以下。④尿钠：肾前性氮质血症时尿钠显著降低，常为5mmol/d，而少尿型急性肾小管坏死时约在25mmol/d。⑤尿渗透压：尿渗透压与血渗透压比值<1:1，表明肾浓缩功能低下。

（2）血生化及血气分析：血清肌酐及尿素氮逐日增高是AKI的特点，还存在代谢性酸中毒，血浆CO_2CP降低，程度与病情严重性有关。监测血浆钾、钠、氯、钙、镁等离子水平。

（3）肾影像学检查：超声显示肾实质厚度>1.7cm，提示肾性AKI；出现肾、输尿管积水，提示肾后性尿路结石。

（4）肾活检：对肾脏原发性病变的性质具有可靠的诊断价值。

（5）鉴别肾前性氮质血症和急性肾小管坏死

1）尿比重：多数肾前性氮质血症患者尿比重>1.025，而多数急性肾小管坏死患者尿比重<1.015。

2）尿渗透浓度：反映单位容量内溶质微粒的数目，与溶质体积大小及密度无关，比尿比重更能准确地表示肾浓缩功能。尿渗透浓度>500mmol/L或<350mmol/L可作为肾前性氮质血症与急性肾小管坏死的鉴别指标。

3）尿/血浆比重：尿/血浆渗透浓度比重>1.5，提示肾前性氮质血症；<1.2则提示急性肾小管坏死。

4）尿/血浆肌酐比值：肾前性氮质血症时多在37~45，急性肾小管坏死多低于20。

知识点9：急性肾损伤的诊断标准	副高：熟练掌握 正高：熟练掌握

血肌酐48小时内≥0.3mg/dl（>26.5μmol/L），或血肌酐在7天内升高达基础值的1.5倍以上，或尿量<0.5ml/(kg·h)，持续6小时。

2004年，急性透析质量指导组（ADQI）对AKI进行RIFLE分级，其中包括三个严重程度分级，潜在损害（risk）、损害（injury）、衰竭（failure）和两个结局分类，功能丧失（loss）和终末阶段（end stage）。2007年急性肾损伤信息网（Acute Kidney Injury Network，AKIN）将RIFLE进行修订，使其更符合临床（表32-1、表32-2）。

表32-1 AKI分级标准（RIFLE）

	肾小球滤过率标准	尿排出量标准
潜在损害	血肌酐升高1.5倍或GFR下降>25%	尿量<0.5ml/(kg·h)，持续6小时
损害	血肌酐升高2倍或GFR下降>50%	尿量<0.5ml/(kg·h)，持续12小时
衰竭	血肌酐升高3倍或GFR下降>75%或血肌酐>4mg/dl或快速升高≥0.5mg/dl	尿量<0.3ml/(kg·h)，持续24小时或无尿12小时
功能丧失	存在肾功能完全丧失>4周	
终末阶段	终末期肾病>3个月	

表32-2 AKI分期标准（AKIN）

	血清肌酐	尿量
1期	基础值的1.5~1.9倍，或增高≥0.3mg/dl（＞26.5μmol/L）	＜0.5ml/（kg·h）（时间＞6小时）
2期	基础值的2.0~2.9倍	＜0.5ml/（kg·h）（时间＞12小时）
3期	基础值的3.0倍，或血肌酐增加至≥4.0mg/dl（353.6μmol/L），或开始肾脏替代治疗	少尿［＜0.3ml/（kg·h）］24小时或无尿＞12小时

知识点10：急性肾损伤的鉴别诊断　　副高：熟练掌握　正高：熟练掌握

鉴别AKI的原因，对于指导治疗有着十分重要的意义。

（1）肾后性AKI：首先排除肾后性AKI或急性梗阻性肾病。梗阻一旦解除，肾功能可迅速恢复正常。急性尿路梗阻所致AKI以结石为最常见。B超、核素肾图、排泄性尿路造影或逆行性肾盂造影、CT、MRI等对诊断梗阻性肾病有帮助。

（2）肾前性AKI：主要是急性血容量不足所致AKI与急性肾小管坏死的鉴别。

（3）肾实质性AKI：主要包括急性间质性肾炎、急性肾小球肾炎、肾血管疾病（如双侧肾静脉、肾动脉或腹主动脉栓塞或血栓形成）、子痫等。掌握这些疾病的临床特征，除某些疾病需要肾活检，甚至电镜检测外，鉴别诊断并不困难。

知识点11：急性肾损伤总体治疗原则　　副高：了解　正高：了解

急性肾损伤总体治疗原则是消除诱因、促进肾恢复、防治并发症、降低病死率。具体而言，①RIFLE分级中潜在危害时期，应消除诱因、明确诊断、保护肾；②损害时期，应尽早实施血液净化治疗，预防并发症的发生；③衰竭时期，应积极血液净化治疗，有效治疗各种并发症，减少病死率；④功能丧失时期，应避免再次出现各种诱因，积极治疗原发病，促进肾修复；⑤终末期肾病时期，应定期血液净化治疗或实施肾移植。

知识点12：少尿期的治疗原则　　副高：熟练掌握　正高：熟练掌握

少尿期治疗原则包括降低肾小球滤过率，增加尿排出量，预防和控制全身并发症。在少尿期威胁生命的主要因素是代谢紊乱（高钾血症、低钙血症、高磷血症和酸中毒等）、容量过负荷（如高血压、心力衰竭等）、继发感染及氮质血症导致的内源性中毒。因此，此阶段的治疗重点在于维持水和电解质平衡、控制感染及排除毒素。

（1）保持体液平衡：严格控制水分摄入，防止体液过多导致急性肺水肿。每日入液量应坚持"量出为入，宁少勿多"的原则，保持体液平衡最为重要。对于某些容量缺失的肾前性少尿，应补充足够的血容量。对于容量过负荷导致的高血压和心力衰竭，常应用利尿药和透析治疗。

（2）维持电解质平衡

1）高钾血症：在少尿期如发现ECG改变或血钾≥6mmol/L，必须立即处理。具体措施：①避免食用含钾较多的食物和药物；②禁用库存血；③钠型离子交换树脂15~30g口服或甘露醇高位灌肠；④25%～50%葡萄糖液加胰岛素（4g∶1U）静脉滴注；⑤10%葡萄糖酸钙10～20ml静脉缓慢注射；⑥5%碳酸氢钠80～100ml静脉注射；⑦血液透析。

2）低钠血症：少尿期的低钠血症多由血液稀释所致，提示体液过多，限制进水量即可纠正，无需补钠。只有在缺钠性低钠血症，血清钠低于120mmol/L，或同时伴有高血钾及代谢性酸中毒时才考虑碳酸氢钠补钠。

3）低血钙和高血磷：无症状者可经食物补充钙剂，必要时给予10%葡萄糖酸钙10～20ml缓慢静脉注射，禁食高磷食物。

4）高血镁：运用钙离子对抗镁离子的作用。

（3）纠正代谢性酸中毒：轻度酸中毒一般无需治疗，当$HCO_3^- < 10$mmol/L，或血pH < 7.15时给予碳酸氢钠。

（4）血液净化或透析疗法：紧急透析指征：①血清钾> 6.0mmol/L；②体液过负荷，有心力衰竭及肺水肿。其他适应证：①血清尿素氮> 28.7mmol/L或肌酐> 530.4μmol/L。②严重代谢性酸中毒，血$HCO_3^- < 12$mmol/L。⑨高代谢性急性肾小管坏死，每日血清尿素氮升高> 10.7mmol/L或肌酐增高> 88μmol/L；每日血清钾增加> 1mmol/L或HCO_3^-降低2mmol/L；血清肌酐> 1326μmol/L或血清磷> 2.6mmol/L。在终末期肾脏患者中，锁骨下静脉置管导致静脉狭窄的发生率比颈内静脉置管高，因此AKI患者透析静脉导管的插管优先顺序：右侧颈内静脉、股静脉、左侧颈内静脉、优势肢体侧的锁骨下静脉。

知识点13：多尿期及恢复期的治疗　　　副高：熟练掌握　正高：熟练掌握

多尿期早期不宜立即停止透析。尿量增至2500ml/d以上时，输入液体总量应为尿量的2/3。其中半量补充生理盐水，半量为5%～10%葡萄糖。如能进食者尽量以口服为宜，不足部分采取静脉补充。

在多尿期后期或恢复期，肾功能未完全恢复正常，仍应注意用药安全，减少毒性反应。

知识点14：其他脏器影响的处理　　　副高：熟练掌握　正高：熟练掌握

AKI会使机体防御功能下降，对全身脏器造成损害，因此应监测身体功能，检测血常规、理化指标和心功能等，并积极进行治疗。包括抗感染（多伴有发热）；治疗心脏损伤如心包炎（心包摩擦音、心电图ST段抬高或交替电压等）、心律失常；积极处理神经系统异常（如嗜睡、意识蒙眬、烦躁、肌阵挛和癫痫等，称为肾性脑病）和消化系统并发症，如厌食、恶心、呕吐、消化道出血、胃肠炎或胰腺炎等。

知识点15：急性肾损伤的其他治疗　　　副高：熟练掌握　正高：熟练掌握

其他治疗如合并高血压上述治疗效果不佳时，可予以药物降压治疗、伴有心力衰竭者除减少液体负荷外，必要时给予小剂量毛花苷丙0.2～0.4mg静脉注射，贫血严重者（Hb< 60g/L）可考虑输注红细胞或新鲜血。各种并发症的治疗应根据具体情况予以选择。

第三十三章　脓毒症与多器官功能障碍综合征

知识点1：脓毒症的概念　　副高：熟练掌握　正高：熟练掌握

全身性感染（systemic infection）是人体对侵入的病原微生物产生的失控性全身反应，如伴随出现危及生命的器官功能障碍，又称脓毒症（sepsis）。

知识点2：脓毒症的病因　　副高：熟练掌握　正高：熟练掌握

细菌、真菌、病毒、支原体、衣原体及其他特殊病原体均可导致全身性感染，致病微生物种类及致病性随其来源、地域、时间的变化而不同。

（1）细菌：细菌是全身性感染最常见的病因。医院获得性感染以革兰阴性杆菌多见，且耐药菌株远多于社区获得性感染；社区获得性感染以革兰阳性细菌常见。

（2）真菌：真菌性全身感染多见于免疫功能低下或长时间应用超广谱抗菌药物、免疫抑制剂者，以念珠菌最常见。

（3）病毒：病毒也是全身性感染的重要病原，如SARS病毒、H1N1流感病毒引起感染可见于所有人群。

（4）其他：宿主防御功能减退是造成全身性感染的另一原因，主要包括烧伤、创伤、手术、某些介入性操作造成人体局部防御屏障受损；先天免疫系统发育障碍或受放射疗法、细胞毒性药物、免疫抑制剂、人类免疫缺陷病毒感染等因素影响造成的后天性免疫功能缺陷；抗菌药物的广泛使用导致菌群失调，削弱人体各部位正常菌群的生物屏障等。

知识点3：脓毒症的发病机制　　副高：熟练掌握　正高：熟练掌握

尚未阐明。致病微生物及其毒素刺激机体免疫应答，不仅分泌大量细胞因子，产生过度的炎症反应，而且引起凝血、神经内分泌等一系列失控反应，导致组织器官损害。以细菌内毒素为例，LPS在血液循环中可与脂多糖结合蛋白结合形成复合物，并与细胞表面受体CD14分子作月，激活Toll样受体（TLR），尤其是TLR4，启动TLR4-MPKK-NF-κB信号转导通路，调控合成下游促炎因子（肿瘤坏死因子-α、白介素-1、白介素-6等）和抗炎因子（白介素-4、白介素-10等），导致促炎/抗炎反应平衡失调、机体免疫应答障碍和组织器官的损伤。全身性感染进展和组织器官损害主要是致病微生物所致失控性机体反应，而非微生物或毒素直接损害的结果。

| 知识点4：脓毒症的临床表现 | 副高：熟练掌握　正高：熟练掌握 |

（1）全身表现：主要表现为发热、寒战、心动过速、呼吸加快、白细胞计数改变等。

（2）血流动力学：严重时可伴血流动力学改变（如低血压、休克等）。

（3）组织灌注变化：组织灌注减少（如意识改变、皮肤湿冷、尿量减少等）。

（4）器官功能障碍：各个脏器或系统功能损伤（如肌酐或尿素氮升高、血小板减少、高胆红素血症等）。

| 知识点5：脓毒症的诊断标准 | 副高：熟练掌握　正高：熟练掌握 |

有细菌学证据或有高度可疑的感染灶，同时SOFA评分≥2（表33-1）。若患者尚无SOFA翔实数据，可行qSOFA（quick SOFA）评分（表33-2），满足两项及以上者可诊断为脓毒症，并进一步行SOFA评分确认。经充分液体复苏，仍需要升压药物维持平均动脉压≥65mmHg，并且血乳酸>2mmol/L的脓毒症患者可诊断为感染性休克。

表33-1　SOFA评分

系统	0分	1分	2分	3分	4分
呼吸功能 PaO_2/FiO_2（mmHg）	≥400	<400	<300	<200（呼吸机支持下）	<100（呼吸机支持下）
凝血功能 血小板（$\times 10^9$/L）	≥150	<150	<100	<50	<20
肝功能 胆红素（mg/dl）[*]	<1.2	1.2～1.9	2.0～5.9	6.0～11.9	>12.0
循环功能	MAP≥70mmHg	MAP<70mmHg	多巴胺<5或多巴酚丁胺（任何剂量）μg/（kg·min）	多巴胺5.1～15或肾上腺素≤0.1或去甲肾上腺素≤0.1μg/（kg·min）	多巴胺>15或肾上腺素>0.1或去甲肾上腺素>0.1μg/（kg·min）
中枢神经系统 Glasgow评分	15	13～14	10～12	6～9	<6
肾功能 肌酐（mg/dl）[**] 尿量（ml/d）	<1.2	1.2～1.9	2.0～3.4	3.5～4.9	>5.0

注：PaO_2：动脉氧分压；FiO_2：给氧浓度；MAP：平均动脉压；[*]胆红素1mg/dl＝17μmol/L；[**]肌酐1mg/dl＝88.4μmol/L

表33-2　qSOFA（quick SOFA）评分

呼吸频率≥22次/分
意识改变
收缩压≤100mmHg

无论是以往以SIRS为基础的诊断标准，还是采用新的脓毒症诊断标准，所涉及的指标均非特异性。各项指标都可能会出现于许多非脓毒症的内外科急症、慢性疾病中，因此，当感染不能确认存在时，需要进行详细的鉴别诊断，只有在异常指标难以用其他疾病所解释时，才可考虑脓毒症的诊断。

知识点6：脓毒症的急诊处理	副高：熟练掌握 正高：熟练掌握

需立刻救治，并入住重症监护室。根据不同目的，监护应包括生命体征的评价、影像学监测、血流动力学监护及高危患者的呼吸、氧供功能的监护等。血流动力学监护的目的是重复或持续地监测循环功能，以便于对循环问题及时明确诊断、尽早治疗。

（1）早期复苏：对严重的全身性感染伴组织低灌注者（血乳酸＞2mmol/L），应立即实施早期复苏，可用天然/人工胶体或晶体液进行液体复苏，首选去甲肾上腺素或多巴胺作为纠正感染性休克低血压的血管加压药物，并尽可能在最初6小时内实现复苏目标。

（2）抗感染治疗：在留取合适的标本后尽早经验性地单一或联合使用抗生素治疗，并每天评价抗生素治疗方案，以达到理想的临床治疗效果，防止细菌耐药产生，减少毒性及降低费用。推荐疗程一般为7~10天，但对于临床治疗反应慢、感染病灶未完全清除或免疫缺陷（包括中性粒细胞减少症）患者，应适当延长疗程。

（3）感染灶的处理：应对所有严重脓毒症患者进行评估，确定是否有可控制的感染源存在。控制手段包括引流脓肿或局部感染灶、感染后坏死组织清创、摘除可引起感染的医疗器械或对仍存在微生物感染的源头控制。

（4）糖皮质激素的应用

1）脓毒症休克患者不推荐使用大剂量糖皮质激素，每日氢化可的松的剂量≤300mg。

2）对于经足够液体复苏治疗仍需升压药来维持血压的脓毒症休克患者，推荐静脉使用糖皮质激素，氢化可的松200~300mg/d，分3~4次或持续给药，持续7天。

3）促肾上腺皮质素（ACTH）刺激试验有助于判断脓毒症休克患者的肾上腺皮质功能，但临床医师不应该等待ACTH刺激试验的结果再给予糖皮质激素的治疗。

4）无休克的全身性感染患者，不推荐使用糖皮质激素。但对于长期服用糖皮质激素或有内分泌疾病的患者，则继续使用维持量或冲击量的激素。

（5）支持对症治疗

1）对脓毒症所致急性肺损伤（ALI）/急性呼吸窘迫综合征（ARDS）患者应尽早机械通气，实行小潮气量、适当呼气末正压通气、允许性高碳酸血症的肺保护性通气策略。

2）对血流动力学稳定、轻度呼吸衰竭、能自主咳痰和保护气道的少数ALI/ARDS患者可考虑使用无创通气。

3）对重症脓毒症合并急性肾损伤患者，应尽早实行血液净化治疗，对血流动力学不稳定者可予持续肾替代治疗。

4）对已初步稳定重症脓毒症合并高血糖患者，应使用静脉胰岛素治疗控制血糖。

5）还需警惕应激性溃疡、下肢静脉血栓形成等。

知识点7：多器官功能障碍综合征的概念　　　　　　副高：熟练掌握　　正高：熟练掌握

多器官功能障碍综合征（MODS）是指具有器官功能障碍的急性危重患者，如不治疗则无法维持体内平衡。即严重损伤、感染、休克和病理产科等原发病发生后，同时或序贯地发生2个以上器官功能失常甚至衰竭的临床综合征。

知识点8：多器官功能障碍综合征的临床表现　　　　副高：熟练掌握　　正高：熟练掌握

MODS的临床表现复杂，由于受损器官的数目、种类在不同的患者不尽一致，个体差异大，且受原发疾病，功能障碍器官受累范围和程度，以及损伤是一次打击还是多次打击的影响，MODS的临床表现缺乏特异性。其临床特征：①从原发损伤到发生器官功能障碍有一定的时间间隔；②功能障碍的器官多是受损器官的远隔器官；③循环系统处于高排低阻的高动力状态；④持续性高代谢状态和能源利用障碍；⑤氧利用障碍，使内脏器官缺血缺氧，氧供需矛盾突出。MODS的病程一般为14～21天，经历休克、复苏、高分解代谢状态和器官功能衰竭4个阶段，各个阶段的临床分期表现如下。

表33-3　MODS的临床分期和临床表现

临床表现	1期	2期	3期	4期
一般情况	正常或轻度烦躁	急性病态，烦躁	一般情况差	濒死感
循环系统	需补充容量	容量依赖性高动力学	休克，心排血量↓，水肿	依赖血管活性药物维持血压，水肿，SvO_2↑
呼吸系统	轻度呼吸性碱中毒	呼吸急促，呼吸性碱中毒，低氧血症	ARDS，严重低氧血症	呼吸性酸中毒，气压伤，高碳酸血症
肾脏	少尿，利尿剂有效	肌酐清除率↓，轻度氮质血症	氮质血症，有血液透析指征	少尿，透析时循环不稳定
胃肠道	胃肠道胀气	不能耐受食物	应激性溃疡，肠梗阻	腹泻、缺血性肠炎
肝脏	正常或轻度胆汁淤积	高胆红素血症，PT延长	临床黄疸	转氨酶↑，重度黄疸
代谢	高血糖，胰岛素需求↑	高分解代谢	代谢性酸中毒，血糖升高	骨骼肌萎缩，乳酸酸中毒
中枢神经系统	意识模糊	嗜睡	昏迷	昏迷
血液系统	正常或轻度异常	血小板↓，白细胞增多或减少	凝血功能异常	不能纠正的凝血功能障碍

知识点9：多器官功能障碍综合征的分类　　　　　　副高：熟练掌握　　正高：熟练掌握

（1）原发性MODS：是严重创伤、大量多次输血等明确的生理打击直接作用的结果。器官功能障碍由打击本身造成，损伤早期出现多个器官功能障碍，在原发性MODS发生病理过程中，SIRS未起主导作用。

（2）继发性MODS：并非损伤的直接后果，而是机体异常反应的结果。原发损伤引起SIRS，进一步导致自身破坏，作为器官功能损害的基础，造成远隔器官功能障碍。继发性MODS与原发损伤之间有一定时间间隔，多并发脓毒症。

原发性MODS如能存活，则原发损伤和器官功能损害激发和导致SIRS，加重原有受损器官或引起新的远隔器官功能障碍，使原发性MODS转变为继发性MODS。

知识点10：多器官功能障碍综合征的分型　　副高：熟练掌握　正高：熟练掌握

根据临床特征可把MODS分为单相速发型、双相迟发型和反复型三型：①单相速发型是在感染或心、脑、肾等器官慢性疾病急性发作诱因下，先发生单一器官功能障碍，继之在短时间内序贯发生多个器官功能障碍；②双相迟发型是在单相速发型的基础上，经过一个短暂的病情恢复和相对稳定期，在短时间内再次序贯发生多个器官功能障碍；③反复型是在双相迟发型的基础上，反复多次发生MODS。

知识点11：多器官功能障碍综合征的诊断标准　　副高：熟练掌握　正高：熟练掌握

具有严重创伤、感染、休克等诱因；存在SIRS或脓毒症临床表现；发生2个或2个以上器官序贯功能障碍应考虑MODS的诊断。目前尚无公认的MODS诊断标准，现在常用的诊断标准、系统有：

（1）1997年修正的Fry诊断标准（表33-4）

表33-4　Fry诊断标准（1997年修正）

器官或系统	诊断标准
循环系统	收缩压<90mmHg，持续1小时以上，或循环需要药物支持维持稳定
呼吸系统	急性起病，$PaO_2/FiO_2 \leqslant 200$（已用或未用PEEP），X线胸片见双肺浸润，$PCWP \leqslant 18mmHg$，或无左房压升高的证据
肾脏	血Cr浓度>177μmol/L伴有少尿或无尿，或需要血液透析
肝脏	血清总胆红素>34.2μmol/L，血清转氨酶在正常值上限的2倍以上，或有肝性脑病
胃肠道	上消化道出血，24小时出血量>400ml，或不能耐受食物，或消化道坏死或穿孔
血液系统	血小板计数<50×10^9/L或减少25%，或出现DIC
代谢	不能为机体提供所需能量，糖耐量降低，需用胰岛素；或出现骨骼肌萎缩、无力
中枢神经系统	Glasgow昏迷评分<7分

（2）Marshall多器官功能障碍综合征计分系统（表33-5）

表33-5 Marshall计分系统

器官及系统	0分	1分	2分	3分	4分
呼吸系统（PaO_2/FiO_2）	>300	226~300	151~225	76~150	≤75
肾（血清肌酐，μmol/L）	≤100	101~200	201~350	351~500	>500
肝（血胆红素，mg/L）	≤20	21~60	61~120	121~240	>240
心血管（PAR）	≤10.0	10.1~15.0	15.1~20.0	20.1~30.0	≥30.0
血液（血小板，$\times10^9$/L）	>120	81~120	51~80	21~50	≤20
中枢神经系统（Glasgow昏迷评分）	15	13~14	10~12	7~9	≤6

知识点12：多器官功能障碍综合征的急诊处理 副高：熟练掌握 正高：熟练掌握

MODS缺乏特效的治疗方法，对器官功能的监测和支持仍是MODS的主要治疗措施，预防MODS的发生和发展是降低其病死率的重要方法。MODS病情复杂，涉及多个器官，治疗矛盾多，没有固定的治疗模式。治疗原则：①控制原发病，祛除诱因。②合理应用抗生素。③加强器官功能支持和保护。④改善氧代谢，纠正组织缺氧。⑤重视营养和代谢支持。⑥免疫和炎症反应调节治疗。⑦中医药治疗。

（1）控制原发病：控制原发病是MODS治疗的关键。及时有效地处理原发病，可减少、阻断炎症介质或毒素的产生释放，防治休克和缺血再灌注损伤。创伤患者采取彻底清创，预防感染；严重感染的患者，清除感染灶、坏死组织、烧伤焦痂等，应用有效的抗生素；胃肠道胀气的患者，要及时进行胃肠减压和恢复胃肠道功能；休克患者应进行快速和充分的液体复苏，对于维持胃肠道黏膜屏障功能具有重要意义。

（2）器官功能支持：循环和呼吸系统功能的支持：氧代谢障碍是MODS的重要特征之一，注意要维持循环和呼吸功能的稳定，改善组织缺氧状态。治疗重点在增强氧供和降低氧耗。氧供（DO_2）反映循环、呼吸支持的总效果，主要与血红蛋白（Hb）、氧饱和度（SaO_2）和心排血量（CO）相关，$DO_2 = 1.38 \times Hb \times SaO_2 \times CO$，MODS时最好维持$DO_2$ >550ml/（min·m^2）。

1）提高氧供的方法：①通过氧疗或机械通气（小潮气量通气，必要时采用PEEP）以维持SaO_2 >90%，增加动脉血氧合。②维持有效的CO >2.5L/（min·m^2）；适当补充循环血容量，必要时应用正性肌力药物。③增加血红蛋白浓度和血细胞比容，以Hb >100g/L、血细胞比容>30%为目标。

2）降低氧耗的措施：①对于发热患者，及时使用物理和解热镇痛药等方法降温。②给予合并疼痛和烦躁不安的患者有效的镇静和镇痛。③对于惊厥患者，需及时控制惊厥。④呼吸困难患者，采用机械通气呼吸支持的方法，降低呼吸做功。

（3）易受损器官的保护：MODS和休克导致全身血流分布异常，胃肠道和肾脏等内脏器官处于缺血状态，持续的缺血缺氧，将导致急性肾衰竭和肠道功能衰竭，加重MODS。及时充分纠正低血容量和应用血管活性药物是防治内脏功能缺血的有效方法。休克患者可选择去甲肾上腺素加多巴酚丁胺联合应用，具有改善肾脏和肠道等内脏器官灌注的作用。在补足血容量之后可应用袢利尿剂，若6小时后无尿状态仍得不到逆转，应停止利尿剂应用，可能的情况下尽量停用血管收缩药物，可试用莨菪类药物，或立即行血液净化治疗。

预防应激性溃疡：①应早期给予胃黏膜保护剂、胃酸抑制药物（H_2受体阻断剂或质子泵抑制剂）。②尽可能早期恢复胃肠内营养，以促进胃肠功能恢复。③应用氧自由基清除剂减轻胃肠道缺血，再灌注损伤。④给予微生态制剂恢复肠道微生态平衡。⑤中药大黄对MODS时胃肠功能衰竭有明显的疗效，可使中毒性肠麻痹得以改善。

（4）代谢支持和调理：MODS患者处于高度应激状态，呈现高代谢、高分解为特征的代谢紊乱。需要按照高代谢的特点补充营养，并且对导致高代谢的各个环节进行干预。代谢支持和调理的要求如下：①增加能量供给，注意氮和非蛋白氮能量的比例，使热/氮比值保持在100:1左右，提高支链氨基酸的比例。能量供给中蛋白:脂肪:糖的比例一般要达到3:4:3，使用中、长链脂肪酸以提高脂肪的利用，并且尽可能通过胃肠道摄入营养；②代谢支持既要考虑器官代谢的需求，又要避免因底物供给过多加重器官的负担；③代谢调理是从降低代谢率促进蛋白质合成的角度，应用某些药物干预代谢。常用药物有环氧酶抑制剂吲哚美辛，抑制前列腺素合成，降低分解代谢，减少蛋白分解；应用重组生长激素和生长因子，促进蛋白合成，改善负氮平衡。

（5）合理使用抗生素：预防和控制感染，尤其是肺部感染、院内感染及肠源性感染。危重患者一般需要联合用药，在经验性初始治疗时尽快明确病原菌转为目标治疗，采用降阶梯治疗的策略，并注意防止菌群失调和真菌感染。

（6）免疫调理：基于炎症介质的失控性释放是对MODS本质的认识，拮抗炎症介质和免疫调节治疗是MODS治疗的重要策略。免疫调理的目的是恢复SIRS/CARS的平衡。

（7）连续性肾脏替代治疗：方法有连续动－静脉血液滤过（CAVH）和连续静脉，静脉血液滤过（CVVH）等。CRRT能精确调控液体平衡，保持血流动力学稳定，对心血管功能影响小，机体内环境稳定，便于积极的营养和支持治疗，直接清除致病炎症介质及肺间质水肿，有利于通气功能的改善和肺部感染的控制，改善微循环和实体细胞摄氧能力，提高组织氧的利用。

（8）中医药：清热解毒、活血化瘀、扶正养阴，可应用大黄、当归、黄芪等。

第三十四章 多 发 伤

第一节 多发伤的定义和病理生理学特点

知识点1：多发伤的定义　　　　　　　　　副高：熟练掌握　正高：熟练掌握

多发伤可定义为同一致伤因子引起的，机体同时或相继发生的两处或两处以上的解剖部位或脏器的创伤，且至少有一处损伤是危及生命的。凡符合以下伤情2条以上者可定为多发伤。

（1）头颅伤：颅骨骨折，伴有昏迷、半昏迷的颅内血肿，脑挫伤，颌面部骨折。

（2）颈部伤：颈部外伤伴有大血管损伤、血肿、颈椎损伤。

（3）胸部伤：多发肋骨骨折、血气胸、肺挫伤，心脏、大血管、气管破裂、膈疝。

（4）腹部伤：腹腔内出血、腹内脏器破裂、腹膜后大血肿。

（5）泌尿生殖系统损伤：肾破裂，膀胱破裂，子宫破裂，尿道断裂，阴道破裂。

（6）复杂性骨盆骨折或伴休克。

（7）脊椎骨折、脱位伴脊髓伤，或多发脊椎骨折。

（8）上肢肩胛骨、长骨骨折，上肢离断。

（9）下肢长管状骨干骨折，下肢离断。

（10）四肢广泛皮肤撕脱伤。

单纯的脊椎压缩性骨折、轻度软组织伤、手足骨折等，因对整体影响不大，不应作为多发伤的诊断依据。

知识点2：多发伤的致伤因素与病理特征　　　　副高：熟练掌握　正高：熟练掌握

多发伤具有创伤部位多、伤情严重、组织破坏广泛和生理扰乱程度严重的特点。各种致伤因素引起不同的病理特征，如工矿事故，建筑物倒塌造成的挤压或撞击常发生多处肋骨骨折、脊柱骨折、挤压综合征等；高处坠落伤，常有骨折和胸腹多脏器联合伤。偶尔在很轻微的创伤情况下，如平地跌倒、从自行车跌下等，当时未发现严重创伤，但随后却出现严重情况，如肝、脾延迟性破裂、迟发性颅内出血等严重情况。

知识点3：多发伤应激反应剧烈的原因　　　　副高：熟练掌握　正高：熟练掌握

多发伤常有失血性或创伤性休克，通过反射性兴奋交感-肾上腺髓质系统，释放大量去甲肾上腺素和肾上腺素，使心搏加快加强，以提高心排血量；使周围小血管收缩，内脏、皮肤及四肢血流量减少，导致血管内外的体液转移来调节心血管的功能和补偿血容量的变化，以保证心脑能得到较好的血液灌注。低血容量使肾血流量减少，激活肾素－血管紧张素－醛固酮系统，增加钠和水的重吸收；另外，下丘脑－垂体系统分泌大量的抗利尿激素，也促进远端肾小管对水的重吸收，与醛固酮协同作用维持血容量。但如果失血量大，持续时间长，失血得不到及时纠正，组织在低灌注状态下释放活性物质，使毛细血管通透性增加，导致有效循环血量进一步丢失；由于缺血、缺氧、ATP减少，造成容量严重丢失，使血流动力学紊乱、休克加重。

知识点4：多发伤免疫功能紊乱的原因   副高：熟练掌握   正高：熟练掌握

机体遭受严重创伤后，被破坏或缺血缺氧组织激活并释放血管活性物质和炎性介质、活性裂解产物，导致异常炎性反应，抑制免疫功能，尤其是细胞免疫功能。严重创伤、出血性休克引起肠黏膜缺血水肿，局部坏死，肠道屏障遭到破坏，肠道通透性增高和免疫功能抑制，使肠道内细菌及毒素穿过肠黏膜上皮细胞或间隙进入固有层，侵入淋巴、血流，并扩散至全身致肠源性感染。

知识点5：多发伤引起高代谢状态的表现   副高：熟练掌握   正高：熟练掌握

多发伤后发生的应激性反应，可导致机体高代谢状态，一般在伤后第3天就会出现，可持续14～21天。高代谢反应包括心血管和代谢两个方面变化，表现为：①心率加快，心排血量增加，外周循环阻力下降；②血中白细胞增加；③静息能耗增加，氧耗量增加，糖类、脂类和外周氨基酸的利用增加；④糖代谢紊乱，糖原分解、脂肪动员，血糖升高；⑤肌肉蛋白严重分解，尿氮丢失，血尿素氮升高，负氮平衡显著；⑥血浆中游离脂肪酸和游离氨基酸浓度升高而进行分解。高代谢状态若不加控制，将发展成为MODS。

知识点6：发生MODS的原因   副高：熟练掌握   正高：熟练掌握

严重创伤及创伤性休克是MODS的一个重要诱因，在休克的基础上并发感染将加速MODS的进程。

第二节 多发伤的临床特点

知识点1：创伤的部位与临床表现的内在联系   副高：熟练掌握   正高：熟练掌握

头部创伤主要是神志的变化，严重者出现昏迷；面、颈部创伤则应注意气道阻塞而导致的窒息；胸部创伤主要（＞85%）是肋骨骨折引起的血气胸和肺挫伤；腹部创伤常见实质性脏器破裂引起内出血，以及空腔脏器穿破所致的腹膜炎。

知识点2: 休克发生率高　　　　　　　副高: 熟练掌握　正高: 熟练掌握

由于多发伤损伤范围广、创面大、失血多，创伤的应激反应剧烈，以及剧烈的疼痛，易发生失血性或创伤性休克，发生率高达50%~80%。早期休克的发生与失血、失液量成正比，但失血、失液量的临床评估往往比实际血容量丢失要少，因为休克早期血压、脉搏、血红蛋白并不能真正反映失血量；现场和运输途中的外出血和体腔内积存的血量无法估计；休克微循环障碍，血管渗透性增加而漏入第三间隙的体液更难估计。因此，多发伤合并休克往往难以纠正。有时与心源性因素，如心脏压塞、心肌挫伤、创伤性心肌梗死等同时存在。

知识点3: 严重低氧血症　　　　　　　副高: 熟练掌握　正高: 熟练掌握

多发伤早期低氧血症发生率很高，甚至高达90%，尤其是颅脑伤、胸部伤伴有休克或昏迷者，PaO_2可降至30~40mmHg。多发伤早期低氧血症根据临床特征可分为两种类型：①呼吸困难型，患者缺氧明显，呼吸极度困难，辅助呼吸肌收缩明显，此型呼吸困难是由于通气换气障碍引起；②隐蔽型，此型呼吸困难是由于循环障碍引起全身氧供不足、脑缺氧而引起；临床缺氧体征不明显，仅表现为烦躁不安、呼吸增快；随着休克的纠正PaO_2将显著改善。

知识点4: 易继发感染　　　　　　　副高: 熟练掌握　正高: 熟练掌握

多发伤后机体的免疫功能受到抑制，伤口污染严重，肠道细菌移位，使用侵入性导管等因素导致继发感染的发生率极高，而且多发伤的感染多为混合感染，菌群包括革兰阳性菌、革兰阴性菌及厌氧菌，还容易发生耐药菌和真菌的感染。

知识点5: 易发生MODS和MOF　　　　　副高: 熟练掌握　正高: 熟练掌握

由于休克、感染及高代谢反应，多发伤极易并发MODS和多器官功能衰竭（MOF），死亡率高。器官衰竭发生的顺序依次是肺、肝、胃黏膜与肾。衰竭的脏器数目越多，死亡率越高。

知识点6: 容易漏诊　　　　　　　　副高: 熟练掌握　正高: 熟练掌握

多发伤常常是开放伤与闭合伤、明显外伤与隐蔽外伤并存，在同一解剖部位又可发生多处伤，加之外伤史不明，时间紧迫，容易发生漏诊。腹部伤是最常见的漏诊、误诊部位，即使在剖腹探查中，术者满足于一两处伤的发现，而导致腹膜后脏器如胰、十二指肠、升降结肠损伤的漏诊。多发伤时如漏诊胸、腹、腹膜后三腔内出血，往往失去抢救机会，应引起临床医师注意。

第三节　多发伤的救治组织系统

知识点1：急救网格体系的形成　　　　副高：熟练掌握　　正高：熟练掌握

建立健全相应的救治组织机构是提高严重多发伤救治水平的基础，尤其对事故现场急救的组织协调更为重要。组织有效的现场抢救必须依赖于建立各种形式的急救网络组织。一般以城市急救中心为轴心，按区域规划和医疗力量，建立若干分中心，形成纵横交织的、有机的急救网络体系。

知识点2：多发伤的救治组织系统的组成　　　　副高：熟练掌握　　正高：熟练掌握

遇有灾害事故，能够在卫生行政部门和急救中心组织协调下，迅速组成一支具有严密组织、训练有素的急救队伍，及时奔赴现场，进行急救。同时，要依靠社会支援来协同抢救、转送和疏散伤员，并向有关领导报告：①事故发生的地点、类别和性质；②伤员人数及伤情；③抢救动态及效果。

知识点3：多发伤的救治组织系统救治原则　　　　副高：熟练掌握　　正高：熟练掌握

严重多发伤伤员的现场初期急救和及时迅速地转运到有条件的医院进行决定性治疗是十分重要的，尤其是灾害事故有大批伤员时有组织和有效地进行抢救和分送，是减少死亡率的关键。当急救人员到达现场后，应迅速建立现场临时指挥部，组织协调现场抢救，核实并了解灾害性质。根据伤员人数以及现场动态，提出具体抢救措施，遇有大批伤员时可调动邻近的第二阶梯医疗单位人员和救护车辆来现场增援抢救，调集的医务人员，原则上要求应具有较丰富的临床经验和较强的应急及独立工作能力。

知识点4：提高多发伤的救治组织系统的水平　　　　副高：熟练掌握　　正高：熟练掌握

为提高多发伤的抢救水平，降低死亡率和伤残率，务必加强急诊外科的组织管理，应在急诊科建立一支训练有素的急诊外科队伍，负责多发伤的抢救，对抢救或手术后的伤员直接入急诊ICU监测及治疗，待伤情稳定后，再转入有关科室进行进一步康复。

第四节　多发伤的检查与诊断

知识点1：多发伤的诊断要求　　　　副高：熟练掌握　　正高：熟练掌握

多发伤的诊断必须简捷，强调早期诊断，不得因诊断耽误必要的抢救；但多发伤的诊断又必须全面，不遗漏隐蔽的致命伤。

知识点2：对多发伤患者的检诊程序　　　　副高：熟练掌握　　正高：熟练掌握

对多发伤患者必须按照"抢救－检查－治疗"的程序，首先抢救危及生命的创伤，如心脏骤停、气道阻塞、大出血、休克等；抢救同时进行初步的体格检查。为了不遗漏重要伤情，Freeland等建议急诊医师应牢记"CRASH PLAN"以指导检查，具体包括：C（心脏），R（呼吸），A（腹部），S（脊髓、脊柱），H（头颅），P（骨盆），L（四肢），A（动脉），N（神经）。熟记上述9个英文字母，在紧急情况下，可在几分钟内对呼吸、循环、消化、泌尿、脑、脊髓以及四肢骨髓各系统进行必要的检查；待生命体征稳定时，再对可疑的隐蔽性损伤进行重点或特殊检查。依据伤情，可进一步行X线片、B超、CT、MRI等检查，以减少漏诊或误诊的机会。

知识点3：迅速判断威胁多发伤患者生命的征象　　副高：熟练掌握　　正高：熟练掌握

在抢救现场或急诊室，急诊医师首先要对伤者进行快速的检查，特别是神志、面色、呼吸、血压、脉搏、瞳孔等生命体征和出血情况，确认伤者是否存在呼吸道梗阻、休克、大出血等致命性损伤。对心搏、呼吸骤停者，应立即进行心肺复苏；神志不清者，要保持呼吸道通畅，观察并记录患者的神志、瞳孔、呼吸、脉搏和血压的变化。

知识点4：对多发伤患者的后续诊断　　　　副高：熟练掌握　　正高：熟练掌握

待生命体征稳定后，进一步询问病史，进行仔细的体格检查、实验室检查及特殊检查，以获得尽可能准确的诊断。

知识点5：对多发伤患者的动态观察　　　　副高：熟练掌握　　正高：熟练掌握

多发伤是一种变化复杂的动态损伤，初期检查得出的结论可能是不全面的，必须进行动态观察。再评估的重点有：腹膜后脏器的损伤，如十二指肠破裂、胰腺损伤，隐性大出血、继发性颅内、胸内、腹腔内出血等。

知识点6：对多发伤患者的伤情评估　　　　副高：熟练掌握　　正高：熟练掌握

正确评价多发伤伤情严重程度，判断其预后和制定抢救方案极为重要的依据，目前创伤伤情严重度的评估方法很多，但各有利弊。

知识点7：多发伤中颅脑外伤的检查与诊断　　副高：熟练掌握　　正高：熟练掌握

多发伤中颅脑外伤的检查与诊断，最重要的是观察伤员的意识、生命体征、瞳孔反射及肢体活动情况。

（1）意识状态：意识是反映病情最客观的指标之一。意识障碍的程度和时间可决定脑损伤的严重程度，意识状态的改变又是脑功能改变的最重要而敏感的征象。

检查时还应注意伤员有无进行性意识障碍的情况，一旦发现伤员意识障碍加重，就应想到颅内血肿的可能。尤其要注意意识清醒患者的超早期意识变化，精神状态的异常，实际上是意识改变的先导，伤员从抑制相转为兴奋相，或从兴奋相转为抑制相，都表示意识状态开始变化，特别对出现异常躁动，或出现嗜睡加深的患者，常表明有颅内压增高和继发颅内血肿的可能，应引起高度警惕。

（2）体征：①颅内压增高的"三主征"：头痛；呕吐；视盘水肿。②生命体征：多发伤伴有颅脑损伤的伤员，由于脑水肿或颅内出血造成颅内压升高，可引起脉搏慢、呼吸慢、血压高等反应。

（3）瞳孔反射：瞳孔对光反应是包括副交感神经在内的3个神经元的反射弧。根据其解剖生理功能，瞳孔发生异常现象时可以精确定位。瞳孔变小和对光反应的变化常指示颅脑伤后病情恶化，是早期客观的警兆。医护人员必须熟悉瞳孔反射检查方法和所代表的意义。

1）伤后瞳孔进行性散大，光反射迟钝或消失，伴对侧偏瘫与昏迷，这是脑疝的表现。

2）伤后一侧瞳孔立即散大，直接、间接光反射消失，多为原发性动眼神经损伤或中脑损伤。前者伴有颅底骨折，后者伴深昏迷与对侧偏瘫。

3）伤后双侧瞳孔不等大，时大时小，伴去皮质强直，见于脑干伤；晚期双侧瞳孔散大固定伴深昏迷，表示脑疝所致继发性脑干损伤。

4）双瞳孔缩小，多为蛛网膜上腔出血刺激动眼神经；双瞳孔极度缩小伴昏迷，脑桥损伤。

（4）肢体运动障碍：脑外伤后应动态观察肢体的运动情况，以便于了解是原发性损伤还是继发性血肿所致。伤后立即出现运动障碍是原发性脑损伤所致。如出现新发的运动障碍或在原有体征上进行性加重，常提示有继发性损害。

知识点8：多发伤中胸部外伤的检查与诊断　　　副高：熟练掌握　正高：熟练掌握

在多发性创伤中，胸部创伤的发病率很高，仅次于颅脑、四肢外伤。在临床上对胸部外伤的检查与诊断并不困难，常规物理学检查、X线摄片及胸腔穿刺的方法足以能明确诊断。

（1）视诊：多发伤并胸部外伤时，要仔细观看有无反常呼吸运动及胸壁塌陷。有开放伤时注意伤口的部位、外观，以及出入口与伤口的大小等，判断有无张力性气胸或纵隔扑动。

（2）触诊：胸部损伤并有肋骨骨折，触诊的检出率很高。甚至比胸部X线检查及时准确。对皮下气肿，触诊更准确可靠。在皮下，特别是颈部皮下触到捻发音（踩雪感），常可提示有食管破裂或气管、支气管断裂。

（3）叩诊及听诊：胸部外伤伴有肺不张、血气胸，叩诊及听诊可有一定的诊断价值。

（4）胸腔穿刺：胸穿对血气胸的诊断迅速、简单、可靠，故可列为胸外伤疑有血气胸者的常规检查方法。

（5）X线检查：对胸外伤所致的肋骨骨折、血气胸、肺萎缩或不张，以及气管、纵隔的移位或气肿、膈肌破裂等，均有诊断价值。对张力性气胸或血胸应先进行紧急处理，绝不可先行X线检查后再抢救处理而延误抢救时机。

知识点9：多发伤中腹部外伤的检查与诊断　　　副高：熟练掌握　正高：熟练掌握

腹部伤关键是确定有无内脏损伤，实质脏器或大血管伤能引起严重出血及休克，常造成早期死亡；空腔脏器伤可因内容物流入腹腔中，引起腹膜炎，是伤员后期引起多脏器功能衰竭死亡的主要原因。开放伤一般诊断较易，闭合伤诊断较难，而多发伤则易漏诊、误诊，故需要准确询问受伤史及细致地检查。此时，常规的物理检查仍是外科医生判明伤情的重要手段，再结合：实验室检查、诊断性腹腔穿刺、诊断性腹腔灌洗术、B型超声检查、X线检查、CT检查等，即能确诊。腹部各个脏器伤的临床表现特点如下。

（1）肝损伤：在腹部钝性伤和穿透伤中均颇常见，且常合并腹内多脏器伤，多引起大出血和胆汁性腹膜炎，死亡率高。合并有肝后下腔静脉或肝静脉伤时，伤情最严重，仅有极少数伤员得救。

（2）脾损伤：在腹部闭合伤中，脾破裂发生率最高。真性脾破裂，约占80%，易诊断；延迟性脾破裂，约占20%，包膜完整出血量少，早期诊断较困难，1周内发病占1/2，2周内发病占3/4，最长达5年之久。伤后无典型症状，仅局部疼痛、压痛、腹腔穿刺阴性，往往需依靠B超、X线及CT等影像学检查才明确诊断。

（3）胰腺损伤：合并伤多，早期不易诊断，有时甚至在手术探查时也易漏诊。胰腺伤后常合并胰瘘、胰腺脓肿、假性胰腺囊肿等严重并发症，因此死亡率很高。凡有上腹部外伤史，有腹膜炎症状及腹膜刺激征，以至发生休克，腹腔诊断性穿刺阳性，应警惕胰腺伤的可能，

（4）胆囊及肝外胆管损伤：胆囊及肝外胆管损伤多伴有邻近脏器伤，伤情严重。有大量胆汁进入腹腔，引起严重胆汁性腹膜炎，诊断并不困难。

（5）胃损伤：除穿透伤外，闭合性胃损伤并不多见。临床上除有内出血和腹膜刺激症状外，多数胃损伤有呕血或在抽吸胃管时有血性液。穿透性胃损伤往往前后壁同时受伤。胃后壁或胃底贲门部位伤，因位置较隐蔽，显露困难，容易忽略，故需特别注意。

（6）十二指肠损伤：十二指肠位于腹腔深部，大部分在腹膜后，一般不易损伤。因周围与胆总管、胰腺、肝、胃、大血管、横结肠等相连，损伤时常伴腹内多脏器伤。即使手术中探查也易漏诊。并发症多，死亡率高。

（7）小肠损伤：小肠占腹腔内面积最大，损伤机会占空腔脏器伤的首位。由于小肠活动性大，在外力作用下活动肠段向前推进，在相对固定的肠段突然减速，产生剪力引起损伤。故闭合性小肠伤伤部常在空肠起始部，回肠末端或病理性粘连处。在火器伤中常多处穿孔，诊断不困难，但裂口小时，早期症状和体征不明显，也不一定有气腹，容易误诊。

（8）结肠损伤：结肠比小肠伤少见。结肠壁薄，血供差，不易愈合。大肠粪便含大量细菌。伤后易发生严重感染性并发症。升、降结肠后壁位于腹膜后，手术探查时易漏诊，常导致严重腹膜后感染。因此，结肠伤比小肠伤更为严重，处理原则也不同。

（9）直肠损伤：腹腔内直肠伤临床症状与结肠伤相似，主要表现腹膜刺激症状。腹膜

外直肠伤，根据不同伤部位，可引起严重盆腔蜂窝织炎、直肠后间隙感染以及坐骨直肠窝感染，加之盆腔解剖结构复杂间隙多，引流不畅，往往发生严重化脓性或厌氧性感染而致中毒性休克。直肠伤后，直肠指检可发现直肠内有出血，低位直肠伤有时可摸到破口、异物，必要时可做直肠镜检查。

知识点10：多发伤中骨与关节外伤的检查与诊断　　　副高：熟练掌握　正高：熟练掌握

多发伤中骨与关节外伤发生率很高，占60%～90%。但多发骨关节损伤至今无一个明确而被公认的诊断标准，北京急救中心蔡汝宾提出具有临床意义的诊断标准。

将人体分为24个部位：头面、胸、骨盆、脊柱各为一个部位；双侧肩、肱骨干、肘、尺桡骨干、腕手；双髋、股骨干、膝、胫腓骨干、踝足，凡伤及以上2个或2个部位以上者称为多发骨与关节损伤。按照上述诊断标准进行筛选，结果证明，诊断标准明确，易于划分，能体现多发骨与关节损伤的临床特征。

多发骨与关节损伤的诊断方法与单发者基本相同。依据临床症状及体征，如肢体功能障碍、肿胀、压痛、肢体畸形、骨的异常活动和骨擦音等，再加上X线检查即可以得出明确诊断。

知识点11：多发伤中骨盆骨折及其并发症的检查与诊断
**　　　　　　　　　　　　　　　　　　　副高：熟练掌握　正高：熟练掌握**

多发伤中骨盆骨折发生率较高，占40%～60%。骨盆骨折的诊断并不困难，X线检查不仅可明确诊断，更可了解到骨盆受伤的部位，骨折类型，还可从骨折损伤的程度来分析判断可能发生的并发症。

（1）尿道断裂或挫伤诊断依据：①伤后尿道流血或尿道外口有血迹。②膀胱胀满，但不能自动排尿。③不能插入导尿管。④肛门指检前列腺移位者多为尿道断裂。

（2）直肠破裂：严重骨盆损伤易合并直肠破裂，且有休克，直肠指检时有压痛，手指染有血迹，有时可触到破口，伤者多有腹部体征。

（3）生殖道损伤：①骨盆骨折所致的生殖道损伤多见于女性，因此，女性骨盆骨折伴生殖道损伤的早期诊断至关重要。②凡女性骨盆骨折伤员，尤其是碾碎性致伤，使小骨盆处骨折，应高度警惕生殖道损伤的可能性。③凡有血尿、阴道流尿或出血、排尿困难，应注意有膀胱、尿道、阴道损伤的可能，请有关专科会诊处理。

第五节　多发伤的治疗原则

知识点1：多发伤的现场急救原则　　　副高：熟练掌握　正高：熟练掌握

急救人员必须迅速到达现场，首要任务是去除正在威胁伤者生命安全的因素，如窒息、大出血、心搏及呼吸骤停。现场急救的关键是气道管理、心肺脑复苏、包扎止血、抗休克、骨折固定，并对所有多发伤伤员一律行颈部制动，最好用颈托固定，也可用沙袋制动。使用止血带者应记录上止血带时间，并每隔1小时放松5~10分钟。

知识点2：多发伤患者的生命支持　　　　　副高：熟练掌握　正高：熟练掌握

（1）呼吸道管理：多发伤患者如出现窒息，不及时解除，将迅速致命。建立人工气道最可靠的方法是气管插管，能完全控制气道、防止误吸、保证供氧及便于给药。对有颈椎骨折的患者，颈部不能过伸，紧急情况下可行环甲膜穿刺术，然后行气管切开术。

（2）心肺脑复苏：对于多发伤患者如伴有胸骨骨折、多发肋骨骨折、血气胸、心脏压塞、心肌破裂，可行开胸心肺复苏。

（3）抗休克治疗：多发伤患者到急诊科时大多伴有休克。在控制外出血的基础上，根据血压、脉搏、皮温、面色判断休克程度进行抗休克治疗，要迅速建立两条以上的静脉通路，必要时行深静脉穿刺置管术，便于输液和监测。

知识点3：对多发伤患者各脏器损伤的处理　　　副高：熟练掌握　正高：熟练掌握

当患者的生命体征稳定或基本稳定后，应进一步处理各系统脏器的损伤。

（1）颅脑损伤的处理：有颅脑损伤者，应注意防治脑水肿，可用20%甘露醇、呋塞米脱水，或用胶体液提高胶体渗透压。限制输液量，这与抗休克措施相矛盾，应兼顾两者，灵活掌握。如明确有颅内血肿，应尽早开颅减压，清除血肿。

（2）胸部损伤的处理：有反常呼吸者，可局部加压固定，或用呼吸机正压通气。有血气胸者，行胸腔闭式引流，当置管后一次引出1000~1500ml以上血量，或3小时内引流速度大于200ml/h，应行剖胸探查术。心脏损伤者，应及时手术修补。

（3）腹部损伤的处理：多发伤应密切注意腹部体征，必要时行B超检查或腹穿，有指征及时剖腹探查。

（4）四肢、骨盆和脊柱脊髓损伤的处理：多发伤患者90%以上合并骨折。四肢开放性骨折应尽早行清创和内固定手术；对于闭合性骨折可采用骨牵引、石膏固定等方法，待患者情况稳定后再做进一步处理。骨盆骨折合并血管、神经和盆腔内脏器损伤时，应及时手术治疗。

知识点4：多发伤手术治疗的特点　　　　　副高：熟练掌握　正高：熟练掌握

多发伤手术不同于一般情况下的手术。多发伤患者伤情危重，常伴有失血性或创伤性休克、中枢神经系统功能障碍、呼吸循环功能衰竭等多种情况。这些紊乱或功能障碍常常相互影响、形成恶性循环，及时手术可以阻断恶性循环，使患者脱离危重状态。但如果处理不当，手术本身也是一种创伤，可加重恶性循环、进而加重病情。必须严格选择手术适应证，把握手术时机，合理安排手术先后的顺序。

知识点5: 多发伤的手术类型 　　　　　　副高: 熟练掌握　　正高: 熟练掌握

（1）紧急手术: 该类手术不能拖延, 如心脏贯通伤、大血管损伤, 手术越快越好, 目的是修补出血部位, 制止大出血。这些患者入院时血压很低, 甚至测不到, 随时有生命危险, 所以需立即就地进行手术。

（2）急诊手术: 如脾破裂、肝破裂、子宫破裂、硬膜外血肿、开放性骨折、大面积清创等患者, 可拖延2～3小时, 待病情进一步诊断明确后或血压恢复到一定水平, 做好较充分的术前准备后进行手术。

（3）择期手术: 手术的目的是为了改善治疗效果, 可在生命体征完全平稳后再进行。

知识点6: 多发伤的手术顺序 　　　　　　副高: 熟练掌握　　正高: 熟练掌握

多发伤往往有两个以上的部位需要手术, 手术顺序主要根据受伤器官的严重性和重要性来决定。一般是按紧急、急性、择期的顺序, 如果同时都属紧急或急性时, 可按下列顺序进行:

（1）严重的颅脑外伤伴有胸腹内脏器损伤都需要紧急手术处理, 应分组同时进行。

（2）胸腹联合伤可同台分组行开胸及剖腹探查术。多数情况下, 胸腔内虽无大出血, 但有肺组织损伤及漏气, 可先做胸腔闭式引流, 再行剖腹探查术。如伴有脊髓受压, 可在胸腹部手术完毕后翻身行椎板减压脊髓探查术。

（3）四肢开放性骨折需急诊手术处理, 应在剖腹、剖胸术后进行, 闭合性骨折可择期处理。

（4）同时有开放伤和闭合伤, 如时间未超过8小时, 应先行处理闭合伤（无菌手术）, 再进行污染的手术（开放伤和空腔脏器破裂）。

知识点7: 多发伤Ⅰ期手术治疗的概念 　　　　副高: 熟练掌握　　正高: 熟练掌握

多发伤Ⅰ期手术治疗, 是指在伤者的生命体征稳定或趋于稳定时, 对两个或两个以上的损伤部位分组同台行手术治疗。

知识点8: 多发伤Ⅰ期手术治疗的优点 　　　　副高: 熟练掌握　　正高: 熟练掌握

多发伤Ⅰ期手术治疗与传统的分期治疗相比, 有明显的优越性: ①减少并发症的发生率, 降低死亡率; ②加速患者康复, 缩短住院时间; ③树立抢救中的整体观, 消除推诿现象。

知识点9: 多发伤的营养支持 　　　　　　副高: 熟练掌握　　正高: 熟练掌握

创伤后机体处于高代谢状态, 能量消耗增加, 大量蛋白质分解, 负氮平衡, 如不能及时纠正，患者易发生感染和MODS。因此，创伤后必须给予营养支持治疗，对消化道功能正常者，以口服为主；昏迷或不愿进食的患者，可采用鼻饲或造瘘，或给予胃肠外营养。

知识点10：多发伤的防治感染　　　　　　　副高：熟练掌握　　正高：熟练掌握

感染的防治是降低多发伤死亡率的一个重要环节。

（1）彻底清创：对于开放性创口，关键在于早期彻底清创，这是任何抗生素都无法替代的。清创是应彻底去除异物、坏死组织，逐层缝合，消灭死腔，较深的创口应留置引流管。

（2）预防院内感染：多发伤患者留置的导管比较多，如导尿管、引流管、深静脉置管、气管插管等，护理是应注意定期消毒、无菌操作，完善消毒隔离制度，增强医务人员的无菌观念。

（3）合理应用抗菌药物：要根据培养结果及药敏情况合理选择针对性的抗生素。

知识点11：多发伤并发症的治疗　　　　　　　副高：熟练掌握　　正高：熟练掌握

多发伤患者常并发休克、感染或MODS，死亡率极高，关键在于预防。一旦发生，应积极治疗。

第七篇
非创伤急诊

第三十五章　呼吸系统急诊

第一节　咯　　血

知识点1：咯血的概念	副高：熟练掌握　正高：熟练掌握

咯血（hemoptysis）是指喉腔、气管、支气管和肺组织出血，由咳嗽动作经口排出。患者常有喉部痒感，血呈弱碱性，色鲜红，泡沫状，多混有痰液，咯血后数天内仍可咳出血痰。临床根据咯血量分为：少量咯血（≤100ml/24h）和大量咯血（≥500ml/24h或一次咯血量≥200ml）。

知识点2：影响咯血患者预后凶险的因素	副高：熟练掌握　正高：熟练掌握

影响咯血患者预后凶险的因素有：①既往有肺功能障碍史；②无力咳出血块，大量血液滞留在肺部；③出血急速，大量血液丢失；④合并其他疾病等。

知识点3：咯血的机制	副高：熟练掌握　正高：熟练掌握

各种病因导致咯血的机制不同，常见的机制：①血管壁通透性增加；②血管壁侵蚀、破裂；③病变引起血管瘤破裂；④肺血管内压力增加；⑤止、凝血机制障碍；⑥机械损伤。

知识点4：咯血的病因   副高：熟练掌握   正高：熟练掌握

（1）感染：①急性支气管炎、慢性支气管炎；②坏死性肺炎：葡萄球菌、流感、肺炎克雷伯；③肺脓肿；④足分枝菌病：曲霉菌病；⑤肺结核、非结核分枝杆菌；⑥阿米巴病。

（2）支气管扩张症：①囊性纤维化；②支气管结石症。

（3）动、静脉畸形。

（4）心脏病因：①左心衰竭；②二尖瓣狭窄；③主动脉瘤；④支气管血管瘘。

（5）肺栓塞或梗死。

（6）血管炎：①肺韦格纳肉芽肿；②肺出血肾炎综合征；③系统性红斑狼疮。

（7）肿瘤：①支气管来源的癌肿；②支气管腺瘤；③支气管内良性肿物；④支气管内转移癌。

（8）外伤：①肺挫伤；②经皮肺穿刺活检；③经气管活检。

（9）药物因素：①血小板糖蛋白Ⅱb/Ⅲa拮抗药；②强效纯可卡因；③青霉胺；④呋喃妥因；⑤异氰酸。

（10）其他原因：①肺毛细血管瘤；②特发性肺含铁血黄素沉着症；③异物吸入；④支气管中心性肉芽肿。

知识点5：咯血的病史诊断   副高：熟练掌握   正高：熟练掌握

（1）询问主诉及现病史：应详细了解咯血发生的急缓、咯血量、性状，是初次还是多次，咯血前有无诱因等。伴随症状，例如，有无发热、胸痛、咳嗽、胸闷、出汗、恐惧、呼吸困难、心悸以及黄疸、皮肤黏膜出血、与月经的关系等。

要注意有时咯血量与病变严重程度并不完全一致，肺功能严重障碍或发生血块阻塞窒息时，即使少量咯血也可致命。

（2）详细系统回顾相关既往史：特别注意职业、旅游史、吸烟史；最近的胸外伤史、潜在心肺疾病、既往的上呼吸道、鼻窦或上消化道疾病史、最近的感染症状；咯血史；家族咯血史；用药史；单侧或双侧腿肿胀史等。

知识点6：依据咯血量判断病情和病因   副高：熟练掌握   正高：熟练掌握

支气管肺癌多为血痰或小量咯血（<100ml/d）；肺结核、支气管扩张、二尖瓣狭窄多为中等量咯血（100～300ml/d）；大咯血多为支气管动静脉出血（>300ml/d），常见于肺结核空洞、支气管扩张、风湿性心脏病伴重度二尖瓣狭窄等。

知识点7：咯血的伴随症状和体征   副高：熟练掌握   正高：熟练掌握

咯血的伴随症状和体征：①伴发热者多为结核、肺炎、肺脓肿等感染性疾病；②伴急性胸痛者多见肺炎、肺梗死，慢性胸痛多见于支气管肺癌等；③伴杵状指（趾）可见于支气管肺癌、支气管扩张等。

知识点8：咯血的特殊检查　　　　　　　　　副高：熟练掌握　正高：熟练掌握

（1）胸部X线片检查：多数肺疾病常规胸部X线片可发现病变，必要时可行断层摄影。胸肺CT有助于鉴别诊断。

（2）病原学检查：痰培养可检出致病菌。

（3）细胞学检查：对诊断支气管肺癌有重要帮助。

（4）纤支镜检查：可确定出血部位及咯血病因。严重心肺功能损害、大咯血时不宜进行此项检查。

（5）肺血管造影检查：肺动脉造影或选择性支气管动脉造影可明确出血部位，后者还可进行栓塞止血治疗。

（6）其他：心电图、肺核素扫描、MRI等。

知识点9：咯血的鉴别诊断　　　　　　　　　副高：熟练掌握　正高：熟练掌握

（1）呕血：为上消化道出血经口吐出，常有上腹不适、恶心症状。吐出物常为暗红血块或咖啡渣液，混有食物残渣，pH呈酸性，多伴有黑粪，有消化性溃疡、肝硬化病史或出血性胃炎病史等。咯血多见于肺结核、支气管扩张、支气管肺癌、风湿性心脏病二尖瓣狭窄等疾病，有胸闷、咽痒等。咯出血液多为鲜红色，混有泡沫痰液，pH呈碱性，数日后仍痰中带血。

（2）鼻咽口腔出血：口咽鼻腔检查多可发现出血灶。

知识点10：咯血的急诊处理原则　　　　　　副高：熟练掌握　正高：熟练掌握

咯血是急诊科常见急症之一。咯血的治疗原则是处理合理、治疗及时、避免窒息发生、结合病因治疗。具体就是迅速有效地止血；保持呼吸道通畅，防止窒息，及时对症治疗，控制病因及防止并发症。抢救的重点是保持呼吸道通畅和纠正缺氧。目前以药物治疗为主，辅以支气管动脉栓塞术及纤维支气管镜技术，必要时行肺切除术均能挽救患者生命。

知识点11：大量出血的紧急救治　　　　　　副高：熟练掌握　正高：熟练掌握

重点是控制出血，纠正低血容量及休克，防止窒息。

1. 一般性治疗

（1）严密观察病情：①绝对卧床休息，使身体与床呈40°～90°，大出血时患侧卧位。②解除患者紧张情绪，鼓励患者尽量将血咳出，毋需强忍咽下，鼓励轻轻将血咳出，避免误吸和窒息。③进一步心电监护，血压、脉搏和呼吸。④保持排便通畅，排便时禁用力或屏气，必要时甩润滑药或缓泻药。

（2）建立静脉通道：低血容量者，给予快速补液或者输血；早期、快速、足量补液三原则。根据出血量和速度，可能需要紧急配血、备血，一般备血200～1000ml。有凝血障碍可以给予新鲜冰冻血浆、血小板、冷沉淀（富含凝血因子的血浆沉淀制品）。鱼精蛋白注射液50～100mg加入生理盐水40ml中静脉滴注，每日1～2次，连续使用不超过72小时。

（3）保持呼吸道通畅：大流量吸氧，保持血氧饱和度95%以上。

（4）镇咳：原则上不用镇咳剂，但剧咳可能诱发再次出血，必要时可口服镇咳剂，如喷托维林或盐酸可待因。年老体弱、呼吸功能不全者慎用镇咳药，禁用抑制咳嗽反射和呼吸中枢的麻醉药物。

（5）镇静：患者常有恐惧、精神紧张；对无严重呼吸功能障碍者可适当给予镇静剂，口服或肌内注射地西泮，2～3次/日。严重者可用苯巴比妥口服或肌内注射，0.1克/次，必要时可重复。

2. 药物止血

（1）垂体后叶素：使肺循环压力降低而迅速止血。用法：①大咯血时以垂体后叶素6～12U加入25%葡萄糖液20～40ml缓慢静脉注射（10～15分钟内）；②持续咯血者可以垂体后叶素12～24U加入5%葡萄糖液500ml，缓慢静脉滴注。高血压、冠状动脉疾病、肺源性心脏病、心力衰竭者和孕妇应慎用。

（2）普鲁卡因：用于对垂体后叶素有禁忌者。用法：①普鲁卡因150～300mg加入5%葡萄糖液500ml缓慢静脉滴注；②普鲁卡因50mg加入25%葡萄糖液40ml，缓慢静脉注射；③用药前应作皮试，防止发生变态反应。

（3）酚妥拉明：为α受体阻滞剂，能有效扩张血管平滑肌，降低肺循环阻力及心房压、肺毛细血管楔压和左心室充盈压，有较好的止血作用。酚妥拉明10～20mg加入5%葡萄糖液250～500ml中持续静脉滴注。使用时监测血压并保持足够的血容量。

（4）纠正凝血障碍药物：常用药物：①氨基己酸，6.0g加入5%葡萄糖液250ml静脉滴注；②氨甲苯酸，100～200mg加入25%葡萄糖液40ml静脉滴注，或200mg加入5%葡萄糖液500ml静脉滴注；③氨甲环酸，250mg加入25%葡萄糖液40ml静脉注射，750mg加入5%葡萄糖液500ml静脉滴注。

（5）其他止血药物：①卡巴克洛：对毛细血管通透性有较大的抑制作用，并能增加毛细血管抵抗力和加速管壁回缩；②酚磺乙胺：有收缩肺毛细血管、增加毛细血管抵抗力和加速管壁回缩及轻微的促血小板聚集作用；③血凝酶：对纤维蛋白原的降解有选择性作用，在出血部位生理性凝血因子的作用下，纤维蛋白多聚体迅速形成稳固的纤维蛋白，在出血部位发挥凝血作用。

此外，阿托品，中药如白连粉、三七粉、云南白药等，鱼精蛋白注射液，维生素C，凝血酶原复合物等，根据病情可酌情使用。

3. 非药物止血

（1）局部止血治疗：适用于大咯血并发窒息和严重反复咯血，病情严重，肺功能较差，不适合手术治疗者。放置气管插管或使用支气管镜时应边插管边吸血，至出血部位后，将聚乙烯导管由活检孔插入至病变部位，注入低温生理盐水（4℃）50ml，留置30～60秒后吸出，重复数次，通过冷刺激使血管收缩达到止血目的，或者注入凝血酶200～400U，或去甲肾上腺素液1~2mg局部使用。

（2）支气管动脉栓塞：经股动脉放置导管，在X线透视下，将导管插到对病变区域供血的支气管动脉内，注入明胶海绵碎粒或聚乙烯醇微粒，栓塞支气管动脉，达到止血目的。

（3）手术止血：对于出血部位明确而无手术禁忌者，经多种方法止血无效时，用急诊手术止血可挽救生命。手术指征：①肺部病变引起的致命大咯血；②可能引起气道阻塞和窒息。

4. 窒息抢救　咯血窒息是导致患者死亡的主要原因，应及早识别和抢救。咯血窒息前感胸闷、气憋显著加重，唇甲发绀，面色苍白，冷汗淋漓，极度烦躁不安，甚至濒死感，随即呼吸浅促或停止。救治咯血窒息的关键在于疏通呼吸道，维持肺功能。应立即体位引流，可取头低足高45°俯卧位，迅速排出积血；用较粗有侧孔的鼻导管插入气道，边进边吸，尽量深达隆突；尽快用硬质镜气管插管，有利吸引和给氧。呼吸停止时应用呼吸兴奋剂和人工呼吸。必要时可行双腔气管插管，将健侧血吸净后，于健侧行机械通气。

第二节　支气管哮喘

知识点1：支气管哮喘的概念　　副高：熟练掌握　正高：熟练掌握

支气管哮喘（bronchial asthma），简称哮喘，是一种异质性疾病，通常表现为慢性气道炎症。有喘息，呼吸急促、胸闷和咳嗽等呼吸道病史，且随时间而变化且严重程度也有所不同，伴不同程度的呼气气流受限。

知识点2：哮喘急性发作的概念　　副高：熟练掌握　正高：熟练掌握

哮喘急性发作是指哮喘、气急、咳嗽、胸闷等症状突然发生，或原有症状加重，并以呼气流量降低为其特征，常因寒冷、空气污染、接触变应原、化学性刺激物、呼吸道感染、药物及剧烈运动而诱发。哮喘发作多数为既往已确诊的患者，也可作为首次发作。夜间及晨间多发。

知识点3：支气管哮喘的病因　　副高：熟练掌握　正高：熟练掌握

（1）外源性哮喘：尘螨、霉菌、皮毛、花粉、烟雾、刺激性气体、药物等多种致敏原可引起过敏体质者速发性或迟发性哮喘发作。

（2）内源性哮喘：气道感染、吸入冷空气或刺激性气体、药物、运动、情绪激动等均可诱发气道高反应者的哮喘发作。

知识点4：支气管哮喘的发病机制　　副高：熟练掌握　正高：熟练掌握

哮喘的发病机制不完全清楚，可概括为免疫-炎症反应、神经机制和气道高反应性及其相互作用。哮喘的炎症反应是由多种炎症细胞、炎症介质和细胞因子参与的相互作用的结果。神经因素也被认为是哮喘发病的重要环节。支气管受复杂的自主神经支配，除胆碱能神经、肾上腺素能神经外，还有非肾上腺素能非胆碱能（NANC）神经系统。支气管哮喘与β受体功能低下和迷走神经张力亢进有关，并可能存在有α-肾上腺素能神经的反应性增加，神经调节失衡，则可引起支气管平滑肌收缩。气道对各种刺激因子出现过强或过早的收缩反应，是哮喘患者发生发展的另一个重要因素，目前普遍认为气道炎症是导致气道高反应性的重要机制之一，当气道受到变应原或其他刺激后，由于多种炎症细胞、炎症介质和细胞因子的参与，气道上皮的损害和上皮下神经末梢的裸露等而导致气道高反应性。

| 知识点5：支气管哮喘的病理 | 副高：熟练掌握 正高：熟练掌握 |

疾病早期，因病理的可逆性，在解剖学肉眼观很少见到器质性改变。

随着疾病发展，病理学变化逐渐明显。肉眼可见肺膨胀及肺气肿，肺柔软疏松有弹性，支气管及细支气管内含有黏稠痰液及黏液栓。支气管壁增厚、黏膜肿胀充血形成皱襞，黏液栓塞局部可出现肺不张。显微镜下可见气道上皮下有肥大细胞、肺泡巨噬细胞、嗜酸性粒细胞、淋巴细胞与中性粒细胞浸润。气道黏膜下组织水肿，微血管通透性增加，支气管内分泌物潴留，支气管平滑肌痉挛，纤毛上皮细胞脱落，基底膜露出，杯状细胞增殖及支气管分泌物增加等病理改变。若哮喘长期反复发作，表现为支气管平滑肌肌层肥厚，气道上皮细胞下纤维化、基底膜增厚等，致气道重构和周围肺组织对气道的支持作用消失。

| 知识点6：支气管哮喘急性发作的致命危险因素 | 副高：熟练掌握 正高：熟练掌握 |

支气管哮喘急性发作致命危险因素：①哮喘发作不稳定；②急诊处置3次以上；③入院治疗2次以上；④过去一年中有住ICU或气管内插管病史；⑤伴有心脏病、HIV阳性或精神病。

| 知识点7：支气管哮喘急性发作的临床表现 | 副高：熟练掌握 正高：熟练掌握 |

急性发作表现为不同程度的呼吸困难。

（1）轻度发作仅活动时气短，可平卧。呼吸稍快，无出汗，肺部有中度喘鸣音。

（2）中度发作稍事活动即有气短，喜坐位，伴有出汗、焦虑或烦躁。心率增快，呼吸快而费力，肺部有明显哮鸣音。

（3）重度发作者休息时也有气短，常前倾坐位、烦躁不安、大汗、发绀等。呼吸频率>30次/分，辅助呼吸肌活动及胸骨上窝凹陷。常有奇脉，心率明显增快（>120次/分），肺部显著哮鸣音。

（4）极重度发作者上述症状加重，不能讲话，常转入嗜睡或意识模糊，甚至抽搐、昏迷，呼吸肌疲劳，胸腹矛盾运动，心动过缓，呼吸减慢甚至停止。肺部哮鸣音反而减低或不能闻及。

知识点 8：支气管哮喘的检查　　　　　副高：熟练掌握　　正高：熟练掌握

（1）实验室检查

1）血气分析：轻度时 $PaCO_2$、SaO_2 在正常范围；中度时 SaO_2 下降，但 $>90\%$，$PaCO_2$ 正常；重度及极重度发作时 $PaO_2 < 60mmHg$，$PaCO_2 > 45mmHg$，$SaO_2 < 90\%$。

2）肺功能：轻度发作者用支气管舒张剂后 PEF 或 FEV_1（1秒钟用力呼气量/用力肺活量）在 $70\% \sim 80\%$；中度为 $50\% \sim 70\%$；重度 $<50\%$。

3）血常规：嗜酸性粒细胞可增多。合并感染时白细胞总数及中性粒细胞可增多。

4）痰中可见较多嗜酸性粒细胞。血清 IgE 和嗜酸性粒细胞阳离子蛋白（ECP）增高。

（2）特殊检查

1）胸部 X 线片：常显示"条索状浸润，双肺过度充气"征象，对伴有胸痛的急性哮喘患者需查胸片，以除外气胸及纵隔气肿，尤其有皮下气肿时。

2）心电图：急性哮喘患者常见窦性心动过速或室上性心动过速，提示可能有茶碱中毒。

知识点 9：支气管哮喘的诊断标准　　　　　副高：熟练掌握　　正高：熟练掌握

（1）反复发作喘息、气急、胸闷或咳嗽，夜间及晨间多发，多与接触变应原、冷空气、理化性刺激以及病毒性上呼吸道感染、运动等有关。

（2）发作时在双肺可闻及散在或弥漫性、以呼气相为主的哮鸣音，呼气相延长。

（3）上述症状和体征可经治疗缓解或自行缓解。

（4）除外其他疾病所引起的喘息、气急、胸闷和咳嗽。

（5）临床表现不典型者（如无明显喘息或体征），应至少具备以下一项试验阳性。①支气管激发试验或运动激发试验阳性；②支气管舒张试验阳性，FEV_1 增加 $>12\%$，且 FEV_1 增加绝对值 $>200ml$；③最大呼气流量（PEF）日内变异率 $\geqslant 20\%$。

符合上述症状和体征，同时具备气流受限客观检查中的任一条，并除外其他疾病所引起的喘息、气急、胸闷和咳嗽，可以诊断为支气管哮喘。

知识点 10：支气管哮喘临床分期　　　　　副高：熟练掌握　　正高：熟练掌握

根据临床表现哮喘可分为急性发作期、慢性持续期和临床缓解期，慢性持续期是指每周均不同频度和/或不同程度地出现症状（喘息、气急、胸闷、咳嗽等）；临床缓解期系指经过治疗或未经治疗症状、体征消失，肺功能恢复到急性发作前水平，并维持 3 个月以上。

知识点 11：支气管哮喘急性发作临床分级　　　　　副高：熟练掌握　　正高：熟练掌握

哮喘发作时肺功能恶化以呼气流量降低为特征，通过患者的症状、肺功能及动脉血气分析可对其急性发作的严重程度进行分级（表35-1）。

表35-1　支气管哮喘急性发作时病情严重程度分级

临床特点	轻度	中度	重度	危重度
气短	步行、上楼时	稍事活动	休息时	
体位	可平卧	喜坐位	端坐呼吸	
讲话方式	连续成句	单词	单字	不能讲话
精神状态	可有焦虑，尚安静	时有焦虑或烦躁	常有焦虑、烦躁	嗜睡或意识模糊
出汗	无	有	大汗淋漓	
呼吸频率	轻度增加	增加	常>30次/分	
辅助呼吸肌活动及三凹征	常无	可有	常有	胸腹矛盾呼吸
哮鸣音	散在，呼吸末期	响亮、弥散	响亮、弥散	减弱，乃至无
脉搏（次/分）	<100	100～200	>120	变慢或不规则
奇脉	无	可有	常有（成人）	无，提示呼吸肌疲劳
最初支气管舒张剂治疗后PEF占预计值或个人最佳值百分比	>80%	60%～80%	<60%或100L/min或作用时间<2小时	
静息状态下PaO$_2$（mmHg）	正常	≥60	<60	<60
静息状态下PaCO$_2$（mmHg）	<45	≤45	>45	>45
静息状态下SaO$_2$（%）	>95	91～95	≤90	≤90
pH				降低

注：只要符合某一程度的某些指标，无需满足全部指标，即可提示为该级别的急性发作；PEF：呼气峰流速；PaO$_2$：动脉血氧分压；PaCO$_2$：动脉二氧化碳分压；SaO$_2$：动脉血氧饱和度

知识点12：支气管哮喘的鉴别诊断　　　　副高：熟练掌握　　正高：熟练掌握

（1）心源性哮喘：常见于高血压、冠心病、重度二尖瓣狭窄等，咳粉红色泡沫痰，两肺有广泛哮鸣音和湿啰音。左心扩大，心率增快，心尖部舒张期奔马律。胸部X线片可见肺水肿表现。强心、扩管、利尿治疗有效。必要时可试用氨茶碱解痉，但忌用肾上腺素。

（2）肺嗜酸性粒细胞浸润症：哮喘症状较轻，常有发热，胸部X线片可见多发性、此起彼伏的淡薄斑片浸润阴影。肺活检有助于鉴别诊断。

（3）还需与喘息型支气管炎、支气管肺癌相鉴别。

知识点13：支气管哮喘急性发作的急诊处理　　　副高：熟练掌握　　正高：熟练掌握

哮喘急性发作时程度轻重不一，可在数小时或数天内出现，偶尔可在数分钟内即危及生命，依患者病情轻重分轻度、中度、重度和危重度四个等级，治疗的目的在于尽快缓解症状、解除气流受限和改善低氧血症，恢复肺功能，同时还应制定长期治疗方案以防再次急性发作，防治并发症。故在处理急性发作哮喘时，要对病情正确评估，以便及时有效的紧急治疗。

哮喘急性发作后，首先应脱离变应原，避免诱发及危险因素的接触和暴露，呼吸困难的患者给予氧疗。仅在机械通气时使用镇静剂。接诊后，医生应进行病史询问、查体（了解辅助呼吸肌活动情况、心率、呼吸频率、听诊）和辅助检查［PEF或FEV$_1$、SpO$_2$监测、动脉血气分析］，对哮喘诊断进一步确认，并做初步评估。同时，尽快给以吸氧、SABA（或联合异丙托溴铵）和激素等治疗，1小时后再次评估患者对初始治疗反应，根据反应不同进行进一步治疗。

（1）支气管舒张剂：首选吸入SABA治疗，反复使用SABA是治疗急性发作最有效的方法。给药方式可用压力定量气雾剂经储雾给药，或使用SABA的雾化溶液经喷射雾化装置给药。初始治疗阶段，推荐间断（每20分钟）或连续雾化给药，随后根据需要间断给药（每4小时1次）。

（2）激素的应用：对SABA初始治疗反应不佳或疗效不能维持，或在控制药物治疗基础上发生急性发作的患者，应尽早使用糖皮质激素。轻中度推荐使用泼尼松龙0.5～1mg/kg或等效剂量的其他全身激素口服5～7天；严重的急性发作或不宜口服激素的患者，可以静脉给药。推荐用法：甲泼尼龙80～160mg/d，或氢化可的松400～1000mg/d分次给药。

（3）氧疗：对低氧血症（氧饱和度＜90%）和呼吸困难的患者可给予控制性氧疗，使患者的氧饱和度维持在93%～95%。

（4）其他：大多数哮喘急性发作并非由细菌感染引起，应严格控制抗生素使用指征。

（5）治疗评估和后续处理：经初始足量的支气管舒张剂和激素治疗后，如果病情继续恶化需进行再评估，考虑是否转入ICU治疗。初始治疗显著改善，PEF或FEV1占预计值百分比恢复到个人最佳值60%以上可回家继续治疗。

其中，急性重度和危重哮喘患者经过上述药物治疗后，若临床症状和肺功能无改善甚至继续恶化，应迅速缓解支气管痉挛和控制呼吸道炎症，纠正低氧血症和呼吸衰竭，及时发现和处理并发症。指征主要包括：意识改变、呼吸肌疲劳、PaCO$_2$≥45mmHg等。若无创通气无改善则及早行气管机械通气。

知识点14：支气管哮喘非急性发作的治疗　　　　副高：熟练掌握　　正高：熟练掌握

一般哮喘经过急性期治疗症状得到控制，但哮喘的慢性炎症病理生理改变仍然存在，因此，哮喘的长期治疗十分重要。

（1）哮喘患者的教育与管理：鼓励哮喘患者与医护人员建立伙伴关系，在医生指导下患者要学会自我管理、学会控制病情。应对每个哮喘患者进行详细知识普及，应使患者了解或掌握以下内容：①相信通过长期、适当、充分的治疗，完全可以有效地控制哮喘发作；②了解哮喘的激发因素，结合每个人具体情况，找出各自的促激发因素以及避免诱因的方法；③简单了解哮喘的本质和发病机制；④熟悉哮喘发作先兆表现及相应处理办法；⑤学会在家中自行监测病情变化，并进行评定，重点掌握峰流速仪的使用方法，有条件的应记录哮喘日记；⑥学会哮喘发作时进行简单的紧急自我处理方法；⑦了解常用平喘药物的作用、正确用量、用法、不良反应；⑧掌握正确的吸入技术（MDI或SPacer用法）；⑨知道什么情况下应去医院就诊；⑩与医生共同制定出防止复发、保持长期稳定的方案。

（2）哮喘的长期治疗方案：哮喘的长期治疗应以患者的病情严重程度为基础，根据其控制水平类别选择适当的治疗方案。哮喘药物的选择既要考虑药物的疗效及其安全性，也要考虑患者的实际状况，如经济收入和当地的医疗资源等。要为每个初诊患者制定哮喘防治计划，定期随访、监测，改善患者的依从性，并根据患者病情变化及时修订治疗方案。哮喘患者长期治疗方案分为5级（表35-2）。

表35-2 哮喘患者长期治疗方案

降级 ←————治疗级别————→ 升级

第1级	第2级	第3级	第4级	第5级
	哮喘教育、环境控制			
按需使用短效β₂受体激动药	按需使用短效β₂受体激动药			
控制性药物	选用一种	选用一种	加用一种或以上	加用一种或两种
	低剂量的ICS	低剂量的ICS加LABA	中高剂量的ICS加LABA	口服最小剂量的糖皮质激素
	白三烯调节药	中高剂量的ICS	白三烯调节药	抗IgE治疗
		低剂量的ICS加白三烯调节药	缓释茶碱	
		低剂量的ICS加缓释茶碱		

从第2级到第5级的治疗方案中都有不同的哮喘控制药物可供选择，医师应该按需使用，以迅速缓解哮喘症状。对以往未经规范治疗的初诊哮喘患者可选择第2级治疗方案，哮喘患者症状明显，应直接选择第3级治疗方案。如果使用该治疗方案不能够使哮喘得到控制，治疗方案应该升级治疗直至达到哮喘控制为止。当哮喘控制并维持至少3个月后，治疗方案可考虑降级。若患者使用最低剂量控制药物达到哮喘控制1年，并且哮喘症状不再发作，可考虑停用药物治疗。

由于哮喘的复发性以及多变性，需不断评估哮喘的控制水平，治疗方法则依据控制水平进行调整。通常情况下，患者在初诊后2～4周回访，以后每1～3个月随访一次，出现哮喘发作时应及时就诊。

知识点15：支气管哮喘并发症的处理　　　　　　副高：熟练掌握　　正高：熟练掌握

（1）呼吸衰竭：哮喘发作因气道阻塞和缺氧可导致呼吸衰竭，应尽早行动脉血气分析，采取改善通气、给氧，严重时给予呼吸支持治疗。

（2）黏液栓阻塞和肺不张：哮喘严重发作时，黏液腺分泌明显增加，患者张口呼吸，大汗淋漓，使体液耗损过多，增加分泌液黏稠度，且纤毛、黏液传输功能明显下降。给予充分补液，化痰药及有效吸痰等。

（3）气胸和纵隔气肿：哮喘急性发作时肺过度充气，肺内压力增加，使哮喘已并发的肺大疱破裂形成自发性气胸。另外，气体亦可进入肺间质，沿支气管血管束至肺门进入纵隔引起纵隔气肿。出现气胸时宜尽早行胸膜腔穿刺或胸腔闭式引流排气。

（4）呼吸、心脏骤停：哮喘急性发作最严重的并发症是呼吸、心脏骤停，立即气管插管，行心肺复苏。

第三节　气　胸

气胸

| 知识点1：气胸的概念 | 副高：熟练掌握　正高：熟练掌握 |

气胸是自发性或外伤导致脏层或壁层胸膜破裂，引发空气进入胸膜腔内并积聚过多，对正常肺组织产生压迫所造成的病症。

| 知识点2：气胸的分类 | 副高：熟练掌握　正高：熟练掌握 |

1. 按照原因或发生机制分类

（1）自发性气胸：是指无外伤或人为因素情况下，脏层胸膜破裂，气体进入胸膜腔导致胸腔积气而引起的病理生理状况，其大多因肺大疱自发性破裂所致。肺无明显病变由胸膜下气肿疱破裂形成者称特发性气胸。其好发生于身材瘦长的年轻男性（20岁～35岁），且吸烟者较易发生。

（2）继发性气胸：继发于肺结核等胸膜及肺疾病者（如慢性阻塞性肺疾病、气喘、肺炎、肺癌等）称继发性气胸。其常见原因肺部本身的疾病导致肺组织较为脆弱，而易于破裂产生气胸。

（3）外伤性气胸：由于胸部外伤（针刺误伤、穿刺、手术也包括在内）引起的称外伤性气胸。

（4）月经性气胸：是自发性气胸的一种特殊类型，临床上以女性患者在月经周期反复发作的自发性气胸为特征。月经性气胸为子宫内膜异位症的少有并发症，大部分患者35～45岁。其气胸往往发生于月经来潮后48小时内，且常发生于右胸。

2. 按病理生理变化划分

（1）闭合性（单纯性）：损伤后空气进入胸腔，伤口闭合，空气不再进出，伤侧肺萎缩。

（2）开放性（交通性）：胸壁有开放性伤口，呼吸时空气经伤口自由进出胸膜腔，伤侧肺完全萎缩，纵隔移位，健侧肺受压。呼吸时纵隔摆动，呼吸时气体往返于伤侧肺和健侧肺之间，呼吸死腔增加。

（3）张力性（高压性）：肺或支气管裂口呈活瓣状，每当吸气时气体进入胸腔，呼气时不能排出（裂口呈活瓣状，空气只进不出），故患肢肺进行性压缩，纵隔明显移位，健侧肺也受压迫，迅速发生呼吸循环衰竭致死。

| 知识点3：气胸的发病机制 | 副高：熟练掌握　正高：熟练掌握 |

正常双肺表面覆盖着两层胸膜，两层胸膜之间构成了一个密闭的胸膜腔，里面有少量

浆液起润滑作用，密闭的胸膜腔内的压力低于大气压而呈负压，这种负压帮助肺泡扩张吸进空气。在正常的呼吸过程中，胸膜腔内的压力都维持负压，系胸廓向外扩张，肺向内弹性回缩对抗产生的。在平静呼吸中，其吸气时的胸膜腔内压为 $-8 \sim -9mmHg$，而呼气时为 $-3 \sim -6mmHg$，这种负压的维持主要是依靠胸膜上的微血管不断地吸收胸膜腔内的水分。

胸腔内出现气体仅在3种情况下发生：①肺泡与胸腔之间产生破口，气体将从肺泡进入胸腔直到压差消失或破口闭合。②胸壁创伤产生与胸腔的交通，也出现同样的结果。③胸腔内有产气的微生物。临床上主要见于前两种情况。

气胸时失去了负压对肺的牵引作用，甚至因正压对肺产生压迫，使肺失去膨胀能力，表现为肺容积缩小、肺活量减低、最大通气量降低的限制性通气功能障碍。由于肺容积缩小，初期血流量并不减少，产生通气或血流比例下降，导致动静脉分流，出现低氧血症。大量气胸时，由于失去负压吸引静脉血回心，甚至胸膜腔内正压对血管和心脏的压迫，使心脏充盈减少，心排血量降低，引起心率加快、血压降低，甚至休克，张力性气胸可引起纵隔移位，致循环障碍，甚至窒息死亡。

知识点4：气胸的症状	副高：熟练掌握　　正高：熟练掌握

任何原因导致空气进入到胸腔内即为气胸，气胸症状轻重与气胸发生快慢、肺组织压缩程度及肺部原发病情况有关。有90%左右的患者有临床症状。

（1）胸痛或肩部转移性疼痛：典型者多突发胸痛，性质为锐痛或刺痛，可向腋下、肩臂放射。

（2）呼吸困难：为第二常见的症状，可伴有胸闷、呼吸急促，与肺被压缩的范围有关，尤其是并有张力性气胸时更明显。青壮年肺脏本身无明显病变，肺功能良好，一侧肺部萎陷 <20% 者，无任何表现；当一侧肺部萎陷90%才出现轻度呼吸困难。原有慢性肺病、体弱、年老者，肺压缩仅10%，也可出现严重的呼吸困难。有时还会出现进行性呼吸困难。

（3）部分患者有咳嗽、咯血、胸部紧缩感、全身倦怠。

（4）休克：多发生于张力性气胸而未及时抢救的患者。患者除呼吸困难加重外，有发绀、满头大汗、四肢发凉、脉搏细弱、血压下降，可很快昏迷、死亡。

知识点5：气胸的体征	副高：熟练掌握　　正高：熟练掌握

少量或局限性气胸多无阴性体征。

肺组织压缩>30%时，患侧胸廓呼吸运动减弱。肋间隙饱满，叩诊呈鼓音，呼吸音减弱或消失。右侧气胸时肝浊音界消失；左侧气胸时心浊音界消失，可闻及与心搏一致的噼啪音，即Hamman征。少量气胸需仔细体检，局部仅叩诊反响增强或呼吸音减弱。大量气胸时常有呼吸增快及气管向健侧偏移。张力性气胸者呼吸困难明显，常在头颈、胸及腹部有皮下气肿的捻发感。严重自发性血气胸者多有心动过速、面色苍白、下胸叩诊呈实音，甚至血压下降等表现。

知识点6：特殊情况气胸的临床表现 　　　副高：熟练掌握　正高：熟练掌握

（1）开放性气胸：胸膜破口持续开启，吸气和呼气时，空气自由进出胸膜腔。患侧胸膜腔内压力与大气相同，抽气后观察数分钟，压力并不降低。

（2）张力性气胸：心脏、气管及纵隔腔移向对侧，严重呼吸困难、发绀、低血压、心搏加速等，甚至因呼吸及循环衰竭而呈休克状态。

（3）血气胸：除了一般征象外，同时有血液丧失征象及胸腔积液增加表现。发生的原因一般最多是外伤，也可能是由于肺与壁胸膜存在粘连，气胸后萎陷的肺脏使粘连处撕裂，以致引起壁胸膜出血；很少的情况可由下锁骨静脉撕裂而流血；对于已萎陷的肺，其肺内的血压低，且流量少，故由脏层胸膜出血的机会很少。当大量出血或出血不止时，即需实施开胸探查术。

（4）脓气胸：除了一般征象外，伴有发热、毒血症及胸膜液增加。较多见于因肺脓肿、肺结核或食管破裂等引起的继发、自发性气胸，少数原发自发性气胸也可能因为感染而致。

（5）双侧气胸：纵隔腔仍位于中央，两侧叩响增强，急性呼吸窘迫。

（6）胸腔积液：约20%气胸伴有胸腔积液。较常见于因肺结核、肺炎或肺脓肿引起的继发性气胸。由自发性气胸并发的胸腔积液，可能是由胸膜腔的空气对胸膜的刺激，而引起微血管的渗透力增高所致。

（7）纵隔气肿与皮下气肿：气体积聚在纵隔间隙可压迫纵隔大血管。出现干咳、呼吸困难、呕吐及胸骨后疼痛，并向双肩或双臂放射。疼痛常因呼吸运动及吞咽动作而加剧。患者发绀、颈静脉怒张、脉速、低血压、心浊音界缩小或消失、心音遥远、心尖部可听到清晰的与心搏同步的"卡塔"声（Hamman征）。X线检查于纵隔旁或心缘旁（主要为左心缘）可见透明带。气体进入胸部或腹部皮下组织，导致皮下气肿。高压性气胸抽气或闭式引流后，亦可沿针孔或切口出现胸壁皮下气肿或全身皮下气肿及纵隔气肿。皮下气肿典型表现是局部肿胀，按压时会有捻发声和握雪感。

知识点7：气胸的实验室检查及其他监测指标 　　　副高：熟练掌握　正高：熟练掌握

（1）胸部X线检查：X线胸片检查是诊断气胸的重要方法，可显示肺受压程度，肺内病变情况以及有无胸膜粘连、胸腔积液及纵隔移位等。为了解气胸的全面情况，需包括正面和侧面片。

气胸发生时肺被气体压缩，于壁层与脏层胸膜之间形成气胸区，此区无肺纹理，透量度明显增高，被压缩的肺组织和脏层胸膜显示为一层纤细的线状边缘，称为气胸线。肺被压缩的程度与胸腔内气体多少成正比，从而可确定气胸的存在与肺压缩的程度有关，被压缩的肺向肺门处萎缩，透亮度减低。气胸量愈多，则肺被压缩愈明显，严重被压的肺可成为附着于肺门周围的一块软组织影，与肺不张相似。气胸量不同可出现不同程度同侧胸廓加宽。大量气胸可将肺完全压缩，肺门区出现密度均匀的软组织影。纵隔可向健侧移位，患侧膈下降，肋间隙增宽。张力性气胸时，纵隔、气管移位及纵隔摆动，甚至可出现纵隔疝。健侧肺可有代偿性肺气肿。发生胸膜粘连，可见条状粘连带影。多处粘连，可将气胸分隔为多房局限性气胸。

（2）胸部CT检查：CT检查一般不作为常规检查，但CT对辨别小量气胸、局限性气胸有很高的敏感性和特异性。CT检出气胸的敏感性受扫描器、层厚和观察者经验等因素的影响。高分辨率CT（HRCT）能克服众多不利因素，尤其在诊断<0.5cm的病变时，准确性大为提高。根据同侧肺部大疱数量和ELS积分，CT还可预测气胸复发的危险性。

（3）血气分析：对肺压缩>20%者可出现低氧血症。

（4）胸腔穿刺测压：有助判断气胸的类型。

（5）胸腔镜检查：对慢性、反复发作的气胸，有助于弄清肺表面及胸膜病变情况。

（6）血液学检查：无并发症时无阳性发现。

（7）心电图检查：气胸患者心电图变化主要是大量空气包绕在心脏的周围，两侧胸膜腔内的压力突然发生变化，心脏在胸腔中的位置发生变化，造成心电向胸壁传导减低所致。左侧气胸心电图较多出现低电压、重度顺时针向转位。右侧气胸有时出现电轴右偏、低电压、轻度顺时针向转位。心电图变化在肺萎缩严重者更为明显，并随气胸治疗好转或痊愈均恢复正常。

（8）肺功能检查：急性气胸肺萎缩大于20%时，肺容量和肺活量减低，出现限制性通气功能障碍。萎缩的肺泡无通气，但血液灌流仍正常，肺动脉内静脉血得不到充分氧合而进入肺静脉内，引起右至左分流，产生缺氧。随后，由于萎缩肺血流减少，分流不再存在，缺氧减轻。慢性气胸主要表现为肺容量减少、肺活量降低、肺顺应性下降、呈限制性通气障碍。

知识点8：气胸的诊断	副高：熟练掌握 正高：熟练掌握

（1）突发一侧胸痛，伴有呼吸困难和气胸体征，即可做出初步诊断。

（2）X线显示气胸征是确诊依据。

（3）在无条件或病情危重不允许做X线检查时，可在患侧胸腔积气体征最明确处试穿，抽气测压，若为正压且抽出气体，说明有气胸存在，即应抽出气体以缓解症状，并观察抽气后胸腔内压力的变化以判断气胸类型。

知识点9：气胸的鉴别诊断	副高：熟练掌握 正高：熟练掌握

（1）急性心肌梗死：左侧自发性气胸胸痛应与急性心肌梗死鉴别。后者无气胸征，有心电图、cTNI等心肌坏死标志物的动态变化。

（2）急性胸膜炎：无气胸体征，多有发热，X线胸片检查见胸膜炎或胸腔积液表现。

（3）支气管哮喘发作：肺部有哮鸣音，无气胸体征，但应警惕其并发气胸。

（4）急性肺栓塞：常有下肢深静脉血栓或盆腔静脉炎、骨折、房颤或长期卧床史。体检无气胸征。胸痛同时伴有发热、咯血、呼吸困难。CT、MRI及核素扫描等有助于鉴别。

知识点10：自发性气胸的急诊处理	副高：熟练掌握 正高：熟练掌握

治疗方法的选择取决于患者临床特征和病情。

（1）给氧：对于临床稳定且首发、少量气胸（胸片显示肺和胸壁间距≤2～3cm）可以观察；对所有住院的气胸患者辅助供氧治疗，以加快胸膜腔内气体的再吸收，应采用面罩给氧。

（2）胸膜腔排气：对大量气胸（胸膜线与胸壁顶之间的气体边缘宽度≥3cm）或伴有明显呼吸困难、低氧血症或剧烈疼痛的患者采取穿刺排气。

对临床上稳定的原发性大量气胸患者，建议针刺抽气，临床上不稳定患者应置入胸腔导管；对存在基础肺部疾病的继发性气胸患者，治疗方式取决于气胸量，但通常优选胸膜腔造口术并置入导管或猪尾状导管而非针刺抽吸；对复发性原发性气胸患者应以胸腔闭式引流术使肺张开，后行手术干预。

（3）手术干预：手术包括将脏层胸膜上破裂的肺小泡或撕裂口予以钉合或缝合，并切除异常的肺组织（若存在）。所用式式包括电视辅助胸腔镜手术（VATS）、小切口开胸手术以及常规开胸手术。原发性自发性气胸的外科治疗建议首选微创胸腔镜手术，根据个人经验和医院条件可选择单孔、多孔、插管和非插管等多种手术和麻醉方式。原发自发性气胸外科手术，不建议常规进行胸膜固定。继发自发性气胸患者由于年龄大，肺部基础病变复杂，应慎重选择微创，可视术中病灶的处理确实程度附加胸膜固定等手术。

知识点11：特殊气胸和并发症的治疗　　　　副高：熟练掌握　正高：熟练掌握

（1）纵隔气肿和皮下气肿的治疗：皮下气肿和纵隔气肿随着胸膜腔内气体排出减压而能自行吸收。吸入浓度较高的氧气可以加大纵隔内氧的浓度，有利于气肿的消散。纵隔气肿张力过高而影响呼吸和循环者，可进行胸骨上窝穿刺或切开排气。

（2）脓气胸：病情多危重，常有支气管胸膜瘘形成。脓液中可找到病原菌，除适当应用抗生素（局部和全身）外，应插管引流，胸腔内生理盐水冲洗，必要时尚应根据具体情况考虑手术。

（3）血气胸：肺完全复张后，出血多能自行停止，若继续出血不止，除抽气排液和适当输血外，应考虑开胸结扎出血的血管。

（4）月经性气胸：目前多数人支持生理假说理论，可使用抑制排卵的药物控制（如口服避孕药物、达那唑、促性腺激素释放激素类似物等），主要通过抑制排卵达到治疗目的。若无效则依常规方式治疗。

第四节　急性肺栓塞

知识点1：肺栓塞的概念　　　　　　　　　　　　　　副高：掌握　正高：掌握

肺栓塞（pulmonary embolism，PE）是由内源或外源性栓子阻塞肺动脉引起肺循环和右心功能障碍的临床综合征，包括肺血栓栓塞、脂肪栓塞、羊水栓塞、空气栓塞、肿瘤栓塞等。

知识点2：肺血栓栓塞症的概念　　　　　副高：掌握　正高：掌握

肺血栓栓塞症（pulmonary thromboembolism，PTE）是肺栓塞的一种类型，是来自静脉系统或右心的血栓阻塞肺动脉或其分支所致的疾病，以肺循环和呼吸功能障碍为其主要临床和病理生理特征。肺血栓栓塞症为PE最常见的类型，占急性肺栓塞中的绝大多数，通常所称的肺栓塞即指肺血栓栓塞症。

知识点3：肺栓塞的栓子来源　　　　　　　副高：掌握　正高：掌握

（1）血栓：70%～90%是由于深静脉血栓脱落后随血液循环进入肺动脉及其分支。原发部位以下肢深静脉为主，盆腔静脉血栓是女性肺栓塞的重要来源，多发生于妇科手术后、盆腔疾病等，极少数血栓来自右心房、右心室的附壁血栓。

（2）细菌性栓子：见于感染性心内膜炎、起搏导管感染及骨髓炎等。

（3）癌栓：以肺、胰腺、消化道和生殖系恶性肿瘤易发，白血病、淋巴瘤等也可发生。

（4）脂肪栓：多见于下肢长骨骨折，也见于心肺复苏术后、体外循环术等。

（5）其他：羊水、空气、寄生虫卵及成虫等也是栓子的常见来源。

知识点4：急性肺栓塞的易患因素和发病条件　　副高：掌握　正高：掌握

（1）年龄：50～65岁发病率最高，致命性发病中约90%的患者在50岁以上。

（2）心脏病：40%病例有心脏病，尤以风湿性心脏病最多见。

（3）长期卧床、严重创伤、大手术后、静脉曲张、长时间乘车乘飞机等。

（4）肥胖、癌肿、妊娠、口服避孕药。

知识点5：急性肺栓塞的发病机制与病理生理　　副高：掌握　正高：掌握

肺栓塞发生后，栓子阻塞肺动脉及其分支，可由其直接阻塞作用引起呼吸生理及血流动力学改变，也可由心肺的反射效应以及神经体液介质的变化导致多种功能代谢异常。肺栓塞对机体的影响主要取决于栓子的性质、肺动脉堵塞的范围和速度以及是否存在心肺基础疾患。

血栓阻塞肺动脉及其分支达一定程度后，通过机械阻塞作用，加之神经体液因素和低氧所引起的肺动脉收缩，导致肺循环阻力增加、肺动脉高压；右心室后负荷增高，右心室壁张力增高，至一定程度引起急性肺源性心脏病，右心室扩大，可出现右心功能不全，回心血量减少，静脉系统淤血；右心扩大致室间隔左移，使左心室功能受损，导致心排血量下降，进而可引起体循环低血压或休克，主动脉内低血压和右心房压升高，使冠状动脉灌注压下降，心肌血流减少，特别是心室内膜下心肌处于低灌注状态，加之PTE时心肌耗氧增加，可致心肌缺血，诱发心绞痛。

栓塞部位的肺血流减少，肺泡无效腔量增大；肺内血流重新分布，通气或血流比例失调；右心房压升高可引起功能性闭合的卵圆孔开放，产生心内右向左分流；神经体液因素可引起支气管痉挛；毛细血管通透性增高，间质和肺泡内液体增多或出血；栓塞部位肺泡表面活性物质分泌减少，肺泡萎陷，呼吸面积减小；肺顺应性下降，肺体积缩小并可出现肺不张；如累及胸膜，则可出现胸腔积液。以上因素导致呼吸功能不全，出现低氧血症，代偿性过度通气（低碳酸血症）或相对性低肺泡通气。

由于肺组织接受肺动脉、支气管动脉和肺泡内气体弥散等多重氧供，故PTE时很少出现肺梗死。如存在基础心肺疾病或病情严重，影响到肺组织的多重氧供，才有可能导致肺梗死。

急性肺栓塞所致病情的严重程度取决于以上机制的综合作用。血栓的大小和数量、多个血栓的递次栓塞间隔时间、是否同时存在其他心肺疾病、个体反应的差异及血栓溶解的快慢，对发病过程和预后有重要影响。

若急性肺栓塞后肺动脉内血栓未完全溶解或反复发生PTE，则可能形成慢性血栓栓塞性肺动脉高压（CTEPH），继而出现慢性肺源性心脏病，右心代偿性肥厚和右心衰竭。

知识点6：急性肺栓塞的临床表现　　　　　　　　　　副高：掌握　正高：掌握

（1）症状

1）急性肺源性心脏病（肺心病）：表现为突发呼吸困难、发绀、濒死感、右心衰竭、低血压、肢端湿冷，见于突然栓塞2个肺叶以上的患者。

2）肺梗死：表现为突发胸痛、呼吸困难、咯血及胸膜摩擦音或胸腔积液。

3）不能解释的呼吸困难：原因不明的呼吸困难及气促，尤以活动后明显，是肺栓塞最常见的临床表现之一。

4）慢性反复性肺血栓栓塞症：发病隐匿、进展缓慢的重度肺动脉高压和右心功能不全。

5）猝死：少部分患者表现为猝死，常见于大块栓子栓塞肺动脉主干。

（2）体征

1）肺部体征：常出现呼吸急促、发绀、肺部啰音等，也可以在合并肺不张或胸腔积液时出现相应的体征。此外，有相当一部分患者无肺部体征。

2）循环系统体征：心动过速，严重者出现血压下降甚至休克，颈静脉充盈或异常搏动，肺动脉瓣第二音（P_2）亢进及分裂，三尖瓣区收缩期杂音。

3）其他体征：可以有发热，多在38.5℃以下，合并感染时可有高热。肺血栓栓塞症的患者常可见下肢深静脉血栓形成的体征。

知识点7：急性肺栓塞的辅助检查　　　　　　　　　　副高：掌握　正高：掌握

（1）血气分析：常表现为呼吸性碱中毒伴低氧血症。血气分析正常不能除外诊断。

（2）心电图检查：典型表现为$S_I Q_{III} T_{III}$，电轴右偏。但更多见的是非特异性ST-T改变及心律失常等。

（3）胸部X线片检查：多正常或大致正常。有肺梗死时，可见楔形阴影。有时可见并发肺不张或胸腔积液的表现。

（4）血生化检验：血常规可见中性粒细胞增多，肌酸激酶、胆红素水平轻度升高，肌钙蛋白阳性。

（5）超声心动图：对诊断不具特异性，但可以除外其他原因引起的右心室压力升高。偶可见到肺动脉内血栓。

（6）D-二聚体：具有较高的敏感性，阴性结果可以除外诊断，而阳性结果则需做更进一步检查。

（7）通气/灌注（V/Q）肺扫描：典型表现为呈肺段分布的灌注缺损，与通气显影不匹配。

（8）螺旋CT和电子束CT肺血管造影（CTPA）：能够发现肺段以上的肺动脉内栓子。

（9）磁共振肺动脉造影（MRPA）：对肺段以上的肺动脉栓塞敏感性和特异性均较高。

（10）肺动脉造影：是肺栓塞症诊断的金标准，直接征象有肺动脉内对比剂充盈缺损伴或不伴有轨道征的血流阻断；间接征象有肺动脉对比剂流动缓慢，局部低灌注、静脉回流延迟等。

（11）下肢静脉血栓形成的检查：①血管超声多普勒检查：常用于检查股静脉、腘静脉和胫后静脉，该方法的准确性为93%；②静脉造影：常见血流梗阻、侧支循环形成、静脉瓣功能不全、血流逆流入浅静脉及浅静脉代偿性增粗、扭曲等。

知识点8：急性肺栓塞的诊断　　　　　　　　　　　　　副高：掌握　　正高：掌握

对怀疑急性肺栓塞的患者采取"三步走"策略：临床可能性评估；初始危险分层；最后逐级选择检查手段明确诊断。

（1）临床可能性评估：常用的临床评估标准有加拿大Wells评分（表35-3）和修正的Geneva评分表（表35-4）。

表35-3　急性肺栓塞临床可能性评估的Wells评分标准

项　　目	原始（版）	简化（版）
既往肺栓塞或深静脉血栓形成（DVT）病史	1.5	1
心率≥100次/分	1.5	1
过去4周内手术史或制动史	1.5	1
咯血	1	1
肿瘤活动期	1	1
深静脉血栓形成（DVT）临床表现	3	1
其他鉴别诊断的可能性低于肺栓塞	3	1

注：临床可能性根据各项得分总和推算；三分类法（简化版不推荐三分类法）中总分0~1分为低度可能、2~6分为中度可能、≥7分为高度可能；二分类法中，对于原始版评分标准而言总分0~4分为可能性小，≥5分为可能，对于简化版评分标准而言0~1分为可能性小，≥2分为可能；DVT：深静脉血栓形成

表35-4 急性肺栓塞临床可能性评估的Geneva评分标准

项 目	原始（版）	简化（版）
既往肺栓塞或深静脉血栓形成（DVT）病史	3	1
心率		
75～94次/分	3	1
≥95次/分	5	2
过去1个月内手术史或骨折史	2	1
咯血	2	1
肿瘤活动期	2	1
单侧下肢痛	3	1
下肢深静脉触痛和单侧肿胀	4	1
年龄＞65岁	1	1

注：临床可能性根据各项得分总和推算；三分类法中，对于原始版评分标准而言总分0～3分为低度可能、4～10分为中度可能、≥11分为高度可能，对于简化版评分标准而言0～1分为低度可能，2～4分为中度可能，≥5分为高度可能；二分类法中，对于原始版评分标准而言，总分0～5分为可能性小、≥6分为可能，对于简化版评分标准而言，0～2分为可能性小，≥3分为可能。DVT：深静脉血栓形成

（2）初始危险分层：主要根据患者临床状态，只要存在休克或持续低血压即为可疑高危急性肺栓塞；如无休克或持续性低血压则为非高危急性肺栓塞。休克或持续性低血压是指收缩压＜90mmHg和/或下降≥40mmHg，并持续15分钟以上，但除外因新发心律失常、血容量下降、脓毒血症等所致。

（3）诊断策略

1）休克或持续低血压的可疑急性肺栓塞：此类患者为可随时危及生命的可疑高危急性肺栓塞患者，诊断首选CT肺动脉造影，应与急性血管功能障碍、心脏压塞、ACS和主动脉夹层等鉴别诊断。

2）不伴休克或持续低血压的可疑急性肺栓塞：对于临床概率为低、中或急性肺栓塞可能性小患者，先行血浆D-二聚体检测，建议使用高敏法。

知识点9：肺血栓栓塞症与急性冠状动脉综合征的鉴别诊断

副高：掌握 正高：掌握

部分PTE患者因血流动力学变化，可出现因冠状动脉供血不足所致的心肌缺氧，表现为胸闷、心绞痛样胸痛，心电图有心肌缺血样改变，易被误诊为心绞痛或心肌梗死。ACS有其自身发病特点，冠脉造影可见冠状动脉粥样硬化、管腔阻塞证据，心肌梗死时心电图和心肌酶水平有相应的特征性动态变化。需注意，PTE与ACS有时可合并存在。

知识点10：肺血栓栓塞症与肺炎的鉴别诊断　　　　副高：掌握　正高：掌握

当PTE有咳嗽、咯血、呼吸困难、胸膜炎样胸痛，出现肺不张、肺部阴影，尤其同时合并发热时，易被误诊为肺炎。肺炎有相应肺部和全身感染的表现，如咳脓性痰、寒战、高热、外周血白细胞显著增高、中性粒细胞比例增加等，抗菌治疗可获疗效。增强CT是非常好的鉴别手段。

知识点11：肺血栓栓塞症与特发性肺动脉高压等非血栓栓塞性肺动脉高压的鉴别诊断
　　　　副高：掌握　正高：掌握

慢性血栓栓塞性肺动脉高压（thromboembolic pulmonary hypertension，CTEPH）通常肺动脉压力高，出现右心肥厚和右心衰竭，需与特发性肺动脉高压相鉴别。CTPA等检查显示CTEPH有肺动脉腔内阻塞的证据，放射性核素肺灌注扫描显示呈肺段分布的肺灌注缺损，而特发性肺动脉高压则无肺动脉腔内占位征，放射性核素肺灌注扫描正常或呈普遍放射性稀疏。CTEPH亦需与其他类型肺动脉高压相鉴别。

知识点12：肺血栓栓塞症与主动脉夹层的鉴别诊断　　　　副高：掌握　正高：掌握

PTE可表现胸痛，部分患者可出现休克，需与主动脉夹层相鉴别，后者多有高血压，疼痛较剧烈，胸部X线片常显示纵隔增宽，心血管超声和胸部CT造影检查可见主动脉夹层征象。

知识点13：肺血栓栓塞症与其他原因所致的胸腔积液的鉴别诊断
　　　　副高：掌握　正高：掌握

PTE患者可出现胸膜炎样胸痛，合并胸腔积液，需与结核、肺炎、肿瘤、心力衰竭等其他原因所致的胸腔积液相鉴别。其他疾病有各自临床特点，胸腔积液检查常有助于做出鉴别。

知识点14：肺血栓栓塞症与其他原因所致的晕厥、休克的鉴别诊断
　　　　副高：掌握　正高：掌握

PTE有晕厥时，需与迷走反射性、脑血管性晕厥及心律失常等其他原因所致的晕厥相鉴别。PTE所致的休克属心外梗阻性休克，表现为动脉血压低而静脉压升高，需与心源性、低血容量性、血容量重新分布性休克等相鉴别。

知识点15：急性肺栓塞的紧急抢救　　　　副高：掌握　正高：掌握

肺栓塞发病后的1～3天内最危险，患者应收入监护病房，应对患者的呼吸、心率、血压、血气等进行严密监测。卧床、给氧、止痛，可用吗啡5～10mg皮下或肌内注射，或罂粟碱30～60mg肌内注射或口服。

知识点16：急性肺栓塞的抗休克治疗	副高：掌握 正高：掌握

应用血管活性药物，如去甲肾上腺素、多巴胺等，并适当扩容。最好有床边血流动力学监测。

知识点17：急性肺栓塞的抗心衰治疗	副高：掌握 正高：掌握

肺动脉高压明显而无血压下降者可用硝普钠、硝酸甘油或钙离子阻断剂等。

知识点18：急性肺栓塞的抗凝治疗	副高：掌握 正高：掌握

用于确诊或高度可疑肺血栓栓塞而无抗凝禁忌者。

（1）普通肝素：2000～5000U或按80U/kg静脉注射，后以18U/（kg·h）速度持续静脉滴注，再根据APTT或ACT调整用量，使INR值为1.5～2.5。连用5～10天，以后可用口服抗凝药维持。禁忌证为近2个月内有脑出血、恶性高血压、肝肾功能不全及活动性出血性疾病等。

（2）低分子肝素：不能监测APTT而肾功能正常者，可用低分子肝素替代肝素，1次100U/kg，皮下注射，1～2次/天。

（3）华法林：肝素或低分子肝素治疗5～10天后，可口服华法林3～5mg/d，调整剂量使INR值为2.0～3.0。

知识点19：急性肺栓塞的溶栓治疗	副高：掌握 正高：掌握

在起病5～14天内进行，需右心导管监测血流动力学。

（1）适应证：①2个肺叶以上的大块肺栓塞者；②不论肺动脉血栓栓塞部位及面积大小，只要血流动力学有改变者；③并发休克和低灌注者；④原有心肺疾病的次大块肺血栓栓塞引起循环衰竭者；⑤有呼吸窘迫症状（包括呼吸频率增加，SaO_2下降等）的肺栓塞患者；⑥有窦性心动过速、心悸等症状的肺血栓栓塞症患者。

（2）禁忌证：活动性出血、颅内新生物、2个月内有脑卒中史以及近期大手术、创伤、分娩、有创性检查（穿刺）、妊娠、房颤、链球菌感染、出血体质等情况。

（3）溶栓时机：起病48小时内即开始溶栓治疗可取得最大疗效，但对于那些有症状患者在6～14天内行溶栓治疗仍有一定作用。

（4）溶栓药物：①尿激酶：20000U/kg静脉滴注2小时；②链激酶：负荷量250000U/kg，静脉注射30分钟，随后以100000U/（kg·h）速度静脉注射24小时；③重组组织型纤溶酶原激活剂（rt-PA）：50mg，静脉滴注2小时。

知识点20：肺动脉取栓术的作用 副高：掌握 正高：掌握

肺动脉取栓术用于致命性的肺动脉主干或主要分支堵塞的大面积肺栓塞症。

知识点21：下腔静脉放置滤器的作用 副高：掌握 正高：掌握

下腔静脉放置滤器适用于有抗凝治疗禁忌证、充分抗凝治疗失败后及高危患者。

知识点22：急性肺栓塞的预后 副高：掌握 正高：掌握

肺栓塞部位、范围和原发病的情况决定预后。约10%肺栓塞者在急性期死亡。

第五节 胸腔积液

知识点1：胸膜腔的概念 副高：熟练掌握 正高：熟练掌握

胸膜的脏层和壁层之间存在有一个潜在的腔隙称为胸膜腔。正常人胸膜腔内有5～15ml液体将两层胸膜分开，在呼吸运动时起润滑作用，有利于肺扩张，帮助肺维持在一个膨胀状态，同时可降低吸气做功。

知识点2：胸腔积液的概念 副高：熟练掌握 正高：熟练掌握

胸膜腔液体量并非固定不变，正常人每24小时有500～1000ml液体生成与再吸收，两者处于平衡状态。任何因素造成其生成增多和/或再吸收减少，出现胸膜腔内液体增多时称为胸腔积液。

知识点3：胸膜腔的解剖特点 副高：熟练掌握 正高：熟练掌握

胸膜由层间皮细胞组成，外观平滑，半透明状，由结缔组织、纤维弹性组织、淋巴及血管的网状结构所支撑。壁层胸膜覆盖于胸壁、膈肌和纵隔的表面，其血供来源于体循环，并含有感觉神经。脏层胸膜覆盖于肺表面包括叶间裂，它的血供来源于低压的肺循环，且不含感觉神经。

胸膜的脏层和壁层之间为胸膜腔。一般认为，正常情况下，胸膜腔液体主要由壁层胸膜的毛细血管进入胸膜腔，再由脏层胸膜的毛细血管和淋巴管重吸收。最近报道，存在于下纵隔胸膜、下部壁层胸膜以及膈胸膜表面小孔与淋巴管相通，这些壁层胸膜下淋巴管是液体和溶质吸收的重要通道。壁层胸膜淋巴管重吸收在胸液渗出和再吸收的平衡中起重要作用，特别是胸膜腔液体中蛋白质主要是由淋巴管进入胸导管。淋巴系统吸收液体的能力是正常胸膜腔液体生成量的20倍，因此，一旦胸膜腔液体经淋巴管吸收减少，可引起胸腔积液。少部分液体也可由肺间质间隙经脏层胸膜进入胸膜腔或经膈肌上的小孔由腹腔进入胸膜腔。

知识点4：胸腔积液的病因　　　　　　副高：熟练掌握　正高：熟练掌握

（1）漏出液：①充血性心力衰竭（右心衰竭或全心衰竭）；②上腔静脉阻塞；③缩窄性心包炎；④肝硬化；⑤肾病综合征；⑥急性肾小球肾炎；⑦腹膜透析；⑧黏液性水肿；⑨药物过敏；⑩放射反应。

（2）渗出液：①浆液性：感染性疾病，包括结核性胸膜炎、细菌性肺炎（包括膈下感染）、病毒感染、真菌性感染和寄生虫感染；恶性肿瘤，包括胸膜间皮瘤、各种肿瘤转移至胸膜，最常见有肺癌、乳腺癌和淋巴瘤；肺栓塞；结缔组织疾病包括肉芽肿等；气胸；Meigs综合征；胸部手术后；②脓胸：结核性脓胸；肺部感染引起脓胸；外伤、食管穿孔、气胸、胸膜腔穿刺术后继发化脓性感染；③胸腔积血（血胸）：恶性肿瘤包括胸膜间皮瘤和胸膜转移瘤；外伤；血气胸（包括粘连带撕裂）；胸主动脉瘤破裂；冠状动脉旁路移植术后；肺栓塞；④乳糜胸：外伤致胸导管破裂；丝虫病；癌细胞致胸导管阻塞。

知识点5：胸腔积液的发病机制　　　　　副高：熟练掌握　正高：熟练掌握

（1）胸膜毛细血管静水压增高：胸膜毛细血管静水压增高是形成胸腔积液的重要因素。如充血性心力衰竭、缩窄性心包炎等疾病可使体循环和/或肺循环的静水压增加，胸膜腔液体漏出增多，形成胸腔积液。单纯体循环静脉压增高，如上腔静脉或奇静脉阻塞时，壁层胸膜液体漏出量超过回吸收的能力，可产生胸腔积液。此类胸腔积液多属漏出液。

（2）胸膜毛细血管通透性增加：胸膜炎症（结核、肺炎累及胸膜）、结缔组织疾病（系统性红斑狼疮等）、胸膜肿瘤（恶性肿瘤胸膜转移、间皮瘤）、肺栓塞、膈下炎症性疾病（膈下脓肿、肝脓肿、急性胰腺炎）等累及胸膜，均可使胸膜毛细血管通透性增加，毛细血管内细胞、蛋白及液体等大量渗入胸膜腔；胸腔积液中蛋白质含量升高，胸腔积液的胶体渗透压升高，进一步促进胸膜腔液增多。此类胸腔积液为渗出液。

（3）胸膜毛细血管内胶体渗透压降低：肾病综合征、低蛋白血症、肝硬化、急性肾小球肾炎和黏液性水肿等疾病均存在血浆清蛋白减少，血浆胶体渗透压降低，壁层胸膜毛细血管液体漏出增加而再吸收减少，最终引起胸腔积液增多。此类胸腔积液为漏出液。

（4）壁层胸膜淋巴回流障碍：壁层胸膜淋巴回流在胸膜腔液体再吸收中起重要作用，特别是蛋白质再吸收。癌性淋巴管阻塞，先天性发育异常致淋巴管引流异常，外伤所致淋巴回流受阻等均可产生富含蛋白的胸膜腔渗出液。

（5）损伤性胸腔积液：外伤（如食管破裂、胸导管破裂）或疾病（如胸主动脉瘤破裂）等原因，胸膜腔内出现血性、脓性（感染）、乳糜性胸腔积液，属渗出液。

知识点6：胸腔积液的原有基础疾病　　　　副高：熟练掌握　　正高：熟练掌握

胸腔积液的病因较多，胸腔积液出现多伴有基础疾病，包括肺、胸膜、心血管、肾脏、肝脏及全身性疾病等，因此仔细询问病史且体格检查，对于胸腔积液的病因诊断十分重要。

知识点7：胸腔积液引起的症状　　　　　　副高：熟练掌握　　正高：熟练掌握

少量胸腔积液可无明显症状或仅有胸痛，并随呼吸运动疼痛加剧；胸腔积液300～500ml或以上时，可感胸闷或轻度气急；随着胸腔积液增多，胸闷、气急逐渐加剧；大量胸腔积液时，可出现呼吸困难和心悸，但胸痛缓解或消失。

知识点8：胸腔积液引起的体征　　　　　　副高：熟练掌握　　正高：熟练掌握

胸腔积液体征与胸腔积液的量有关。少量胸腔积液时，可无明显体征或仅因胸痛所致患侧胸部运动受限，胸式呼吸减弱，患侧可闻及胸膜摩擦音及呼吸音减弱；中等量以上胸腔积液时，患侧叩诊浊音，呼吸音减弱，触觉语颤减弱；大量胸腔积液尚可伴有气管向健侧移位。

知识点9：胸腔积液的胸部X线检查　　　　副高：熟练掌握　　正高：熟练掌握

较少量胸腔积液时胸部X线检查不易发现。当胸腔积液量达0.3～0.5L时，胸部X线检查显示肋膈角变钝，有时难以与胸膜增厚鉴别，常需要在X线透视下缓慢侧倾斜变换体位加以区别。随着胸腔积液增多，肋膈角消失，显示一凹面向上，外侧高内侧低的弧形积液影，平卧位时，积液散开，使整个肺野透亮度降低。大量胸腔积液时，整个患侧胸部呈致密影，纵隔和气管被推向健侧。局限包裹性积液可发生于胸膜腔任何部位，常见有叶间积液，呈梭形，不随体位改变而变动，边缘光滑饱满；肺底积液时显示一侧膈肌明显升高或胃底气泡影与肺下缘影之间明显加宽。液气胸时积液有液平面。

根据胸部X线片的表现可判断胸腔积液量：①胸腔积液在第4前肋间以下称为少量胸腔积液；②第4前肋与第2前肋之间属于中等量胸腔积液；③积液位于第2前肋以上为大量胸腔积液。

知识点10：胸部CT对胸腔积液诊断的适用　　副高：熟练掌握　　正高：熟练掌握

（1）胸部X线片难以显示的少量胸腔积液。
（2）通过病灶密度观察可将局限包裹性积液与肺实质病变加以鉴别。
（3）显示胸腔积液的同时可了解肺组织受压和肺实质是否存在病变。
（4）可显示纵隔、气管与淋巴结情况。

胸腔积液在 B 超图像中呈暗区或无回声区，较易区分，但在积液甚少时，B 超图像不能很好显示，识别较难，不及胸部 CT 敏感。B 超检查对确定有无胸腔积液以及积液量、部位、胸膜腔穿刺的定位均有重要价值。B 超引导下胸膜腔穿刺可用于局限性胸腔积液或粘连分隔胸腔积液。

（1）外观：漏出液常呈透明清亮，多为淡黄色，静置不凝固，比重 < 1.016 ~ 1.018。渗出液可因病因不同颜色有所不同，浑浊，比重 > 1.018。结核性胸腔积液多呈草黄色或深黄色，少数为淡红色；血性胸腔积液可因出血程度不同呈淡红血性、洗肉水样、肉眼全血（静脉血）样；脓性积液呈黄脓性；厌氧菌感染有恶臭味；阿米巴肝脓肿破溃入胸膜腔引起的胸腔积液呈巧克力色；乳白色胸腔积液为乳糜胸腔积液；曲霉菌感染的胸腔积液可为黑色胸腔积液。

（2）细胞计数与分类：正常胸膜腔液体中有少量间皮细胞或淋巴细胞，胸膜炎症时，胸膜腔液体中可见各种细胞及增生与退化的间皮细胞。漏出液有核细胞数较少，常 < 100×10^6/L，以淋巴细胞和间皮细胞为主。渗出液的细胞数较多，有核细胞常 > 500×10^6/L，以白细胞为主。肺炎并胸腔积液、脓胸时细胞数可达 $10\ 000 \times 10^6$/L 以上。胸腔积液中红细胞超过 5×10^9/L 时，胸腔积液可呈淡红色，红细胞 100×10^9/L 以上时，呈肉眼血性胸腔积液，主要见于外伤、肿瘤、肺栓塞，但尚需与胸膜穿刺损伤所致的血性胸腔积液相鉴别。

胸腔积液中以中性粒细胞为主，提示细菌性肺炎、胰腺炎等急性胸膜炎症；结核性胸膜炎或肿瘤所致胸腔积液则以淋巴细胞为主；嗜酸性粒细胞增多，主要见于寄生虫感染、真菌感染和结缔组织疾病。恶性胸膜间皮瘤或恶性肿瘤累及胸膜时，胸腔积液中间皮细胞增多，常可超过 5%；非肿瘤性胸腔积液间皮细胞 < 1%。系统性红斑狼疮伴胸腔积液时胸腔积液中可找到狼疮细胞。

（1）pH：正常胸腔积液 pH 接近 7.6。pH 降低可见于不同原因的胸腔积液。结核性胸腔积液、肺炎并发胸腔积液、类风湿性胸腔积液、血胸、脓胸时胸腔积液 pH < 7.30。SLE 及恶性胸腔积液时 pH 也可降低，但一般 > 7.35。

（2）蛋白质：漏出液蛋白含最低（ < 30g/L），以清蛋白为主，胸腔积液/血液中蛋白质含量比值 < 0.5，黏蛋白试验（Rivalta 试验）阴性。渗出液中蛋白含量高，> 30g/L，胸腔积液/血液中蛋白质含量比值 > 0.5，Rivalta 试验阳性。

（3）葡萄糖：正常胸腔积液中葡萄糖含量与血糖相近。漏出液内葡萄糖含量常正常（ > 3.35mmol/L）。恶性肿瘤所致的胸腔积液葡萄糖含量也多正常。葡萄糖含量下降主要见于类风湿关节炎并发胸腔积液、结核性胸腔积液、化脓性胸腔积液，少数恶性胸腔积液，而其中脓性胸腔积液和类风湿关节炎并发胸腔积液的葡萄糖可低于1.10mmol/L。

（4）类脂：乳糜性胸腔积液中含较多三酰甘油（含量>1.24mmol/L），且其成分改变与饮食内容相关，主要见于肿瘤、寄生虫或外伤等原因导致胸导管压迫或破裂，胸腔积液苏丹Ⅲ染色呈红色，而胆固醇含量正常。在假性乳糜性胸腔积液中胆固醇含量高（>5.18mmol/L），主要由于胆固醇积聚所致，见于陈旧性结核性胸腔积液、类风湿关节炎性胸腔积液、癌性胸腔积液、肝硬化等，通常胸腔积液三酰甘油正常，苏丹Ⅲ染色阴性。

知识点14：胸膜腔穿刺抽出液酶学测定　　　　　副高：熟练掌握　正高：熟练掌握

（1）腺苷脱氨酶（ADA）：广泛存在于机体的组织细胞中，其中淋巴细胞及单核细胞内含最高。以>45U/L为升高。结核性胸腔积液ADA常明显升高，可高达100U/L。感染性积液ADA如肺炎并发胸腔积液、化脓性胸腔积液等也升高，>45U/L。癌性胸腔积液ADA通常下降（<45U/L，甚至<20U/L）。ADA<45U/L也可见于类风湿关节炎性胸腔积液、SIE并发胸腔积液。

（2）乳酸脱氢酶（LDH）：胸腔积液中LDH含量>200U/L，胸腔积液LDH/血清LDH的比值>0.6，则可诊断为渗出液，反之考虑为漏出液。在化脓性胸腔积液或恶性胸腔积液时LDH可明显增高，可达正常血清的10～30倍，其中恶性胸腔积液LDH与患者自身血清中LDH比值达35倍以上。

（3）其他：肺癌（主要为小细胞肺癌）胸膜转移并发的胸腔积液神经烯醇化酶（NSE）升高。结核性胸腔积液中血管紧张素转换酶（ACE）明显升高（≥25U/L）。结核性胸腔积液的溶菌酶活性常>80μg/ml，而恶性胸腔积液溶菌酶<65μg/ml。前列腺癌胸膜转移伴胸腔积液酸性磷酸酶升高。急性胰腺炎、食管破裂、恶性肿瘤并发胸腔积液时，胸腔积液淀粉酶可升高。胰腺炎患者约10%可并发胸腔积液，胰腺酶特别是淀粉酶溢出进入胸腔积液中，甚至高于血清淀粉酶水平。

知识点15：胸膜腔穿刺抽出液其他检查　　　　　副高：熟练掌握　正高：熟练掌握

（1）肿瘤相关的标志物：癌胚抗原（CEA）为多种肿瘤相关的标志物，恶性胸腔积液中CEA含量也增高，可作为恶性胸腔积液的鉴别诊断的标志之一。CEA>20μg/L或胸腔积液/血清CEA比值>1，常提示恶性胸腔积液，并且CEA>20μg/L、胸腔积液/血清CEA>1诊断恶性胸腔积液的敏感性和特异性均超过90%。胸腔积液CEA对于腺癌尤其是血清中分泌CEA的胃肠道肿瘤、肺腺癌、乳腺癌所致胸腔积液的诊断价值更高。

（2）免疫学检查：结核性和恶性胸腔积液中淋巴细胞均见升高，前者以$CD4^+$辅助淋巴细胞为主（65%左右），而后者$CD4^+$细胞数量及$CD4^+/CD8^+$比值较前者低。

肿瘤性胸腔积液IL-1β、IL-2、可溶性IL-2受体（sⅡ-2R）、IL-6、IL-8、血小板衍生的生长因子（PDGF）、γ-干扰素（IFN-γ）、肿瘤坏死因子（TNF）常下降，且低于结核性胸腔积液。

细菌性肺炎、结核病、癌症、风湿热伴有胸腔积液时胸腔积液中类风湿因子效价常升高，>1∶160。系统性红斑狼疮、类风湿关节炎胸腔积液中补体成分（CH_{50}、C3、C4）降低，相反胸腔积液中免疫复合物含量升高，其胸腔积液含量/血清含量比值常>1。

（3）细胞学检查：恶性胸腔积液40%~80%患者可检出恶性细胞，反复检查有助于提高检测阳性率。

（4）病原学检测：胸腔积液涂片查找细菌及培养，对于病原诊断与鉴别诊断有一定帮助，必要时可经胸膜腔镜活检。

知识点16：胸腔积液的诊断与鉴别诊断步骤　　　副高：熟练掌握　　正高：熟练掌握

临床上对胸腔积液进行诊断与鉴别诊断应遵循3个步骤，通过综合分析方可得出正确的诊断：首先确定是否为胸腔积液；其次区分是漏出液还是渗出液；最后明确其病因。根据胸闷、气促等症状，患侧呼吸音低或消失、叩诊浊音等体征，结合胸部X线胸片、B超等辅助检查，不难确定胸腔积液。

知识点17：漏出液与渗出液的鉴别　　　　　　　副高：熟练掌握　　正高：熟练掌握

漏出液和渗出液的鉴别可依据Light标准：1972年Light等首次提出区别漏出液和渗出液的Light标准。其标准有3条：①胸腔积液/血清蛋白比值>0.5；②胸腔积液/血清乳酸脱氢酶（LDH）比值>0.6；③胸腔积液血清LDH>200U/L。凡符合以上3条中任何1条者可诊断为渗出液，1条都不符合者为漏出液。

知识点18：漏出液的病因诊断　　　　　　　　　副高：熟练掌握　　正高：熟练掌握

漏出液的病因诊断相对较简单，结合病史不难做出诊断。漏出液的主要原因有：

（1）充血性心力衰竭是最常见的病因，由于胸膜腔毛细血管静水压增高所致，多为双侧胸腔积液，而且右侧较多。

（2）肾病综合征是由低蛋白血症导致胶体渗透压降低以及静水压增高，常发生于双侧胸膜腔，可随着蛋白丢失的纠正而改善。

（3）肝硬化腹水通过膈肌上小孔或淋巴结进入胸膜腔，多为右侧胸腔积液。

（4）其他如急性肾小球肾炎、缩窄性心包炎、腹膜透析、黏液性水肿、药物过敏和放射反应等。

知识点19：胸腔积液的急诊处理原则　　　　　　副高：熟练掌握　　正高：熟练掌握

（1）大量胸腔积液对呼吸和循环功能产生明显影响，出现心慌和气急等症状者，应予吸氧，并立即抽胸腔积液以减轻症状。

（2）对于外伤或气胸引起血性胸腔积液，一般应放置胸膜腔闭式引流管，并记录引流量，同时补充血容量、抗休克和止血等处理。局部伤口也应相应处理。胸膜腔引流血性胸腔积液多时应考虑外科手术。

（3）针对病因予以相应治疗。

（4）对于脓胸应反复抽胸腔积液引流，必要时用生理盐水冲洗。脓液较多较稠时，应在肋间切开插管引流，也可做负压吸引。慢性脓胸应做外科手术。

（5）对于癌性胸腔积液，在全身化疗的同时，胸膜腔内可注射抗癌药物。顽固性胸腔积液不能吸收者，可采用粘连疗法。

（6）经各种检查病因不明确的渗出性胸腔积液可行试验性抗结核治疗。

第六节 上气道梗阻

知识点1：上气道阻塞的概念 　　　　副高：熟练掌握 　正高：熟练掌握

呼吸道是传送气体，排出分泌物的管道。气道从功能上可分为三部分，即小气道、较大气道和上气道。上气道系指隆突以上部位的气道，包括气管、喉、咽、鼻和口腔。下呼吸道从气管起，分支为总支气管、叶、段支气管后，越分越细，待到肺泡共24级。自喉部至气管的隆突及其邻近组织的病变，使气道发生阻塞或狭窄，引起呼吸困难，称为上气道阻塞。

知识点2：上气道阻塞的病因 　　　　副高：熟练掌握 　正高：熟练掌握

（1）异物堵塞：气道异物有内源性和外源性两类。内源性异物有牙齿、血液、脓液、呕吐物等；外源性异物即由口误入的异物，如鱼骨、豆类等。异物嵌顿喉内气管内或支气管内，不仅妨碍呼吸，而且可引起气道痉挛，呈现气道阻塞表现，并可引起继发感染，造成化脓性炎症。

（2）急性炎症：急性喉炎、急性会厌炎、急性喉气管支气管炎等，临床特点为气道阻塞。阻塞原因：①黏膜肿胀，使气道变窄；②气道内形成痂皮和假膜，影响气流通畅。两者并存，阻塞更为严重，可致窒息。气道管腔炎性渗出物阻塞即可发生严重呼吸困难和低氧血症。

（3）特殊感染性肉芽肿：喉部、气管内的结核、梅毒、麻风、真菌和硬结病等可发生肉芽肿和/或继发感染，也可发生瘢痕收缩，管腔变窄，临床上均可见到气道阻塞呼吸困难的症状。此外，咽喉部邻近组织的严重感染如咽后脓肿，喉脓肿以及甲状腺肿大也可发生阻塞表现。

（4）外伤与创伤：喉部、气管的挫伤、挤压伤，切伤以及物理和化学腐蚀。外伤早期，可引起黏膜肿胀或合并软骨损伤、骨折、移位等，均可使气道变窄，妨碍呼吸。外伤后期，可由于瘢痕挛缩或合并粘连等，造成梗阻。气道的物理性创伤多因热性灼伤所致，其他亦有电、紫外线、放射线灼伤等均可造成物理性气道严重创伤，并可损害肺部，刺激性的气体与化学剂对气管黏膜亦有腐蚀作用，感染后使黏膜发炎糜烂，甚至进行性黏膜坏死。

（5）肿瘤：喉部、气管内的良性和恶性肿瘤，随着肿瘤的增大，病情逐渐加重，最后可填塞气道。气道邻近组织较大的肿瘤，累及喉腔、气管时亦可致梗阻，例如咽喉肿瘤、甲状腺肿瘤、食管肿瘤等。

（6）声带瘫痪：各种原因引起的两侧性外展性声带瘫痪，声带固定于中线，不能外展，吸气时声带不能开张，可发生严重的梗阻现象。

（7）气道水肿：如血管神经性水肿、药物变态反应等，可使气道黏膜水肿，声带变窄，妨碍呼吸。其他如支气管镜检查或插管时间过长，手术损伤喉部和气管黏膜，可造成黏膜水肿而致气道阻塞。

（8）先天性畸形性疾病：喉部、气管先天性蹼、软骨畸形、软骨软化病等均可造成喘鸣样呼吸困难，以吸气时为明显，先天性疾病易致呼吸道感染炎症，加重呼吸困难症状。

知识点3：上气道阻塞的临床症状	副高：熟练掌握　正高：熟练掌握

（1）吸气性呼吸困难：这是上气道阻塞的主要症状，病情较重时，患者出现烦躁不安，不能安睡，呼吸困难严重时，则有出冷汗，脉搏细数，面色苍白或发绀等严重的缺氧症状和严重的酸中毒。

（2）吸气性喘鸣：为梗阻的显著症状，吸入的气流，通过变狭的部位，发出一种尖锐的喘鸣音，听诊时也可闻及明显的固定性喘鸣音，病情严重时，喘鸣音甚响，不用听诊器也可闻及。

（3）吸气性软组织凹陷：因吸气量减少，胸腹肌均加强运动，以助呼吸；加上胸腔内负压增加，因此，胸廓周围的软组织如胸骨上窝、锁骨上窝、肋间隙及胸骨剑突下等处，可出现吸气性呼吸困难的三凹征。

（4）声音嘶哑：气道阻塞患者常伴有声音嘶哑的症状。

知识点4：上气道阻塞的诊断依据	副高：熟练掌握　正高：熟练掌握

根据病史、症状及体征特点，对上气道阻塞不难作出诊断。至于阻塞的病因，则应根据病情轻重，酌情考虑做有关检查。如间接喉镜和鼻镜检查、硬质支气管镜和纤支镜检查是揭示上气道阻塞的有力武器。咽喉部、气管、胸部的摄片，气管额面分层及CT摄片检查，能了解喉部，气管及其周围情况和受累状况，如果呼吸困难明显，不能经受上述检查，特别是由于异物吸入导致呼吸困难者，应先解除阻塞。

知识点5：上气道阻塞时的肺功能改变	副高：熟练掌握　正高：熟练掌握

流速-容积曲线（F-V曲线）对上气道阻塞的诊断很有价值，可以根据F-V曲线变化估计病变程度，还可根据F-V曲线形态特点对上气道阻塞进行分类定位：

（1）固定性阻塞：病变可位于在胸腔内，也可位于胸腔外。无论在呼气相还是吸气相，其流量显著受限，呈平台状，F-V曲线几乎呈一矩形，50%肺活量时的最大呼气流量与吸气流量比值（FEF50%/FIF50%）近似于1。

（2）胸腔外可变性阻塞：这型患者用力呼气时上气道内压大于大气压，跨壁压下降，使阻塞部位的口径增大，阻塞程度减轻，因而在用于呼气的开始阶段时呼气流量虽比正常人低，但降低不明显，而在用力吸气时上气道内压低于气道外的大气压，跨壁压升高，使阻塞部口径进一步缩小，从而加重气道阻塞，用力吸气速度明显降低，FEF50%/FIF50% > 1。

（3）胸腔内可变性阻塞：此型阻塞不同之处在于胸腔内上气道周围为胸内压而不是大气压，因而在用力呼吸过程中气流速度决定于气道内压与胸内压之差。用力呼气时胸内压大于气道内压，用力呼气开始阶段呼气流量明显受限，水平流量消失，曲线的前半部分呈平台状，相反，用力吸气时，胸内压低于气道内压，吸气流量减低不明显，F-V曲线中FEF50%/FIF50% < 1。

流速-容积曲线测定不适用因吸入异物而突然发作的上气道受堵的病例。

| 知识点6：上气道阻塞的治疗 | 副高：熟练掌握　正高：熟练掌握 |

（1）氧气吸入：先给予吸氧，但这只能是辅助治疗措施。

（2）针对病因积极治疗：由炎症引起者，积极使用抗生素和激素，控制炎性肿胀，解除梗阻。

（3）异物摘除：若异物阻塞气道，应立即应用喉镜、纤支镜或硬质气管镜取除，及时解除阻塞和治疗引起的合并症。

（4）气管切开：气道阻塞若来自气管以上部位，则可行气管切开来解除阻塞症状，肿瘤若位于声门下的气管则亦可在不影响切开术的情况下气管切开解除症状，然后再给予相应的治疗。对于气道内因刺激性气体和化学毒剂引起的气道创伤、气道内痂皮和假膜脱落阻塞气道者亦可行气管切开。缓解症状和去除脱落的假膜、痂皮，以能改善通气。

（5）激光治疗气道阻塞：多选用YAG-激光治疗肿瘤，亦可用高频电刀烧灼治疗，使气道阻塞解除，通气功能改善，取得一定的近期疗效。

（6）扩张器的应用：对狭窄部位施用扩张术治疗，可解除阻塞症状，达到治疗症状的目的。

（7）手术治疗：对喉部及其周围的病灶以及气管的肿瘤，在有手术条件情况下，均可行手术治疗。

第三十六章　循环系统急诊

第一节　急性冠状动脉综合征

 循环系统支持检查技术

知识点1：急性冠状动脉综合征的概念　　　　副高：熟练掌握　　正高：熟练掌握

急性冠状动脉综合征（ACS）是指在冠状动脉粥样硬化的基础上，斑块破裂，其表面出现破损或裂纹，继而血管痉挛、血小板黏附聚集，局部血栓形成，导致冠状动脉血流显著减少或完全中断而引发的一组急性或亚急性心肌缺血的临床综合征。包括不稳定型心绞痛（UA）、非ST段抬高性心肌梗死（NSTEMI）和ST段抬高性心肌梗死（STEMI），是心脏性猝死的最主要原因。

知识点2：急性心肌梗死的概念　　　　副高：熟练掌握　　正高：熟练掌握

急性心肌梗死（AMI）是指冠状动脉血供急剧减少或中断，使相关心肌发生缺血性坏死。主要临床表现为持久性胸骨后疼痛，心电图及血清心肌酶呈典型AMI的进行性改变。心律失常、心力衰竭、心源休克为本病严重的临床表现。

知识点3：急性冠状动脉综合征的病因　　　　副高：熟练掌握　　正高：熟练掌握

急性冠状动脉综合征的基本病因是在冠状动脉粥样硬化基础上发生血栓形成或粥样斑块破裂出血。偶为冠状动脉痉挛、栓塞、炎症、先天性畸形致冠状动脉口阻塞。也可因严重休克、脱水、急性大出血、外科手术或严重心律失常等致心排血量骤降、冠状动脉灌注锐减引起。饱餐、过分激动、寒冷常可为本病的诱因。

知识点4：急性冠状动脉综合征的病理特征　　　　副高：熟练掌握　　正高：熟练掌握

（1）冠状动脉病变：冠状动脉有弥漫性粥样硬化斑块，至少1支，多数2支，也可3~4支受累，使管腔狭窄达75%以上或完全闭塞，大多有血栓形成。因冠状动脉痉挛引起管腔狭窄者，有的患者可无粥样硬化病变。

（2）心肌病变：冠状动脉闭塞后20~30分钟，只有少数心肌坏死，1~12小时内，大部分心肌呈凝固性坏死，心肌间质充血、水肿并伴有多量炎性细胞浸润。随后坏死心肌纤维逐渐溶解，形成肌溶灶。坏死组织1~2周开始吸收，逐渐有肉芽组织形成，并逐渐纤维化，

6~8周形成瘢痕而愈合。

急性心肌梗死患者中30%~60%于心肌梗死前数日内有前驱症状，少则不到24小时，多则达4周左右。其表现：①最常见的前驱症状是不稳定型心绞痛，包括初发劳力性心绞痛、恶化劳力性心绞痛等。疼痛性质与一般心绞痛相同，但发作频繁，每次发作持续时间较长，多在休息或睡眠中发作，含服硝酸甘油疗效差。②其他前驱症状包括突然严重的心绞痛发作；心绞痛时伴有恶心、呕吐、大汗，明显心动过缓；老年人突发心力衰竭，严重心律失常、晕厥或原有高血压而血压突然下降；心电图示ST段短暂性上升或降低，T波倒置或高耸，或出现心律失常。

（1）胸痛：大多数患者疼痛剧烈甚至难以忍受，有濒死感，持续时间超出30分钟，多为数小时，甚至数日，休息和服用硝酸酯类药物不能缓解。疼痛可为束缚的、压榨的、阻塞的、钳紧样的，亦可为刀割、针刺和烧灼样，常位于胸骨后、心前区或前胸部两侧，向左肩或左前臂尺骨端放射，在左手腕部甚至手指亦可产生刺痛感或麻木感，亦可放射至食管、上腹部、颈部、上腭及肩胛区或左肩胛骨等部位。某些患者，尤其是老年人，可无胸痛而表现为急性左心衰竭、胸部紧缩感或极度虚弱等症状。

（2）其他系统的症状：50%以上的透壁性心肌梗死和有严重胸痛的患者出现恶心和呕吐，偶尔有腹泻，尤其多见于下壁心肌梗死者。其他尚有大汗淋漓、虚弱无力、眩晕、心悸等症状。脑栓塞或其他部位的栓塞可作为心肌梗死首发症状，但属罕见。

（3）无痛性心肌梗死：约占20%，尤其多见于糖尿病、老年人或服β受体阻滞药者，也可发生于手术后，大多数合并心源性休克、心力衰竭或严重心律失常，并可引起猝死。不典型者约占10%，疼痛可被充血性心力衰竭、脑血管意外、恐惧和精神紧张、躁狂、晕厥、极度虚弱、急性消化不良和周围动脉栓塞等症状所掩盖。还有疼痛部位不明确，疼痛性质和程度较既往的心绞痛无明显改变。

（1）一般情况：多数患者有焦虑、压抑、精神萎靡不振、极度虚弱、表情痛苦、烦躁不安、面色苍白、大汗淋漓、有窒息或濒死感等表现。休克时伴发低血压、皮肤湿冷和常伴烦躁不安。潮式呼吸是不祥之兆。呼吸急促见于左心室衰竭和肺水肿。

（2）心血管系统：脉率可增快或减慢、节律可规则或不规则，多数最初表现为快而不规则，疼痛或烦躁不安缓解时，脉率可恢复正常。除急性心肌梗死最早期血压可增高外，几乎所有患者都有不同程度的血压降低。起病前有高血压者，60%血压可降至正常，20%低于正常，约20%低于原高血压水平，但仍高于正常。起病前无高血压者，约50%患者血压可降至正常以下，但不一定出现休克症状与体征。大面积心肌梗死的患者，则因左心衰竭而使动脉血压急剧下降，甚至出现心源性休克。

轻型患者可无异常心脏体征，即使心肌有广泛性损害或症状较为严重，心脏体征亦可不明显。心浊音界可轻至中度增大。左心室顺应性降低时，心前区可触及收缩前搏动。左心室功能不全时则可于舒张早期触及左心室外向搏动。第一心音低钝甚或难以闻及，随着病情的恢复亦将逐渐增强。出现第四心音奔马律，提示左心室顺应性减低，是由于左心室舒张末期压升高、左心房收缩增强和左心舒张功能减退所致。左心衰竭、左束支传导阻滞或梗死后心绞痛的患者，可有第一、二心音反常分裂。乳头肌功能不全或乳头肌部分断裂、室间隔破裂时，可听到心尖部全收缩期杂音，强度易变，可短暂或呈持续性，沿胸骨左缘或右缘传导，常伴有全收缩期震颤。可出现心包摩擦音，提示透壁性心肌坏死达心外膜后引起的纤维素性心包炎，多在第2~3天出现。可有各种心律失常。

<table><tr><td>知识点8：急性冠状动脉综合征的血常规检查</td><td>副高：熟练掌握</td><td>正高：熟练掌握</td></tr></table>

不稳定型心绞痛和非ST段抬高型心肌梗死血常规检查可无变化，急性ST段抬高型心肌梗死起病24~48小时后白细胞可增至（10~20）×10^9/L，中性粒细胞增多，嗜酸性粒细胞减少，红细胞沉降率增快，C反应蛋白（CRP）增高，可持续1~3周，起病数小时至2天内血中游离脂肪酸水平增高。

<table><tr><td>知识点9：血清心肌损伤标志物</td><td>副高：熟练掌握</td><td>正高：熟练掌握</td></tr></table>

中高危组不稳定型心绞痛血浆肌钙蛋白cTnI水平可升高，但不超过正常值上限2倍；AMI心肌损伤标志物均会出现明显的升高，且其增高水平与心肌梗死范围及预后明显相关，①在心肌梗死后1.5~2小时即可增高，12小时达高峰，24~48小时内恢复正常。②肌钙蛋白I（cTnI）或T（cTnT），起病3~4小时后升高，cTnI于11~24小时达高峰，7~10天降至正常，cTnT于24~48小时达高峰，10~14天降至正常。肌钙蛋白增高是诊断心肌梗死的敏感指标。③磷酸肌酸激酶同工酶CK-MB，起病后4小时内增高，16~24小时达高峰，3~4天恢复正常。

<table><tr><td>知识点10：急性冠状动脉综合征的心电图检查</td><td>副高：熟练掌握</td><td>正高：熟练掌握</td></tr></table>

非ST段抬高型心肌梗死是指心电图上无病理性Q波，仅有ST-T演变的急性心肌梗死，根据急性期心电图特征可分为2种类型：①ST段压低型：无病理性Q波，发作时ST段呈水平型或下斜型压低≥1mm，但aVR导联（偶见于V$_1$导联）ST段抬高，可伴有对称性T波倒置，ST段和T波常在数日至数周后恢复。②T波倒置型：发作时T波对称性深倒置，无病理性Q波，也无明显ST段移位，T波改变1~6个月内恢复。

急性ST段抬高型心肌梗死心电图ST段弓背向上呈墓碑状，在面向坏死区周围心肌损伤区的导联上出现ST段抬高（肢体导联抬高≥2mm，V_1~V_4抬高≥3mm）；在面向透壁心肌坏死区的导联上出现宽而深的Q波（病理性Q波）；在面向损伤区周围心肌缺血区的导联上出现T波倒置。在背向心肌梗死区的导联则出现相反的改变，即R波增高、ST段压低和T波直立并增高。ST段抬高型心肌梗死心电图常出现动态改变，在起病数小时内，心电图可无异常或出现巨大高耸的T波或斜升ST段；数小时后，ST段明显抬高，呈弓背向上，与T波前支相连形成单向曲线，数小时至48小时内出现病理性Q波，R波振幅降低，是为急性期改变，Q波在3~4天内稳定不变，70%~80%的病理性Q波在心肌梗死恢复后永久存在。心梗早期如不进行治疗干预，ST段抬高持续数日至两周左右，逐渐回到基线，T波变为平坦或倒置，是为亚急性期改变；数周至数月后，T波对称性倒置，波谷尖锐，可永久存在，亦可在数月至数年内逐渐恢复，是为慢性期改变。

知识点11：放射性核素检查　　　　　　　　　副高：熟练掌握　　正高：熟练掌握

（1）^{201}Ti心肌显像及负荷试验：^{201}Ti随冠状动脉血流很快被正常心肌细胞摄取，静息状态下的灌注缺损区主要见于心肌梗死后的瘢痕区，可用于诊断慢性期或陈旧性心肌梗死，冠状动脉供血不足部位的心肌，则明显的灌注缺损仅见于运动后缺血区，不能运动的患者，可用腺苷或多巴酚丁胺做负荷试验，变异型心绞痛发作时缺血区常显示明显的灌注缺损。利用坏死心肌细胞中的钙离子能结合放射性锝焦磷酸盐或坏死心肌细胞中的肌凝蛋白可与其特异性抗体结合的特点，静脉注射^{99m}Tc-焦磷酸盐或^{111}In-抗肌凝蛋白单克隆抗体，进行心肌热点扫描或照相，可显示心肌梗死的范围，急性心肌梗死后12小时，坏死心肌开始摄取并持续7天，故一般用于诊断急性心肌梗死。

（2）心血池显像：是利用核素标记的蛋白或红细胞等从静脉注入，因其短期内不透过血管壁，均匀地分布在心腔与大血管内，通过闪烁照相可显示心脏房室腔的形态、大小、心室壁与室间隔的厚度、大血管形态及其功能状态、左心室射血分数以及显示室壁局部运动障碍等。常用的方法有门电路血池扫描和首次通过技术。

知识点12：冠状动脉造影　　　　　　　　　　副高：熟练掌握　　正高：熟练掌握

冠状动脉造影的主要目的是评价冠状动脉血管的解剖、数量和畸形，冠状动脉病变的有无、严重程度和病变范围，评价冠状动脉功能性的改变，包括冠状动脉的痉挛和侧支循环的有无，同时可以兼顾左心功能评价。在此基础上，可以根据冠状动脉病变程度和范围进行介入治疗，评价冠状动脉旁路移植术和介入治疗后的效果，并可以进行长期随访和预后评价。

知识点13：螺旋CT血管造影（CTA）　　　　　副高：熟练掌握　　正高：熟练掌握

CTA对冠状动脉狭窄病变、桥血管、开口畸形、支架管腔、斑块形态均显影良好，对钙化病变诊断率优于冠脉造影，但阴性者不能排除冠心病，阳性者应进一步行冠脉造影检查。CTA可作为冠心病高危人群无创性筛查及冠脉支架术后随访手段。

知识点14：血管内超声（IVUS）　副高：熟练掌握　正高：熟练掌握

IVUS可以准确掌握血管的管壁形态及狭窄程度，尤其是在冠心病的介入性诊疗中有很高的指导价值。血管内超声是利用导管将一高频微型超声探头导入血管腔内进行探测，再经电子成像系统来显示心血管组织结构和几何形态的微细解剖信息。因此，血管内超声不仅可准确测量管腔及粥样斑块或纤维斑块的大小，更重要的是它可提供粥样斑块的大体组织信息，在显示因介入治疗所致的复杂的病变形态时明显优于造影。

知识点15：急性冠状动脉综合征（ACS）的诊断　副高：熟练掌握　正高：熟练掌握

（1）诊断依据：①静息或轻微活动或情绪激动时发生典型的缺血性胸痛症状，至少2次，每次5分钟或发作一次持续10分钟以上。②有基础心脏病依据：心电图ST段压低或短暂抬高，T波倒置；心肌酶升高；冠脉造影或血管超声或心肌显像证实有冠心病。

（2）诊断标准：①ST段抬高型心肌梗死（STEMI）有持久的胸痛，心电图有ST段弓背向上抬高，CK-MB升高2倍以上，cTnT或cTnT阳性；②非ST段抬高型心肌梗死（NSTEMI）有持久的胸痛，心电图无ST段抬高，但CK-MB升高2倍以上，肌钙蛋白cTnT或cTnT阳性；③不稳定型心绞痛，心电图无ST段抬高，CK-MB可升高，但不超过正常值高限的2倍，cTnT或cTnT阴性。

知识点16：急性冠状动脉综合征与急性肺动脉栓塞的鉴别诊断
副高：熟练掌握　正高：熟练掌握

急性肺动脉栓塞可有胸痛、咯血、呼吸困难和休克，并有右心负荷急剧增加表现。应注意与右心室梗死鉴别，后者不咯血、心电图为右室梗死图形、血清心肌酶明显升高等可与之区别。

知识点17：急性冠状动脉综合征与急腹症的鉴别诊断
副高：熟练掌握　正高：熟练掌握

急性胰腺炎、溃疡病、急性胆囊炎、胆石症，均有上腹疼痛，并可伴休克。但经仔细询问病史、体格检查、心电图检查、B超检查，血清心肌酶和血尿淀粉酶测定等可以鉴别。

知识点18：急性冠状动脉综合征与主动脉夹层的鉴别诊断
副高：熟练掌握　正高：熟练掌握

主动脉夹层起病急、胸痛剧烈，向背、肋腹、腰和下肢放射，可有下肢暂时性瘫痪、偏瘫和主动脉瓣关闭不全表现。胸部X线平片、B超、CT、MR综合结果提示，主动脉影增宽或呈块影可以确诊，并且心电图非AMI样改变，也无血清心肌酶升高。

知识点19：急性冠状动脉综合征的治疗目标	副高：熟练掌握 正高：熟练掌握

总的目标是迅速改善紧急症状，防止严重心律失常、心力衰竭、心源性休克，抢救梗死区边缘带，缩小梗死面积；防止梗死面积扩大，降低死亡率，有利远期预后。

知识点20：急性冠状动脉综合征的治疗原则	副高：熟练掌握 正高：熟练掌握

（1）降低心肌氧耗量：如镇静、止痛、减轻心脏负荷、降低心肌兴奋性。

（2）增加心肌氧供：如吸氧、溶栓、扩管、PTCA。

（3）保护心肌细胞：如使用ATP、CoA、CoQ10、细胞色素C、FDP、含镁极化液。

（4）尽量避免使用增加心肌氧耗的药物，如强心苷。

（5）及时纠正心律失常、心力衰竭、心源性休克。

（6）急诊科就地紧急处理，待病情相对稳定后收入CCU或ICU。

知识点21：ACS的院前或转运中处理	副高：熟练掌握 正高：熟练掌握

院前或转运中处理为预防ACS患者发生心脏骤停，院前急救应注重"生存链"的概念，包括早期识别求救、早期CPR、早期除颤和早期高级心血管生命支持，为后期院内综合治疗奠定基础。院前急救人员须给怀疑患STEMI的患者嚼服150～300mg阿司匹林，常规做12导联心电图检查和判断，转运ACS途中，心电图检查可以发现并监测病情变化。如有条件院前急救人员可与所送医院联系，通报病情，传输心电图。

知识点22：ACS的早期一般治疗	副高：熟练掌握 正高：熟练掌握

对ACS胸痛患者，嘱其静卧，立即进行心电、血压、呼吸、脉氧饱和度（SPO_2）监测，建立静脉通路，吸入氧浓度4L/min，使$SPO_2 > 93\%$。做好电除颤和CPR的准备。来诊后快速明确诊断，及早行再灌注治疗和必需的辅助治疗。

（1）止痛剂：静脉注射吗啡2～4mg，如效果不佳，可以重复使用。

（2）硝酸甘油：应控制滴速在10～20μg/min，监测血流动力学，注意重复观察临床反应，每5～10分钟增加5～10μg，治疗终点是临床症状得到控制，血压正常者平均动脉压下降10%，高血压者平均动脉压下降30%。收缩压<90mmHg时，应减慢滴速或暂停使用。

（3）β受体阻滞剂及抗心律失常药物：根据患者实际情况给予。

（4）抗凝治疗：使用依诺肝素1mg/kg，皮下注射2次/日，或普通肝素使部分活化凝血酶时间（APTT）维持在50～70秒。

知识点23：ACS的确定再灌注治疗　　　　副高：熟练掌握　　正高：熟练掌握

应快速评估所有STEMI患者是否可行再灌注治疗，并对有适应证的患者立即实施再灌注治疗。

（1）溶栓治疗条件：①就诊时间＜3小时，不适合行介入治疗；②无法提供介入治疗；③血管条件受限，无法行PCI；④已耽搁介入治疗时机，如转院延迟，就诊至球囊扩张时间＞90分钟等。

（2）介入治疗条件：①可提供专业PCI导管室，并有急诊手术能力；②就诊至行球囊扩张时间＜90分钟；③STEMI患者并发心源性休克，KilliP分级≥Ⅲ级；④有溶栓禁忌证（出血危险性增加和颅内出血）；⑤就诊延迟（症状发作＞3小时）。

（3）溶栓适应证：①无溶栓禁忌证；②胸痛症状出现后12小时内，至少2个胸前导联或2个肢体导联的ST段抬高超出0.1mV，或有新发左束支传导阻滞或可疑左束支传导阻滞；③12导联心电图证明为后壁心肌梗死；④症状出现后12～24小时内仍有持续缺血症状，并有相应导联ST段抬高。STEMI症状消失＞24小时不行溶栓。

（4）溶栓禁忌证：①溶栓前明确3个月内有颅内出血史；②严重头面部创伤；③未控制高血压或脑卒中；④活动性出血或有出血因素（包括月经）。对有颅内出血危险（＞4%）的STEMI患者应当选择PCI治疗。

知识点24：ACS的再灌注治疗　　　　副高：熟练掌握　　正高：熟练掌握

（1）溶栓治疗：目标要求急诊到开始溶栓时间＜30分钟，可选择不同种类溶栓剂。

常用方法：重组组织纤溶酶原激活剂（rt-PA），50～100mg，30分钟内静脉滴注；链激酶150万～200万IU，30分钟内静脉滴注；尿激酶150万～200万IU，30分钟内静脉滴注。溶栓后应用普通肝素800～1000IU/h，使APTT延长1.5～2倍。

再灌注间接评价：疼痛明显减轻；ST段90分钟回落＞50%。

（2）介入治疗：目标应为急诊至球囊扩张时间＜90分钟。介入治疗时间的选择依据胸痛持续时间而定：①胸痛＜1小时，行直接PCI；②胸痛＞1小时，而＜3小时，先行溶栓治疗；③胸痛＞3小时，可行直接PCI术。

（3）外科手术：急诊冠状动脉旁路移植手术。

第二节　急性左心衰竭

急性左心衰竭

知识点1：急性左心衰竭的概念　　　　副高：熟练掌握　　正高：熟练掌握

急性左心衰竭，是指急性发作或加重的左心功能异常所致的心肌收缩力明显降低、心脏负荷加重，造成急性心排血量骤降、肺循环压力突然升高、周围循环阻力增加，引起肺循环充血而出现急性肺淤血、肺水肿，并可伴组织器官灌注不足和心源性休克的临床综合征。

知识点2：急性左心衰竭的病因及发病机制	副高：熟练掌握 正高：熟练掌握

（1）急性弥漫性心肌损害：如急性心肌梗死、急性心肌炎等。

（2）急性容量负荷过重：如急性广泛前壁心肌梗死并发乳头肌梗死断裂、室间隔破裂穿孔，感染性心内膜炎引起的瓣膜穿孔、腱索断裂所致瓣膜性急性反流等。

（3）急性压力负荷过重：如高血压心脏病血压急剧升高，原有瓣膜狭窄、流出道梗阻突然过度体力活动，原有心脏病的基础上快速性心律失常或严重缓慢性心律失常，输液过多过快等。

知识点3：急性左心衰竭的病理生理特征	副高：熟练掌握 正高：熟练掌握

病理生理基础为心脏收缩力突然严重减弱，心排血量急剧减少或左心室瓣膜性急性反流，左心室内压迅速升高，肺静脉回流不畅。由于肺静脉压快速升高，肺毛细血管压随之升高使血管内液体渗入到肺间质和肺泡内形成急性肺水肿。

知识点4：急性左心衰竭的症状	副高：熟练掌握 正高：熟练掌握

（1）呼吸困难：起病急骤，病情可迅速发展至危重状态。突发的患者常突发极度呼吸困难，呼吸达30～40次/分，鼻孔张大，吸气时肋间隙和锁骨上窝凹陷。按严重程度可依次表现为：

1）端坐呼吸：平卧时出现气促（坐起后即好转）称端坐呼吸。端坐呼吸是左心衰竭典型表现平卧时由于腹部、下肢回流至右心及肺部的血流量增多，使原有的肺血增加，平卧时膈肌抬高，使肺容积减少，淤血加重，肺顺应性降低，潮气量减少，呼吸困难迫使患者端坐，减轻肺淤血。患者常两腿下垂，两手抓床沿以助呼吸。端坐咳嗽与端坐呼吸的意义相同。

2）夜间阵发性呼吸困难：常于夜间睡眠1～2小时后突然惊醒，感胸闷、气急，急于坐起，并企图开窗呼吸。由平卧时血液回流、膈肌上抬，以及睡眠时呼吸中枢对来自肺部传入神经的冲动敏感性减弱所致。严重者可出现哮鸣音，即使坐起并不缓解，所伴有的哮鸣音是支气管黏膜水肿与支气管痉挛所致。

3）急性肺水肿：是急性左心衰最严重的表现，患者端坐呼吸，极度烦躁不安，口唇发绀，大汗淋漓，有濒死感。咳出大量泡沫样稀薄痰或粉红色泡沫痰，甚至有血痰从鼻孔中涌出。

（2）交感神经兴奋表现：伴有周围血管收缩，动脉压升高，心率增快，面色苍白，四肢湿冷，冷汗。

知识点5：急性左心衰竭的体征	副高：熟练掌握 正高：熟练掌握

听诊时两肺布满湿啰音和哮鸣音，心尖部第一心音减弱，频率快，同时有舒张早期第三

心音而构成奔马律，肺动脉瓣第二心音亢进。

知识点6：急性左心衰竭的心电图检查　　　　　副高：熟练掌握　　正高：熟练掌握

心电图做12导联，甚至18导联。常规心电图及心肌损伤标志物对确定有无急性心肌梗死有重要诊断意义。如首次检查不能确定，应1～2小时后再复查一次。对心律失常的准确诊断需做心电图检查，必要时需连续监测。

知识点7：急性左心衰竭的胸部X线片检查　　　　副高：熟练掌握　　正高：熟练掌握

胸部X线片可显示肺淤血的程度和肺水肿，如出现肺门血管影模糊、蝶形肺门，甚至弥漫性肺内大片阴影等，还可根据心影增大及其形态改变，评估基础的或伴发的心脏和/或肺部疾病以及气胸等。病情危重应行床旁胸片检查。肺部CT（平扫或增强）和放射性核素检查，对明确病变性质和鉴别诊断大面积肺栓塞有临床价值。

知识点8：急性左心衰竭的超声心动图　　　　　　副高：熟练掌握　　正高：熟练掌握

急诊最好采用便携式床旁心脏超声，可用以了解心脏的结构和功能、心瓣膜状况、是否存在心包病变、急性心肌梗死的机械并发症以及室壁运动失调；可测定左室射血分数（LVEF），监测急性心衰时心脏收缩/舒张功能的相关数据，判断为急性收缩性左心衰竭（LVEF$\leqslant$40%）或急性舒张性左心衰竭（LVEF$\geqslant$50%）。超声多普勒成像可间接测量肺动脉压、左右心室充盈压等。超声心动图有助于快速诊断和评价急性心衰，还可用来监测患者病情的动态变化，对于急性心衰是不可或缺的检查方法。

知识点9：急性左心衰竭的动脉血气分析　　　　　副高：熟练掌握　　正高：熟练掌握

急性左心衰竭肺淤血明显者可影响肺泡氧气交换，常伴低氧血症。动脉血气分析监测包括PaO_2、$PaCO_2$、SaO_2、血乳酸、酸碱平衡状态、电解质等指标，对评价氧含量（氧合）和肺通气功能，判断酸碱电解质平衡状况及组织灌注水平有很大价值，对急性心衰的预后判断和指导治疗十分重要。

知识点10：心衰标志物　　　　　　　　　　　　副高：熟练掌握　　正高：熟练掌握

心衰标志物以B型利钠肽又称脑钠肽（BNP）和氨基末端脑钠肽前体（NT-proBNP）为代表，是目前公认的诊断心衰的重要客观指标。由于能在急诊床旁开展，已成为即时检验（POCT）的主要检测项目，也是急性心衰临床早期诊断的一个重要进展，可缩短急诊治疗时间窗，对于门诊、急诊怀疑心衰的病人，首先应该进行BNP检测。

知识点11：急性左心衰竭的诊断　　　副高：熟练掌握　正高：熟练掌握

（1）原有基础心脏疾病，也可不伴基础心脏病。

（2）突发呼吸困难，呈端坐呼吸，频繁咳嗽，咳粉红色泡沫痰。

（3）面色灰白，口唇发绀，大汗淋漓，听诊双肺湿啰音或哮鸣音，心率130~140次/分，心尖区可闻及舒张期奔马律。

（4）胸部X线检查显示肺间质水肿。

知识点12：急性左心衰竭的鉴别诊断　　副高：熟练掌握　正高：熟练掌握

急性左心衰竭应与可引起明显呼吸困难的疾病如支气管哮喘和哮喘持续状态、急性大面积肺栓塞、肺炎、严重的慢性阻塞性肺病（COPD）尤其伴感染等相鉴别，也要与其他原因所致的非心源性肺水肿（如急性呼吸窘迫综合征）以及非心源性休克等鉴别。

知识点13：急性左心衰竭的抢救时机及救治目标　副高：熟练掌握　正高：熟练掌握

由于急性左心衰竭病情凶险、变化快、病死率高，应力争在发病30分钟内使病情得到有效控制，以降低病死率。急性左心衰竭发病后1小时内为抢救的黄金时间，发病6小时以上若未能有效治疗其病死率显著增加。救治目标：改善组织供氧，减少静脉回流，缓解焦虑，治疗原发病和消除诱因。

知识点14：急性左心衰竭治疗时患者的体位　副高：熟练掌握　正高：熟练掌握

使患者采取最舒适的体位，通常为端坐位，双下肢下垂，以减少静脉回流，减轻心脏前负荷，改善供氧。

知识点15：吸氧　　　　　　　　　副高：熟练掌握　正高：熟练掌握

适用于低氧血症和呼吸困难明显（尤其指端血氧饱和度<90%）的患者。应尽早采用，使患者SaO_2≥95%（伴COPD者SaO_2>90%）。吸氧可采用：①鼻导管吸氧：从低氧流量（1~2L/min）开始，如仅为低氧血症，动脉血气分析无CO_2潴留，可采用高流量给氧6~8L/min。②面罩吸氧：适用于伴呼吸性碱中毒患者。必要时还可采用无创性或气管插管呼吸机辅助通气治疗。

知识点16：四肢交换加压　　　　　副高：熟练掌握　正高：熟练掌握

四肢轮流绑扎止血带或血压计袖带，可降低前负荷，减轻肺淤血和肺水肿。通常同一时间只绑扎三个肢体，每隔15~20分钟轮流放松一个肢体。血压计袖带的充气压力应较舒张压低10mmHg，使动脉血流仍可顺利通过，静脉回流受阻。

知识点17：迅速建立静脉通道　　　　副高：熟练掌握　正高：熟练掌握

急救用药的主要途径是通过大静脉给药。为保证给予有效药物治疗，至少应开放2条静脉通道，并保持静脉通畅。必要时可采用深静脉穿刺置管，既可满足用药的需要，又能监测静脉压力。血管活性药物一般应用微量泵泵入，以维持稳定的速度和血药浓度。

知识点18：加强监护　　　　副高：熟练掌握　正高：熟练掌握

常规实施心电监护、无创血压及脉氧饱和度监测，病情严重者应留置导尿管。固定和维护好各种导管如深静脉导管、导尿管、气管导管以及心电监护电极片和导联线、鼻导管或面罩、指端脉搏血氧饱和度测定电极等。保持室内适宜的温度、湿度，灯光柔和，环境幽静。

知识点19：饮食供给　　　　副高：熟练掌握　正高：熟练掌握

患者发病初期不建议进食。病情稳定后可进易消化食物，避免一次大量进食和饱餐。在总量控制下，可少量多餐（6～8次/天）。应用襻利尿剂情况下可不过分限制钠盐摄入量，以避免低钠血症引起的低血压。利尿剂应用时间较长的患者应补充多种维生素和微量元素和钾等。

知识点20：出入量管理　　　　副高：熟练掌握　正高：熟练掌握

肺淤血、体循环淤血及水肿明显者应严格限制饮水量和静脉输液速度，对无明显低血容量因素（大出血、严重脱水、大汗淋漓等）者的每天摄入液体量一般宜在1500ml以内，不要超过2000ml。保持水出入量负平衡约500ml/d，以减少水钠潴留，缓解症状。3～5天后，如淤血、水肿明显减轻，应减少水负平衡量，逐渐过渡到出入水量平衡。在水负平衡时应注意防止发生低血容量、低血钾和低血钠等。

知识点21：急性左心衰竭的药物治疗　　　　副高：熟练掌握　正高：熟练掌握

（1）镇静剂：吗啡是治疗急性肺水肿极为有效的药物。可以通过抑制中枢性交感神经而反射性降低外周静脉和小动脉张力，减轻心脏前后负荷；降低呼吸中枢兴奋性，呼吸频率减慢，呼吸深度变小，松弛支气管平滑肌，改善通气功能；中枢镇静作用可以减轻患者烦躁不安而减低耗氧。用法：3～5mg静脉缓注，必要时每间隔15分钟重复一次，共2～3次或5～10mg皮下或肌内注射。注意呼吸抑制的不良反应。低血压或休克、慢性肺部疾病、神志障碍及晚期危重患者伴有呼吸抑制者禁用。老年患者慎用或减量应用。

（2）利尿剂：适用于急性心衰伴肺循环或体循环明显淤血以及容量负荷过重的患者。产生快速利尿效应，且有扩张静脉作用，可减少循环血容量。首选呋塞米20~40mg，2分钟静脉注射，必要时增加剂量或重复使用。急性心肌梗死并发急性左心衰患者利尿时要慎重，过快利尿可能引起低血压。

（3）血管扩张剂

1）适应证：适用于除二尖瓣狭窄伴有肺动脉高压外的任何原因急性肺水肿。

2）禁忌证：未纠正的血容量不足；对于依赖升高的左室充盈压来维持心排血量的阻塞性心瓣膜病，如二尖瓣狭窄、主动脉瓣狭窄及左心室流出道梗阻的患者不宜应用强效血管扩张药。

3）药物的选择

1）硝普钠：均衡扩张小动脉和小静脉，降低体循环和肺循环血管阻力，减轻心脏前后负荷，增加心排血量，减轻肺淤血。适用于急性左心力衰竭和肺水肿、顽固性心力衰竭，尤其伴有高血压者首选硝普钠。未纠正的血容量不足及严重肾功能障碍禁忌；从小剂量最开始，一般初始量15μg/min，每隔5~10分钟增加5~10μg/min，最大剂量300μg/min，维持量50~100μg/min。硝普钠含氰化物，用药时间不宜连续超过24小时。

2）硝酸酯类：直接作用血管平滑肌，扩张外周静脉、肺小动脉和冠状动脉，但对外周小动脉较弱。小静脉是容积血管，即使轻微扩张也能使有效循环血量减少，降低回心血量。随着回心血量的减少，左心室舒张末压及肺循环压下降，肺淤血减轻。但硝酸酯类不能增加心排血量，临床上常静脉用硝酸甘油或口服单硝酸异山梨酯等，适用于急性左心力衰竭和肺水肿、难治性心力衰竭及二尖瓣狭窄和关闭不全伴有肺循环阻力增高和肺淤血者。从小剂量开始，逐渐增量，停药时逐渐减量以免反跳。硝酸甘油初始量10μg/min，逐渐增至100μg/min，最大剂量200μg/min。有低血压和反射性心动过速的不良反应，长期应用有耐药性。

（4）正性肌力药：适用于低心排血量综合征。①洋地黄类药物适用于房颤伴心室率快，或有心脏扩大伴左心室收缩功能不全者，治疗主要目标是控制心室率，在治疗急性肺水肿中其作用次要。对于急性心肌梗死患者最初24小时内尽可能不用洋地黄制剂。通常应先用利尿剂，再根据需要应用正性肌力药物，不可先强心后利尿。重度二尖瓣狭窄伴窦性心律失常的急性肺水肿患者忌用洋地黄。②急性心力衰竭伴低血压者可选用多巴胺。③顽固性心衰患者可考虑使用非洋地黄类正性肌力药物，如多巴酚丁胺、米力农等。

氨茶碱可有效解除支气管痉挛药物，还有正性肌力作用，外周血管扩张作用，利尿作用。

第三节　心　律　失　常

一、概述

知识点1：心律失常的概念	副高：了解　正高：熟悉

心律失常是指心脏冲动的频率、节律、起源部位、传导速度与激动次序的异常。

知识点2：心律失常的发生机制　　　　副高：熟练掌握　正高：熟练掌握

（1）冲动形成异常：心肌细胞具有自律性，自主神经系统兴奋性改变或其内在病变可导致不适当的冲动发放。原无自律性的心肌细胞在病理状态下可导致异常自律性的形成，如心肌缺血、药物、电解质紊乱、儿茶酚胺增多。

（2）冲动传导异常：折返是所有的快速心律失常中最常见的发生机制。

传导异常是折返的基本条件，包括：①心脏两个或多个部位传导性和不应期各不相同，形成一个闭合环。②其中一条通道发生单向传导阻滞。③另一条通道传导缓慢，使发生阻滞的通道有足够时间恢复兴奋性。④发生阻滞的通道再次激动，从而完成一次折返激动。冲动在环内反复循环，产生持续快速性心律失常。

知识点3：心律失常的分类　　　　　　副高：了解　正高：熟悉

1.心律失常按其发生原理分为冲动形成异常和冲动传导异常两大类。

（1）冲动形成异常：①窦房结心律失常：窦性心过速；窦性心动过缓；窦性心律不齐；窦性停搏；②异位心律：被动性异位心律：逸搏（房性、房室交界性、室性）；逸搏心律（房性、房室交界性、室性）；主动性异位心律：期前收缩（房性、房室交界性、室性）；阵发性心动过速（房性、房室交界性、房室折返性、室性）；心房扑动、心房颤动；心室颤动。

（2）冲动传导异常：①生理性：干扰及房室分离。②病理性：窦房传导阻滞、房内传导阻滞、房室传导阻滞、束支或分支阻滞（左、右束支及左束支分支传导阻滞）或室内阻滞。③房室间传导途径异常：如预激综合征。

2.按照心律失常发生时心率的快慢，分为快速性心律失常与缓慢性心律失常两大类。

知识点4：心律失常的诊断　　　　　　副高：熟练掌握　正高：熟练掌握

（1）病史：有心悸症状，可提供：①心律失常的存在及其类型。②诱因，如烟酒、咖啡、运动、精神刺激等。③心律失常发作频率程度和起止方式。④心律失常造成的影响。⑤对药物和非药物手段的反应。

（2）体格检查：心率、心律和某些心脏的体征有助于诊断。

（3）心电图：是诊断心律失常最重要的一种无创检查。

（4）动态心电图：了解心悸与晕厥等症状的发生是否与心律失常有关，心律失常或心肌缺血发作与日常活动的关系以及昼夜分布特征，对抗心律失常药物、起搏器疗效的评价。

（5）运动试验敏感性，如动态心电图。

（6）食管心电图：对常见室上性心动过速发生机制的判定提供帮助，如是否存在房室结双径路，帮助室上性心动过速伴有室内差异性传导与室性心动过速的鉴别，对不典型的预激综合征以及病态窦房结综合征的诊断；协助评价抗心律失常药物疗效；也可以用于快速心房起搏终止药物无效的某些类型室上性折返性心动过速。

（7）临床心电生理检查：为有创检查，多导生理仪同步记录右心房、右心室、希氏束、冠状窦（反映左心房、室电活动）等；测定心脏不同组织的电生理功能；对不同的治疗措施（药物、起搏器、射频消融、手术等）的疗效作出预测与评价。

1）窦房结功能测定：①窦房结恢复时间（SNRT）和校正的窦房结恢复时间（CSNRT）。正常时 SNRT ≤ 2000ms，CSNRT ≤ 525ms。②窦房传导时间（SACT），正常时 SACT ≤ 147ms。

2）房室传导阻滞：心房内传导（PA）、房室结传导（AH）、希氏束-浦肯野纤维系统传导（HV），室内（希氏束分叉以下）阻滞 HV > 55ms、完全性房室传导阻滞 HV > 80ms。

知识点5：心律失常需要电生理检查的原因　　　　副高：了解　　正高：熟悉

（1）诊断性应用：确立心律失常及其类型，了解起源及发生机制。
（2）治疗性应用：以电刺激终止心动过速，导管射频消融。
（3）判断预后：是否易于诱发室性心动过速、有无发生心脏性猝死的危险。

二、快速性心律失常

知识点6：心房扑动的概念　　　　　　　　　　副高：了解　　正高：熟悉

心房扑动，简称房扑，是一种快速而规则的房性异位节律，频率300次/分，多为阵发性，为一种不稳定的心律失常，常进展为心房颤动。

知识点7：心房扑动的病因　　　　　　　　　　副高：了解　　正高：熟悉

多见于器质性心脏病，如二尖瓣狭窄、高血压性心脏病、冠心病、甲状腺功能亢进、心肌病、心力衰竭、慢性肺源性心脏病等。

知识点8：心房扑动的临床症状　　　　　　　　副高：了解　　正高：熟悉

（1）心房扑动的心室率不快者，患者可无症状。
（2）心室率较快时可有心悸、气促、心绞痛等症状，甚至可发生心力衰竭和低血压。

知识点9：心房扑动的体征　　　　　　　　　　副高：了解　　正高：熟悉

（1）心房率300次/分，可见快速的颈静脉搏动。当房室传导比例发生改变时，第一心音强度亦随之变化。
（2）按摩颈动脉窦能使房扑的心室率突然减慢，停止按摩后又恢复至原先心室率水平。

知识点10：心房扑动的心电图特征　　　　副高：了解　正高：熟悉

（1）心房活动呈现规律的锯齿状扑动波，扑动波之间的等电线消失，Ⅱ、Ⅲ、aVF或V₁导联最为明显，常倒置。心房率通常为250～300次/分。

（2）心室率规则或不规则，取决于房室传导比率是否恒定。

（3）QRS波形态正常，当出现室内差异传导或原先有束支传导阻滞时，QRS波增宽、形态异常。

知识点11：心房扑动的治疗　　　　副高：熟练掌握　正高：熟练掌握

应针对原发性疾病进行治疗。

（1）直流电复律是最有效终止房扑的方法。

（2）控制心室率，钙通道阻滞剂维拉帕米或地尔硫䓬，β受体阻滞药可减慢心室率，静脉给药可使新发房扑转复窦性心律。无效时可用较大剂量地高辛或毛花苷丙，或联合β受体阻滞药或钙通道阻滞药。

（3）ⅠA（如奎尼丁）或ⅠC（如普罗帕酮）类抗心律失常药能有效转复房扑并预防复发。可事先用洋地黄、钙通道阻滞药或β受体阻滞药减慢心室率。

（4）如合并冠心病、充血性心力衰竭时，选用胺碘酮。

（5）如房扑持续发作，Ⅰ类与Ⅲ类药物继续应用，治疗以减慢心室率，保持血流动力学稳定。

知识点12：预防心房扑动复发的方法　　　　副高：了解　正高：熟悉

对非急性病因所致房扑复律后常需药物预防复发，服药时间不应短于3个月。对顽固性房扑患者可使用射频消融治疗。

知识点13：心房颤动的概念　　　　副高：了解　正高：熟悉

心房颤动，简称房颤，是心房出现不协调、不规则、快而细小的乱颤。临床上将心房颤动分为急性心房颤动和慢性心房颤动。急性心房颤动指24～48小时内发生的房颤。慢性心房颤动又分为阵发性、持续性和永久性3种类型。

知识点14：心房颤动的病因　　　　副高：了解　正高：熟悉

（1）多见于器质性心脏病，如风湿性心脏病、高血压性心脏病、甲状腺功能亢进心脏病、心肌病、心力衰竭、慢性肺源性心脏病以及冠心病等。

（2）急性缺氧、电解质紊乱、情绪激动、急性酒精中毒等可引起心房颤动。

（3）特发性。

知识点15：心房颤动的临床表现　　　　　　　　副高：了解　正高：熟悉

（1）症状：①轻者可有心悸、胸闷、气促等不适；②重者上述症状明显加重，甚至发生急性心力衰竭、心绞痛、晕厥等；③体循环栓塞是房颤的重要临床表现，以脑梗死最常见。

（2）体征：第一心音强弱不等，心室律绝对不规则，脉搏短绌。

知识点16：心房颤动的心电图表现　　　　　　　　副高：了解　正高：熟悉

（1）P波消失，心房除极混乱，呈小而不规则的基线波动，形态与振幅均变化不定，称为f波；频率为350～600次/分。

（2）心室率极不规则，通常在100～160次/分。

（3）QRS波形态通常正常，发生室内差异性传导时QRS波增宽变形。

知识点17：心房的复律适应证　　　　　　　　　　副高：了解　正高：熟悉

（1）房颤时间在1年以内。

（2）瓣膜病变轻或行二尖瓣手术后2～3周房颤仍存在。

（3）甲亢已控制或其他诱发因素已去除。

（4）超声心动图示左房内径<45mm，左房内无附壁血栓。

（5）心脏无明显增大（心胸比<50%）。

知识点18：心房颤动的药物复律治疗　　　　　　　副高：了解　正高：熟悉

（1）奎尼丁：用法为第1天首剂0.2g，以后每2小时0.2g，共5次；若未转复，第2天0.3g，每2小时一次，共5次，第3天0.4g，每2小时一次，共5次，总量不超过2.0g；如仍不能转复则停止使用。因该方法可能产生严重的并发症，故目前较少应用。

（2）胺碘酮：每次0.2g，口服，3次/天，10～14天可转复。其后0.1～0.2g/d维持。对心房颤动的转复率高、副作用小、促心律失常作用少见，临床应用越来越普遍。

知识点19：心房颤动的控制心室率治疗　　　　　　副高：了解　正高：熟悉

（1）洋地黄：毛花苷C 0.4mg稀释后缓慢静脉注射，对心房颤动伴快速心室率伴心力衰竭患者列为首选。洋地黄中毒和房颤合并预激综合征时禁用。

（2）维拉帕米：首剂5mg稀释后缓慢静脉注射，必要时可再重复一次。房颤合并预激综合征时禁用。

（3）胺碘酮：首剂150mg稀释后缓慢静脉注射（10分钟），必要时可再重复一次。

（4）β受体阻滞剂控制心室率，房颤合并预激综合征时禁用。

知识点20：心房颤动的抗凝治疗　　　　　　副高：了解　正高：熟悉

首选华法林，宜从小剂量开始，并定期复查国际标准化比值（INR），使INR维持在2.0~3.0。对于不宜使用抗凝剂者，可应用较大剂量阿司匹林。

知识点21：室上性心动过速的概念　　　　　副高：熟练掌握　正高：熟练掌握

室上性心动过速（SVT），简称室上速，系指发作和维持需要心房、房室结或两者共同参与的快速性心律失常，包括附加束参与的心动过速。

知识点22：阵发性室上性心动过速的临床表现　　　　　副高：了解　正高：熟悉

以突然发作、突然终止为特征，发作长短时间不一。症状轻重取决于心动过速的频率、持续时间以及是否伴器质性心脏病，可从心悸、焦虑、头晕，到晕厥、低血压、心绞痛和心力衰竭等。体检第一心音强度恒定，心律绝对规则。

知识点23：室上性心动过速的心电图特点　　　　　副高：熟练掌握　正高：熟练掌握

QRS波正常，心律规整，频率大多在160~250次/分，P′波形态异常，P′R间期>0.12秒者为房性；有逆行的P′波或P′R间期<0.12秒者为房室交界性。多数情况下P′波与T波融合，无法辨认。ST段压低和T波倒置常见。当伴有预激综合征、心室内差异传导或束支阻滞时，则QRS波呈宽大畸形。

知识点24：阵发性室上性心动过速的急诊治疗　　　　　副高：了解　正高：熟悉

（1）血流动力学不稳定：对伴有严重血流动力学障碍（低血压、肺水肿、脑灌注不足）的室上性心过速，不要过分强调心律失常的诊断，需紧急行同步直流电复律。首次电转复能量单相波通常为50~100J，如不成功，可逐渐增加能量。

（2）血流动力学稳定：对于血流动力学稳定者，可先完善辅助检查，评估病情，纠正重要因素如低钾、缺氧、感染等，进一步明确诊断。可先用简单的迷走神经刺激法，对于无效或效果，可采用药物治疗。

1）机械刺激迷走神经：用压舌板刺激腭垂，诱发恶心、呕吐；深吸气后屏气再用力做呼气动作（Valsava法），或深呼气后屏气再用力作吸气动作（Muller法）；颈动脉按摩，患者取仰卧位，先按摩右侧5~10秒，如无效再按摩左侧，切忌两侧同时按摩，以防引起脑缺血。

2）药物治疗：上述治疗无效者可予抗心律失常药物治疗。

①腺苷：作为一种迷走神经兴奋剂，其对窦房结、房室结具有明显的抑制作用，可消除折返环路终止室上速。该药起效快，平均复律时间30秒，半衰期10秒，转复成功率高达90%以上，是室上速的首选药物。用法：6~12mg快速静脉注射（5~10秒），3~5分钟后未复律者可加倍剂量重复1次。注意：对于合并心绞痛、支气管哮喘、室性心律失常、病态窦房结综合征（SSS）、年龄>60岁者等应该慎用或禁用。

②普罗帕酮：具有抗心律失常谱广，疗效高，起效快（平均复律时间8分钟），半衰期短等优点，曾是阵发性室上速的首选药物。用法：70mg稀释后静脉注射（5分钟），10~20分钟后无效可重复1次。注意：对心功能不全患者禁用，对有器质性心脏病、低血压、休克、心动过缓者等慎用。

③维拉帕米：钙离子通道阻滞剂，对正常QRS波的阵发性室上速疗效好。静脉注射后1~5分钟起效，持续15分钟以上。用法：5mg稀释后静脉注射（5分钟），发作中止即停止注射，15分钟后未能转复者可重复1次。注意：心动过缓、低血压、心功能不全、房室传导阻滞、病态窦房结综合征患者慎用或禁用。

④胺碘酮：对各种快速性心律失常均有效。用法：150mg溶于20~40ml葡萄糖液缓慢静脉注射（>10分钟），10~15分钟可重复，然后以1~1.5mg/min维持6小时，以后依病情减至0.5mg/min，24小时一般不超过1.2g，最大可达2.2g。

⑤β受体阻滞剂：伴有高血压或心绞痛的室上速患者首选。用法：普萘洛尔2~5mg静脉注射，必要时20~30分钟后重复1次。也可用艾司洛尔、美托洛尔等静脉注射。注意：有病态窦房结综合征、支气管哮喘病史者禁用。

（3）经食管心房调搏复律：适用于对药物无效或存在药物应用禁忌者（如孕妇等）。应用比心动过速频率快20~30次/分的猝发刺激可有效终止室上速，有效率达90%。

（4）导管射频消融术：此法是治疗室上速的有效手段，成功率达95%。

（5）直流电复律：患者出现严重心肌缺血、低血压、心力衰竭的表现，或上述治疗无效者，应行同步电复律。已使用大量洋地黄治疗的患者不能电复律。

知识点25：室性心动过速的概念	副高：熟练掌握　正高：熟练掌握

室性心动过速（VT）简称室速，是起源于希氏束分叉以下束支、浦肯野纤维、心室肌，连续3个或以上宽大畸形QRS波组成的快速性心律失常

知识点26：阵发性室性心动过速的临床表现	副高：了解　正高：熟悉

症状取决于心室率的快慢、心动过速持续时间、基础心脏病的有无及其严重程度。室性心动过速可表现为短暂的、无症状的、非持续性发作；或呈持续性而血流动力学稳定的发作，常出现在速率较慢或正常心脏时；也可表现为不稳定发作，可转为心室颤动。持续性室速几乎都有症状，常导致血流动力学不稳定和/或心肌缺血。在严重心功能不全或脑血管疾病患者，频率快的室速常导致低血压、晕厥。室速的节律通常规整，也可稍不整。第一心音强弱不等。

知识点27：室性心动过速的心电图特点　　　　　副高：熟练掌握　　正高：熟练掌握

室速心电图表现为3个或以上连续出现的室性期前收缩，QRS波时限超过0.12秒，T波方向与QRS主波方向相反，频率常在100～250次/分，很少超过300次/分。心律规则或不规则，常呈现房室分离，通常突然发作。

知识点28：阵发性室性心动过速的治疗　　　　　　副高：了解　　正高：熟悉

（1）血流动力学不稳定：若宽QRS心动过速伴有明显的血流动力学障碍，则不应耗时去做鉴别诊断，若能排除洋地黄中毒，应立即做直流电同步电复律。首次电击能量不超过200J，必要时重复。对于血流动力学尚稳定但持续时间超过24小时或药物治疗无效的室速也可选择电复律。

（2）血流动力学稳定：对难以鉴别且血流动力学稳定的宽QRS心动过速者，可首先按室速处理。

1）药物治疗

胺碘酮：有心功能不全的室速患者首选使用，用法：负荷量150mg（3～5mg/kg），溶于20～40ml葡萄糖液，静脉缓慢推注10分钟以上；若无效，10～15分钟后可重复推注，以后按照1～1.5mg/min，维持6小时，根据病情减至0.5mg/min。注意注射过快容易导致低血压，忌用于严重心动过缓、高度房室阻滞者。

利多卡因：对临床稳定的室性心动过速，可给予利多卡因75mg静脉注射（1.0～1.5mg/kg），然后按1～3mg/min维持静脉滴注。如果不复律，20分钟后可再予50mg静脉注射。注意：高度房室传导阻滞、严重心衰、休克、肝功能严重受损、利多卡因过敏等禁用。

β受体阻滞剂：主要用于急性冠脉综合征、甲状腺功能亢进、梗阻性心肌病等，可减少急性冠脉综合征远期并发症，包括猝死，禁忌证包括缓慢性心律失常、传导阻滞、低血压、严重充血性心力衰竭、伴有支气管痉挛的肺疾病等。

Ⅲ类抗心律失常药物：为钾离子通道阻滞剂，主要阻断快速延迟整流钾电流（I_{kr}）。用于其他药物无效或不能使用的危及生命的室性心动过速、心室颤动。最严重的不良反应是延长QT间期，引起尖端扭转型室速（Tdp）发作。

钙拮抗剂：维拉帕米可用于特殊类型的室速，但不能用于心功能受损患者。用法：2.5～5.0mg，缓慢静脉注射。15～30分钟后可重复5～10mg，最大剂量为20mg。

镁剂：曾用于恶性心律失常的辅助治疗，但已不推荐急性心肌梗死后常规预防性应用。适用于低血镁和扭转型室速。用法：1～2g硫酸镁用50～100ml液体稀释后，5～60分钟内静脉滴注，维持量0.5～1.0g/h。

2）射频消融术：采用射频消融已使室速的治愈率大为提高。对于瘢痕相关心脏病发作持续性室速或缺血性心脏病发作持续室速而植入型心律转复除颤起搏器（ICD）反复放电者应紧急实施设射频消融术；已植入ICD的缺血性心脏病患者，首次发作持续性室速后应实施射频消融术。

3）埋葬式心脏复律除颤起搏器（ICD）：适用于猝死高危患者及药物治疗无效有严重症状的室速患者，可显著降低猝死发生率，疗效优于抗心律失常药物。

知识点29：交感风暴的概念　　　　　副高：熟练掌握　正高：熟练掌握

交感风暴又称心室电风暴（VES）、儿茶酚胺风暴、ICD电风暴、电风暴等，是指24小时内自发2次或2次以上的快速室速或室颤，是由于心室电活动极度不稳定所导致的最危重恶性心律失常。

知识点30：交感风暴的病因及诱因　　　副高：熟练掌握　正高：熟练掌握

器质性心脏病是电风暴的最常见原因，如急性冠脉综合征、心肌病、急性心肌炎、各种心脏病引起的左心室肥大伴心功能不全、瓣膜性心脏病以及先天性心脏病等。非心源性疾病，包括急性出血性脑血管病、急性呼吸衰竭、ARDS、嗜铬细胞瘤危象等通过低氧血症、血流动力学障碍、电解质失衡、严重自主神经功能紊乱等可诱发电风暴。

知识点31：交感风暴的临床表现　　　　副高：熟练掌握　正高：熟练掌握

表现为急剧发作的晕厥、意识障碍、胸痛、呼吸困难、血压下降、发绀、抽搐等，甚至心脏骤停。

知识点32：交感风暴的心电图特点　　　副高：熟练掌握　正高：熟练掌握

电风暴发作时，表现为自发性室速或室颤，以反复发生室速居多，部分为室颤或混合形式。室速多为多形性、尖端扭转型，频率在250～350次/分，心室节律不规则，极易恶化为室颤。

知识点33：交感风暴的急诊治疗　　　　副高：熟练掌握　正高：熟练掌握

（1）电除颤：电风暴发作时，必须尽快电除颤，这是恢复血流动力学稳定的首要措施。在心律转复后，必须进行心肺脑复苏治疗，以保证重要脏器的血供。

（2）药物治疗：抗心律失常药物的应用能有效协助电除颤和电复律，控制交感风暴的发作和减少复发。首选药物为β受体阻滞剂，次选为胺碘酮。

知识点34：心室扑动/心室颤动的概念　　副高：熟练掌握　正高：熟练掌握

心室扑动/心室颤动发作时心室肌呈快而微弱地无效收缩或不规则颤动，其结果等于心室停搏。

知识点35：心室扑动/心室颤动的临床表现　　副高：熟练掌握　正高：熟练掌握

突发意识丧失，抽搐，呼吸停止，心音和脉搏消失，血压测不到，瞳孔散大，发生猝死。

知识点36：心室扑动/心室颤动的心电图特点　　副高：熟练掌握　正高：熟练掌握

心室扑动心电图表现为连续而规则宽大畸形的QRS波，频率150～250次/分，QRS波时限长在0.12秒以上，QRS波呈向上向下的波幅似正弦样曲线，与T波无法分开，QRS波间无等电线，P波消失。心室颤动则为P波、QRS波、T波均消失，代以形状不同、大小各异、极不匀齐的波群，频率为250～500次/分。

知识点37：心室扑动/心室颤动的急诊治疗　　副高：熟练掌握　正高：熟练掌握

电除颤是最好的中止方法，心脑肺复苏。

三、缓慢性心律失常

知识点38：病态窦房结综合征的概念　　副高：了解　正高：熟悉

病态窦房结综合征（SSS）是指窦房结及其周围组织器质性病变或功能性障碍所形成的起搏和传导功能异而常产生的缓慢性和/或快速性心律失常。临床表现有三种：窦性心动过缓（持续性）、窦房传导阻滞及慢快综合征。

知识点39：病态窦房结综合征的病因　　副高：了解　正高：熟悉

病态窦房结综合征的病因可分为内因、外因、自律性的影响及其他。

（1）内因：冠心病、风湿性心瓣膜病、心肌病、心肌炎、心脏手术及放射治疗、窦房结的退行性变等，导致窦房结及其周围组织发生缺血、纤维化、炎症、脂肪浸润与退行性变等损害窦房结功能。

（2）外因：某些抗心律失常药物，如奎尼丁、胺碘酮、维拉帕米、地高辛，以及其他（锂、西咪替丁、阿米替林）抑制窦房结功能可发生窦房结功能障碍。

（3）自律性的影响：迷走神经张力增高、颈动脉窦综合征、血管迷走神经性晕厥。

（4）其他：高钾血症、高碳酸血症、甲状腺功能减退、颅内压增高、低温、脓毒血症等均可引起心动过缓。

知识点40：病态窦房结综合征的临床表现　　　副高：了解　正高：熟悉

轻者可无明显临床症状而易漏诊，重者可发生猝死。病态窦房结综合征主要以脑、心、肾等重要脏器供血不足为主要症状。脑供血不足症状如乏力、头晕、记忆力减退等，严重者可发生黑矇（停搏2秒以上或窦性心率突然减慢<40次/分）、晕厥（停搏持续5秒以上）、短暂意识丧失和阿斯综合征（停搏持续10秒以上），如有心动过速发作可出现心悸、心绞痛的症状，其他表现有全身酸痛、食欲缺乏、胃肠功能失调及少尿、无尿等。

知识点41：病态窦房结综合征的临床分型　　　副高：熟练掌握　正高：熟练掌握

窦房结功能损害的部位和严重程度不同，病态窦房结综合征的心电图表现不同，临床上常根据心电图表现将病态窦房结综合征分为以下类型。

（1）一型：严重而持久的窦性心动过缓，最为常见，占75%～80%，也常为病态窦房结综合征的早期表现。其窦性频率低至30～40/分，且白昼及活动前后无明显变化。

（2）二型：窦房传导阻滞，严重窦性心动过缓患者常伴有窦房传导阻滞，其中以二度窦房传导阻滞最为常见。

（3）三型：窦性停搏。当窦房结功能进一步恶化，造成周期性窦性激动形成障碍，导致窦性停搏。其心电图表现为P波脱落和较长时间的窦性静止。其间歇时间与基础窦性周期无倍数关系，这点在与二度窦房传导阻滞鉴别时非常重要。

（4）双结病变：当病变累及房室结时出现双结病变，心电图表现为在以上3型的基础上，不能及时出现交界性逸搏（逸搏周期>1.5秒）或逸搏频率<40/分。

（5）慢快综合征：指在一、二、三型的基础上，反复出现阵发性室上性心动过速、心房扑动或心房颤动。其中以心房颤动最为常见。

（6）全传导系统病变：病变累及多个传导系统时表现为窦房结传导阻滞、房室结传导阻滞及心室内传导阻滞。为病态窦房结综合征的特殊类型。

知识点42：病态窦房结综合征的心电图基本特征　　　副高：了解　正高：熟悉

窦性停搏心电图显示规则的PP间期突然显著延长，多>2秒，且与正常PP间期之间无倍数关系。病态窦房结综合征心电图可表现为多种形式：窦性心动过缓最常见，也可表现为频发的窦房传导阻滞，PP长间歇是窦性周期的倍数；窦性停搏可以是病态窦房结综合征的一种表现形式。此外还包括心房颤动、心房扑动、心动过速、心动过缓综合征等。

知识点43：病态窦房结综合征的辅助检查　　　副高：熟练掌握　正高：熟练掌握

（1）心电图检查：心电图表现见上（临床分型）。

（2）阿托品试验：静脉注射阿托品0.03mg/kg，在用药的0分钟、1分钟、3分钟、5分钟、7分钟、10分钟、15分钟、20分钟、30分钟时描记心电图，若心率不能达到90次/分者为阿托品试验阳性。而由迷走神经张力过高引起的心动过缓者，在注射完阿托品后心率多可增加到90次/分以上。

（3）异丙肾上腺素试验。用于鉴别是由于交感神经兴奋性不足，还是由于窦房结器质性病变所致的病态窦房结综合征。方法为静脉滴注异丙肾上腺素1~4mg/min，若窦性心率>100次/分提示可能是交感神经兴奋性不足引起的，反之提示有窦房结器质性病变可能，目前本试验的可信性尚存争议。

（4）动态心电图（Holter）检查：对间歇性出现的病态窦房结综合征（SSS）有诊断价值。同时可记录到患者的ST-T改变。

（5）窦房结恢复时间（SNRT）与窦房结传导时间（SACT）测定：多采用食管心房调搏方法，为无创性心脏电生理检查，方法简便易行，必要时可应用心内电生理技术。

食管心房调搏法测定SNRT，成年人正常高限为1450ms，老年人高限1500ms，SNRT≥2.0秒可诊断为病态窦房结综合征，应接受心脏起搏治疗。但是SNRT受自身心率影响较大，单纯窦性心动过缓者SNRT也较长，为克服这一影响，可用校正窦房结恢复时间（CSNRT），CANRT＝SNRT—自身心动周期长度。正常成年人CSNRT高限为550ms，老年人高限为600ms。

经食管心房调搏者，脉冲信号与左心房以及左心房与右心房上部之间均有一传导时间差。因此，食管心房调搏法测定的SACT较心内电生理法的测得值长，成年人以<160ms为正常。此外SACT随年龄增长而延长，老年人以>180ms为异常。

知识点44：病态窦房结综合征的诊断　　　　　　　　副高：了解　　正高：熟悉

SSS的诊断主要依据心电图检查及食管电生理检查。对于可疑SSS患者经心电图检查未能确诊时，可行阿托品试验协助诊断，必要时行食管电生理检查确定诊断。

知识点45：病态窦房结综合征的药物治疗　　　　　　副高：了解　　正高：熟悉

（1）阿托品：解除迷走神经对心脏的抑制，口服每次0.3mg，3~4次/天，皮下注射、静脉推注每次1~2mg。

（2）氨茶碱：对抗腺苷受体，提高窦性心率，改善心脏传导。口服每次100mg，3次/天，必要时静脉滴注。

（3）异丙肾上腺素：一般用于紧急情况时，1~2mg加入5%葡萄糖或生理盐水500ml中静脉滴注，1~4μg/min，维持有效心率。

（4）沙丁胺醇：为β_2受体激动剂，能加快心率，缩短RR间期，改善头晕、黑矇的症状，临床观察表明沙丁胺醇对病态窦房结综合征患者电生理参数改变优于阿托品，作用时间长，无类似阿托品不良反应。

知识点46：病态窦房结综合征的心脏起搏器治疗　　　　副高：了解　正高：熟悉

（1）对于因急性心肌梗死、急性心肌炎等引起的暂时性窦房结功能紊乱可采用临时人工起搏器治疗。

（2）一般来说，严重的SSS药物治疗效果不理想，符合以下情况之一者应植入永久起搏器：①SSS伴有阿－斯综合征发作或虽无症状但心电图示窦房阻滞或窦性停搏≥3.0s；②SSS因心动过缓而伴有心力衰竭或心绞痛发作；③慢快综合征伴有阿－斯综合征或晕厥先兆症状；④SSS合并二度Ⅱ型以上的A-VB有阿－斯综合征或晕厥先兆；⑤潜在性SSS合并各种顽固性心动过速需要长期药物治疗。

知识点47：房室传导阻滞的概念　　　　副高：了解　正高：熟悉

房室传导阻滞（AVB）是指心电冲动从心房向心室的传导过程中出现传导延迟、部分或全部阻断的现象。

知识点48：房室传导阻滞的病因　　　　副高：了解　正高：熟悉

多种病因可引起房室传导阻滞，其中药物作用、冠心病和退行性病变是成年人最常见的原因。病因可概括如下。

（1）药物作用：洋地黄、β受体阻滞药、某些钙通道阻断剂、膜作用的抗心律失常药物。

（2）冠心病：急性心肌梗死、心肌缺血。

（3）传导系统特发性纤维病变：Lenegre病（传导系统原发性硬化变性疾病）、Lve病（特发性心脏纤维支架的硬化症）。

（4）先天性心脏病：房间隔缺损、室间隔缺损、大血管转位、先天性完全性房室传导阻滞。

（5）钙化性心脏瓣膜病。

（6）原发性或继发性心肌病。

（7）浸润性疾病：淀粉样变、结节病。

（8）感染性与炎症性疾病：感染性心内膜炎、病毒性心肌炎、急性风湿热、流行性腮腺炎。

（9）胶原血管性疾病：硬皮病、类风湿关节炎、系统性红斑狼疮、多发性肌炎。

（10）内分泌、代谢性疾病：Addison病、高钾血症、高镁血症。

（11）外伤：心脏手术、放射损伤、导管损伤、导管消融。

（12）肿瘤：间皮瘤、霍奇金病、恶性黑色素瘤、横纹肌肉瘤。

（13）神经介导性疾病：颈动脉窦综合征、血管迷走神经性晕厥。

（14）神经肌肉病变：强直性肌营养不良、缓慢进展的X连锁性肌营养不良。

知识点49：房室传导阻滞的临床表现 副高：了解 正高：熟悉

（1）一度AVB常无症状，无体征，第一心音可变低钝。

（2）二度Ⅰ型AVB可自觉心搏脱漏，偶有心悸、乏力。二度Ⅱ型房室传导阻滞，心室脱漏频繁时常感疲乏、头昏、胸闷、晕厥和心慌、气短，且可在短期内发展到三度AVB。第一心音可强弱不等。

（3）三度AVB病变进展快，心室自主心律未建立，出现心室停搏时可发生晕厥。心律规则，第一心音强弱不等，偶有大炮音，脉压增大。

知识点50：房室传导阻滞的临床分型及心电图表现
副高：熟练掌握 正高：熟练掌握

根据AVB的阻滞部位及程度不同，临床上常分为3度。

（1）一度AVB：只有房室传导时间延长，所有心房冲动均能传到心室。传导延迟多发生在房室结内，很少部位发生在希氏束，心电图仅表现为PR间期延长超过0.20秒。

（2）二度AVB：部分心房传导不能下传到心室，因而出现心室漏搏。二度Ⅰ型（文氏型）：多发生在房室结和希氏束近端水平，偶尔发生在希氏束内。心电图PR间期逐渐延长，直至P波下传受阻无后继QRS波。二度Ⅱ型AVB：多源于希氏束及希氏束-浦肯野纤维系统。心电图示PR间期正常或延长，但PR间期固定不变，在隔一次或数次P波后发生心房激动传导突然阻滞，无QRS波跟随。若被阻滞的P波占全部P波的50%以上或逸搏数超过应该下传的心搏数的50%以上称为高度AVB。

（3）三度AVB：全部心房激动均不能传导至心室，又称完全性房室传导阻滞。可由房室结水平、希氏束内或希氏束-浦肯野纤维组织引起，多发生于希氏束内或希氏束远端阻滞。心电图P波与QRS波没有固定关系，P波频率较QRS波频率快；QRS波的间距规则，心室率常＜45次/分。

知识点51：房室传导阻滞的辅助检查 副高：熟练掌握 正高：熟练掌握

（1）心电图检查：心电图表现同上（临床分型及心电图表现）。

（2）希氏束检查：可明确阻滞的部位。①阻滞部位在房室结时，希氏束电图出现AH间期延长（＞120ms），而HV间期正常。②阻滞部位在希氏束以内或以下，则表现为H波时限延长、H波分裂或HV间期延长。注意在窦性心律时出现暂时性PR间期延长或交替出现长或短的PR间期时还应考虑有房室结双径路的可能。

知识点52：房室传导阻滞的病因治疗 副高：了解 正高：熟悉

一度至二度Ⅰ型AVB，心室率不是很慢，对血流动力学无影响者，主要针对病因治疗。

知识点53：房室传导阻滞的药物治疗　　　　　　　副高：了解　正高：熟悉

常用于二度Ⅱ型以上AVB，心室率过慢伴有血流动力学障碍或心、脑供血不足者的紧急处理。①阿托品：口服每次0.3～0.6mg，每4小时1次；0.5～2mg静脉注射，可提高房室阻滞的心室率。本类药物适用于希氏束以上阻滞者，尤其是迷走神经张力增高者；②异丙肾上腺素：1～4μg/min持续静脉滴注维持有效心室率在60～70次/分即可。适用于任何部位的房室传导阻滞，但急性心肌梗死者慎用，因其用量过大可增加心肌耗氧量，易产生室性心律失常。③麻黄碱：对α、β受体均有作用，能加快心率。适用于二度或三度AVB症状较轻的患者。可用麻黄碱片25mg每6～8小时口服1次。

知识点54：房室传导阻滞的心脏起搏治疗　　　　　　副高：了解　正高：熟悉

急性高度或完全AVB，药物治疗无效者，可紧急安装临时心脏起搏器。慢性或永久性高度、完全AVB，伴有心、脑供血不足症状或有阿-斯综合征发作者，植入永久性心脏起搏器是唯一长期可行的方法。

第四节　高血压危象

知识点1：高血压危象的概念　　　　　　　　　　　副高：了解　正高：了解

高血压危象是指原发性和继发性高血压患者在疾病发展过程中，在某些诱因的作用下，血压在短时间内（数小时或数天）显著地急骤升高（>180/120mmHg），包括高血压急症和高血压亚急症。

知识点2：高血压危象的临床类型　　　　　　　　　副高：了解　正高：了解

根据并发的靶器官损害，高血压危象常见的临床类型：①高血压脑病；②急进型或恶性高血压；③高血压并急性脑血管病（脑出血、急性脑梗死）；④高血压并急性左心衰竭；⑤高血压并急性冠状动脉综合征（不稳定型心绞痛、急性心肌梗死）；⑥高血压并急性肾衰竭；⑦高血压并急性主动脉夹层；⑧嗜铬细胞瘤高血压危象；⑨子痫或妊娠期严重高血压；⑩其他儿茶酚胺过量综合征包括降压药物撤除综合征、颅脑创伤、烧伤、药物相互作用等。

知识点3：高血压危象的病因及发病机制　　　　　　副高：了解　正高：了解

高血压急症常是因某些诱因使血压急剧升高，小动脉舒缩障碍影响重要脏器血液供应而产生的危机状态。其诱发因素很多，最常见的是在长期原发性高血压患者中血压突然升高，占40%～50%，其他情况包括急性肾小球肾炎、子痫、嗜铬细胞瘤、突然停用降压药物、颅脑损伤、结缔组织病、烧伤和某些药物等。神经过度紧张、情绪急躁、寒冷刺激、月经期及更年期内分泌失调等，常加重上述变化。其发生机制主要涉及交感神经系统活性亢进和循环儿茶酚胺过多，构成高血压急症的决定因素是血压升高的速度和是否存在并发症，而并非是单纯的血压升高程度。

知识点4：高血压危象的一般临床表现　　　　　　副高：了解　　正高：了解

起病迅速，头痛、气短、焦虑，血压显著增高，常以收缩压增高为主。常伴自主神经紊乱症状，如发热、口干、出汗、异常兴奋、皮肤潮红或面色苍白、手足发抖等。

知识点5：高血压急症患者伴靶器官损害表现　　副高：熟练掌握　　正高：熟练掌握

（1）神经系统症状：剧烈头痛，未及时治疗者可持续1~2天，伴烦躁不安、兴奋或精神委靡、嗜睡、木僵、意识模糊，严重时出现不同程度的昏迷。脑水肿颅内高压者出现喷射性呕吐、颈项强直、视物模糊、偏盲、黑矇，严重者出现暂时性失明、心率变慢。脑实质受损的表现可出现一过性或游走性局限性精神神经症状和体征，如暂时性偏瘫、局限性抽搐、四肢肌肉痉挛、失语和刺激过敏等，严重者出现呼吸困难和循环衰竭。

（2）急性肺水肿：血压急剧升高致使急性左心室后负荷过重，突然发生呼吸困难、端坐呼吸、发绀、咳嗽、咳粉红色泡沫痰，重者可从鼻腔流出，患者躁动不安，大汗淋漓，有窒息感。心率增快，两肺布满湿啰音及哮鸣音。

（3）胸痛、腹痛：冠状动脉痉挛可导致心肌缺血，出现心绞痛，严重者发生心肌梗死。主动脉夹层常骤发剧烈胸痛，其特点是多位于胸腹中线处，性质多为撕裂样或切割样。颈动脉受压或剥离可引起头晕、晕厥，严重时可有意识障碍。声带及喉返神经和颈星状神经节受压可出现声嘶，甚至出现Horner征。降主动脉夹层动脉瘤可压迫气管支气管，出现呼吸困难，压迫食管可导致吞咽困难，急性剥离影响肋间动脉或脊髓根大动脉时，可发生截瘫或下半身轻瘫。剥离影响腹腔动脉、肾动脉血流时，可出现腹痛。

（4）肾功能损害：血压急剧升高、小动脉舒缩障碍影响肾脏血液供应，常出现尿频、尿量增多，部分患者突然少尿甚至无尿。尿中出现蛋白和红细胞，凡24小时尿蛋白定量≥0.5g为异常。尿蛋白的多少反映肾功能受损的程度。血尿素氮、肌酐升高。

（5）眼底改变：主要为视网膜小动脉痉挛，严重者可出现视网膜水肿，视网膜脱离或有棉絮状渗出物及出血，患者可出现视物模糊或突然失明。

（6）嗜铬细胞瘤危象：极高的血压是其突出的临床表现，降压药物治疗常无效。典型三联征为头痛、心悸、多汗。尚可伴有高血糖、发热、白细胞计数升高、红细胞沉降率加快、高基础代谢率、低血钾等。部分患者可出现低血压、休克和高或低血压交替出现。

知识点6：高血压危象患者的体格检查　　　　　　副高：了解　　正高：了解

测量双臂血压。检查四肢血管搏动。听诊是否存在肾血管杂音。心肺部听诊注意心力衰竭、肺水肿体征，如肺部啰音、收缩期杂音、奔马律等。神经系统体征。检查眼底，注意视盘水肿、渗出、出血等。

知识点7：高血压危象患者的辅助检查 副高：了解 正高：了解

（1）实验室检查：尿中出现不同程度的蛋白和红细胞，随病情变化迅速出现氮质血症、低钙血症，重者出现代谢性酸中毒。肌酐和尿素氮增高，血糖可增高。突发性恶性高血压者，肾衰竭出现早且重。血中游离肾上腺素或去甲肾上腺素水平增高。

（2）眼底检查：除了慢性小动脉硬化外，急性改变有小血管节段或弥漫性痉挛，血压控制2~12周后视力可完全恢复。视盘水肿在血压控制后2~3周才能消失，虽可出现视神经萎缩和视力减退，但常无后遗症。

（3）超声心动图、心电图、胸部X线片检查，可发现高血压心血管并发症的相应改变。

（4）CT、MRI检查：头颅CT、MRI检查对神经系统并发症有重要的鉴别诊断价值。疑主动脉夹层者行胸部CT检查。

知识点8：高血压急症与高血压亚急症的鉴别诊断 副高：了解 正高：了解

高血压急症与高血压亚急症的主要区别在于是否伴有靶器官损害，而不是血压水平。

（1）高血压急症：急性重度血压升高，伴有急性或进行性靶器官损害：①中枢神经系统：高血压脑病、颅内出血、惊厥；②心血管系统：急性左心衰竭、急性心肌梗死或不稳定型心绞痛、急性主动脉夹层；③其他：急性肾衰竭、子痫、嗜铬细胞瘤等。

（2）高血压亚急症：急性、重度高血压，但不伴有急性靶器官损害。患者通常无或仅有轻度的靶器官损害。

知识点9：高血压急症的紧急处理 副高：了解 正高：了解

（1）一般处理：高血压急症患者应立即进入抢救室（或收住ICU），卧床休息，避免过多搬动，室内保持安静，光线暗淡。有诱发因素者应予以去除。

（2）吸氧：病情需要时吸氧，密切注意神志改变。迅速将血压降至安全范围（160/100mmHg左右），以缓解靶器官急性损伤。

（3）监测生命体征：立即开放静脉通道，必要时进行动脉内测压，定时测量血压、心率和呼吸。

（4）准确评定血容量和颅内压：谨慎使用脱水药或快速利尿药。

知识点10：高血压急症用药期间的注意事项 副高：了解 正高：了解

高血压急症首先静脉应用抗高血压药物，用药期间严密监测血压和心率。需要注意以下几点。

（1）根据患者的基础病和用药史，个体化选择用药。

（2）立即有效地控制血压是终止进行性靶器官损害的关键。

（3）静脉给药时，患者宜取卧位，以防止直立性低血压。

（4）1小时内使平均动脉压迅速下降，但不超过25%。在以后的2～6小时，使血压下降到160/（100～110）mmHg。肾功能正常且无心、脑血管病变者在以后的24～48小时，使血压逐渐降至正常。

（5）降压过快会减少脏器的血流灌注，从而诱发或加重靶器官功能损害。

知识点11：降压药物的选择	副高：熟练掌握　正高：熟练掌握

（1）血管扩张药

1）硝普钠：直接扩张血管，对动、静脉作用均强，同时降低心脏的前、后负荷。适用于大多数高血压急症，尤其是合并心力衰竭的患者。其作用时间很短，起效很快，停止滴注1～2分钟后，血压即回升。连续使用24～48分钟应做血氰化物测定。颅内压增高或氮质血症，伴肾功能不全的患者慎用。

2）硝酸甘油：兼有抗心绞痛及降压作用，适用于合并心肌缺血的患者。剂量敏感性的个体差异大。一般小剂量扩张静脉、大剂量扩张动脉，有时会发生耐受性。颅内高压、青光眼患者禁用。未纠正的血容量过低者，尤其与扩血管药同用时需谨防直立性低血压的发生。

3）肼屈嗪：惊厥和子痫患者首选。避免用于其他情况的高血压急症，因可导致持续12小时的进行性血压下降，增加脑血流量。

（2）钙通道阻滞药

1）尼卡地平：其血管选择性明显高于其他钙通道阻滞药，扩张外周血管作用与硝苯地平相近，对冠状动脉的扩张比外周血管更强。心脏抑制作用是硝苯地平的1/10，对心肌传导系统无抑制作用。对急性心功能不全尤其二尖瓣关闭不全的低心排血量患者尤其适用。也用于围术期高血压。

2）地尔硫䓬：除扩张血管平滑肌降压外，还能比较明显的扩张包括侧支循环在内的大小冠状动脉。对高血压、冠心病并发哮喘者，肥厚型心肌病等流出道狭窄者为首选药物。由于对心脏有抑制作用，应进行心电图监测，不宜长期静脉用药。

3）尼莫地平：可通过血脑屏障，但降压作用较弱，多用于有明显脑血管痉挛的蛛网膜下腔出血患者。

（3）周围α受体抑制药：①酚妥拉明，对嗜铬细胞瘤引起的血压升高有特效。由于对抗儿茶酚胺使周围血管扩张，个别患者出现心动过速、血容量不足，甚至严重的直立性低血压。②乌拉地尔：可维持心、脑、肾的血液供应，改善心功能，治疗充血性心力衰竭。适用于除合并妊娠外的大部分高血压危象。

（4）速效利尿药：呋塞米：迅速降低心脏前负荷，改善心力衰竭症状，减轻肺水肿和脑水肿，特别适用于心、肾功能不全和高血压脑病的患者，起效快而强，但超量应用时，降压作用不加强，不良反应反而加重，少数患者可发生低血钾，尤其老年人。

（5）血管紧张素转换酶抑制药：①依那普利：适用于左室功能衰竭的患者，避免用于合并急性心肌梗死的患者。②卡托普利：适用于高血压亚急症的患者，与袢利尿药联用可增强该药的疗效。避免用于严重双侧肾动脉狭窄者。

（6）α和β受体阻滞药：①拉贝洛尔：静注给药时主要作用于α受体，同时对β受体的阻滞作用可抵消α受体阻滞所致的反射性心动过速，适用于除急性心力衰竭外的大部分高血压危象。可口服给药，用于高血压亚急症者1～2小时起效，有严重支气管哮喘者禁用。肝功能异常、有症状的心动过缓、充血性心力衰竭和心脏传导阻滞者慎用。②艾司洛尔：心脏选择性β受体阻滞药，作用时间短。在降低动脉压的同时维持正常脑灌注，不增加脑血流量、不增加颅内压，适用于主动脉夹层、高血压脑病、脑卒中和围术期患者。

（7）中枢α受体抑制药：可乐定为中枢交感抑制剂，通常与α和β受体阻滞药合用。由于有嗜睡等中枢抑制作用，急性脑卒中患者慎用，以免影响对神志的观察，避免用于需要精神状态监测的患者。

（8）其他药物：非诺多泮；多巴胺能拮抗药，适用于大多数高血压危象，可减低肾血流和钠的排出。

知识点12：高血压危象的其他有关治疗　　　副高：熟练掌握　正高：熟练掌握

（1）硫酸镁：适用于重症妊娠期高血压患者。20%硫酸镁溶液10～20ml溶于10%葡萄糖液中缓慢静脉注射。

（2）镇静药：对高血压急症患者可能起到稳定情绪，使降压药物发挥更好的疗效，常用地西泮10mg静脉注射或苯巴比妥100mg肌内注射，也可用10%水合氯醛15～20ml加水50ml稀释后保留灌肠，对有抽搐的患者效果较好。

（3）脱水药：高血压急症有脑水肿者，用甘露醇120～250ml静脉注射，6～8小时/次。有心、肾功能不全者应慎用。

（4）强心药、利尿药：高血压伴急性左心衰竭时，强心药及利尿药可应用。

（5）血液透析：恶性高血压肾功能明显受损者，必要时可用血液透析治疗尿毒症。

（6）手术治疗：嗜铬细胞瘤和夹层动脉瘤应选择相应手术治疗。

知识点13：高血压危象的预后　　　　　　　副高：了解　正高：了解

高血压危象常引起靶器官的功能严重障碍，甚至衰竭。因此，治疗高血压危象的当务之急，是采取迅速有效的措施，将血压降至安全范围，使损伤的脏器功能得到改善或恢复。若不能及时救治，预后不佳。

第五节　主动脉夹层

知识点1：主动脉夹层的概念　　　　　　　副高：了解　正高：了解

主动脉夹层是指主动脉腔内的血液通过内膜的破口进入主动脉壁中层而形成夹层血肿并沿着主动脉壁延伸分离。过去曾称本病为主动脉夹层动脉瘤，但本病并非由于主动脉壁的扩张，且病理机制、临床表现及治疗等都与主动脉瘤有很大的不同，故现在多改称为主动脉夹层血肿或主动脉夹层分离，简称主动脉夹层。

知识点2：主动脉夹层的流行病学　　　　　　　　　副高：了解　正高：了解

急性主动脉夹层多见于中老年男性，男女性比例2:1～5:1，3/4以上患者发病时超过40岁，近端夹层发病的高峰年龄在50～55岁，而远端夹层在60～70岁。在主动脉夹层的患者中，有62%～78%有高血压。发病时年龄低于40岁的患者中，男女比例接近1:1，而且50%女性患者在妊娠期发病。青年人中此病罕见，多见于易感性家族或患有马方综合征，结缔组织病或先天性缺损如二叶式主动脉瓣畸形、主动脉缩窄等。

知识点3：主动脉夹层的病因　　　　　　　　　　　副高：了解　正高：了解

主动脉夹层的病因较多，主要有：

（1）高血压与动脉粥样硬化：80%的患者有高血压，除血压绝对值增高外，血压变化率（dp/dtmax）也是引发主动脉夹层的重要因素。

（2）特发性主动脉中层退变：是主动脉中层弹力纤维和胶原进行性退变，并出现黏液样物质，称为中层囊性坏死。

（3）遗传性疾病：常见三种遗传性疾病：马方综合征、Ehlers-Danlos综合征、Tuner综合征，这些遗传性疾病均为常染色体遗传病，具有家族性，常在年轻时发病。

（4）先天性主动脉畸形：主动脉缩窄患者夹层发生率是正常人的8倍，其夹层多出现在主动脉缩窄的近端，几乎从不发展至缩窄以下的主动脉。

（5）创伤：主动脉的钝性创伤、心导管检查、主动脉球囊反搏、主动脉钳夹阻断不恰当操作均可引起。

（6）主动脉壁炎症反应：巨细胞动脉炎患者自身免疫反应引起的主动脉壁损害与夹层的发生密切相关。

知识点4：主动脉夹层的病理分型　　　　　　　　　副高：了解　正高：了解

临床上常用两种分型法，一种为传统的DeBakey分型法，将主动脉夹层分成3型，Ⅰ型：夹层起始于升主动脉并延伸至主动脉弓及降主动脉，甚至腹主动脉，此型最多见。Ⅱ型：夹层局限于升主动脉。Ⅲ型：夹层起始于降主动脉并向远端延伸可达到腹主动脉及其分支。另一种为Stanford分型法，将主动脉夹层分成2型，A型：所有累及升主动脉的夹层（包括De Bakey Ⅰ型和Ⅱ型）；B型：局限于降主动脉的夹层（即De Bakey Ⅲ型）。

知识点5：主动脉夹层的症状　　　　　　　　　　　副高：熟练掌握　正高：熟练掌握

绝大多数患者表现为突发性胸部剧痛伴烦躁。近侧夹层分离即De Bakey Ⅰ、Ⅱ型或

Stanford A 型多表现为胸骨后剧痛，远侧夹层分离即 De Bakey Ⅲ 型或 Stanford B 型，多表现为两肩胛之间的背痛。De Bakey Ⅰ 型或 Stanford A 型累及整个主动脉者疼痛可涉及胸、颈和后背。

主动脉夹层分离所致的胸痛是突然发生的持续性疼痛，且起病时疼痛达到高峰，胸痛性质为撕裂或刀割样疼痛，有时出现游走性特点。

主动脉夹层较少见的症状有充血性心力衰竭、晕厥、脑血管意外、休克、缺血性周围神经病变、截瘫、心脏骤停和猝死，这些症状可与胸痛并存或单独存在。

知识点 6：主动脉夹层的体征	副高：熟练掌握 正高：熟练掌握

患者常表现为面色苍白、烦躁、血压升高。如血压低出现休克提示有心脏压塞、夹层破裂、冠状动脉撕裂或因主动脉瓣撕脱而造成严重主动脉瓣关闭不全。部分患者出现脉搏消失或减弱，提示锁骨下动脉或髂动脉开口受累。主动脉瓣撕脱造成严重主动脉瓣关闭不全者可闻及舒张期杂音。心包内积血可闻及心包摩擦音。严重主动脉瓣关闭不全导致左心衰竭者可出现肺水肿。心脏压塞者可出现颈静脉怒张、奇脉。如重要肋间动脉、颈动脉受累可出现截瘫、偏瘫或昏迷。假腔压迫周围组织可导致上腔静脉梗阻、声音嘶哑。如假腔破入食管或气管可出现咯血、呕血。

知识点 7：主动脉夹层的并发症	副高：熟练掌握 正高：熟练掌握

（1）急性心肌梗死：夹层血肿累及冠状动脉口可引起急性心肌梗死，见于 1%～2% 病例，对右冠状动脉影响更常见，故多表现为下壁心肌梗死。继发性心肌梗死的症状可掩盖原发性夹层的表现，使临床情况变得更复杂。

（2）神经系统：夹层累及无名动脉或左颈总动脉时，3%～6% 发生脑血管意外。脊椎动脉灌注受影响时，脊髓的缺血性损害可表现为下肢瘫痪。

（3）消化系统：夹层波及腹主动脉及其大分支，可表现为各种急腹症。血液渗入腹腔可引起腹膜刺激征，夹层累及肠系膜动脉可引起肠缺血或坏死。

（4）泌尿系统：腹主动脉夹层累及肾动脉，可出现腰部或肋脊角处疼痛，有时在肾区可触及肿块。肾缺血或肾梗死最终可引起严重的高血压和急性肾衰竭。

（5）呼吸系统：受累主动脉周围的炎症反应可引起胸腔积液，以左侧为常见。少数情况下降主动脉夹层破裂或血液渗漏引起的血胸。

知识点 8：主动脉夹层的辅助检查	副高：了解 正高：了解

确诊主动脉夹层的主要辅助检查手段是：X 线断层扫描（CT）、CT 血管造影（CTA）、磁共振检查（MRI）或是直接的数字剪影血管造影（DSA）等。

（1）胸部 X 线片：普通胸片就可以提供诊断的线索，对于急性胸背部撕裂样疼痛，伴有高血压的患者，如果发现胸片中上纵隔影增宽，或主动脉影增宽，一定要进行进一步 CTA

等检查，明确诊断。

（2）主动脉CTA：CTA断层扫描可观察到夹层隔膜将主动脉分割为真假两腔，重建图像可提供主动脉全程的二维和三维图像，其主要缺点是要注射造影剂，可能会出现相应的并发症，而主动脉搏动产生的伪影也会干扰图像和诊断。

（3）主动脉MRA：对主动脉夹层患者的诊断敏感性和特异性与CTA接近，磁共振检查所使用的增强剂无肾毒性；其缺点是扫描时间较长，不适用于循环状态不稳定的急诊患者，而且也不适用于体内有磁性金属植入物的患者。

（4）数字剪影血管造影（DSA）：由于有创检查且需使用含碘造影剂，目前多只在腔内修复术中应用而不作为术前常规诊断手段。

（5）血管腔内超声：近年发展起来的诊断项目，可清楚显示主动脉腔内的三维结构，诊断准确性无疑高于传统超声，但因其为血管内操作，主要应用于微创介入治疗时对夹层破口和残留内漏的判断上。

知识点9：主动脉夹层的诊断要点　　　　　副高：了解　正高：了解

（1）疼痛的特点表现为初发即为撕裂样剧痛。
（2）血压可不下降，在发病早期反而升高。
（3）突然出现主动脉瓣关闭不全、急腹症或神经系统障碍同时伴有血管阻塞征象。
（4）两侧脉搏搏动强弱不一，甚至一侧搏动消失。
（5）影像学检查（超声心动图、CT、MRI、主动脉造影）有助于早期诊断。

知识点10：主动脉夹层与急性心肌梗死的鉴别诊断　　　副高：了解　正高：了解

急性心肌梗死的疼痛一般逐渐递增，疼痛常局限于胸骨后或向颈部及左臂放射，而主动脉夹层疼痛发作开始即为撕裂样疼痛，部位较广泛，用吗啡等镇痛药不能缓解；两病都可能有休克发生，但急性主动脉夹层发生休克时血压可不降低。结合心电图和影像学技术有助于夹层分离的诊断。

知识点11：主动脉夹层与其他原因引起的主动脉瓣关闭不全的鉴别诊断
　　　　　　　　　　　　　　　　　　　　　　副高：熟练掌握　正高：熟练掌握

其他原因如感染性心内膜炎所致的主动脉穿孔、主动脉窦瘤破裂等，也可在心底部突然出现舒张期杂音和连续性杂音或发生进行性充血性心力衰竭，但这些疾病的胸痛一般不剧烈。与主动脉夹层鉴别是应观察有无周围血管阻塞等其他伴随症状。

知识点12：主动脉夹层与急性肺栓塞的鉴别诊断　　　副高：了解　正高：了解

急性肺栓塞临床表现为急性胸痛、胸闷，伴呼吸困难、咯血和休克等症状，与主动脉夹层症状相似，但肺栓塞常见于长期卧床、手术或分娩后的患者，选择性肺动脉造影可鉴别。

知识点13：主动脉夹层与急腹症的鉴别诊断	副高：了解 正高：了解

腹主动脉夹层影响腹腔器官的供血，可出现各种急腹症的临床表现，需密切观察身体相关部位有无血管阻塞体征，必要时做腹部超声和主动脉造影检查鉴别。

知识点14：主动脉夹层的治疗原则	副高：了解 正高：了解

（1）急性期患者首先给予强化的内科药物治疗。无论是否采取介入或手术治疗均应立即开始口服或静脉药物治疗。

（2）升主动脉夹层特别是影响主动脉瓣或心包内有渗液者宜急诊外科手术。

（3）降主动脉夹层急性期病情进展迅速，病变局部血管直径≥5cm或有血管并发症者应争取介入治疗植入支架（动脉腔内隔绝术）。夹层范围不大无特殊血管并发症时，可试行内科药物保守治疗。若1周不缓解或发生特殊并发症，如血压控制不佳、疼痛顽固、夹层扩展或破裂，出现神经系统损害或证明有膈下大动脉分支受累等，应立即行介入或手术治疗。

知识点15：主动脉夹层的内科治疗	副高：了解 正高：了解

发病48小时内多采用静脉给药：①硝普钠：为首选用药，静脉用起效快，降压效果肯定；②乌拉地尔：外周和中枢双重作用的抗高血压药，起效虽不如硝普钠快，但降压效果肯定，无抑制心率的作用；③血管紧张素转换酶抑制剂（ACEI）：静脉注射ACEI，以对抗激活的肾素－血管紧张素系统，小剂量开始，依据血压情况逐渐加大剂量；④β受体阻滞剂：是急性期最常用的降压药物，可减弱左室收缩力、降低心率；⑤钙通道阻滞剂：地尔硫䓬和维拉帕米，具有扩张血管和负性肌力作用。

知识点16：主动脉夹层的外科治疗	副高：了解 正高：了解

外科治疗包括修补撕裂口，排空假腔或人工血管移植术。手术死亡率及术后并发症发生率均很高。仅适用于升主动脉夹层及少数降主动脉夹层有严重并发症者。

知识点17：主动脉夹层的介入治疗	副高：了解 正高：了解

以导管介入方式在主动脉内置入带膜支架，压闭撕裂口，扩大真腔，治疗主动脉夹层。目前，介入治疗已成为治疗大多数降主动脉夹层的优选方案，不仅疗效明显优于传统的内科保守治疗和选择性外科手术治疗，且避免了外科手术的风险，术后并发症大大减少，总体死亡率也显著降低。

知识点18：主动脉夹层的预后　　　　　　　　　　　　副高：了解　正高：了解

多数病例在起病前后数小时至数天内死亡，在开始24小时内病死率为35%，48小时病死率为50%，出院后5年生存率为75%~82%，病变部位、治疗方法对生存率的影响无显著差异。主动脉夹层的晚期并发症包括主动脉瓣反流、夹层复发、动脉瘤形成或破裂等，因此，有必要对患者定期随访，进行认真体检以及必要的影像学检查。

第三十七章　消化系统急诊

急性胰
腺炎

第一节　急性胰腺炎

| 知识点1：急性胰腺炎的概念 | 副高：熟练掌握　正高：熟练掌握 |

急性胰腺炎是指多种病因引起的胰酶激活，继以胰腺局部炎症反应为主要特征，伴或不伴有其他器官功能改变的疾病。

临床上表现为急性、持续性腹痛（偶无腹痛），血清淀粉酶活性增高≥正常值上限3倍，影像学提示胰腺有或无形态改变，排除其他疾病者。可有或无其他器官功能障碍。少数病例血清淀粉酶活性正常或轻度增高。

| 知识点2：轻症急性胰腺炎的概念 | 副高：熟练掌握　正高：熟练掌握 |

轻症急性胰腺炎是指具备急性胰腺炎的临床表现和生化改变，而无器官功能障碍或局部并发症，对液体补充治疗反应良好。

| 知识点3：重症急性胰腺炎的概念 | 副高：熟练掌握　正高：熟练掌握 |

重症急性胰腺炎是指在急性胰腺炎的临床表现及生物化学改变的基础上，伴有持续的器官功能衰竭（超过48小时以上，不能自行恢复的呼吸系统、心血管系统或肾衰竭，可累及一个或多个脏器）。

| 知识点4：急性胰腺炎的流行病学 | 副高：熟练掌握　正高：熟练掌握 |

临床上多见于青壮年，女性多于男性（约2∶1），其发病率较高，呈逐年升高趋势。水肿型胰腺炎约占全部病例的80%，病程呈自限性，死亡率为5%～10%；出血坏死型约占全部病例的20%，死亡率相对较高，为30%～50%。目前总体死亡率为7.4%，重症急性胰腺炎为23%。国内总体死亡率为5%～10%。

| 知识点5：急性胰腺炎早期始动病因 | 副高：熟练掌握　正高：熟练掌握 |

本病的病因与下列因素有关。常见病因有胆石症、大量饮酒和暴饮暴食。

（1）胆石症和胆管疾病：据统计，约2/3人群中胆总管和胰管共同汇合于Vater壶腹，汇合后进入十二指肠，胆管炎症、结石、寄生虫、水肿、痉挛等病变使壶腹部发生梗阻，加之胆囊收缩，胆管内压力升高，胆汁通过共同通道反流入胰管，激活胰酶原，导致胰腺自身消化而引起胰腺炎。此外胆石、胆管感染等疾病尚可造成Oddi括约肌功能障碍，引起十二指肠液反流入胰管，激活胰腺消化酶诱发急性胰腺炎。

（2）酗酒和暴饮暴食：乙醇可引起Oddi括约肌痉挛，同时乙醇兴奋迷走神经，使促胃液素、胰泌素和缩胆囊素分泌，这3种激素均促使胰腺外分泌旺盛，由于胰管引流不畅，造成胰液在胰胆管系统压力增高并淤积，导致高浓度的蛋白酶排泄障碍，最后导致胰腺泡破裂而发病。

（3）胰管阻塞：因蛔虫、结石、水肿、肿瘤或痉挛等原因可使胰管阻塞，胰液排泄受阻，当暴饮暴食导致胰液分泌过多时，胰腺内压力增高，致使胰泡破裂，胰酶原进入间质，被组织液激活引起本病。

（4）手术与损伤：胃、胆管等腹腔手术、腹部钝挫伤等直接或间接损伤胰腺组织和胰腺的血液供应引起胰腺炎。逆行胰胆管造影注射造影剂过多或压力过高时，也可引起胰腺炎。

（5）十二指肠乳头邻近部位病变：如十二指肠憩室炎、球部溃疡并发炎症、肠系膜上动脉综合征等常有十二指肠内压力增高及Oddi括约肌功能障碍，导致十二指肠液反流入胰管引起胰腺炎。

（6）其他：高钙血症与甲状旁腺功能亢进可诱发急性胰腺炎。其原因可能为血清钙升高导致钙在碱性胰液中沉淀形成结石，甲状旁腺激素直接影响胰腺或钙的代谢，可促使胰蛋白酶原转变为胰蛋白酶。药物中如肾上腺糖皮质激素、噻嗪类等可使胰液的分泌及黏稠度增加。某些传染性疾病如流行性腮腺炎、病毒性肝炎等可伴有胰腺炎。其他尚有遗传因素或原因未明的特发性胰腺炎。

知识点6：急性胰腺炎后期病情加重因素	副高：熟练掌握　正高：熟练掌握

（1）血液循环因素：其发生机制可能是损伤病因的直接作用和活化胰酶的自身消化作用造成微血管结构的破坏和微血管通透性的改变，还涉及炎症反应和缺血再灌注的损伤机制的共同参与。

（2）白细胞过度激活和全身炎症反应：感染、非感染损伤因子如急性胰腺炎、烧伤和创伤可造成不同程度的全身炎症反应，进而导致继发性多器官功能障碍综合征（MODS）。在急性胰腺炎发病过程中，启动病因刺激单核-巨噬细胞合成和释放多种细胞因子，如TNF-α、IL-1和IL-6等。粒细胞在这些细胞因子的作用下活化，与内皮细胞黏附，向病灶趋化，并吞噬异物及坏死组织残片，吞噬颗粒在溶酶体酶的作用下消化降解。在粒细胞过度激活状态下，吞噬囊泡形成前，就有大量溶酶体酶和炎性介质释放，向细胞间质逸出，从而加重胰腺的毛细血管、血管内皮和胰泡损伤。过度炎症反应和炎性细胞因子的大量释放还加重全身组织器官损害，引起MODS。

（3）感染：胰腺继发感染多是混合感染，其致病菌多为寄居在肠道内的革兰阴性杆菌、厌氧菌和真菌。细菌移位的机制：在疾病早期，患者发生血流动力学改变的同时血液灌流及氧供减少，机体为了保证生命器官的氧供，减少了内脏和肢体的灌注及氧输送。肠道对血液灌流减少极为敏感，肠黏膜缺氧破坏肠黏膜屏障。

| 知识点7：急性胰腺炎的病理特征 | 副高：熟练掌握　正高：熟练掌握 |

急性胰腺炎的基本病理改变是胰腺程度不同的水肿、出血和坏死。根据胰腺的不同病理特点，将急性胰腺炎分为：

（1）急性水肿性胰腺炎：病变大多局限于胰体、尾部。病变的胰腺肿大、变硬，被膜紧张，少数患者可见被膜下脂肪散在坏死或有皂化斑。镜下见间质充血、水肿并有炎性细胞浸润，或伴有轻度出血和局灶性坏死。

（2）急性出血坏死性胰腺炎：病变以广泛的胰腺坏死、出血为特征。病变胰腺肿大、质软，出血呈暗红色，严重者胰腺变黑，分叶结构模糊，胰周组织可见散在的黄白色皂化斑或小块状脂肪坏死灶。镜下见胰腺组织呈大片凝固坏死，间质小血管壁也有坏死。坏死胰腺以局部纤维化而痊愈或转变为慢性胰腺炎，晚期坏死性胰腺组织合并感染，形成胰腺脓肿，其主要致病菌为革兰阴性杆菌，与肠道菌群移位有关。

| 知识点8：急性胰腺炎的症状 | 副高：熟练掌握　正高：熟练掌握 |

（1）腹痛：急性腹痛是急性胰腺炎的主要症状，常见于饱餐或酗酒后，突然发生，多位于上腹正中偏左，胆源性者开始于右上腹，后来亦转至正中偏左，可放射至腰、背部，通常难以耐受，呈持续性。

（2）腹胀：腹胀一般严重，极少数老年患者只有腹胀没有腹痛。

（3）恶心、呕吐：发作早、频繁；呕吐物为胃内容物；呕吐后腹痛不缓解。

（4）黄疸：胰头水肿或胆源性胰腺炎时可有黄疸。

（5）发热：在急性胰腺炎的早期，只有中度发热，约38℃。胆源性胰腺炎并胆管梗阻者，可有寒战、高热。胰腺坏死有感染时，高热为主要症状之一。

| 知识点9：急性胰腺炎的体征 | 副高：熟练掌握　正高：熟练掌握 |

（1）腹膜炎体征：轻症急性胰腺炎患者有轻度腹胀，上腹正中偏左有压痛，无腹膜炎体征。重症急性胰腺炎患者腹肌紧张，上腹或全腹有压痛、反跳痛，移动性浊音阳性，肠鸣音减弱或消失。

（2）其他：急性胰腺炎患者伴有全身并发症时，可有脉搏细速、血压下降，甚至休克；胸腔积液、呼吸困难、发绀；感觉迟钝、意识模糊、昏迷。重症急性胰腺炎患者可有腹水、Grey-Turner征（腰部皮肤发绀）、Cullen征（脐周皮肤发绀）。

知识点10：急性胰腺炎的局部并发症　　　　副高：熟练掌握　　正高：熟练掌握

（1）急性液体积聚：发生于病程早期，胰腺内、胰周或胰腺远隔间隙液体积聚，并缺乏完整包膜，通常靠影像学检查发现。大部分积液随病情恢复而消失，也可发展为急性假性囊肿或胰腺脓肿。

（2）胰腺坏死：胰腺实质的弥漫性或局灶性坏死，伴有胰周脂肪组织坏死。增强CT检查是目前诊断胰腺坏死的最佳方法。胰腺坏死可为无菌性或感染性，后者坏死组织内存在细菌和/或真菌。20%～50%的胰腺坏死可继发感染，多出现在急性胰腺炎2周后，急性胰腺炎患者应在起病后即应密切观察有无胰腺坏死及继发感染。

（3）假性囊肿：有完整非上皮性包膜包裹的液体积聚，内含胰腺分泌物、肉芽组织、纤维组织等。多发生于急性胰腺炎起病4周以后。

（4）胰腺脓肿：多见于重症急性胰腺炎后期（发病后4周或4周以后），在胰腺内或胰周出现脓液积聚，外周有纤维囊壁包裹。脓肿多由局灶性坏死液化继发感染而形成的，与感染性坏死的区别在于脓液含极少或不含胰腺坏死组织，感染征象是其最常见的临床表现。

知识点11：急性胰腺炎的全身并发症　　　　副高：熟练掌握　　正高：熟练掌握

（1）ARDS：突发性、进行性呼吸窘迫、气促、发绀、烦躁、出汗等严重低氧血症，常规氧疗不能缓解。由肺灌注不足、肺表面活性物质卵磷脂减少、游离脂肪酸损伤肺泡毛细血管壁、缓激肽扩张血管和增加血管通透性、肺微循环栓塞、胸腔积液、腹水等因素综合所致。

（2）急性肾衰竭：重症急性胰腺炎患者并发急性肾衰竭的死亡率高达80%。早期表现为少尿、蛋白尿、血尿或管型尿、血尿素氮进行性增高，并迅速进展为急性肾衰竭。发生原因主要为低血容量休克、微循环障碍致肾脏缺血缺氧。

（3）心律失常和急性心力衰竭：重症急性胰腺炎常见心包积液、心律失常和心力衰竭。原因：①血容量不足、心肌灌注小不足；②血管活性肽、心肌抑制因子使心肌收缩不良；③激活的胰酶损害心肌，抑制心肌收缩；④内毒素直接损害心肌。

（4）消化道出血：上消化道出血多由应激性溃疡、黏膜糜烂所致，少数为脾静脉或肝门静脉栓塞造成门脉高压，引起曲张静脉破裂。下消化道出血可由胰腺坏死穿透横结肠所致，预后甚差。假动脉瘤与假性囊肿相连也可出现消化道出血。

（5）脓毒血症和真菌感染：胰腺局部感染灶扩散至全身，则形成脓毒血症。早期以革兰阴性杆菌为主，后期常为混合菌，并且脓毒血症常与胰腺脓肿同时存在。严重的患者机体抵抗力极差，加上大量使用广谱抗生素，极易合并深部真菌感染。

（6）凝血异常：重症急性胰腺炎患者血液常为高凝状态，发生血栓形成、循环障碍，进而发展为DIC。

（7）中枢神经系统异常：可见定向力障碍、躁狂伴有幻觉和妄想、昏迷。早期（10天内）出现意识障碍为胰性脑病，常由胰酶毒性作用、电解质异常、高血糖和低蛋白血症、低氧血症、炎性因子等引起。在胰腺炎后期甚至恢复期出现的迟发性意识障碍，是由于长时间禁食造成维生素 B_{12} 缺乏，导致丙酮酸脱氢酶活性下降而致中枢神经系统功能障碍。

（8）高血糖：由于胰腺的破坏和胰高血糖素的释放，重症急性胰腺炎患者可出现暂时性高血糖，偶可发生糖尿病酮症酸中毒或高渗性昏迷。

（9）水电解质、酸碱平衡紊乱：患者多有轻重不等的脱水，频繁呕吐者可有代谢性碱中毒。重症急性胰腺炎多有明显脱水和代谢性酸中毒。30%～60%重症急性胰腺炎患者有低钙血症（<2mmol/L），系大量脂肪坏死分解的脂肪酸与钙结合成脂肪酸钙以及甲状腺分泌降钙素所致。

知识点12：急性胰腺炎的实验室检查	副高：熟练掌握　正高：熟练掌握

（1）胰酶测定：血清和尿淀粉酶测定是急性胰腺炎最重要也是最有价值的诊断标准。血清淀粉酶在发病1～2小时即开始升高，24小时达到高峰，1～2天恢复正常。尿淀粉酶在发病12～24小时开始升高，下降缓慢，可持续1～2周或更长。淀粉酶值越高，诊断的正确率越高。但淀粉酶值的高低与病变的轻重程度并不一定成正比，如10%的急性坏死性胰腺炎患者血清淀粉酶水平可无明显升高。

（2）其他检查：如淀粉酶清除率与肌酐清除率的比值、外周血白细胞计数、血清脂肪酶、血钙等指标的实验室检查均对急性胰腺炎的诊断有一定的帮助。

知识点13：急性胰腺炎的特殊检查	副高：熟练掌握　正高：熟练掌握

（1）腹部X线平片：显示横结肠、胃十二指肠明显扩张、充气，还可见结肠中断征，表明有肠麻痹征象；网膜囊内渗出液积聚、左膈肌升高、左侧胸腔积液、左肺下叶不张等，反映膈肌周围及腹膜后有炎性病变。腹部X线片检查的影像学征象对诊断急性胰腺炎有帮助，但缺乏特异性，是辅助性的诊断指标。

（2）B超：B超可显示胰腺的形态学改变。在水肿型胰腺炎时，B超可显示胰腺体积增大，胰腺实质内回声不均；在进行出血坏死性胰腺炎时，B超显示胰腺明显肿大，胰腺密度不均匀，有点状或小片状低密度区，边缘轮廓不规则，胰周可见渗液积聚，常可发现胆囊或胆管结石等，对急性胰腺炎的诊断有一定的帮助。

（3）CT：CT扫描可清晰显示胰腺的形态学改变。急性水肿性胰腺炎时，胰腺轻度肿大，边缘模糊，胰腺实质内密度稍有不均匀；出血坏死性胰腺炎时，胰腺明显肿大，密度不均匀，有点状或小片状低密度影，胰腺包膜增厚，胰周脂肪组织因坏死而呈现絮状密度影。CT还可显示胰周的渗出、积液，胰周组织水肿，是近年来被广泛接受的敏感的诊断急性胰腺炎的方法，并对其治疗方案的选择很有帮助。

知识点14：急性胰腺炎的诊断	副高：熟练掌握　正高：熟练掌握

诊断急性胰腺炎一般需以下3点中的2条：①具有急性胰腺炎特征性腹痛；急性、持续

性腹痛（偶无腹痛）；②血清淀粉酶和/或脂肪酶≥正常值上限3倍；③急性胰腺炎特征性的CT表现。如果患者具备急性胰腺炎特征性的腹痛，血清酶水平低于正常值上限3倍，必须行CT检查以确诊急性胰腺炎。急性胰腺炎患者可有或无其他器官功能障碍，少数患者血清淀粉酶活性正常或轻度增高。另外，应排除其他疾病。

知识点15：急性胰腺炎的鉴别诊断　　副高：熟练掌握　正高：熟练掌握

（1）胃十二指肠溃疡穿孔：80%的患者有溃疡病史，突发上腹部剧烈疼痛，很快蔓延至全腹，有明显的腹膜刺激征，肠鸣音减弱或消失，肝浊音界缩小或消失，腹部X线平片检查80%可见膈下游离气体。

（2）急性胆囊炎、胆石症：上腹部绞痛、阵发性加剧，Murphy征阳性。B超提示胆囊肿大，囊壁水肿、增厚，多数有胆囊结石。

（3）急性肠梗阻：阵发性腹部绞痛，呕吐频繁，可见肠型及蠕动波，肠鸣音音调高亢。腹部X线平片检查见肠内气液平面。

（4）心绞痛：胸闷、胸痛向颈部和左上臂放射，腹部无体征，心电图异常。

（5）急性心肌梗死有冠心病史；突然发病，有时仅有上腹痛；心电图提示急性心肌梗死；心肌酶升高并有动态变化；血、尿淀粉酶正常。

（6）其他急性腹痛：应与肝破裂、肠系膜血管栓塞、脾栓塞、脾破裂、肾绞痛、高位阑尾炎、异位妊娠破裂、肺栓塞等相鉴别。

知识点16：急性胰腺炎的病情评估　　副高：熟练掌握　正高：熟练掌握

（1）入院时查找重症危险因子：重症危险因子包括高龄、肥胖、器官衰竭、胸腔积液和/或渗出等。具有上述特征需入重症监护病房。

（2）入院时或48小时内实验室检查确定严重程度：在住院3天内及之后按需计算APACHE-Ⅱ以利于识别轻症与重症急性胰腺炎。APACHE-Ⅱ的优势在于第1个24小时内及每天的可行性。通常，第1个48小时内APACHE-Ⅱ评分增加高度提示重症胰腺炎，而APACHE-Ⅱ下降则高度提示轻症胰腺炎。

入院时、入院后12小时和24小时内检测血细胞比容以利于测算补液量。

（3）住院期间严重程度确定：胰腺坏死和器官衰竭是重症胰腺炎的两大重要标志。住院2～3天时，增强CT能可靠地区别轻症急性胰腺炎和重症急性胰腺炎。

知识点17：急性胰腺炎的病程分期　　副高：熟练掌握　正高：熟练掌握

大体分为3期，部分患者可无明显病程分期。

（1）急性反应期：起病2周内，可有休克、呼吸衰竭、肾功能不全、胰性脑病等。

（2）全身感染期：起病后2周至2个月，可有全身细菌感染、深部真菌感染或双重感染。

（3）残余感染期：起病2～3个月或以后，手术后患者可出现特殊表现，如全身营养不良；后腹膜或腹腔内存在残腔，残腔常引流不畅，窦道经久不愈，消化道瘘等。

知识点18：轻症急性胰腺炎的治疗　　　　　副高：熟练掌握　正高：熟练掌握

原则是尽量减少胰液分泌，让胰腺休息，防止感染，防止向重症发展。

（1）监护：根据患者具体病情对下述指标进行相应选择：血和尿常规测定、粪便隐血、肾功能和肝功能测定、血糖测定、心电监护、血压监测、血气分析、血清电解质测定、胸部X线片、中心静脉压测定；动态观察腹部体征和肠鸣音改变；记录24小时尿量和出入量变化。

（2）常规禁食及胃肠减压：目的是消除食物和胃酸刺激十二指肠分泌胰泌素、缩胆囊素等，降低各种胰酶对胰腺的"自身消化"作用，使胰腺处于"休眠状态"，从而使胰腺的急性炎症消退。对有严重腹胀、麻痹性肠梗阻者应进行胃肠减压。在患者腹痛减轻或消失、腹胀减轻或消失、肠道动力恢复或部分恢复时可以考虑开放饮食，开始以糖类为主，逐步过渡至低脂饮食，不以血清淀粉酶活性高低作为开放饮食的必要条件。

（3）抑制胰腺外分泌、应用胰酶抑制药：生长抑素及其类似物（奥曲肽）可以通过直接抑制胰腺外分泌而发挥作用。

（4）镇痛、解痉：常用镇痛剂如哌替啶、吗啡等，但吗啡可使Oddi括约肌痉挛，不利于胰液引流，建议用哌替啶，与阿托品、山莨菪碱（654-2）等解痉药物合用，可获得更满意的效果。

（5）支持治疗：应重视补液，可先补充晶体液。补液量包括基础需要量和流入组织间隙的液体量。应注意输注胶体物质和补充微量元素、维生素。轻症急性胰腺炎患者，只需短期禁食，无需肠道或肠外营养。

（6）预防和控制感染：目的是预防和防止肠道菌群移位致感染，一般给予能渗透进胰腺组织的广谱抗菌药，如环丙沙星、甲硝唑、头孢类抗生素等。

（7）中药治疗：对恢复肠道功能和减少肠道菌群移位有一定的疗效。可通过胃管给药，注入后夹管2小时，常用复方清胰汤加减银花、黄芩、生大黄等。

知识点19：重症急性胰腺炎的治疗策略　　　　副高：熟练掌握　正高：熟练掌握

根据分期采取相应的策略。

（1）急性反应期：首选非手术治疗方式。患者应在重症加强治疗病房（ICU）里监护和治疗，重点监测循环、器官功能变化，纠正血流动力学异常、防治休克和呼吸衰竭、肾功能不全、胰性脑病等并发症。如果病情迅速恶化，则考虑手术引流。

（2）全身感染期：选用合适抗生素治疗。同时要加强全身支持治疗，尤其是防止低氧血症和给予充分补液，这些措施是急性胰腺炎患者治疗的关键。结合临床表现进行动态CT监测，明确感染灶所在部位，进行积极的手术引流。针对坏死感染病灶的手术治疗包括坏死清除术和局部灌洗引流。术后持续灌洗和冲洗可以达到有效地引流和去除脱落坏死组织的目的。对于估计病程较长的患者，可进行空肠造口术以便进行营养支持。治疗过程中注意有无导管相关性感染。

（3）残余感染期：通过窦道造影明确感染残腔的部位、范围、毗邻关系，注意有无胰瘘、消化道瘘、胆瘘存在；加强全身支持治疗，创造条件做残腔扩创引流。

知识点20：救治重症急性胰腺炎患者的注意事项 　　副高：熟练掌握　正高：熟练掌握

（1）监护及氧疗：在入院第1周内，有超过48小时的持续器官衰竭的患者死亡率最高。对可能发生重症急性胰腺炎的患者均应密切监护，当合并有器官功能障碍或衰竭时，特别是持续性低氧血症、静脉输液无效的低血容量和肾功能不全（如肌酐＞176.8μmol/L）者应立即转入ICU。如患者需要积极补液以纠正血液浓缩或存在呼吸困难，也需转入ICU以便于监测心、肺功能，测算补液量及判断是否需气管插管及机械辅助通气。

推荐于入院后24～48小时给予吸氧，尤其是应用麻醉药镇痛者。给氧应持续至医师确认不再有低氧血症威胁为止。

（2）液体复苏：积极的静脉补液对于纠正低血容量至关重要。低血容量可累及胰腺微循环，也是重症急性胰腺炎发病的主要原因。血容器减少导致血液浓缩（血细胞比容≥0.44）、心动过速、低血压、尿量减少和肾前性氮质血症。早期的积极补液和改善氧供可防止或减少胰腺坏死并提高生存率。临床上静脉补液应监测生命体征、尿量、入院后12小时和24小时血细胞比容（尤其是入院时血液浓缩者）、中心静脉压。积极纠正贫血。血清蛋白＜20g/L者应补充清蛋白。注意控制血糖、纠正电解质及酸碱失衡。

（3）营养支持：重症急性胰腺炎患者常先进行胃肠外营养（TPN），如无肠梗阻应尽早实施肠内营养。进行营养支持应注意补充谷氨酰胺制剂。对于高脂血症患者，应减少脂肪类物质的补充。进行肠内营养时，应注意患者的腹痛、肠麻痹、腹部压痛等胰腺炎症状和体征是否加重，并定期复查电解质、血脂、血糖、总胆红素、血清清蛋白水平、血常规及肾功能等，以评价机体代谢状况，调整肠内营养的剂量。

（4）感染性坏死的治疗：感染性胰腺坏死的治疗标准是坏死物清除术，除非患者病情过重不能耐受手术治疗。通常选择立即施行手术。推荐的手术方式包括坏死物切除及留置闭式引流管连续冲洗、坏死物切除及开放包扎或坏死物切除及闭合引流，但不清洗。

胰腺脓肿常发生于病程第5周后的重症急性胰腺炎恢复期患者。经过适当处理的胰腺脓肿死亡率非常低。正确治疗包括手术引流、经皮导管引流或可能的内镜引流。

（5）无菌性坏死的治疗：在无菌性坏死的最初2～3周，应持续进行内科治疗。如果采取微创技术，清除重症无菌性坏死患者的坏死组织可能防治器官衰竭。无菌性坏死患者在起病2～3周或以后，后腹膜弥漫性炎症过程明显缓解，胰腺或胰周坏死区包裹性结构形成，即机化性坏死。

（6）内镜逆行胰胆管造影和胆管括约肌切开治疗胆源性胰腺炎：肝生化指标升高（尤其是丙氨酸氨基转移酶≥3倍正常值上限）、发现胆石，以及超声或CT成像发现胆总管扩张，应疑诊胆石为急性胰腺炎病因。

知识点21：急性胰腺炎的手术适应证 副高：熟练掌握 正高：熟练掌握

（1）来势凶猛、病情发展快、伴有多器官功能损害，虽经积极抢救，病情继续恶化者。

（2）胰腺坏死继发感染者。

（3）合并胆管疾病者。

（4）胰腺及胰周出现脓肿者。

（5）不能排除其他外科疾病者。

知识点22：急性胰腺炎的手术方式 副高：熟练掌握 正高：熟练掌握

（1）对虽经积极治疗，但多脏器功能不全难以纠正及病情恶化者，主要的手术方式为剖腹后吸尽腹腔内及腹膜后大量含酶和毒素的液体，放置引流管，做术后灌洗用。

（2）胰腺坏死感染：剖腹后清除坏死组织及含有坏死组织碎片的稠厚脓液，脓腔内置多根引流管，部分创口敞开以便术后充分引流和清除继续坏死的组织。对比类胰腺炎还需行胃造口及空肠造口，以利于胃肠减压和肠内营养支持。

（3）胰周脓肿：常需做左侧或右侧腰肋部斜切口，切开腹膜引流，以防脓液污染腹腔。

（4）胆源性胰腺炎：①胆源性胰腺炎不伴有胆道梗阻者，先行积极非手术治疗，待病情稳定后择期做胆道手术。②胆源性胰腺炎合并胆道梗阻或胆道感染严重者，应该早期急诊手术，在解除胆道梗阻、引流胆道的同时依病情做胆囊切除及网膜囊切开行胰腺区引流。

第二节 急性阑尾炎

知识点1：急性阑尾炎的概念 副高：熟练掌握 正高：熟练掌握

急性阑尾炎是阑尾腔由各种原因引起梗阻和细菌侵入阑尾壁而形成的感染，是最常见的外科急腹症之一，多见于青壮年，男性多于女性。

知识点2：急性阑尾炎的流行病学 副高：熟练掌握 正高：熟练掌握

急性阑尾炎的发病率约为0.1%。患者多为青少年，尤以20～30岁发病率最高，几乎占病例总数的40%（约85%的病例年龄在10～40岁），5岁以下和50岁以上的患者少见，但任何年龄均可发病。通常男性患者较女性为多，其比例为（2～3）:1。

知识点3：急性阑尾炎的病因 副高：熟练掌握 正高：熟练掌握

（1）阑尾管腔阻塞：为急性阑尾炎最常见的病因。

（2）细菌入侵：由于阑尾管腔阻塞，细菌繁殖，分泌内毒素和外毒素，损伤黏膜上皮并使黏膜形成溃疡，细菌穿过溃疡的黏膜进入阑尾肌层。

知识点4：急性阑尾炎的临床病理分型   副高：熟练掌握   正高：熟练掌握

根据急性阑尾炎的临床过程和病理解剖学变化，可分为4种病理类型。

（1）急性单纯性阑尾炎：属轻型阑尾炎或病变早期。

（2）急性化脓性阑尾炎：亦称蜂窝织性阑尾炎，常由单纯性阑尾炎发展而来。

（3）坏疽性及穿孔性阑尾炎：是一种重型的阑尾炎。

（4）阑尾周围脓肿：是急性阑尾炎的并发症，属于慢性炎症增殖性改变。

知识点5：急性阑尾炎的临床表现   副高：熟练掌握   正高：熟练掌握

（1）腹痛：腹痛是急性阑尾炎的早期主要症状，开始较轻，随后逐渐加重。

（2）胃肠道症状：可有食欲减退、恶心、呕吐。少数患者在腹痛出现后有便秘或腹泻。

（3）全身症状：可有发热、头晕头痛、乏力等。

（4）体征：右下腹压痛、强迫体位、腹膜刺激征、其他体征、皮肤感觉过敏。

知识点6：急性阑尾炎的辅助检查   副高：熟练掌握   正高：熟练掌握

（1）血常规检查：多数急性阑尾炎患者的白细胞计数及中性粒细胞比例增高，如炎症已侵及腹腔时，白细胞计数常升至（10～20）×10^9/L以上；但升高不明显术能否定诊断，应反复检查，如逐渐升高则有诊断价值，部分患者白细胞可无明显增高，多见于单纯性阑尾炎及老年人。

（2）尿常规检查：尿常规检查一般无阳性发现，但阑尾炎可刺激邻近的右输尿管或膀胱，以致尿中出现少量红细胞和白细胞。若出现明显的血尿则说明存在泌尿系统的原发病变。

（3）粪便常规检查：盆位阑尾炎和穿孔性阑尾炎合并盆腔脓肿时，粪便中也可发现血细胞。

（4）血β-HCG：在生育期及有月经史异常的患者应检查血β-HCG，以排除女性生殖系统疾病。

（5）X线检查：胸腹X线片应列为常规检查。典型的影像学表现可见盲肠扩张和液气平面，偶尔有钙化的粪石和异物影，急性单纯性阑尾炎在腹部平片上也可出现阳性结果。急性阑尾炎合并弥漫性腹膜炎时，为除外溃疡穿孔、急性绞窄性肠梗阻等，立位腹部平片是必要的，如出现膈下游离气体，基本上可以排除阑尾炎诊断。

（6）腹部B超检查：B超可见阑尾增粗水肿，直径常＞7mm；阑尾壁增厚，管腔扩张，腔内积液，黏膜层光带呈锯齿状；阑尾囊实性包块伴周围积液；阑尾腔闭塞或粪石影。病程较长者应行右下腹B超检查，了解是否有炎性包块存在。在决定对阑尾脓肿切开引流时，B超可提供脓肿的具体部位、深度及大小，便于选择切口。

（7）CT扫描及MRI检查：可显示阑尾周围软组织影及其与邻近组织的关系，多用于阑尾周围脓肿的诊断，因价格昂贵，仅用于必要时辅助诊断。

（8）诊断性腹腔穿刺：可用于诊断阑尾炎穿孔和腹膜炎等，并与其他急腹症区别。阑尾周围脓肿，可在超声引导下腹腔穿刺。但当腹腔内有广泛粘连、严重腹胀、麻痹性肠梗阻时，为避免损伤肠管，应禁忌腹腔穿刺。

（9）腹腔镜检查：对可疑患者进行此项检查，并可同时行腹腔镜阑尾切除术。

知识点7：急性阑尾炎与内科急腹症的鉴别诊断　　副高：熟练掌握　正高：熟练掌握

（1）右下肺炎和胸膜炎：右下肺和胸腔的炎性病变，可反射性引起右下腹痛，有时可误诊为急性阑尾炎。但肺炎及胸膜炎经常有咳嗽、咳痰及胸痛等明显呼吸道症状，胸部体征如呼吸音改变及湿啰音等。腹部体征不明显，右下腹压痛多不存在。做胸部X线可明确诊断。

（2）急性肠系膜淋巴结炎：多见于儿童，常继发于上呼吸道感染之后。由于小肠系膜淋巴结广泛肿大，回肠末端尤为明显，临床上可表现为右下腹痛及压痛，类似急性阑尾炎。但本病伴有高热，腹痛、压痛较为广泛，有时尚可触到肿大的淋巴结。B超对诊断该病有一定的帮助。

（3）局限性回肠炎：病变主要发生在回肠末端，为一种非特异性炎症，20～30岁的青年人较多见。本病急性期时，病变处的肠管充血、水肿并有渗出，刺激右下腹壁腹膜，出现腹痛及压痛，类似急性阑尾炎。位置局限于回肠，无转移性腹痛的特点，腹部体征也较广泛，有时可触到肿大的肠管。另外，患者可伴有腹泻，粪便检查有明显的异常成分。

（4）急性胃肠炎：患者一般表现为上腹痛，并有恶心、呕吐、腹胀、发热等严重的消化道症状，但无右下腹固定压痛点和腹膜刺激征。

知识点8：急性阑尾炎与女性生殖系统疾病的鉴别诊断
　　　　　　　　　　　　　　　　　　　　　副高：熟练掌握　正高：熟练掌握

（1）右侧输卵管妊娠：右侧异位妊娠破裂后，腹腔内出血刺激右下腹壁腹膜，可出现急性阑尾炎的临床特点。但异位妊娠常有停经及早孕史，而且发病前可有出血。患者继腹痛后有会阴部肿胀感，同时有内出血及出血性休克现象。妇科检查可见阴道内有血液、子宫稍大伴触痛、右侧附件肿大和后穹隆穿刺有血等阳性体征。

（2）卵巢囊肿扭转：右侧卵巢囊肿蒂扭转后，囊肿循环障碍、坏死、血性渗出，引起右腹部的炎症，与阑尾炎相似。但本病常有盆腔包块史，且发病突然，为阵发性绞痛，可伴轻度休克症状。妇科检查时能触到囊性包块，并有触痛，腹部B超证实右下腹有囊性包块存在。

（3）卵巢滤泡破裂：多发生于未婚女青年，常在月经后2周发病，因腹腔内出血，引起右下腹痛。本病右下腹局部体征较轻，诊断性腹腔穿刺可抽出血性渗出液。

（4）急性附件炎：右侧输卵管急性炎症可引起与急性阑尾炎相似的症状和体征。但输卵管炎多发生于已婚妇女，有白带过多史，发病多在月经来潮之前。虽有右下腹痛，但无典型的转移性右下腹痛，而且腹部压痛部位较低，几乎靠近耻骨处。妇科检查可见有脓性分泌物，子宫两侧触痛明显，右侧附件有触痛性肿物。

知识点9：**急性阑尾炎与外科急腹症的鉴别诊断**　　副高：熟练掌握　正高：熟练掌握

（1）胃十二指肠溃疡急性穿孔：溃疡病发生穿孔后，部分胃内容物沿右结肠旁沟流入右髂窝，引起右下腹急性炎症，可误为急性阑尾炎。详细询问病史很重要，多有消化性溃疡病史，发病突然，发热不明显，腹痛从上腹部开始迅速蔓延至全腹，呈持续性剧痛，且有明显的腹膜刺激征。X线检查80%的患者有气腹。

（2）胆道感染性疾病：急性胆囊炎有时需和高位阑尾炎鉴别，前者常有胆绞痛发作史，伴右肩和背部放射痛；而后者为转移性腹痛的特点。检查时急性胆囊炎可出现墨菲征阳性，甚至可触到肿大的胆囊，急诊腹部B超检查可显示胆囊肿大和结石声影。

（3）急性梅克尔憩室炎：梅克尔憩室（Meckel diverticulum）为一先天性畸形，主要位于回肠的末端，其部位与阑尾很接近。憩室发生急性炎症时，临床症状极似急性阑尾炎，术前很难鉴别。因此，当临床诊断阑尾炎而手术中的阑尾外观基本正常时，应仔细检查腹腔，以免遗漏发炎的憩室。

（4）右侧输尿管结石：输尿管结石向下移动时可引起右下腹部痛，有时可与阑尾炎混淆。但输尿管结石多为突发性绞痛，且向会阴部或大腿内侧放射，腹部体征和剧痛症状不一致，有肾区叩击痛、尿频、尿痛或肉眼血尿等症状。

知识点10：**非手术治疗急性阑尾炎的情况及措施**　　副高：熟练掌握　正高：熟练掌握

仅适用于单纯性阑尾炎、急性阑尾炎的早期阶段及阑尾脓肿、妊娠早期和后期阑尾炎、高龄或合并其他严重器质性疾病及有手术禁忌证者，此类患者由于客观条件不允许手术治疗。主要措施为根据病情适当卧床休息、控制饮食、选择有效的抗生素抗感染治疗、补液和对症处理。中药治疗以消炎缓泻为主，还可进行右下腹部热敷或理疗以促使炎症吸收和减轻疼痛。

知识点11：**急性阑尾炎手术的治疗原则**　　副高：熟练掌握　正高：熟练掌握

急性阑尾炎诊断明确后，应早期外科手术治疗，既安全，又可防止并发症的发生。早期手术系指阑尾还处于管腔阻塞或仅有充血水肿时手术切除，此时操作简易。如化脓或坏疽后再手术，操作困难且术后并发症显著增加。

知识点12：**急性阑尾炎手术的选择**　　副高：熟练掌握　正高：熟练掌握

（1）急性单纯性阑尾炎行阑尾切除术，切口Ⅰ期缝合，亦可采取腹腔镜手术切除阑尾。

（2）急性化脓性或坏疽性阑尾炎：行阑尾切除术。如腹腔内已有脓液，可清除脓液后关闭腹膜，切口置乳胶片进行引流。

（3）阑尾周围脓肿：如无局限趋势，行切开引流，视术中具体情况决定是否可切除阑尾。

知识点13：特殊情况下的阑尾切除术　　　　　　副高：熟练掌握　　正高：熟练掌握

（1）阑尾在腹膜后并粘连固定，不能按常规方法勉强切除，而宜进行逆行切除方法，即先在根部切断阑尾，残端包埋后再分段切断阑尾系膜，切除整个阑尾。

（2）盲肠炎性水肿严重，不能按常规将阑尾残端埋入荷包缝合内，可在阑尾根部切断阑尾，用间断丝线浆肌层内翻缝合方法埋入阑尾残端。如仍无法埋入时，则用阑尾系膜或四周的脂肪结缔组织覆盖残端。

（3）阑尾炎性水肿很重，脆弱易于撕碎，根部又无法钳夹结扎时，可用荷包缝合，将未能结扎的阑尾残端内翻埋入盲肠腔内，外加间断丝线浆肌层内翻缝合。

知识点14：急性阑尾炎的传统手术方法　　　　　副高：熟练掌握　　正高：熟练掌握

一般采用硬脊膜外麻醉。切口宜选择在右下腹部压痛最明显的部位，一般情况下采用右下腹斜切口（McBurney切口）或右下腹横斜切口。对诊断不明的探查性手术，宜选用右下腹直肌旁切口，且切口不宜太小。剖腹后沿三条结肠带向盲肠顶端追踪寻找阑尾，寻到阑尾后，分离粘连，切断阑尾系膜和血管至阑尾根部，并牢固结扎。在阑尾根部盲肠壁上进行荷包缝合，将阑尾残端包埋入荷包缝合内结扎，使残端完全包埋入盲肠壁内，如粘连较重不易分离时，可先切除阑尾根部，进行逆行阑尾切除术，对盲肠后位或因纤维粘连固定于盲肠后壁的阑尾，可先切开外侧腹膜，将盲肠游离并翻向内侧，进行切除。未穿孔的阑尾炎或仅有少量脓液，则将脓液吸净，腹腔内不必放置引流物，但如为穿孔性阑尾炎或脓液较多时，则应腹腔引流。

知识点15：急性阑尾炎的并发症　　　　　　　　副高：熟练掌握　　正高：熟练掌握

（1）腹腔脓肿：可在腹腔内各个部位形成脓肿，常见部位有盆腔、膈下和肠间隙等处。临床表现有麻痹性肠梗阻的腹胀症状、腹膜刺激征象、压痛性包块和全身感染中毒症状等。B超检查可协助诊断和定位。一经诊断应及时手术切开引流。

（2）内、外瘘形成：阑尾周围脓肿如未及时引流，一部分病例脓肿可向小肠或大肠内穿破，亦可向膀胱或腹壁穿破，形成各种内瘘或外瘘，脓液可从瘘管排出。X线钡剂检查可协助了解瘘管的走行和范围，有助于选择扩大引流或切除瘘管的治疗方法。

（3）肝门静脉炎：急性阑尾炎时阑尾静脉中的感染性血栓，沿肠系膜上静脉至肝门静脉，导致肝门静脉炎症。临床表现有肝肿大和压痛、黄疸、畏寒、高热等。如病情加重会产生脓毒症休克和脓毒血症，治疗延误可发展为细菌性肝脓肿。

知识点16：阑尾切除术的并发症　　　　副高：熟练掌握　　正高：熟练掌握

（1）切口感染：是最常见的术后并发症，多因手术时污染切口、存留血肿和异物、引流不畅所致。感染部位可在皮下，也可在腹膜外。临床表现是手术后2～3天体温升高，切口局部胀痛或跳痛，局部有红肿、压痛。应剪去缝线，扩大切口，排出脓液，清除异物并充分引流。

（2）腹膜炎：多由阑尾残端结扎不牢，缝线脱落所致。临床表现为手术后体温持续升高，腹痛、腹胀，全身中毒症状加剧。需按照治疗腹膜炎的原则加以处理。

（3）出血：阑尾系膜的结扎线松脱可引起腹腔内大出血，表现有腹痛、腹胀、出血性休克等症状。阑尾残端结扎线松脱，而荷包缝合又较紧时，出血可流入盲肠肠管内，引起上消化道大出血。此两种情况均须立即输血、补液，紧急再次手术止血。

（4）粪瘘：产生术后粪瘘的原因有多种，如断端脆弱、结扎线脱落、盲肠损伤、盲肠原有结核或癌等病变、引流物质硬压迫盲肠引起坏死等。一般在形成粪瘘时炎症多已局限化，故不致发生弥漫性腹膜炎。形成的粪瘘位于结肠，又不致造成水和电解质紊乱或营养障碍。一般经非手术支持治疗后瘘可闭合自愈。经久不愈时，可行瘘管活组织检查、X线瘘管造影，以查明病变性质和范围，以便于再次手术切除瘘管。

（5）阑尾残株炎：切除阑尾时如残端太长超过1cm时，手术后残株易复发炎症，仍会表现阑尾炎的症状，应进一步行X线检查，明确诊断。症状较重时宜再次手术切除阑尾残株。

（6）粘连性肠梗阻：由于手术损伤或阑尾四周脓液等因素，部分患者术后发生粘连性肠梗阻，多数可经非手术治疗解除梗阻，病情严重者须手术治疗。

知识点17：急性阑尾炎的预后　　　　副高：熟练掌握　　正高：熟练掌握

（1）手术切除阑尾：症状、体征消失，切口愈合，无并发症。

（2）非手术治疗：一般24～48小时炎症逐渐消退，症状、体征消失，若复查血常规可恢复正常。但因阑尾未能切除，常留有病理改变以致日后复发者有待再手术治疗。

第三节　急性肠梗阻

知识点1：急性肠梗阻的概念　　　　副高：熟练掌握　　正高：熟练掌握

急性肠梗阻是指肠内容物不能正常运行、顺利通过肠道，是外科常见的急腹症之一。

知识点2：急性肠梗阻的病因　　　　副高：熟练掌握　　正高：熟练掌握

引起急性肠梗阻的病因主要：①粘连；②腹外疝；③肿瘤。

肿瘤引起的肠梗阻多在结肠，很少累及小肠，而粘连和腹外疝引起的肠梗阻多发生在小肠。

知识点3：肠梗阻的分类——根据梗阻发生的基本原因划分

副高：熟练掌握 正高：熟练掌握

（1）机械性肠梗阻：最常见，约占90%。由于肠腔狭窄阻塞、腹膜粘连以及绞窄性疝、肠套叠、肠扭转等导致肠内容物因机械的原因不能通过者，均称为机械性肠梗阻。造成肠腔狭窄的原因又可分为3类：①肠腔堵塞（异物），如吞入或插入的异物、粪块、大胆石、钡剂等。②肠管受压，如粘连带压迫，肠管扭转、嵌顿疝或受肿瘤压迫等，③肠壁病变，如肿瘤、先天性肠道闭锁、炎症性狭窄等。

（2）动力性肠梗阻：占2.5%~8.5%，一般称麻痹性肠梗阻，但动力性肠梗阻也包括痉挛性肠梗阻，肠管本身无器质性狭窄，是由于神经反射或毒素刺激引起肠壁平滑肌功能紊乱，使肠蠕动丧失或肠管痉挛，以致肠内容物不能正常运行。动力性肠梗阻有两种类型：①麻痹性肠梗阻，较常见，因交感神经兴奋导致肠壁平滑肌瘫痪，肠管失去蠕动能力，以至于肠内容物不能向下运行，如在腹部大手术后、急性弥漫性腹膜炎、腹膜后的出血或感染等病例，均可能发生麻痹性肠梗阻，肠壁呈麻痹扩展状态。②痉挛性肠梗阻，较少见，是由于交感神经麻痹或副交感神经兴奋，导致肠管平滑肌强烈痉挛收缩而使肠腔变得很细小，肠内容物不能通过。一般肠管的痉挛性狭窄仅为暂时性的，多能自行缓解。有时麻痹性和痉挛性在同一患者的不同肠段中并存，称为混合动力性肠梗阻。

（3）血供性肠梗阻：约占1.5%，是肠系膜血管栓塞或血栓形成，使肠管血供障碍，继而发生肠麻痹而使肠内容物不能运行。肠腔本身并无狭窄或阻塞，随着人口老龄化、动脉硬化等疾病增多，现已不再少见。

知识点4：肠梗阻的分类——根据肠壁的血运有无障碍划分

副高：熟练掌握 正高：熟练掌握

（1）单纯性肠梗阻：仅是肠内容物通过肠管发生障碍，无肠管血供障碍，单纯性肠梗阻可以是完全性肠梗阻，也可以是不完全性肠梗阻，即肠腔虽然变窄，但仍有一部分气体和液体向远端肠管通过。

（2）绞窄性肠梗阻：一般是由单纯性肠梗阻发展而来的，梗阻导致血运障碍，并继而发生组织坏死、坏疽和穿孔。绞窄性肠梗阻多为完全性肠梗阻，但也可能由不完全性肠梗阻发展而来，如肠管壁疝。

（3）闭袢性梗阻：是一种特殊类型的肠梗阻，它是肠管两端受压、扭曲，中央肠管明显扩张。在诊断梗阻的过程中，区分开放袢和闭袢梗阻十分重要，开放袢梗阻时虽然肠内容物流通受阻，但其近段肠袢是开放的，可以通过呕吐起到部分肠减压的作用。而闭袢梗阻是梗阻肠段的输入袢和输出袢均发生阻塞，这意味着积聚在闭袢肠管中的气体和液体无法减压，很容易且很快发生血运障碍，如小肠粘连肠袢引起的扭转，外疝引起的肠管嵌顿，盲肠、横结肠或乙状结肠扭转，结肠癌梗阻等。小肠的闭袢性梗阻发病突然，常有严重腹痛和呕吐，易于警觉做出诊断；结肠的闭袢性肠梗阻会造成腹痛和突然腹胀，待出现腹部局部压痛或肌紧张时，肠管常已失去活性。

知识点5：肠梗阻的分类——根据梗阻发生的部位划分

　　　　　　　　　　　　　　　　　　　　　　副高：熟练掌握　　正高：熟练掌握

　　肠梗阻可分为高位小肠梗阻、低位小肠梗阻及结肠梗阻3类。这样的分类也有其临床意义，因为不同部位的肠梗阻不仅临床表现有所不同，其病理生理的紊乱程度和出现时间也不一样，处理方法也略有不同。低位小肠和结肠梗阻的处理原则也有一定区别。

知识点6：肠梗阻的分类——根据肠梗阻的程度和梗阻发生的快慢划分

　　　　　　　　　　　　　　　　　　　　　　副高：熟练掌握　　正高：熟练掌握

　　按梗阻的程度，肠梗阻可以分为完全性肠梗阻与不完全性肠梗阻两类。按照梗阻现象发展的快慢，肠梗阻又可以分为急性与慢性肠梗阻。慢性、不完全性梗阻多为单纯性，而急性、完全性梗阻则可能是单纯性，也可能完全性梗阻。

知识点7：肠梗阻的病理　　　　　　　　　　副高：熟练掌握　　正高：熟练掌握

　　肠梗阻发生后，首先梗阻上段肠管蠕动增强，麻痹性肠梗阻则减弱；随后在梗阻以上部位出现大量积液和积气，肠管扩张；继之肠壁血液循环出现障碍，细菌和毒素可以渗透至腹腔内，严重者，可因肠壁缺血坏死而致穿孔。此外，由于体液的丢失，可导致严重脱水、电解质紊乱、酸中毒；最终导致感染中毒性休克、多器官功能损害甚至死亡。

知识点8：急性肠梗阻的临床表现　　　　　　副高：熟练掌握　　正高：熟练掌握

　　（1）腹痛：麻痹性肠梗阻腹痛为持续性胀痛，机械性肠梗阻表现为阵发性绞痛；腹痛发作时有肠鸣音亢进或气过水声，有时可见肠型及蠕动波；若腹痛变为持续性且药物不能缓解时，应考虑有肠绞窄的可能，此时可有腹膜炎体征。

　　（2）呕吐：早期为反射性呕吐，呕出物为胃内容物，其后的呕吐与梗阻部位及程度有关，高位肠梗阻呕吐出现早且频繁，为胃内容物及消化液；低位肠梗阻呕吐出现晚或不明显，呕出物有臭味，患者可有不同程度脱水征。

　　（3）腹胀：腹胀程度与梗阻部位有关，高位梗阻腹胀不明显；低位梗阻及麻痹性肠梗阻腹胀明显；闭袢性肠梗阻可出现不对称的腹胀。

　　（4）肛门停止排气和排便：在高位肠梗阻或不全性肠梗阻可有少量排气、排便，有些绞窄性肠梗阻可出现血性黏液便。

　　（5）绞窄性肠梗阻：可出现体温升高、血压下降、脉搏细速的表现，腹穿抽吸可有血性液。

知识点9：急性肠梗阻的实验室检查　　　　　副高：熟练掌握　正高：熟练掌握

肠梗阻的早期，实验室检查对诊断意义不大，脱水、血液浓缩时，白细胞计数、血红蛋白、血细胞比容均有增高，尿比重也增加。查血气分析和血清K^+，Na^+，Cl^-、尿素氮及肌酐的变化，可了解电解质紊乱、酸碱失衡和肾功能的情况。高位梗阻，呕吐频繁，大量胃液丢失可出现低钾、低氯与代谢性碱中毒。在低位肠梗阻时，则可有电解质普遍降低与代谢性酸中毒。腹胀明显，膈肌上升影响呼吸时，亦可出现低氧血症与呼吸性酸或碱中毒，可随患者原有肺部功能而异。当有绞窄肠梗阻或腹膜炎时，血常规、血液生物化学测定指标等改变明显；行呕吐物和粪便检查，可有大量红细胞或隐血阳性。尿量在肠梗阻早期可无明显变化，但在晚期，如无适当的治疗，可出现尿量减少、尿比重增加甚至出现急性肾功能不全。

知识点10：急性肠梗阻的特殊检查　　　　　　副高：熟练掌握　正高：熟练掌握

（1）诊断性腹腔穿刺检查：对疑有移动性浊音或影像学检查提示有液性暗区的患者，该检查对绞窄性肠梗阻的诊断有一定意义。穿刺液如为血性，可临床诊断绞窄性肠梗阻。如穿刺液肉眼检查为非血性，可将其离心后染色镜检，如发现白细胞和细菌，也须高度怀疑肠管可能发生绞窄。

（2）X线检查：腹部X线平片检查对诊断有帮助，摄片时最好取直立位，如体弱不能直立可取左侧卧位。在梗阻发生4~6小时以后即可出现变化，可见到有充气的小肠肠袢。小肠完全梗阻时结肠内气体减少或消失。梗阻部位不同，X线表现各有特点：空肠黏膜的环状皱襞在空肠充气时呈"鱼骨刺"样；回肠扩张的肠袢多可见阶梯状液平面；结肠胀气位肠周边，可见结肠袋形。

（3）CT检查：CT检查可精确显示腹内疝的部位和内容物。对肠扭转引起的闭袢性肠梗阻，CT可显示局限性肠曲扩张，充盈的肠腔内积液或者积血和伴随的附近腹水。在肠套叠时，CT检查可早期显示系膜环绕的包块，以后出现具有特征性的分层状包块，常会有3层肠壁出现（有套入部）或2层肠壁出现（无套入部）。CT还能协助诊断成年人肠套叠的病因如肿瘤等。

在急性闭袢性肠梗阻发生绞窄时，CT检查的要点：①孤立成团的扩张充气肠袢；②固定的倒"U"形扩张肠袢；③肠壁增厚肠袢；④肠管外积液等；⑤有时还可见肠壁内气体和肝门静脉或肠系膜上静脉内气体。

（4）MRI检查：通过此技术可减少由于肠蠕动导致的放射性检查的局限性，在对梗阻的原因与定位上可能比CT更准确。

（5）超声检查：在急性肠梗阻时，超声显像能实时而直观地显示梗阻部位肠管管腔狭窄或闭锁情况，并可协助判断引起梗阻的病因，且不受病情的限制。其典型表现是肠管内充液，肠管内充气则无明显临床意义。超声检查可见肠管扩张，肠腔充满内容物，包括液体、食物残渣等，并且来回移动。在肠套叠引起的肠梗阻时，肠管呈现多层同心圆形结构，套叠的一端肠管可出现扩张，扩张肠管内有肠内容物潴留。结石、卵巢囊肿蒂扭转等。

| 知识点11：肠梗阻的诊断 | 副高：熟练掌握　正高：熟练掌握 |

腹部阵发性绞痛、呕吐，腹胀、停止排便排气、肠型、肠鸣音亢进、气过水声是诊断肠梗阻的依据，X线检查可以证实临床诊断。确定肠梗阻的诊断后，需再进一步明确梗阻的类型、性质、部位、原因等。必须明确以下几个问题。

（1）是否有肠梗阻存在。根据腹痛、呕吐、腹胀、肛门停止排便和排气，以及肠鸣音变化与X线检查，肠梗阻的诊断一般不难。

（2）是机械性梗阻还是动力性梗阻。机械性肠梗阻是常见的肠梗阻类型，具有典型的腹痛、呕吐、肠鸣音增强、腹胀等症状，与麻痹性肠梗阻有明显的区别，后者是持续性腹胀，但无腹痛，肠鸣音微弱或消失，且多与腹腔感染、外伤、腹膜后感染、血肿、腹部手术、肠道炎症、脊髓损伤等有关。虽然机械性肠梗阻的晚期可因腹腔炎症而出现与动力性肠梗阻相似的症状，但在发作的早期，其症状较为明显。腹部X线平片对鉴别这两种肠梗阻甚有价值，动力性肠梗阻出现小肠与结肠均有明显充气。不同的体征与X线检查能准确地分辨这两类肠梗阻。

（3）是单纯性肠梗阻还是绞窄性肠梗阻。有下列临床表现者应怀疑为绞窄性肠梗阻：①腹痛剧烈，发作急骤，在阵发性疼痛间歇期，仍有持续性腹痛；②病程早期即出现休克，并逐渐加重，或经抗休克治疗后，改善不显著；③腹膜刺激征明显，体温、脉搏和白细胞计数有升高趋势；④呕吐出或自肛门排出血性液体，或腹腔穿刺吸出血性液体；⑤腹胀不对称，腹部可触及压痛的肠袢；⑥腹部X线检查见孤立胀大肠袢；⑦经非手术治疗无效，症状、体征无明显改善。

（4）是小肠梗阻还是结肠梗阻。高位小肠梗阻，呕吐出现较早而频繁，水、电解质与酸碱平衡失调严重，腹胀不明显。低位小肠梗阻，呕吐出现晚，一次呕吐量大，常有粪臭味，腹胀明显。结肠梗阻以腹胀为主要症状，腹痛、呕吐、肠鸣音亢进均不及小肠梗阻明显。体检时可发现腹部有不对称的膨隆，借助腹部X线平片上出现充气扩张的一段结肠袢，可考虑为结肠梗阻。钡灌肠检查或结肠镜检查可进一步明确诊断。

（5）是部分性还是完全性肠梗阻。不完全梗阻呕吐、腹胀较轻，X线检查肠袢充气扩张不明显。结肠内有气体。完全性梗阻呕吐频繁，如为低位梗阻则腹胀明显，完全停止排气排便。X线检查见梗阻以上肠袢充气扩张明显，梗阻以下结肠内无气体。

（6）是什么原因引起的梗阻。①新生儿肠梗阻，多为先天性肠道畸形所致；②2岁以下幼儿，肠套叠常是梗阻原因；③儿童有排虫史、腹部可摸到条索状团块者，应考虑为蛔虫性肠梗阻；④青年人在剧烈运动后诱发的绞窄性肠梗阻，可能是小肠扭转；⑤老年人的单纯性梗阻，以结肠癌或粪块堵塞多见。此外，应详细检查疝的好发部位，看有无嵌顿性疝；曾有手术、外伤或腹腔感染史者，多为粘连性肠梗阻所引起；有心脏病者，应考虑肠系膜血管栓塞。

| 知识点12：急性肠梗阻与急性胰腺炎的鉴别诊断 | 副高：熟练掌握　正高：熟练掌握 |

急性胰腺炎多有暴饮暴食、酗酒史或胆石症史。上腹痛起病急骤，腹痛剧烈，常为持续

性，且向腰背部放射，早期症状常重于体征，后期也会出现腹胀。腹部X线平片检查也有肠麻痹征象，但血和尿淀粉酶常升高，CT和超声检查可见胰腺肿胀，内有不规则暗区，周围有渗液征象。

知识点13：急性肠梗阻与急性胆囊炎的鉴别诊断　　　副高：熟练掌握　　正高：熟练掌握

急性胆囊炎具有典型的Charcot三联征，但腹痛集中在右上腹部，并常在右上腹触及肿大的胆囊，超声显像常见胆囊有结石影。

知识点14：急性肠梗阻与卵巢囊肿蒂扭转的鉴别诊断
　　　　　　　　　　　　　　　　　　　　　　　副高：熟练掌握　　正高：熟练掌握

卵巢囊肿蒂扭转有腹部持续剧痛，但在下腹部，腹胀常不明显。妇科检查可触及肿物，超声检查可见卵巢肿物呈囊性。

知识点15：急性肠梗阻与急性溃疡穿孔的鉴别诊断
　　　　　　　　　　　　　　　　　　　　　　　副高：熟练掌握　　正高：熟练掌握

急性溃疡穿孔腹痛剧烈，始于上腹部，后遍及全腹，一开始腹膜刺激征就十分明显。既往常有溃疡病史，后期也会出现肠麻痹体征。

知识点16：急性肠梗阻与急性坏死性肠炎的鉴别诊断
　　　　　　　　　　　　　　　　　　　　　　　副高：熟练掌握　　正高：熟练掌握

急性坏死性肠炎的临床表现为全腹有阵发性或持续性剧痛，病发后即有发热、寒战和全身中毒症状，并会相继出现休克、肠梗阻或腹膜炎。

知识点17：急性肠梗阻的治疗原则及治疗方法选择的依据
　　　　　　　　　　　　　　　　　　　　　　　副高：熟练掌握　　正高：熟练掌握

肠梗阻的治疗原则：纠正因肠梗阻所引起的全身生理紊乱、解除梗阻。治疗方法的选择要根据肠梗阻的原因、性质、部位、全身情况以及病情严重程度而定。

知识点18：急性肠梗阻的基础治疗　　　　　副高：熟练掌握　　正高：熟练掌握

（1）禁食、胃肠减压。胃肠减压的目的是减轻胃肠道积留的气体、液体，减轻肠腔膨胀，有利于肠壁血液循环的恢复，减少肠壁水肿，使某些原有部分梗阻的肠祥因肠壁肿胀而导致的完全性梗阻得以缓解，也可使某些扭曲不重的肠祥得以复位，缓解症状。胃肠减压还可以减轻腹内压，改善因膈肌抬高而导致的呼吸与循环障碍。现在多采用鼻胃管（levin管）减压，导管插入位置调整合适后，先将胃内容物抽空再行持续低负压吸引。抽出的胃肠液应观察其性质，以帮助鉴别有无绞窄与梗阻部位。对低位肠梗阻，有用Miller-Abbott管者，其下端带有可注气的薄膜囊，借肠蠕动推动气囊将导管带到梗阻部位减压，但操作困难，难以达到预期的目的。

（2）液体治疗：可根据脱水程度、尿量及尿比重、血细胞比容，血电解质、二氧化碳结合力及血气分析等调整输液量和性质，纠正脱水、电解质和酸碱平衡紊乱。

（3）预防感染和毒血症：肠梗阻后，肠壁循环障碍，肠黏膜屏障功能受损而有肠道菌群移位，或是肠腔内细菌直接穿透肠壁至腹腔内产生感染。肠腔内细菌亦可迅速繁殖。同时，膈肌升高影响肺部气体交换与分泌物的排出，易发生肺部感染。因而，肠梗阻患者应给予抗菌药物以预防或治疗肺部或腹部感染。

（4）营养支持治疗。

（5）严密监测，应用镇静、解痉剂等一般对症处理。

知识点19：急性肠梗阻的手术治疗　　　　副高：熟练掌握　　正高：熟练掌握

（1）机械性肠梗阻无绞窄者在严密观察下经非手术治疗48小时无好转时应行手术治疗。

（2）绞窄性肠梗阻经紧急准备后应尽早手术。

（3）结肠梗阻应及早手术。

（4）只有手术才能解除病因者如先天性小肠闭锁、肠肿瘤等，以及经多次非手术治疗缓解但仍有复发可能者应手术治疗。

（5）术中根据具体情况，针对不同病因采用相应手术方式，如粘连松解术、肠排列术、肠切除肠吻合术、肠切开取异物术、肠套叠及肠扭转复位术，或梗阻近端与远端行短路吻合术。

（6）如患者全身情况差，不能耐受较长时间手术，应做肠造瘘或肠外置术，待以后再行Ⅱ期手术。应注意，切除坏死肠管前要仔细判断肠管有无生机。

（7）术后应继续进行胃肠减压，防止肠腔积气，避免吻合口裂开。

知识点20：急性肠梗阻的非手术治疗　　　　副高：熟练掌握　　正高：熟练掌握

主要适用于单纯性粘连性（特别是不完全性）梗阻、麻痹性或痉挛性肠梗阻、蛔虫或粪块堵塞引起的梗阻、肠结核等炎症引起的不完全肠梗阻、肠套叠早期等。在治疗期间，必须严密观察，如症状、体征不见好转或反有加重，应手术治疗。

非手术治疗除上述基础疗法外，还包括中医中药治疗、口服或胃肠道灌注生植物油、针刺疗法以及腹部按摩等各种复位法。乙状结肠扭转可试用纤维结肠镜检查、复位。回盲部肠套叠可试用钡剂灌肠或充气灌肠复位。麻痹性肠梗阻要针对病因进行治疗，辅以药物促进胃肠蠕动，如新斯的明、红霉素、多潘立酮、莫沙必利和西沙必利等。

第四节 肠系膜血管栓塞

知识点1：胃肠道血液的供应来源 副高：了解 正高：了解

胃肠道的血液供应主要来自腹腔动脉、肠系膜上动脉、肠系膜下动脉以及各动脉终端与其他腹腔内动脉之间的侧支循环，血液回流则主要经各自对应的静脉系统。

知识点2：肠系膜血管栓塞的概念 副高：了解 正高：了解

肠系膜血管栓塞性疾病是一类疾病的总称，是由于各种原因引起肠系膜血管阻塞后，肠道急性或慢性血流灌注不足或回流受阻所致的肠壁缺血坏死和肠管运动功能障碍的一种综合征。

知识点3：肠系膜血管栓塞的病因及发病机制 副高：了解 正高：了解

（1）肠系膜上动脉栓塞，栓子多来自心脏，也可来自主动脉壁上粥样斑块。栓塞可发生在肠系膜上动脉开口处，也可见于动脉远端。

（2）肠系膜上动脉血栓形成，大多在动脉硬化狭窄的基础上发生，常涉及整个肠系膜上动脉，也有较局限者。

（3）肠系膜上静脉血栓形成，可继发于腹腔感染、肝硬化引起的门静脉高压导致血流淤滞、真性红细胞增多症、高凝状态、外伤或手术造成血管损伤等。

知识点4：肠系膜血管栓塞的临床表现 副高：了解 正高：了解

肠系膜上动脉栓塞的临床表现与栓塞时间、部位、程度和侧支循环状况有关。早期表现为脐周或上腹剧烈绞痛伴频繁呕吐，体格检查：腹软、轻压痛、肠鸣音增强。6～12小时后出现持续性腹痛、肠鸣音减弱、肠黏膜可发生坏死或溃疡，导致便血或呕咖啡样呕吐物，此时如手术解除血管阻塞，肠缺血尚可恢复。12小时后可出现腹膜刺激征、肠鸣音消失、发热、脉速和中毒性表现，提示病变已不可逆。肠系膜动脉栓塞的部位不同，肠管缺血的范围及临床表现亦不同。栓塞发生在肠系膜上动脉入口处，可引起Treitz韧带以下全部小肠和右半结肠的缺血坏死。较常见的栓塞部位在结肠中动脉入口处以下，可引起大部分小肠坏死。如栓塞发生在肠曲的一个分支动脉而侧支循环又良好时，则该段肠曲可不发生坏死。如栓塞在肠曲的边缘动脉，则该段肠曲也会发生坏死。

知识点5：肠系膜血管栓塞的辅助检查 副高：了解 正高：了解

（1）白细胞计数明显增高，血液浓缩和代谢性酸中毒表现。

（2）腹部X线平片见肠道充气或有液平，晚期由于肠腔和腹腔内大量积液，腹部普遍密度增高。

（3）腹腔穿刺见血性物有助于诊断。

（4）腹部血管多普勒超声、增强CT对诊断有意义，腹腔血管造影对确诊意义较大，70%的患者能够发现栓塞部位。

（5）结肠镜：用于观察病变范围、程度、时期等，对于确诊也很有意义。

知识点6：肠系膜血管栓塞的诊断及鉴别诊断　　　　副高：了解　正高：了解

肠系膜上动脉栓塞的主要诊断依据：50岁以上；有心脏、血管病史者；突然出现急性腹痛、呕吐、腹泻、血便等，结合辅助检查应考虑本病。本病需与急性胰腺炎、肠扭转、肠套叠、卵巢囊肿蒂扭转相鉴别。

知识点7：肠系膜血管栓塞的治疗原则　　　　副高：了解　正高：了解

确诊的迟早与本病的预后有密切关系。对既往有心血管病史患者，一旦突发腹部剧烈疼痛伴频繁呕吐，并出现腹部压痛与腹痛程度不相符时，即应怀疑本病。经积极准备后，应尽早行肠系膜上动脉造影。若条件不具备时，也可先行超声检查；如发现栓塞和血管痉挛时，可给予溶栓、抗凝治疗；如疗效不显著，应早行手术探查，方法有肠系膜上动脉取栓术、腹主动脉或髂总动脉与肠系膜上动脉旁路移植吻合术，术后用肝素、右旋糖酐等药物行抗凝治疗；如肠曲已坏死，需做肠切除术。对于急性肠系膜血管缺血性疾病，临床常因认识不足而误诊，且该病一旦发生广泛的肠系膜血管梗死引起相应的肠管坏死，则预后差，病死率很高。

第三十八章 血液系统急诊

第一节 急 性 贫 血

知识点1：贫血的概念   副高：了解   正高：了解

贫血是指人体外周血单位体积血液中的血红蛋白（Hb）量、红细胞（RBC）计数及血细胞比容（HCT）低于可比人群正常值的下限，其中以血红蛋白最为可靠，也是临床上诊断贫血最常用的实验室指标。

知识点2：急性贫血的概念   副高：了解   正高：了解

急性贫血是指血红蛋白在短时间内迅速降低，多见于急性失血、急性溶血和先天性或继发性凝血机制障碍引起的出血。血红蛋白迅速下降并 < 60g/L 成为严重急性贫血。

一、急性溶血性贫血

知识点3：溶血性贫血的概念   副高：了解   正高：了解

溶血性贫血是由于红细胞破坏速率增加（寿命缩短），超过骨髓造血的代偿能力而发生的贫血。

知识点4：溶血性贫血的分类   副高：了解   正高：了解

溶血性贫血根据溶血的场所，可分血管内溶血和血管外溶血；根据病因可分为遗传性溶血和获得性溶血。急性溶血多为血管内溶血，血管外溶血多为慢性溶血。急性溶血导致急性严重贫血，若不及时处理可危及生命。

知识点5：急性溶血性贫血的概念   副高：了解   正高：了解

急性溶血性贫血是指在短时期内红细胞大量破坏而骨髓造血功能代偿不足时发生的贫血，贫血的程度可非常严重。

知识点6：急性溶血性贫血的病因　　　　　　　副高：了解　正高：了解

（1）红细胞本身的内在缺陷：主要是遗传性的红细胞膜、酶和血红蛋白中珠蛋白肽链的异常，常见有：①遗传性球形细胞增多症。②异常血红蛋白病。③海洋性贫血及葡萄糖-6-磷酸脱氢酶缺乏症（G6PD）等。还有获得性红细胞酶缺陷所致的溶血病即阵发性睡眠性血红蛋白尿（PNH）。

（2）红细胞外部因素异常：包括免疫性因素、物理和创伤性因素、化学因素、生物因素等非免疫因素。常见有：①自身免疫性溶血性贫血；②化学毒物或药物性溶血、心脏瓣膜置换术后或微血管病；③溶血性病原体感染、脾功能亢进；④血型不合的输血反应。

知识点7：急性溶血性贫血的临床表现　　　　　副高：了解　正高：了解

（1）症状：急性溶血发病急骤，可有严重的腰背及四肢酸痛，伴头痛、心前区压迫感、呕吐、寒战，随后高热，尿呈酱油色或红葡萄酒色，严重者可出现休克及少尿、无尿等急性肾衰竭表现。

（2）体征：可有高热、面色苍白和黄疸，严重者血压下降。

知识点8：急性溶血性贫血的实验室检查　　　　副高：了解　正高：了解

（1）红细胞破坏增加的检查：①血红蛋白水平下降；②血清游离胆红素增高；③尿中尿胆原增多呈强阳性而尿胆红素阴性，粪胆原增加；④血清结合珠蛋白减少（<0.7g/L）或消失；⑤血浆游离血红蛋白水平增高（>50mg/L），出现血红蛋白尿（尿隐血试验阳性）、含铁血黄素尿（Rous试验阳性）；⑥血涂片见红细胞畸形，破碎血细胞增多（>2%）；⑦红细胞寿命缩短，是确定溶血最可靠的证据，用^{51}Cr标记红细胞，测定红细胞半期（$t_{1/2}$）正常为25~32天，溶血时常小于15天。

（2）红细胞代偿增生的检查：①外周血网织红细胞增多（常>0.5%）；②外周血涂片中大红细胞增多，出现幼红细胞；③骨髓幼红细胞明显增生，粒红比例倒置。

知识点9：急性溶血性贫血的诊断与鉴别诊断　　副高：熟练掌握　正高：熟练掌握

应详细询问患者病史，注意输血史、药物、化学物质接触史及家族史。发病急骤，主要症状是寒战、发热、头痛、呕吐、四肢腰背疼痛及腹痛、黄疸以及其他严重贫血的症状和体征。临床需要鉴别血管内溶血和血管外溶血（表38-1）。

表38-1　血管内溶血和血管外溶血的鉴别要点

	血管内溶血	血管外溶血
病因	血型不合、输低渗液、PNH	遗传性球形细胞增多症、温抗体自身免疫性溶贫
临床表现	较严重、有血红蛋白尿	较轻、脾大、无血红蛋白尿

续 表

	血管内溶血	血管外溶血
血清胆红素	增多	正常或增高
尿胆红素	正常或增高	正常
粪胆原	增多	增多
尿胆原	增多	增多
游离血红蛋白	增多	正常
血清结合珠蛋白	减少	正常或减少
血红蛋白尿	有	可无
高铁血红蛋白血症	有	可无
含铁血黄素尿	阳性	阴性

知识点10：输血引起的急性溶血性贫血的治疗 　　副高：熟练掌握　　正高：熟练掌握

（1）对于此类患者应立即停止输入不合血型的血，给予心电监护和供氧。

（2）留置尿管及监测尿量，给予静脉补液及利尿，可静脉给予甘露醇和呋塞米，保证尿量＞1.5ml/（kg·h）。

（3）如果经过处理，尿量＜1.5ml/（kg·h），肾功能出现恶化，按照急性肾衰竭处理。

（4）重新采血确定患者和供者血型是否相合。

（5）可静脉使用糖皮质激素，如氢化可的松可减轻溶血反应

知识点11：药物或化学物质诱发和G6PD缺乏患者的急性溶血性贫血的治疗
　　　　　　　　　　　　　　　　　　　　　副高：熟练掌握　　正高：熟练掌握

药物或化学物质诱发和G6PD缺乏患者的急性溶血患者应避免接触有可能诱发溶血的有害因素，预防病毒感染。严重贫血者应予输血以挽救生命。糖皮质激素与输血同时应用，有助于减轻溶血和预防输血反应。脾切除一般无效。

知识点12：阵发性睡眠性血红蛋白尿的治疗 　　副高：熟练掌握　　正高：熟练掌握

尽量避免感染等诱发因素。严重贫血可予输血，宜采用洗涤红细胞，以避免输入补体成分，输入的红细胞对补体敏感性正常，且能抑制患者自身制造补体敏感的红细胞，从而短期减轻或缓解溶血。

控制溶血发作可以选择的药物有以下几种。

（1）右旋糖酐：静脉输入500～1000ml 6%右旋糖酐-70可阻止血红蛋白尿发作。该药在体内外均有抑制PNH红细胞溶血的作用，适用于感染、外伤、输血反应和腹痛危象者，但长期应用可引起出血并发症并刺激抗体生成。

（2）碳酸氢钠：急性溶血可口服或静脉滴注5%碳酸氢钠可缓解病情。

（3）糖皮质激素：该药仅可减少或减轻部分患者的溶血发作，泼尼松开始剂量40～60mg/d，发作停止后减半，1周后改为隔日1次，维持2～3个月，如应用1～2个月无效，应停药。

（4）抗氧化药物，对细胞膜有保护作用，如大剂量维生素E、阿维酸钠、亚硒酸钠等，但疗效不定。

| 知识点13：镰状细胞贫血的治疗 | 副高：熟练掌握　正高：熟练掌握 |

主要治疗要点是去除或治疗诱发镰变的原因，吸氧、镇痛及纠正脱水等对症支持治疗；贫血严重时可输血治疗，条件允许时可部分换血输血。

| 知识点14：急性溶血性贫血的其他治疗 | 副高：熟练掌握　正高：熟练掌握 |

严重的急性血管内溶血可造成急性肾衰竭、休克及电解质紊乱等致命并发症，应予积极处理，稳定生命体征，维持内环境稳定，对于感染所致患者应积极抗感染治疗。对于所有患者应积极预防感染，加强对症支持治疗。

二、急性再生障碍性贫血

| 知识点15：急性再生障碍性贫血的概念 | 副高：了解　正高：了解 |

急性再生障碍性贫血（AA）简称再障，是指由于骨髓功能衰竭，造成全血细胞减少的一种疾病，临床特征为红细胞、粒细胞和血小板减少所致的贫血、感染和出血。

| 知识点16：急性再生障碍性贫血的病因 | 副高：了解　正高：了解 |

（1）药物及化学物质：①细胞毒类药物：氮芥类、环磷酰胺、甲氨蝶呤、6-巯基嘌呤、阿糖胞苷、柔红霉素等；②抗菌药：氯霉素、异烟肼等；③解热镇痛药：保泰松、阿司匹林、安乃近、美散痛等；④抗甲状腺药及抗糖尿病药：甲（丙）硫氧嘧啶、卡比马唑（甲亢平）、甲苯磺丁脲、氯磺丙脲等；⑤工业毒物：苯等。

（2）物理因素：X线、γ射线等。

（3）病毒感染：风疹病毒、EB病毒、人类微小病毒B_{19}、丙肝病毒等。

| 知识点17：急性再生障碍性贫血的临床表现 | 副高：了解　正高：了解 |

急性再生障碍性贫血发病急或慢性过程急性加重，贫血进行性加剧，出血、发热和感染往往是首起或主要表现。由于粒细胞减少患者易发生感染并有不同程度的发热，多为细菌感

染，也可见真菌感染，严重者可发生深部感染（如肺炎）和脓毒血症，特别注意肛周等隐蔽部位感染。血小板减少严重患者有出血倾向，常见皮肤黏膜出血、血尿及月经过多等，严重者可发生颅内出血，是重型再障的主要死亡原因之一。

知识点18：急性再生障碍性贫血的实验室检查　　　　　副高：了解　正高：了解

（1）血象：全血细胞减少。①血红蛋白和红细胞多显著减少；②网织红细胞明显减少，<0.5%甚至为0；③白细胞明显减少，一般（1.0～2.0）×10^9/L，中性粒细胞显著减少，<0.5×10^9/L，淋巴细胞相对增多，多在60%以上，有时可达90%以上；④血小板明显减少，一般（10～20）×10^9/L，严重病例常<10×10^9/L。

（2）骨髓象：①增生减低或重度减低；②粒、红二系细胞均明显减少，淋巴细胞相对增多，可达0.08以上；③粒细胞系中以成熟粒细胞最多见，形态大致正常；④红系以晚幼红最多见，成熟红细胞形态无明显异常；⑤巨核细胞明显减少，除个别病例外，多不见巨核细胞；⑥浆细胞、组织嗜碱细胞、网状细胞等非造血细胞增多。

（3）骨髓活检：红髓脂肪变，几乎全呈脂肪髓，造血组织测量<24%，平均为1%（正常50.3%）。

知识点19：急性再生障碍性贫血的诊断标准　　　　　副高：熟练掌握　正高：熟练掌握

（1）仔细询问病史，注意可疑化学和物理因素接触史。

（2）血象，除血红蛋白水平下降速度快，还要具备以下3项中的2项：①网织红细胞<1%或其绝对值<15×10^9/L。②白细胞明显减少，中性粒细胞<0.5×10^9/L。③血小板<20×10^9/L，但Ⅱ型血小板>20×10^9/L。

（3）骨髓象：①多部位骨髓增生减低，三系造血细胞均明显减少，非造血细胞增多，巨核细胞常缺如。②骨髓小粒细胞中构成中以非造血细胞为主。

知识点20：急性再生障碍性贫血的鉴别诊断　　　　　副高：了解　正高：了解

（1）阵发性睡眠血红蛋白尿（PNH）不发作型（再障型）：该病临床出血较轻，网织红细胞绝对值高于正常值，外周血中可发现有核红细胞，骨髓红系增生，尿含铁血黄素阳性以及酸溶血（Ham）试验可呈阳性，中性粒细胞碱性磷酸酶活力正常或降低，与再障不同。

（2）骨髓增生异常综合征（MDS）中难治性贫血（RA）型：本病三系细胞减少，但骨髓病态造血，可见红细胞巨幼样变，核质发育不平衡，可见淋巴样巨核细胞，粒细胞系幼稚细胞常不减少，不同于再障。

（3）急性白血病：白细胞不增高易误为再障。但白血病常有肝、脾、淋巴结肿大、胸骨压痛，骨髓中原始或幼稚细胞增多可与再障鉴别。

知识点21：急性再生障碍性贫血的治疗　　　　副高：了解　正高：了解

（1）继发再障应去除病因。

（2）支持治疗：当白细胞计数<2×10⁹/L或中性粒细胞计数<0.5×10⁹/L时，有条件应安置在无菌层流病房治疗，加强口腔等护理，忌用影响造血及血小板功能的药物及输血等。

（3）并发症治疗

1）粒细胞严重减少并发感染：应予以强力抗感染治疗，选用头孢三代抗生素等。

2）严重内脏出血、颅内出血者应早输血小板悬液，成分输血前宜作HLA配型，以免产生抗血小板及抗白细胞抗体。

（4）尽早进行骨髓、胚肝移植或抗淋巴细胞球蛋白（ALG）等免疫抑制剂治疗。

知识点22：再生障碍性贫血的预后　　　　副高：了解　正高：了解

有效治疗措施出现前重型再障预后极差，大多数患者1年内死亡，颅内出血和严重感染是主要死亡原因。但随着骨髓移植和免疫抑制治疗等有效疗法的临床应用，其预后明显改善。

第二节　出血性疾病

出血性疾病
溶血危象

知识点1：出血性疾病的概念　　　　副高：了解　正高：了解

出血性疾病是指因止血功能缺陷引起的以自发性出血或血管损伤后出血不止为特征的疾病。

知识点2：出血性疾病的分类　　　　副高：了解　正高：了解

按发病机制的相关因素不同，出血性疾病可分为：

（1）血管性疾病：血管壁异常。

（2）血小板异常：血小板减少，或血小板功能异常。

（3）凝血障碍性疾病：凝血、抗凝或纤溶异常。

（4）复合性止血机制异常。

知识点3：出血性疾病的病因　　　　副高：了解　正高：了解

引起出血的最主要原因有血小板量或质的异常和凝血异常，血管异常、纤溶亢进及循环中抗凝物质增多等因素次之。

（1）遗传性出血性疾病患者往往有终身出血倾向，在手术、外伤、月经或分娩期间可能引起严重甚至致命性出血。

（2）获得性出血疾病主要与免疫异常、疾病病理过程或药物应用有关。药物引起的出血性疾病一般可分为急性和慢性。急性出血的发病机制多为凝血因子含量显著减少；慢性出血则可因凝血因子生成减少或消耗增加、血小板数量减少或功能异常、血管受损等不同机制所致。

| 知识点4：出血性疾病的临床表现 | 副高：了解 正高：了解 |

（1）病史：包括性别、发病年龄、出血诱因、部位、基础疾病及用药史、家族史、职业及环境。

（2）症状及体征：出血部位以皮肤、黏膜、鼻腔、牙龈、呼吸道、消化道、泌尿道、阴道等较常见。

（3）根据不同病因，可有贫血、发热、黄疸、关节畸形、蜘蛛痣、血压改变以及肝、脾、淋巴结肿大，胸骨压痛等。

| 知识点5：出血性疾病的筛选试验 | 副高：了解 正高：了解 |

（1）血管异常：出血时间（BT）、毛细血管脆性试验。

（2）血小板异常：血小板计数、血块收缩试验、BT、毛细血管脆性试验。

（3）凝血异常：凝血时间（CT）、活化部分凝血活酶时间（APTT）、凝血酶原时间（PT）、凝血酶时间（TT）等。

| 知识点6：出血性疾病的确诊及特殊试验 | 副高：熟练掌握 正高：熟练掌握 |

根据初筛结果，选择必要的特殊或更精确的实验室检查帮助确诊。如血vWF测定，血小板形态、体积、功能（黏附、聚集）检查，血小板第3因子（PF_3）有效性、血小板膜糖蛋白（GPⅡb/Ⅲa和Ⅰb/Ⅸ）测定，相关的凝血因子（如FⅧ）、纤维蛋白原、FDP、纤溶酶原测定，鱼精蛋白副凝（3P）试验以及基因检测等。

| 知识点7：出血性疾病的其他检查 | 副高：熟练掌握 正高：熟练掌握 |

按需选择放射影像学、B超、肝功能检查以及淋巴结活检、骨髓检查等，有助于病因诊断。

| 知识点8：出血性疾病的诊断方法 | 副高：了解 正高：了解 |

（1）从病史与出血特点确定病因：患者的病史和临床表现常可提示出血的原因和诊断，如皮肤、黏膜紫癜以及月经过多常提示为血小板质或量的异常、血管异常。过敏性紫癜以双下肢及臀部多见，对称分布，大小不等，高出皮面并伴有痒感，紫癜常为淡红色或鲜红色

（内含渗出液），常分批出现，可伴有荨麻疹、多形性红斑、局部水肿，并可伴有关节肿痛、腹痛、便血、尿血等表现；血小板减少性紫癜常呈全身性分布，不伴痒感，紫癜则多为紫红色或暗紫色。肌肉血肿和关节出血提示可能为凝血障碍。遗传性出血性疾病多于幼年时期发病，其中以血友病 A 最多见。血友病常表现为自幼即有轻伤后出血不止，有深部组织或关节腔血肿（膝关节最多见），血肿局部有疼痛，反复出血可致关节畸形。但这些临床特点仅有相对的意义，实验室检查有助于确定诊断。

（2）从实验室检查确定病因：要按筛选、确诊试验的检测内容顺序选择进行，出血筛选试验异常并且临床上怀疑有出血性疾病时，应进一步选择确诊试验，以确定诊断。

知识点 9：出血性疾病的治疗——治疗病因或控制诱因
　　　　　　　　　　　　　　　　　　副高：熟练掌握　　正高：熟练掌握

应针对出血性疾病的病因、病理以及出血性质、部位和严重程度不同而积极采用相应的治疗措施，重视病因治疗（如感染、肝病、白血病等），应强调避免或停止接触诱发出血的因素（如禁止使用影响止血与凝血致使出血或出血加重的药物，如阿司匹林、双嘧达莫、吲哚美辛、低分子右旋糖酐、华法林、肝素等药物）。

知识点 10：出血性疾病的治疗——止血治疗　　副高：熟练掌握　　正高：熟练掌握

（1）补充血小板和/或相关凝血因子：按不同疾病选用，如输新鲜血浆或新鲜冷冻血浆（含有除 TF、Ca^{2+} 以外的全部凝血因子）、血浆冷沉淀物、凝血酶原复合物、相关的凝血因子制剂（如纤维蛋白原、FⅧ）等可用于及时补充所缺乏的凝血因子，如 FⅧ 制剂可用于血友病 A 的出血。对血小板减少所致的出血可输注血小板悬液。

（2）止血药物应用：可根据发病机制选用不同止血药物。①增强毛细血管抵抗力的药物：如维生素 C、维生素 P、酚磺乙胺、卡巴克络以及肾上腺糖皮质激素。②合成相关凝血因子所需药物：如对维生素 K 依赖的凝血因子（FⅡ、Ⅶ、Ⅸ、Ⅹ）或继发性的凝血因子缺乏均应及时补充维生素 K。③抗纤溶药物：如纤维蛋白溶解亢进时应用 6-氨基己酸（EACA）、对羧基苄胺（PAMBA）、止血环酸等。④促进止血因子释放的药物：1-去氨-8-精氨酸加压素（DDAVP）促进血管内皮细胞释放 vWF，具有稳定、提高 FⅧC 水平和改善血小板黏附、聚集功能的作用，可用于对轻型血友病 A 和部分 vWD 患者。⑤促凝血作用的药物：如鱼精蛋白（用于肝素所致出血）、巴曲酶等。⑥局部止血药物：如凝血酶、巴曲酶等。

（3）出血局部处理：酌情应用局部包扎、压迫止血或结扎局部血管等止血操作，有条件时可选用止血用品（如明胶海绵等），子宫和阴道出血时可能需妇产科专科处理。

知识点 11：出血性疾病的治疗——其他治疗　　副高：熟练掌握　　正高：熟练掌握

（1）基因疗法：试用于某些遗传性出血性疾病、血友病的基因治疗是研究热点。

（2）抗凝治疗：以肝素等抗凝治疗，阻止异常凝血过程，减少凝血因子和血小板的消耗，用于凝血因子消耗机制导致的出血性疾病（如DIC、TTP等）。

（3）血浆置换：可去除血浆中异常抗体或抗凝物质等致病因素，用于TTP、重症ITP等出血性疾病。

（4）手术治疗：如根据对因或对症所需选用脾切除、血肿清除术、关节成形或置换等。

第三节 特发性血小板减少性紫癜

知识点1：特发性血小板减少性紫癜的概念　　　　副高：了解　正高：了解

特发性血小板减少性紫癜（ITP）又称为特发性自体免疫性血小板减少性紫癜（IATP），系以血小板减少和出血为主要特征的出血性疾病。本病发病主要由于自身抗体与血小板结合，引起血小板生成期缩短。临床上分急性型和慢性型，两型在年龄、病因、发病机制和预后方面均各不相同。

知识点2：特发性血小板减少性紫癜的病因和发病机制　　　副高：了解　正高：了解

（1）免疫因素：ITP的发病机制与血小板特异性自身抗体有关。急性型多发生在病毒感染后，被认为是一种自然免疫防卫反应引起的免疫复合物病，细菌感染、药物等亦可引起；慢性型是一组自身免疫病。

（2）肝和脾的作用：①血小板滞留于脾；②脾脏能产生血小板特异性IgG；③肝破坏受抗体作用较重的血小板。

（3）其他：雌激素可增加脾脏对血小板的吞噬和破坏作用；抗血小板抗体与巨核细胞上的相关抗原结合，损害巨核细胞对血小板的生成。

知识点3：特发性血小板减少性紫癜的临床表现　　　　副高：了解　正高：了解

（1）急性型：①病史：起病急骤，多见于儿童，秋冬季多发，起病前1～3周常有呼吸道病毒或细菌感染史；②症状与体征：出血常较重，轻者出现皮肤黏膜淤点、鼻出血、牙龈出血、女性月经过多，重者可见大片皮肤淤斑，口腔、舌面可见血泡，破后渗血不止，血肿或消化道、泌尿道出血。偶有视网膜出血，颅内出血可危及生命。急性型病情多为自限性，一般4～6周，95%的患者可自行缓解。

（2）慢性型：①病史：起病隐袭，成人多见，尤以中青年女性多见；②症状与体征：可有皮肤淤点、淤斑，女性患者可有月经过多、贫血，很少有口腔血疱、血肿及消化道、泌尿道出血。急性发作时症状加重，亦可致颅内出血。慢性型呈反复发作过程，自发缓解少见，即使缓解也不完全。

知识点4：特发性血小板减少性紫癜的实验室检查　　副高：了解　正高：了解

（1）血小板计数：急性型常低于20×10^9/L，慢性型可轻度减少（$<80\times10^9$/L）、中度减少（$<50\times10^9$/L）和重度减少（$<20\times10^9$/L）。

（2）骨髓检查：骨髓中巨核细胞数正常或增多，有血小板形成的巨核细胞减少。急性型幼稚型巨核细胞增多。慢性型颗粒巨核细胞增多，可有空泡和退行性变。

（3）其他：血小板寿命缩短，急性型仅1～6小时，慢性型2～4天，出血时间延长，血块回缩不佳，束臂试验阳性。血小板相关抗体（PA IgG、PA IgM、PA IgA）、血小板相关补体（PAC3）、免疫复合物常增高。

知识点5：特发性血小板减少性紫癜的诊断标准　　副高：了解　正高：了解

（1）多次实验室检查血小板减少。

（2）脾脏不增大或仅轻度增大。

（3）骨髓检查有巨核细胞增多或正常，有成熟障碍。

（4）具有下列5项中任何1项者：①泼尼松治疗有效；②切脾治疗有效；③血小板相关IgG（PA IgG）增多；④血小板相关C3（PAC3）增多；⑤血小板寿命测定缩短。

（5）排除继发性血小板减少性紫癜。

知识点6：特发性血小板减少性紫癜的紧急治疗　　副高：了解　正高：了解

有严重黏膜出血或颅内出血，或疑有颅内出血、血小板计数$<10\times10^9$/L者应紧急治疗。

（1）输血小板：成人10～20单位/次，有效作用为1～3天。

（2）静脉输注大剂量丙种球蛋白（IVIG）：0.4g/（kg·d），连用5天。

（3）血浆置换：短期内血浆交换，每日3L，3次以上，适用于无法控制的出血或采用各种治疗无效时。

（4）静脉滴注甲泼尼龙：1g/d，在30分钟内静脉滴注，连续3天后改泼尼松口服1～2mg/kg或30～60mg/d，待血小板恢复正常或接近正常后逐渐减量，维持量5～10mg/d，维持治疗3～6个月。

（5）脾切除：出血持续存在并威胁生命时应当紧急切脾，是抢救颅内出血患者、降低ITP死亡率的迅速而有效的治疗方法。

第四节　过敏性紫癜

知识点1：过敏性紫癜的概念　　副高：了解　正高：了解

过敏性紫癜是一种常见的毛细血管变态反应性疾病，由于机体对某些致敏物质发生变态反应，导致毛细血管脆性及通透性增加，血液外渗，产生皮肤、黏膜及某些器官出血，又称出血性毛细血管中毒症或许兰－亨诺紫癜或紫癜（HSP）。

| 知识点2：过敏性紫癜的流行病学 | 副高：了解 正高：了解 |

过敏性紫癜多见于青少年，多见于7～14岁儿童，男性发病略多于女性，春、秋季发病者较多。

| 知识点3：过敏性紫癜的病因 | 副高：了解 正高：了解 |

大多数患者难以找到明确的致病因素，部分患者发病前1～3周有明确的上呼吸道感染病史。与本病发生密切相关的致敏因素较多，主要包括以下几个方面。

（1）感染：细菌性感染，特别是β溶血性链球菌所致的上呼吸道感染多见，其次为病毒及寄生虫感染。

（2）食物中异性蛋白质：多见于鱼、蟹、虾、蛋、牛乳等食品。

（3）药物：如抗生素、磺胺类、异烟肼、解热镇痛药等，以及昆虫叮咬、接触花粉、接种疫苗等。

（4）其他：血管壁的自身抗原、受凉及寒冷刺激等。

| 知识点4：过敏性紫癜的病理特征 | 副高：了解 正高：了解 |

过敏性紫癜基本病变为广泛的毛细血管及小动脉炎症，可引起皮下黏膜及浆膜下组织的血管周围浸润及血浆样渗出，主要累及皮肤、肾、浆膜和滑膜等。肾脏可呈弥漫性或局灶性肾小球肾炎改变，过敏性紫癜肾脏损害与免疫复合物有关，电镜检查肾小球血管系膜有免疫复合物沉着，经免疫荧光证明主要是IgA（少量为IgG及IgM）、补体C3、纤维蛋白、纤维蛋白原。

| 知识点5：过敏性紫癜的临床表现 | 副高：了解 正高：了解 |

过敏性紫癜主要见于儿童及青少年，起病前1～3周常有上呼吸道感染史或服用特殊食物、药物史。常以皮肤紫癜为首症，多见于肢体，尤其下肢伸侧，呈对称性，分批出现，可反复发作。紫癜特点为紫红色，高出皮肤表面，有时融合成片，重者可融合成大疱，中心可有出血性坏死。紫癜前后可有关节痛、腹痛、腰痛和血尿、黑粪等。

| 知识点6：过敏性紫癜的临床分型 | 副高：了解 正高：了解 |

（1）紫癜型：皮肤反复出现淤点、淤斑，最多见于双下肢及臀部，对称分布、分批出现，微痒，少数病例可伴眼睑、口唇、手足等局限性血管性水肿。

（2）关节型：紫癜出现前后有关节酸痛或肿胀，多见于膝、踝关节，可呈游走性，可有积液，但愈后无后遗症。

（3）腹型：腹痛呈发作性胀痛或持续性钝痛，位于脐周及下腹部，可伴恶心、呕吐、腹泻、便血，一般无肌紧张及反跳痛，少数患者可诱发肠套叠。

（4）肾型：表现为血尿、蛋白尿、管型尿，常伴高血压或水肿，可分4种类型：①迁延型肾炎；②肾病综合征；③慢性肾小球肾炎；④急进型肾炎，个别可发生尿毒症。

（5）混合型：具有两种以上类型的特点。

（6）其他：少数本病患者还可因病变累及眼部、脑及脑膜血管，造成中枢神经系统血管炎而出现视神经萎缩、虹膜炎、视网膜出血、水肿及头痛、头晕、呕吐、癫痫、偏瘫、蛛网膜下腔出血、意识模糊等各种神经系统症状。

知识点7：过敏性紫癜的实验室检查　　　　　副高：熟练掌握　正高：熟练掌握

（1）血常规、血小板功能及凝血相关检查：白细胞数轻度至中度增加，伴嗜酸性粒细胞增多，血小板通常均正常，除BT可能延长外，各种止血、凝血试验的结果均正常。

（2）尿常规检查：肾型或混合型者可有血尿、蛋白尿和管型尿。

（3）肾功能：肾型及合并肾型表现的混合型者，可有程度不等的肾功能受损，如血尿素氮及肌酐水平增高，内生肌酐清除率下降等。

（4）毛细血管脆性试验：50%患者毛细血管脆性试验阳性。

（5）毛细血管镜：可见毛细血管扩张、扭曲及渗出性炎症反应。

（6）组织学检查：受累部位或皮肤可见均匀一致的过敏性血管炎。真皮层弥漫性小血管周围炎，中性粒细胞在血管周围聚集，血管壁可有灶性纤维样坏死、上皮细胞增生和红细胞渗出血管外。免疫荧光检查显示有IgA和C3在真皮层血管壁沉着。

（7）其他：50%病例血清IgA、IgM增高。急性期血沉加快，C反应蛋白升高，约30%患者出现抗链球菌溶血素O效价增高。骨髓检查正常。肠道受累患者可能出现粪便隐血阳性或血便。

知识点8：过敏性紫癜的诊断要点　　　　　　　　　　副高：了解　正高：了解

（1）发病前1~3周有低热、咽痛、全身乏力或上呼吸道感染史。

（2）典型四肢皮肤紫癜（高于皮面），可伴腹痛、关节肿痛、血便及血尿。

（3）血小板计数、功能及凝血相关检查正常。

（4）活检发现粒细胞浸润（小动脉和小静脉壁有粒细胞浸润）。

（5）排除其他原因所致的血管炎及紫癜。

知识点9：过敏性紫癜的鉴别诊断　　　　　　　　　　副高：了解　正高：了解

（1）急腹症：过敏性紫癜（腹型）在皮肤紫癜出现前常有脐周及下腹发作性绞痛及持续性钝痛，易误诊为外科急腹症。过敏性紫癜常有相关病史，腹痛时无肌紧张及反跳痛与外科急腹症不同，但诱发肠套叠时可出现相应的症状和体征，应谨慎鉴别。

（2）风湿性关节炎：在皮肤紫癜出现前难与本病鉴别，但当皮肤紫癜出现后则鉴别不难，关节型紫癜无关节畸形。

（3）肾炎：主要依据肾组织活检及依靠病史和皮肤紫癜改变与肾炎鉴别。

知识点10：消除过敏性紫癜的致病因素 　副高：熟练掌握　正高：熟练掌握

防治感染，清除局部病灶（如扁桃体炎等）。对于寄生虫感染为诱因者，驱除肠道寄生虫。如为食物或药物过敏者，消除变应原应可缓解病情，并避免再次接触。

知识点11：过敏性紫癜的一般治疗 　副高：熟练掌握　正高：熟练掌握

（1）抗组胺药：抗组胺药物和钙剂可控制皮疹和血管神经性水肿，如盐酸异丙嗪25mg每日3次口服；氯苯那敏（扑尔敏）4mg每日3次口服；阿司咪唑（息斯敏）10mg每日1次口服，其他如去氯羟嗪（克敏嗪）、特非那定（敏迪）等。10%葡萄糖酸钙10ml静脉注射，每日1次。

（2）改善血管通透性药物：可以选用维生素C、曲克芦丁等，维生素C以大剂量（5～10g/d）静脉注射，持续用药5～7天。

知识点12：过敏性紫癜糖皮质激素的治疗 　副高：熟练掌握　正高：熟练掌握

有抑制抗原-抗体反应、减轻炎症渗出、改善血管通透性等作用，故对减少皮肤、肠道出血水肿和减轻症状有效，缓解关节症状及腹痛，预防儿童肠套叠，但不能消除皮疹和减轻肾脏损害程度，且不能缩短病程和减少复发。一般用泼尼松30mg/d，顿服或分次口服，直至紫癜消失后逐渐停药。重症者可用氢化可的松100～200mg/d或地塞米松5～15mg/d，静脉滴注，症状减轻后改口服。糖皮质激素疗程一般不超过30天。肾型者可酌情延长。

知识点13：过敏性紫癜对症治疗 　副高：熟练掌握　正高：熟练掌握

腹痛较重者可予阿托品或山莨菪碱（654-2）口服或皮下注射；关节痛可酌情用非甾体类抗炎药；尿少、水肿者给予利尿药；呕吐严重者可用镇吐药；伴发呕血、血便者，可用奥美拉唑等治疗。

知识点14：过敏性紫癜的其他治疗 　副高：熟练掌握　正高：熟练掌握

如上述治疗效果不佳或近期内反复发作者，可酌情使用：①免疫抑制药：对于进展性肾小球肾炎，可给予硫唑嘌呤 [2.5mg/（kg·d），连续口服4～6个月]、环孢素、环磷酰胺 [2.5mg/（kg·d），口服] 等；②抗凝疗法：适用于肾型患者，初以肝素钠或低分子肝素

100～200U/（kg·d）静脉滴注，4周后改用华法林4～15mg/d，2周后改用维持量2～5mg/d，2～3个月；③中医中药：以凉血、解毒、活血化瘀为主，适用于慢性反复发作或肾型患者。

知识点15：过敏性紫癜的预后疗效参考标准 　　　　　　　副高：了解 正高：了解

（1）痊愈：症状、体征消失，一年内无复发。

（2）有效：症状体征消失或明显改善，但1年内有1次以上复发。

（3）无效：症状、体征无改善。

第三十九章　内分泌系统和营养代谢性疾病急诊

糖尿病
急症

第一节　糖尿病急症

一、糖尿病酮症酸中毒

| 知识点1：糖尿病酮症酸中毒的概念 | 副高：熟练掌握　正高：熟练掌握 |

糖尿病酮症酸中毒（DKA）是由于体内胰岛素缺乏、胰岛素拮抗激素增加引起糖和脂肪代谢紊乱，以高血糖、高酮血症和代谢性酸中毒为主要改变的临床综合征，是糖尿病（DM）最常见的急性并发症，也是内科常见危象之一。

| 知识点2：糖尿病酮症酸中毒的常见诱因 | 副高：熟练掌握　正高：熟练掌握 |

糖尿病酮症酸中毒以1型糖尿病患者多见，2型糖尿病在一定诱因下也可发生。常见诱因：①各种感染；②各种应激状态；③胰岛素停用或减量；④饮食失调，进食含糖或脂肪过多的食物，或进食碳水化合物过少（<100g/d）；⑤精神紧张、创伤、过度劳累；⑥伴有拮抗胰岛素的激素分泌过多；⑦部分患者找不到诱因。

| 知识点3：糖尿病酮症酸中毒的发病机制 | 副高：熟练掌握　正高：熟练掌握 |

（1）胰岛素缺乏：正常情况下，进餐刺激胰岛素分泌入血。胰岛素能激活代谢需要的酶，促进能量物质葡萄糖以糖原形式储存在肝细胞内。胰岛素绝对或相对缺乏引起组织对葡萄糖利用减少及糖异生增强都会导致葡萄糖代谢紊乱，出现血糖浓度升高。血糖超过肾糖阈时发生渗透性利尿，引起体内水和电解质丢失。

（2）胰岛素反向调节激素增多：严重感染、手术、创伤和妊娠、分娩等应激情况下，胰岛素反向调节激素（如胰高血糖素、儿茶酚胺、生长激素和肾上腺糖皮质激素）大量释放，体内分解代谢加速。胰岛素持续缺乏和/或大量应激激素促进脂肪分解，使血脂肪酸浓度增高。血游离脂肪酸在肝脏经β氧化生成酮体。体内酮体生成过多，发生DKA。血pH下降，血pH<6.7可致命。

| 知识点4：糖尿病酮症酸中毒的临床表现 | 副高：熟练掌握　正高：熟练掌握 |

（1）原发病加重：原有糖尿病症状加重，如乏力、口渴、多饮、多尿、疲倦加重，严重

时出现昏迷。

（2）消化道症状：糖尿病酮症酸中毒时胃黏膜受到刺激，早期可产生食欲减退、极度口渴、恶心、呕吐。部分患者有腹痛，呈弥漫性腹痛，剧痛，可伴腹胀、腹肌紧张、肠鸣音减弱或消失，患者疼痛剧烈疑似急腹症，临床上常出现漏诊或误诊。

（3）失水和循环衰竭：当糖尿病酮症酸中毒失水量达体重的5%时，可出现尿量减少、皮肤干燥、眼球下陷等；失水量达体重的15%时可有循环衰竭，如血压下降、心率加快、脉搏细弱，高龄伴有冠心病患者可并发心绞痛、心肌梗死、心律失常或心力衰竭，重者可危及生命。

（4）呼吸系统症状：当pH＜7.2时可引起呼吸深快（Kussmaul呼吸）；当pH＜7.0时则发生呼吸中枢麻痹，出现呼吸衰竭甚至死亡。呼气中可闻到烂苹果气味（丙酮气味）。

（5）神经系统症状：个体差异较大，早期可有头痛、头晕、萎靡、倦怠，反应迟钝继而烦躁。随着病情进展，部分患者有不同程度的意识障碍，常出现嗜睡、昏睡或昏迷。

知识点5：糖尿病酮症酸中毒的辅助检查　　　副高：熟练掌握　正高：熟练掌握

（1）尿常规：尿比重增加，尿糖（＋＋＋＋），尿酮体（＋～＋＋＋＋），可出现蛋白及管型。

（2）血糖：通常＞16.7mmol/L，若＞33.3mmol/L，则多伴有血浆高渗或肾功能障碍。

（3）血气分析：酸中毒时可见血pH降低（6.9～7.2）；二氧化碳结合力（CO_2CP）下降（血气 HCO_3^- ＜16mmol/L）；$PaCO_2$ 降低；剩余碱水平下降，阴离子间隙升高（正常12～16mmol/L）。DKA时动、静脉血气分析值无明显差异，可考虑使用静脉血进行血气分析，避免重复动脉穿刺。

（4）血酮体、肌酐：血酮体＞5mmol/L。少数使用胰岛素治疗的患者血糖可正常，但尿酮和血酮升高，即正常血糖性酮症酸中毒。肾前性氮质血症，血肌酐升高，尿素氮轻、中度升高。

（5）电解质：①血钾：因多尿和呕吐可使体内总量缺失，但酸中毒时细胞内钾离子进入血液，血钾浓度可正常或略高。酸中毒纠正后，钾离子重新进入细胞内而出现低钾血症。②血钠：多为轻中度低钠血症，是由于高血糖的渗透效应，细胞内水分转移到细胞外，钠离子随体液丢失。③其他：包括氯、镁、钙、磷等离子测定，因渗透性利尿体内总量可有缺失。

（6）其他检查：包括血常规、淀粉酶、乳酸等检查。心电图和胸部X线检查有助于发现诱发疾病和继发疾病，如肺部感染、心律失常、心肌梗死等。

知识点6：糖尿病酮症酸中毒的诊断　　　　　副高：熟练掌握　正高：熟练掌握

根据症状、体征和辅助检查诊断并不困难。凡疑为糖尿病酮症酸中毒的患者，应立即查尿糖和酮体，如尿糖和酮体阳性，血糖增高，血pH降低，无论有无糖尿病病史皆可诊断。出现以下情况之一者表明病情危重：①重度脱水、酸中毒呼吸和昏迷。②血pH＜7.1，CO_2CP＜10mmol/L。③血糖＞33.3mmol/L，血浆渗透压＞330mmol/L。④电解质紊乱，如血钾过高或过低；⑤血尿素氮持续升高。

知识点7：糖尿病酮症酸中毒的鉴别诊断　　副高：熟练掌握　正高：熟练掌握

（1）低血糖昏迷：无口渴、多饮、多尿，查血糖明显低于正常，尿糖阴性是其特点，不难鉴别，但是否糖尿病患者在治疗中使用降糖药物过量，应通过病史来判断。

（2）乳酸性酸中毒：多见于50岁以上2型DM患者，在使用双胍类降糖药过程中或在DKA时伴发。如酸中毒严重而酮症相对较轻，血酮增高不明显，应想到本症，应测定血浆乳酸。当＞2.9mmol/L，属可疑；＞5.0mmol/L，有诊断意义。

（3）急性脑血管病：单纯急性脑血管病除有偏瘫的定位体征外，血糖、尿糖正常或仅轻微升高，酮体多正常。但如原有糖尿病伴发脑血管病时，是否并发酮症酸中毒，亦应测检血糖、尿糖及尿酮体是否异常升高。

（4）高血糖高渗状态：多见于老年2型糖尿病患者。表现明显脱水、低血压和神志障碍。血糖显著升高，多在33.3mmol/L以上；血钠多在155mmol/L以上；血浆渗透压超过330mmol/L，多在350mmol/L以上。尿糖强阳性，酮体阴性或弱阳性，无明显酸中毒。

（5）饥饿性酮症：患者有饥饿状态或长时间进食减少、恶心、呕吐史。尿酮体阳性，血糖降低或正常，但尿糖阴性。

知识点8：DKA的治疗原则　　副高：熟练掌握　正高：熟练掌握

DKA的治疗原则是补充胰岛素；尽快补液恢复血容量；纠正电解质紊乱和酸中毒；消除诱因和防治并发症。

知识点9：糖尿病酮症酸中毒治疗——一般治疗　　副高：熟练掌握　正高：熟练掌握

（1）保证通气：昏迷患者，要保证气道通畅；给予吸氧（4～6L/分）。

（2）建立静脉通路：糖尿病酮症酸中毒患者输液时间长，输液量较多，应保持静脉通道通畅。

（3）去除诱因：合并脓毒症时应经验性应用抗生素。

（4）监测：应定时检测血糖、尿糖、酮体；电解质、动脉血气和肾功能。每小时测定血糖和血钾，至少每2～3小时测一次电解质和动脉血pH。记录出入量，并将上述结果记入流程表。不能自行排尿者可行导尿，同时留取尿液进行相关检查，如尿培养等。

知识点10：糖尿病酮症酸中毒治疗——补液治疗　　副高：熟练掌握　正高：熟练掌握

DKA患者均存在体液丢失（约100ml/kg）。纠正低血容量是治疗DKA的关键，因为低血容量刺激升糖激素释放。因此，DKA治疗时，纠正液体和电解质失常应先于胰岛素治疗。液体选择等渗氯化钠或林格液，最初1～2小时补液量1000～2000ml，以后每1～2小时补液500～1000ml，根据末梢循环、血压、尿量、神志及心血管状态调整输液量及速度。如果血钠>155mmol/L，血浆渗透压>330mmol/L，可考虑给予适量低渗盐水，但不宜过多，以免渗透压快速下降导致脑水肿。4～6小时内应补液量为总量的1/2。剩余液体应在24小时内补给。严重失水者，可适量增加补液量。伴有休克的患者应适量给予一定量的胶体液，如血浆、右旋糖酐、清蛋白等。

静脉补液的同时可进行胃肠道内补液，且安全可靠，清醒患者鼓励多饮水，昏迷患者可通过胃管给予等渗盐水，以减少静脉补液量。

知识点11：糖尿病酮症酸中毒治疗——胰岛素应用

副高：熟练掌握 正高：熟练掌握

小剂量或生理剂量[0.1U/（kg·h）]胰岛素即能有效控制DKA。以每小时血糖下降3.9～6.1mmol/L（70mg～110mg/dl）为宜，直至降到13.9mmol/L（250mg/dl）时，改为5%葡萄糖或葡萄糖盐水，按葡萄糖（g）：胰岛素（U）比例（3～4）:1继续静脉滴注。当血糖维持在11.11mmol/L（200mg/dl）左右，尿酮体（－）、尿糖（＋）时，可过渡到平时的日常治疗。如治疗后2小时血糖无明显下降，提示可能有酸血症引起的胰岛素抵抗，需将胰岛素剂量加倍。

知识点12：糖尿病酮症酸中毒治疗——纠正酸中毒

副高：熟练掌握 正高：熟练掌握

DKA为继发性酸中毒，补充碱性药物一定要慎重。如果血pH>7.1，一般不必另给碱性药物，使用胰岛素和补液即可纠正。严重酸中毒（血pH≤7.0或CO_2CP 4.5～6.7mmol/L，或HCO_3^-降至5mmol/L）需给予5%碳酸氢钠静脉滴注。补充碳酸氢钠不宜过多过快，否则血pH上升过快，因脑内CO_2透过血脑屏障的能力大于HCO_3^-，脑脊液呈酸性，引起脑细胞酸中毒而加重昏迷。同时，可增加血红蛋白和O_2的亲和力，不利于氧向组织释放，有可能诱发和加重脑水肿。

知识点13：糖尿病酮症酸中毒治疗——纠正电解质失常

副高：熟练掌握 正高：熟练掌握

所有DKA患者在静脉滴注胰岛素有尿后即应静脉补钾。补液前高血钾者多因酸中毒所致，随着补液酸中毒的纠正和胰岛素的应用，血钾水平迅速下降，可危及生命。严重低钾常发生在补液后6～12小时，应监测血钾和肾功能。无尿或尿量<30ml/h者，应暂缓补钾。

知识点14：糖尿病酮症酸中毒并发症的处理

副高：熟练掌握 正高：熟练掌握

（1）低血压和休克：低血压是DKA常见并发症，经补液和胰岛素治疗后多可恢复。如低血压持续存在，应除外失血、急性心肌梗死、脓毒症或隐性肾上腺皮质功能减退。根据上述情况，进行相应治疗。

（2）血栓形成：老年DKA患者，由于严重脱水和血管内容量不足容易激活凝血因子，易发生血栓栓塞（如急性心肌梗死或脑出血形成）。对于DKA昏迷者，应常规进行ECG、心肌酶和脑CT检查。

（3）肾衰竭：DKA患者经治疗血容量恢复后，仍无尿，应考虑肾衰竭，可为糖尿病肾病肾衰竭或神经膀胱所致肾后梗阻。前者根据情况进行血液透析，后者通过导尿及辅助治疗缓解梗阻。

（4）低血糖：是治疗过程中的常见并发症。DKA最初24小时治疗目的是使血糖浓度不低于11.1mmol/L，以避免脑水肿。血糖降至11.1mmol/L时，应静脉输注5%葡萄糖盐水溶液加胰岛素，双重（葡萄糖和胰岛素）治疗可抑制酮体生成。

二、高血糖高渗状态

知识点15：高血糖高渗状态的概念	副高：熟练掌握　正高：熟练掌握

高渗性高血糖状态（HHS）是糖尿病急性失代偿的严重并发症，临床以严重高血糖、血浆高渗、严重脱水和进行性意识障碍为特征，与糖尿病酮症酸中毒的区别在于没有明显的酮症酸中毒。

知识点16：高血糖高渗状态的主要诱因	副高：熟练掌握　正高：熟练掌握

主要诱因有感染、脑血管病、严重肾脏病变、血液或腹膜透析、应用利尿剂或糖皮质激素，或疾病早期因口渴而饮用大量含糖饮料，甚至输入葡萄糖液而诱发或促使病情恶化。

知识点17：高血糖高渗状态的发病机制	副高：熟练掌握　正高：熟练掌握

HHS的发病机制尚未完全明确，可能是由于患者体内有一定量的内源性胰岛素分泌，抑制了酮体的大量产生，但却不能抑制糖异生从而产生高血糖。感染、外伤、脑血管意外等因素诱发下血糖进一步升高，高血糖导致排尿量增多，使体内失水多于失盐，形成高血糖、高血钠、高血浆渗透压，引起血容量减少及细胞内水分严重丢失，脱水进一步抑制胰岛素分泌，同时胰高血糖素以及儿茶酚胺分泌增多，高血糖进一步加重，最终导致HHS产生。

知识点18：高血糖高渗状态的临床表现	副高：熟练掌握　正高：熟练掌握

（1）有或无糖尿病史，可找到一种或几种诱因存在。

（2）起病时常常先有多饮、多尿、食欲减退、恶心、呕吐和软弱无力。

（3）重度脱水或处于休克状态，而尿量不但不少甚或无尿（渗透性利尿所致）。

（4）神经精神症状：进行性意识障碍、嗜睡，局部抽搐或癫痫样大发作、幻视、失语，严重者昏迷。

知识点19：高血糖高渗状态的实验室检查　　　副高：熟练掌握　正高：熟练掌握

（1）尿常规：尿糖强阳性，无或轻度酮尿，尿比重高。尿中检出白细胞提示感染。

（2）血浆渗透压：常为330～460mmol/L。昏迷者常超过350mmol/L。血浆渗透压可通过直接测定获取或由公式：血浆渗透压=2（Na^++K^+）+BUN+血糖（单位均为mmol/L）计算而来。血三酰甘油浓度升高也能增加血浆渗透压。如果昏迷患者血浆渗透压低于330mmol/L时，应注意有无中毒或创伤因素。

（3）血液生化检查：①血糖，床旁测定指尖血糖简便迅速。通常血糖在33.3mmol/L以上，一般为33.3～66.6mmol/L。②血钠，疾病初期可有低钠血症，是因血糖浓度升高，细胞内液向细胞外转移血液稀释所致。血糖每升高5.56mmol/L，血钠减少1.6mmol/L。随病情发展，严重脱水者血钠升高，可达155mmol/L。③血钾为2.2～7.8mmol/L。胰岛素治疗后可发生低钾血症。④血尿素氮和血肌酐，两者浓度通常升高，是因严重脱水肾血流灌注减少，原有肾功能障碍引起，⑤血酮体，其浓度正常或轻度升高。

（4）动脉血气分析：大多数患者无或仅有轻度代谢性酸中毒；血清HCO_3^-浓度和动脉pH常接近正常。如出现酸血症，常为轻度乳酸酸中毒或尿毒症性酸中毒与DKA同时存在。

知识点20：高血糖高渗状态的诊断　　　　　　副高：熟练掌握　正高：熟练掌握

（1）症状与体征：HHS多见于老年人，多有糖尿病史，诱发因素可为感染、脑血管意外、静脉注射葡萄糖、使用利尿剂、糖皮质激素、血液净化等。表现为口渴、多饮、多尿数日或数周，逐渐出现神经精神症状如烦躁、嗜睡、定向力障碍、昏睡，甚至昏迷。脱水征明显，血压下降，病理反射阳性。

（2）实验室检查：血糖＞33.3mmol/L，血钠＞145mmol/L，总血浆渗透压＞320mmol/L，酮体（－）或（＋）～（＋＋）；血清HCO_3^-＞15mmol/L或动脉血气检查示血pH≥7.30。尿糖强阳性，尿酮体阴性或弱阳性。

知识点21：高血糖高渗状态的鉴别诊断　　　　副高：熟练掌握　正高：熟练掌握

需与糖尿病酮症酸中毒和多种原因引起的昏迷相鉴别，此外有高热者有时需与脑炎相鉴别，尤其在夏季流行季节，必要时应检查脑脊液、磁共振，以助诊断。有抽搐者还需和癫痫、脑血管意外等鉴别。

知识点22：高血糖高渗状态的治疗　　　　　　副高：熟练掌握　正高：熟练掌握

本病死亡率高达40%，明确诊断后应立即开始治疗。治疗原则为及时补充血容量以纠正休克和高渗状态；小剂量胰岛素治疗纠正血糖及代谢紊乱；消除诱发因素，积极防治并发症。

（1）一般措施：立即进入急诊危重症监护病房。给予吸氧、同时建立静脉通道补液、常规生命体征监护和器官功能监护，并立即行血、尿常规、血糖、电解质、肾功能、血浆渗透压、血气分析等检查。严密观察病情变化，记录治疗措施和患者反应。

（2）液体复苏：液体复苏最好进行中心静脉压（CVP）监测，以确保安全。在治疗开始时使用等渗氯化钠溶液。如果有低血容量性休克，开始应快速静脉补充等渗氯化钠溶液，以补充细胞外液不足，恢复血容量和血压；若血容量恢复，血压上升而渗透压（＞350mmol/L）和血钠（＞155mmol/L）仍不下降时，可改用低渗氯化钠溶液（0.45%）。若患者出现休克或收缩压持续＜80mmHg者，在补充等渗液基础上应间断补充胶体溶液。

临床上精确估计患者失液量比较困难，补液量可按"正常体重－发病体重"估算，一般估计为患者体重的10%～20%。补液遵循的原则是先快后慢，如患者意识清醒、无休克，开始2小时静脉滴注1000～2000ml，最初12小时补液量应为失液总量的1/2，其余在24～36小时内补入，并加上当天的尿量。若补液4～6小时仍无尿者，可给予呋塞米20～40mg。

（3）胰岛素：大剂量胰岛素因使血糖降低过快而产生低血糖、低血钾、促发脑水肿，不宜使用。应用小剂量胰岛素发生上述并发症的可能性小。用法、注意事项与DKA相似，经补液后血糖下降至16.7mmol/L，渗透压＜350mmol/L时，应葡萄糖加胰岛素治疗。

（4）纠正电解质紊乱：低钠经补充氯化钠溶液即可纠正；钾的补充与DKA相同，如肾功能正常，在补液和胰岛素治疗2小时后、血钾＜4.0mmol/L即应开始补钾。若有血浆钙、镁、磷降低时，可酌情给予葡萄糖酸钙、硫酸镁或磷酸钾。

（5）其他治疗：积极寻找诱因并给予治疗。HHS导致的癫痫禁用苯妥英钠，否则不但无效，而且还可能损害内源性胰岛素释放。应用低分子肝素可减少血栓形成的风险及治疗合并症。

三、低血糖症

| 知识点23：低血糖症的概念 | 副高：熟练掌握 正高：熟练掌握 |

低血糖症（hypoglycemia）是指血中葡萄糖浓度明显降低（＜2.8mmol/L），中枢神经系统因葡萄糖缺乏所致的临床综合征。

| 知识点24：低血糖症的病因 | 副高：熟练掌握 正高：熟练掌握 |

（1）胰岛素过多：常见为胰岛素瘤，或为糖尿病使用降糖药物超过所需要量。

（2）反应性低血糖：原因不明的功能性低血糖症，见于早期糖尿病、婴幼儿期低血糖症。

（3）对抗胰岛素的内分泌激素不足：肾上腺皮质功能减退、垂体前叶功能减退、胰岛A细胞减退。

（4）肝脏疾病：重症肝炎、肝硬化，以及肝癌晚期、慢性淤血肝等。

（5）中毒：乙醇、荔枝中毒及水杨酸中毒、磺胺中毒等。

知识点25：低血糖症的临床表现　　　　　　副高：熟练掌握　　正高：熟练掌握

（1）交感神经兴奋症状：由于血糖下降刺激肾上腺激素大量释放，常表现为交感神经过度兴奋的症状，包括心悸、饥饿、软弱、手足颤抖、皮肤苍白、出汗、心率增快、血压轻度升高。以上症状多发生在血糖下降较快时，血糖下降缓慢者这些症状可不明显。而只表现脑功能障碍症状。

（2）脑功能障碍：是低血糖最突出的症状，因脑细胞对低糖的耐受力极低。轻者精神不集中、思维和语言迟钝，稍重时有头晕、视物不清、步态不稳、嗜睡、幻觉、躁动、易怒、行为怪异等精神失常表现，严重时有肌肉颤动及运动障碍，甚至癫痫样抽搐、瘫痪，最后昏迷。查体可见体温降低、肌张力低下、瞳孔对光反射消失。

（3）及时进食或注射高渗糖可缓解症状。

知识点26：低血糖症的实验室检查　　　　　副高：熟练掌握　　正高：熟练掌握

低血糖症除常规血糖测定外，其他检查应根据鉴别诊断的需要进行。常用的检查如下：

（1）空腹血糖：空腹血糖<2.8mmol/L即可诊断。

（2）血清胰岛素及C肽：放射免疫测定血糖<2.8mmol/L时，血清胰岛素≥36pmol/L，提示低血糖为胰岛素分泌过多所致。血糖<3.0mmol/L，C肽>300pmol/L，胰岛素原>200pmol/L，应考虑胰岛瘤的可能。

（3）饥饿试验：患者于晚餐后禁食，次晨8时取血测血糖，如无明显低血糖症状，则在严密观察下继续禁食，但可饮水，每隔4~6小时或在出现低血糖症状时抽血测血糖和胰岛素。如果一直不出现低血糖，则在禁食后12小时、24小时、36小时、48小时、60小时、72小时加做2小时的运动，以促使发作。胰岛素瘤患者多数在禁食48小时内出现低血糖和胰岛素不适当分泌过多的证据。持续禁食72小时仍未出现上述现象，则胰岛素瘤的可能性很小。

（4）影像学检查：腹平片、CT扫描、B超检查、放射性核素扫描（ECT）可找到胰岛细胞瘤。多数肿瘤细胞太小（80%<2cm），故影像检查结果阴性并不能排除此病，临床首选超声检查，特别是内镜B超或术中B超。

知识点27：低血糖症的诊断　　　　　　　　副高：熟练掌握　　正高：熟练掌握

根据低血糖症状、发作时血糖<2.8mmol/L和静脉补糖后症状迅速缓解（WhiPPle三联征）即可诊断低血糖症。如怀疑餐后低血糖症反复发作，应特别注意胃部手术史、糖尿病病史和胰岛B细胞瘤的存在。此外，对能加重低血糖发生的药物要予以足够的重视。

知识点28：低血糖症的鉴别诊断　　　　　　副高：熟练掌握　　正高：熟练掌握

（1）胰岛外肿瘤所致低血糖：如原发性肝癌晚期、肺癌、肾上腺癌、纤维瘤或纤维肉瘤等。引起低血糖的原因可能由于癌瘤分泌胰岛素样生长因子或癌瘤对葡萄糖利用过度有关。鉴别要点为血浆胰岛素不高，且有原发癌瘤的临床表现，可助鉴别。

（2）其他内分泌腺所致的低血糖：多见于垂体前叶或肾上腺皮质功能减退，各有其原发病特有的临床表现。

（3）肝病所致的低血糖：有明显肝病证据。

（4）精神异常和癫痫：血糖不低，血浆胰岛素水平不高，注射葡萄糖不能缓解便可鉴别。

知识点29：低血糖症的治疗	副高：熟练掌握　正高：熟练掌握

（1）低血糖发作时的治疗：轻者经进食糖水或糖果，重者静脉注射50%葡萄糖60~100ml，低血糖症状可即缓解，严重者尚需继续静脉滴注5%~10%葡萄糖直至患者能进食，必要时可加氢化可的松100mg于输液中滴入，或胰高血糖素1~2mg肌内注射。

（2）病因治疗：手术摘除肿瘤。

第二节　甲状腺急症

一、甲状腺危象

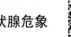
甲状腺危象

知识点1：甲状腺危象的概念	副高：了解　正高：了解

甲状腺危象又称甲亢危象，主要是在诱因作用下使原有甲亢症状加重，突出表现为高热、腹泻、心动过速和神经精神症状（如谵妄，甚至昏迷）。

知识点2：甲状腺危象的病因	副高：了解　正高：了解

甲状腺危象的主要病因：①感染；②各种外科手术；③神经、精神因素；④放射性[131]I治疗中少数可出现危象；⑤挤压甲状腺过度；⑥突然停用抗甲亢药物；⑦洋地黄中毒；⑧代谢异常：如糖尿病酮症酸中毒，高渗性昏迷以及胰岛素引起的低血糖等。

知识点3：甲状腺危象的发病机制	副高：了解　正高：了解

（1）单位时间内甲状腺激素合成、分泌过多。

（2）甲状腺手术时挤压甲状腺，使甲状腺素释放过多。

（3）肾上腺皮质功能减退：甲亢患者糖皮质激素代谢加速、肾上腺皮质负担过重，日久其功能低下，甚至衰竭。用糖皮质激素治疗有效，故推测甲亢危象的发生与肾上腺皮质功能减退有关。

知识点4：甲状腺危象的临床表现　　　　　　副高：了解　　正高：了解

多表现为原有的甲亢症状加重。突出表现如下。

（1）高热：体温可在39℃以上，伴有大汗和皮肤潮红。

（2）心血管症状：常见窦性心动过速（心率>160/分），心率增快程度与体温升高不成比例。还可出现房颤伴快速心室率或室性心律失常。疾病后期发生心力衰竭或休克。

（3）胃肠道症状：常发生非感染性严重腹泻，可有黄疸和肝、脾大。

（4）神经精神症状：常出现震颤、谵妄、焦虑、嗜睡，严重者可出现昏迷。

知识点5：甲状腺危象的辅助检查　　　　　　副高：熟练掌握　　正高：熟练掌握

（1）甲状腺功能：不能鉴别重度甲亢和甲亢危象，两者血T_4浓度基本相同。

（2）血液生化学：血糖升高；血清转氨酶、乳酸脱氢酶、肌酸激酶和胆红素水平升高；血清总钙和游离钙浓度升高。

（3）心电图：可显示窦性心动过速、房颤伴快速心室率和其他心律失常，也可发现心肌损伤或心肌梗死的心电图改变。

（4）胸部X线检查：并发心力衰竭者心影扩大。

（5）头颅CT：有神经精神症状者应行头颅CT检查，除外颅脑疾病。

知识点6：甲状腺危象的诊断　　　　　　副高：熟练掌握　　正高：熟练掌握

甲状腺危象只是临床诊断，目前尚无明确的诊断标准，与严重甲亢患者不易区分。因为甲状腺危象患者的血清甲状腺激素水平与病情可出现不一致，因此不能简单靠实验室检查来确诊或排除诊断，而主要依靠病史及临床表现来诊断。在严重感染或手术创伤等诱因存在的情况下，甲亢患者原有症状加重，出现高热（体温39℃以上）、严重心动过速（心率>160次/分）、腹泻、谵妄或昏迷等表现，并伴有血清T_3、T_4浓度升高时可考虑甲亢危象诊断。

知识点7：甲状腺危象的鉴别诊断　　　　　　副高：熟练掌握　　正高：熟练掌握

甲状腺危象患者应注意与恶性高热、严重感染、脓毒症休克、多器官衰竭、乙型脑炎、热射病或高血糖高渗状态等鉴别。一般根据病史、发病过程、临床表现和测定甲状腺激素水平不难鉴别。

知识点8：甲状腺危象的治疗原则　　　　　　副高：了解　　正高：了解

甲状腺危象的治疗原则：①支持治疗。②抑制甲状腺激素合成。③延缓甲状腺激素释放。④阻断外周T_4向T_3转化。⑤积极治疗原发病，去除诱因。甲亢危象处理应个体化，如处理不及时常在48小时内死亡。

知识点9：甲状腺危象的治疗措施　　　　　　　　　副高：熟练掌握　正高：熟练掌握

（1）支持治疗：对怀疑甲状腺危象患者，应立即给予支持治疗，稳定生命体征。

1）开放并保护气道：对于昏迷患者，应注意保持气道通畅。

2）氧疗：经鼻导管或面罩吸氧，必要时给予机械通气。

3）静脉补液：患者由于高热、大汗和腹泻，常有血容量不足。应立即建立静脉通路，输注生理盐水溶液。根据血压和尿量，调整补液速度和补液量。

4）糖皮质激素：甲亢患者常存在相对肾上腺皮质功能不全。同时，糖皮质激素尚能阻止T_4转变成T_3。静脉输注氢化可的松，负荷量300mg，继之每次100mg，每8小时1次；或地塞米松，每次2mg，每6小时1次。

5）镇静：对惊厥患者，给予氯丙嗪治疗。

6）营养支持：注意补充热量（如葡萄糖和蛋白质），对神志不清患者，放置鼻胃管，鼻饲流质饮食。

（2）特殊处理

1）高热：热者给予物理降温或降温毯。

2）降低儿茶酚胺水平。

3）抑制甲状腺激素合成。

4）抑制甲状腺激素释放。

5）抑制外周T_3生成。

6）移除血中甲状腺激素。

（3）去除诱因及治疗合并症：积极去除诱因和治疗合并症。甲亢危象患者死亡主要原因是合并症或并发症。甲亢危象并发心力衰竭时地高辛用量是甲状腺功能正常者的2倍。合并糖尿病酮症酸中毒者，加大胰岛素用量。

（4）监测：所有甲状腺危象患者应在重症监护治疗病房（ICU）严密监测心电、血压、氧饱和度、肝肾功能和电解质等。

二、甲状腺功能减退症与黏液性水肿昏迷

知识点10：甲状腺功能减退症的概念　　　　　　　　　副高：了解　正高：了解

甲状腺功能减退症，是指由于多种因素导致体内甲状腺激素减少或甲状腺激素抵抗而引起的全身性低代谢综合征，简称甲减。

知识点11：黏液性水肿昏迷的概念　　　　　　　　　副高：了解　正高：了解

黏液性水肿昏迷是指未控制的甲减患者的一种致命性并发症，系因体内甲状腺激素严重

缺乏引起机体代谢过程极度减慢，突出表现为低代谢性脑病。

知识点12：甲状腺功能减退症与黏液性水肿昏迷的病因与诱因

副高：了解　正高：了解

（1）原发性甲减：甲状腺激素不足或缺乏引起的甲减是黏液性水肿昏迷发病的基础。90%～95%黏液性水肿昏迷是原发性甲减患者在诱因作用下发病。

（2）促发诱因：①感染常见有严重呼吸道感染、尿路感染和脓毒症等。②镇静催眠药，由于原发性甲减患者对中枢神经抑制药极度敏感，服用后极易加重脑细胞功能的抑制作用，发生昏迷。③寒冷刺激，寒冷是常见诱因，90%黏液性水肿昏迷患者在冬季发病。④其他诱因，手术创伤、脑血管意外、心力衰竭、上消化道出血、低血糖、低血钠和甲状腺激素治疗中断等都可以通过不同机制加重甲减患者的原有症状。

知识点13：甲状腺功能减退症与黏液性水肿昏迷的发病机制

副高：熟练掌握　正高：熟练掌握

甲减患者由于体内甲状腺激素明显减少，不能适应正常的生理需要。但机体能通过长期代偿机制产生并维持较低水平的生理适应性。随着病情进展或各种诱因的作用，可出现失代偿或衰竭，不能维持应激状态下机体的最低代谢需要和器官功能，即发生黏液性水肿昏迷。黏液性水肿昏迷常是由于低体温、高碳酸血症、低氧血症、脑水肿和其他代谢紊乱所致。上述诱因都可通过减少脑血流、氧供或供能，使脑细胞中毒或损伤，进一步降低脑细胞代谢率或抑制脑细胞功能，引起昏迷。

知识点14：黏液性水肿昏迷的临床表现

副高：熟练掌握　正高：熟练掌握

黏液性水肿昏迷是甲减失代偿的一种临床表现形式。老年人黏液性水肿昏迷有时呈隐袭发病，在诱因刺激下也可急剧发病。黏液性水肿昏迷临床表现如下。

（1）甲减的一般表现：黏液性水肿面容、皮肤粗糙苍白和外1/3眉毛脱落。

（2）神志改变：患者常有嗜睡或昏迷。昏迷常突然发生。约25%患者昏迷前有癫痫发作。

（3）低体温：几乎每个患者都会出现严重低体温（24～32.2℃）。体温可降至23.3℃。

（4）心动过缓和低血压：很常见。检查可有心音低钝和心脏增大，有不同程度心包积液，但极少能引起心脏压塞。如果患者心脏不扩大或缩小，提示继发性甲减或同时合并原发性肾上腺功能不全。

（5）呼吸道表现：患者常出现呼吸频率减慢和通气功能减低。通气功能减低与呼吸肌疲劳、肥胖、声带黏液性水肿增厚有关。也可合并胸腔积液。

（6）胃肠功能减低：胃肠道张力降低，出现腹胀、肠麻痹、便秘或肠梗阻。有时出现腹水。

知识点15：甲状腺功能减退症与黏液性水肿昏迷的实验室检查
副高：熟练掌握 正高：熟练掌握

（1）甲状腺激素：原发性甲减的典型实验室发现包括血TSH明显升高和血T_4、T_3水平明显降低。继发性或中枢性甲减TSH偏低或测不出。

（2）动脉血气：PaO_2降低、$PaCO_2$明显增高，呼吸性酸中毒或混合性酸中毒。

（3）心电图：显示心率减慢、低电压、QT间期延长、T波低平或倒置以及电交替现象（提示心包积液）。

（4）超声检查：B超检查可发现腹水；超声心动图检查可发现心脏扩大并心包积液。

（5）X线检查：胸部X线检查显示心影增大和少量胸腔积液。X线检查有助于发现与黏液性水肿昏迷相关的肺部感染。

（6）CT检查：有神志改变者，行脑CT扫描有助于排除能引起昏迷的脑部疾病（如脑出血、脑梗死）。

（7）其他：①血常规，正细胞贫血、白细胞计数轻度减低，合并感染者白细胞增多伴核左移。②心肌酶，严重低体温时，有时血CK-MB、AST和LDH水平也可升高，但并非急性心肌梗死引起。③血液生化：高胆固醇血症、低钠血症和低血糖。血肌酐>176.8μmol/L（2.0mg/dl）。④血皮质醇浓度，中枢性甲减患者血皮质醇浓度降低。

知识点16：黏液性水肿昏迷的诊断 副高：熟练掌握 正高：熟练掌握

通常根据甲减病史、发病季节、特征性临床表现（神志障碍、通气减低或低体温、低血压、心动过缓）和实验室检查即可诊断。

知识点17：黏液性水肿昏迷的鉴别诊断 副高：熟练掌握 正高：熟练掌握

黏液性水肿昏迷需要与出现神志障碍的脑血管疾病、肺性脑病或肾病综合征等相鉴别。有的危重病患者也可出现甲状腺功能正常的病态综合征（ESS）的甲状腺功能改变，易于与继发性甲减引起的黏液性水肿昏迷相混淆。但是ESS患者，血TSH正常伴T_3减低，FT_4和游离甲状腺素指数（FT_4I）正常或降低，而黏液性水肿昏迷患者FT_4和FT_4I常低于正常下限的50%，并有特征性临床表现和血TSH水平明显升高。

（1）脑血管疾病：常有高血压史，突然发病，有定位体征。脑CT检查和甲状腺功能测定是鉴别诊断的依据。但应注意除外甲减合并脑血管意外者。

（2）肾病综合征：有时合并高血压脑病的严重肾病综合征患者不易与黏液性水肿昏迷鉴别。但是前者发病无明显季节性，心率相对较快，血肌酐水平升高，并且血TSH正常，可资鉴别。

（3）肺性脑病：两者相同之处较多，如冬季易发病、昏迷和呼吸功能障碍等。有时肺性脑病患者也可能合并甲状腺功能正常的病态综合征。但是，通过呼吸道疾病病史、体征、胸部X线和血TSH检查尚不难鉴别。肺性脑病患者TSH正常。

知识点18：病情严重程度评估　　　　　副高：熟练掌握　　正高：熟练掌握

监测患者体温、心率（律）、呼吸、血压、神志和SPO_2等生命体征，以评价患者病情严重程度。床旁测定血糖。昏迷、严重心动过缓和低血压、呼吸不规则及$SpO_2 < 90\%$者，提示病情危重。应立即给予支持治疗，稳定生命体征。

知识点19：急诊常规治疗　　　　　　　副高：熟练掌握　　正高：熟练掌握

所有患者均应建立静脉通道，给予氧疗。进行心电图监测，测定甲状腺功能、血清皮质醇、全血细胞计数、BUN、血糖和电解质。

知识点20：特殊情况治疗　　　　　　　副高：熟练掌握　　正高：熟练掌握

（1）低血糖：黏液性水肿昏迷伴低血糖者应立即静脉注射50%葡萄糖溶液50ml，然后用10%葡萄糖溶液静脉维持。

（2）通气不足：存在通气不足时，应立即测定动脉血气分析。严重者应予氧疗，甚至机械通气。但应避免$PaCO_2$降得过快。

（3）低钠血症：有低钠血症患者，应限制液体入量。血$Na^+ < 110mmol/L$时，可予高张盐水，必要时静脉或肌内注射呋塞米。

（4）低体温：患者应行被动复温治疗，如覆裹毛毯。复温速度$\leq 0.5℃/h$，至中心体温达31℃。避免过快复温，因为可使外周血管扩张，增加氧耗（VO_2），促发心律失常和循环衰竭。对血流动力学不稳定的低体温患者，可采取主动复温措施。

（5）低血压：复温后，通常血压可以恢复。血压严重降低者，可静脉输注生理盐水或复方乳酸氯化钠溶液，避免低张溶液。该症患者对升压药反应差。升压药与甲状腺激素同时应用易发生心律失常。治疗无效时，静脉输注氢化可的松$50 \sim 100mg$，每6小时1次。

（6）甲状腺激素：是治疗的关键，能从根本上缓解低血压、低体温和神志障碍。昏迷患者胃肠道吸收功能降低，最好静脉给药。应用甲状腺激素后数小时内体温和血压就会升高。①左甲状腺素（$L-T_4$）：甲减的替代治疗首选$L-T_4$。重症患者首次静脉注射0.3mg，用药$6 \sim 12$小时症状无改善时，24小时内追加至0.5mg，昏迷、严重低血压、低体温和肥胖者可加大剂量。症状缓解后每天维持量0.05mg，至患者清醒后改为口服。未经治疗的甲减患者、老年患者、脑创伤、镇静药诱发的昏迷及合并急性心肌梗死者，应从小剂量开始，最初24小时静脉注射$0.05 \sim 0.1mg$。甲减无合并症者，T_4治疗$2 \sim 3$天后血清T_3浓度可恢复正常。②L-三碘甲状腺原氨酸（$L-T_3$）：重度昏迷者首选$L-T_3$。开始每天用量0.05mg，静脉注射，维持量为每天$0.01 \sim 0.02mg$，清醒后可逐步改为口服给药。

（7）糖皮质激素：合并肾上腺皮质功能减退患者，每次静脉注射氢化可的松50mg，6小时1次。血皮质醇浓度恢复正常后改为维持量。应用地塞米松时初始剂量2mg。

第四十章 水、电解质代谢和酸碱平衡失常急诊

第一节 概 述

知识点1：正常情况下人的体液　　副高：熟练掌握　正高：熟练掌握

水和电解质是构成体液的主要成分。正常的体液有一定的含量、一定的分布、一定的电解质浓度以及一定的酸碱度。保持水、电解质和酸碱平衡，是维护机体内在环境稳定、进行正常新陈代谢必不可少的重要条件。

知识点2：人体内水的含量　　副高：熟练掌握　正高：熟练掌握

水作为体内各种成分的溶剂，构成了体液的主要成分，总体液量在正常人占体重的44%～85%，儿童期含量高于成人，新生儿期可达75%～80%，成人为55%～60%，男性比女性略高5%。

知识点3：水在人体内的分布　　副高：熟练掌握　正高：熟练掌握

体内水分为细胞外液（占体重的20%～25%，其中包括血浆占体重的4%～5%，组织间液占体重15%～20%）和细胞内液（占体重的35%～40%）两部分。体内水的分布相对恒定，细胞外液和细胞内液、组织间液和血浆之间通过不断交换，保持着动态平衡。

知识点4：人体内水的出入量　　副高：熟练掌握　正高：熟练掌握

正常机体每日水的排出和摄入是相对恒定的。成人每日需水量1500～3000ml（把1500ml定为生理需要量），或每天30～40ml/kg，或按每日摄入热量估算即1ml/kcal。

知识点5：人体内摄入水量的来源　　副高：熟练掌握　正高：熟练掌握

饮料和食物是人体内摄入水量的主要来源；另外一小部分是机体在新陈代谢过程中，糖类、蛋白质、脂肪三大物质在生物氧化过程中所生成的水，称为内生水，每天生成量约300ml。

知识点6：人体内水的排出途径　　　　副高：熟练掌握　　正高：熟练掌握

（1）肾脏排尿：肾脏在调节水的排出中起主要作用。正常成人每天要排出机体在代谢中产生的固体产物35～40g，每天尿量不应少于500～600ml，才能将其溶解排出。

（2）皮肤蒸发和肺呼出水分：在调节体温的过程中，皮肤每天约蒸发水分500ml，肺脏在呼吸过程中，每天约蒸发水分350ml。

（3）肠排粪：成人胃肠道每天分泌消化液达8000ml，其中含有一定数量的电解质。这些消化液在完成消化任务以后，大部分被肠道吸收，仅有150ml左右随粪便排出。

知识点7：细胞内外液中电解质的组成　　　　副高：熟练掌握　　正高：熟练掌握

细胞外液的主要阳离子是Na^+，阴离子是Cl^-和HCO_3^-。细胞内液的主要阳离子为K^+、阴离子为HPO_4^{2-}和蛋白质。

知识点8：血浆中电解质钠离子的作用　　　　副高：熟练掌握　　正高：熟练掌握

钠离子（Na^+）是细胞外液中最主要的阳离子（占90%以上），为维持细胞外液容量和晶体渗透压的重要因素。钠增多可引起水肿，减少时可造成脱水或血容量不足；钠可增强神经–肌肉的兴奋性。血浆中钠离子浓度为142mmol/L。

知识点9：血浆中电解质钾离子的作用　　　　副高：熟练掌握　　正高：熟练掌握

钾离子是细胞内液中最主要的阳离子（占98%）。它能维持细胞内液的渗透压，参与细胞的正常代谢。虽然细胞外液中含量不高，但其生理作用极为重要，钾能增强神经、肌肉的应激性，但对心肌却起抑制作用。血浆中钾离子的浓度为3.5～5.5mmol/L。

知识点10：血浆中电解质钙的作用　　　　副高：熟练掌握　　正高：熟练掌握

钙可抑制神经、肌肉的兴奋性，过低时抑制性减弱，兴奋性增强，可出现手足搐搦，甚至肌痉挛，过高时神经肌肉兴奋性减低；钙也参与血液凝固。正常血清钙的浓度为2.25～2.75mmol/L。

知识点11：血浆中电解质镁的作用　　　　副高：熟练掌握　　正高：熟练掌握

镁几乎都存在于细胞内，仅有1%存在于细胞外液中，是碳水化合物的蛋白质代谢中的重要辅酶，对心血管系统和神经系统有抑制作用。正常血清镁的浓度为1mmol/L。

知识点12：血浆中电解质氯和碳酸氢根的作用　副高：熟练掌握　正高：熟练掌握

细胞外液中两种主要的阴离子，与钠离子共同维持晶体渗透压、稳定含水量。为了保持细胞外液阴离子浓度恒定，碳酸氢根常对氯的增减起代偿作用，即氯离子增多时碳酸氢根减少，氯离子减少时碳酸氢根则代偿地增加。碳酸氢根为体内碱储备。故其增减可影响酸碱平衡，如剧烈呕吐的患者，丢失大量氯离子后，碳酸氢根代偿增加而引起低氯性碱中毒。正常血清 Cl^- 的浓度为103mmol/L，碳酸氢根的浓度为27mmol/L。

知识点13：体液平衡的调节　副高：熟练掌握　正高：熟练掌握

体液在正常情况下有一定的容量、分布和电解质离子浓度。机体必须保持它们的稳定，才能进行正常的新陈代谢。机体主要通过肾来维持体液的平衡，保持内环境稳定，肾的调节功能受神经和内分泌反应的影响。一般先通过下丘脑–垂体后叶–抗利尿激素系统为恢复和维持体液的正常渗透压，然后通过肾素–醛固酮系统来恢复和维持血容量。但是，血容量锐减时，机体将以牺牲体液渗透压的维持为代价，优先保持和恢复血容量，使重要生命器官的灌注得到保证，维持生命。如果这种调节功能因疾病、创伤等各种因素的影响而受到破坏，水和电解质的紊乱便会形成，体液失衡可以表现为容量失调、浓度失调或成分失调。

知识点14：容量失调的概念　副高：熟练掌握　正高：熟练掌握

容量失调是指体液的等渗性减少或增加，仅引起细胞外液量的改变，而发生缺水或水过多。

知识点15：浓度失调的概念　副高：熟练掌握　正高：熟练掌握

浓度失调是指细胞外液内水分的增加或减少，以致渗透微粒的浓度发生改变，也就是渗透压发生改变，如低钠血症或高钠血症。

知识点16：正常血液的酸碱度　副高：熟练掌握　正高：熟练掌握

正常血液酸碱度（pH）维持在7.35～7.45，平均7.4，是细胞代谢所必需的环境。

知识点17：保持体液酸碱平衡的途径　副高：熟练掌握　正高：熟练掌握

机体通过以下3种方法调节体液酸碱平衡：

（1）缓冲系统的调节：缓冲系包括：①细胞内磷酸盐缓冲系。②红细胞内血红蛋白缓冲系。③血浆内蛋白缓冲系和碳酸氢盐缓冲系。

（2）肺调节：肺是排出挥发性酸的主要器官，受血液中二氧化碳分压（$PaCO_2$）的影响，调节二氧化碳的排出量，以维持碳酸氢钠与碳酸的正常比值，当血液中二氧化碳分压降低或pH值升高时，呼吸中枢受到抑制，呼吸变浅变慢，二氧化碳排出减少；当血液中二氧化碳分压升高或pH降低时，呼吸中枢兴奋，呼吸加深加快，二氧化碳排出增多。

（3）肾调节：肾是调节酸碱平衡的重要器官，主要是调节血液中碳酸氢盐的浓度。肾的主要作用是排出氢离子，回收钠离子和碳酸氢根离子。

第二节　水钠代谢失调

知识点1：脱水按细胞外液的渗透压不同分类	副高：熟练掌握　正高：熟练掌握

脱水是指体液容量的明显减少。脱水按细胞外液的渗透压不同可分为3种类型。以失水为主者，称为高渗（原发）性脱水；以失钠为主者，称为低渗（继发）性脱水；水、钠各按其在血浆中的含量成比例丢失者，称为等渗性脱水。

一、高渗性脱水

知识点2：高渗性脱水的概念	副高：熟练掌握　正高：熟练掌握

高渗性脱水，又称急性缺水或混合性缺水，是指以失水多于失钠，血清钠常高于150mmol/L，细胞外液呈高渗状态。

知识点3：高渗性脱水的病因	副高：熟练掌握　正高：熟练掌握

（1）主动或被动摄入水不足：①水源断绝；②不能或不会饮水；③渴感障碍。

（2）多途径丢失水分过多：①过度通气经肺失水；②经皮肤失水；③中枢性或肾性尿崩症经肾大量失水，失水发生在肾单位的最远侧部分，近侧大部分钠离子已经被重吸收。单纯失水时机体的总钠含量可以正常。

知识点4：高渗性脱水的临床表现	副高：熟练掌握　正高：熟练掌握

（1）轻度：除口渴外，其他缺水症状可不明显，失水量相当于体重的2%～4%。

（2）中度：极度口渴、乏力、尿少、尿比重高、唇干舌燥、皮肤弹性差、眼窝下陷，常出现烦躁，缺水量为体重的4%～6%。

（3）重度：上述症状进一步加重，少尿或无尿、脉搏快而弱，常发生休克及脑高钠障碍，缺水量超过体重的6%。

知识点5：高渗性脱水的辅助检查　　　　　　　　副高：熟练掌握　正高：熟练掌握

（1）血液检查：①血常规：红细胞、血红蛋白、血细胞比容轻度升高，红细胞形态正常，平均红细胞体积降低，平均红细胞血红蛋白浓度正常。②血电解质：血钠浓度升高，在145mmol/L以上。

（2）尿液检查：尿钠、尿氯浓度和24小时排出量增加，尿比重高。

知识点6：高渗性脱水的诊断依据　　　　　　　　副高：熟练掌握　正高：熟练掌握

（1）病史和临床表现：有失水多于失钠的病史及脱水的临床表现。

（2）血液浓缩，血清钠在145mmol/L以上，血浆渗透压在320mmol/L以上。

（3）尿比重高。

知识点7：高渗性脱水的鉴别诊断　　　　　　　　副高：熟练掌握　正高：熟练掌握

（1）三种类型脱水的鉴别（表40-1）

表40-1　三种类型脱水的鉴别

	高渗性脱水	低渗性脱水	等渗性脱水
血浆渗透压	>320mmol/L	<280mmol/L	280～320mmol/L
病因	高热、大汗、烧伤等	消化液丢失等	消化液、腹水丢失等
失水、钠情况	失水为主	失钠为主	失水、失钠大致成比例
体液丢失	细胞外液高渗，细胞内液丢失为主	细胞外液低渗，细胞外液丢失为主	细胞外液等渗，细胞内外液均有丢失
皮肤弹性降低	很明显	不明显	明显
眼球下陷	很明显	明显	可有
口渴	明显	无	可有
肌痉挛	无	常见	可有
精神、神经症状	烦躁、惊厥、谵妄	淡漠	轻度精神、神经症状
尿量	显著减少	减少或正常	减少
尿钠	正常	显著降低	降低
血钠	>145mmol/L	<130mmol/L	130～145mmol/L
血压	降低	明显降低	正常或降低
治疗	补低渗盐水，用1/3张含钠液	补生理盐水或高渗盐水，用2/3张含钠液	补水为主，用1/2张含钠液

（2）根据病因对高渗性脱水的鉴别（表40-2）

表40-2　根据病因对高渗性脱水的鉴别

类　型	病　因	体内钠量	体内水量	细胞外液	尿钠
单纯失水	水摄入少或丢失多	正常	减少	正常或降低	不定
低渗丢失	呕吐、腹泻	减少	减少	减少	减少
高张液输注	输注高张盐水	增加	增加	增加	增加
单纯盐多	吃盐过多	增加	正常	增加	增加

知识点8：高渗性脱水的治疗　　　　　　副高：熟练掌握　正高：熟练掌握

　　尽早去除病因，减少失液量。早期应补足水分，以纠正高渗状态，然后再酌量补充电解质，注意避免补液过快，以免高渗状态降低过快，引起脑水肿、惊厥等。喝水可迅速吸收，必要时静脉内输入。先补5%葡萄糖溶液，待脱水基本纠正后给予0.45%NaCl（即生理盐水与5%葡萄糖的1：1混合液），以防转为低渗性脱水。对发热的患者，体温每升高1℃，从皮肤丧失低渗体液3～5ml/kg；中度出汗者，需额外补充液体500～1000ml（含NaCl 1.25～2.50g）；大量出汗时，补充1000～1500ml。气管切开者，每日自呼吸蒸发的水分比正常的多2～3倍，需额外补充1000ml左右。

　　常根据血Na^+浓度来计算：

$$补水量（ml）=［血钠测得值（mmol/L）-142mmol/L］×体重（kg）×4（女性为3，婴儿为5）$$

二、低渗性脱水

知识点9：低渗性脱水的概念　　　　　　副高：熟练掌握　正高：熟练掌握

　　低渗性脱水，又称慢性或继发性脱水，是指以失钠多于失水，血清钠浓度<135mmol/L，细胞外液渗透压<280mmol/L。

知识点10：低渗性脱水的病因　　　　　　副高：熟练掌握　正高：熟练掌握

　　（1）呕吐、腹泻、胃肠和胆胰瘘或长期胃肠吸引后丢失大量消化液。
　　（2）大创面慢性渗液，如大面积烧伤后渗出而发生的低钠血症。
　　（3）使用大量利尿剂而未注意补充钠盐。
　　（4）肾上腺皮质功能不全时，尿钠排出增多。
　　（5）等渗性缺水时补充水分过多。

知识点11：低渗性脱水的临床表现　　　　　　副高：熟练掌握　　正高：熟练掌握

（1）轻度：血清钠低于135mmol/L，可出现乏力、头晕、手足麻木、口渴不明显，尿Na^+减少，每千克体重缺氯化钠0.5g。

（2）中度：血清钠低于130mmol/L，除上述症状外，尚有恶心、呕吐、脉搏细速、血压不稳或下降、浅静脉萎陷、站立性晕倒。尿少，尿中几乎不含钠和氯，每千克体重缺氯化钠0.5～0.75g。

（3）重度：血清钠低于120mmol/L，患者神志不清、肌痉挛性抽搐、腱反射减弱或消失，出现木僵，甚至昏迷。常发生休克，尿中不含钠和氯，每千克体重缺氯化钠0.75～1.25g。

低渗性脱水一般均不口渴，可发生休克和代谢产物潴留。

知识点12：低渗性脱水的辅助检查　　　　　　副高：熟练掌握　　正高：熟练掌握

（1）血液检查：①血常规：红细胞、血红蛋白、血细胞比容及血尿素氮均有增高。红细胞形态、平均红细胞体积降低，平均红细胞血红蛋白浓度基本正常。②血电解质：血钠浓度降低，在135mmol/L以下。

（2）尿液检查：尿钠、尿氯浓度和24小时排出量明显减少，尿比重常在1.010以下。

知识点13：低渗性脱水的诊断依据　　　　　　副高：熟练掌握　　正高：熟练掌握

（1）依据病史及临床表现。有低渗性体液丢失和不同程度缺水表现。

（2）血清钠低于135mmol/L。

（3）尿Na^+和Cl^-明显减少，比重低。

（4）红细胞计数、血红蛋白、血细胞比容、血非蛋白氮和尿素氮均有增高。

知识点14：高血容量及低血容量型低渗性脱水的鉴别

副高：熟练掌握　　正高：熟练掌握

表40-3　高血容量及低血容量型低渗性脱水的鉴别

鉴别要点	高血容量低渗脱水	低血容量低渗脱水
体重	增加	减少
血压	多升高	多降低
组织充盈	好	差
水肿	多有	无
CVP	高	低

知识点15：低渗性脱水的治疗	副高：熟练掌握　正高：熟练掌握

病因治疗的同时给予静脉输注盐溶液或高渗盐水，遵循先快后慢的原则，根据患者情况随时作出相应调整。补钠量可参照以下公式：

$$补钠量（mmol）=（142-血清钠值）mmol/L×体重（kg）×0.6（女性为0.5）$$

17mmol Na^+相当于1g氯化钠。当天先补计算量的一半加上生理需要量4.5g，此外还应补给日需体液量2000ml，其余一半钠在第2天补给。如为重度缺钠，应快速输给晶体液和胶体液，补充血容量。提高血浆渗透压，改善微循环，及时纠正周围循环衰竭。一般先给5%高渗盐水200～300ml输入，但输注高渗盐水应严格控制速度，每小时不应超过100～150ml。

在尿量超过40ml/h后开始补钾。

三、等渗性脱水

知识点16：等渗性脱水的概念	副高：熟练掌握　正高：熟练掌握

等渗性脱水又称急性缺水或混合性缺水，是指体液中水与钠按正常血浆中的浓度成比例丢失，血钠浓度和细胞外液渗透压仍维持正常范围，外科患者最易发生。

知识点17：等渗性脱水的病因	副高：熟练掌握　正高：熟练掌握

（1）消化液的急性丧失，如大量呕吐和肠瘘等。从十二指肠到回盲部的所有小肠分泌液以及胆汁和胰液的钠浓度都在120～140mmol/L。因此，小肠炎症所致的腹泻、小肠瘘、小肠梗阻等均可引起等渗体液的丧失。

（2）体液丧失在感染区或软组织内，如腹腔内或腹膜后感染、肠梗阻、烧伤、大量胸腔积液和腹水形成等。

知识点18：等渗性脱水的临床表现	副高：熟练掌握　正高：熟练掌握

少尿、食欲减退、恶心、乏力、舌干燥、眼窝下陷、皮肤干燥，松弛，但不口渴。当丧失体液达体重的5%（相当于丧失细胞外液25%）时，出现血容量不足症状。当丧失体液达体重的6%～7%（相当于丧失细胞外液30%～35%）时，可出现严重休克，常伴发代谢性酸中毒。当体液的丧失主要是胃液时，因有 H^+ 大量丧失，可伴发代谢性碱中毒。

知识点19：等渗性脱水的辅助检查	副高：熟练掌握　正高：熟练掌握

（1）血液检查

1）血液浓缩：红细胞、血红蛋白、血细胞比容、血浆蛋白浓度增加，或较基础值浓度增加，但失血者出现血液稀释现象，红细胞形态、平均红细胞体积、平均红细胞血红蛋白浓度均正常。

2）血电解质：血钠、氯、钾等离子浓度大致正常，血浆渗透压正常。

（2）尿液检查：尿钠、尿氯浓度和24小时排出量减少，尿比重增高。

知识点 20：等渗性脱水的诊断依据 　　　　副高：熟练掌握　　正高：熟练掌握

（1）病史和临床表现有大量消化液或其他体液丧失。

（2）血液浓缩，而血清 Na^+ 和 Cl^- 浓度仍在正常范围。

（3）尿比重增高。

（4）可有代谢性碱中毒或酸中毒。

知识点 21：等渗性脱水的治疗 　　　　副高：熟练掌握　　正高：熟练掌握

（1）积极治疗原发病。处理引起等渗性脱水的原因，减少水和钠的丧失。

（2）注意补充血容量，纠正可能存在的休克。给予平衡盐溶液或等渗盐水，但补充等渗盐水（生理盐水），可导致血 Cl^- 明显升高，出现高氯性酸中毒。补液量可根据临床表现估计：有脉搏细速、血压下降，则表示血容量减少体重的5%，先补3000ml；如尚无血容量不足的表现，给予上述的 1/2～2/3，均是按体重60kg计算的。还可根据红细胞比容计算：补液量（L）= HCT上升值/HCT正常值×体重（kg）×0.2。

（3）补充氯化钾。在纠正缺水后，钾的排泄有所增加，血 K^+ 浓度也会因细胞外液量增加而被稀释降低，故应注意防治低钾血症，在尿量达40ml/h后补充氯化钾。

（4）积极纠正可能存在的酸碱平衡失调。

四、水中毒

知识点 22：水中毒的概念 　　　　副高：熟练掌握　　正高：熟练掌握

当患者存在抗利尿激素（ADH）分泌过多或肾脏排水功能低下，这时输入过多的水分，则可引起水在体内潴留，并伴有包括低钠血症在内的一系列症状和体征，即出现水中毒，又称稀释性低钠血症。

知识点 23：水中毒的病因 　　　　副高：熟练掌握　　正高：熟练掌握

（1）ADH分泌过多：由于ADH具有促进肾脏远曲小管和集合管上皮细胞重吸收水的作用，故各种原因引起ADH分泌过多，均可使水分经肾排出减少，从而使机体易于发生水中毒。ADH分泌过多的原因有：

1）ADH分泌异常增多综合征。

2）药物：促进ADH释放和/或使其作用增强的药物有异丙肾上腺素、吗啡和对乙酰氨基酚等。

3）各种原因所致的应激：见于手术、创伤及强烈精神刺激等。

4）有效循环血容量减少：有效循环血容量减少（如休克等）时，从左心房传至下丘脑抑制 ADH 释放的冲动减少，故 ADH 分泌增多，如果此时输液过快过多可导致水中毒。

5）肾上腺皮质功能低下：肾上腺皮质激素对下丘脑分泌 ADH 有抑制作用。肾上腺皮质功能低下时，由于肾上腺皮质激素分泌减少，对下丘脑分泌 ADH 的抑制作用也就减弱，因而 ADH 分泌增多，如果此时大量进水可发生水中毒。

（2）肾排水功能不足：在急性或慢性肾功能不全少尿期，因肾脏排水功能急剧降低，如果入水量不加限制，则可引起水在体内潴留；严重心力衰竭或肝硬化时，由于有效循环血量和肾血流量减少，肾脏排水也明显减少，若增加水负荷亦易引起水中毒。

（3）低渗性脱水晚期：由于细胞外液低渗，细胞外液向细胞内转移，造成细胞内水肿，如此时输入大量水分就可引起水中毒。

知识点24：水中毒的临床表现　　　副高：熟练掌握　　正高：熟练掌握

（1）体重增加，皮肤苍白且湿润，可出现肢体肌内痛性痉挛。

（2）体液分泌过度表现，患者流涎、流泪，或腹泻，但极少出汗，初始尿量增多，严重时尿量少，尿的比重低，面部和全身可出现水肿。

（3）急、慢性水肿临床表现不尽相同。急性水中毒的发病急骤，由于颅腔和椎管无弹性，脑细胞肿胀或脑组织水肿致以颅内压增高，引起各种神经精神症状。进一步发展可发生脑疝，引起呼吸心搏骤停，水肿多为凹陷性。慢性水中毒则表现为软弱乏力、恶心、呕吐、嗜睡等，但往往被原有疾病所掩盖，一般为非凹陷性水肿。

知识点25：水中毒的辅助检查　　　副高：熟练掌握　　正高：熟练掌握

（1）血液检查：①血常规；红细胞计数、血红蛋白、血细胞比容和血浆蛋白量均降低以及红细胞平均容积增加和红细胞平均血红蛋白浓度降低。②血电解质等：Na^+、K^+、Cl^- 及 HCO_3^- 等均降低。二氧化碳结合力、尿素氮、血浆蛋白浓度可降低，pH 大致正常。③血浆渗透压：降低。

（2）尿液检查：①尿量及渗透压：早期尿量增多，晚期尿量减少，尿比重可增高、尿渗透压可降低。②24小时尿 K^+、Cl^- 降低，尿 Na^+ 含量高，尿中无蛋白及管型。

知识点26：水中毒的诊断依据　　　副高：熟练掌握　　正高：熟练掌握

（1）病史及临床表现。

（2）血 Na^+ < 130mmol/L。

（3）血浆渗透压降低。

（4）红细胞计数、血红蛋白、血细胞比容和血浆蛋白量均降低。

（5）抗利尿激素分泌综合征（SIADH）患者可有原发病症状，血中ADH增高，尿渗透压>血渗透压，血钠低而尿钠持续排出。

| 知识点27：水中毒的治疗 | 副高：熟练掌握 正高：熟练掌握 |

（1）对水中毒患者，应立即停止水分的摄入。轻症患者在暂停给水后即可自行恢复。程度严重者，除禁水外，用利尿药，一般用渗透性利尿药（20%甘露醇或25%山梨醇）静脉快速滴注，也可静脉注射袢利尿药（呋塞米或依他尼酸），还可静脉滴注3%~5%高渗氯化钠溶液迅速缓解体液的低渗状态，但应警惕因钠离子过多可使细胞外液容量增大而加重心脏负荷；可用硝普钠、硝酸甘油等减轻心脏负荷。危急病例可采取血液超滤治疗。明确为抗利尿激素分泌增多者，除病因治疗外，可选用利尿药、地美环素或碳酸锂治疗。

（2）防治原发疾病，防止引起水中毒原因。

（3）预防重于治疗。

第三节 血钠代谢失调

一、低钠血症

| 知识点1：低钠血症的概念 | 副高：熟练掌握 正高：熟练掌握 |

低钠血症是指血清钠<135mmol/L，仅反映钠在血浆中浓度降低，并不一定表示体内总钠量的丢失，总体钠可以正常甚至稍有增加。

| 知识点2：低钠血症的种类及其病因 | 副高：熟练掌握 正高：熟练掌握 |

（1）低血容量低渗性低钠血症：绝大多数低钠血症患者的细胞外液渗透压过低，水和钠同时丢失，但钠丢失大于水丢失，血钠浓度<135mmol/L，血浆渗透压<280mmol/L，也称为缺钠性低钠血症或低渗性脱水。

1）肾外失钠：典型的病因为经消化道失液，如呕吐、大量腹泻、胃肠吸引、导管引流或瘘管等；其他原因有经皮肤大量出汗、细胞外体液过多地分布于第三间隙（皮下组织水肿、大量胸腔积液或腹水）等。

2）经肾失钠：如长期高效使用利尿药、肾上腺皮质功能不全、肾小管酸中毒和盐消耗性肾病。

（2）正常容量低渗性低钠血症：血容量基本正常或少量增加，总体Na$^+$无明显异常，无水肿，但细胞外液量可轻度增加。临床症状不明显，易被忽略。本病的病因有以下几种。

1）抗利尿激素分泌异常综合征（SIADH）：是指机体在受到正常生理性刺激时，ADH不适当分泌或肾脏对ADH的反应过敏，发生不合理的浓缩尿和稀释性低钠血症，即使存在血浆渗透压低和循环血容量正常的情况。

2）心理性多饮：罕见，大多数精神病患者喝下大量水（＞1L/h），超出了肾排尿能力，与SIADH相反，为大量稀释尿。

（3）高血容量性低钠血症：高血容量性低钠血症的特点是细胞内液和血钠浓度降低，血钠低于135mmol/L，血浆渗透压＜280mmol/L，但总体钠和水增加，但水增加明显超过钠，也称水中毒，或稀释性低钠血症，常见于慢性心功能不全、肝硬化、肾衰竭和肾病综合征。

| 知识点3：低钠血症的临床表现 | 副高：熟练掌握　正高：熟练掌握 |

低钠血症的临床症状取决于血清钠下降的严重程度和发展快慢。

（1）轻度低钠血症（血清钠115～120mmol/L）时患者主要表现为味觉减退、肌肉痉挛。

（2）中度低钠血症（血清钠120～135mmol/L）出现恶心、呕吐、厌食和全身无力、头痛、嗜睡、情绪淡漠、神志模糊、失定向力、激动、压抑和精神症状。

（3）重度低钠血症（血清钠低于115mmol/L）可出现昏迷、反射消失。

低钠血症如果进展迅速（24小时内），死亡率可达50%（其死亡率还更多地受原发病影响），如进展缓慢（几天至数周），慢性低钠血症，即使血清钠非常低，患者也可耐受，临床表现比较轻，病情变化和缓，一般年幼和老龄患者症状明显，易发生脑损伤，不利于低钠时保持正常的脑细胞容量，血渗透压低，使水进入细胞，出现脑水肿和肿胀。

| 知识点4：低钠血症的诊断 | 副高：熟练掌握　正高：熟练掌握 |

低钠血症临床表现不典型，多被原发病所掩盖。低血容量低渗性低钠血症易发生休克，并有明显的失水表现；正常容量低渗性低钠血症轻度时无明显症状，严重时可有脑水肿的表现，如恶心、呕吐、昏迷、抽搐等；高血容量性低钠血症有水中毒的表现。血钠浓度＜135mmol/L，血浆渗透压＜280mmol/L。一般尿钠浓度可增高、可降低；尿渗透压也可降低或增高。

| 知识点5：低钠血症的治疗原则 | 副高：熟练掌握　正高：熟练掌握 |

首先应该防治原发病。另外，估计病情和了解血容量情况，不要仅依赖血钠的水平，而要综合分析。由于低钠血症的耐受性因人而异，所以，治疗措施也因症状的严重程度不同而有所不同。对于中枢神经系统（CNS）症状明显、抽搐者，或出现休克，或液体负荷过大者应紧急施治。急性低钠血症比慢性者症状明显，纠正血钠异常后也易恢复，应立即治疗。慢性低钠血症，症状和体征不明显，纠正低钠血症的同时要注意防治并发症。

| 知识点6：低钠血症的治疗措施 | 副高：熟练掌握　正高：熟练掌握 |

（1）低容量低钠血症的治疗：使用等渗盐水（0.9%NaCl），补充血容量。

（2）正常容量低钠血症的治疗：限水和利尿，严重时可输注高渗盐水。治疗SIADH造成明显的低钠血症，首先积极治疗基础病因，还应严格限水，治疗可能需较长时间，主要措施单纯限水（500~1000ml/d），使水负平衡，此外加上袢利尿药，增加自由水清除，同时注意补充Na^+和K^+，防止利尿造成电解质丢失。地美环素抑制ADH所诱发的水重吸收亦能治疗SIADH。

（3）高血容量低钠血症的治疗：首先限水，通过水负平衡使血钠上升，这对大多数患者有效。此外，重症患者还可输注高渗盐水，或同时给予利尿药能加速水的排出，避免输注高渗盐水引发细胞外液增加，治疗中应监测尿量和尿钠量，每2小时监测神经系统体征和血清电解质。

当患者伴有急性肾衰竭、严重肾病综合征、严重充血性心力衰竭时，纠正低钠时输注液体可加重血容量负荷，而应用利尿药又可能加重病情或反应差，所以应采取连续性肾脏替代治疗（CRRT），如持续性静脉–静脉血液滤过（CVVH），以脱水和改善脑水肿。

（4）症状性低钠血症的治疗：有严重症状的低钠血症者可输注3%NaCl，但应控制低钠血症纠正的速度。

（5）慢性症状性低钠血症，过快纠正血钠水平，有CPM的危险性。慢性症状性低钠血症患者脑内水分大约可再增加10%，血钠浓度最初24小时内适当地升高10%或10mmol/L，以后纠正速率为1.0~1.5mmol/（L·h），或24小时内血钠上升不宜超过15mmol/L。去氨加压素和低渗溶液，能成功逆转纠正过快的低钠血症。

无症状或轻度低钠血症不必治疗，首先治疗基础病因。治疗原则为限水，摄入量小于自由水丢失量，24小时内血钠浓度为上升不超过10~12mmol/L，48小时不超过18mmol/L。

二、高钠血症

知识点7：高钠血症的概念	副高：熟练掌握 正高：熟练掌握

高钠血症是指血钠＞145mmol/L，机体总钠量可增高、正常或减少。高钠血症时总伴有高渗状态，并引起细胞内液的水向细胞外液转移，导致细胞萎缩。

知识点8：高钠血症的病因	副高：熟练掌握 正高：熟练掌握

（1）水摄入减少：①口渴机制障碍。②无法取得水：精神活动限制；鼻饲患者。

（2）水丢失增加：①经胃肠道丢失水：呕吐、腹泻；胃肠道引流；②经肾丢失水：肾小管浓缩功能缺陷；渗透性利尿：高血糖、甘露醇、甘油；尿崩症；急性肾衰竭无尿期后的多尿期；③经皮肤丢失水：大量出汗；严重烧伤；④经呼吸道丢失水：过度换气；⑤"第三间隙"丢失水：腹腔内炎症或胰腺炎导致腹水增加。

（3）体内钠增加：①外源性摄入钠过多：胃肠营养或肠外营养摄入钠过多、碳酸氢钠、高渗盐溶液、不合理处方制剂、海水淹溺、高张性肾渗析；②钠再吸收增加：醛固酮增多症、库欣综合征、外源性肾上腺皮质激素、先天性肾上腺皮质增生。

知识点9：高钠血症的发病机制   副高：熟练掌握   正高：熟练掌握

大多数高钠血症常为自由水减少、水摄入减少或丢失增加，很少为体内钠增加而产生高钠血症。

高血容量性高钠血症，常为医源性，如使用高渗的甘露醇溶液过多、血透或腹透失水或意外摄入大量食盐。低血容量性高钠血症常为神经源性，或摄入水不足，或丢失水增加。等容量性高钠血症，常为口渴感减退或缺失，大多为下丘脑口渴感觉中枢损害所致，因垂体后叶仍有ADH释放，并不一定多尿。

知识点10：低血容量性高钠血症的临床表现   副高：熟练掌握   正高：熟练掌握

主要症状为脱水、口渴多饮，舌干而皱缩。皮肤弹性仍正常而无脱水表现，此时失水已占体重的6%~12%。口渴可被恶心、呕吐掩盖，不易确诊。由于细胞内水进入细胞外，低血容量症状出现较迟，如出现心率加速、血压下降、体温升高时病情已很严重。随后肌无力，以下肢骨盆带无力为重。以后随之出现精神萎靡、抑郁、智力减退、记忆力下降、性格改变、精神错乱、幻觉，浅昏迷和昏迷。

知识点11：成年人急性高血容量性高钠血症的临床表现
副高：熟练掌握   正高：熟练掌握

主要表现为中枢神经系统功能障碍，如厌食、恶心、呕吐、烦躁、疲倦、易激怒、嗜睡、神志模糊、浅昏迷、昏迷，肌张力增高、肌肉颤动、反射亢进、强直性抽搐。也可出现局灶性神经症状：偏瘫或巴宾斯基征阳性。

知识点12：成年人正常血容量性高钠血症的临床表现
副高：熟练掌握   正高：熟练掌握

可因基础疾病症状掩盖而被忽视，后果严重，患者可出现意识模糊、嗜睡、木僵、昏迷等症，但抽搐少见。

知识点13：低血容量性高钠血症的治疗   副高：熟练掌握   正高：熟练掌握

主要是防治原发病，去除病因。急诊处理基本目标是恢复血容量不足和保持脏器灌注正常，首先输注等渗生理盐水（0.9%NaCl），直到患者血流动力学稳定。适当补钾。

尿崩症的治疗方法为饮水或使用0.45%氯化钠溶液。中枢性尿崩症，应使用ADH，并监测尿渗透压，尿比重和电解质。以了解患者对ADH的反应。

知识点14：高血容量性高钠血症的治疗　　　副高：熟练掌握　正高：熟练掌握

防治原发病。治疗重点是增加肾钠排出，并保持自由水摄入，可用利尿药（呋塞米）随后输入低渗溶液，使血清钠逐步恢复到正常水平，肾衰竭者应透析治疗。

知识点15：正常血容量性高钠血症的治疗　　　副高：熟练掌握　正高：熟练掌握

防治原发病；补充水分以降低血钠。

知识点16：有症状的高钠血症的治疗　　　副高：熟练掌握　正高：熟练掌握

急性高钠血症被快速纠正会产生致命并发症，强调至少需要48小时。高钠血症往往已发生数天，脑细胞已经产生具有渗透作用的物质（自发渗透压），维持细胞内水分、容量和张力，如果过度输注低渗溶液，水分会很快转移进入脑细胞，发生急性脑细胞水肿和脑肿胀，产生癫痫发作和永久性脑损害甚至死亡。所以，应充分估计失水量，以每小时降低血渗透压2mmol/L为宜，48小时内完成。

若仅仅是水丢失，可以用以下公式计算自由水短缺的数量：

$$水短缺量（L）=体重（kg）×0.5（L/kg）×[血钠（mmol/L）/140（mmol/L）-1]$$

如出现周围循环衰竭，可使用胶体液纠正休克。

酸中毒pH>7.15不必治疗，严重酸中毒者应使用5% $NaHCO_3$，但应注意过多补5% $NaHCO_3$可增加机体 Na^+ 量。

应积极治疗基础疾病。注意其他电解质成分异常，及时纠正。若高钠血症恢复至正常并出现多尿，应使用垂体后叶素5U皮下注射，或去氨加压素1U皮下注射。

第四节　钾代谢失调

一、钾的正常生理代谢和功能

知识点1：钾的正常生理代谢机制　　　副高：熟练掌握　正高：熟练掌握

成年人98%的钾（K^+）在细胞内，血钾水平并不能确切代表体内全部 K^+ 的变化。K^+ 在小肠吸收，摄入的90%经肾排出，粪和汗排出的 $K^+ < 8\%$。

（1）肾脏滤液中，90% K^+ 在近端肾小管被再吸收。K^+ 的平衡主要在远端肾单位通过阳离子交换实现的，Na^+-K^+-ATP泵逆浓度梯度将 K^+ 从血液转移到远端肾小管细胞内，然后通过 K^+-Na^+ 交换，K^+ 被动地转移到肾小管腔内，经尿排出体外。

（2）如血清钾水平上升，上述离子泵活动将增加，肾排出 K^+ 增加；如血清钾水平下降，离子泵活动将减缓，肾脏排 K^+ 减少。

（3）如醛固酮分泌增加，肾小管远端留Na^+排K^+；醛固酮分泌减少或被药物阻滞，K^+滞留。

（4）酸中毒可促使远端肾小管分泌H^+增加，K^+滞留；碱中毒有利于肾排K^+。血和细胞间K^+的平衡及K^+摄入和排出的平衡，决定了血钾的水平。血pH急性下降，导致H^+和细胞内K^+的交换增加，K^+转移到细胞外，血K^+升高；反之，碱中毒时H^+交换到细胞外，促使K^+转移进入细胞内，血K^+降低。常常pH变化0.1，血钾向相反的方向变化约0.6mmol/L。呼吸性酸碱失衡，与代谢性改变相似，可能以相同方式影响血钾代谢改变。

（5）胰岛素分泌增加，经Na^+-K^+-ATP泵活动，使细胞内的K^+增加。高钾血症可刺激胰岛素分泌增加；低钾血症抑制胰岛素分泌。

（6）刺激α-肾上腺素能受体，可促进血钾升高；刺激β-肾上腺素能受体，可导致K^+进入细胞内而使血钾下降。

知识点2：钾的生理功能	副高：熟练掌握　正高：熟练掌握

（1）细胞内液和细胞外液中K^+的相对浓度维持着全部有生命细胞的正常渗透压和电化学梯度。

（2）K^+是细胞静息膜电位的物质基础，K^+由细胞内向细胞膜外被动扩散，造成内负外正的去极化状态，完成神经兴奋传递，保持神经、肌肉组织的兴奋。心脏神经冲动的传导和兴奋－收缩偶联等，也需要K^+参与。

（3）在细胞内K^+维持着细胞内液的渗透压和酸碱平衡，并影响细胞外的渗透压和酸碱平衡，是一线的缓冲系统。

（4）细胞内葡萄糖代谢、氧化磷酸化和蛋白质的合成，均需K^+的参与。

二、低钾血症

知识点3：低钾血症的概念	副高：熟练掌握　正高：熟练掌握

正常血清钾浓度为3.5～5.5mmol/L，血钾＜3.5mmol/L，临床上就可以出现症状，称为低钾血症。

知识点4：低钾血症的病因	副高：熟练掌握　正高：熟练掌握

（1）钾摄入不足：因疾病或治疗需要不能进食或禁食者，1周可发生低血钾。

（2）钾排出过多：①经消化道失钾，消化液中的钾浓度和血清钾相近，甚至明显高于血清钾，因此频繁呕吐、严重腹泻、胃肠减压、肠瘘、胆瘘等患者，钾随消化液大量丢失；②经肾失钾，凡是能增强远曲小管排泌钾的因素均导致经肾失钾。

（3）钾离子进入细胞内增多：常见于应用胰岛素时，既促进糖原合成，又促进细胞摄钾。家族性周期性麻痹发作或急性碱中毒，均因钾离子急剧转入细胞内而致血钾浓度降低。

| 知识点5：低钾血症的临床表现 | 副高：熟练掌握　正高：熟练掌握 |

一般血清钾浓度为 $2.5 \sim 3.0 mmol/L$ 时才出现临床症状。

（1）神经系统：嗜睡、抑郁、易激惹和精神混乱。外周表现为：感觉异常、深反射机制失常、肌束颤动、肌痛和肌无力。

（2）心血管系统：传导阻滞、心律失常。此外还可表现为心悸、直立性低血压，严重者可导致低钾性心脏病，出现心肌坏死、纤维化。低钾的心电图特征是T波低平、ST段压低和出现明显的U波。但并非每个低钾患者都有此改变。

（3）消化系统：低钾可累及胃肠道平滑肌而引起恶心、呕吐和腹胀。严重低钾可以引起麻痹性肠梗阻。低钾血症可使肝性脑病加重，这是由于肾合成氨增加引起的。

（4）酸碱平衡：低钾可致代谢性碱中毒。

（5）高血糖：低钾血症使血糖轻度升高，与抑制胰岛素分泌有关。

（6）肾功能障碍：①尿浓缩功能障碍，特别慢性低钾血症可产生多尿和烦渴。②低钾血症时肾小管上皮 NH_3 生成增加；近端肾小管 HCO_3^- 吸收增加。③缺钾性肾病，多见于1个月以上的慢性低钾血症，以肾间质纤维化和肾小管损伤为主，导致肾的尿浓缩功能损害和排出酸性尿。

| 知识点6：低钾血症的诊断 | 副高：熟练掌握　正高：熟练掌握 |

根据病史、临床表现、血 K^+ 测定，以及心电图诊断。心电图可见T波低、宽、双相或倒置，ST段降低、QT间期延长和U波。低钾血症不一定出现心电图改变，不能单纯依赖心电图改变来判定有无低钾血症的存在。尿 K^+ 测定对于判断病因常有帮助，尿 $K^+ > 20mmol/L$ 提示经肾丢失引起。

| 知识点7：低钾血症的治疗 | 副高：熟练掌握　正高：熟练掌握 |

积极治疗原发病，并补充钾盐。根据血钾测定结果计算补钾量的临床价值有限，通常采用分次补钾，一边治疗一边观察的方法。能口服者给予氯化钾口服。血钾水平较低可静脉补钾，生理盐水 $500ml$ 中加入10%氯化钾 $10 \sim 15ml$，滴注速度不宜过快，应 $< 20mmol/h$（1g氯化钾相当于13mmol），切忌直接推注。浓度太高可引起疼痛、静脉痉挛和血栓形成。补钾时应注意尿量，尿少时慎用或不用，注意改善肾功能，避免血清钾过高。补钾量应根据血清钾监测进行调整，由于补充的钾需经细胞外液转入细胞内，故补钾应连续 $2 \sim 3$ 天。

三、高钾血症

| 知识点8：高钾血症的概念 | 副高：熟练掌握　正高：熟练掌握 |

血清钾 $> 5.5mmol/L$，称为高钾血症。

知识点9：高钾血症的病因　　　　　　　　　副高：熟练掌握　正高：熟练掌握

（1）肾排钾减少：急性肾衰竭少尿期或慢性肾衰竭晚期；肾上腺皮质激素不足，如艾迪生病、低肾素性低醛固酮症等；保钾利尿剂长期应用，如螺内酯、氨苯蝶啶。

（2）进入体内（或血液内）的K^+增多：大量输入库存血，或含钾溶液输入过多、过快。

（3）细胞内的钾移出：①溶血、组织损伤或坏死等，尤其是挤压伤时；②酸中毒；③高钾血症周期性瘫痪；④注射高渗盐水及甘露醇后，由于细胞内脱水，改变细胞膜的渗透性或细胞代谢，使细胞内K^+移出。

知识点10：高钾血症的临床表现　　　　　　　副高：熟练掌握　正高：熟练掌握

（1）对神经肌肉的影响：主要表现为感觉异常、肌肉疼痛、肌束震颤等症状。

（2）对心脏的影响：心肌自律性降低，可出现窦性心动过缓、窦性停搏；传导性降低，出现各种类型的传导阻滞以及因传导性、兴奋性降低出现心脏停搏。心电图显示：P波压低、R波低、QRS波增宽、T波狭窄、高耸、Q-T间期缩短等。

（3）对酸碱平衡的影响：高钾血症时，细胞外K^+进入细胞内，细胞内的H^+移至细胞外，导致代谢性酸中毒。由于细胞内的H^+降低，肾脏远曲小管上皮排泌H^+减少，使细胞外液的H^+进一步增高。需注意的是由于高钾血症常继发于急性肾功能衰竭和酸中毒，故其临床表现易被原发病的征象所掩盖。

知识点11：高钾血症的诊断　　　　　　　　　副高：熟练掌握　正高：熟练掌握

结合患者病史，有可能引起高钾血症的病因，出现原发病无法解释的临床表现应考虑高钾的可能。钾浓度＞5.5mmol/L可确诊，心电图检查有辅助诊断价值。

知识点12：高钾血症的治疗　　　　　　　　　副高：熟练掌握　正高：熟练掌握

（1）病因治疗，停用一切含钾药物。

（2）钙剂对高钾血症的治疗。拮抗钾离子对心肌细胞膜作用的最快方法是静脉注射氯化钙或葡萄糖酸钙。10%葡萄糖酸钙20ml静推，必要时可重复。

（3）降低血清钾浓度：①促使钾向细胞内转移：使用25%葡萄糖液100～200ml，并按每4～5g糖加入1U胰岛素静脉滴注。静脉注入5%碳酸氢钠60～100ml，然后静滴碳酸氢钠溶液100～200ml不仅可使K^+移入细胞内，同时高渗碱溶液可增加血容量，使血清钾稀释；②促进钾的排出：用阳离子交换树脂口服或灌肠，使钾从肠道排出。上述治疗方法无效时可用透析疗法。

第五节 镁代谢失调

一、镁的正常生理和代谢

知识点1：镁的正常生理和代谢	副高：熟练掌握 正高：熟练掌握

镁（Mg^{2+}）是在体内含量仅次于钙、钠、钾的第四位阳离子，而在细胞内是含量仅次于钾的第二位阳离子。它参与体内多种酶促反应，是300个以上酶反应的主要辅助因子，这些酶包括ATP酶（Na^+-K^+-ATP酶和$Ca^{2+}-ATP$酶）、腺苷酸环化酶，以及在DNA合成、蛋白质生物合成（在合成蛋白时必须有K^+、磷和Mg^{2+}参与）、磷酸肌醇代谢、氧化磷酸化、糖酵解过程中的酶等，在能量的产生和利用、离子通道和激素受体结合、神经冲动传递、心脏应激兴奋和肌肉收缩等生理活动中，Mg^{2+}均起重要作用。Mg^{2+}在维持细胞膜的稳定性和调节离子通道功能中也发挥重要作用。Mg^{2+}还有调节甲状旁腺激素（PTH）分泌和活性的作用。

仅1%～2%的Mg^{2+}在细胞外液，所以，血清镁浓度并不能完全代表体内全部Mg^{2+}的变化。正常血清镁的浓度为0.75～1.25mmol/L。体内的镁通过消化道吸收和肾脏排出取得平衡，保持着体内镁含量的稳定。

含Mg^{2+}的食物包括绿色蔬菜、肉类、鱼类、豆类、坚果类和谷类等。Mg^{2+}在小肠吸收是主动过程，与钙互相竞争。肾滤过液中（GFR）95%的Mg^{2+}在远端肾小管和Henle袢再吸收，PTH影响远端肾小管对镁再吸收。在高镁血症情况下，肾排出Mg^{2+}增加。

二、低镁血症

知识点2：低镁血症的概念	副高：熟练掌握 正高：熟练掌握

血清镁低于0.75mmol/L，称为低镁血症。

知识点3：低镁血症的病因	副高：熟练掌握 正高：熟练掌握

食物中含镁丰富，故缺镁罕见，仅见于危重患者，多数由于大量镁丧失，少数是因摄入不足所致。

（1）消化系统疾病广泛肠切除、肠瘘或胆瘘、腹泻和长期胃肠减压，均可引起低镁血症。下消化道液镁含量（5～7mmol/L）比上消化道液中丰富。因此，大量下消化道液丢失比胃液丢失更易发生镁缺乏。

（2）内分泌疾病导致低镁血症可见于甲状旁腺功能亢进、甲状腺功能亢进、醛固酮增多症及糖尿病酸中毒等。

（3）医源性长期应用胃肠外营养时未补充镁，血液透析时使用无镁透析液可发生镁缺乏。

镁、钙和钠都经肾脏再吸收。任何使尿钙、钠排出增多的措施，也可促使镁经肾脏排出增多，导致低镁血症。

| 知识点4：低镁血症的临床表现 | 副高：熟练掌握 正高：熟练掌握 |

血清镁<0.4mmol/L时会出现症状：

（1）神经肌肉方面：以肌肉震颤、手足搐搦和反射亢进最为常见，尤以上肢更为明显。严重时出现谵妄、精神错乱、定向力失常、幻觉、惊厥，甚至昏迷等。

（2）心血管方面：多表现为心律失常。缺血性心脏病、充血性心力衰竭和酒精性心肌病患者的猝死可能与缺镁有关。血清镁降低时，容易发生洋地黄中毒。

| 知识点5：低镁血症的诊断 | 副高：熟练掌握 正高：熟练掌握 |

血清镁<0.75mmol/L可诊断为低镁血症，同时应注意以下几个方面。

（1）低镁血症的临床症状为非特异性的，诊断易忽略。

（2）电解质实验室常规，不包括血镁测定，应单独化验。

（3）血镁水平不是镁缺乏的敏感指标，虽然血镁水平正常，也可能存在严重的镁缺乏。

（4）因为低镁血症可同时存在其他电解质紊乱，而被忽略。

| 知识点6：低镁血症的治疗 | 副高：熟练掌握 正高：熟练掌握 |

尽可能改用对Mg^{2+}代谢无影响的药物；同时治疗其他电解质紊乱。

（1）轻度低镁血症无临床症状，仅需口服补Mg^{2+}，口服Mg^{2+}制剂有葡萄糖硫酸镁、碳酸氢镁、氧化镁和氯化镁，大剂量镁盐口服可造成腹泻，使用肠溶化氯化镁更易耐受。

（2）中度低镁血症有临床症状应口服或静脉补Mg^{2+}。

（3）严重低镁血症有威胁生命的症状（心律失常、癫痫等）应该立即静脉补Mg^{2+}。血镁水平正常（0.75～1.25mmol/L）但有临床症状者也应补充Mg^{2+}。在治疗期间严密监测生命体征（血压、心率）、心电图和临床症状。肾功能不全的患者补镁应小心，防止因补镁过快而转变为高镁血症。

具体静脉补镁方法：最初剂量用10%的硫酸镁20～40ml，使用生理盐水或葡萄糖溶液稀释后缓慢静脉滴注，输注过快可造成输入静脉疼痛和无菌性静脉炎。应避免静脉推注，以免造成心动过缓、各种程度的房室传导阻滞和低血压。大多数输入的Mg^{2+}经肾脏排出，所以静脉补Mg^{2+}应反复多次，一般需要3～5天，以使细胞内Mg^{2+}储备能恢复正常。血镁正常后需再补充生理需要量的镁和额外丢失的镁，以保持血镁水平稳定。大多数肾功能正常的患者，每日需要补充生理需要镁的量：口服0.2mmol/（kg·d）或静脉0.05～0.1mmol/（kg·d）。

三、高镁血症

| 知识点7：高镁血症的概念 | 副高：熟练掌握 正高：熟练掌握 |

血清镁高于1.25mmol/L，称为高镁血症。

| 知识点8：高镁血症的病因 | 副高：熟练掌握 正高：熟练掌握 |

由于肠道、肾脏和甲状旁腺等对镁代谢的调节，一般不易发生镁过多症。高镁血症常发生在肾功能不全进行镁剂治疗时，或在严重失水和尿少患者给予过多的镁剂补充时。

| 知识点9：高镁血症的临床表现 | 副高：熟练掌握 正高：熟练掌握 |

高镁浓度抑制中枢及周围神经系统，最早表现为嗜睡、肌力减退，继之出现弛缓性瘫痪，腱反射消失，甚至昏迷。心血管方面表现传导功能障碍，心电图表现与高钾相似。如无高血钾症而心电图显示PR间期延长、T波高耸、QRS波增宽者，应考虑高镁血症。血清镁>6mmol/L时，可出现心脏停搏。

| 知识点10：高镁血症的治疗 | 副高：熟练掌握 正高：熟练掌握 |

血镁<2.0mmol/L一般无临床表现，可考虑减少Mg^{2+}摄入，停用外源性镁剂，经粪、分泌和尿排出体外，几天后血镁可降到正常范围。有临床症状者可按以下措施处理：①症状轻微且肾功能正常者可随访观察；②有中度症状者，输入等渗液体和静脉输注呋塞米，以加速Mg^{2+}的排出，并密切监护血钾水平；③有严重症状者，静脉补Ca^{2+}，因为Ca^{2+}能对抗Mg^{2+}对细胞膜的影响和缓解呼吸抑制、低血压和心律失常；④对于威胁生命的高镁血症者，应立即使用100~200mg钙，即10%氯化钙（每支93mg钙）或10%葡萄糖酸钙（每支300mg钙），可以反复静脉内推注2~4mg/（kg·h），以保持持久的作用，增加镁的排出。对于昏迷、呼吸衰竭、生命体征不稳定和伴有肾衰竭者应考虑透析疗法，另外，使用葡萄糖和胰岛素可使Mg^{2+}转移到细胞内，达到降低血镁的作用。

第六节 钙磷代谢失调

一、低钙血症

| 知识点1：低钙血症的概念及病因 | 副高：熟练掌握 正高：熟练掌握 |

血清钙<2.25mmol/L为低钙血症，可见于维生素D缺乏、甲状旁腺功能减退、慢性肾衰竭、慢性腹泻和小肠吸收不良综合征。

在急性出血性坏死性胰腺炎时，血清钙低下是一预后不良的指标。可出现出血、局部水肿、软弱无力和四肢抽搐。在外科临床工作中，低钙血症是甲状腺手术时损伤或切除甲状旁腺的一个严重并发症，诊断不难。出现抽搐时，静脉注射葡萄糖酸钙 $1 \sim 2g$，如仍不能控制，可肌内注射硫酸镁 $1 \sim 2g$，或加入 5% 葡萄糖溶液内做静脉滴注。如由其他病因引起的，尚需针对病因处理。

知识点2：低钙血症的临床表现	副高：熟练掌握　正高：熟练掌握

兴奋性增强，手足抽搐，肌痉挛，喉鸣与惊厥，疲乏，易激动，记忆力减退，幻觉，甚至癫痫发作。

知识点3：低钙血症的诊断	副高：熟练掌握　正高：熟练掌握

根据病史、临床表现及血 Ca^{2+} 测定诊断。一旦出现搐搦，血 Ca^{2+} 常 $\leq 1.75mmol/L$。

知识点4：低钙血症的治疗	副高：熟练掌握　正高：熟练掌握

伴有症状的急性低钙血症，特别是有抽搐、心律失常者需立即治疗。在纠正低钙血症的同时，应积极治疗病因；大量输血后，每输入 $1500ml$ 血后静脉注射 10% 葡萄糖酸钙 $10ml$；纠正酸中毒后应及时补钙。对于慢性低钙血症及低钙血症症状不明显者可适当口服钙盐。口服葡萄糖酸钙或乳酸钙 $2 \sim 3g$，每日3次。出现抽搐时，10% 葡萄糖酸钙 $10 \sim 20ml$ 或 10% 氯化钙 $5 \sim 10ml$，稀释于 $25\% \sim 50\%$ 葡萄糖 $20 \sim 40ml$ 中，缓慢静脉注射（ $<2ml/min$ ），但仅维持数小时，可持续静脉滴注 10% 葡萄糖酸钙，注意每 $3 \sim 4$ 小时复查血 Ca^{2+} 至正常。对用钙剂未能纠正者每天可给维生素D $500 \sim 5000U$。

知识点5：高钙血症的概念及病因	副高：熟练掌握　正高：熟练掌握

血清钙 $>2.75mmol/L$ 为高钙血症，其病因有恶性肿瘤（尤其是乳腺癌）、甲状旁腺功能亢进、维生素D和A过多、转移性骨癌和多发性骨髓瘤等。偶有性激素和噻嗪类利尿剂引起的。

知识点6：高钙血症的临床表现	副高：熟练掌握　正高：熟练掌握

高钙血症患者出现食欲减退、恶心、口渴、倦怠、便秘和尿频等。长时间高血钙可产生血管钙化、肾钙化、肾结石以及肾功能不全等。

二、高钙血症

知识点7：高钙血症的诊断	副高：熟练掌握　正高：熟练掌握

根据病史、临床表现及血 Ca^{2+} 测定诊断。血 $Ca^{2+} > 3.75mmol/L$ 称高钙血症危象，常见于

严重脱水、感染、应激状态、手术、创伤等情况，表现为严重呕吐、脱水、高热、嗜睡、意识不清、酸中毒，并迅速出现肾衰竭、心律失常，心电图有QT间期缩短，甚至心脏骤停。血Ca^{2+}达$4\sim5$mmol/L时，即有生命危险。

| 知识点8：高钙血症的治疗 | 副高：熟练掌握　正高：熟练掌握 |

症状轻，血$Ca^{2+}<2.88$mmol/L时，只需治疗原发疾病；出现高钙血症危象时应紧急处理，包括扩充血容量、增加尿钙排泄和减少骨的重吸收等；甲状旁腺功能亢进症应进行手术治疗；血液净化治疗适用于肾小球滤过率下降患者。

（1）补充水分及利尿：肾功能正常者，可输注大量液体增加钙的排泄，每日补给等渗盐水$4000\sim6000$ml以上，使尿量达3L/d。由于高钙血症常有容量不足，开始利尿前应首先补充生理盐水。利尿时应注意补钾。

（2）糖皮质激素：泼尼松$20\sim80$mg/d或氢化可的松$200\sim300$mg静脉滴注，持续$3\sim5$天。糖皮质激素起效慢，维持时间短，常与其他降钙药物联合应用。

（3）普卡霉素：减少骨重吸收和拮抗甲状旁腺素作用。成人$0.04\sim0.1$mg/kg，小儿$50\sim100$μg/kg，隔日一次静脉滴注。一般25μg/kg加入5%葡萄糖500ml中静脉滴注，持续$3\sim6$小时。对骨转移性高钙血症极有效。普卡霉素对肝、肾和造血系统有副作用，必要时$5\sim7$天后才能重复使用。

（4）降钙素：抑制骨的重吸收、促进尿钙排泄，从而使血钙降低。$4\sim8$U/kg皮下注射，1次/12小时，与泼尼松（$30\sim60$mg/d，分3次口服）联合应用控制恶性肿瘤所致的严重高钙血症。

（5）双膦酸盐：可减少骨的重吸收，使血钙不被动员进入血液，广泛用于恶性肿瘤高钙血症的一线治疗。如氯甲双磷酸二钠成人$2.4\sim3.2$g/d，分$2\sim3$次口服，或$3\sim5$mg/（kg·d）静脉滴注。

三、低磷血症

| 知识点9：低磷血症的概念及病因 | 副高：熟练掌握　正高：熟练掌握 |

血清磷<0.96mmol/L为低磷血症。多见于胃肠外营养时未补磷，其他还见于：甲状旁腺功能亢进症、严重烧伤或感染；磷酸盐离子移入细胞内，如在碱中毒或大量葡萄糖注射后。

| 知识点10：低磷血症的临床表现 | 副高：熟练掌握　正高：熟练掌握 |

低磷血症的临床表现缺乏特异性，因此常被忽略，可出现神经肌肉症状如头晕、厌食等，重者可有抽搐、精神错乱、昏迷。

| 知识点11：低磷血症的预防 | 副高：熟练掌握　正高：熟练掌握 |

要预防低磷的发生，长期静脉输液者可每日补充甘油磷酸钠10mmol，有严重低磷者可

增加用量。

四、高磷血症

| 知识点12：高磷血症的概念及病因 | 副高：熟练掌握　正高：熟练掌握 |

血清磷>1.60mmol/L为高磷血症。多见于慢性肾衰竭、甲状旁腺功能低下、维生素D过多或转移性骨癌等。

| 知识点13：高磷血症的临床表现及治疗 | 副高：熟练掌握　正高：熟练掌握 |

在高磷血症时，尿毒症患者出现肌肉痉挛和惊厥等，部分是由于伴随的低钙血症所致。在高磷血症时须谨慎应用乳酸钠、碳酸氢钠等碱性药物，因碱中毒有增加惊厥的趋势，必须使用时应与Ca^{2+}同时补充。治疗以处理原发病为主，可针对低钙对症治疗。

第七节　酸碱平衡失调

一、概述

| 知识点1：酸碱平衡调节 | 副高：熟练掌握　正高：熟练掌握 |

人体能通过血液中的缓冲系统、肺的呼吸和肾的调节等作用，使血液内H^+浓度仅在小范围内变动，保持动脉血pH在7.35～7.45。

（1）血液中的缓冲系统作用：血液中的HCO_3^-/H_2CO_2是最重要的一对缓冲物质。只要HCO_3^-/H_2CO_2的比值保持为20/1，无论HCO_3^-和H_2CO^3绝对值的高低，动脉血的pH均能保持为7.4。

（2）肺的呼吸调节作用：肺呼吸排出CO_2，使血液中的$PaCO_2$下降，也即调节血中的H_2CO_3。

（3）肾的调节作用：是最主要的酸碱平衡调节机制，能排出固定酸和过多的碱性物质，以维持血HCO_3^-浓度的稳定。肾调节酸碱平衡的机制包括：①H^+-Na^+交换。②HCO_3^-的重吸收。③分泌NH_3与H^+结合成NH_4^+排出。④尿的酸化而排出H^+。

| 知识点2：临床判断酸碱失调类型的规律 | 副高：熟练掌握　正高：熟练掌握 |

四种基本的酸碱失调的血气分析指标有一个规律：代谢性酸碱失调时pH与HCO_3^-、$PaCO_2$呈同向性改变。亦即pH升高（碱中毒）HCO_3^-、$PaCO_2$也升高；pH下降（酸中毒）HCO_3^-、$PaCO_2$也下降。而在呼吸性酸碱失调时，pH与HCO_3^-、$PaCO_2$呈反向性改变，亦即呼吸性酸中毒时pH下降，HCO_3^-、$PaCO_2$反呈上升趋势。呼吸性碱中毒时pH升高，HCO_3^-、$PaCO_2$反而下降。

二、代谢性酸中毒

知识点 3: 代谢性酸中毒的概念　　　　　副高: 熟练掌握　　正高: 熟练掌握

代谢性酸中毒是体内非挥发酸性物质积聚过多致 H^+ 浓度增高, 或碱性物质耗损过多致 HCO_3^- 浓度减少所致, 是最常见的酸碱平衡失调。

知识点 4: 代谢性酸中毒的病因病理　　　　副高: 熟练掌握　　正高: 熟练掌握

（1）丢失大量碱性物质: 碱性肠液大量丢失, 还常伴以 $NaHCO_3$、$KHCO_3$ 的丢失, 发生失碱的代谢性酸中毒。

（2）酮症酸中毒和乳酸酸中毒: 酮体是正常代谢产物, 产生后被氧化为 CO_2 和 H_2O。如果糖代谢发生障碍, 无论是肝糖原合成不足或分解增加, 导致糖原异生作用加强, 脂肪分解加速, 产生大量酮体, 超过体内氧化或排出的能力, 血酮蓄积增加, 出现酮尿或酮症酸中毒。正常情况下, 糖代谢的中间产物乳酸在肝内部分再转为糖原, 部分经三羧酸循环生成终产物 CO_2 和 H_2O。当组织严重缺 O_2, 如休克、心脏骤停时, 在无氧代谢的情况下, 不能进行三羧酸循环, 同时肝、肾功能受损, 导致乳酸大量蓄积, 发生乳酸酸中毒。白血病时乳酸产生亦过多, 而利用极少, 乳酸血浓度可达 5mmol/L 以上而出现乳酸酸中毒。

（3）肾功能不全: 多种酸性代谢产物不能排出, 蓄积于体内; 同时同吸收 $NaHCO_3$、产生 NH_3 等能力亦发生障碍, Na^+、K^+ 等阳离子大量随同固定酸排出体外, 体内大量碱丢失, 发生酸中毒。

（4）AG 正常的代谢性酸中毒: 主要是 HCO_3^- 减少。①HCO_3^- 丢失过多, 如腹泻、胆瘘、肠瘘、胰瘘等; ②肾小管吸收 HCO_3^- 障碍; ③应用大量含 Cl^- 药物, 如氯化铵、盐酸精氨酸。

（5）AG 增大的代谢性酸中毒: ①组织缺氧或循环衰竭, 如感染、休克等, 产生大量丙酮酸和乳酸; ②酮体增多, 饥饿性酮症、糖尿病酮症; ③肾功能不全。

知识点 5: 代谢性酸中毒的临床表现　　　　副高: 熟练掌握　　正高: 熟练掌握

代谢性酸中毒的临床表现随不同的病因而异。轻症易被原发病的征象所掩盖。呼吸快而深是代谢性酸中毒的突出表现, 有时呼气中带有酮味。患者面唇潮红, 倦怠, 软弱无力, 腱反射减弱或消失, 主诉头痛、恶心、呕吐, 烦躁不安或嗜睡, 甚至昏迷。心率过快, 血压偏低, 可出现心律不齐, 急性肾功能不全和休克。

知识点 6: 代谢性酸中毒的辅助检查　　　　副高: 熟练掌握　　正高: 熟练掌握

（1）动脉血气: HCO_3^- 明显降低, pH < 7.35 或代偿后在正常范围, BE 为负值, AB 与 SB 均减少, AB > SB, SB 小于正常, $PaCO_2$ 下降。在排除呼吸性碱中毒的情况下, CO_2 结合力低于 25mmol/L, 可考虑有代谢性酸中毒。慢性酸中毒者 pH 可基本正常（正常值低限），

$PaCO_2 < 35mmHg$。

（2）血电解质：酸中毒使细胞内外 K^+-Na^+ 交换减弱，血钾浓度升高；酸中毒导致转移性血磷升高，Cl^- 可以正常或升高。

（3）尿液检查：H^+ 排出增加，Na^+、K^+ 及 HCO_3^- 排出减少，尿呈酸性，比重可能升高。

知识点7：代谢性酸中毒的诊断　　　　副高：熟练掌握　正高：熟练掌握

（1）根据病史和临床表现，如碱性肠液的丢失或休克等，还应注意脱水的情况和神志变化。

（2）呼吸深而快。

（3）尿液多呈酸性，CO_2CP 降低。

（4）血气分析显示 pH、HCO_3^-、BE 等均降低，AG 增大，并能准确判断酸中毒的性质、严重程度及代偿情况。

（5）血清 Na^+、K^+、Cl^- 等的测定，对判断病情有帮助。

知识点8：代谢性酸中毒的治疗　　　　副高：熟练掌握　正高：熟练掌握

应将病因治疗放在首位。较轻的代谢性酸中毒（血浆 HCO_3^- 为 16～18mmol/L）常在补充体液，纠正缺水后机体通过加快肺通气和加强肾排 H^+ 自行纠正。

血浆 $HCO_3^- < 10mmol/L$ 时，应给予液体和碱剂治疗。常用药物是碳酸氢钠溶液。1.25% 碳酸氢钠适用于伴有明显脱水的酸中毒。紧急情况下可采用5%碳酸氢钠（每100ml含有 Na^+ 和 HCO_3^- 各60mmol），按2～4ml/kg体重计算，30分钟左右滴入。补碱量亦可参照以下公式：

所需 HCO_3^- 量（mmol/L）＝［124mmol/L－HCO_3^- 测得值（mmol/L）］×体重（kg）×0.4

补碱时应遵循宁酸勿碱的原则，可先补充公式计算值的一半，然后根据血气分析变化决定剩余碱剂的补充量和时间。纠正酸中毒的过程中可能出现低钙血症和低钾血症，应注意防治。

三、代谢性碱中毒

知识点9：代谢性碱中毒的病因及发病机制　　　　副高：熟练掌握　正高：熟练掌握

（1）H^+、Cl^- 大量丧失：最常见的原因是丧失大量胃液，如由于呕吐或长期胃液引流导致 HCO_3^- 不能被足够的 H^+ 中和而吸收入血。Cl^- 丢失使肾近曲小管的 Cl^- 减少，为维持离子平衡，代偿性增加 HCO_3^- 的吸收。

（2）输入大量碳酸氢钠、血液或复方氯化钠溶液：可造成医源性代谢性碱中毒，血液中的枸橼酸和复方氯化钠中的乳酸盐均可代谢成碳酸氢盐。

（3）缺钾：低钾血症导致 K^+ 自细胞内移出，每3个 K^+ 移出细胞便有2个 Na^+ 和1个 K^+ 进入细胞，因此导致细胞内酸中毒，细胞外碱中毒。

（4）利尿剂的作用：呋塞米等能抑制近曲小管对 Na^+ 和 Cl^- 的重吸收而不影响远曲小管

Na$^+$、H$^+$交换，因此随尿丢失的Cl$^-$多于Na$^+$发生低氯性碱中毒。

代谢性碱中毒时氧不易从氧合血红蛋白中释出，此时患者的血氧含量和饱和度都正常仍可能存在组织缺氧。

知识点10：代谢性碱中毒的临床表现　　　　副高：熟练掌握　　正高：熟练掌握

呼吸慢而浅，神经肌肉应激性增加，如腱反射亢进、四肢麻木、震颤以及抽搐，严重时面色发绀、嗜睡、谵妄等。

知识点11：代谢性碱中毒的辅助检查　　　　副高：熟练掌握　　正高：熟练掌握

（1）动脉血气：HCO$_3^-$、缓冲碱（BB）、SB升高，pH升高或正常。失代偿时，血液pH和HCO$_3^-$明显增高，PaCO$_2$正常；部分代偿时，pH、HCO$_3^-$及PaCO$_2$有一定程度增高。

（2）血电解质：因碱中毒，Ca^{2+}下降，血磷升高；碱中毒使细胞内外K$^+$-Na$^+$交换增强，血钾明显降低。在肾功能正常的患者，碱中毒可促使肾排出K$^+$，进一步加重低钾血症；HCO$_3^-$升高，Cl$^-$移入红细胞内，相应血Cl$^-$降低。

（3）尿液检查：H$^+$及NH$_4^+$排出减少，Na$^+$、K$^+$及HCO$_3^-$排出增加，尿比重可能升高，尿液呈碱性，但在低钾性碱中毒呈反常性酸性尿。

知识点12：代谢性碱中毒的诊断　　　　副高：熟练掌握　　正高：熟练掌握

（1）病史、治疗史及临床表现。

（2）血气分析HCO$_3^-$、BB、SB升高，pH升高或正常。

（3）确定为代谢性碱中毒后尚需判断其对生理盐水的反应性，即属于氯耐受性或对氯有反应性代碱。病史中有胃液丢失、使用过利尿药、高碳酸血症后状态、氯摄入不足均提示氯反应性代谢性碱中毒。水肿、盐皮质激素过多、低血钾、肾功能不全则为氯耐受性（生理盐水无效）代谢性碱中毒。通过尿氯测定可进一步确定诊断，氯反应性代谢性碱中毒的尿氯＜10mmol/L，而在氯耐受性代谢性碱中毒，一般尿氯＞20mmol/L。由利尿药引起者，且测定时利尿药仍起作用则尿氯偏高。

（4）可伴有低氯血症和低钾血症。

知识点13：代谢性碱中毒的治疗　　　　副高：熟练掌握　　正高：熟练掌握

代谢性碱中毒轻症只需补充盐水，每升溶液中加入氯化钾1～2g。重症如pH＞7.6时，可口服氯化铵1～2g，每日3～4次，也可用2%NH$_4$Cl作静脉注射。肝功能不佳时禁用，可用精氨酸替代。严重低氯性代谢性碱中毒可补0.1mol/L盐酸，盐酸溶液可用等渗盐水或5%葡萄糖液制备成0.1mol/L浓度，并在电解质和酸碱度的监测下由中心静脉输入。

四、呼吸性酸中毒

知识点14：呼吸性酸中毒的概念　　　　　副高：熟练掌握　　正高：熟练掌握

呼吸性酸中毒是指肺泡通气及换气功能减弱，不能充分排出体内生成的CO_2，导致血液$PaCO_2$增高，引起高碳酸血症。可分为急性、慢性两类。

知识点15：呼吸性酸中毒的病因及发病机制　　副高：熟练掌握　　正高：熟练掌握

换气不足是呼吸性酸中毒的最常见病因，可见于①呼吸中枢抑制，如颅脑外伤、麻醉过深、吗啡类药物中毒。②呼吸道阻塞。③胸部疾患，如反常呼吸、血气胸、肺炎、肺气肿、肺水肿。④呼吸肌麻痹，如高位脊髓压迫、外伤等情况，由于CO_2量增加或积聚，下列反应向右移，由此增加了H^+。

$$H_2O + CO_2 \uparrow \rightarrow H_2CO_3 \rightarrow H^+ \uparrow + HCO_3^-$$

知识点16：呼吸性酸中毒的临床表现　　　　副高：熟练掌握　　正高：熟练掌握

急性呼吸性酸中毒时，可并发肺水肿、脑水肿和高血钾症。换气不足可引起$PaCO_2$增加，常发生缺氧。呼吸性酸中毒的症状是非特异性的，常为缺氧、高$PaCO_2$和酸中毒三者合并的结果。实验室检查：急性呼吸性酸中毒时，血pH明显下降，$PaCO_2$增高，血HCO_3^-浓度正常；慢性呼吸性酸中毒时，血pH下降不明显，但$PaCO_2$和血HCO_3^-浓度增高。代谢性碱中毒时虽也有$PaCO_2$升高，但其pH高于正常，可资鉴别。

知识点17：急性呼吸性酸中毒的辅助检查　　副高：熟练掌握　　正高：熟练掌握

（1）动脉血气：$PaCO_2 > 45mmHg$，$pH < 7.35$；$HCO_3^- > SB$，SB正常；BE正常；多有低氧血症。

（2）血电解质：酸中毒使细胞内外K^+-Na^+交换减弱，血钾浓度升高；HCO_3^-升高，Cl^-转移入红细胞内，相应血Cl^-降低，酸中毒血清Ca^{2+}增加；酸中毒导致转移性血磷升高。

（3）尿液检查：肾脏的代偿在数分钟即开始起作用，表现为泌酸和重吸收HCO_3^-增加，相应排钾减少，排氯增加，随时间延长、代偿作用加强，但因代偿有限，除尿pH显著下降外，其余变化多不明显。

知识点18：慢性呼吸性酸中毒的辅助检查　　副高：熟练掌握　　正高：熟练掌握

（1）动脉血气：$PaCO_2 > 45mmHg$，pH为$7.35 \sim 7.45$，或稍低于7.35；$HCO_3^- > SB > $正常；BE正常；存在低氧血症。

（2）血电解质：由于水肿、食欲减退、利尿等原因，常出现低钠、低镁血症，血钾浓度可以升高、正常或降低。

（3）尿液检查：肾脏代偿充分，泌酸和重吸收HCO_3^-增加，相应排钾减少，排氯增加，因此表现为尿pH显著下降，24小时尿钾排出减少、尿氯排出增加。

知识点19：呼吸性酸中毒的诊断	副高：熟练掌握　正高：熟练掌握

（1）根据病史和临床表现，主要是原发病的临床表现和缺氧症状。

（2）根据动脉血气分析，pH明显下降或代偿后正常低限，$PaCO_2$升高，CO_2结合力也增高，血浆HCO_3^-可正常或升高；PaO_2常降低。

（3）确定是否有其他原发性酸碱失衡并存。

知识点20：呼吸性酸中毒的治疗	副高：熟练掌握　正高：熟练掌握

（1）以治疗原发病为主。

（2）采取措施改善肺泡通气及换气功能。初期可使用呼吸兴奋药，一般把尼可刹米（可拉明）加于5%葡萄糖溶液中静脉滴注，最大量可以在500ml溶液中加$2.625 \sim 3.750g$（$7 \sim 10$安瓿，每安瓿0.375g）。如反应不佳，及早使用呼吸器，纠正呼吸性酸中毒及缺氧。

（3）纠正伴随的缺氧，给氧浓度及方法依病情而定。

（4）引起慢性呼吸性酸中毒的疾病大多很难治愈。急性加重期主要针对性采取控制感染、扩张小支气管、促进排痰等措施，可改善换气功能和减轻酸中毒程度。

五、呼吸性碱中毒

知识点21：呼吸性碱中毒的概念	副高：熟练掌握　正高：熟练掌握

呼吸性碱中毒是指肺泡通气过度，体内生成的CO_2排出过多，导致血液$PaCO_2$降低，引起低碳酸血症。

知识点22：呼吸性碱中毒的病因病理	副高：熟练掌握　正高：熟练掌握

（1）临床上常见于癔症患者，大而深呼吸可引起呼吸性碱中毒。其他如疼痛、发热、创伤，中枢神经性疾病等亦可引起过度通气。

（2）机械通气设置不当，潮气量过大或呼吸频率过快均可导致呼吸性碱中毒。

知识点23：呼吸性碱中毒的临床表现和诊断	副高：熟练掌握　正高：熟练掌握

呼吸快而深，后转浅而短促，出现手足、面唇麻木，继而出现肌肉震颤和手足抽搐，并有眩晕、胸闷，以致意识障碍和昏厥。

实验室检查：血pH增高，血$PaCO_2$和HCO_3^-浓度下降，CO_2CP减低。高氯性代谢性酸中毒虽有血HCO_3^-浓度降低和高氯血症，但其血pH<7.4。

知识点24：呼吸性碱中毒的治疗　　　　副高：熟练掌握　　正高：熟练掌握

轻度呼吸性碱中毒常见于手术后患者，一般不需要治疗。严重者需处理原发病因，用纸袋罩住口鼻进行呼吸，以增加呼吸道无效腔，提高$PaCO_2$；或可吸入含5%CO_2的氧气；有手足抽搐者，可给葡萄糖酸钙静脉注射。对pH>7.65的重症患者，可行气管内插管和控制呼吸，使pH迅速下降。

六、混合型酸碱失调

知识点25：混合型酸碱失调的特点　　　　副高：熟练掌握　　正高：熟练掌握

混合型酸碱失调的特点见表40-4。

表40-4　混合型酸碱失调特点

类　型	原发性紊乱		pH
	HCO_3^-	$PaCO_2$	
相加型			
呼酸+代酸	↓	↑	↓↓
呼碱+代酸	↑	↓	↑↑
相消型			
呼酸+代碱	↑	↑	不定
代碱+呼酸	↓	↓	不定
代酸+代碱	不定	不定	不定
三重型			
呼酸+代酸+代碱	不定	不定	不定
呼碱+代酸+代碱	不定	不定	不定

注：不定：取决于酸化和碱化的相对优势；呼酸：呼吸性酸中毒；代酸：代谢性酸中毒；呼碱：呼吸性碱中毒；代碱：代谢性碱中毒

知识点26：混合型酸碱失调的诊断　　　　副高：熟练掌握　　正高：熟练掌握

混合型酸碱失调主要依靠临床病史和血气分析判断。一般而言，用$PaCO_2$判断呼吸性成分，HCO_3^-判断代谢性成分，pH判断何种紊乱起主导作用。若为单纯型酸碱失调，$PaCO_2$、HCO_3^-测得值应落在相应失调的界限内；反之，如果落在单纯型失调界限外，则为混合型酸碱失调。

知识点27：混合型酸碱失调的治疗 副高：熟练掌握 正高：熟练掌握

混合型酸碱失调的治疗与单纯型失调相似，只要治疗其中一种主要紊乱即可改善血pH。要根据血气分析不断调整治疗方案。此外还要积极治疗原发病。

知识点28：处理患者酸碱失衡的原则 副高：熟练掌握 正高：熟练掌握

（1）充分了解病史，详细查体。

（2）进行相关实验室检查。

（3）综合病史及实验室检查，确定酸碱失衡的类型及程度。

（4）在积极治疗原发病，同时制订纠正酸碱失衡的治疗方案。

（5）处理后密切观察临床变化，及时复查相关指标，了解处理效果，并可能修正判断。

第四十一章　环境与理化损害急诊

第一节　电　击　伤

| 知识点1：电击伤的概念 | 副高：熟练掌握　正高：熟练掌握 |

电击伤是由于人体直接触及电源或高压电（包括雷击）通过空气或其他导电介质传递电流通过人体引起的组织损伤和功能障碍，严重者可出现昏迷、心室颤动、瞳孔扩大、呼吸心跳停止而死亡。

| 知识点2：引起电击伤的原因及电击损伤程度 | 副高：熟练掌握　正高：熟练掌握 |

引起电击伤的原因主要是缺乏安全用电知识；违规安装和维修电器、电线；电线上挂吊衣物；意外事故中电线折断接触到人体；雷雨时树下躲雨或用铁柄伞而被闪电击中。电击损伤程度与电流强度、电流种类、电压高低、通电时间、人体电阻、电流途径有关。身体各组织单独对电流的阻力按自小而大顺序排列为血管、神经、肌肉、皮肤、脂肪、肌腱、骨组织。电流通过心脏易导致心脏骤停，通过脑干使中枢神经麻痹、呼吸暂停。

| 知识点3：电击伤的临床表现 | 副高：熟练掌握　正高：熟练掌握 |

（1）全身表现：轻度电击伤者出现惊慌、呆滞、面色苍白、心悸、四肢软弱、接触部位肌肉收缩等；中度电击伤者可出现短暂昏迷、呼吸浅快、心动过速等；重度电击伤者出现抽搐、昏迷、心室颤动、心搏和呼吸停止。有些患者遭受电击后，立即进入"假死状态"，即心搏和呼吸处于极微弱状态，因此要认真鉴别，不可轻易放弃抢救。

（2）局部表现：主要为电烧伤，常伴有大量组织坏死。

（3）并发症：大量组织损伤引起血浆肌红蛋白增高、高钾血症及急性肾衰竭。肌肉强直性收缩引起骨折和四肢关节脱位。

（4）电烧伤部位继发感染：电击所致继发性外伤，如高处跌落时引起头、胸、腹部外伤和大血管出血及四肢、脊柱骨折。电击后神经系统损害包括周围神经病变、横断性脊髓损害、视力障碍、耳聋等。

| 知识点4：电击伤的实验室检查 | 副高：熟练掌握　正高：熟练掌握 |

（1）尿常规：重型的电击伤患者，如有组织大量的坏死、溶血或肾脏的直接电击伤时，

可出现肌红蛋白尿及血尿。

（2）血液生化检查：大量组织的损伤和溶血可引起高钾血症，有少部分患者受损伤24周内可出现不明原因的低血钾；合并肌肉和心脏损伤患者早期可出现肌酸激酶（CK）以及同工酶CK-MB、乳酸脱氢酶（LDH）、天门冬氨酸氨基转移酶（AST）的活性增高，若肌肉损伤严重CK、LDH水平可明显增高；如有急性肾衰竭的患者，则有尿素氮和肌酐水平明显升高。

知识点5：电击伤的心电图检查	副高：熟练掌握　正高：熟练掌握

心室颤动是低压触电后后最常见的心电图表现，也是伤者最主要的死因。另外，可见心动过缓，心动过速，传导阻滞或房性、室性期前收缩，ST-T段改变等，特别是频发或呈多源性室性期前收缩时，易转化为室速或室颤。

知识点6：电击伤的现场急救	副高：熟练掌握　正高：熟练掌握

（1）立即切断电源或用木棍、竹竿及其他绝缘体使患者尽快脱离电源。

（2）对神志清醒伴乏力、头昏等轻度电击伤者，宜卧床休息，并及时送往医院观察。

（3）对呼吸、心搏停止者，应立即进行徒手心肺复苏，有条件者行气管插管。对此类患者，应坚持长时间抢救，不可轻易放弃，并及时转送医院进行进一步抢救，转送途中徒手心肺复苏术不能中断。

知识点7：电击伤的院内处理	副高：熟练掌握　正高：熟练掌握

（1）进一步生命支持：对于心脏停搏的患者入院后应迅速采用必要的设备及技术来维持有效通气和血液循环，心肺复苏的同时应进行脑复苏，可头部放置冰袋降温，静脉内滴注20%甘露醇溶液、应用激素等方法，均可提高复苏和急救的成功率。

（2）加强监护和纠正各种心律失常：对轻型电击伤患者应该在心电监护下观察1～2天；对重型患者，在抢救过程中，除心电监护外，还应监护呼吸、血压、血氧饱和度、血气分析、留置尿管监测尿量，监测肝肾功能、凝血功能和血电解质等。如发现严重的致死性心律失常必须及时纠正，必要时进行胸外直流电复律。

（3）抗休克治疗：电击伤常有电休克、烧伤休克、创伤性休克3种因素同时存在，电烧伤时常深部组织破坏严重，因此补液量较同等面积的烧伤患者为多。合并有严重心肌损伤或伴有颅脑损伤患者，输液量应适当限制，以防止心力衰竭、肺水肿和脑水肿的发生。

（4）急性肾衰竭的预防和处理：触电伴有电灼伤时，在复苏治疗不充分，通气不足情况下，深部受损组织，特别是坏死肌肉可释放出大量毒性物质和肌红蛋白、血红蛋白，在酸中毒情况下更易沉积和堵塞肾小管，导致急性肾衰竭的发生，必须早期应用利尿剂。一旦发现有血红蛋白尿者，应及时用甘露醇等利尿剂，使尿色变清，并且同时碱化尿液。对已发生急性肾衰竭者，即可采用血液透析或腹膜透析治疗。

（5）外科问题处理：对于广泛肢体烧伤，肢体坏死或骨折者，给予相应的处置。高压电击伤时，深部损伤组织中大量液体渗出，筋膜下水肿明显，压力升高，应根据具体情况在循环稳定后24～48小时内进行清创处理、切开减压或截肢。对于肢体电击伤后深部组织损伤情况不明的患者，可应用动脉血管造影或^{99m}Tc焦磷酸盐肌扫描术检查，以指导治疗。预防感染，由于深部组织的损伤、坏死，伤口需要暴露疗法，并常规注射破伤风抗毒素，选用有效抗生素防治继发感染，特别要注意厌氧菌感染的防治。

（6）其他：预防上消化道出血，防治DIC，对症及加强营养支持治疗。

知识点8：电击伤的预防　　　　　　　　副高：熟练掌握　　正高：熟练掌握

（1）安全教育：大力宣传安全用电，加强自我保护与相互保护意识，熟知预防措施和安全抢救方法。

（2）严格执行电业安全工作流程：严格遵守安全生产的组织与技术措施。电器的安装和使用必须符合标准，定期检查和维修。推广使用触电保护器。严禁私拉电线和在电线旁晒衣被。火警时应先切断电源。

（3）防止跨步电压电击伤：当电线落地时，人与落地点保持室内4m、室外8m以上安全距离，若小于上述距离，应单足跳跃或双足并小步迅速离开不安全区域。进入不安全区域应穿绝缘鞋。

（4）防止雷电击伤：雷雨时不能在高压电线附近作业，不得靠近避雷器，不要在树下避雨，不撑铁柄伞，避免停留在高地，应平躺，家中切断外接天线。

（5）防止医源性电击伤：使用心导管、心电监护、起搏器时，注意防止使用除颤仪电击时伤害到他人。

第二节　中　暑

知识点1：中暑的概念　　　　　　　　　副高：熟练掌握　　正高：熟练掌握

中暑是指人体在高温环境下，由于水和电解质丢失过多、散热功能障碍，引起的热损伤性疾病，以中枢神经系统和心血管系统功能障碍为主要表现，可导致永久性脑损伤、肾衰竭，是一种危及生命的急症，可导致死亡。

知识点2：中暑的分类　　　　　　　　　副高：熟练掌握　　正高：熟练掌握

中暑包括轻症的热水肿、热晕厥以及重症的热痉挛、热衰竭和热射病等。一般所指的中暑主要是热痉挛、热衰竭和热射病3种类型。

知识点3：中暑的病因　　　　　　　　　副高：熟练掌握　　正高：熟练掌握

（1）气象因素：高气温、高湿度、高辐射强度、低气压、低风速。

（2）非气象因素：①劳动强度越大、劳动时间越长、代谢热越多而无足够防暑降温措施。②老年、体弱、疲劳、肥胖、饮酒、饥饿、脱水、失盐者。③穿不透气或紧身衣裤伴发热者。④患有高血压、冠心病、肺心病、糖尿病、甲亢、先天性汗腺缺乏或广泛皮肤烧伤或损伤者。⑤服用阿托品类抗胆碱能药物影响汗腺分泌者，均可成为中暑的基础因素或诱因。

| 知识点4：中暑的发病机制 | 副高：熟练掌握 正高：熟练掌握 |

（1）人体产热与散热的调节：正常情况下机体体温一般恒定在37℃，在下丘脑体温调节中枢的调节下，机体的产热与散热维持相对平衡。机体的产热主要来自体内的氧化代谢过程，而散热主要依靠辐射、蒸发、对流和传导，从而维持体温的相对恒定。

（2）不同类型的中暑对人体的影响

1）热射病：热射病主要是由于人体受环境高温影响和体内热量不能通过正常的生理性散热以达到热平衡，致使体内热蓄积，引起体温升高；或在烈日曝晒下，强烈的日光穿透头部皮肤及颅骨引起颅内温度升高导致脑细胞受损，伤害的主要是头部，故也称日射病。热射病在临床上分为劳力性和非劳力性2种类型。劳力性主要是在高温环境下内源性产热过多引起；非劳力性主要是在高温环境下体温调节功能障碍引起散热减少所致。

2）热痉挛：高温环境中人的散热方式主要依赖出汗。一般认为1个工作日的最高生理限度的出汗量为6L，但在高温环境中劳动者的出汗量可在10L以上。由于汗中含有钠盐，因此大量出汗使水和钠盐过多丢失，引起肌肉痉挛及疼痛，这就是热痉挛的发生机制。

3）热衰竭：热衰竭的发病机制主要是由于人体对热环境不适应引起周围血管扩张、循环血量不足而发生晕厥。热衰竭亦可伴有过多的出汗、失水和失盐。

| 知识点5：中暑的临床表现 | 副高：熟练掌握 正高：熟练掌握 |

根据临床表现的轻重程度分为以下三种：

（1）先兆中暑：口渴、乏力、多汗、头晕、目眩、耳鸣、头痛、恶心、胸闷、心悸、注意力不集中等表现，体温可正常或略高，不超过38℃。

（2）轻症中暑：早期循环功能紊乱，包括面色潮红、苍白、烦躁不安、表情淡漠、恶心呕吐、大汗淋漓、皮肤湿冷、脉搏细数、血压偏低、心率加快、体温轻度升高。

（3）重症中暑：痉挛、惊厥、昏迷等神经系统表现，或高热，或休克等。

| 知识点6：重症中暑的临床分型 | 副高：熟练掌握 正高：熟练掌握 |

（1）热痉挛：可以是热射病的早期表现，常发生于高温环境下强体力作业或运动时。出汗后水和电解质大量丢失，仅补充水或低张液，形成低钠、低氯血症，出现四肢、腹部、背部的肌肉痉挛和疼痛，常发生于腓肠肌，呈对称性和阵发性，也可出现肠痉挛性剧痛。患者意识清楚，体温一般正常。其中横纹肌溶解症是一种非常罕见的并发症，多由长时间的肌肉痉挛引起。

（2）热衰竭：由于高热引起脱水、电解质紊乱、外周血管扩张，周围循环容量不足等休克征象，表现为头晕、头痛、恶心、呕吐、脸色苍白、皮肤湿冷、大汗淋漓、呼吸增快、脉搏细数、心律失常、晕厥、肌痉挛、血压下降等。体温正常或略高，一般不超过40℃。若中枢神经系统损害不明显，病情轻而短暂者称为热晕厥，可发展为热射病。常见于老年人、儿童和慢性疾病患者。

（3）热射病：是中暑最严重的类型，也称中暑高热。在高温、高湿或强烈的太阳照射环境中作业或运动数小时（劳力性热射病），或老年、体弱、有慢性疾病患者在高温和通风不良环境中维持数日（非劳力性/经典型热射病），热应激机制失代偿，使中心体温骤升，导致中枢神经系统和循环系统功能障碍。患者出现高热、无汗、意识障碍，体温超过40.5℃。可出现皮肤干燥、灼热、谵妄、昏迷、抽搐、呼吸急促、心动过速、瞳孔缩小、脑膜刺激征等表现，严重者出现休克、心力衰竭、脑水肿、ARDS、急性肾损伤、DIC、多器官功能衰竭（MOF）甚至死亡。

知识点7：中暑的辅助检查　　　　　副高：熟练掌握　　正高：熟练掌握

白细胞总数增加，中性粒细胞增多，血小板减少，凝血功能异常，尿常规异常，转氨酶、肌酐和尿素、血乳酸脱氢酶（LDH）和肌酸激酶（CK）水平升高，血液浓缩，电解质紊乱、呼吸性和代谢性酸中毒，心电图改变多样。疑颅内出血时，可作CT、MRI或脑脊液检查。

知识点8：中暑的诊断　　　　　　　　副高：熟练掌握　　正高：熟练掌握

在高温、高湿环境下，重体力作业或剧烈运动过程中或之后出现相应的临床表现即可诊断。

知识点9：中暑与老年性肺炎的鉴别诊断　　副高：熟练掌握　　正高：熟练掌握

老年性肺炎常与中暑并存，其临床表现多种多样，甚至缺乏呼吸道症状，如无咳嗽、咳痰等，更缺乏典型的肺炎体征。发热，体温多在39℃以下，个别可无发热仅表现为多汗，也可表现为食欲缺乏、意识障碍或精神异常，有些表现为心悸、胸闷、心动过速、心律失常等。易合并水、电解质紊乱和酸碱平衡失调、休克、心律失常及呼吸衰竭、心力衰竭。胸部X线片检查可明确诊断。

知识点10：中暑与脑出血的鉴别诊断　　副高：熟练掌握　　正高：熟练掌握

脑出血常与中暑并存，本病起病急骤，表现有头痛、呕吐、进行性言语不清和昏迷，鼾声大作，尿失禁，可有抽搐。丘脑出血累及丘脑下部，脑桥出血者表现为高热、昏迷。头颅CT可明确诊断。

知识点 11：中暑与糖尿病酮症酸中毒及高渗性昏迷的鉴别诊断

副高：熟练掌握　正高：熟练掌握

糖尿病酮症酸中毒及高渗性昏迷的诱发因素中，感染占首位，发热即成为主要症状之一，感染以肺部感染为多见，中暑也是诱发因素之一。常以昏迷、失水、休克而就诊。非酮症高渗性昏迷多数见于老年人，50%无糖尿病史。实验室检查能明确诊断。

知识点 12：先兆中暑与轻症中暑的治疗　　副高：熟练掌握　正高：熟练掌握

立即将患者转移到阴凉通风处或电风扇下，最好移至空调室，以增加辐射散热，给予清凉含盐饮料，体温高者给予冷敷。必要时可静脉滴注5%葡萄糖注射液1000~2000ml，密切观察直至恢复。

知识点 13：重症中暑的治疗原则　　副高：熟练掌握　正高：熟练掌握

生命支持，包括呼吸、循环支持，必要时给予机械通气。及时采取降温措施，通风、应用电风扇以及冰敷，可选择颈部和腋窝以及腹股沟。

知识点 14：热痉挛的治疗　　副高：熟练掌握　正高：熟练掌握

应及时补充液体，在补足体液情况下，仍有四肢肌肉抽搐和痉挛性疼痛，可缓慢静脉注射10%葡萄糖酸钙10ml+维生素C 0.5g。

知识点 15：热衰竭的治疗　　副高：熟练掌握　正高：熟练掌握

应该脱离热环境，纠正脱水和电解质紊乱，监测生命体征，计出入量。可用冰袋在颈部、腹股沟和腋窝冷敷物理降温。轻症者口服0.1%等渗氯化钠溶液即可。严重病例则需快速静脉滴注含5%葡萄糖氯化钠注射液2000~3000ml。如血压仍未回升，可适当加用多巴胺等升压药，使血压维持在90mmHg以上。液体丢失应该缓慢纠正，3~6小时内输注1/2，剩余的1/2在接下来的6~9小时内输完。热衰竭应该尽量在2~3小时内纠正。

知识点 16：热射病的降温治疗　　副高：熟练掌握　正高：熟练掌握

（1）体外降温：为了使患者的高温迅速降低，可将患者除头部外浸在4℃水浴中，并按摩四肢皮肤，使皮肤血管扩张和加速血液循环，促进散热。也可在头部、腋窝、腹股沟处放置冰袋，并用电扇吹风，加速散热。在物理降温过程中必须随时观察和记录肛温，待肛温降至38.5℃时，应立停止降温，将患者转移到室温25℃以下的环境中继续密切观察，如体温又回升，可再次浸入4℃水中或冷水擦浴、淋浴。老年、体弱或有心血管疾病者不宜用4℃水浸浴。有条件者可使用冰帽和降温毯等。

（2）体内降温：体外降温无效者，用冰盐水进行胃或直肠灌洗，也可用20℃或9℃无菌生理盐水进行血液透析或腹膜透析，也可将自体血液液体外冷却后回输至体内降温。

（3）药物降温：与物理降温合用效果更好。将氯丙嗪25～50mg稀释在500ml葡萄糖盐水或生理盐水中静脉点滴1～2小时，病情紧急时可用氯丙嗪及异丙嗪各25mg稀释于5%葡萄糖液100～200ml中，在10～20分钟内静脉点滴完毕。如肛温降至38.5℃时应暂停，如体温回升或用药后1小时体温仍未下降可重复应用。用药过程中要密切观察血压、神志和呼吸，如患者昏迷加深、呼吸抑制、血压明显下降（收缩压≤80mmHg）则应停药；有高热或超高热，但血压偏低及神志不清者，可试用纳洛酮救治。

知识点17：热射病的液体复苏治疗　　　　副高：熟练掌握　　正高：熟练掌握

（1）首选晶体液，如生理盐水、葡萄糖液、林格液，输液速度控制在尿量200～300ml/h。

（2）第一个24小时输液总量可达6～10L，动态监测血压、脉搏和尿量，调整输液速度。

（3）利尿：充分补液扩容后，如尿量仍不达标，可给予呋塞米10～20mg静推，可根据尿量追加剂量。监测电解质，及时补钾。

（4）碱化尿液：补充碳酸氢钠，使尿pH＞6.5。

知识点18：热射病的血液净化治疗　　　　副高：熟练掌握　　正高：熟练掌握

体温持续高于40℃、持续无尿、高血钾、尿毒症、严重感染和多器官功能衰竭者，可采用床旁血液透析治疗。

知识点19：热射病的对症治疗　　　　副高：熟练掌握　　正高：熟练掌握

（1）如患者以失水症状为主，需静脉滴注生理盐水或乳酸林格液。

（2）昏迷患者应保持呼吸道通畅，并给予吸氧，必要时气管插管。

（3）脑水肿和颅内压增高暂常规静脉输注甘露醇1～2g/kg。

（4）烦躁不安或抽搐者，可用地西泮10mg或苯巴比妥钠每次0.1～0.2g肌注。

（5）应用肾上腺皮质激素可以对抗高温引起的机体应激反应，同时对于防治脑水肿、肺水肿均有一定的效果。

（6）应用能量合剂和维生素以及脑细胞代谢活化剂。

（7）纠正水、电解质与酸碱平衡失调。

（8）发生DIC者酌情使用肝素。

（9）积极防治感染。

（10）如有肾功能不全或发生多脏器功能不全综合征，可及早血液净化治疗。

第四十二章 急性中毒

急性
中毒

第一节 急性中毒概述

知识点1：中毒的概念	副高：熟练掌握 正高：熟练掌握

中毒是指有毒化学物质通过一定的途径进入机体后，与生物体相互作用，直接导致或者通过生物物理或生物化学反应，引起生物体功能或结构发生改变，导致暂时性或持久性损害，甚至危及生命的疾病。

知识点2：毒物的概念	副高：熟练掌握 正高：熟练掌握

凡是能导致人体中毒的物质如某些化学物、药品、有毒的动植物或食品均可称为毒物。

知识点3：急性中毒的概念	副高：熟练掌握 正高：熟练掌握

急性中毒是指短时间内吸收大量毒物导致躯体损害，起病急骤，症状严重，病情变化迅速，如不及时治疗常危及生命。根据来源和用途不同可将毒物分为工业性毒物、药物、农药、有毒动植物等。

知识点4：中毒的病因	副高：熟练掌握 正高：熟练掌握

（1）职业性中毒：在生产过程中，有些原料、中间产物、成品是有毒的，如果不注意劳动保护，在生产过程中与有毒物质密切接触可发生中毒，在保管、使用、运输方面，如不遵守安全防护措施，也可以发生中毒。

（2）生活性中毒：在误食、意外接触有毒物质、用药过量、自杀或谋害等情况下，过量毒物进入人体，都可引起中毒。

知识点5：中毒机制	副高：熟练掌握 正高：熟练掌握

（1）局部刺激、腐蚀作用：强酸、强碱可吸收组织中的水分，并与蛋白质或脂肪结合，使细胞变性、坏死。

（2）缺氧：一氧化碳、硫化氢、氰化物等窒息性毒物阻碍氧的吸收、转运或利用。脑和心肌对缺氧敏感，易发生损害。

（3）麻醉作用：有机溶剂和吸入性麻醉药有强亲脂性，脑组织和细胞膜脂类含量高，因而上述化学物质可通过血脑屏障，进入脑内而抑制脑功能。

（4）抑制酶的活力：很多毒物是由其本身或其代谢产物抑制酶的活力而产生毒性作用，如有机磷杀虫药抑制胆碱酸酶、氰化物抑制细胞色素氧化酶、重金属抑制含巯基的酶等。

（5）干扰细胞或细胞器的生理功能：四氯化碳在体内经酶催化而形成三氯甲烷自由基。自由基作用于肝细胞膜中不饱和脂肪酸，产生脂质过氧化，使线粒体、内质网变性，肝细胞坏死。酚类如二硝基酚、五氯酚、棉酚等可使线粒体内氯化磷酸化作用解偶联，妨碍三磷腺苷的形成和储存而释放热能。

（6）受体的竞争：如阿托品阻断毒蕈碱受体。

知识点6：影响毒物作用的因素	副高：熟练掌握　正高：熟练掌握

（1）毒物的理化性质：化学物的毒性与其化学结构有密切关系，空气中毒物的颗粒越小、挥发性越强、溶解度越大，则吸入肺内的量愈多，毒性也越大。

（2）个体的易感性：个体对毒物的敏感性不同，这与性别、年龄、营养、健康状况、生活习惯等因素有关。

知识点7：毒物的代谢、吸收和排出	副高：熟练掌握　正高：熟练掌握

有毒物质可通过呼吸道、消化道、皮肤黏膜等途径进入人体。毒物被吸收后进入血液，分布于全身，主要在肝脏通过氧化、还原、水解、结合等作用进行代谢。大多数毒物经代谢后毒性减低，这是解毒过程；但也有少数在代谢后毒性反而增加，如对硫磷氧化为毒性大得多的对氧磷。气体和易挥发的毒物吸收后，一部分以原形经呼吸道排出。大多数毒物由肾排出。很多重金属如铅、汞、锰，以及生物碱是由消化道排出的。少数毒物经皮肤排出，有时可引起皮炎。此外，铅、汞、砷等可由乳汁排出，对被哺乳的婴儿造成损害。有些毒物排出缓慢，蓄积在体内某些器官或组织内，当再次释放时可产生再次中毒。

知识点8：急性中毒的临床表现	副高：熟练掌握　正高：熟练掌握

（1）皮肤黏膜表现：皮肤及口腔黏膜灼伤、发绀、黄疸。

（2）眼球表现：瞳孔扩大、瞳孔缩小、视神经炎。

（3）神经系统表现：昏迷、谵妄、肌纤维颤动、惊厥、瘫痪、精神失常。

（4）呼吸系统表现：呼吸有气味、呼吸加快、呼吸减慢、肺水肿。

（5）循环系统表现：心律失常、心脏骤停、休克。

（6）泌尿系统表现：中毒后肾的主要损害有肾小管坏死、肾缺血、肾小管堵塞，最终导致急性肾衰竭，出现少尿以至无尿。

（7）血液系统表现：溶血性贫血、白细胞减少和再生障碍性贫血、出血、血液凝固障碍。

（8）发热：见于抗胆碱能药（阿托品等）、二硝基酚、棉酚等中毒、金属烟热。

知识点9：慢性中毒的临床表现 　　　　　　　副高：熟练掌握　　正高：熟练掌握

长期接触较小剂量的毒物，可引起慢性中毒。慢性中毒多见于职业中毒和地方病。

（1）神经系统表现：痴呆、震颤麻痹综合征、周围神经病。

（2）消化系统表现：中毒性肝病见于砷、四氯化碳、三硝基甲苯、氯乙烯等中毒。

（3）泌尿系统表现：中毒性肾病见于镉、汞、铅等中毒。

（4）血液系统表现：白细胞减少和再生障碍性贫血，见于苯、三硝基甲苯中毒。

（5）骨骼系统表现：氟可引起氟骨症，黄磷可引起下颌骨坏死。

知识点10：中毒的尿液检查 　　　　　　　　　副高：熟练掌握　　正高：熟练掌握

尿液的外观和显微镜检查可为毒物的判断提供线索：①肉眼血尿：见于影响凝血功能的毒物中毒。②蓝色尿：见于含亚甲蓝的药物中毒。③绿色尿：见于麝香草酚中毒。④橘黄色尿：见于氨基比林等中毒。⑤灰色尿：见于酚或甲酚中毒。⑥结晶尿：见于扑痫酮、磺胺等中毒。⑦镜下血尿或蛋白尿：见于升汞、生鱼胆等肾损害性毒物中毒。

知识点11：中毒的血液检查 　　　　　　　　　副高：熟练掌握　　正高：熟练掌握

（1）外观：①褐色：高铁血红蛋白生成性毒物中毒。②粉红色：溶血性毒物中毒。

（2）生化检查：①肝功能异常：见于四氯化碳、对乙酰氨基酚、重金属等中毒。②肾功能异常：见于肾损害性毒物中毒，如氨基糖苷类抗生素、蛇毒、生鱼胆、重金属等中毒。③低钾血症：见于可溶性钡盐、排钾利尿药、氨茶碱等中毒。

（3）凝血功能检查：凝血功能异常多见于抗凝血类灭鼠药、蛇毒、毒蕈等中毒。

（4）动脉血气：低氧血症见于刺激性气体、窒息性毒物等中毒；酸中毒见于水杨酸类、甲醇等中毒。

（5）异常血红蛋白检测：碳氧血红蛋白浓度增高提示一氧化碳中毒；高铁血红蛋白血症见于亚硝酸盐、苯胺、硝基苯等中毒。

（6）酶学检查：全血胆碱酯酶活力下降提示有机磷杀虫药、氨基甲酸酯类杀虫药中毒。

知识点12：中毒的毒物检测 　　　　　　　　　副高：熟练掌握　　正高：熟练掌握

毒物检测理论上是诊断中毒最为客观的方法，但很多中毒患者体内并不能检测到毒物。因此，诊断中毒时不能过分依赖毒物检测。

知识点13：中毒的治疗原则 　　副高：熟练掌握　　正高：熟练掌握

根据毒物的种类，进入途径和临床表现进行治疗，可分为除毒、解毒和对症三步急救。治疗原则：①立即脱离中毒现场。②清除进入人体内已被吸收或尚未吸收的毒物。③如有可能，选用特效解毒药。④对症治疗。⑤对不明原因中毒，除暂不能选用特效解毒药，也应按上述原则急救处理。

知识点14：中毒的治疗措施——评估生命体征 　　副高：熟练掌握　　正高：熟练掌握

若患者出现呼吸、循环功能不稳定，如休克、严重低氧血症和呼吸心脏骤停，应立即进行心肺复苏，复苏时间要延长，尽快采取相应的救治措施。

知识点15：中毒的治疗措施——立即停止毒物接触 　　副高：熟练掌握　　正高：熟练掌握

（1）清除皮肤毒物：迅速使中毒者离开中毒场地，脱去被污染衣物，用微温水反复冲洗身体，清除玷污的毒性物质。如为碱性物中毒，可用醋酸或1%～2%稀盐酸、酸性果汁冲洗；如为酸性物中毒，可用石灰水、小苏打水、肥皂水冲洗。美曲膦酯中毒忌用碱性溶液冲洗。

（2）清除眼内毒物：迅速用0.9%氯化钠溶液或清水冲洗5～10分钟。酸性毒物用2%碳酸氢钠溶液冲洗，碱性中毒用3%硼酸溶液冲洗。然后可点0.25%氯霉素眼药水或0.5%金霉素眼药膏以防止感染。无药液时，只用微温清水冲洗亦可。

（3）吸入毒物的急救：应立即将患者脱离中毒现场，搬至空气新鲜的地方，同时可吸入氧气。

知识点16：中毒的治疗措施——清除体内尚未吸收的毒物 　　副高：熟练掌握　　正高：熟练掌握

胃肠道毒物清除常用催吐法和洗胃法，进行越早效果越明显。

（1）催吐：用手指、羽毛、筷子、压舌板触摸刺激咽后壁或舌根，诱发呕吐。适用于家庭、现场急救、乡村卫生所等不具备洗胃条件、神志清楚能够配合者。让患者饮温水300ml，然后催吐。有条件的还可服用1%硫酸锌溶液50～100ml。必要时用阿扑吗啡5mg皮下注射。

催吐禁忌：①服强酸、强碱中毒者。②已发生昏迷、抽搐、惊厥者。③患有严重心脏病、食管静脉曲张和溃疡病者。④孕妇应慎用。

（2）洗胃：原则为先出后进、快出快进、出入相当。每次注入量以不超过300ml为宜，洗胃液与人体温度相当，根据中毒物不同选用相应的洗胃液，一般情况清水即可。洗胃应尽早进行，通常在6小时内进行，个别中毒者超过12小时仍然有效。

1）洗胃禁忌：吞服强腐蚀性毒物、惊厥抽动、休克、食管-胃底静脉曲张等。

2）洗胃液分类：保护剂；溶剂；吸附剂；解毒药；中和剂；沉淀剂。紧急情况下或不明原因中毒可用清水洗胃。

（3）导泻及灌肠：为促使毒物由消化道排泄，洗胃后再从胃管注入50%硫酸镁50ml导泻，但磷化锌杀鼠药中毒不用镁类泻剂，因其与磷化锌可生成卤碱类有毒物质，可以服用液状石蜡30ml，但忌用植物油。腐蚀性毒物中毒可灌入蛋清、稠米汤、淀粉糊、牛奶等，可保护胃肠黏膜，延缓毒物的吸收；口服炭末、白陶土有吸附毒物的功能。

知识点17：中毒的治疗措施——促进已吸收毒物的排出

副高：熟练掌握　正高：熟练掌握

（1）利尿排毒：适用于利尿有效，经肾脏排出的毒物。大量饮水、喝茶水都有利尿排毒作用；亦可口服呋塞米每天20～40mg。

（2）吸氧：百草枯中毒是个例外。

（3）静脉补液：用5%葡萄糖、5%葡萄糖氯化钠或0.9%氯化钠注射液，加维生素C等静脉滴注。

（4）透析疗法及血液灌流：在医院可进行血液、腹膜、结肠透析以清除毒物。一般用于中毒严重、血液中毒物浓度明显增高、昏迷时间长、有并发症及经积极支持疗法而病情恶化者。血液净化虽为"广谱排毒"措施，却并不是万能的，效果受毒物代谢动力学、容室效应等诸多因素影响，并且也可能清除解毒药物、血液的正常成分等。

知识点18：中毒的治疗措施——特殊解毒药的应用

副高：熟练掌握　正高：熟练掌握

（1）金属中毒解毒药：①依地酸钙钠用于铅中毒。②二巯丙醇治疗砷、汞中毒。③巯丙磺钠用于汞、砷、铜、锑中毒。④二巯丁二钠用于治疗锑、铅、汞、砷、铜中毒。

（2）高铁血红蛋白血症解毒药：亚甲蓝适用于亚硝酸盐、苯胺、硝基苯中毒，1～2mg/kg稀释后静注，大剂量效果相反（10mg/kg），可致高铁血红蛋白血症。

（3）氰化物中毒解毒药：一般采用亚硝酸盐-硫代硫酸钠疗法。

（4）有机磷农药中毒解毒药：可用阿托品对抗蓄积的乙酰胆碱，用氯解磷定类药物恢复胆碱酯酶的活力。

（5）中枢抑制剂解毒药：①纳洛酮为阿片类药物的解毒药，适用于阿片类毒物、酒精中毒以及各种镇静催眠药中毒；②氟马西尼为苯二氮䓬类阻断药。

（6）氟乙酰胺、氟乙酸中毒：乙酰胺（解氟灵）为特效解毒药。

知识点19：中毒的治疗措施——对症处理　副高：熟练掌握　正高：熟练掌握

许多中毒无特效解毒药，需要依靠强有力的对症治疗渡过难关，包括保护重要脏器的功能、维持生命体征稳定、预防并控制感染、营养支持、维持水电解质平衡等，以及呼吸、循环、消化、泌尿等系统功能的维护等。若出现循环衰竭应酌情应用升压药，有心力衰竭时应用洋地黄制剂。若有呼吸衰竭时也应及时予以纠正。注意防治肺水肿或脑水肿。加强危重患者的护理、注意保温、防止压疮。当中毒原因不明时，普查和监测主要脏器功能，注意中毒的3个临床阶段：急性全身反应阶段、临床缓解阶段、靶器官损害阶段，特别是在临床缓解阶段不要掉以轻心。

知识点20：中毒患者的转诊及注意事项　　副高：熟练掌握　正高：熟练掌握

患者病情危重，或治疗条件不具备时，急救治疗同时应尽快转上级医院，在转运过程中注意患者意识、血压及呼吸等情况。但不能因转诊而耽搁洗胃、解毒药的应用时机；转诊过程中要维持应用解毒药。

知识点21：中毒的预防措施　　副高：熟练掌握　正高：熟练掌握

中毒的预防措施：①加强防毒宣传。②加强毒物管理。③预防化学性食物中毒。④防止误食毒物或用药过量。⑤预防地方性中毒病。

第二节　急性有机磷农药中毒

知识点1：急性有机磷农药中毒的概念　　副高：熟练掌握　正高：熟练掌握

急性有机磷农药中毒是指机体在无保护措施或非正常接触有机磷农药，致使乙酰胆碱酯酶活性受到抑制引起体内乙酰胆碱蓄积，胆碱能神经受到持续冲动而导致的一系列以毒蕈碱样、烟碱样和中枢神经系统症状为主要特征的人体器官功能紊乱，严重患者可因昏迷和呼吸衰竭而死亡。

知识点2：有机磷中毒的途径　　副高：熟练掌握　正高：熟练掌握

有机磷中毒包括经消化道、呼吸道、皮肤黏膜3种途径。生产和使用过程中中毒以皮肤黏膜多见，其次为呼吸道。生活中的中毒患者以误服（被农药污染的水源、食物、蔬果等）及自服经消化道中毒为主要途径。

知识点3：毒物的吸收、代谢及排出　　副高：熟练掌握　正高：熟练掌握

有机磷农药主要经胃肠道、呼吸道、皮肤和黏膜吸收。吸收后迅速分布于全身各器官，以肝脏浓度最高，其次为肾、肺、脾等，肌肉和脑内最少。

有机磷农药主要在肝脏代谢，进行多种形式的生物转化。一般先经氧化反应使毒性增

强，而后经水解降低毒性。例如，对硫磷、内吸磷代谢时，首先氧化为对氧磷、亚砜，使毒性分别增加300倍和5倍，然后通过水解反应降低毒性。敌百虫代谢时，先脱去侧链上氧化氢，转化为敌敌畏，使毒性成倍增加，然后经水解、脱胺、脱烷基等降解反应失去毒性。

有机磷农药代谢产物主要通过肾脏排泄，少量经肺排出，48小时后可完全排尽，体内一般无蓄积。

知识点4：有机磷农药中毒的发病机制　　　副高：熟练掌握　正高：熟练掌握

有机磷农药中毒的机制，主要是在人体内有机磷农药与乙酰胆碱酯酶结合，形成磷酰化胆碱酯酶。磷酰化胆碱酯酶不能水解乙酰胆碱，引起乙酰胆碱蓄积，出现相应的临床表现。由于有机磷农药与乙酰胆碱酯酶是稳定的结合，早期尚可部分水解恢复乙酰胆碱酯酶活性，但随着中毒时间的延长最终形成老化的磷酰化胆碱酯酶，结构更加稳定，需要新的乙酰胆碱酯酶再生后，乙酰胆碱酯酶活性才会恢复，故其毒性作用较重，症状恢复较慢。

知识点5：急性有机磷农药中毒的临床表现　　　副高：熟练掌握　正高：熟练掌握

（1）急性中毒：胆碱能兴奋或危象发生的时间与毒物种类、剂量、吸收途径和患者的状态（如空腹、饭后、酒后等）等有关。口服中毒多在10分钟至2小时、吸入者约30分钟内、经皮肤吸收在2~6小时出现。表现为：

1）毒蕈碱样症状：又称M样症状。主要由于堆积的乙酰胆碱使副交感神经末梢过度兴奋，引起平滑肌舒缩失常和腺体分泌亢进等。可有面色苍白、恶心、呕吐、腹痛、腹泻、尿频、大小便失禁、瞳孔缩小、胸闷、气短、呼吸困难、多汗、全身湿冷（尤以躯干和腋下等部位明显）、流泪、流涎、气道分泌物增多、支气管痉挛、双肺干、湿啰音等。重者瞳孔呈针尖样并有肺水肿。

2）烟碱样症状：又称N样症状。由于乙酰胆碱堆积在骨骼肌神经肌肉接头处，出现肌纤维颤动，全身紧缩和压迫感，甚至全身骨骼肌强直性痉挛。骨骼肌过度兴奋后就会出现抑制，出现肌力减退甚至呼吸肌麻痹引起周围性呼吸衰竭。乙酰胆碱还可刺激交感神经节和肾上腺髓质，出现血压升高和心律失常。

3）中枢神经系统症状：由于乙酰胆碱在脑内蓄积，出现头晕、头痛、倦怠、烦躁不安、言语不清、不同程度的意识障碍。重者发生脑水肿甚至呼吸中枢麻痹。

（2）反跳：有些急性有机磷农药中毒者，特别是乐果和马拉硫磷口服中毒者，经积极抢救临床症状明显好转，稳定数天或至1周后，病情突然急剧恶化，再次出现胆碱能危象，甚至发生肺水肿、昏迷或突然死亡，称为反跳。这种现象可能与皮肤、毛发和胃肠道内残留的有机磷农药被重新吸收，以及解毒药减量过快或停用过早等因素有关。

（3）迟发性多发性神经病：在急性重度和中度中毒后2~4周，胆碱能症状消失，出现的感觉、运动型多发性神经病。先出现腓肠肌酸痛及压痛，数日后出现下肢无力，远端最明显，逐渐影响到下肢近端和下肢，多伴有肢体远端套式感觉减退。神经-肌电图检查显示神经源性损害，胆碱酯酶活力可正常。

（4）中间型综合征：在急性中毒后24～96小时，胆碱能危象基本消失且意识清晰，出现屈颈肌，四肢近端肌肉，第Ⅲ、Ⅶ、Ⅸ、Ⅹ对脑神经支配的肌肉，呼吸肌无力为主的临床表现者。表现为抬头困难，肩外展及髋屈曲困难；眼外展及眼球活动受限，眼睑下垂，睁眼困难，可有复视；颜面肌或咀嚼肌无力、声音嘶哑和吞咽困难；呼吸肌麻痹则有呼吸困难、频率减慢、胸廓运动幅度逐渐变浅，进行性缺氧致意识障碍、昏迷，以致死亡。因其发生时间介于中毒急性期之后和迟发性多发性神经病之前，故称为中间型综合征。胆碱酯酶活力多在30%以下。多见于含二甲氧基的化合物，如倍硫磷、乐果、氧乐果等。

知识点6：急性有机磷农药中毒的实验室检查　　副高：熟练掌握　正高：熟练掌握

（1）全血胆碱酯酶活力测定：红细胞的胆碱酯酶（ChE）为真性ChE（AChE），血浆ChE为假性ChE（BChE），不能水解ACh。ChE主要来自肝脏，受肝功能影响较大。全血AChE（总活性中红细胞占60%～80%，血浆占20%～40%）和红细胞的AchE能较好反映神经肌肉组织中的AChE活性。正常人全血ChE的活力为100%，轻度中毒者70%～50%，中度中毒者50%～30%，重度中毒者30%以下。

（2）毒物及其代谢物鉴定：检查血、尿或胃内容物检测到毒物或其分解产物，有助于确立诊断。如敌百虫中毒时尿中三氯乙醇含量增高，硫磷中毒时尿中可查出分解产物对硝基酚。

知识点7：急性有机磷农药中毒的诊断依据　　副高：熟练掌握　正高：熟练掌握

根据有机磷农药接触史，呼出气体或呕吐物或皮肤等部位有特异性的大蒜味，有胆碱能兴奋或危象的临床表现特别是流涎、多汗、瞳孔缩小、肌纤维颤动，结合及时测定的实验室检查结果，一般不难诊断。毒物接触史不明确的，实验室检查对诊断就更加重要。

知识点8：急性中毒的分级　　副高：熟练掌握　　正高：熟练掌握

（1）轻度中毒：以M样症状为主，没有肌纤维颤动等N样症状。胆碱酯酶活力一般在50%～70%。

（2）中度中毒：M样症状加重，出现肌纤维颤动等N样症状。胆碱酯酶活力一般在30%～50%。

（3）重度中毒：除有M、N样症状外，具有下列表现之一者，可诊断为重度中毒：肺水肿、呼吸衰竭、脑水肿、昏迷。全血或红细胞胆碱酯酶活性一般在30%以下。

知识点9：急性有机磷农药中毒的鉴别诊断　　副高：熟练掌握　正高：熟练掌握

需要进行鉴别诊断的疾病主要有中暑、食物中毒、急性胃肠炎、脑炎、脑干出血或梗死以及其他农药中毒等。根据有无接触史、临床特征和实验室检查、头CT或MRI，一般不难作出鉴别。需要特别提出的是与氨基甲酸酯类农药中毒的鉴别，二者临床表现相似，血胆碱酯酶活力均降低。但后者无大蒜味、血胆碱酯酶活力在数小时内可自行恢复。目前农药复配应用较多，可同时存在有机磷与氨基甲酸酯或其他农药混合中毒问题，在诊断和鉴别诊断时应予以注意。

知识点10：急性有机磷农药中毒清除毒物方法　　　副高：熟练掌握　　正高：熟练掌握

（1）清除未被吸收的毒物：吸入中毒者，尽快脱离中毒环境，及时清除呼吸道分泌物，保持呼吸道通畅。经皮肤接触中毒者，立即脱去被污染的衣物，再用微温的肥皂水，或1%～5%的碳酸氢钠溶液彻底清洗皮肤。敌百虫中毒禁用碱性液体清洗皮肤，以防转变成毒性更强的敌敌畏。口服中毒者，采取催吐、洗胃、导泻等措施，以排出尚未吸收的毒物。

1）催吐：适用于口服神志清醒的患者及集体误食中毒患者，不能用于昏迷、惊厥、休克、肺水肿出血患者；心脏病患者及妊娠者亦慎用。

2）洗胃：口服有机磷农药中毒患者服药时间即使超过12小时也应进行洗胃。对硫代磷酸酯类农药经口中毒者，禁止使用强氧化剂高锰酸钾溶液洗胃，进行镇静治疗时避免使用有肝微粒体酶系统诱导作用的巴比妥类镇静药物。

（2）促进已吸收毒物的排泄：①利尿：呋塞米和甘露醇可促进尿液排出。此外，甘露醇还能缓解有机磷农药中毒所致的脑水肿、肺水肿。②血液净化：对重症有机磷农药中毒的患者早期使用血液净化（如腹膜透析、血液灌流、血液透析），可提高毒物清除率，缩短病程，提高治愈率。

知识点11：急性有机磷农药中毒的抗毒治疗　　　副高：熟练掌握　　正高：熟练掌握

当有机磷农药进入机体与胆碱酯酶结合后，可用氯解磷定、碘解磷定等药物进行抗毒治疗。解毒药应遵循早期、足量、联合、重复的原则。

（1）胆碱酯酶复能剂：常用药物有氯解磷定、碘解磷定、双复磷等，其中氯解磷定为首选药物，首次给药量为：轻度中毒0.5～1.0g，中度中毒1.0～2.0g，重度中毒2.0～3.0g，肌内注射或静脉注射。

（2）抗胆碱药：①M-胆碱受体阻断药：阿托品，1次1～2mg，根据病情每10～20分钟：或1～2小时重复给药一次，直至患者毒蕈碱样症状消失或出现"阿托品化"〔瞳孔较前扩大、皮肤干燥、口干、心率增快（90～100次/分）和肺部湿啰音消失〕；②中枢性抗胆碱药：东莨菪碱，贝那替秦等；③新型抗胆碱药：盐酸戊乙奎醚（长托宁），首次用量为：轻度中毒1.0～2.0mg，中度中毒2.0～4.0mg，重度中毒4.0～6.0mg，重复给药1.0～2.0mg。

知识点12：急性有机磷农药中毒对症治疗　　　副高：熟练掌握　　正高：熟练掌握

密切监护，保持气道通畅。一旦出现呼吸肌麻痹应尽早建立人工气道进行机械通气。积极防治肺水肿、脑水肿，纠正电解质和酸碱失衡。心电监护，尽早发现、处理心律失常。

总之，一旦疑诊或临床诊断为急性有机磷杀虫剂中毒，应按照急性有机磷杀虫剂中毒救治流程合理有序地进行有效抢救与治疗（图42-1）。

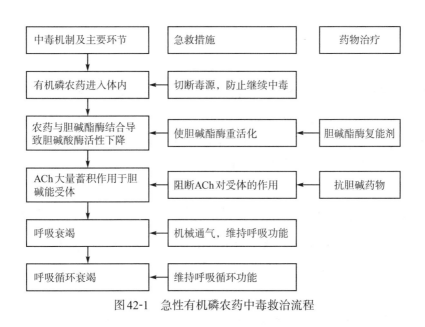

图42-1　急性有机磷农药中毒救治流程

知识点13：急性有机磷农药中毒特殊症状的处理

副高：熟练掌握　正高：熟练掌握

（1）反跳：密切观察病情变化，注意反跳前的各种临床先兆。当急性有机磷农药中毒患者在使用抗胆碱药物治疗症状好转后，再次出现面色苍白、精神萎靡、皮肤湿冷、胸闷、气短、轻咳、肺部湿啰音、血压升高、瞳孔缩小、心率缓慢、流涎、肌束震颤等症状时，应考虑反跳。此时，需使用大量阿托品，直至出现阿托品化，维持给药3~5天。

（2）迟发性猝死：严密监护，重在预防。对严重中毒恢复期的患者，应做好心电监护、电解质监测，及时纠正心律失常和电解质紊乱。一旦发现心搏呼吸骤停，按心肺复苏程序进行抢救。

（3）中间综合征（IMS）：加强对本病的认识，主动预防和对症支持治疗；轻者预防其呼吸麻痹。若已经出现呼吸肌无力者，及时行气管插管和机械通气。适时评估患者肌力和自主呼吸恢复情况，尽早脱机。

（4）迟发性多发性神经病（OPIDP）的治疗：目前尚无针对本病的特效药物，治疗的关键在于早发现、早诊断。除采用维生素 B_1、维生素 B_{12} 治疗外，还可应用神经营养药物如神经生长因子及神经节甘酯。同时可配合针灸治疗，神经、肌肉功能锻炼。

第三节 急性百草枯中毒

知识点1：百草枯的概念 副高：熟练掌握 正高：熟练掌握

百草枯又名对草快、克芜踪，属联吡啶杂环化合物，化学名称1,1′-二甲基-4,4′-联吡啶二氯化物或双硫酸甲酯盐，是一种广谱、高效、环境污染较小的接触灭生性除草剂。

知识点2：百草枯的特性 副高：熟练掌握 正高：熟练掌握

百草枯具有腐蚀性，不易挥发，易溶于水，微溶于乙醇，几乎不溶于有机溶剂，其水剂不易燃、不易爆、对金属有腐蚀性，不能与强氧化物质共存，在酸性和中性溶液中稳定，可被碱性溶液水解，与阴离子表面活性剂接触易失去活性。

知识点3：急性百草枯中毒的病因 副高：熟练掌握 正高：熟练掌握

因自杀、误服、投毒等主要经消化道吸收引起中毒，也可因喷洒农药时皮肤接触后中毒，偶有经静脉注射百草枯溶液引起中毒的病例。

知识点4：急性百草枯中毒的发病机制 副高：熟练掌握 正高：熟练掌握

百草枯中毒的发病机制主要与其介导大量氧自由基产生从而导致急性氧化应激反应、脂质过氧化损伤及急性炎症反应等有关，导致多脏器损伤、多器官功能衰竭。脂质过氧化反应、肺泡细胞损伤，各种细胞因子、生长因子等促使成纤维细胞活化增殖及胶原纤维增生等促进肺纤维化的发生发展。

知识点5：急性百草枯中毒的局部刺激症状 副高：熟练掌握 正高：熟练掌握

（1）皮肤污染者可有刺激性皮炎，甚至发生灼伤性损害，表现为红斑、水疱、溃疡和坏死等。

（2）眼部污染者可出现畏光、流泪、眼痛、结膜充血和角膜灼伤等损害。

（3）呼吸道吸入者出现鼻咽刺激症状如打喷嚏、咽痛、充血及刺激性咳嗽。

（4）经口误服者口腔、咽喉、食管黏膜可出现溃烂。

知识点6：急性百草枯中毒的全身中毒症状 副高：熟练掌握 正高：熟练掌握

（1）呼吸系统：肺损害最为突出，临床有以下3类征象。

1）大量吸收者可于24小时内迅速出现肺水肿和肺出血，严重者可因此致死，1～2天未致死者随后可出现急性呼吸窘迫综合征（ARDS），再往后则出现迟发性肺纤维化，两者均表现为进行性呼吸困难，且大多因呼吸衰竭而死亡。

2）非大量吸收者通常于1～2周出现肺损害，可有肺不张、肺部浸润、胸膜渗出，肺功能明显受损，此后亦发生肺纤维化。

3）无明显肺浸润、肺不张和胸膜渗出等病变，为缓慢发展的肺间质浸润或肺纤维化，肺功能损害随病变的进展而加重，最终也可进展为呼吸衰竭而死亡。

（2）泌尿系统：多发生于中毒后的2～3天，可有尿频、尿急、尿痛等膀胱刺激症状和尿量改变，严重者发生急性肾衰竭。

（3）消化系统：口服中毒者有口腔烧灼感，唇、舌、咽及食管、胃黏膜糜烂、溃疡，吞咽困难，恶心、呕吐，腹痛、腹泻，甚至出现呕血、便血、胃肠穿孔。部分患者于中毒后2～3天出现中毒性肝病，表现为肝区疼痛、肝脏肿大、黄疸、肝功能异常。

（4）循环系统：重症者可有血压下降、中毒性心肌损害、心律失常，甚至心包内出血。

（5）神经系统：包括精神异常、嗜睡、手震颤、面瘫、脑积水和出血等，常见于严重中毒者。

（6）肌肉系统：百草枯中毒可引起肌肉病变，活检及尸检可见骨骼肌广泛退行性变及纤维化。

（7）皮肤与黏膜：皮肤接触百草枯后，局部可出现暗红斑、水疱、溃疡。高浓度百草枯液接触指甲后，可使指甲出现脱色、横断，甚至脱落。眼部接触百草枯液后可引起结膜及角膜水肿、灼伤、溃疡等。

知识点7：急性百草枯中毒的中毒程度　　　　副高：熟练掌握　　正高：熟练掌握

（1）轻型：摄入量小于20mg/kg时，可无明显症状或仅有胃肠道不适，伴或不伴有轻微的肝、肾损害，发生肺纤维化少见，大部分病例可痊愈而不遗留后遗症。

（2）中到重型：摄入量为20～40mg/kg时，可有明显症状，典型表现分为3个阶段。

1）第1阶段：主要是腐蚀损伤，摄入后可迅速出现口唇、咽喉部、胸骨后及腹部疼痛，大部分病例形成典型的"百草枯舌"，无法说话及吞咽，伴有恶心呕吐。中毒4～8小时或以后内镜下可见黏膜广泛损伤，少部分严重病例可出现胃肠道溃烂穿孔及大出血。

2）第2阶段：在中毒2～5天或以后，脏器功能逐渐受到影响，以肾功能不全最显著。由于胃肠道黏膜溃烂导致液体丢失及大多数患者无法经口补充液体，有效循环血容量不足，再加上百草枯对肾脏具有的毒性作用，都会对肾功能造成影响。肾损害呈渐进性发展，尽管程度通常并不严重，但可直接影响代谢废物的排泄，在百草枯中毒引起死亡的过程中起着重要作用。

3）第3阶段：中毒数天后出现肺部症状，肺损害包括肺不张、肺部浸润、胸膜渗出，肺功能检测异常通常早于动脉血氧饱和度下降，此后肺逐渐出现纤维化。

（3）暴发型：摄入量大于40mg/kg。迅速出现肺水肿和肺出血，在数小时至数天内死于多脏器衰竭，包括急性呼吸窘迫综合征、脑水肿、心肌坏死及急性肝肾衰竭。

知识点8：急性百草枯中毒的毒物检测　　副高：熟练掌握　正高：熟练掌握

检测血、尿中百草枯含量是确诊、判断病情严重程度和评估预后的重要依据。常用方法有液相或气相色谱法测血液浓度，碱和硫代硫酸钠试管法检测尿液。液相色谱是分析检测百草枯浓度的最重要、最常用的方法。因百草枯是一种极性很强的离子型化合物，也可采用高效液相色谱进行分析。

知识点9：急性百草枯中毒的实验室检查　　副高：熟练掌握　正高：熟练掌握

实验室检查血白细胞计数升高，血红蛋白水平下降，红细胞和血小板减少，血尿素氮、肌酐、胆红素和转氨酶、淀粉酶水平升高，也可出现血尿、蛋白尿。

知识点10：急性百草枯中毒的心电图　　副高：熟练掌握　正高：熟练掌握

由于百草枯中毒导致呼吸窘迫以及心肌损害，常可出现窦性心动过速、ST段改变、心律失常等变化。

知识点11：急性百草枯中毒的血气分析　　副高：熟练掌握　正高：熟练掌握

百草枯中毒主要表现为低氧血症，氧分压、氧饱和度降低。由于过度通气二氧化碳分压也常常降低。

知识点12：急性百草枯中毒的肺部X线片检查　　副高：熟练掌握　正高：熟练掌握

百草枯中毒早期（3天至1周），主要为肺野弥漫渗出，肺纹理增多，肺间质炎性变，可见点片状阴影，肺部透亮度减低或呈毛玻璃状；中期（1~2周），出现肺实变或大片实变，同时出现部分肺纤维化，后期（2周后），出现肺纤维化及肺不张。

知识点13：急性百草枯中毒的CT检查　　副高：熟练掌握　正高：熟练掌握

中毒早期由于血管内皮受损，液体外渗，组织水肿，肺纹理增多；毛细血管压力升高，肺血管阻力增加，组胺释放渗出与肺水肿加重，出现毛玻璃征象；如进一步发展，水肿液进入肺泡腔，出现肺实变；在病程中后期，细支气管周围淋巴组织及成纤维细胞增生，形成肺纤维化，还可伴支气管扩张、囊性变，肺气肿、纵隔气肿等表现。

知识点14：急性百草枯中毒的诊断依据　　副高：熟练掌握　正高：熟练掌握

根据接触或口服百草枯的病史及临床表现特点，结合实验室检查可以诊断本病，呕吐物、洗胃液、血尿检测到百草枯可以确诊。需要注意的是某些患者病史并不清楚，如遇口腔溃疡伴进行性呼吸困难者，应怀疑本病可能，详细询问发病前的情况，注意搜寻百草枯服用的证据（自杀的遗书、空的百草枯容器包装、残留物、气味和颜色）有助于诊断，如可检测百草枯，即可确诊。尿液现场检测（碱性和硫代硫酸钠）阴性时可于摄入百草枯6小时候再次检测。血清百草枯检测有助于判断病情的严重程度和预后（必须采集摄入百草枯4小时后血样，样本保存在塑料试管内，不能用玻璃管）。

知识点15：急性百草枯中毒的鉴别诊断　　副高：熟练掌握　正高：熟练掌握

应注意与有类似症状的疾病相鉴别：

（1）特发性肺纤维化：特发性肺纤维化主要表现为弥漫性肺纤维化引起的呼吸困难和肺功能损害，但特发性肺纤维化患者无中毒史及用药史，通常为隐匿性起病，病程一般较长，主要症状是干咳和劳力性气促，胸部X线片示双肺弥漫的网格状或网格小结节状浸润影，随着病情进展可出现直径3～15mm的多发性囊状透光影（蜂窝肺），肺活检有助于诊断。

（2）肺出血-肾炎综合征：本综合征以肺弥散性出血、肺泡内纤维素沉着和肾小球肾炎为特征，肺功能及肾功能损害较明显，但患者多以咯血为首发症状，伴有发热、咳嗽、气促等，多数在咯血数周或数月后出现血尿、蛋白尿、贫血，血清中抗肾小球基膜抗体及抗中性粒细胞胞质抗体效价升高，胸部X线片显示弥散性点状浸润阴影，从肺门向外围放射。

（3）药物性肺纤维化：多种药物，包括胺碘酮、抗肿瘤药物或细胞毒药物（甲氨蝶呤、白消安、博来霉素等）、麦角新碱、苯妥英钠等都可引起肺纤维化，但患者有明确的用药史，多数表现为慢性病程，有气促等肺功能受损的症状。早期停服药物后大多可恢复，糖皮质激素治疗有一定效果。

知识点16：急性百草枯中毒清除毒物方法　　副高：熟练掌握　正高：熟练掌握

百草枯中毒无特效解毒剂，必须在中毒早期控制病情发展，阻止肺纤维化的发生。

（1）皮肤接触中毒：立即脱去被污染的衣物，用肥皂水彻底清洗污染的皮肤、毛发，再用清水清洗。眼部污染者，可用2%～4%碳酸氢钠溶液冲洗15分钟，再用生理盐水洗净。

（2）口服中毒：①催吐：现场可刺激咽喉部催吐，口服肥皂水或泥浆水或活性炭等。②立即洗胃：用2%～5%碳酸氢钠溶液、30%白陶土水或1%肥皂水或泥浆水加活性炭50～100g彻底洗胃，因百草枯对消化道的腐蚀作用，洗胃时应注意动作轻柔，以免食管或胃穿孔。③导泻：洗胃后用活性炭悬液（50g）+硫酸镁（20～40g）、20%漂白土（思密达）悬液300ml或活性炭60g/20%甘露醇100～150ml，硫酸镁15g导泻，每2～3小时1次交替使用，持续30天或持续到粪便不再呈绿色为止。

知识点17：急性百草枯中毒增加毒物排泄的方法　　副高：熟练掌握　正高：熟练掌握

（1）血液净化：血液净化治疗能有效清除血液中的毒物、游离的自由基以及细胞因子、炎症介质等，从而达到减少毒物和自由基毒性以及保护脏器功能的作用。血液灌流目前在中毒领域得到广泛应用，其原理是使用活性炭、树脂等吸附剂吸附清除毒素，是临床上抢救中毒患者的常用急救方法。血液灌流可有效清除血液中的百草枯，如无禁忌可尽早使用，在6小时内最好。连续血液灌流，每次持续10小时或更长，效果更好，一般可使用5~7天。出现肾衰竭时可联合血液透析治疗。需要注意的是，有研究表明如果患者血液百草枯浓度超过3mg/L，无论进行血液透析或血液灌流均不能改善其预后。

（2）强化利尿：应用呋塞米可增加毒物的排泄，但应注意病程早期有效循环血量不足，在利尿基础上须充分补液，并严密监测呼吸功能及24小时出入量。

（3）导泻：可将番泻叶10~15g用200ml水冲泡口服。生大黄具有抗过氧化损伤、抑制炎性反应及导泻的作用，可酌情使用。

知识点18：急性百草枯中毒的抗氧自由基治疗　　副高：熟练掌握　正高：熟练掌握

百草枯中毒早期主要是由于脂质过氧化造成全身多脏器的损害，因此早期应积极使用抗氧化、抗自由基的药物治疗。维生素E、维生素C、维生素B_1、烟酸、还原型谷胱甘肽、乙酰半胱氨酸及超氧化物酶等可破坏氧自由基，可选择使用。

知识点19：急性百草枯中毒致肺纤维化的预防和治疗　　副高：熟练掌握　正高：熟练掌握

（1）传统的治疗方案：①普萘洛尔（心得安）应早期应用。它可与结合在肺内的受体竞争，使肺内毒物释放出来，10mg，每日3次。②糖皮质激素：具有强大的抗炎作用，可有效维持细胞膜的稳定性，阻止后期肺纤维化。应早期大剂量使用。根据病情演变决定给药时间，一般可用10~14天。甲泼尼龙500~1000mg/d，持续使用5天后逐渐减量至停用。其他可选择地塞米松或氢化可的松。③免疫抑制剂：环磷酰胺、环孢素A、秋水仙碱等具有免疫调节作用，减轻炎症反应，应及早使用。环磷酰胺［5mg/（kg·d），总量4g］或秋水仙碱0.5mg，加入5%的葡萄糖溶液中静脉滴注，每日2次。

（2）环磷酰胺和类固醇激素疗法：环磷酰胺［5mg/（kg·d），总量4g］和地塞米松（8mg，3次/天，持续2周）治疗，存活率可达72%。

知识点20：急性百草枯中毒的给氧与机械通气　　副高：熟练掌握　正高：熟练掌握

给氧有促进氧自由基生成的作用，不主张常规给氧，但在明显缺氧时可低浓度低流量给氧。一般当PaO_2<40mmHg（5.3kPa）或出现急性呼吸窘迫综合征（ARDS）时才给予吸氧或建立人工呼吸道行机械通气治疗。通气方式一般采用呼吸末正压低流量氧吸入，可使肺泡处于一定扩张状态，增加功能残气量和气体交换，改善氧合功能，从而有利于提高氧分压。但要注意由于百草枯中毒后易并发自发性气胸及皮下气肿，故呼吸末正压选择宜偏小，并注意监测生命体征变化。

第四节　急性杀鼠剂中毒

一、概述

| 知识点1：杀鼠剂的概念 | 副高：熟练掌握　正高：熟练掌握 |

杀鼠剂是指一类可以杀死啮齿类动物的化合物，主要用于杀灭鼠类，分类较多。

| 知识点2：杀鼠剂按照其作用时间的快慢分类 | 副高：熟练掌握　正高：熟练掌握 |

我国常用的杀鼠剂按照其作用时间的快慢可分为以下两类：

（1）急性杀鼠剂：是指动物进食毒饵后数小时至1天内毒性发作死亡的杀鼠剂，如毒鼠强、氟乙酰胺。

（2）慢性杀鼠剂：是指动物进食毒饵后数天毒性发作，如抗凝血类杀鼠剂。

| 知识点3：杀鼠剂按照其作用机制，化学结构分类 | 副高：熟练掌握　正高：熟练掌握 |

（1）中枢神经兴奋类杀鼠剂：毒性强，潜伏期短，病情进展快，有的抽搐症状难以控制，如毒鼠强、鼠特灵、毒鼠硅。

（2）有机氟类杀鼠剂：为早已禁用的急性杀鼠剂，如氟乙酸钠、氟乙酰胺。

（3）植物类杀鼠剂：是从植物中提取的生物碱，如毒鼠碱。

（4）干扰代谢类杀鼠剂：如灭鼠优抑制烟酰胺代谢；鼠立死拮抗维生素B_1，干扰γ-氨基丁酸的氨基转移和脱羧反应。

（5）硫脲类杀鼠剂：肺水肿是其主要致死原因，如灭鼠特、灭鼠肼、双鼠肼、安妥。

（6）有机磷酸酯类杀鼠剂：主要有毒鼠磷、溴代毒鼠磷、除鼠磷，其中毒机制、临床表现和救治措施与急性有机磷农药中毒类同。

（7）无机磷杀鼠剂：如磷化锌，是我国既往应用最早最广的杀鼠剂，现已禁用。

（8）氨基甲酸酯类杀鼠剂：如灭鼠安，其中毒机制、临床表现及救治原则和氨基甲酸酯类农药中毒相同。

（9）抗凝血类杀鼠剂：是我国批准合法使用的慢性杀鼠剂。第一代抗凝血类杀鼠剂有杀鼠醚、杀鼠灵、敌鼠；第二代抗凝血类杀鼠剂有溴鼠灵、克鼠灵、氯鼠灵、溴敌隆。

二、毒鼠强

| 知识点4：毒鼠强的概念 | 副高：熟练掌握　正高：熟练掌握 |

毒鼠强的化学名为四亚甲基二砜四胺，分子量240.27，大鼠经口LD_{50}为$0.1\sim0.3mg/kg$，

对成人的致死量为5～12mg。

知识点5：毒鼠强的毒理　　　　　副高：熟练掌握　正高：熟练掌握

毒鼠强为白色无味粉末，化学性质稳定，微溶于水，不溶于甲醇及乙醇，可经呼吸道与消化道吸收，口服吸收后数分钟至半小时内发病。摄入后以原形无明显选择性分布于各组织器官，血液中不与蛋白结合，主要通过肾脏以原形排出，少量可经呼吸道排出或随胆道排入肠道。由于其剧烈的毒性和稳定性，易造成二次中毒。毒鼠强是无需代谢即发生毒作用的中枢神经系统兴奋性杀鼠剂，其作用机制可能是拮抗γ-氨基丁酸（GABA）的结果。GABA的作用被毒鼠强非竞争性抑制后，中枢神经系统过度兴奋至惊厥，严重者死亡。

知识点6：毒鼠强中毒的临床表现　　　副高：熟练掌握　正高：熟练掌握

潜伏期为5分钟至1小时。主要临床表现为中枢神经兴奋状态–全身阵发强直性抽搐，严重者可导致呼吸循环衰竭而死亡。

（1）神经系统：中枢神经系统是毒鼠强中毒的主要靶器官，全身阵发强直抽搐为其最突出的表现，每次抽搐持续1～10分钟，多可自行缓解，间隔数分钟后再次发作，每天发作可达数十次，严重者呈癫痫持续状态，可致呼吸衰竭而死亡。此外可有头痛、头晕、乏力、口唇麻木等症状；也可出现精神症状，如狂躁、幻觉、喜怒无常等，症状多可逆，脑电图显示癫痫样放电改变。

（2）消化系统：患者可出现恶心、呕吐、上腹部烧灼感、腹痛、腹胀、腹泻等表现，严重者可出现消化道出血及肝功能损伤，表现为转氨酶水平升高。

（3）循环系统：患者有心悸、胸闷等症状，心电图可出现窦性心动过缓或过速，ST段压低或抬高、低平倒置，频发期前收缩；患者心肌标志物异常升高。

（4）呼吸系统：气紧、呼吸困难，口唇发绀，严重可出现肺水肿、咯血。

知识点7：毒鼠强中毒的诊断要点　　　副高：熟练掌握　正高：熟练掌握

根据接触或口服毒鼠强的病史及以癫痫样大发作等中枢神经系统兴奋为主要临床表现的特点，结合实验室检查应考虑有毒鼠强中毒可能，但尚需除外其他以癫痫样大发作为主要临床表现的疾病，如原发性癫痫、中枢神经系统感染性疾病、脑血管意外、亲神经毒物中毒等。血、尿和呕吐物等生物样品中检测到毒鼠强可以确诊。需要注意的是某些患者病史并不清楚，如遇癫痫持续状态者，应怀疑本病可能，详问发病前的情况，注意搜寻毒鼠强服用的证据（自杀的遗书、空的毒鼠强容器、包装）有助于诊断，如可检测毒鼠强，即可确诊。

知识点8：毒鼠强中毒的诊断分级　　　副高：熟练掌握　正高：熟练掌握

（1）轻度中毒：出现头痛、头晕、恶心、呕吐和四肢无力等症状，可有肌颤或局灶性癫痫样发作，生物样品中检出毒鼠强。

（2）中度重度：在轻度中毒基础上，具有下列表现之一者：癫痫样大发作；精神病样症状（幻觉、妄想等）。

（3）重度中毒：在中度中毒的基础上，具有下列表现之一者：癫痫持续状态；脏器功能衰竭。

知识点9：毒鼠强中毒的急救措施　　副高：熟练掌握　正高：熟练掌握

目前尚缺乏明确的特效解毒剂，主要采取对症支持治疗。

（1）清除体内毒物：可采用催吐、洗胃等方法清除尚未被吸收的毒物。洗胃时使用清水即可，每次洗胃液量为300～500ml，直至洗出液澄清；中、重度中毒的患者洗胃后要保留洗胃管，以备反复洗胃。活性炭对清除毒鼠强有一定作用，轻度中毒患者洗胃后立即予以活性炭1次，中、重度中毒患者在洗胃后最初24小时内，每6～8小时使用活性炭1次，24小时后仍可使用。剂量：成人每次50g，儿童每次1g/kg，配成8%～10%混悬液经洗胃管灌入。

（2）血液灌流：因毒鼠强在体内残留时间久，且性质稳定，血液灌流为行之有效且对预后有明显改善作用的措施。一旦高度怀疑毒鼠强中毒，都应及早开展血液灌流，中、重度中毒患者更应早期进行血液灌流，并多次进行，直至癫痫症状得到控制。

（3）镇静止痉：①苯巴比妥：为基础用药，可与其他镇静解痉药物合用。轻度中毒每次0.1g，每8小时肌内注射1次；中、重度中毒每次0.1～0.2g，每6～8小时肌内注射1次。儿童每次2mg/kg。抽搐停止后减量使用3～7天。②地西泮：癫痫大发作和癫痫持续状态的首选药物。成人每次10～20mg，儿童每次0.3～0.5mg/kg，缓慢静脉注射，成人的注射速度不超过5mg/min，儿童的注射速度不超过2mg/min。必要时可重复静脉注射，间隔时间在15分钟以上。不宜加入液体中静脉滴注。

（4）其他：癫痫持续状态超过30分钟，连续2次使用地西泮仍不能有效控制抽搐，应及时使用静脉麻醉剂（如硫喷妥钠）或骨骼肌松弛剂（如维库溴铵）。

（5）对症支持治疗：密切监护心、脑、肝、肾等重要脏器功能，及时给予相应的治疗措施。

三、氟乙酰胺

知识点10：氟乙酰胺的毒理　　副高：熟练掌握　正高：熟练掌握

氟乙酰胺的化学名为氟醋酸酰胺，为有机氟类杀鼠剂，是国家早已禁用的急性杀鼠剂。为白色针状结晶，易溶于水，大鼠经口LD_{50}为15mg/kg，人口服致死量为0.1～0.5g。主要通过消化道及皮肤黏膜吸收，氟乙酰胺进入人体后脱氨基转化为氟乙酸，氟乙酸与细胞内线粒体的辅酶A作用，生成氟代乙酰辅酶A，再与草酰乙酸反应，生成氟柠檬酸钠，氟柠檬酸与柠檬酸虽在化学结构上相似，但不能被乌头酸酶作用，反而拮抗乌头酸酶，使柠檬酸不能代谢产生乌头酸，导致三羧酸循环中断（称为致死代谢合成），使丙酮酸代谢受阻，氟柠檬酸积聚，妨碍正常的氧化磷酸化过程，从而引起中枢神经系统和心血管系统为主的毒性损害。此外，氟柠檬酸、氟乙酸还可以直接损害中枢神经系统和心肌。氟离子还可以与体内钙离子相结合，使体内血钙下降。

知识点11：氟乙酰胺中毒的临床表现 副高：熟练掌握 正高：熟练掌握

口服中毒潜伏期2~15小时，严重者短于1小时。急性中毒时主要出现以中枢神经系统障碍和心血管系统障碍为主的两大综合征。

（1）中枢神经系统：头晕、头痛、乏力、易激动、烦躁不安、肌肉震颤、意识障碍甚至昏迷、阵发性抽搐，因强直性抽搐致呼吸衰竭。

（2）心血管系统：表现有心悸、心动过速、血压下降、心力衰竭、心律失常（期前收缩、室速或室颤）、心肌损害（心肌酶异常增高，QT间期与ST-T段改变等）等。

（3）其他：可出现消化道症状以及包括分泌物增多、呼吸困难、咳嗽等在内的呼吸系统表现。

知识点12：氟乙酰胺中毒的诊断要点 副高：熟练掌握 正高：熟练掌握

（1）氟乙酰胺杀鼠剂接触史。
（2）有典型的临床表现。
（3）实验室检查血氟、尿氟增高。
（4）确诊需鉴定毒饵、呕吐物、胃液、血液或尿液毒物含量。

知识点13：氟乙酰胺中毒的诊断分级 副高：熟练掌握 正高：熟练掌握

（1）轻度中毒：头痛、头晕、视物模糊、乏力、四肢麻木、肢体小抽动；恶心、呕吐、口渴、上腹部烧灼感、腹痛；窦性心动过速；体温下降等。

（2）中度中毒：除上述症状外，尚有分泌物增多、呼吸困难、烦躁、肢体痉挛、血压下降、心电图显示心肌损害等。

（3）重度中毒：昏迷、惊厥、严重心律失常、瞳孔缩小、肠麻痹、大小便失禁、心力衰竭、呼吸衰竭等。

知识点14：氟乙酰胺中毒的急救措施 副高：熟练掌握 正高：熟练掌握

（1）清除毒物：口服中毒者，立即催吐、洗胃、导泻。洗胃后可于胃管内注入适量乙醇在肝内氧化成乙酸，以达到解毒目的。

（2）尽早使用特效解毒剂：乙酰胺（解氟灵）可与氟乙酰胺竞争酰胺酶，使其不能脱氢产生氟乙酸，并直接提供乙酰基，与辅酶形成乙酰辅酶A，阻止有机氟对三羧酸循环的干扰、恢复机体的氧化磷酸化代谢过程，有延长潜伏期、控制发病、减轻症状的作用。用法：成人每次2.5~5g肌内注射，每6~8小时一次，儿童按0.1~0.3g/（kg·d）分2~3次肌内注射，连用5~7天，首剂给全日总量的一半效果更好。危重患者可用20g加入500~1000ml液体中静脉滴注。

（3）控制抽搐：全身阵发性抽搐是本病的突出症状，严重的抽搐，静注地西泮（安定）能够达到迅速解痉的效果，但地西泮（安定）持续时间短，可加入液体内持续静滴；再辅以苯巴比妥（鲁米那）100mg肌注及10%葡萄糖酸钙静注，以防止抽搐反复发作，造成脑组织及全身组织缺氧而加重病情。

（4）血液净化：对于中、重度中毒患者，可采用单纯血液灌流或血液灌流联合血液透析尽早进行血液净化，提高抢救成功率。

（5）对症支持治疗：包括心电监护、防止脑水肿、保护心肌、纠正心律失常，维持水、电解质酸碱平衡、高压氧等。

四、灭鼠优

知识点15：灭鼠优的毒理	副高：熟练掌握　正高：熟练掌握

灭鼠优为干扰代谢类杀鼠剂，又名鼠必灭、抗鼠灵、吡明尼，为淡黄色粉末，无臭无味，不溶于水，易溶于乙醇等有机溶剂。大鼠经口LD_{50}为12.3mg/kg。中毒机制是抑制烟酰胺的代谢，造成维生素B族的严重缺乏。使中枢和周围神经肌肉接头处、胰岛组织、自主神经和心脏传导等方面的障碍，还可致胰腺B细胞破坏引起糖尿病。

知识点16：灭鼠优中毒的临床表现	副高：熟练掌握　正高：熟练掌握

中毒的潜伏期约3~4小时。口服中毒者出现恶心、呕吐、腹痛、食欲减退等胃肠道症状，随后出现自主神经中枢及周围神经系统功能障碍，如直立性低血压、四肢感觉异常、肌力减弱、视力障碍、神经错乱、昏迷、抽搐等。早期可有短暂性低血糖，后出现尿糖，常伴酮症酸中毒。肌电图及脑电图异常。

知识点17：灭鼠优中毒的急救措施	副高：熟练掌握　正高：熟练掌握

（1）口服者催吐、洗胃导泻。

（2）尽早使用解毒剂烟酰胺：200~400mg加入250ml液体中静滴，每日1~2次，好转后改口服，每次100mg，每日4次，共2周。

（3）血糖升高时，给予普通胰岛素。

（4）对症支持治疗：立即给予心电监护、监测血糖波动、神经功能，防止低血糖、脑水肿、保护心肌，维持水、电解质酸碱平衡等。

五、溴鼠灵

知识点18：溴鼠灵的毒理	副高：熟练掌握　正高：熟练掌握

溴鼠灵，又名大隆、溴鼠隆、溴敌拿鼠。为第二代抗凝血类杀鼠剂，属于双香豆素类抗

凝血杀鼠剂。中毒机制是干扰肝脏对维生素K的作用，使凝血酶原和凝血因子Ⅱ、Ⅶ、Ⅸ、Ⅹ等的合成受阻，导致凝血时间和凝血酶原时间延长；同时其代谢产物亚苄基丙酮，可直接损伤毛细血管壁，使其通透性增加而加重出血。

知识点19：溴鼠灵中毒的临床表现	副高：熟练掌握　正高：熟练掌握

本类杀鼠剂作用缓慢，误服后潜伏期长，大多数2～3天后才出现中毒症状，如恶心、呕吐、食欲减退、精神不振、低热等。中毒量小的患者无出血现象，不治而愈。达到一定剂量时，表现为全身广泛出血，首先出现血尿、鼻出血、牙龈出血、全身皮肤黏膜出血，严重者可出现呕血、便血、咯血及颅内出血。患者可死于颅内出血及心肌出血。由于中毒患者多以出血为主诉来就诊，应提高对其警惕性，详细询问病史有助于减少误诊。

知识点20：溴鼠灵中毒的急救措施	副高：熟练掌握　正高：熟练掌握

（1）清除毒物：口服中毒者催吐、洗胃、导泻；皮肤污染者用清水彻底冲洗。

（2）特效解毒剂：轻度出血者，用维生素K_1 10～20mg肌内注射，每日3～4次；严重出血者，首剂10～20mg静脉注射，给予60～80mg静脉滴注；出血症状好转后逐渐减量，一般连用10～14天，出血症状消失，凝血酶原时间活动度正常后停药。

（3）输血：对出血严重者，可输注新鲜血浆或凝血酶原复合物，以迅速止血。

（4）肾上腺皮质激素：可减少毛细血管通透性，保护血小板和凝血因子，促进止血、抗过敏和提高机体应激能力，可酌情使用，同时给予大剂量维生素C。

（5）对症支持治疗：应注意维生素K_3、维生素K_4、卡巴克洛、氨苯甲酸等药物对此类抗凝血类杀鼠剂中毒所致出血无效。

六、安妥

知识点21：安妥的毒理	副高：熟练掌握　正高：熟练掌握

安妥为硫脲类杀鼠剂，不溶于水，易溶于有机溶剂。大鼠经口LD_{50}为7～250mg/kg，人口服致死量为4～6g。口服后对局部黏膜有刺激性作用而引起胃肠道症状，吸收后主要损害毛细血管，使其通透性增加，引起肺水肿、胸腔积液和肺出血，并可引起肝、肾损害，体温偏低、一过性血糖升高。肺水肿是其主要致死原因。

知识点22：安妥中毒的临床表现	副高：熟练掌握　正高：熟练掌握

急性中毒时口部有灼热感、恶心、呕吐、口渴、头晕、嗜睡等；重症患者可出现呼吸困难、发绀、肺水肿等；也可有躁动、全身痉挛、休克等；稍晚期可有肝肿大、黄疸、血尿及蛋白尿等表现。

知识点23：安妥中毒的急救措施　　　　　副高：熟练掌握　正高：熟练掌握

（1）清除毒物：口服者可用清水或者1:5000高锰酸钾溶液洗胃，禁用碱性液洗胃；导泻，忌用油类泻剂；皮肤接触者清水冲洗。

（2）可试用半胱氨酸100mg/kg肌注，或5%硫代硫酸钠5～10ml静注，每日2～4次，可降低安妥的毒性。

（3）禁食脂肪性食物及碱性食物。

（4）病情严重，出现肺水肿者，应用肾上腺皮质激素，并限制入量。

（5）对症支持治疗：重症者应给予心电监护、监测肝肾功能，维持水、电解质酸碱平衡等。

第五节　镇静催眠类药物中毒

知识点1：镇静催眠类药物的概念　　　　　副高：熟练掌握　正高：熟练掌握

能缓和激动，消除躁动，恢复安静情绪的药物称为镇静药。能促进和维持近似生理睡眠的药物称为催眠药。但两者之间无本质区别，因为同一药物在小剂量时起镇静作用，中等剂量时起催眠作用，而大剂量时则具有麻醉和抗惊厥作用，故统称镇静催眠类药物。

一、巴比妥类药物中毒

知识点2：巴比妥类药物的分类　　　　　副高：熟练掌握　正高：熟练掌握

巴比妥类药物为巴比妥酸的衍生物，是最早使用的镇静催眠药，根据其脂溶性、起效和作用持续时间分为：①长效类（作用持续时间6～8小时）：巴比妥和苯巴比妥。②中效类（3～6小时）：异戊巴比妥、丙烯巴比妥。③短效类（2～3小时）：戊巴比妥、司可巴比妥。④超短效类（30～45分钟）：环己巴比妥、硫喷妥钠。

知识点3：巴比妥类药物中毒的病因　　　　　副高：熟练掌握　正高：熟练掌握

（1）有自杀倾向、精神异常患者一次性摄入超剂量药物或长期服用导致药物蓄积。

（2）患者有阻塞性肺疾病、肝肾疾病或内环境紊乱等情况时，对药物敏感性增加，而代谢、排泄减少。

（3）酒精等中枢抑制剂加重其毒性作用。

知识点4：巴比妥类药物中毒的毒理　　　　　副高：熟练掌握　正高：熟练掌握

巴比妥类随剂量由小到大，依次导致镇静、催眠、抗惊厥和麻醉作用。其中毒机制在于抑制丙酮酸氧化酶系统，从而抑制中枢神经系统，尤其是脑干网状结构上行激活系统，导致意识障碍。巴比妥类还能通过延长 γ-氨基丁酸（GABA）介导 Cl⁻ 通道开放的时间，增加 Cl⁻ 内流，引起超极化（抑制作用），并在高浓度时直接增加 Cl⁻ 内流。大剂量巴比妥类可直接抑制延髓血管运动中枢及呼吸中枢，导致休克和呼吸抑制。

| 知识点5：巴比妥类药物中毒的临床表现 | 副高：熟练掌握　正高：熟练掌握 |

巴比妥类药物中毒主要表现为不同程度的意识障碍以及对循环、呼吸的抑制，其中毒程度在临床上可分为3级（表42-1）。

表42-1　巴比妥类中毒的临床分级

分　级	循　　环	呼　　吸	神经系统	其　　他
轻度中毒	无明显变化	无明显变化	嗜睡、反应迟钝、言语不清、记忆力减退、判断力及定向力障碍、眩晕、动作不协调	无明显变化
中度中毒	无明显变化	呼吸减慢	浅昏迷、眼球震颤、对光反射迟钝、腱反射消失，但角膜反射和咽反射存在	无明显变化
重度中毒	血管运动中枢抑制，周围血管扩张，血压下降	呼吸中枢抑制，呼吸浅慢而不规则，呈潮式呼吸	深昏迷，早期四肢肌张力增高、腱反射亢进、病理反射阳性，后期全身肌肉松弛、各种反射消失	体温下降、脑水肿、肾衰竭、肝损害、肺水肿、肺炎、皮疹

| 知识点6：巴比妥类药物中毒的诊断要点 | 副高：熟练掌握　正高：熟练掌握 |

根据接触或口服巴比妥类药物的病史及中枢神经系统抑制为主要临床表现的特点，结合实验室检查应考虑有巴比妥类药物中毒可能，血液、呕吐物及尿液巴比妥类药物测定可有助于诊断。但尚需除外其他导致昏迷的疾病，如肝性脑病、糖尿病、急性脑卒中，并与其他可致昏迷的中毒（如吗啡、乙醇、一氧化碳）相鉴别，需要注意的是有些患者病史并不清楚，如遇昏迷患者，应常规排除本病，详问发病前的情况，注意搜寻巴比妥类药物服用的证据（自杀的遗书、空的巴比妥类药物包装）有助于诊断，应结合病史、临床表现及实验室检查综合判断。

| 知识点7：巴比妥类药物中毒的急救措施 | 副高：熟练掌握　正高：熟练掌握 |

（1）重点在于维持患者呼吸及循环功能稳定：①对于昏迷伴呼吸抑制患者保持呼吸道通畅，吸氧，必要时行气管插管及机械通气治疗；②对低血压患者予以扩容，必要时可应用多巴胺或去甲肾上腺素等血管活性药物。

（2）清除体内尚未被吸收的毒物：①催吐：对服用量较小者给予催吐后，一般不需要特殊处理；对服用量较大，有意识障碍的患者不宜催吐，以免加重心血管、呼吸等系统症状或导致吸入性肺炎。②洗胃：可选择1:5000高锰酸钾溶液洗胃，昏迷患者若须洗胃应在保护气道（如气管插管）的条件下进行。③管喂活性炭吸附。④导泻：洗胃后给予硫酸钠10~15g或甘露醇导泻，不宜使用硫酸镁，因镁离子在体内可增加中枢抑制作用。

（3）加速已吸收毒物排泄：①补液利尿：可促进巴比妥类（特别是长效类）排泄，在补液基础上静脉注射呋塞米或甘露醇，保证每小时尿量250ml以上，并注意纠正电解质紊乱。②碱化尿液：有利于巴比妥类（特别是长效类）由周围组织释放入血并经肾脏排泄，可给予5%碳酸氢钠溶液100~125ml静脉滴注，以后根据病情需要重复2~4次，直至尿液pH达7.5~8.0为宜。③血液净化：对于严重中效类巴比妥中毒，或合并肾功能不全的患者，可采用血液透析或血液灌流。短效类如司可巴妥，因其与血浆蛋白结合较多，并主要在肝脏代谢，故利尿和透析效果不理想，但若病情严重或合并肝功能不全时可考虑血液灌流。

（4）中枢兴奋剂：适用于呼吸抑制或持续昏迷的患者，包括有贝美格（美解眠）、尼可刹米等。贝美格（美解眠）为中枢兴奋药，毒性较低，可用于巴比妥类及其他镇静催眠药的中毒，也用于减少硫喷妥钠麻醉深度，以加快患者苏醒。用法：5%葡萄糖注射液稀释后作静脉滴注，每3~5分钟滴注50mg，直至病情改善或出现中毒症状（肌肉震颤、惊厥等）为止。

（5）对症支持治疗：昏迷患者定期翻身、拍背、吸痰，防止肺部感染及压疮，体温过低患者适当予以保温。

二、苯二氮䓬类受体激动剂（BZRA）中毒

知识点8：BZRAs的种类	副高：熟练掌握	正高：熟练掌握

BZRA可分为传统的苯二氮䓬类药物（BZD）和新型非苯二氮䓬类药物（non-BZD）。由于其不良反应较巴比妥类低，安全性高，故已逐渐取代巴比妥类，是目前使用最广泛的镇静催眠药。其中non-BZD由于几乎无残留效应，不易产生药物依赖性和成瘾性，已逐渐成为治疗失眠的首选药物。BZD包括：①长效类：地西泮、氟西泮等。②中效类：阿普唑仑、氯氮䓬、硝西泮、氯硝西泮、艾司唑仑。③短效类：三唑仑等。non-BZD包括有唑吡坦、佐匹克隆和扎来普隆等。

知识点9：BZRA中毒的毒理	副高：熟练掌握	正高：熟练掌握

BZRA主要作用于边缘系统和间脑，其中毒机制也在于对中枢的抑制作用，但相比于巴比妥类较少引起呼吸抑制。BZD非选择性激动GABA受体上不同的α亚基，具有镇静、抗焦虑、肌松和抗惊厥等作用。并且与巴比妥类不同的是，BZD是通过促进GABA与其受体结合而增加Cl$^-$通道的开放频率，且不能直接开放Cl$^-$通道。而non-BZD对含α$_1$亚单位的GABA$_A$受体更具有选择性，主要发挥催眠作用。

知识点10: BZRA中毒的临床表现　　　　　副高: 熟练掌握　　正高: 熟练掌握

BZRAs类药物的毒性作用较低，即使超过治疗剂量数倍通常仅有嗜睡、眩晕、乏力、共济失调等表现，偶有中枢兴奋、锥体外系障碍及一过性精神错乱。剂量过大时可出现昏迷、血压下降及呼吸抑制，尤其是静脉输注时要特别注意。长期使用可出现药物依赖，突然停药常出现戒断综合征，表现为抑郁、精神激动、失眠及癫痫发作等。

知识点11: BZRA中毒的诊断要点　　　　　副高: 熟练掌握　　正高: 熟练掌握

应结合病史、临床表现及实验室检查综合判断: ①过量服药病史。②相关临床表现。③诊断性治疗有效: BZRA中毒特异性阻断剂氟马西尼能迅速逆转其所致的中枢抑制作用。④与其他导致昏迷疾病以及其他可致昏迷的中毒鉴别，同时注意排除合并其他颅脑疾病的可能，如颅脑外伤等。⑤患者呕吐物、洗胃液及尿液分析和血药浓度测定。

知识点12: BZRA中毒的急救措施　　　　　副高: 熟练掌握　　正高: 熟练掌握

（1）维持患者呼吸及循环功能稳定。

（2）清除体内尚未被吸收的毒物。

（3）加速已吸收毒物排泄: 由于本类药物脂溶性及血浆蛋白结合率均较高，利尿剂和血液透析效果可能不理想，必要时可考虑血液灌流。

（4）特效解毒剂: 氟马西尼结构与BZRAs相似，是苯二氮䓬类受体特异性阻断剂，能逆转或减轻BZRA的中枢抑制作用。其作用持续时间较短（半衰期为53分钟），停药后可能出现"再镇静"现象，故主要用于诊断性治疗及重症患者抢救。若患者持续昏迷或伴有呼吸抑制，可静脉持续滴注。使用方法: 首次静脉注射量为0.1～0.2mg，如果在60秒内未达到所需的清醒程度，可重复使用，直至患者清醒或总量达2mg。维持治疗: 静脉滴注0.2～1mg/h，总量<3mg。

（5）对症支持治疗。

第六节　抗精神失常药物中毒

知识点1: 精神失常的分类　　　　　　　　副高: 熟练掌握　　正高: 熟练掌握

精神失常是由于多种原因引起的精神活动障碍的一类疾病，根据其症状学特征可分为精神分裂症、躁狂症、抑郁症和焦虑症。

知识点2: 抗精神失常药物的种类　　　　　副高: 熟练掌握　　正高: 熟练掌握

治疗精神失常的药物统称为抗精神失常药物。抗精神失常药物根据临床用途分为3类:

抗精神病药、抗躁狂抑郁药及抗焦虑药，后者主要为BZDs。

一、抗精神病药中毒

知识点3：抗精神病药物的种类	副高：熟练掌握　正高：熟练掌握

抗精神病药物主要用于治疗精神分裂症，并对其他精神失常的躁狂症状也有效，根据化学结构可分为：①吩噻嗪类：如氯丙嗪、氟奋乃静及三氟拉嗪。②硫杂蒽类：如氯普噻吨。③丁酰苯类：如氟哌啶醇。④其他类：如五氟利多、舒必利、氯氮平、利培酮、喹硫平、奥氮平。根据作用机制可分为①传统（或典型）抗精神病药：包括吩噻嗪类、硫杂蒽类、丁酰苯类等。②非传统（或非典型）抗精神病药：包括氯氮平、利培酮、喹硫平、奥氮平等。

知识点4：抗精神病药物中毒的毒理	副高：熟练掌握　正高：熟练掌握

（1）传统（或典型）抗精神病药：主要作用多为单纯的多巴胺D_2受体阻断剂，其中毒机制主要有①镇静作用，并增强其他中枢抑制药如麻醉药、镇静催眠药、镇痛药及乙醇的作用。②锥体外系反应。③抗α肾上腺素能受体作用。④抗胆碱能作用。⑤抗组胺作用。

（2）非传统（或非典型）抗精神病药对除多巴胺D_2受体以外的其他受体，包括5-羟色胺（5-HT）受体、谷氨酸受体等也有阻断作用，锥体外系反应少。

知识点5：抗精神病药物中毒的临床表现	副高：熟练掌握　正高：熟练掌握

（1）以吩噻嗪类的氯丙嗪为例：治疗剂量范围大，临床上不良反应多见，氯丙嗪一次剂量达2～4g可发生急性中毒反应。

（2）不良反应：以锥体外系反应最具有特征性，表现为震颤麻痹综合征、静坐不能和急性肌张力障碍。其他还可能出现变态反应及嗜睡、无力、口干等中枢神经及自主神经不良反应。

（3）急性中毒表现：体温调节异常，患者出现低温或高温；血压下降甚至休克，心律不齐，心电图见PR间期或QT间期延长，ST-T改变；昏迷、呼吸抑制及癫痫发作。

知识点6：抗精神病药物中毒的诊断要点	副高：熟练掌握　正高：熟练掌握

应结合病史、临床表现及实验室检查综合判断：①过量服药病史。②临床特征。③与其他导致昏迷疾病相鉴别：如肝性脑病、糖尿病、急性脑卒中，以及其他可致昏迷的中毒鉴别。④患者呕吐物、洗胃液及尿液分析和血药浓度测定。

知识点7：抗精神病药物中毒的急救措施	副高：熟练掌握　正高：熟练掌握

（1）维持患者病情稳定：尤其注意对昏迷患者进行气道保护，对出现呼吸抑制者予以人

工呼吸。

（2）清除毒物：病情允许时予以催吐、洗胃、导泻。血液净化不能有效清除本类药物。

（3）无特效解毒剂，以对症支持治疗为主，重点在以下方面：①维持患者体温正常。②低血压患者补液扩容，必要时予以α受体兴奋剂如去甲肾上腺素、间羟胺等。注意β受体兴奋剂如多巴胺、异丙肾上腺素会加重低血压，应避免使用。治疗奎尼丁样心脏毒性可予以5%碳酸氢钠250ml静脉输注，对心律失常者可予以利多卡因。③对昏迷患者可予以中枢神经兴奋药物如盐酸哌甲酯40～100mg肌注。对出现震颤麻痹患者予以盐酸苯海索、氢溴酸东莨菪碱等。对急性及张力障碍患者可用苯海拉明25～50mg口服或20～40mg肌注。

二、抗抑郁药物中毒

知识点8：抗抑郁药物的种类	副高：熟练掌握　正高：熟练掌握

目前临床上常用抗抑郁药主要包括三环类及其他新型抗抑郁药等，单胺氧化酶抑制剂由于副作用大，作用较差，临床上已被三环类等取代。三环类抗抑郁药包括丙米嗪、地昔帕明、阿米替林、多塞平等；其他类包括氟西汀、帕罗西汀、舍曲林、氟伏沙明等。

知识点9：抗抑郁药物的中毒机制	副高：熟练掌握　正高：熟练掌握

（1）抑制单胺类递质重摄取，丙咪嗪及多塞平属于非选择性单胺再摄取抑制剂，地昔帕明属于去甲肾上腺素（NA）再摄取抑制剂，阿米替林及其他新型抗抑郁药是5-HT再摄取抑制剂。

（2）镇静作用，增强中枢性抑制药作用。

（3）抗胆碱作用。

知识点10：抗抑郁药物中毒的临床表现	副高：熟练掌握　正高：熟练掌握

（1）中枢神经系统：嗜睡、困倦、头晕、乏力、手指震颤、行走不稳、兴奋不安、躁动、谵妄、惊厥、昏迷。

（2）心血管系统：血压先升高后降低，窦性心动过速等心律失常，心电图出现QT间期延长、ST-T改变、QRS波增宽、房室传导阻滞等，严重者可致心脏停搏。

（3）消化系统：口干、恶心、呕吐、腹胀、便秘、肝损害。

（4）泌尿系统：排尿困难、尿潴留。

（5）其他：瞳孔扩大、视物模糊及眼压增高，体温升高等。

知识点11：抗抑郁药物中毒的诊断要点	副高：熟练掌握　正高：熟练掌握

应结合病史、临床表现及实验室检查综合判断：①过量服药病史；②相关临床表现；③与其他导致昏迷疾病以及其他可致昏迷的中毒鉴别；④患者呕吐物、洗胃液及尿液分析和

血药浓度测定。

知识点12：抗抑郁药物中毒的急救措施　副高：熟练掌握　正高：熟练掌握

（1）由于本类药物抑制胃肠蠕动，故服用后超过12小时仍需洗胃和灌肠。

（2）血液净化对于清除本类药物效果不显著。

（3）无特效解毒剂，以对症支持治疗为主，治疗重点包括：①出现严重室性心律失常，予以利多卡因注射，不宜使用普鲁卡因胺，其可能加重心脏毒性。出现QRS波增宽及低血压，可予以碳酸氢钠滴注。②抗胆碱能表现常能自行减轻及消退，毒扁豆碱可能加重传导阻滞，不应常规使用。③低血压患者积极补液扩容，必要时可考虑去甲肾上腺素。④癫痫发作时予以苯妥英钠，避免巴比妥及BZRAs，因其可能加强中枢抑制作用。

三、抗躁狂药中毒

知识点13：抗躁狂药的种类　副高：熟练掌握　正高：熟练掌握

抗躁狂药包括有氯丙嗪、氟哌啶醇等，但典型的药物为碳酸锂。

知识点14：抗躁狂药中毒的毒理　副高：熟练掌握　正高：熟练掌握

抗躁狂药其安全范围较小，血锂浓度达$1.5\sim2.0$mmol/L时，可导致中枢中毒症状。

知识点15：抗躁狂药中毒的临床表现　副高：熟练掌握　正高：熟练掌握

抗躁狂药中毒临床表现主要为神经系统异常，表现为意识障碍、昏迷、肌张力增高、深反射亢进、共济失调、震颤及癫痫发作。

知识点16：抗躁狂药中毒的诊断要点　副高：熟练掌握　正高：熟练掌握

应结合病史、临床表现及实验室检查综合判断：①过量服药病史。②相关临床表现。③与其他导致昏迷疾病以及其他可致昏迷的中毒鉴别。④患者呕吐物、洗胃液及尿液分析和血药浓度测定，血锂浓度超过$1.5\sim2.0$mmol/L。

知识点17：抗躁狂药中毒的急救措施　副高：熟练掌握　正高：熟练掌握

（1）催吐、用生理盐水洗胃，并用硫酸钠导泻。

（2）静脉输注生理盐水能有效增加锂排泄。

（3）血液净化疗法：血液透析能有效增加锂排泄，降低血锂浓度。

（4）对症支持治疗。

第七节 阿片类药物中毒

知识点1：阿片类药物的种类及中毒原因　　　　副高：熟练掌握　　正高：熟练掌握

阿片类药物是指任何天然的或合成的、对人体产生类似吗啡效应的一类药物。阿片类药物包括阿片类（鸦片、吗啡、海洛因、可卡因）及人工合成镇痛药（哌替啶、美沙酮、阿法罗定、芬太尼、盐酸二氢埃托啡）。长期使用阿片类物质可致成瘾，一次大量（成人吗啡中毒量为0.06g，致死量为0.25g；阿片的毒性为吗啡的1/10；可待因的毒性为吗啡的1/4）或频繁使用可致中毒。

知识点2：阿片类药物的中毒机制　　　　　　　副高：熟练掌握　　正高：熟练掌握

阿片的主要成分为吗啡，大部分在肝脏代谢，24小时内经肾排出，48小时尿中仅有微量。本品主要激动体内的阿片受体，对中枢神经系统先兴奋，后抑制，但以抑制为主。大剂量吗啡尚可抑制延髓血管运动中枢和释放组胺，使周围血管扩张致低血压和心动过缓、非心源性肺水肿等。慢性肝病、肺病等患者更易发生中毒，而饮酒者即使治疗剂量也可导致中毒，巴比妥类催眠药与本类药物有协同作用，合用易致中毒。

知识点3：阿片类药物中毒的临床表现　　　　　副高：熟练掌握　　正高：熟练掌握

阿片类中毒三联征是呼吸抑制、中枢神经抑制、瞳孔缩小。大致可分为4期。
（1）前驱期：头晕、欣快、颜面潮红、脉搏增快。
（2）中毒期：口腔干燥、恶心、呕吐、面色苍白、口唇发绀、四肢乏力、感觉迟钝、昏睡，但能唤醒，呼吸深慢、瞳孔缩小、对光反射存在。
（3）麻痹期：深昏迷、潮式呼吸、呼吸衰竭，瞳孔对光反射及生理腱反射消失，锥体束征阳性，皮肤冰冷、体温降低，血压下降、脉搏细速。偶尔发生非心源性肺水肿。
（4）恢复期：便秘、尿潴留、疲劳、四肢乏力。

知识点4：阿片类药物中毒的并发症　　　　　　副高：熟练掌握　　正高：熟练掌握

非心源性肺水肿不少见，但发生机制尚不明确，可能不是一种对污染物的变态反应，因为这一情形在过量应用吗啡、美沙酮和未掺假的海洛因都能见到。昏迷患者常有肺部感染、休克等并发症。

知识点5：阿片类药物中毒的辅助检查　　　　　副高：熟练掌握　　正高：熟练掌握

血、尿或胃内容物中可检测出阿片类药物：定性实验呈阳性结果，中毒参考剂量为

0.1~1.0mg/L。

知识点6：阿片类药物中毒的诊断　　　　　　副高：熟练掌握　　正高：熟练掌握

　　昏迷、针尖样瞳孔和呼吸抑制三联征是阿片类药物中毒的有力证据，阿片类药物接触史、毒品滥用史则可更进一步支持诊断。

知识点7：阿片类药物中毒与重度有机磷杀虫药中毒的鉴别诊断
　　　　　　　　　　　　　　　　　　　　　　　副高：熟练掌握　　正高：熟练掌握

　　重度有机磷杀虫药中毒可能出现昏迷，瞳孔缩小呈针尖样大小，但结合其毒蕈碱样症状、烟碱样症状和全血胆碱酯酶活性减低不难与之鉴别。

知识点8：阿片类药物中毒与急性大量脑桥出血的鉴别诊断
　　　　　　　　　　　　　　　　　　　　　　　副高：熟练掌握　　正高：熟练掌握

　　急性大量脑桥出血（血肿>5ml）累及双侧被盖和基底部时，患者常于数分钟内陷入昏迷，双侧瞳孔针尖样大小，并可能出现中枢性呼吸障碍，但患者同时可有头眼反射减弱或消失、四肢瘫痪、去皮质强直、双侧病理征、呕吐咖啡样胃内容物、中枢性高热等表现，头颅CT检查可明确鉴别。混合性中毒不少见，必要时可取血、尿或胃内容物进行毒物检测。

知识点9：阿片类药物中毒的治疗方法　　　　副高：熟练掌握　　正高：熟练掌握

　　（1）清除毒物：口服中毒者迅速洗胃，因该类物质抑制胃肠蠕动，故无论服用时间多长都应洗胃，然后灌入活性炭，给予甘露醇导泻、输液、利尿，促进毒物排泄。

　　（2）尽早使用特效解毒剂：①纳洛酮：一般以0.4mg/h速度静脉滴注，直至中毒症状缓解后改为0.1mg/h维持，以防反跳。重度中毒者用纳洛酮首剂0.4~0.8mg肌注或静注，必要时10~15分钟后可重复，亦可纳洛酮2mg加入5%葡萄糖溶液500ml中静滴，直至呼吸恢复，总量可达10mg。若纳洛酮总量已达10mg，而仍未见任何疗效，则应怀疑诊断的准确性。②烯丙吗啡：有对抗吗啡的作用，并有一定的镇痛作用。用法：每次5~10mg，静注或肌注，必要对10~15分钟后可重复给予，总量不超过40mg。

　　（3）对症支持疗法：补液维持水、电解质及酸碱平衡，纠正休克，同时保持呼吸道通畅，吸氧，适量应用呼吸兴奋剂，必要时行气管插管、机械通气。

　　（4）重度海洛因戒断综合征：少数海洛因吸食者终止吸毒后可出现昏迷、发绀、瞳孔缩小等严重临床表现，与海洛因重度中毒相似，治疗时不能使用纳洛酮。除支持呼吸外，吗啡10mg稀释后缓慢静脉注射，如20分钟无明显改善，再静注5~10mg，暂时解除其严重戒断症状，挽救生命。

第八节 苯丙胺中毒

知识点1：苯丙胺类药物的种类及中毒原因	副高：熟练掌握 正高：熟练掌握

苯丙胺类药物包括苯丙胺、麻黄碱、苯丙醇胺、亚甲二氧甲基苯丙胺、去氧麻黄碱、芬氟拉明和安非拉酮。苯丙胺一般中毒剂量为一次15～20mg，成人最小致死量为0.15～0.2g；去氧麻黄碱中枢兴奋作用强于苯丙胺，1.5mg/kg即可致死；芬氟拉明的致死量成人为1.6g，儿童为30mg；安非拉酮的中毒症状较芬氟拉明轻。

知识点2：苯丙胺类药物的中毒机制	副高：熟练掌握 正高：熟练掌握

苯丙胺类兴奋剂进入脑部速度快，并在脑组织中蓄积。一般在摄入数分钟内即可产生外周和中枢作用，苯丙胺在人体的半衰期为7～11小时。苯丙胺系非儿茶酚胺拟肾上腺素药，可兴奋α和β肾上腺素受体，主要影响中脑边缘区，产生欣快感；刺激延髓呼吸中枢，使呼吸频率和呼吸深度增加。对心血管系统产生兴奋作用可使血压升高、心率增快。抑制摄食中枢，导致食欲下降。可导致体温升高。作用于瞳孔括约肌，可使瞳孔扩大。滥用过量可产生幻觉、妄想、认知功能的损害。长期大量滥用可导致神经系统永久性损害。

知识点3：苯丙胺类药物中毒的临床表现	副高：熟练掌握 正高：熟练掌握

（1）中枢神经系统：轻度中毒者有情绪紧张，激动不安、幻想、焦虑和谵妄；严重者可致精神错乱、惊厥、自杀或伤人；长时间兴奋后，常出现疲劳和抑制，甚至发生昏迷、呼吸表浅、呼吸衰竭。

（2）心血管系统：有显著高血压或低血压，心动过速、期前收缩或其他心律失常，心绞痛，晕厥或循环衰竭等表现。

（3）消化系统：可出现腹痛、腹胀、腹泻等症状。

（4）其他：有些患者出现脑出血及其他部位出血症状。

知识点4：苯丙胺类药物中毒的辅助检查	副高：熟练掌握 正高：熟练掌握

（1）心电图可见各种心律失常。

（2）血钾＜3.5mmol/L，血糖＞6.1mmol/L或3.9mmol/L，代谢性酸中毒（pH＜7.35，BE＜-3）。

（3）急性肾衰竭。

（4）血、尿检测到毒物，有助于确立诊断。

知识点5：苯丙胺类药物中毒的治疗方法　　　　副高：熟练掌握　正高：熟练掌握

（1）将患者置于安静环境，减少或避免刺激。

（2）清除毒物：口服中毒者可催吐、洗胃、活性炭吸附、甘露醇或硫酸钠导泻。严重者可行血液灌流，也可行腹膜或血液透析清除毒物。

（3）对症治疗：①保持呼吸道通畅，对频发抽搐、呼吸困难者，应及时行气管插管，必要时机械通气。②酸化尿液，为加快苯丙胺排泄，可口服氯化铵1～2g，3次/天；或静滴维生素C，8g/d，使尿液pH维持在6以下。如患者有高热、出汗、代谢性酸中毒，则不宜酸化尿液。③昏迷患者可用纳洛酮。④惊厥患者可缓慢静注苯二氮䓬类药物。如地西泮10～20mg静脉注射，必要时15分钟重复一次。⑤严重高血压患者，可导致颅内出血，如舒张压大于120mmHg，应予紧急处理，可使用酚妥拉明或硝普钠等药物。⑥心力衰竭患者可使用地高辛，禁用磷酸二酯酶抑制剂。⑦出现急性精神障碍症状，如幻觉、妄想、意识障碍、伤人行为等，可选用氟哌啶醇2～5mg肌注，视病情调整剂量。

第九节　可卡因中毒

知识点1：可卡因的特性及中毒病因　　　　副高：熟练掌握　正高：熟练掌握

可卡因的纯品为白色结晶或粉末，无臭、味略苦，难溶于水，可溶于多种有机溶剂。可卡因属苯甲酸酯化合物，为中枢神经系统兴奋剂，具有中枢神经兴奋、心血管系统毒性及麻醉等作用。连续长期服用易成瘾。

知识点2：可卡因中毒的毒理　　　　副高：熟练掌握　正高：熟练掌握

可卡因可经消化道、呼吸道、皮下注射、肌内注射等多种途径吸收。吸收后分布于全身各种组织，并可透过血脑屏障和胎盘屏障。大鼠静脉LD_{50}约为17.5mg/kg，人经口最低致死剂量为0.5～1.3g，鼻吸为0.05～5g，静脉注射约为0.02g，但可卡因成瘾者耐受剂量可达5g以上。

可卡因对中枢神经系统有兴奋作用，剂量较大时由于脊髓反射强化产生强直性抽搐，延髓过度兴奋后常出现抑制，导致中枢性呼吸循环衰竭；直接作用于体温调节中枢使体温升高，还可使肌肉活动增多和产热增加，同时使血管收缩减少散热，从而导致中毒后高热的发生。

知识点3：可卡因中毒的临床症状　　　　副高：熟练掌握　正高：熟练掌握

（1）中枢神经系统症状：产生强烈振奋、警觉、机敏、欣快，以及自觉坚强有力的状态。

（2）循环呼吸系统：小剂量可卡因中毒导致缓慢性心律失常，大剂量则使心率增快，呼吸急促，甚至死亡。

（3）其他：反复鼻吸可卡因可造成鼻黏膜损伤，静脉注射可引起肝炎、细菌性心内膜炎等感染合并症和栓塞的发生。

知识点4：可卡因中毒体征　　　　　　　　副高：熟练掌握　　正高：熟练掌握

躯体症状有瞳孔扩大、心动过速、血压升高、呼吸变促、体温上升、肢体震颤、反射亢进、肌肉抽搐、癫痫大发作，不眠及极端紧张，心力衰竭，呼吸衰竭，甚至死亡；精神症状为怀疑，偏执、迫害妄想导致伤人及自残的发生。

知识点5：可卡因中毒的诊断要点　　　　　　副高：熟练掌握　　正高：熟练掌握

（1）过量使用或误用史。

（2）典型症状：高血压、心动过速、皮肤苍白、室性心律失常、偏执状态（长期应用）、癫痫发作（对于癫痫患者小剂量即可发生）和中枢神经系统抑制（大剂量），特别是髓核呼吸抑制。

（3）胃内容物、血、尿毒物鉴定阳性。

知识点6：可卡因中毒的一般治疗方法　　　　副高：熟练掌握　　正高：熟练掌握

建立静脉通道，静脉补液，补液后适当利尿，密切观察。若误服或口服大量可卡因中毒时，应立即催吐，并用生理盐水进行洗胃。

知识点7：可卡因中毒的对症处理方法　　　　副高：熟练掌握　　正高：熟练掌握

（1）保持呼吸道通畅：如果出现呼吸抑制或昏迷，应尽早行气管插管和机械通气。

（2）持续心电监护：室性心律失常时可给予拉贝洛尔50mg静推，后静滴1～2mg/min维持。利多卡因可引起癫痫发作，故需谨慎使用，即刻静推50～100mg，后1～4mg/min静滴。如果拉贝洛尔无效，可试用苯妥英（250mg，大于5分钟），尤其适用于癫痫发作者。

（3）监测中心体温以发现高热：必要时予以降温措施，使体温控制在38.5℃以下。氯丙嗪250mg肌注，但要注意预防过度镇静和低血压的发生。

（4）高血压应用拉贝洛尔50mg静推，而后静滴1～2mg/min，血压控制后停用。

（5）出现癫痫，地西泮10～30mg静推。在用可卡因后出现新的灶性癫痫发作，常提示有局部缺血或出血，行头颅CT检查。

第十节　致幻剂中毒

知识点1：致幻剂的概念　　　　　　　　　　副高：熟练掌握　　正高：熟练掌握

致幻剂是一类在不影响意识和记忆的情况下改变人的知觉、思维和情感活动的化合物。

常用的有麦角二乙胺、麦色卡林、西洛西滨、二甲基色胺等。

知识点2：致幻剂中毒的原因　　　　　副高：熟练掌握　正高：熟练掌握

大部分中毒患者为口服，长期大量应用致幻剂。

知识点3：致幻剂的中毒机制　　　　　副高：熟练掌握　正高：熟练掌握

致幻剂的化学作用机制尚不清楚。致幻剂可兴奋五羟色胺受体，改变脑内五羟色胺及多巴胺活性，致中枢及周围交感神经兴奋。表现为瞳孔扩大、面色潮红、结膜充血、流泪流涎、肢体震颤、反射增强及轻微的运动功能失调、脉搏加快、血压上升、体温升高。

知识点4：致幻剂中毒的临床表现　　　　副高：熟练掌握　正高：熟练掌握

（1）轻到中度中毒：患者可出现行走不稳，但自觉清醒、连贯和适应。表现类偏执狂等奇异表现，位于险境而不自知。出现幻觉、幻视、定向力障碍、意识障碍、错觉、失去人格、视觉及感知行为障碍、行为异常、暴力行为、颤抖、眩晕、恐慌发作，甚至抽搐等表现，以及恶心、呕吐等中毒表现。

（2）重度中毒：出现高热、高血压及心律失常等症状。高热患者出现感觉迟钝，焦虑不安、出汗及反射亢进，严重者可致凝血异常、横纹肌溶解及多脏器衰竭。

知识点5：致幻剂中毒的体征　　　　　副高：熟练掌握　正高：熟练掌握

患者神志障碍，定向力障碍，心率增快，血压增高。

知识点6：致幻剂中毒的治疗方法　　　　副高：熟练掌握　正高：熟练掌握

危险的踉跄行走或惊恐发作的患者，应将其置于安静、黑暗的房间，温和的谈话。烦躁不安者，给予地西泮或氟哌啶醇等对症治疗，禁用吩噻嗪类药物；抽搐者，及时给予地西泮类镇静治疗，保护气道，防止窒息或摔伤。诊断为本病者，应留院观察，至上述症状基本缓解后才可出院。

第十一节　急性一氧化碳中毒

知识点1：急性一氧化碳中毒的概念　　　副高：熟练掌握　正高：熟练掌握

一氧化碳（CO）是无色、无味、无刺激性的剧毒气体，不溶于水。急性一氧化碳中毒是机体在短时间内吸入较高浓度的一氧化碳，导致组织缺氧，临床上主要表现为意识障碍，严重者可引起死亡，急性一氧化碳中毒在冬季是急诊常见的危重病之一。

知识点2：急性一氧化碳中毒的病因　　　　　副高：熟练掌握　　正高：熟练掌握

一氧化碳是最常见的窒息性气体，在生产和生活中，含碳物质燃烧不完全时，都可产生一氧化碳，导致一氧化碳中毒的原因有以下两大类。

（1）工业生产性中毒：某些职业在生产过程中接触一氧化碳，如炼铁、炼焦、矿井放炮、煤矿瓦斯爆炸、内燃机排出的废气等均可产生一氧化碳；在合成氨、甲醇及丙酮的生产过程中需用一氧化碳作原料，如防护不周或通风不良时，可发生一氧化碳中毒。

（2）生活性中毒：家庭用煤炉排烟不畅是一氧化碳中毒最常见的原因。此外，煤气管道泄漏、在通风不良的浴室内用燃气加热淋浴也可导致一氧化碳中毒。

知识点3：急性一氧化碳中毒的机制　　　　　副高：熟练掌握　　正高：熟练掌握

含碳物质的不全燃烧均可产生一氧化碳，如果吸入过量的一氧化碳，可产生中毒。一氧化碳经呼吸道进入人体后，与血红蛋白结合形成碳氧血红蛋白。一氧化碳与血红蛋白结合的亲和力是氧与血红蛋白结合亲和力的 $250 \sim 300$ 倍，而HbCO的解离速度又是 HbO 的 $1/3600$，这些差异阻碍氧气与血红蛋白的结合，造成组织缺氧。组织缺氧使机体出现严重的能量代谢障碍，引起细胞功能障碍及病理性损伤。中枢神经系统对缺氧最为敏感，因此，缺氧时首先损伤大脑，缺氧5分钟，大脑就会出现不可逆的损害。同时一氧化碳可与细胞色素C氧化酶结合，阻碍呼吸链中电子的传递，阻碍氧化磷酸化，使细胞呼吸障碍，从而产生细胞损伤，引起一系列临床症状。

知识点4：一氧化碳中毒的分类及临床表现　　　　副高：熟练掌握　　正高：熟练掌握

（1）轻度中毒：接触一氧化碳时间短，血液中碳氧血红蛋白浓度为 $10\% \sim 20\%$，表现为头痛、头晕、心悸、恶心、呕吐、乏力等，可能出现短暂的晕厥。上述症状一般较轻，在脱离中毒环境，吸入新鲜空气或氧气后可迅速消失，一般无后遗症状。

（2）中度中毒：接触一氧化碳时间稍长，血液中碳氧血红蛋白浓度为 $30\% \sim 40\%$，部分中毒患者的皮肤黏膜会出现樱桃红色；还有部分患者可出现意识障碍。在脱离中毒环境，吸入氧气后，患者可在数天后恢复，很少留有后遗症。

（3）重度中毒：接触一氧化碳时间很长，吸入一氧化碳过多，血液中碳氧血红蛋白浓度在50%以上。患者会出现生命体征不稳定的情况，包括血压下降、呼吸急促、四肢厥冷、外周氧饱和度降低，甚至死亡。如患者在重度中毒中被抢救成功，因脑缺氧时间长，很多患者留有痴呆、记忆力减退等神经功能障碍，更有甚者，可能进入持续植物状态。

（4）急性一氧化碳中毒迟发性脑病：急性一氧化碳中毒迟发性脑病是指部分急性一氧化碳中毒患者在急性期意识障碍恢复正常后，经过一段时间的"假愈期"，突然出现以精神和脑局灶损害症状为主的脑功能障碍。一般发生在急性中毒后 $2 \sim 30$ 天内，是一氧化碳中毒后常见的并发症，如不及时治疗，轻者会遗留神经症状，重者会影响生命。

知识点5：重度一氧化碳中毒常出现的并发症　　　副高：熟练掌握　正高：熟练掌握

（1）吸入性肺炎和肺水肿。

（2）心肌损害：出现心律失常，偶尔可发生心肌梗死。

（3）皮肤水疱：多见于昏迷时肢体受压迫的部位。由于该部位肌肉血液供给受阻而导致压迫性肌肉坏死。

（4）急性肾衰竭：坏死肌肉释放的肌球蛋白可引起急性肾小管坏死。

（5）脑局灶损害：出现锥体系或锥体外系损害体征。

（6）上消化道出血。

知识点6：急性一氧化碳中毒的院前急救　　　副高：熟练掌握　正高：熟练掌握

对于怀疑一氧化碳中毒的患者，作为到达现场的医护人员，首先最重要的是评估周围环境的安全性，并使患者迅速脱离中毒环境。如在密闭的空间，尽量通风；如现场封闭又有一氧化碳持续排出时，要请专业人员携带氧气及面罩进行施救。患者脱离中毒环境后，应再次对患者进行评估。如呼吸心搏停止，按照心肺复苏抢救；如生命体征平稳，则给予吸氧、保持呼吸道通畅。

知识点7：急性一氧化碳中毒的院内急救　　　副高：熟练掌握　正高：熟练掌握

（1）吸氧、保持呼吸道通畅、卧床休息。

（2）高压氧治疗：高压氧治疗一般在中毒后4小时内开始效果最佳。

（3）防治脑水肿：因一氧化碳中毒引起组织的缺氧，神经系统对缺氧最为敏感，一氧化碳中毒后常会出现脑水肿，可适当给予甘露醇、甘油果糖、呋塞米、地塞米松等脱水。如由于脑水肿导致抽搐，急性期可予地西泮控制症状，对症处理。

（4）促进脑功能恢复：可采用胞二磷胆碱500～1000mg加入5%葡萄糖溶液250ml静脉滴注，1次/天，或醒脑静2～4ml肌内注射，2次/天。

（5）防止并发症：对于长期卧床的患者注意有无坠积性肺炎、压疮等。如患者出现发热，要搜索感染源，必要时使用抗生素控制感染。体温过高会加快脑代谢，如患者出现发热，应积极处理，采用物理和/或药物降温。

第十二节　急性硫化氢中毒

知识点1：急性硫化氢中毒的机制　　　副高：熟练掌握　正高：熟练掌握

硫化氢具有"臭蛋样"气味，可通过呼吸道、消化道及皮肤接触吸收，绝大部分硫化氢中毒是通过呼吸道进入体内所致。硫化氢被吸入人体后，很快溶解在水中，与钠离子结合成硫化钠，刺激呼吸道黏膜会引起呼吸道炎症、肺水肿，作用在结膜，会导致结膜炎。同时硫化氢也是细胞色素氧化酶的强抑制剂，能与细胞色素氧化酶中的三价铁离子结合，抑制电子传递和氧的利用，引起细胞缺氧和窒息。因脑组织对缺氧最敏感，故最易受损。硫化氢可直接作用于脑，低浓度起兴奋作用，高浓度则起抑制作用，引起昏迷、呼吸中枢和血管运动中枢麻痹，还可引起反射性呼吸心脏骤停甚至死亡，临床上称为"电击样"死亡。

知识点2：急性硫化氢中毒的临床表现   副高：熟练掌握   正高：熟练掌握

急性硫化氢中毒一般发病迅速，短时间暴露在高硫化氢浓度的中毒表现比长时间暴露在低硫化氢浓度严重，出现以脑和/或呼吸系统损害为主的临床表现，其表现因暴露环境中硫化氢的浓度等因素不同而有明显差异。

（1）环境中硫化氢浓度（50~100）$\times 10^{-6}$g/L：主要是眼球和上呼吸道的刺激症状，表现为畏光、流泪、眼刺痛、流涕、咽喉部灼热感，胸闷及刺激性干咳。查体可见眼结膜充血、肺部可有干啰音，脱离接触后短期内可恢复。

（2）环境中硫化氢浓度（100~300）$\times 10^{-6}$g/L：除上述轻度中毒的症状外，还会出现中枢神经系统症状，包括头痛、头晕、易激动、烦躁、意识模糊、谵妄、癫痫样抽搐，甚至呈全身强直性阵挛发作等；消化系统中毒症状有恶心、呕吐、肝功能障碍。眼底检查可见视盘水肿、角膜水肿。部分患者有胸部X线显示肺纹理增粗或有片状阴影等肺水肿表现。

（3）环境中硫化氢浓度>700$\times 10^{-6}$g/L：接触极高浓度硫化氢后可发生"电击样"死亡，患者常会出现头晕、头痛、烦躁、谵妄，意识障碍，在接触后数秒或数分钟内可发生呼吸心脏骤停。

知识点3：急性硫化氢中毒的实验室检查   副高：熟练掌握   正高：熟练掌握

尚无特异性实验室检查指标。为鉴定工作场所是否有硫化氢时，可将乙酸试纸浸入2%乙酸铅乙醇溶液中，至现场暴露30秒，如为绿黄色、棕色、黑色中的任意一种颜色，即可提示存在硫化氢。但该反应无特异性，如存在其他的含硫化合物也会出现类似反应。有条件可测定血及尿中硫酸盐含量。

知识点4：急性硫化氢中毒的诊断要点   副高：熟练掌握   正高：熟练掌握

（1）有明确的硫化氢接触史。
（2）患者的衣物和呼气有臭蛋气味可作为接触硫化氢的指标。
（3）事故现场可产生或测得硫化氢。
（4）接触毒物后，迅速出现以脑和/或呼吸系统损害为主的表现。
（5）排除急性脑血管意外、心肌梗死等疾病后，方可作出诊断。

（1）院前急救：立即将患者移至空气新鲜的地方，脱去受污染衣物，保暖，严密观察呼吸功能。有窒息时，应立即清理气道，给氧，必要时建立人工气道。

（2）高压氧治疗：高压氧治疗可迅速提高血氧含量，竞争性抑制一氧化氮和细胞色素氧化酶的结合。凡昏迷者，宜立即行高压氧治疗，每日1～2次，10～20次1个疗程，一般用1～2个疗程。

（3）对症支持治疗：对于躁动不安者可给予冬眠疗法，同时早期、足量、短程地应用糖皮质激素预防肺水肿及脑水肿，另外可大剂量使用谷胱甘肽等药物，加强细胞氧化能力，加速对硫化氢的解毒作用。危重患者可考虑使用血浆置换，以将失活的细胞色素氧化酶及游离的硫化氢清除，每次可交换血浆500ml。同时使用抗生素预防感染。

（4）眼受刺激的处理：轻度时应立即用温水或2%碳酸氢钠溶液，然后用4%硼酸水清洗眼部，同时以抗生素眼药水、醋酸可的松滴眼液滴眼，或者两者同时应用，每日4次以上。

第十三节　急性砷化氢中毒

砷化氢气体是一种强烈的溶血性毒物，短时间内吸入高浓度砷化氢可发生急性中毒。重度中毒主要表现为急性血管内溶血，造成全身多器官损害，特别是急性肾衰竭尤为常见，病死率高。

砷化氢是某些生产过程中生成的废气，含砷矿石在冶炼、储存、深加工等过程中易有砷化氢产生。作业人员与这些职业接触后，若无防护措施，砷化氢气体通过呼吸道吸入引起急性中毒。

砷化氢是一种气态毒物，常压下为无色、带大蒜气味的气体，比重2.27，重于空气，遇火易燃烧产生三氧化二砷，加热至230℃则分解为元素砷及氧气。毒物主要经呼吸道侵入体内，并迅速吸收入血，在血液中很快与红细胞结合，引起溶血，并形成砷血红蛋白复合物和砷的氧化物，随血液循环分布到全身脏器，储存于肝，肾、肺、脾、毛发、指甲、骨骼中，再经肾逐渐排出。

知识点4：砷化氢的中毒机制　　　　　　副高：熟练掌握　　正高：熟练掌握

（1）砷会与亚铁血红素第六配体的铁亚基结合，降低亚铁血红素与球蛋白组氨酸结合程度。

（2）砷化氢在某种程度上修饰球蛋白链与亚铁血红素的一部分，增加了亚铁血红素的释放。此外血红蛋白-骨骼蛋白复合物的形成也可能作为砷化氢中毒引起溶血机制的一部分，这种复合物是在血红蛋白氧化后产生，有球蛋白结合区域的红细胞膜内蛋白明显受到这种复合物的破坏。这些可能机制最终导致红细胞膜破损，引起溶血。

当严重溶血所产生的游离血红蛋白量超过血清结合珠蛋白的结合能力时，游离血红蛋白可分解为3个肽链组成的半分子从肾小球滤出，并形成管型堵塞肾小管，造成急性肾小管坏死（ATN），严重者可导致急性肾衰竭。

知识点5：砷化氢毒物造成肾缺血的主要原因　　　　副高：熟练掌握　　正高：熟练掌握

肾缺血的主要原因是强烈的血管内溶血反射性引起肾血管痉挛；游离血红蛋白管型、红细胞崩解产物等阻塞肾小管，同时造成尿液、代谢产物等进入间质，引起间质水肿，并进一步压迫肾小管、降低肾小球滤过压，上述原因引起肾小球滤出减少。肾小管细胞重吸收功能减退，而尿钠增高又可通过管球反馈机制，引起肾血管进一步痉挛，加重肾缺血。

知识点6：急性砷化氢中毒患者的心脏改变　　　　副高：熟练掌握　　正高：熟练掌握

心脏乳头肌及间质有散在出血，肌纤维断裂，灶性水肿及炎症。尸检证明，急性砷化氢中毒者心肌可见脂肪变性及退行性变。

知识点7：急性砷化氢中毒患者的肾脏改变　　　　副高：熟练掌握　　正高：熟练掌握

肾小球毛细血管内皮肿胀，基底膜疏松，肾小管上皮细胞变性坏死，以近曲及远曲小管病变为显著，肾小管病变严重，上皮细胞弥漫性重度空泡及颗粒变性，刷毛缘脱落，细胞扁平，管腔扩张，灶状及片状崩解脱落，裸基底膜形成。管腔可见大量血红蛋白管型及红细胞管型，部分肾小管上皮细胞内含有铁血黄素沉积，普鲁士蓝染色阳性。

知识点8：急性砷化氢中毒患者的肝脏改变　　　　副高：熟练掌握　　正高：熟练掌握

砷与肝亚细胞器中高分子砷结合蛋白及低分子砷结合物结合后，早期引起中央静脉周围肝窦扩张，肝细胞浊肿，胞质疏松，点状坏死，病变中央带明显，汇管区炎性细胞浸润，胆小管增生；中期则病变中央和周围带出现灶状坏死，炎性细胞浸润，胆小管增生更明显，肝细胞中出现较多微小脂滴；晚期除上述病变外，纤维化组织明显增生。

知识点9：急性砷化氢中毒的临床表现　　　　副高：熟练掌握　　正高：熟练掌握

当空气中砷化氢浓度达到0.5ppm时，即可引起急性中毒，但要经过数小时后才出现症状，空气中浓度越高，吸入量越多，症状发生越早则病情越重。暗红色尿通常是第一症状，随后出现腹痛、黄疸、贫血等症状。

（1）接触反应：具有乏力、头晕、头痛、恶心等症状，脱离接触后症状较快消失。

（2）轻度中毒：吸入低浓度砷化氢时，约10小时后有头痛、头晕、恶心、呕吐、腰痛、四肢无力及低热等症状，尿色发暗或深褐色，尿中出现蛋白、少量红细胞，尿胆原和尿隐血阳性，血中间接胆红素水平升高。

（3）中度中毒：除以上症状外，患者溶血较重，有寒战、发热、明显腰痛、腹痛、酱油色血红蛋白尿、巩膜深度黄染、贫血、肝大。

（4）重度中毒：大量溶血后，患者症状持续加重，病情急剧恶化，有明显的贫血、黄疸、部分患者皮肤呈古铜色或紫黑色、持久酱油色尿、尿量明显减少及无尿。出现血钾、肌酐、非蛋白氮升高等急性肾功能不全表现。患者很快昏迷，心电图检测有高血钾样变化，心动过速并伴心律失常，同时出现发绀、咳粉红色泡沫痰、双肺听诊大量湿啰音等表现，患者易死于急性心功能不全和肾功能不全。

知识点10：急性砷化氢中毒的辅助检查　　　　副高：熟练掌握　　正高：熟练掌握

（1）实验室检查：可见血中白细胞明显增多，核左移；红细胞数和血红蛋白水平降低，网织红细胞增多。尿中有血红蛋白、白细胞、红细胞管型。血中间接胆红素增高，血钾增高，血肌酐及非蛋白氮增高。

（2）毒物检测：尿砷是衡量人体砷吸收情况的重要指标，并且尿砷比血砷更为灵敏，更能指明砷的接触程度，所以测定人体内尿砷的浓度对生物监测和临床诊断具有重要的意义。正常人尿砷含量低于$50\mu g/L$，急性接触后6～12小时即增高。在全身吸收后1～2周还持续在高水平。

（3）超声检查：肾动脉阻力指数是砷化氢中毒肾脏损害评价治疗效果的敏感指标，是砷化氢中毒者肾脏损害诊断及鉴别诊断的一种简便而有效的方法。彩色多普勒超声为砷化氢中毒诊断及鉴别诊断提供了一种简便而有效的方法，对治疗效果的监测及预后评价很有实际意义。

知识点11：急性砷化氢中毒的接触反应的诊断　　　　副高：熟练掌握　　正高：熟练掌握

根据毒物接触史而仅有乏力等症状，无尿色改变、巩膜皮肤黄染等常见急性血管内溶血的临床表现，有关血管内溶血实验室检查均正常可作出诊断。

知识点 12：砷化氢的中毒诊断　　　　　副高：熟练掌握　正高：熟练掌握

急性血管内溶血为诊断起点，其诊断依据包括接触史、临床表现和实验室检查指标。酱油色尿，并有呕吐、腰背酸痛或腹痛、巩膜及皮肤黄染等血管内溶血特征性临床表现；实验室检查发现外周血血红蛋白水平下降、尿隐血试验阳性、血浆或尿游离血红蛋白增高。酱油色尿是明确出现血红蛋白尿的反映，虽已不是最早的游离血红蛋白血症的表现，但中毒后较早出现，是较实用易操作的溶血诊断起点指标之一。网织红细胞增高、血清间接胆红素增高、尿胆原增高，可作为诊断的参考指标。血清结合珠蛋白和肾小球滤过率列为急性血管内溶血和急性肾衰竭早期诊断的特异且敏感指标。

知识点 13：急性砷化氢中毒与胆囊炎和胆石症的鉴别诊断
　　　　　　　　　　　　　　　　　　　副高：熟练掌握　正高：熟练掌握

急性砷化氢中毒与胆囊炎、胆石症都具有腹痛、黄疸、白细胞增多等症状，易于误诊。但胆囊炎、胆石症常有胆绞痛史，疼痛主要位于右上腹，常放射到右肩部，墨菲征阳性，可伴有畏寒、发热，无明显红细胞及血红蛋白的下降，肾功能一般正常。B超、X线胆道造影、CT检查等可明确诊断。

知识点 14：急性砷化氢中毒与急性病毒性肝炎的鉴别诊断
　　　　　　　　　　　　　　　　　　　副高：熟练掌握　正高：熟练掌握

急性砷化氢中毒有头痛、头晕、恶心、呕吐、腰痛、四肢无力、巩膜深度黄染、贫血、肝大等临床表现，易与急性病毒性肝炎相混淆。但后者常起病相对缓慢，有全身乏力、食欲减退、恶心、呕吐、厌油、腹胀、肝区痛等临床表现，肝功能明显异常，结合病毒性肝炎免疫学检查有助于鉴别诊断。

知识点 15：急性砷化氢中毒与急性胃肠炎的鉴别诊断
　　　　　　　　　　　　　　　　　　　副高：熟练掌握　正高：熟练掌握

急性砷化氢中毒有恶心、呕吐、腹痛等临床表现，有时需与急性胃肠炎相鉴别。急性胃肠炎常有不洁饮食史、受凉等诱因，多有上腹部疼痛、腹泻，严重者可有发热、脱水表现。抗炎补液治疗有效。

知识点 16：急性砷化氢中毒的治疗——控制溶血　　副高：熟练掌握　正高：熟练掌握

急性中毒患者应立即脱离砷化氢接触，治疗重点是控制溶血的进一步发展，及早使用大剂量糖皮质激素，激素有稳定溶酶体膜、抗炎等作用，可阻断或减轻由溶血带来的多器官损害。根据溶血可能由红细胞内谷胱甘肽耗尽后不能清除自由基而发生的理论，早期应用大剂量各胱甘肽可减轻溶血。中毒早期地塞米松用量可为20～40mg/d，谷胱甘肽用量可为3.6g/d。

知识点17：急性砷化氢中毒的治疗——保护肾功能
副高：熟练掌握　正高：熟练掌握

急性血管内溶血有自限性，溶血期一般不超过5天，其高峰多在第3天。治疗重点在于及早保护肾功能，早期合理输液、正确应用利尿药以维持尿量，对保护肾功能甚为重要。轻度中毒者，可静脉滴注20%甘露醇125～250ml，5～10分钟注完，全日用量不宜超过750ml；对重度中毒者一般不主张使用甘露醇，而以呋塞米类利尿药为宜，必要时小剂量多巴胺 [0.5～3.0μg/（kg·min）] 与呋塞米合用利尿效果较好。

知识点18：急性砷化氢中毒的治疗——补充碱性溶液
副高：熟练掌握　正高：熟练掌握

在少尿期，补碱使尿液pH为7～8，可减少游离血红蛋白在肾小管内沉积，使毒物从尿中排出。常用碳酸氢钠静脉滴注8～10g/d，疗程5～7天。

知识点19：急性砷化氢中毒的治疗——血液净化疗法
副高：熟练掌握　正高：熟练掌握

血液净化疗法是抢救重症患者的有效手段之一，应尽早采用。病情符合下列任何一项者，均为血液净化疗法指征：①全身皮肤明显黄染或呈古铜色或紫黑色；②少尿或无尿，用利尿药治疗无效；③肌酐>442μmol/L（5mg/dl）或每日增高幅度>44.2μmol/L（0.5mg/dl）。

知识点20：急性砷化氢中毒的预后
副高：熟练掌握　正高：熟练掌握

接触反应者脱离毒物环境症状较快消失，轻度中毒者适当治疗2～3天或以后可以痊愈，中、重度中毒者容易引起MODS使得病情复杂，变化快，病死率高。

第十四节　急性氰化物中毒

知识点1：氰化物的种类
副高：熟练掌握　正高：熟练掌握

氰化物为分子结构中含有氰基（CN⁻）的化合物，多有剧毒。常见的氰化物主要有氢氰酸、氰酸盐、腈类、氰甲酸脂、胩类及卤素氰化物等。氰酸盐、腈类、氰甲酸脂及胩类在人体内可放出氰离子（CN⁻），氰酸盐遇酸或高温可生成氰化物，均有剧毒。

知识点2：急性氰化物中毒的病因 副高：熟练掌握 正高：熟练掌握

职业性氰化物中毒是通过呼吸道吸入和皮肤吸收引起的，生活性中毒以口服为主。某些植物果仁如苦杏仁、桃仁、樱桃仁、枇杷仁、亚麻仁、李仁、杨梅仁均含有苦杏仁苷（氰苷），在果仁中的苦杏仁苷酶或被食入后在胃酸作用下可释放出氢氰酸。南方的木薯，其木薯苷水解后可释出氢氰酸，生食不当可致中毒。东北的高粱秆、西北的醉马草中亦含有氰苷，可致中毒。

知识点3：急性氰化物中毒的中毒机制 副高：熟练掌握 正高：熟练掌握

氰化物的毒性很大程度上取决于代谢过程中析出氰离子的速度和量。口腔黏膜和胃肠道均能充分吸收。氰化物进入人体后析出氰离子（CN^-），为细胞原浆毒，对细胞内数十种氧化酶、脱氢酶、脱羧酶有抑制作用。但主要是与细胞线粒体内氧化型细胞色素氧化酶的三价铁结合，阻止了氧化酶中三价铁的还原，也就阻断了氧化过程中的电子传递，使组织细胞不能利用氧，形成了内窒息。此时，血液中虽有足够的氧，但不能为组织细胞所利用。故氰化物中毒时，静脉血呈鲜红色，动静脉血氧差自正常的4%~6%降至1%~1.5%。由于中枢神经系统对缺氧最为敏感，故首先受累，尤以呼吸及血管运动中枢为甚，先兴奋，后抑制，呼吸麻痹是氰化物中毒的最严重表现。某些腈类化合物在体内不释放氰离子（CN^-），但其本身具有直接对中枢神经系统的抑制作用，或具有轻微的呼吸道刺激作用或致敏作用（如异氰酸酯类、硫氰酸之类等）。氰酸盐对消化道有腐蚀性，口服致死量氢氰酸为0.06g，氰酸盐0.1~0.3g。成年人服苦杏仁40~60粒，小儿服10~20粒可引起中毒，甚至死亡。

知识点4：急性氰化物中毒的临床分期 副高：熟练掌握 正高：熟练掌握

（1）前驱期：吸入者可感眼、咽喉及上呼吸道刺激性不适，呼吸增快，呼出气有苦杏仁味，头晕，恶心。口服者有口咽灼热、麻木、流涎、恶心、呕吐、头痛、乏力、耳鸣、胸闷及便意。一般此期短暂。

（2）呼吸困难期：紧接上期出现胸部紧迫感，呼吸困难、心悸、血压升高、脉快、心律失常、瞳孔先缩小后散大、眼球突出、视力、听力减退，意识模糊至昏迷，时有肢体痉挛，皮肤黏膜呈鲜红色。

（3）惊厥期：患者出现强制性或阵发性痉挛，甚至角弓反张，大小便失禁，大汗，血压下降，有呼吸暂停现象。

（4）麻痹期：全身肌肉松弛，感觉和反射消失，呼吸浅慢，甚至呼吸停止。若能抢救及时，可使病情进展停止。

知识点5：急性氰化物中毒的治疗措施 副高：熟练掌握 正高：熟练掌握

（1）现场急救：如系吸入中毒，立即戴上防毒面具，使患者迅速脱离中毒现场；如系体液染毒，立即脱去污染衣物，同时冲洗污染皮肤。呼吸停止者行人工呼吸，给予呼吸兴奋药。

（2）解毒药物的应用：①立即将亚硝酸异戊酯1或2支放在手帕中压碎，放在患者口鼻前吸入15～30秒，间隔2～3分钟再吸1支，直至静脉注射亚硝酸盐为止（一般连续用5或6支）；②在吸入亚硝酸异戊酯的同时，尽快准备好3%亚硝酸钠注射液，按6～12ml/kg加入25%～50%葡萄糖液20～40ml中缓慢静脉滴注（2～3ml/min），注射时注意血压，一旦发现血压下降，立即停药。上述两药仅限于刚吞入毒物，现场抢救时有效；③在注射完亚硝酸钠后，随即用同一针头再注入50%硫代硫酸钠（大苏打）20～40ml，必要时可在1小时后重复注射半量或全量，轻度中毒者单用此药即可。

（3）洗胃：如系口服中毒者，可用大量5%硫代硫酸钠溶液或1∶5000高锰酸钾溶液或3%过氧化氢溶液洗胃（忌用活性炭），以使胃内氰化物变为不活动的氰酸盐。洗胃后再给硫酸亚铁溶液，每10分钟1汤匙，可使氰化物生成无毒的亚铁氰化铁。由于氰化物吸收极快，故洗胃可在上述解毒药应用后再进行。

（4）高浓度给氧：近来研究证明，高流量吸氧可使氰化物与细胞色素氧化酶的结合逆转，并促进硫代硫酸钠与氰化物结合生成硫氰酸盐。有条件应尽早使用高压氧疗法。

（5）对症支持疗法：皮肤灼伤可用1∶5000高锰酸钾液擦洗或大量清水冲洗。恢复期可用大剂量维生素C，亦可应用细胞色素C。

第十五节　急性乙醇中毒

知识点1：急性乙醇中毒的概念	副高：熟练掌握　正高：熟练掌握

机体一次摄入过量乙醇或酒类饮料可引起先兴奋后抑制的神经精神症状，严重者甚至出现呼吸抑制及休克，临床上称为急性乙醇中毒或急性酒精中毒。

知识点2：急性乙醇中毒的病因	副高：熟练掌握　正高：熟练掌握

一次大量饮用含乙醇高的烈性酒易引起急性中毒，醉酒为其常见表现。由于人体对乙醇的耐受量差异很大，故可引起酒醉的乙醇摄入量相差也很大，偶有因吸入大量乙醇蒸气而致中毒者。

知识点3：乙醇的代谢	副高：熟练掌握　正高：熟练掌握

乙醇进入体内0.5～3小时在胃和小肠内完全吸收，分布于体内所有含水组织及体液中，包括脑和肺泡中。血中乙醇浓度可直接反映全身的乙醇浓度，90%在肝脏内代谢、分解，其余10%乙醇经肾和肺排出。当乙醇进入肝脏内时，被乙醇脱氢酶氧化为乙醛，乙醛经醛脱氢酶氧化为乙酸，乙酸转化为乙酰辅酶A进入三羧酸循环，最后代谢为CO_2和H_2O。上述过程是限速反应，其清除率约为2.2mmol/（kg·h），成人每小时可清除乙醇约7g（纯乙醇

9ml）。血中乙醇浓度下降速度约0.43mmol/h。大多数成人乙醇致死量为一次饮酒相当于含纯乙醇250～500ml的酒精制品。

知识点4：乙醇的急性毒害作用　　　　　　副高：熟练掌握　　正高：熟练掌握

（1）中枢神经系统抑制作用：乙醇具有脂溶性，经血液循环进入大脑可迅速透过大脑神经细胞膜，并作用于膜上的酶而影响细胞的功能。

（2）代谢异常：乙醇在肝细胞内代谢生成大量还原型烟酰胺腺嘌呤二核苷酸（NADH），使之与氧化型的比值（NADH/NAD）增高，甚至可高达正常的2～3倍。相继发生乳酸增高、酮体蓄积，导致代谢性酸中毒糖异生受阻和血糖降低。

知识点5：乙醇的长期耐受性、依赖性和戒断综合征
　　　　　　　　　　　　　　　　　　　副高：熟练掌握　　正高：熟练掌握

（1）耐受性：饮酒后产生轻松、兴奋的欣快感。长时间饮酒，产生耐受性，需要增加饮酒量才能达到原有的效果。

（2）依赖性：为了获得饮酒后特殊快感，渴望饮酒，这是精神依赖性。生理依赖性是指机体对乙醇产生的适应性改变，一旦停用则产生难以忍受的不适感。

（3）戒断综合征：长期饮酒后已形成身体依赖，一旦停止饮酒或减少饮酒量，可出现与酒精中毒相反的症状。机制可能是戒酒使酒精抑制GABA的作用明显减弱，同时血浆中去甲肾上腺素浓度升高，出现交感神经兴奋症状如多汗、战栗等。

知识点6：长期酗酒的危害　　　　　　　副高：熟练掌握　　正高：熟练掌握

（1）营养缺乏：长期大量饮酒后进食减少，可造成明显的营养缺乏。缺维生素B_1可引起Wernicke-Korsakoff综合征、周围神经麻痹等症状。个体对维生素B_1需要量增多的遗传性，也可能作为发病的原因。叶酸缺乏可引起巨幼细胞贫血。长期饮酒饥饿时，应补充糖和多种维生素。

（2）毒性作用：乙醇对黏膜和腺体分泌有刺激作用，可引起食管炎、胃炎、胰腺炎。乙醇在体内代谢过程中产生的自由基，可引起细胞膜脂质过氧化，造成肝细胞坏死，肝功能异常。

知识点7：急性乙醇中毒的临床表现　　　　副高：熟练掌握　　正高：熟练掌握

一次性大量饮酒可引起中枢神经系统抑制等中毒症状，其表现与饮酒量和血乙醇浓度以及个人耐受性相关，临床上将急性中毒反应分为三期。

（1）兴奋期：血乙醇浓度达到11mmol/L（50mg/dl）时即感头痛、欣快、兴奋；血乙醇浓度达到16mmol/L（75mg/dl）时，健谈、饶舌、情绪不稳定、自负、易激怒，可有粗鲁行为或攻击行动，也可能沉默、孤僻；浓度达到22mmol/L（100mg/dl）时，驾车易发生车祸。

（2）共济失调期：血乙醇浓度达到33mmol/L（150mg/dl）时，出现肌肉运动不协调，行动笨拙，言语含糊不清，眼球震颤，视物模糊，复视，步态不稳，出现明显共济失调；浓度达到43mmol/L（200mg/dl）时，出现恶心、呕吐、厌倦。

（3）昏迷期：血乙醇浓度升至54mmol/L时，患者进入昏迷期，表现为昏睡、瞳孔散大、体温降低；血乙醇超过87mmol/L时，患者陷入深昏迷，心率增快、血压下降、呼吸慢而有鼾音，可由于呼吸、循环衰竭危及生命。

知识点8：戒断综合征的临床表现　　　副高：熟练掌握　　正高：熟练掌握

长期酗酒者，突然停止饮酒或减少酒量后，可发生下列4种不同类型戒断综合征的反应。

（1）单纯性阶段反应：在减少饮酒后6～24小时发病。出现震颤、焦虑不安、兴奋、失眠、心动过速、血压升高、大量出汗、恶心、呕吐。多在2～5天内缓解自愈。

（2）酒精性幻觉反应：患者意识清晰，定向力完整。幻觉以幻听为主，也可出现幻视、错觉及视物变形。多为被害妄想，一般可持续3～4周后缓解。

（3）戒断性惊厥反应：往往与单纯性戒断反应同时发生，也可在其后发生癫痫大发作。多数只发作1～2次，每次数分钟，也可数日内多次发作。

（4）震颤谵妄反应：常在停止饮酒后24～72小时后，也可在7～10小时后，患者出现精神错乱，全身肌肉出现粗大震颤或谵妄。谵妄是在意识模糊的情况下出现生动、恐惧的幻视，可有大量出汗、心动过速、血压升高等交感神经兴奋表现。

知识点9：急性乙醇中毒的体格检查　　　副高：熟练掌握　　正高：熟练掌握

（1）呼出气有明显酒精味。

（2）有兴奋、言语不清、共济失调，或昏睡、昏迷。

（3）严重者可有抽搐、瞳孔散大、体温降低、心率增快、血压下降、呼吸减慢，或呼吸循环麻痹。

知识点10：急性乙醇中毒的辅助检查　　　副高：熟练掌握　　正高：熟练掌握

（1）血清乙醇浓度：急性酒精中毒各期血乙醇浓度增高，同时呼出气中乙醇浓度与血清乙醇浓度相当。

（2）动脉血气分析：急性酒精中毒时可见轻度代谢性酸中毒。

（3）血清电解质浓度：急性酒精中毒时可见低血钾、低血镁、低血钙。

（4）血清葡萄糖浓度：急性酒精中毒时可见低血糖症。

（5）心电图检查：酒精中毒性心肌病可见心律失常和心肌损害。

知识点11：急性乙醇中毒的诊断原则　　　　副高：熟练掌握　正高：熟练掌握

饮酒史结合临床表现，如急性酒精中毒的中枢神经兴奋或抑制症状，呼气酒味；戒断综合征的精神症状和癫痫发作；血清或呼出气中乙醇浓度测定可作出诊断。

知识点12：急性乙醇中毒的分级标准　　　　副高：熟练掌握　正高：熟练掌握

（1）轻度中毒和中毒早期表现兴奋、欣快、言语增多、颜面潮红或苍白、步态不稳、轻度动作不协调、判断力障碍、语无伦次、眼球震颤甚至昏睡。

（2）重度中毒可出现深昏迷、呼吸表浅或潮式呼吸，并可因呼吸麻痹或循环衰竭而死亡。重症患者瞳孔常缩小、体温和血压下降、脉搏减慢。

知识点13：急性乙醇中毒与引起昏迷的疾病相鉴别

副高：熟练掌握　正高：熟练掌握

（1）镇静催眠药中毒：安定类催眠药主要作用于人脑的边缘系统（尤其是杏仁核），其次是间脑。中毒时引起颅内及血β-内啡肽浓度增高，大量β-内啡肽作用于阿片受体能引起中枢抑制、呼吸抑制及心血管系统异常，临床上可表现为意识障碍（嗜睡、浅昏迷、深昏迷）、瞳孔缩小、呼吸浅慢、肺通气不足、高碳酸血症、心率减慢、血压降低甚至休克，不出现兴奋、共济失调等反应。

（2）一氧化碳中毒：病史中有高浓度一氧化碳的接触史、煤气管道未密闭、含碳物质燃烧不完全、环境不通风及同室其他人有同样症状等情况。急性发生的神经损害的症状及体征、血液碳氧血红蛋白（COHb）浓度及时测定的结果，现场空气中一氧化碳浓度的测定等可与酒精中毒鉴别。

（3）脑血管意外：可有高血压、动脉硬化等心脑血管病史或先天性脑底部的动脉瘤病史，临床上起病急，往往伴有局灶性神经损害定位体征，有可疑表现时应及时行颅脑CT和MRI检查以迅速明确诊断。

（4）糖尿痛昏迷：高血糖高渗状态引起的昏迷是以严重高血糖、高血浆渗透压、严重脱水，伴不同程度神经系统障碍为主要表现的临床综合征，常有糖尿病病史，血糖>33.3mmol/L，血浆渗透压>350mmol/L，或有效血浆渗透压≥320 mmol/L，血钠>145 mmol/L，尿酮体+/-。

知识点14：戒断综合征的鉴别诊断　　　　副高：熟练掌握　正高：熟练掌握

戒断综合征主要与精神病、癫痫、窒息性气体中毒（硫化氢、氰化氢、苯胺、氮、甲烷、二氧化碳等）、低血糖症等相鉴别。

知识点 15：急性乙醇中毒的并发症　　　　　副高：熟练掌握　　正高：熟练掌握

（1）急性脑血管疾病：乙醇是中枢神经系统抑制剂，过量饮酒可致血脑屏障通透性增加，内啡肽系统活性增高，大脑皮质电兴奋性增加，皮质下结构特别是脑干网状结构抑制，随乙醇量增加抑制作用扩展到皮质和脑干，抑制血管运动中枢功能，使血管扩张破裂，导致脑出血。急性乙醇中毒致心血管系统损害如严重的心律失常、心肌梗死、心脏附壁血栓形成，引起脑梗死。合并脑血管疾病将出现相应特异性临床表现。

（2）低血糖症：由酒精中毒引起的低血糖综合征称为酒精性低血糖症。本病有两种情况，一种为餐后酒精性低血糖症，见于饮酒后 3~4 小时，由于刺激胰岛素分泌所致；另一种为大量饮酒后不吃食物，可于储存的肝糖原耗竭之后出现空腹低血糖症（在饮酒后空腹 8~12 小时）。在肝糖原耗尽情况下，酒精通过抑制糖原异生造成低血糖症。

（3）肺炎：酒精中毒时可因咽部反射减弱，进餐后呕吐，导致吸入性肺炎。

（4）急性酒精中毒性肌病：多为长期酗酒者在一次大量饮酒后发生，表现为两下肢突然出现痉挛和疼痛，乏力、水肿和压痛，可为全身性或局限于一个肢体，伴腱反射减弱或消失，严重者因大量肌肉坏死出现肾衰竭。

（5）其他：急性酒精中毒还可出现低血钙、胰腺炎、酸碱平衡紊乱等。

知识点 16：急性乙醇中毒的一般治疗　　　　　副高：熟练掌握　　正高：熟练掌握

轻症患者无需特殊治疗，兴奋躁动的患者必要时加以约束以防止误伤。多饮糖水及酸性饮料，不主张饮咖啡和茶水，茶碱的利尿作用虽可加速乙醇排泄，但乙醇转化的乙醛未能分解即排出，影响肾脏功能。乙醇与咖啡因同样有兴奋大脑皮质的作用，酒与咖啡同饮可加重对大脑的刺激，出现神经及血管系统的病变。对中毒症状轻者注意保暖，防止误吸或吸入性肺炎，定时翻身，防止压迫性横纹肌溶解、坏死，导致肌红蛋白尿性急性肾衰竭。

知识点 17：急性乙醇中毒的药物治疗　　　　　副高：熟练掌握　　正高：熟练掌握

10% 葡萄糖 500~1000ml 加入大剂量维生素 C，同时给予利尿药以加速乙醇排泄，可给予能量合剂加维生素 B_6 及烟酸静脉滴注，肌内注射维生素 B_1 以加速乙醇在体内氧化。可静脉注射 50% 葡萄糖溶液 100ml，预防低血糖的发生。昏迷者可用纳洛酮 0.4~0.8mg 加入葡萄糖液静脉注射，或用贝美格 50mg 加入葡萄糖液 10~20ml 静脉注射，或使用纳美芬治疗。狂躁兴奋者可肌内注射小剂量地西泮注射液（5mg），避免用吗啡、氯丙嗪、苯巴比妥类镇静药。有上消化道出血者，予 5% 葡萄糖注射液 100ml + 奥美拉唑 40mg，静脉滴注。

知识点 18：急性乙醇中毒的透析治疗　　　　　副高：熟练掌握　　正高：熟练掌握

当患者血乙醇浓度达到 500mg/d、出现重度昏迷，或呼吸中枢抑制时，应紧急行透析治疗，以加快体内乙醇的排出。透析指征有：血乙醇含量 > 108mmol/L（500mg/d1）且伴酸中毒或同时服用甲醇或其他可疑药物。

知识点19：急性乙醇中毒时维持重要脏器的功能　　　副高：熟练掌握　　正高：熟练掌握

（1）维持气道通畅，保证氧供，必要时行气管插管，机械通气。

（2）维持循环功能，注意血压、脉搏，可静脉输入5%葡萄糖溶液。

（3）监测心律失常和心肌损害。

（4）保暖，维持正常体温。

（5）维持水、电解质、酸碱平衡，血镁低时补镁。治疗Wernicke脑病，可肌注维生素B_1 100mg。

（6）保护大脑功能，应用纳洛酮0.4~0.8mg缓慢静脉注射，有助于缩短昏迷时间，必要时可重复给药。同时应注意昏迷患者此前是否同时服用其他药物。慎用镇静剂，使用镇静剂必须排除颅内疾病。疑有误吸，应予抗生素预防感染。

知识点20：戒断综合征的治疗　　　副高：熟练掌握　　正高：熟练掌握

患者应注意休息，加强营养，给予维生素B_1和维生素B_6。重症患者宜选用短效镇静药控制症状。常根据病情每1~2小时口服地西泮5~10mg，病情严重的可静脉给药，待症状稳定后可给予维持镇静的剂量，每8~12小时服药1次，以后逐渐减量，1周内停药。有癫痫病史者可用苯妥英钠，有幻觉者可用氟哌啶醇。

第十六节　河豚中毒

知识点1：河豚中毒的病因及毒理　　　副高：熟练掌握　　正高：熟练掌握

河豚的组织器官中含河豚毒素，误食后可致死。

（1）河豚毒素化学性质稳定，加热至120℃以上才易被破坏，并且在胃酸中也较稳定。因此，若烹制方法不当，食用被河豚毒素污染的鱼肉将导致中毒的发生。

（2）河豚毒素为神经性毒素，可选择性抑制细胞膜的电压依赖性Na^+通道的开放，阻断神经冲动的发生和传导，且对神经细胞的阻断作用强于心肌和骨骼肌，造成感觉及运动障碍，心肌细胞的兴奋性和传导性降低。河豚毒素还可麻痹呼吸中枢，减慢呼吸节律；麻痹血管调节中枢及血管平滑肌，造成血压下降。

知识点2：河豚中毒的临床表现　　　副高：熟练掌握　　正高：熟练掌握

（1）起病急，潜伏期10分钟至3小时，一般为10~45分钟。

（2）早期出现消化道刺激症状，如恶心、呕吐、腹痛、腹泻、便中带血。

（3）感觉障碍先于运动障碍出现，表现为口、舌、指尖麻木及感觉障碍，甚至全身麻木感。

（4）运动障碍主要表现为四肢软瘫、共济失调、腱反射消失、眼睑下垂、瞳孔与角膜反射消失、言语不清、呼吸困难等。严重者出现呼吸表浅不规则，血压下降，昏迷，最后因呼吸麻痹、休克或心脏骤停而死亡。

（5）心电图检查多可见心动过缓及房室传导阻滞。

知识点3：河豚中毒的诊断要点　　　　　　　副高：熟练掌握　　正高：熟练掌握

应结合病史、临床表现及实验室检查综合判断：①有进食河豚史；②迅速出现典型症状，感觉及运动障碍；③心电图检查可见心动过缓及房室传导阻滞；④排除其他导致感觉及运动障碍的疾病以及其他毒物中毒的可能。

知识点4：河豚中毒的急救措施　　　　　　　副高：熟练掌握　　正高：熟练掌握

河豚毒素无特效解毒剂，毒性在体内代谢较快，若能度过急性期（多在8小时以内），患者大多能康复。因此，其急救主要在于迅速清除毒物及稳定呼吸和循环功能。

（1）清除毒素：清醒患者立即予以催吐。河豚毒素在碱性条件下不稳定，因此可予以2%碳酸氢钠溶液洗胃，并加入活性炭吸附。此外，还可予以硫酸钠导泻，或高位清洁灌肠。同时，河豚毒素为小分子水溶性毒素，可予以补液、利尿，以促进毒物排泄。对病情严重的患者予以血液净化，可取得较好的治疗效果。

（2）对症支持治疗：肌肉麻痹患者可予以士的宁2~3mg肌内或皮下注射，每天3次，但要注意过量会导致肌肉痉挛或惊厥；东莨菪碱也能在一定程度上对抗此作用，并还可兴奋呼吸中枢。心动过缓和传导阻滞患者可予以阿托品肌注。低血压者予以缩血管药物。呼吸抑制者予以尼可刹米或洛贝林等呼吸兴奋剂，病情重者应及时予以机械通气支持，重症患者早期应用糖皮质激素可以改善全身情况。

（3）其他：L-半胱氨酸可能通过改变河豚毒素分子结构而解毒，可予以50~100mg/d静滴。

第十七节　毒蕈中毒

知识点1：毒蕈中毒的病因及毒理　　　　　　副高：熟练掌握　　正高：熟练掌握

毒蕈俗称毒蘑菇。各种毒蘑菇所含的毒素种类不同，多数毒蘑菇的毒性较低，中毒表现轻微，但有些蘑菇毒素的毒性极高，可迅速致人死亡。一种毒蕈可含多种毒素，有时多种毒蕈也可含同一种毒素。毒性较强的毒素有以下几种。

（1）胃肠炎型毒素：几乎所有的毒蕈均含有胃肠刺激性物质。

（2）精神神经型毒素：毒性物质主要由毒蝇碱、蟾蜍素、光盖伞素、毒伞毒素、毒伞溶血素等。毒蝇碱是致神经兴奋的主要毒素，乙酰胆碱可引起副交感神经兴奋相关症状；蟾蜍素有明显对色的幻觉作用；光盖伞毒引起视觉、听觉和味觉紊乱，人格变态，以及交感神经兴奋作用。

（3）致肝损伤性毒素：主要毒素为毒肽及毒伞肽，均为环肽毒素，其毒力与吲哚环上的硫醚键有关。毒肽主要损害肝细胞核，作用快，大剂量时1~2小时内可致死。毒伞肽主要损害肝细胞的内质网，也能损害肾脏，作用慢，毒性更强，为毒肽的20倍。毒蕈中毒死亡患者的95%由这些毒素所致。

（4）溶血型毒素：所含毒素有马鞍酸、鹿花蕈素、毒伞溶血素等。这些毒素除能破坏红细胞，引起溶血外，还能破坏骨骼肌及心肌细胞。

| 知识点2：毒蕈中毒的临床表现 | 副高：熟练掌握 正高：熟练掌握 |

（1）胃肠炎型：进食后0.5~1小时发病。主要表现为恶心、呕吐、腹痛、腹泻，部分患者可伴有发热。重者有腹部剧烈绞痛，频繁腹泻水样便，便中带血，出现水、电解质紊乱及休克。此型一般恢复较快，预后好。

（2）精神神经型：潜伏期1~6小时。除胃肠炎表现外，出现瞳孔缩小、流涎、出汗等毒蕈碱样症状，以及兴奋、步态蹒跚、幻觉、躁狂、妄想、精神错乱等。

（3）中毒肝炎型：患者首先出现中毒性胃肠炎表现，之后可有1~2天的假愈期，此时患者多无症状，或仅感轻微乏力、不思饮食等，而实际上肝脏损害已经开始。轻度中毒患者肝损害不严重，可由此进入恢复期；若病情进一步加重，患者出现严重肝脏损害为主的多器官功能损伤，表现为肝肿大、黄疸、肝功能异常、出血倾向等，部分患者可有精神症状，呈烦躁不安或淡漠、嗜睡，甚至昏迷、惊厥，可因呼吸、循环中枢抑制或肝昏迷而死亡。

（4）中毒溶血型：潜伏期6~12小时，除胃肠炎表现外，患者出现贫血、黄疸、肝脾肿大、血红蛋白尿和肌红蛋白尿等溶血表现，由此继发肝、肾衰竭。

| 知识点3：毒蕈中毒的诊断要点 | 副高：熟练掌握 正高：熟练掌握 |

应结合病史、临床表现及实验室检查综合判断：①有采摘、食用野蕈史，同食者相继发病，结合临床表现应考虑毒蕈中毒可能；②通过鉴定野蕈种类为毒蕈；③临床症状与食用野蕈有一定相关性；④排除其他表现为腹泻、肝功异常、精神异常、凝血功能异常的疾病以及其他毒物中毒的可能。

| 知识点4：毒蕈中毒的急救措施 | 副高：熟练掌握 正高：熟练掌握 |

（1）清除毒物：洗胃液选用1∶2000高锰酸钾溶液或1%~4%鞣酸溶液，可加入活性炭，无上述条件时用浓茶水代替，然后予以硫酸钠导泻。中、重型患者应及早予以血液净化治疗。

（2）解毒药物：①抗胆碱药：对抗毒蕈碱症状，一般选用阿托品，剂量0.5~1mg，每

15分钟注射1次，根据治疗效果调整剂量及间隔时间。此外，阿托品对因中毒性心肌炎而致房室传导阻滞者亦有作用。②巯基螯合剂：可选用二巯丙磺钠或二巯丁二钠。用法：二巯丁二钠0.5～1g稀释后静脉注射，每6小时1次，首剂加倍，症状缓解后改为每天注射2次，5～7天为1疗程；或二巯丙磺钠5%溶液5ml肌内注射，每6小时1次，症状缓解后改为每天注射2次，5～7天为1疗程。

（3）对症治疗：①对胃肠炎型患者，应积极纠正脱水、电解质紊乱和酸碱失衡；②对有精神症状或有惊厥者应予镇静或抗惊厥治疗；③对中毒性肝病、中毒性心肌病、溶血反应的患者，可应用肾上腺皮质激素类药物；④溶血患者应碱化尿液及利尿；⑤急性毒蕈中毒并发多脏器衰竭时宜尽早选择血液净化治疗，如持续肾脏替代治疗、血浆置换，以进一步清除毒素及维持内环境稳定。

第十八节　亚硝酸盐中毒

<table>
<tr><td>知识点1：亚硝酸盐的概念与分类</td><td>副高：熟练掌握　正高：熟练掌握</td></tr>
</table>

亚硝酸盐呈白色、无臭，主要用于工业生产，也用于食品加工中给肉类制品着色、抗氧化、抑制毒素产生等。主要亚硝酸盐包括亚硝酸钠、亚硝酸钾、亚硝铵等。

<table>
<tr><td>知识点2：亚硝酸盐中毒的病因及毒理</td><td>副高：熟练掌握　正高：熟练掌握</td></tr>
</table>

直接摄入过量（0.3～0.5g）亚硝酸盐，如误将工业用盐当成食盐食用；或是食用过多含硝酸盐的食物，其经肠道细菌还原生成亚硝酸盐，当超过机体的代谢能力时，亚硝酸盐吸收入血引起中毒，多见于儿童及胃肠道功能紊乱者，亦称为肠源性发绀。

亚硝酸盐是较强的氧化剂，吸收后与血红蛋白作用，使其中的二价铁（Fe^{2+}）被氧化成三价铁（Fe^{3+}），形成高铁血红蛋白而丧失携氧能力，导致组织细胞缺氧，造成全身器官尤其是中枢神经系统功能障碍及损伤。口服亚硝酸盐在胃内转化为亚硝酸，后者分解释放一氧化氮，引起胃肠道刺激症状。此外，亚硝酸盐对血管舒缩中枢具有麻痹作用，并能松弛血管平滑肌，导致血压下降。

<table>
<tr><td>知识点3：亚硝酸盐中毒的临床表现</td><td>副高：熟练掌握　正高：熟练掌握</td></tr>
</table>

（1）亚硝酸盐中毒起病急，潜伏期多在1～3小时，短者10～15分钟，长者可达20小时。

（2）特征性表现为皮肤黏膜发绀，如口唇、舌尖、指尖青紫，重者出现面部及全身皮肤青紫，多出现于缺氧症状之前，且程度与呼吸困难不成比例。

（3）缺氧症状的严重程度主要取决于高铁血红蛋白浓度、发病速度及机体的代偿能力。轻者除口唇发绀外可无明显症状，当高铁血红蛋白浓度达40%时，可出现呼吸困难、乏力、头昏、心悸、血压下降等表现。高铁血红蛋白浓度超过60%可出现惊厥、昏迷及循环衰竭。

（4）其他常见有胃肠道刺激症状，如恶心、呕吐、腹痛、腹泻。

知识点4：亚硝酸盐中毒的辅助检查 副高：熟练掌握 正高：熟练掌握

（1）高铁血红蛋白的鉴定：可取5ml血置于试管中，在空气中用力振荡15分钟，如含有高铁血红蛋白，血液不变色，再滴入数滴氰化钾后血液立即变为鲜红色，有条件时应行高铁血红蛋白的定量检查。

（2）亚硝酸盐测定：定性实验如格林斯试剂反应、安替比林反应呈阳性；半定量反应可选择应用亚硝酸盐快速检测管；定量实验可采用盐酸萘乙二胺法。因亚硝酸盐摄入量的差异，有可能出现假阴性的结果，必要时应重复检测。

知识点5：亚硝酸盐中毒的诊断要点 副高：熟练掌握 正高：熟练掌握

（1）患者有食用含硝酸盐或亚硝酸盐制品的病史。
（2）短时间内出现口唇青紫及缺氧表现。
（3）实验室检查显示血液中高铁血红蛋白浓度增加。
（4）特效解毒剂如亚甲蓝等治疗有效。
（5）患者呕吐物，或现场食物中亚硝酸盐检测含量超标。

知识点6：亚硝酸盐中毒与能引起发绀的疾病的鉴别诊断

副高：熟练掌握 正高：熟练掌握

（1）缺氧导致的血液中还原血红蛋白浓度增加（超过50g/L）：通气或换气功能障碍，如气道梗阻、肺炎；先天性心脏病右向左分流，如法洛四联症。

（2）异常血红蛋白衍生物（如高铁血红蛋白、硫化血红蛋白）浓度增加：其他氧化性物质如硝基苯、苯胺导致的高铁血红蛋白血症，或是先天性高铁血红蛋白血症；服用某些含硫药物或化学品后导致的硫化血红蛋白血症，此时亚甲蓝治疗无效，可通过分光光度计检测硫化血红蛋白的存在。

知识点7：亚硝酸盐中毒的急救措施 副高：熟练掌握 正高：熟练掌握

（1）及早通过催吐、洗胃、导泻、灌肠等方法清除体内尚未吸收的亚硝酸盐。
（2）对症支持：常规予以吸氧提高氧分压，对出现缺氧性脑病的患者，可考虑高压氧治疗；对出现昏迷、肺水肿的患者，及时予以气管插管及机械通气支持；对低血压患者，积极补液扩容，必要时加用血管活性药物，同时应纠正心律失常。
（3）应用特效解毒药
1）亚甲蓝：1%亚甲蓝1～2mg/kg体重加入25%葡萄糖20ml中缓慢静脉注射，如1～2

小时或以后无效或症状再现可重复以上全量或半量。亦可口服亚甲蓝3～5mg/kg（体重），4小时后可重复给药。必须小剂量使用亚甲蓝，因为亚甲蓝为强氧化剂，如大量进入人体内不能立即转变为还原性亚甲蓝，反而会将血红蛋白氧化为亚甲蓝血红蛋白，加重病情。

2）甲苯胺蓝：可将甲苯胺蓝5mg/kg用葡萄糖稀释后缓慢静脉注射。

（4）应用维生素C：维生素C可直接还原高铁血红蛋白，需大剂量应用，用法：2～4g加入10%葡萄糖500ml中静脉滴注，1天2次。

（5）辅酶A和维生素B$_{12}$：可增加亚甲蓝疗效，可同时应用。

第四十三章 中枢神经急诊

第一节 缺血性脑卒中

知识点1：缺血性脑卒中的概念　　　　　副高：熟练掌握　正高：熟练掌握

缺血性脑卒中，临床又称脑梗死，包括脑血栓形成、脑栓塞和腔隙性脑梗死等，约占脑卒中的70%，是指各种原因导致的脑动脉供血障碍，引起局部脑组织缺血缺氧性坏死或软化，并出现相应部位的临床症状和体征。

知识点2：脑血栓形成的概念　　　　　副高：熟练掌握　正高：熟练掌握

脑血栓形成为脑梗死中最常见的类型，是在脑动脉粥样硬化等动脉壁病变的基础上由于管腔狭窄、闭塞或血栓形成，导致该动脉供血区血流中断，引起局部脑组织缺血缺氧性坏死，并出现相应的临床症状。

知识点3：脑栓塞的概念　　　　　　副高：熟练掌握　正高：熟练掌握

脑栓塞是指血液中各种栓子（如心脏内的附壁血栓、动脉粥样硬化的斑块、脂肪栓塞、肿瘤细胞栓塞、纤维软骨或空气等）随血流进入脑血管，继而造成阻塞，引起相应动脉供血区脑组织缺血缺氧性坏死。

知识点4：腔隙性脑梗死的概念　　　　　副高：熟练掌握　正高：熟练掌握

腔隙性脑梗死是指脑组织深部的小穿通动脉在长期高血压等因素基础上，血管壁发生病变，导致管腔闭塞，形成的小梗死灶（直径在0.2～15mm）。

知识点5：国际通用的缺血性脑卒中的分型　　　　　副高：熟练掌握　正高：熟练掌握

国际通用的缺血性脑卒中的分型有：基于病因学为基础的TOAST分型、基于影像学梗死灶大小、部位的Adams分型和以原发脑血管疾病引起的最大功能缺损为依据的OCSP分型。

| 知识点6：TOAST分型 | 副高：熟练掌握 正高：熟练掌握 |

TOAST分型法将缺血性脑卒中分为：大动脉粥样硬化性脑梗死（LAA）、心源性脑栓塞（CE）、小动脉闭塞性脑梗死或腔隙性梗死、其他原因所致的脑梗死、不明原因的脑梗死。TOAST分型对临床判断预后，指导治疗和选择二级预防措施具有重要意义。

（1）大动脉粥样硬化性脑梗死（LAA）：患者颈动脉超声检查可发现颈动脉闭塞或狭窄（狭窄≥动脉横断面的50%）。血管造影或MRA显示颈动脉、大脑前动脉、大脑中动脉、大脑后动脉、椎-基底动脉狭窄程度≥50%。下列情况对诊断LAA有重要价值：①病史中有同一动脉供血区内的多次短暂性脑缺血发作（TIA）。②出现失语、复视、运动功能受损症状或小脑、脑干受损症状。③颈动脉听诊有杂音、脉搏减弱、两侧血压不对称等。④颅脑CT或MRI检查可发现有大脑皮质或小脑损害，或皮质下、脑干病灶直径>1.5cm。⑤彩色超声、经颅多普勒超声（TCD）、MRA或数字减影血管造影（DSA）检查发现相关的颅内或颅外动脉及其分支狭窄程度>50%，或有闭塞。⑥能排除心源性栓塞所致的脑卒中。

（2）心源性脑栓塞（CE）：由心脏原因导致的脑梗死，常见于心房颤动、心瓣膜病、心肌梗死、感染性心内膜炎等心脏疾病。起病急骤，病情相对较重，临床表现取决于栓塞的血管部位。下列特点提示CE：①整个大脑中动脉区域的大面积脑梗死或双侧半球/前后循环同时出现多发病灶。②有多次或多个脑血管供应区的TIA或卒中病史。③脑梗死的同时伴有其他部位的栓塞。④存在引起心源性栓子的原因。

（3）小动脉闭塞性脑梗死或腔隙性梗死：因小动脉或深穿支动脉自身病变导致的梗死，临床多表现为各种类型的腔隙综合征如偏瘫、偏身感觉障碍、构音障碍等，但无大脑皮质受累的表现。头颅CT或MRI正常，或梗死灶直径<1.5cm，病灶常位于基底核、脑桥和丘脑等，血管检查显示发出该穿支动脉的载体动脉无狭窄或动脉粥样硬化斑块。

（4）其他原因所致的脑梗死：该型较为少见，但却是儿童和青年人卒中的重要原因。常见病因包括感染性、免疫性、非免疫性血管病、血液高凝状态、血液病、遗传性血管病以及吸毒等。诊断主要依据临床症状、影像学（包括CT、MRI或CTA、MRA、DSA等）及血液学等检查，并排除大、小动脉病变以及心源性疾病所致的脑梗死。

（5）不明原因的脑梗死：此类型患者经多种检查未能发现其病因。

| 知识点7：OCSP分型 | 副高：熟练掌握 正高：熟练掌握 |

OCSP分型不依赖于影像学检查的结果，在临床工作中使用较为方便，且对早期选择治疗方案及预后判断具有重要的参考价值。该分型法将急性缺血性脑卒中分为四型：完全前循环梗死（TACI）、部分前循环梗死（PACI）、后循环梗死（POCI）、腔隙性脑梗死（LACI）。

| 知识点8：脑梗死的病理分期 | 副高：熟练掌握 正高：熟练掌握 |

（1）超早期（1~6小时）：脑组织肉眼观察无明显变化，镜下可见部分血管内皮细胞、神经细胞和星形胶质细胞肿胀，线粒体肿胀空化。

（2）急性期（6~24小时）：病变脑组织肉眼观苍白及轻度肿胀，镜下可见血管内皮细胞、神经细胞和星形胶质细胞明显缺血改变。

（3）坏死期（24~48小时）：病变脑组织变软，灰白质交界不清，脑组织水肿明显，镜下见大量神经细胞消失，胶质细胞坏变，炎性细胞浸润。

（4）软化期（3天至3周）：病变脑组织液化变软。

（5）恢复期（3~4周后）：液化脑组织被吞噬、清除，胶质细胞增生，小病灶形成胶质瘢痕，大病灶液化成囊腔形成中风囊。

知识点9：缺血性脑卒中的病理生理　　　　副高：熟练掌握　　正高：熟练掌握

不同神经元对缺血损伤耐受度不同，轻度缺血时仅有某些神经元坏死，严重缺血时各种神经元均有死亡，完全持久的严重缺血将导致缺血区各种神经元、胶质细胞和内皮细胞坏死。当某一动脉供血区血流量下降发生脑缺血后，该供血区域内的不同部位其缺血程度不同，血流量最低的部位缺血损伤最严重，成为梗死的核心，而在梗死核心的周围，由于侧支循环的存在和建立，血流量尽管已明显下降，但未达到神经元死亡的阈值，此区域称为"缺血半暗带"。缺血半暗带脑组织损伤的这种可逆性恢复的时间限制称为再灌注时间窗，一般认为，再灌注时间窗为发病后的3~4小时内，不超过6小时。缺血半暗带是急性脑梗死溶栓复流的理论基础。

知识点10：缺血性脑卒中的发病机制　　　　副高：熟练掌握　　正高：熟练掌握

导致脑组织缺血损伤的机制为栓塞及低灌注。栓塞可来源于心脏（心源性）和动脉（动脉源性），少数情况也可来源于静脉系统（心脏有右向左分流的情况下）、空气、脂肪、肿瘤细胞等栓子。低灌注性脑缺血包括：①系统性低灌注：全身灌注压下降导致脑组织的血流量减少，常见于心肌梗死或严重心律失常所引起的心力衰竭和低血压。②颈部或颅内大动脉严重狭窄或闭塞后低灌注导致的脑缺血。分水岭梗死的发病机制可能同时涉及栓塞与低灌注两种机制，发生梗死以及梗死的严重程度取决于血管堵塞的速度、侧支代偿能力等多种因素。

知识点11：缺血性脑卒中的一般特点　　　　副高：熟练掌握　　正高：熟练掌握

多见于患有高血压、糖尿病或冠心病的中、老年人，常于安静或睡眠中急性起病，神经系统症状多在数小时或1~2天达到高峰，多数患者无明显意识障碍，病前部分患者可有短暂性脑缺血发作史。与其他非血管性疾病不同，脑梗死的临床症候多数符合血管分布区特点。

知识点12：缺血性脑卒中颈内动脉闭塞的特点　　　　副高：熟练掌握　　正高：熟练掌握

临床表现差异很大，取决于侧支循环的状况。30%~40%的患者可无症状，也可表现为病灶侧单眼黑蒙或病灶侧Horner征，也可出现对侧偏瘫、偏身感觉障碍和偏盲等；优势半球受累可有失语，非优势半球受累可出现体象障碍等。体检可发现颈动脉搏动减弱，闻及眼或颈部血管杂音。

知识点13：缺血性脑卒中大脑中动脉闭塞的特点　　副高：熟练掌握　正高：熟练掌握

（1）主干闭塞：可导致三偏征（偏瘫、偏身感觉障碍及偏盲）。患者上下肢瘫痪程度基本相等；优势侧半球受累可有失语，非优势侧半球受累可有体象障碍；可有头痛、呕吐等颅内高压表现及意识障碍。

（2）皮质支闭塞：上部分支闭塞可出现病灶对侧面部及上肢重于下肢的瘫痪及感觉障碍、Broca失语（优势半球）和体象障碍（非优势半球）；下部分支闭塞常出现Wernicke失语（优势半球）或急性意识模糊状态（非优势半球），但无偏瘫。

（3）深穿支闭塞：又称豆纹动脉梗死，可表现各种腔隙综合征。优势半球受累可出现皮质下失语，表现为自发语言少、音量小、语调低和恢复时间较快。

知识点14：缺血性脑卒中大脑前动脉闭塞的特点　　副高：熟练掌握　正高：熟练掌握

（1）主干闭塞：前交通动脉以前的闭塞，可因对侧代偿而无任何症状；前交通动脉之后的闭塞可有对侧偏瘫（足和下肢瘫为重，上肢和肩的瘫痪轻，手和面部不受累）、偏身感觉障碍、大小便失禁（旁中央小叶受累）、精神障碍如淡漠、反应迟钝、欣快和缄默等，常有对侧病理性抓握现象和吸吮反射。

（2）皮质支闭塞：患者出现病灶对侧下肢远端为主的中枢性瘫痪，可伴感觉障碍；可有对侧肢体短暂性共济失调、强握反射及精神症状。

（3）深穿支闭塞：患者出现病灶对侧中枢性面舌瘫及上肢近端轻瘫。

知识点15：缺血性脑卒中大脑后动脉闭塞的特点　　副高：熟练掌握　正高：熟练掌握

（1）主干闭塞：可出现对侧同向性偏盲、偏瘫及偏身感觉障碍，丘脑综合征，主侧半球病变可有失读症。

（2）皮质支闭塞：①可出现对侧同向性偏盲或象限盲，但黄斑视力保存（称黄斑回避）；②双侧病变可有皮质盲；③可出现不定型的光幻觉痫性发作；④主侧半球受累可出现命名性失语、视觉失认及颜色失认。

（3）深穿支闭塞：①丘脑穿通动脉闭塞产生红核丘脑综合征：病灶侧小脑性共济失调、肢体意向性震颤、短暂的舞蹈样不自主运动、对侧感觉障碍；②丘脑膝状体动脉闭塞可出现丘脑综合征：对侧感觉障碍（深感觉为主），以及自发性疼痛、感觉过度、轻偏瘫和共济失调，可有舞蹈-手足徐动症；③中脑支闭塞则出现大脑脚综合征（Weber综合征）：同侧动眼神经瘫痪，对侧中枢性面舌瘫和上下肢瘫；④Benedikt综合征：同侧动眼神经瘫痪，对侧不自主运动。

知识点16：缺血性脑卒中椎-基底动脉闭塞的特点

副高：熟练掌握　正高：熟练掌握

（1）主干闭塞：①基底动脉主干闭塞：常引起广泛的脑桥梗死，出现脑神经、锥体束损伤及小脑症状。②基底动脉尖综合征：由基底动脉尖端分出双侧大脑后动脉和小脑上动脉，梗死灶可分布于枕叶、颞叶、丘脑、脑干和小脑。临床表现：眼球运动障碍及瞳孔异常；波动性意识障碍，行为异常；对侧偏盲或皮质盲；严重记忆障碍；意向性震颤，小脑性共济失调；一般无明显的感觉运动障碍。③延髓背外侧综合征：又名Wallenberg syndrome，由小脑后下动脉或椎动脉闭塞引起，表现为眩晕、恶心、呕吐、眼球震颤、吞咽困难、病灶侧软腭及声带麻痹（声音嘶哑、咽反射消失）、同侧小脑性共济失调、Horner综合征及面部痛温觉障碍，对侧偏身痛温觉障碍。

（2）分支动脉闭塞：①基底动脉的脑桥支闭塞：出现闭锁综合征，患者意识清楚，因四肢瘫痪、双侧面瘫及球麻痹，故不能言语、不能进食、不能做各种运动，只能以眼球上下运动来表达自己的意愿。②基底动脉的旁中央支闭塞：出现Foville综合征，患者同侧周围性面瘫，双眼向病灶对侧凝视，对侧肢体瘫痪。③基底动脉的短旋支闭塞：出现Millard-Gubler综合征，患者同侧面神经、展神经麻痹，对侧偏瘫。

知识点17：缺血性脑卒中的血液化验及心电图检查

副高：熟练掌握　正高：熟练掌握

血液化验及心电图包括血液常规、生化等，有利于发现脑梗死的危险因素。

知识点18：缺血性脑卒中的头颅CT检查　　副高：熟练掌握　正高：熟练掌握

急性卒中患者，头颅CT能及时区别早期发病的脑梗死和脑出血。在发病24小时内，CT可能显示不出病灶，但在24小时后，逐渐显示出与闭塞血管供血区一致的低密度梗死灶。CT提示早期脑梗死的征象：大脑中动脉高密度征、皮质边缘以及豆状核区灰白质分界不清、脑沟消失等。

知识点19：缺血性脑卒中的头颅MRI检查　　副高：熟练掌握　正高：熟练掌握

脑梗死发病数小时后，即可显示T_1低信号T_2高信号的病变区域，尤其对于脑干、小脑等后颅窝的病灶和小梗死灶与CT相比更具优势。弥散加权成像（DWI）可在超早期（2小时内）显示缺血组织，灌注加权成像（PWI）能显示脑组织相对血流动力学改变。PWI改变的区域较DWI改变范围大，目前认为PWI与DWI不匹配的区域为缺血半暗带。

| 知识点20：缺血性脑卒中的血管造影检查 | 副高：熟练掌握　正高：熟练掌握 |

DSA、CTA、MRA可以显示大脑大动脉的狭窄、闭塞和其他血管病变，尤其DSA能较为精细地显示大小血管病变。MRA虽然具有无创等优点，但对小血管显示不清，尚不能代替DSA。

| 知识点21：缺血性脑卒中的诊断依据 | 副高：熟练掌握　正高：熟练掌握 |

（1）中老年患者。
（2）有动脉粥样硬化以及高血压等脑卒中危险因素。
（3）既往有反复TIA发作史。
（4）安静状态下急性起病，神经系统局灶性缺损症状和体征在数小时或数天达到高峰，并符合某脑动脉供应区的特点。
（5）头颅CT或MRI检查排除出血性脑卒中。

| 知识点22：缺血性脑卒中与脑出血的鉴别诊断 | 副高：熟练掌握　正高：熟练掌握 |

脑出血发病更急，常伴有头痛、呕吐等颅内压增高和不同程度的意识障碍，以及反应性血压增高明显，典型者不难鉴别。但大面积脑梗死与脑出血，轻型脑出血与一般脑栓塞临床症状相似，鉴别困难，需要CT检查鉴别。

| 知识点23：缺血性脑卒中与颅内占位性病变的鉴别诊断 |
| 副高：熟练掌握　正高：熟练掌握 |

某些硬膜下血肿、颅内肿瘤、脑脓肿等发病也较快，可出现相应的偏瘫等症状和体征，与脑血栓形成具有一定的相似性，但多有颅内高压的症状。必要时可行脑脊液检查，或进行CT、MRI检查来鉴别。

| 知识点24：建立急诊绿色通道对脑梗死的作用 | 副高：熟练掌握　正高：熟练掌握 |

脑梗死最有效的治疗是溶栓治疗，但溶栓治疗的时间窗很窄。因此，建立急性脑梗死救治的绿色通道，使患者在发病后的第一时间内能及时就诊、及时评估、及时转运，并在到达医院急诊科后能在最短时间内（1小时内）完成头颅CT检查，明确卒中的类型（出血或梗死），保障在时间窗内得到及时有效的治疗。

| 知识点25：缺血性脑卒中的院前急救 | 副高：熟练掌握　正高：熟练掌握 |

（1）监测和维持生命体征，建立静脉通道和心电监护。
（2）保持气道通畅，防止上呼吸道阻塞及胃内容物反流误吸。

（3）转运途中保持车速平稳，避免头部剧烈震动。

（4）有条件者，及时采集血液标本完成血常规、生化和凝血功能检测。

（5）处理紧急并发症。

（6）到达急诊科后进一步评估，并迅速完成头颅CT检查（发病1小时内），排除出血性脑血管疾病，并判断是否符合静脉溶栓的指征。

知识点26：缺血性脑卒中的一般治疗　　　副高：熟练掌握　正高：熟练掌握

（1）保持呼吸道通畅：无低氧血症的患者无需常规吸氧，合并低氧血症的患者应给予吸氧。气道功能严重障碍的患者出现呼吸失代偿时，应给予气道支持及辅助通气。

（2）心脏监测：脑卒中后易并发心肌梗死及心律失常，24小时内常规做心电图检查，必要时行连续心电监护，以便早期发现及处理心脏病变。

（3）血压的控制：卒中早期高血压的处理仍存异议，普遍认为急骤降压有可能加重卒中。作为溶栓前准备，应使收缩压<180mmHg、舒张压<100mmHg。血压持续升高，收缩压≥220mmHg或舒张压≥110mmHg，或伴有严重心功能不全、主动脉夹层、高血压脑病等，可给予缓慢降压治疗，并严密观察血压变化，必要时可静脉使用短效药物（如拉贝洛尔、尼卡地平等）。有高血压病史患者且正在服用降压药者，可在卒中24小时后开始恢复使用降压药。

（4）血糖控制：当患者血糖增高超过11.1mmol/L时，应给予胰岛素治疗，低于2.8mmol/L时给予葡萄糖提升血糖水平。

（5）体温控制：体温升高的卒中患者，预后较差，故应积极寻找体温升高的原因，如吸入性肺炎及合并其他部位感染，应给予抗生素治疗，如体温>38℃应给予降温处理。

（6）降颅压治疗：严重脑水肿和颅内高压是重症脑梗死患者死亡的主要原因之一，应及时给予降颅压药物如甘露醇、呋塞米和甘油果糖。

（7）营养支持：能正常经口进食者无需额外补充营养，不能正常经口进食者，应给予鼻饲管进食、肠道或静脉营养支持。

（8）预防并发症：有昏迷或肢体瘫痪时，应按时翻身，鼓励患者早期适当活动，以预防深静脉血栓形成及肺栓塞等；并发上消化道出血者可给予冰生理盐水加凝血酶口服及抑酸药物等处理；并发癫痫发作者，如为孤立性一次发作或急性期发作控制后，不主张长期使用抗癫痫药物。短期频繁发作者需要抗癫痫治疗。

知识点27：缺血性脑卒中的特异性治疗　　　副高：熟练掌握　正高：熟练掌握

（1）静脉溶栓：溶栓治疗是恢复脑血流的最主要措施，但有一定的出血风险，需严格掌握适应证及禁忌证。常用的溶栓药物包括重组组织型纤溶酶原激活剂（rt-PA）和尿激酶（UK）。rt-PA用量：0.9mg/kg（最大剂量90mg），先将总量的10%于1分钟内静脉推注，其余剂量在60分钟内匀速静脉泵入。尿激酶用量：100万~150万U，溶于生理盐水100~200ml，持续静脉滴注30分钟。rt-PA静脉溶栓治疗的适应证：①神经功能缺损明确为急性脑梗死所致。②年龄18~80岁。③神经体征不能自然恢复，且神经功能障碍较严重（NIHSS评分

4～22分）。④症状开始出现至静脉用药时间＜4.5小时。⑤患者或家属对静脉溶栓的收益/风险知情同意。禁忌证：①CT明确的颅内出血证据。②临床怀疑为蛛网膜下腔出血。③神经功能障碍非常轻微或迅速改善。④此次卒中过程中有明确的痫性发作。⑤既往有颅内出血史、动静脉畸形史或颅内动脉瘤史。⑥最近3个月内有颅内手术史、严重头部外伤史、卒中史。⑦最近21天有消化系统、泌尿系统等严重内脏器官获得性出血史。⑧最近14天有内、外科手术史。⑨明确的出血倾向（血小板计数＜$100×10^9$/L；48小时内接受肝素治疗，且APTT高于正常上限；最近接受抗凝治疗，且INR大于正常1.5倍）。⑩血糖低于2.7mmol/L。⑪血压难以控制在180/100mmHg以下。⑫CT显示低密度大于1/3MCA区域。⑬严重心、肝、肾等重要脏器功能障碍。

（2）动脉溶栓：动脉溶栓能将药物直接送到血栓局部。血管再通率高于静脉溶栓，且颅外出血风险较低。动脉溶栓治疗急性脑梗死的确切疗效尚不确定，其益处有可能被溶栓启动时间的延迟及手术风险所抵消。因此，对发病6小时内不适合静脉溶栓的大脑中动脉闭塞所致的严重缺血性卒中患者，可在有条件的单位进行动脉溶栓。对于后循环动脉闭塞所致的严重卒中患者，由于预后不良，在发病24小时内不适合静脉溶栓的患者，可在有条件的单位进行动脉溶栓。

（3）抗血小板聚集治疗：无溶栓适应证的缺血性脑卒中患者，应在发病后尽早给予口服阿司匹林，急性期（一般2周）应使用强化阿司匹林治疗，剂量为150～300mg/d；急性期后使用常规阿司匹林，剂量50～150mg/d。溶栓治疗后，应在24小时后再开始抗血小板聚集治疗。对不能耐受阿司匹林者，可给予氯吡格雷等替代药物抗血小板聚集治疗。

（4）抗凝治疗：无出血倾向及严重肝肾疾病等禁忌，以下情况可考虑选择抗凝剂：①容易复发的心源性梗死患者。②缺血性卒中患者伴有蛋白C、蛋白S缺乏等易栓患者。③颅内外动脉狭窄患者。④症状性颅外夹层动脉瘤患者。⑤需预防深静脉血栓形成和肺栓塞的长期卧床的脑梗死患者。

（5）降纤治疗：经过严格筛选的脑梗死早期（12小时内）且不适合溶栓的患者，尤其是高纤维蛋白血症患者可选用降纤治疗。

（6）神经保护治疗：神经保护是治疗急性脑梗死的潜在靶点，临床应用较多的神经保护剂如胞磷胆碱、依达拉奉和脑蛋白水解物等药物具有一定疗效。高压氧和亚低温也常用于脑卒中的治疗。

（7）外科手术和血管内介入治疗：对恶性大面积脑梗死，在脑疝形成危及生命时可施行开颅减压术和/或部分脑组织切除术以挽救生命。颈动脉狭窄超过70%的患者可考虑颈动脉内膜剥脱术。介入治疗如颅内外血管经皮腔内血管成形术、血管内支架置入术等，近年来越来越得到重视并显示良好运用前景，但尚不推荐用于脑梗死的早期治疗。

第二节　脑　出　血

知识点1：脑出血的概念	副高：熟练掌握　正高：熟练掌握

脑出血是指由脑部动脉、静脉或毛细血管破裂引起的脑实质内和脑室内出血，其中动脉

破裂出血最为常见。

知识点2：脑出血的病因 　　　　　　　　副高：熟练掌握　正高：熟练掌握

脑出血的病因较多，但应尽可能明确病因以利治疗。

（1）高血压性脑出血：多有以下特征：①50岁以上者多见。②有高血压病史。③常见的出血部位是壳核、丘脑、小脑和脑桥。④无外伤、淀粉样血管病等脑出血证据。

（2）脑血管畸形：①年轻人多见。②常见的出血部位是脑叶。③影像学可发现血管异常影像。④确诊需依据脑血管造影。

（3）脑淀粉样血管病：①多见于老年患者或家族性脑出血的患者。②多无高血压病史。③常见的出血部位是脑叶，多发者更有助于诊断。④常有反复发作的脑出血病史。⑤确定诊断需做病理组织学检查。

（4）溶栓治疗所致脑出血：近期曾使用溶栓药物，出血多位于脑叶或原有的脑梗死病灶附近。

（5）抗凝治疗所致脑出血：近期曾应用抗凝药治疗，出血部位常见于脑叶，且多有继续出血的倾向。

（6）瘤卒中：该类患者脑出血前即有神经系统局灶症状，出血常位于高血压脑出血的非典型部位。影像学上早期出现血肿周围的明显水肿。

知识点3：脑出血的病理生理 　　　　　　　副高：熟练掌握　正高：熟练掌握

脑出血多为脑动脉深穿支破裂所致，其中大脑中动脉深穿支－豆纹动脉最常见，其次是丘脑穿通动脉、基底动脉旁中央支等，故脑出血多发生在半球基底节区，其次在脑叶、脑干和小脑。出血后，脑内形成大小不等的血肿，致颅内容积增大。出血量大时，血肿可沿神经纤维向四周扩散，侵入内囊、丘脑、脑干，可破入脑室或蛛网膜下腔。血肿可挤压周围脑组织结构，引起脑组织水肿、脑室受压或移位、颅压增高，严重时发生脑疝。幕上半球出血可出现小脑幕疝；如颅压极高或幕下脑干和小脑大量出血可发生枕大孔疝。

脑血管破裂产生的血肿对脑实质产生机械性的损伤；在发病3小时后血肿周围开始出现水肿，水肿逐渐加重，在病程10～20小时达到高峰；接着，血液和血浆产物诱发二次伤害，包括炎症应答、激活凝血连锁反应、铁离子沉积等。在发病24小时后部分患者血肿还将继续扩大。

知识点4：脑出血的发病机制 　　　　　　　副高：熟练掌握　正高：熟练掌握

脑动脉肌层和外膜结缔组织较少，缺乏外弹力层。长期高血压导致脑细、小动脉发生玻璃样变及纤维素样坏死，管壁弹性减弱，血压突然升高可使血管破裂出血。长期高血压也可使动脉血管壁发生结构变化，形成微小动脉瘤，当血压突然升高时容易破裂出血。

知识点5：脑出血的发病特点 　　　　　　　副高：熟练掌握 　正高：熟练掌握

　　脑出血多发生于50岁以上有高血压病史的患者，60~70岁更多见。一年四季皆可发病，寒冷或气温骤变时节发生较多；通常在情绪激动、精神紧张、剧烈活动、用力过度、咳嗽、排便等诱因下发病。一般发病前无预兆，少数患者在出血前数小时或数日可有头痛、头晕、短暂意识模糊、嗜睡、精神症状、一过性肢体运动、感觉异常或说话不清等症状。病情与出血的部位、速度、出血量有关，但都起病急骤，数分钟或数小时内病情即可发展到高峰。

知识点6：脑出血局灶性定位损害表现 　　　　　副高：熟练掌握 　正高：熟练掌握

　　局灶性定位损害的表现取决于出血量、出血部位和出血速度。由于高血压是脑出血最常见的原因，出血部位多位于纹状体和丘脑，因此偏瘫、偏身感觉障碍或感觉缺失是最常见的表现。其他表现包括精神症状（额颞叶）、象限盲（颞顶叶）、视野缺损（枕叶）、交叉性瘫痪（脑干）、共济失调（小脑、脑桥）、癫痫等。症状通常在发病几分钟，有时是几小时内逐渐缓慢进展，也可能在几分钟内突然进展，甚至出现意识水平下降，这是深穿支动脉持续性出血血肿扩大所致。

知识点7：脑出血全脑损害表现 　　　　　　　副高：熟练掌握 　正高：熟练掌握

　　全脑损害包括头痛、呕吐、意识障碍等。头痛并不是脑出血必有的症状，深部小量的出血在疾病全程均不出现头痛，当大量出血破入蛛网膜下腔或脑叶出血，血液刺激脑膜时可出现头痛。当血肿扩大或血肿周围水肿明显，颅内压增高，头痛常与呕吐、不同程度的意识障碍、颈项强直、心率减慢伴随出现，如未得到及时处理，有发生脑疝的风险，除了颅内高压外，小脑出血早期患者也会出现呕吐。发病早期出现意识障碍常提示出血量大或出血位于脑干，在病程中逐渐出现意识障碍或意识障碍加深往往提示继续出血或颅内水肿加重。

知识点8：脑出血的辅助检查 　　　　　　　　副高：熟练掌握 　正高：熟练掌握

　　（1）头颅CT扫描：是诊断脑出血安全有效的方法，可准确、清楚地显示脑出血的部位、出血量、占位效应、是否破入脑室或蛛网膜下腔以及周围脑组织受损的情况。脑出血CT扫描示血肿灶为高密度影，边界清楚，CT值为75~80亨氏单位；在血肿被吸收后显示为低密度影。

　　（2）头颅MRI检查：脑出血后随着时间的延长，完整红细胞内的含氧血红蛋白（HbO_2）逐渐转变为去氧血红蛋白（DHb）及正铁血红蛋白（MHb）。红细胞破碎后，正铁血红蛋白析出呈游离状态，最终成为含铁血黄素。上述演变过程从血肿周围向中心发展，因此出血后不同时期血肿的MRI表现各异。对急性期脑出血的诊断CT优于MRI，但MRI检查能更准确地显示血肿演变过程，对某些脑出血患者的病因探讨会有所帮助。

　　（3）脑血管造影（DSA）：中青年非高血压性脑出血，或CT和MRI检查怀疑有血管异常时，应进行脑血管造影检查。脑血管造影可清楚地显示异常血管，以及显示造影剂外漏的破裂血管。

（4）脑脊液检查：脑出血破入脑室或蛛网膜下腔时，腰穿可见血性脑脊液。在没有条件或不能进行CT扫描者，可进行脑脊液检查协助诊断脑出血，但阳性率仅为60%左右；而且对大量的脑出血或脑疝早期，腰穿应慎重，以免诱发脑疝。

（5）小血量的估算：临床可采用简便易行的多田氏公式，根据CT影像估算出血量。方法如下：出血量=0.5×血肿最大长轴（cm）×最大面积短轴（cm）×层面数×层厚。

知识点9：脑出血的诊断依据　　　　副高：熟练掌握　　正高：熟练掌握

（1）根据病史资料和体格检查多可做出诊断：患者年龄多在50岁以上，既往有高血压动脉硬化史；多在情绪激动或体力劳动中发病；起病突然，发病后出现头痛、恶心、呕吐，半数患者有意识障碍或出现抽搐、尿失禁；可有明显定位体征，如偏瘫、脑膜刺激征；发病后血压明显升高。

（2）CT检查或MRI检查提示脑出血征象。脑出血的病因诊断需结合患者年龄、病史、出血部位、影像学特点、实验室检查及血管造影检查来综合判断，有时很难在急诊时明确。

知识点10：各部位脑出血的临床诊断要点　　副高：熟练掌握　　正高：熟练掌握

（1）壳核出血：是最常见的脑出血，占50%～60%，出血常波及内囊。临床主要表现为对侧肢体偏瘫，优势半球出血常出现失语；对侧肢体感觉障碍，主要是痛、温觉减退；对侧偏盲；凝视麻痹，呈双眼持续性向出血侧凝视；尚可出现失用、体像障碍（是强迫症的一种，即对自己的外形不满、不舒服、难堪，并且迫切地、无止境地采取措施改变外形），以及记忆力、计算力和意识障碍等。

（2）丘脑出血：约占20%。临床常表现为丘脑性感觉障碍，对侧半身深浅感觉减退，感觉过敏或自发性疼痛；运动障碍，出血侵及内囊可出现对侧肢体瘫痪，多为下肢重于上肢；丘脑性失语，言语缓慢而不清、重复言语、发音困难、复述差但朗读正常；丘脑性痴呆，记忆力减退、计算力下降、情感障碍和人格改变等；眼球运动障碍，眼球向上注视麻痹，常向内下方凝视。

（3）脑干出血：约占10%，绝大多数为脑桥出血，偶见中脑出血，延髓出血极为罕见。

1）中脑出血：突然出现复视、眼睑下垂；一侧或两侧瞳孔扩大、眼球不同轴、水平或垂直眼震、同侧肢体共济失调，也可表现Weber综合征，即病灶侧动眼神经麻痹，对侧面神经、舌下神经及上、下肢上神经元瘫；严重者很快出现意识障碍、去皮质强直。

2）脑桥出血：突然头痛、呕吐、眩晕、复视、眼球不同轴、交叉性瘫痪或偏瘫、四肢瘫等。出血量较大时，患者很快进入意识障碍、针尖样瞳孔、去皮质强直和呼吸障碍，多数迅速死亡。也可伴有高热、大汗、应激性溃疡等。出血量较少时，可表现为一些典型的综合征，如Foville、Millard-Gubler和闭锁综合征等。

3）延髓出血：突然意识障碍、血压下降、呼吸节律不规则和心律失常等，多数迅速死亡。

（4）小脑出血：约占10%。临床表现：突发眩晕、呕吐、后头部疼痛等，但多无偏瘫；有眼震、站立和步态不稳、肢体共济失调、肌张力降低及颈项强直；头颅CT扫描，显示小脑半球或蚓部高密度影及第四脑室、脑干受压征象。

（5）脑叶出血：占5%~10%。

1）额叶出血：前额痛、呕吐、痫性发作较多见；对侧偏瘫、共同偏视，精神障碍；优势半球出血时可出现运动性失语。

2）顶叶出血：偏瘫较轻，而偏身感觉障碍显著；对侧下象限盲；优势半球出血时可出现混合性失语。

3）颞叶出血：表现为对侧中枢性面、舌瘫及上肢为主的瘫痪；对侧上象限盲；优势半球出血时可出现感觉性失语或混合性失语；可有颞叶癫痫、幻嗅、幻视。

4）枕叶出血：对侧同向性偏盲，并有黄斑回避现象，可有一过性黑矇和视物变形；多无肢体瘫痪。

（6）脑室出血：占3%~5%。临床表现为如突然头痛、呕吐，迅速进入昏迷或昏迷逐渐加深；双侧瞳孔缩小，四肢肌张力增高，病理反射阳性，早期出现去皮质强直，脑膜刺激征阳性；常出现丘脑下部受损的症状及体征，如上消化道出血、中枢性高热、大汗、应激性溃疡、急性肺水肿、血糖增高、尿崩症等；脑脊液压力增高，呈血性；轻者仅表现头痛、呕吐、脑膜刺激征阳性，无局限性神经体征。临床上易误诊为蛛网膜下腔出血，须通过头颅CT扫描来确定诊断。

知识点11：脑出血的鉴别诊断　　　　　副高：熟练掌握　　正高：熟练掌握

（1）缺血性脑血管疾病：脑出血和缺血性脑血管疾病临床难于区分，大多数发生于老年人，起病急，症状可能包括癫痫发作、瘫痪、肢体麻木等神经系统局灶性损害的表现。但是，脑出血患者更容易出现昏迷、头痛、呕吐、颈项强直等全脑损害表现。最终，只有依靠神经影像学检查才能进行鉴别。

（2）全身性中毒及代谢性疾病：全身性中毒（一氧化碳、酒精、药物等）有中毒物质的接触史或者服药史，代谢性疾病（低血糖、糖尿病、尿毒症、肝性昏迷等）有相应的病史，结合相关的实验室检查和头颅CT可以帮助鉴别诊断。

知识点12：脑出血的急诊处理　　　　　副高：熟练掌握　　正高：熟练掌握

对昏迷患者应及时清除口腔和呼吸道分泌物，保持呼吸道通畅，对呼吸衰竭患者必要时行气管插管给予人工通气。接诊医生简明扼要询问病史，做较全面体检，对血压过高、脑疝危象、抽搐者给予及时处理，尽量减少不必要的搬动。建立静脉通路，监测生命指征。

知识点13：急性期脑出血的一般治疗 　　　　副高：熟练掌握　正高：熟练掌握

（1）监测生命体征。

（2）维持通气和血氧饱和度：对昏迷伴呕吐患者应及时清理呼吸道分泌物或呕吐物，避免误吸；$PaO_2 < 60mmHg$ 或 $PaCO_2 > 50mmHg$ 时，应吸氧，使 $PaCO_2$ 维持在 $25 \sim 35mmHg$、血氧饱和度在90%以上；若低血氧分压无改善，必须行气管插管行机械通气。

（3）血糖管理在ICH急性期，非糖尿病患者和糖尿病患者均可出现血糖增高。因此，应加强血糖监测与治疗，维持血糖水平在 $6 \sim 9mmol/L$。

（4）体温管理对无感染征象的低热患者，一般考虑吸收热的可能性大，无特殊处理；对感染性发热，给予抗生素和物理降温治疗；对中枢性高热，给予亚低温治疗。

（5）水电解质平衡及营养支持可按照量出为入的方法给予补液，如有高热、腹泻、呕吐、多汗者，适当增加补液量。

（6）预防并发症：如深静脉血栓形成、吸入性肺炎、肺栓塞及压疮。对有深静脉血栓形成，肺栓塞的高危患者，在脑出血24小时后可考虑小剂量皮下注射低分子肝素。

知识点14：脑出血的特殊治疗 　　　　副高：熟练掌握　正高：熟练掌握

（1）急性期血压的处理：脑出血后一般血压升高，收缩压 $>200mmHg$ 时，应给予降压药物，这也是防止进一步出血的关键。使血压维持在160/100mmHg左右。

（2）控制脑水肿、降低颅内压：应立即使用脱水剂。甘露醇的疗效最为确切，作用也最快，常用量为20%的溶液 $125 \sim 250ml$，静脉滴注，$4 \sim 6$ 小时/次，对于发生脑疝的患者立即应用。病情较平稳的患者可用甘油果糖 $250 \sim 500ml$，静脉滴注，2次/日。

（3）止血药物的应用：除有出血倾向和并发消化道出血的患者可适当应用止血药物外，多数患者不必常规使用。

（4）脑保护剂与低温疗法：常用尼莫地平、维生素E、维生素C、甘露醇也有清除自由基的作用。低温可降低细胞的代谢，抑制脑单胺和兴奋性氨基酸递质的合成和释放，对脑组织损伤有确切的保护作用。常用头枕冰袋、冰帽，可起到一定的作用。冬眠疗法配合使用冰毯、冰帽可使体温下降至35℃，起到脑保护的作用。

知识点15：急性期脑出血防治的神经系统并发症 　　　　副高：熟练掌握　正高：熟练掌握

（1）颅内压增高：对头痛、呕吐明显加重及意识水平进行性下降的患者应高度怀疑颅内高压，需积极处理，避免脑疝形成。在急诊处理时，降低颅内压最常用的方法是给予利尿剂，如甘露醇、呋塞米。甘露醇通常给予 $125 \sim 250ml$，快速滴注或推注，每 $6 \sim 8$ 小时1次，对高龄患者、冠心病、心肌梗死、心衰、肾功能不全患者慎用。呋塞米每次 $20 \sim 40mg$，每天 $2 \sim 4$ 次静推，可与甘露醇联合用于有脑疝征象的患者。

（2）癫痫：对癫痫发作患者可给予地西泮 $10 \sim 20mg$ 缓慢静推或苯妥英钠 $15 \sim 20mg/kg$ 缓慢静推，或苯巴比妥0.2g肌注以抗惊厥治疗，发作停止后可根据发作形式给予口服抗癫痫药物治疗。

知识点16：急性期脑出血需要考虑手术的情况　　副高：熟练掌握　正高：熟练掌握

（1）基底核区中等量以上脑出血（壳核出血≥30ml，丘脑出血≥15ml）。

（2）小脑出血≥15ml，或者合并明显脑积水。

（3）重症脑室出血。

知识点17：急性期脑出血采用手术的方法　　副高：熟练掌握　正高：熟练掌握

不同病理形式和不同病因的脑出血，采用的手术方法也不同，需要术前对其鉴别。手术方法包括去骨瓣减压术、小骨窗开颅血肿清除术、钻孔血肿抽吸术和脑室穿刺引流术。

第三节　蛛网膜下腔出血

蛛网膜下腔出血

知识点1：蛛网膜下腔出血的概念　　副高：熟练掌握　正高：熟练掌握

蛛网膜下腔出血（SAH）是由于脑底部或脑表面的血管破裂，血液直接或间接流入蛛网膜下腔引起相应临床症状的一种脑卒中，可分为外伤性和自发性两类。

知识点2：蛛网膜下腔出血的发病条件　　副高：熟练掌握　正高：熟练掌握

SAH可发生于任何年龄的患者，SAH发病率随年龄增高而升高，平均发病年龄为50岁，40岁以下发病者多见于男性，50岁以上发病者多见于女性。SAH发病无明显季节性。

知识点3：原发性蛛网膜下腔出血的病因和危险因素

副高：熟练掌握　正高：熟练掌握

原发性蛛网膜下腔出血的病因复杂，最常见的病因是脑动脉瘤性蛛网膜下腔出血（aSAH），占50%～85%；其次脑血管畸形、脑底异常血管网病、夹层动脉瘤、血管炎、颅内静脉系统血栓形成、结缔组织病、血液病、颅内肿瘤、抗凝治疗并发症等也是SAH的致病因素。部分患者原因不明，如原发性中脑周围出血。

SAH发病的危险因素有高血压、吸烟、乙醇摄入、糖尿病、高胆固醇血症、口服避孕药、性激素替代治疗、拟交感类药物使用等。

知识点4：原发性蛛网膜下腔出血的病理　　副高：熟练掌握　正高：熟练掌握

动脉瘤好发于颅底Willis环及其附近的分支，尤其是动脉的分叉处。发生在前循环的动脉瘤破裂占85%，动脉瘤破裂最常发生在后交通动脉和颈内动脉交界处，占40%；其次是前交通动脉和大脑前动脉，占30%；大脑中动脉在外侧裂的分支，占20%；基底动脉尖或椎动脉与小脑后下动脉连接处，占10%。20%的患者有2个或多个动脉瘤，位于对侧同名动脉，称为"镜像动脉瘤"。动脉瘤形状不规则更易破裂，动脉瘤内弹力层消失，中间层被平滑肌细胞代替。

知识点5：原发性蛛网膜下腔出血的发病机制 副高：熟练掌握 正高：熟练掌握

动脉瘤有一定程度的遗传倾向和家族聚集性，在SAH患者的一级家属中，4%的人群有动脉瘤。动脉瘤可能的机制是由于动脉壁先天性肌层缺陷或后天获得性内弹力层变性或者两者联合作用。随着年龄的增长，动脉壁弹性逐渐降低，薄弱的管壁在血流冲击等因素影响下逐渐向外膨胀突出形成囊状动脉瘤。梭形动脉瘤好发于颅底较大动脉主干，当动脉硬化发生时，动脉壁肌层被纤维组织代替，内弹力层变性、断裂，胆固醇沉积内膜，管壁受损，在血流冲击下，逐渐扩张形成与血管纵轴平行的梭形动脉瘤。脑动静脉畸形是发育异常形成的畸形血管团，血管壁薄弱易破；病变血管在血压升高和其他诱因作用下破裂，血液进入蛛网膜下腔，通过围绕在脑和脊髓周围的脑脊液迅速播散，刺激脑膜引起脑膜刺激征；颅内容量增加导致颅内压升高，严重时导致脑疝形成。脑室和颅底迅速流出的血液可凝固而导致脑脊液循环通路阻塞，形成梗阻性脑积水或引起蛛网膜粘连。后交通动脉瘤的扩张或出血可压迫动眼神经，产生动眼神经麻痹。血细胞进入脑脊液，由于渗透压差别而迅速崩解，释放血管活性物质可引起血管痉挛，严重时可导致脑梗死。血液刺激下丘脑间脑等可引起血糖升高、中枢性高热，顽固性低钠血症等内分泌和自主神经功能紊乱。

知识点6：原发性蛛网膜下腔出血的临床表现 副高：熟练掌握 正高：熟练掌握

主要表现为突发性剧烈头痛、呕吐、意识障碍、脑膜刺激征及血性脑脊液。以秋季及冬初发病率较高。

（1）出血前征象：约有1/3患者在出血前出现先兆征象或警告信号，以头痛最为常见，可表现为全头痛、局限性头痛，也可出现三叉神经分布区疼痛及项背部疼痛。部分患者述眩晕、头晕、视物模糊及肢体无力、感觉异常；也有患者出现癫痫、眼睑下垂和一侧眼外肌麻痹及精神障碍方面的表现。

（2）出血后临床症状

1）头痛、呕吐：突发剧烈头痛是本病的首发症状，也是本病的重要症状。头痛先为局限性，可起始于额、颞、枕部，但很快蔓延为全头痛，并可延及颈项、肩、腰背部，头痛一般先为劈裂样，难以忍受，后变为钝痛或搏动性，持续1～2周。

2）意识及精神障碍：多在发病时立即出现，少数在起病数小时发生。意识障碍多为一过性的，昏迷时间持续数小时至数日不等。其程度和持续的时间与出血的急缓、出血量多少、出血部位及脑损害的程度有关。年龄越大者意识障碍越多见，这可能与老年人动脉硬化明显、侧支循环差，神经细胞功能差有关。有些患者清醒后再度发生意识障碍，可能由于再出血或继发脑血管痉挛所致。部分患者发病后先意识障碍或经过一过性意识障碍恢复后，出现精神障碍症状。表现为神志淡漠、嗜睡，并有畏光、怕惊、拒动、言语减少，呈木呆状态；有时出现谵妄、虚构、幻觉、妄想、躁动等。一般持续2~3周恢复，有人认为系大脑前动脉或前交通动脉的动脉瘤破裂所致。

3）癫痫发作：其发生率为6%~26%，出血部位多在幕上。可发生在出血时或出血后的短时间内，也可作为第一症状，表现令性或部分性癫痫发作。如是癫痫持续状态者，死亡率较高，可达61.5%。

4）其他症状：头痛的同时可伴有头晕甚至眩晕；部分患者可有尿潴留与失禁；也有患者发病时常有大汗淋漓，少数病例有视物模糊、两下肢酸痛、畏寒及一过性失语。部分患者因脑下部受损可发热、呕吐、心率及呼吸等方面的变化。

知识点7：原发性蛛网膜下腔出血的并发症　　　副高：熟练掌握　正高：熟练掌握

（1）再出血：SAH后发生的再出血是aSAH致残、致死的主要原因之一。

（2）脑血管痉挛（CVS）：SAH后脑血管痉挛包括早期血管痉挛及迟发性血管痉挛。

（3）脑积水：急性脑积水（AHC）是指基底池和/或第四脑室出口受阻而引起的一种阻塞性脑积水，常在发病后1~2天内逐渐出现昏迷，瞳孔缩小、光反射消失等临床表现，需作头颅CT检查方可确诊。

（4）低钠血症：出血后数天逐渐出现低钠血症，与CVS的时程平行。

（5）其他：患者可出现癫痫发作、颅内血肿、脑梗死及丘脑下部受损的自主神经、内脏功能及代谢紊乱等。

知识点8：原发性蛛网膜下腔出血的辅助检查　　　副高：熟练掌握　正高：熟练掌握

（1）头颅CT：CT平扫表现为基底池弥散性高密度影，严重时血液可延伸到外侧裂、前后纵裂池，脑室系统和大脑表面。

（2）头颅MRI：当发病后数天CT敏感性降低时，MRI能发挥较大作用。

（3）脑脊液检查：血性脑脊液是诊断SAH的最重要依据。

（4）血管影像学检查：脑血管造影对动脉瘤的诊断最有价值。

知识点9：蛛网膜下腔出血的诊断　　　副高：熟练掌握　正高：熟练掌握

SAH的诊断包括两步：是否为SAH以及SAH的病因。①根据典型的突发剧烈头痛、恶心呕吐，脑膜刺激征阳性应高度拟诊SAH，及时的CT检查能明确诊断。如果CT结果显示阴性而临床症状高度提示SAH，需行腰穿检查，均匀一致的血性脑脊液能提供较为确切的诊断。②确定SAH诊断后，因进一步行脑血管造影等检查以明确病因诊断。

知识点10：蛛网膜下腔出血的鉴别诊断　　　　副高：熟练掌握　正高：熟练掌握

（1）脑出血、脑梗死和脑栓塞：SAH以突发的剧烈头痛和脑膜刺激征阳性，CT和MRI检查能较为准确鉴别以上疾病。

（2）脑膜炎（如化脓性、结核性、真菌性和病毒性脑膜炎等）：两者均可出现头痛和脑膜刺激征阳性，但CT和腰穿检查能较为准确地作出鉴别。

（3）高血压脑病：也是急性剧烈头痛、恶心、呕吐、黑矇，甚至全身痉挛发作及意识障碍，但无脑膜刺激症状和体征，也无血性脑脊液。更具特征性的表现是本病血压极高，眼底呈现视盘水肿、渗血及淤斑。头部CT扫描可进一步早期明确诊断。

（4）偏头痛：其临床表现也是突发剧烈头痛，伴恶性循环性呕吐，但无脑膜刺激症状和体征，也无发热，以往有类似的病史，脑脊液正常。

（5）癫痫性头痛：多见于儿童，是间脑癫痫的一种，虽有发作性剧烈头痛，但持续约20分钟后缓解，缓解后正常，无脑膜刺激症状与体征，脑脊液正常，脑电图可见癫痫波，抗癫痫治疗有效。

（6）继发脑内出血或脑血管痉挛引起的脑梗死：在蛛网膜下腔出血症状缓解之后，除了出现偏瘫、失语、偏身感觉障碍等局灶性定位体征或在原定位体征基础上加重外，主要依据头部CT扫描及脑血管造影可有助诊断。

知识点11：治疗蛛网膜下腔出血的一般措施　　　　副高：熟练掌握　正高：熟练掌握

SAH应作为急诊收入住院，及时进行全面监护，监测生命体征和神经功能变化，保持气道通畅，维持呼吸循环功能；绝对卧床，安静休息，避免情绪激动和用力，保持排便通畅。对于烦躁和头痛明显患者，适当镇静和镇痛，维持水电解质平衡。

知识点12：蛛网膜下腔出血患者降低颅内压的方法

副高：熟练掌握　正高：熟练掌握

对于颅内高压患者，适当限制液体入量，防止低钠血症，并据病情使用脱水剂降低颅压，常用20%甘露醇、呋塞米、甘油果糖等，必要时可选用清蛋白。

知识点13：蛛网膜下腔出血患者防治再出血的方法

副高：熟练掌握　正高：熟练掌握

主要是安静休息，绝对卧床，减少探视，保持环境安静和避光，避免情绪波动和用力。急性期血压应控制在较低水平，当平均动脉压>120mmHg或收缩压>180mmHg，可选用钙离子通道阻滞剂等。在动脉瘤手术处理之前，抗纤溶治疗能降低动脉瘤再出血风险。对于动脉瘤性SAH，防止再出血最好的办法是通过显微外科手术夹闭动脉瘤和介入手术弹簧圈填塞瘤体。

维持正常血容量和防止过低血压是防止血管痉挛的重要措施。3H疗法（hypertension，hypervolemia，hemodilution）可缓解SAH后的迟发性脑缺血所致局限性神经功能缺失症状。但应注意3H治疗并发症，包括颅内压升高诱发的动脉瘤破裂、心脏负荷增加、肺水肿以及电解质紊乱等。所有SAH患者均应使用尼莫地平，可明显改善预后。

（1）轻度急慢性脑积水可药物治疗，给予乙酰唑胺0.25g，3次/天，目的是抑制脑脊液分泌。

（2）急性脑积水经内科治疗效果不佳，且伴有意识障碍者或因年老、有心肺等其他脏器严重功能障碍不能耐受手术者，可用脑脊液外引流术，以降低颅内压，改善脑脊液循环，减少梗阻性脑积水和脑血管痉挛等。

第四节　化脓性脑膜炎

脑膜炎

化脓性脑膜炎简称化脑，系由各种化脓菌感染引起的脑膜炎症，是一种常见的急性颅内感染性疾病，常与化脓脑炎或脑脓肿同时存在。

（1）脑膜炎双球菌及流感杆菌常占小儿化脑总数的2/3。肺炎球菌多见于老年人及婴幼儿。

（2）其次为金黄色葡萄球菌、链球菌、变形杆菌、厌氧菌、沙门菌、铜绿假单胞菌、大肠杆菌（多见儿童感染）。

（3）少见B组溶血性链球菌、李氏单胞菌等。

（1）血性传播：指发生在菌血症或脓毒血症后，其唯一或主要的临床表现为脑膜炎。

（2）直接扩散：感染可从颅外向颅内直接扩散，如开放性颅脑损伤、颅骨骨髓炎等；邻近感染灶的直接侵犯，如慢性中耳炎、乳突炎和鼻副窦炎等；亦可自脑内向脑膜直接扩散，如继发于脑脓肿的脑膜炎。

（3）逆行传播。如继发于海绵窦血栓性静脉炎的脑膜炎。

（4）经脑脊液传播。如腰椎穿刺将致病菌直接种于蛛网膜下腔

知识点4：成人或青少年化脑的特点	副高：熟练掌握	正高：熟练掌握

（1）大多数为急性起病，呈暴发性。

（2）急性期表现为全身畏寒发热、不适及上呼吸道感染症状。

（3）头痛为突出的症状，并伴有呕吐。精神症状有激动、谵妄，以后出现意识模糊、昏睡以至昏迷。约1/4的患者出现局部性或全身性癫痫。

（4）查体颈强直，脑膜刺激征阳性。

（5）如治疗不及时，病情进展可引起昏迷、抽搐、呼吸异常、瞳孔改变，脑水肿进一步加重，可致脑疝。

（6）皮肤出现血点，多见于化脑后期。

（7）脑神经麻痹：1/10～1/5患者，以第Ⅱ、Ⅳ、Ⅵ、Ⅶ对脑神经常见，也可出现偏瘫、单瘫、失语、视盘水肿，病理反射阳性。

知识点5：婴幼儿期化脑的特点	副高：熟练掌握	正高：熟练掌握

（1）起病急缓不一，一般较隐匿或不典型。

（2）常见有呼吸系统或消化系统等症状，如咳嗽、发热、呕吐、腹泻，继之嗜睡、烦躁、感觉过敏、眼神发呆等。

（3）癫痫发生率高达50%，在流感杆菌脑膜炎的患者中发生率更高。

（4）前囟尚未闭合，骨缝可以裂开，使颅压高症状及脑膜刺激征出现较晚，临床表现不典型。可有脑神经麻痹，以眼球运作障碍多见，如眼睑下垂、眼外肌麻痹、复视，有的可以出现面瘫、耳聋、失语。

（5）约1/3的患者可出现皮疹，最常见于脑膜炎球菌感染，其中70%的患者皮肤黏膜有淤点，重者合并弥散性血管内凝血（DIC）和皮肤血管炎。

知识点6：化脓性脑膜炎的并发症和后遗症	副高：熟练掌握	正高：熟练掌握

（1）硬膜下积液：特别多见于2岁以下婴儿流感杆菌，发生率一般为10%～60%，可能与发生化脑时脑血管壁通透性明显增加有关，血浆清蛋白易进入硬脑膜下腔而形成积液有关，或者在化脑发展过程中脑膜及血管表浅静脉发生炎性栓塞而致渗出、出血，使局部渗透压增高，周围水分进入硬膜下腔有关。

（2）硬膜下脓肿：常见于成年人，通常伴鼻窦炎或耳源性感染，常有发热、癫痫发作、局部性神经体征。

（3）脑积水：患脑膜炎时，脓性渗出物发生黏变而引起脑脊液循环障碍，产生脑积水，

常见于治疗不当或治疗过晚患者，粘连性蛛网膜炎好发于枕骨大孔、颅底及脑表面蛛网膜，可导致脑脊液吸收障碍，引起交通性脑积水。

（4）脑室脑炎：也是比较常见的并发症，是造成预后不良和后遗症的原因之一，年龄越小，延误诊治时间越长，发生率越高。感染途径主要是经血行播散、脉络丛裂隙或经脑脊液逆行扩散。

（5）脑脓肿、脑梗死、静脉血栓形成，较少见。

（6）全身性并发症，如DIC、细菌性心内膜炎、肺炎、化脓性关节炎、肾炎及虹膜睫状体炎、脑梗死、静脉窦血栓。

知识点7：化脓性脑膜炎的实验室检查	副高：熟练掌握　正高：熟练掌握

（1）血常规白细胞总数及中性粒细胞明显增加，贫血常见于流感杆菌脑膜炎。

（2）血、CSF培养早期未用抗生素治疗者可行阳性结果，但需要时间较长。

（3）脑脊液检查应尽早进行，检查项目：①脑脊液常规；②脑脊液涂片染色；③脑脊液培养；④脑脊液细菌抗原检测；⑤脑脊液乳酸浓度测定。

（4）脑电图变化较轻，主要为α节律不规则，出现低幅慢波，急性期常持续出现弥漫性高波幅活动。经治疗后迅速恢复正常。

（5）头CT检查，有神经系统并发症时可见脑室扩大、脑肿胀、硬膜下腔积液、脑脓肿、硬膜外脓肿等表现，室管膜炎时脑室周围低密度异常。

（6）头MRI在脑膜炎早期可显示脑脊液信号改变，蛛网膜下腔扩张以及弥漫性脑水肿、皮层下梗死及出血，或硬膜下积液等。

知识点8：化脓性脑膜炎的诊断	副高：熟练掌握　正高：熟练掌握

（1）发热、头痛、脑膜刺激征阳性。

（2）CSF外观浑浊或脓性。以中性粒细胞为主，糖和氯化物降低，蛋白增高。

（3）脑脊液细胞学：白细胞在95%以上，并可发现致病菌。

（4）有感染灶，如中耳炎、乳突炎、败血症。

知识点9：化脓性脑膜炎与结核性脑膜炎的鉴别诊断	
	副高：熟练掌握　正高：熟练掌握

（1）起病多较缓，常有低热、盗汗、乏力等前驱症状，而化脑多急性起病。

（2）脑脊液外观呈毛玻璃样，白细胞数多在（200～300）×10⁶/L以单核细胞为主，糖和氯化物均明显减低，蛋白增高。

（3）CSF细胞：以中性粒细胞为主的大淋巴样细胞、单核样细胞、浆细胞等混杂细胞数常低，经过治疗白细胞仍很难消失。

（4）CSF培养，涂片可找到结核杆菌。

（5）血和CSF结核PCR阳性，抗结核抗体阳性。

（6）能找到颅外结核灶。

知识点10：化脓性脑膜炎与真菌性脑膜炎的鉴别诊断　　　副高：熟练掌握　正高：熟练掌握

（1）起病较隐匿，发热不明显，头痛、呕吐，脑膜刺激征较轻。

（2）脑脊液常规与细胞学均与结核性脑膜炎类似，墨汁染色与细胞学可见到厚荚膜的发亮的圆形新型隐球菌。

（3）沙氏培养基上见新型隐球菌生长。

知识点11：化脓性脑膜炎与脑脓肿的鉴别诊断　　　副高：熟练掌握　正高：熟练掌握

（1）一般起病较缓慢，有感染病史，有外伤、中耳炎、先心病。

（2）有时有局限性定位体征如偏瘫、偏盲、共济失调等。

（3）脑脊液压力增高，细胞数正常或稍增加，细胞一般<$10×10^6$/L，以单核细胞为主，蛋白稍高。

（4）头颅CT可明确脓肿部位。

知识点12：脑膜炎双球菌脑膜炎的抗感染药治疗　　　副高：熟练掌握　正高：熟练掌握

（1）首先磺胺类药：磺胺嘧啶首次剂量50～100mg/kg，静脉缓慢注入；以后80～160mg/kg，静点或分4次口服，同时给予等量的碳酸氢钠和足够水分，48小时后换药。

（2）青霉素：一般成人每月1600万～2000万U，分4～6次静脉滴注，儿童每日20万～40万U/kg，症状改善后可改为每日800万U，一般2周为1个疗程，重者3～4周。

（3）青霉素过敏者可选氯霉素，成人50mg/kg，儿童慎用，以免对骨髓抑制作用，疗程5～7天。

（4）氨西林：成人150mg/kg，每日分次静点。

知识点13：肺炎双球菌脑膜炎的抗感染药治疗　　　副高：熟练掌握　正高：熟练掌握

（1）首选青霉素：大剂量，用法同脑膜炎双球菌脑膜炎。

（2）对青霉素过敏者，可选用氯霉素或红霉素，红霉素成人每日1.5～2.0g，儿童每日30～50mg/kg，注意胃肠反应，要补足液体量。

（3）联合用药会有协同作用。庆大霉素成人24万～32万U每日静点，儿童每日0.5万U/kg。卡那霉素成人每日1.0g，儿童每日20～30mg/kg，静点。阿米卡星成人每日200～400mg，儿童每日4～8mg/kg，静点或肌注。头孢氨噻肟成人每日4～12g静点，儿童每日15mg/kg。

知识点14：葡萄球菌脑膜炎的抗感染药治疗　　　　副高：熟练掌握　　正高：熟练掌握

（1）首选氯唑青霉素，成人每日12g静点，儿童每日100～200mg/kg，分为2次静点。

（2）青霉素过敏者，可用先锋霉素Ⅰ、先锋霉素Ⅱ，成人每日6～12g，静点及肌注。

知识点15：大肠杆菌脑膜炎的抗感染药治疗　　　　副高：熟练掌握　　正高：熟练掌握

（1）首选氯苄青霉素，成人每日6～8g，儿童每日0.1～0.15g/kg，也可联合应用庆大霉素或卡那霉素。

（2）多黏菌素B：并联合应用庆大霉素或卡那霉素，多黏菌素B成人每日2.5万U/kg，儿童每日1.5万～2.5万U/kg。

（3）头孢噻啶：成人每日0.25～0.5g，儿童每日50～80mg/kg。

知识点16：原因不明化脓性脑膜炎的抗感染药治疗

副高：熟练掌握　　正高：熟练掌握

（1）首选氨苄青霉素，对革兰阴性及阳性菌均有效，成人每日6～8g，儿童每日1.5万～2.5万U。

（2）新生儿化脑，常是多种致病菌混合感染，需联合用药，更应控制癫痫发作，防止脑水肿以及电解质平衡失调。

知识点17：化脓性脑膜炎的激素治疗　　　　副高：熟练掌握　　正高：熟练掌握

急性期可消炎，减轻脑水肿，减少并发症，首选地塞米松，成人每日10～20mg静点，儿童每日0.2～0.5mg/kg；氢化可的松，成人每日200～300mg，儿童每日4～8mg/kg静点，疗程7天，病情稳定立即停药。

知识点18：化脓性脑膜炎的并发症治疗　　　　副高：熟练掌握　　正高：熟练掌握

（1）控制DIC，抢救休克。

（2）降颅压，采用脱水疗法，并加用激素。

（3）硬脑膜下积液，量小可自行消失，量大则行常规穿刺，送病原学检查，每日1次，一次不应超过30ml，一般2～3周，症状消失。

（4）脑室炎一旦确诊，必须在静脉给药的基础上，加脑室给药，如青霉素每次5000～10000U，浓度10万U/ml，或氨苄青霉素、头孢噻啶各50mg，浓度为100mg/ml，注入脑室，1～2次/天，5～7天为1个疗程。

光量子血液疗法，采用紫外线照射和充氧自血回输疗法，具有灭菌、调节免疫功能作用，每次200ml，每周2次。中药治疗清热解毒，用大青叶、板蓝根等。

第五节 病毒性脑膜炎

| 知识点1：病毒性脑膜炎的概念 | 副高：熟练掌握 正高：熟练掌握 |

病毒性脑膜炎，又称无菌性脑膜炎或浆液性脑膜炎，是指一组由各种病毒感染所引起的软脑膜弥漫性炎症的临床综合征。

| 知识点2：病毒性脑膜炎的病因及发病机制 | 副高：熟练掌握 正高：熟练掌握 |

80%以上的病毒性脑膜炎是由肠道病毒引起。肠道病毒主要经粪口途径传播，少数通过呼吸道传播。大部分病毒在下消化道发生最初的感染，肠道病毒与肠道存在受体结合，经肠道入血，产生毒血症，再经血液进入中枢神经系统。

| 知识点3：病毒性脑膜炎的病理 | 副高：熟练掌握 正高：熟练掌握 |

病毒性脑膜炎的病理表现主要是侧脑室和第四脑室脉络丛炎性细胞的浸润，伴有室管膜内层局灶性破坏和血管壁纤维化，以及纤维化的基底软脑膜、室管膜下的星形细胞增多和增大。

| 知识点4：病毒性脑膜炎的临床表现 | 副高：熟练掌握 正高：熟练掌握 |

（1）小于2周的新生儿：患儿感染后最常见的表现为发热、脑膜炎症状和非特异性的表现，如呕吐、厌食、皮疹和呼吸道症状。随着疾病进展，严重者可出现肝坏死、心肌炎和坏死性小肠结肠炎等，也可出现弥散性血管内凝血和脓毒血症。

（2）2周后的新生儿：患儿并发症少，且预后较好。其典型病程：突然起病，体温升高到38～40℃。发热可分为两个阶段，第一阶段伴有非特异性全身症状，1～4天或以后体温下降，然后再过1～2天后体温再度升高，并伴脑膜炎的表现。

（3）儿童及成年人：主要表现为病毒感染的全身中毒症状和脑膜刺激症状。全身中毒症状，如发热、头痛、畏光、肌痛、恶心、呕吐、食欲减退、腹泻、肌肉酸痛、咳嗽和上呼吸道症状（特别是咽峡炎）等。随着发热的出现，上述表现可以间断出现，成年人尤为明显。

（4）手足口病并发脑膜炎：多见于3岁以内的婴幼儿。除有发热和手、足、口等部位的皮疹外，还出现颈项强直、克氏征阳性、膝反射亢进和感觉过敏，部分患者有不同程度的意识障碍。

| 知识点5：病毒性脑膜炎的辅助检查 | 副高：熟练掌握 正高：熟练掌握 |

（1）脑脊液检查：多数脑脊液压力增加，外观清亮，可见淋巴细胞增多，达

（100~1000）×10⁶/L。早期以多形核细胞为主，8~48小时或以后以淋巴细胞为主。脑脊液的糖、氯化物正常，蛋白正常或轻度增高。直接涂片无细菌发现。

（2）病毒分离：取急性期的分泌物、疱疹液、粪便及脑脊液标本，接种到猴的肾细胞中培养和分离病毒。

（3）血清学检查：体液抗体反应开始时主要是IgM抗体，然后是IgA及IgG抗体。取患者急性期和恢复期血清，查中和抗体和补体结合抗体，效价呈4倍以上增高可确诊。

知识点6：病毒性脑膜炎的诊断 　　　　副高：熟练掌握　　正高：熟练掌握

对急性起病的头痛、发热患者，体格检查除颈项强直外无阳性定位体征，腰椎穿刺后头痛症状有所改善，均须考虑病毒性脑炎的诊断。

知识点7：病毒性脑膜炎的鉴别诊断 　　　　副高：熟练掌握　　正高：熟练掌握

（1）不规则治疗后的化脓性脑膜炎：可有类似病毒性脑膜炎的脑脊液表现，但脑脊液特殊抗原鉴定及细菌涂片可以鉴别。

（2）原发或继发性脑肿瘤：有时可呈急性起病，有类似病毒性脑膜炎的脑脊液改变，此时应做脑脊液细胞学及神经影响学检查。

（3）其他非化脓性脑膜炎：如寄生虫感染、Mollaret复发性无菌性脑膜炎等。

知识点8：病毒性脑膜炎的治疗 　　　　副高：熟练掌握　　正高：熟练掌握

（1）抗病毒治疗：本病是一种可恢复的自限性疾病，但抗病毒治疗可缩短病程和缓解症状。试验性使用的药物只有血清免疫球蛋白，通常用药后24小时有效。

（2）对症治疗：头痛严重者可用镇痛药；癫痫发作者首选卡马西半或苯妥英钠；脑水肿在病毒性脑膜炎不常见，可适当应用甘露醇。

第六节　结核性脑膜炎

知识点1：结核性脑膜炎的概念 　　　　副高：熟练掌握　　正高：熟练掌握

结核性脑膜炎简称结脑，是由结核杆菌引起的脑膜非化脓性炎症，常继发于粟粒型肺结核和肺淋巴、肠、肾等结核病，81%的粟粒型肺结核并发结核性脑膜炎，特别是儿童多见，早期诊断和及时治疗可提高疗效，降低死亡率。

知识点2：结核性脑膜炎的病因及发病机制 　　　　副高：熟练掌握　　正高：熟练掌握

通常结核菌侵入机体后，不会立即引起脑膜炎反应，而是结核杆菌无阻碍地进行繁殖，并在最初几日迁移到各个脏器，感染的严重性取决于3个条件，即感染的程度、繁殖的速度和机体产生抗体的速度。10~14天后细胞防御反应开始，部分结核杆菌被消灭；部分被包围于脑组织内，如脑皮层、软脑膜、脉络丛等处，形成小结核灶。当机体抵抗力下降或其他疾病的诱发，结核灶溃破，结核杆菌重新活动和繁殖，而后播散至脑室壁和蛛网膜下腔形成结核性脑膜炎，软脑膜广泛性炎症，大量炎性渗出物渗出，随着病情迁延、脑膜增厚、粘连，压迫脑神经、脑组织，阻塞脑脊髓液（CSF）循环，形成脑积水。血管发生炎症反应，形成炎性栓子而致脑梗死，大量纤维渗出物，可形成结核结节、结核瘤。

知识点3：结核性脑膜炎的临床表现	副高：熟练掌握	正高：熟练掌握

起病隐袭，症状轻重不一，可见于任何年龄，80%在40岁以前。其临床表现如下：

（1）前驱症状：开始可有低热、盗汗、食欲不振、烦躁不安、头痛、体重下降，常持续2~3周。儿童可见有性情和行为改变或惊厥为首发症状。

（2）典型症状：①早期出现头痛、呕吐等颅压增高的症状；②儿童常有抽搐发作，前囟饱满、隆起；③体温38℃，随着病情发展可出现嗜睡，甚至昏迷；④查体可见颈项强直和凯尔尼格征阳性、巴宾斯基征阳性等脑膜刺激征、眼底视盘水肿。

（3）非典型症状：①患者可无发热，头痛不明显，可出现视力障碍、复视、听力减退等脑神经麻痹症状；②晚期炎症扩散至脊网膜，引起脊髓、脊神经根病变，出现截瘫、四肢瘫、交叉性瘫，伴大小便功能障碍；③重症者逐渐昏迷高热，脑室梗阻可出现癫痫大发作，视盘水肿，呼吸不规则，或脑疝而死亡。

知识点4：结核性脑膜炎的辅助检查	副高：熟练掌握	正高：熟练掌握

（1）腰穿CSF压力增高，外观无色透明，或呈毛玻璃状，放置24小时的常有薄膜形成。CSF白细胞增多，通常不超过500×10^6/L，60%~80%为淋巴细胞，病重时白细胞占优势。目前不典型结脑腰穿CSF常规细胞数可正常或轻度增加。

（2）CSF细胞学：早期以中性粒细胞为主，亚急性期可出现大淋巴样细胞、激活型单核细胞、中性粒细胞等混杂细胞为主，亚急性期可出现大淋巴细胞，激活型单核细胞、中性粒细胞等混杂细胞反应。恢复期可见小淋巴细胞和单核细胞，有时仍可见老化的中性粒细胞。

（3）CSF生化：蛋白含量中度增高，含糖量降至2.2mmol/L以下，氯化物降低在169mmol/L以下。病情晚期或不典型结脑变化不明显。

（4）CSF结核聚合酶链反应（PCR）敏感性高，特异性为98.4%，早期即可检查，阳性率占88.8%，晚期则不敏感。

（5）溴化物分配比试验：结脑患者血与脑脊液比<1.6，准确率高，敏感性强。

（6）免疫球蛋白测定：结脑均增高，特别以IgG升高明显。

（7）色氨酸试验阳性率可达93%~100%。

（8）结核特异性抗体（ELISA）：亚急性期抗体逐渐增高，40~70天达高峰，阳性率90%以上，持续一段时间后缓慢下降。

（9）血和脑脊液细菌培养阳性率很低，时间又长。

（10）头颅CT和MRI：多提示脑积水（儿童可达100%）、脑梗死、结核瘤、粟粒型脑结核、颅底增生性脑膜炎、钙化灶等改变。

知识点5：结核性脑膜炎的诊断　　　　　　　副高：熟练掌握　　正高：熟练掌握

（1）亚急性或隐匿性起病，伴有发热、盗汗、乏力、食欲差等结核中毒症状。

（2）伴有头痛、呕吐和脑膜刺激征阳性，及脑神经麻痹、癫痫、肢体瘫痪等。

（3）有结核接触史，或有其他部位结核灶。

（4）脑脊液常规、生化、细胞学、PCR、ELISA有特异性改变。

（5）头颅CT有特异性改变。

知识点6：结核性脑膜炎与隐球菌脑膜炎的鉴别诊断

副高：熟练掌握　　正高：熟练掌握

隐球菌脑膜炎（隐脑）和结脑临床表现相似，CSF常规和生化改变也基本相同，临床难以鉴别，但两者在某些方面也有不同之处。

（1）两者起病均缓慢，但隐脑更缓慢。

（2）结核性脑炎患者常有密切结核病接触史。而隐脑患者则往往有长期服用抗生素或免疫抑制剂的历史，或饲养家禽史或有手足真菌感染者。

（3）隐脑患者脑膜刺激征没结脑明显，而常伴有性格改变，如欣快，也常有脑神经损害特别是视力障碍。

（4）隐脑患者有时伴发肺霉菌病变，而结脑多伴有肺结核病灶。

（5）隐脑的CSF涂片、培养、细胞学墨汁染色检查可找到隐球菌，而结脑可发现结核杆菌。

（6）隐脑头颅CT、MRI异常改变少，而结脑多见脑积水、脑梗死、结核瘤。

知识点7：结核性脑膜炎与化脓性脑膜炎的鉴别诊断

副高：熟练掌握　　正高：熟练掌握

（1）化脑多起病急，感染中毒症状重，病程短。

（2）化脑多有身体其他部位的感染灶，如中耳炎、脑脓肿、外伤等。

（3）脑脊液常规、中性粒细胞在90%以上，一经特效抗生素治疗1~10天，粒细胞明显下降或消失，但结脑较缓慢。

（4）CSF培养或细胞学能发现致病菌发肺炎双球菌、大肠杆菌等。

（5）临床症状重，脑膜刺激征明显，但较少合并脑神经损害。

知识点8：结核性脑膜炎与病毒性脑膜炎的鉴别诊断

副高：熟练掌握　正高：熟练掌握

（1）起病较快，发病前有上呼吸道感染、肠道感染或疱疹、腮腺炎、预防接触病史。

（2）临床症状较轻，脑膜刺激征不明显。

（3）腰穿脑脊液：常规正常或白细胞达 $100×10^6$/L。血生化多正常，或蛋白稍高。

（4）脑脊液细胞学：发病3天内可见中性粒细胞，以后以转移性淋巴细胞或大淋巴样细胞为主。

（5）CSF培养或分离出病毒可确诊。

（6）激素治疗效果好，一般2~3周可自愈。

知识点9：结核性脑膜炎与脑囊虫病脑膜炎型的鉴别诊断

副高：熟练掌握　正高：熟练掌握

（1）临床上有头痛、呕吐、脑膜刺激征阳性，但发热不明显。

（2）腰穿压力正常或稍高，以嗜酸性粒细胞增多为主，糖、氯化物、蛋白正常。

（3）血及脑脊液囊虫间凝试验阳性。

（4）头颅CT可发现囊虫病特异性改变。

知识点10：结核性脑膜炎与结节病性脑膜炎的鉴别诊断

副高：熟练掌握　正高：熟练掌握

当合并发热、肺部淋巴结肿大时易与结脑混淆。

（1）大多数有结节病史或脑外结节病灶。

（2）皮肤、皮下结节活检可确诊。

（3）脑脊液病原菌检查阴性。

（4）CT结节中心无干酪样坏死。

（5）激素治疗预后好。

知识点11：结核性脑膜炎与癌性脑膜炎的鉴别诊断

副高：熟练掌握　正高：熟练掌握

（1）多起病较急，无发热等感染病史。

（2）头痛、呕吐进行性加重，脑膜刺激征持续存在。

（3）脑脊液细胞学找到癌细胞。

知识点12：结核性脑膜炎早期误诊原因　　　　　副高：熟练掌握　正高：熟练掌握

（1）早期症状和体征往往不明显，由于缺少快速、特异的早期诊断方法常延误确诊。

（2）对结脑没有高度警惕性，询问病史不详，早期结核中毒症状及接触史往往易忽视。

（3）早期未能进行一些简单必要的检查，如腰穿、胸部X线片和红细胞沉降率（血沉）等，由于采取对症处理使症状被掩盖。

（4）涂片查或培养结核杆菌较困难，多为阴性结果而失去早期诊断机会。

（5）滥用氨基糖苷类抗生素，这种单一服用二线抗结核药不能控制结核菌繁殖，却使症状复杂化。

（6）不能正确评价各项脑脊液检查的临床意义。

（7）被容易出现脑膜反应的某些疾病所迷惑而误诊，如隐球菌性脑膜炎、脑膜癌病等。

知识点13：结核性脑膜炎的治疗及管理原则　　　副高：熟练掌握　正高：熟练掌握

（1）一旦确诊应早期治疗：治愈率可达95%以上，延误治疗可使病情加重，造成不良后果。

（2）全程督导化疗：根据结核杆菌的特点应长期规律化治疗。必须在医生指导下住院强化治疗2个月，症状缓解后在医生督导下继续用口服药物治疗6～18个月，一定要保障足够剂量。

（3）联合用药、多种方案，禁忌单一用药：根据药物的有效性、安全性、可接受性，对细菌的敏感性和对脑脊液的通透性，进行合理配伍。另外要根据患者是初治、复治、难治或有无颅外结核病灶制定不同方案，联合的原则首选杀菌药，配用抑菌药。

知识点14：结核性脑膜炎的标准化疗方案应用　　副高：熟练掌握　正高：熟练掌握

（1）初治患者：短程方案当前多以异烟肼、利福平和吡嗪酰胺组合为基础，配合链霉素或乙胺丁醇治疗6个月。分为强化期，即每日异烟肼、利福平和吡嗪酰胺（链霉素或乙胺丁醇）；维持期，每日异烟肼、利福平各1次4个月。如6个月效果不理想可延长到8～9个月。

（2）复治患者：目前多数患者由于初治失败或误诊而使病情恶化，并出现并发症。分析过去用药情况，若未产生耐药性可以采用上述方案，再规律化治疗；已有耐药性者，可以用主要抗结核药及后备抗结核药（卡那霉素、对氨基水杨酸、丙硫异烟胺）进行规律治疗8～10个月。

（3）重症或晚期患者：在抗结核治疗同时要对症处理并发症。颅压高者可用20%甘露醇、复方甘油等；为防止颅底粘连可用地塞米松10mg静点或鞘内注射；有癫痫发作者需用有效的抗癫痫药物如苯妥英钠、丙戊酸钠等；治疗效果不佳者可同时脑室给药，如异烟肼、地塞米松或用生理盐水作脑脊液置换疗法；严重脑积水者可进行脑脊液分流。

知识点15：结核性脑膜炎的主要抗结核药物用法　　　　副高：熟练掌握　　正高：熟练掌握

（1）异烟肼：易透入血脑屏障，是抗结核的首选药物，儿童每日20～30mg/kg，症状好转改为每日10mg/kg静点。成人每日500～900mg静点4～8周，症状缓解后减量，口服疗程1.5～2年。为防止中毒性周围神经炎、肝炎、精神障碍，可加用维生素B$_6$和烟酸等。

（2）链霉素：成人每日1g肌注，儿童每日20～40mg/kg，需注意口周麻木、耳鸣、共济失调等反应，一旦出现上述反应需立即停药。

（3）对氨基水杨酸（PAS）：成人每日8～12g，儿童每日0.2～0.25g。

（4）利福平：人脑脊液浓度高，但易引起肝脏损害。成人每日450～600mg，分1～2次口服，儿童每日20mg/kg。

（5）吡嗪酰胺：成人每日20～30mg/kg，一般250mg，每日3次，儿童慎用，因能透过血脑屏障，目前为一线药。

（6）乙胺丁醇：儿童每日15mg/kg，成人每日600～750mg，应注意发生球后视神经炎及皮疹等不良反应。

知识点16：结核性脑膜炎的激素应用　　　　副高：熟练掌握　　正高：熟练掌握

早期应用肾上腺皮质激素具有消炎、减轻脑水肿、抑制纤维化形成、减少渗出物和脑脊液分泌等。与抗结核药同时应用，可提高治愈率，减少并发症和后遗症，大大降低了死亡率。轻症可每日静点地塞米松5～10mg，2周后症状改善后改为泼尼松30mg每晨顿服，疗程6～8周，不宜用时间太长，以免出现并发症。重症可鞘内注射，地塞米松5～10mg，每周2次，4周为1个疗程。

知识点17：结核性脑膜炎并发症的治疗　　　　副高：熟练掌握　　正高：熟练掌握

（1）脑积水：①轻者，可服用减少CSF分泌的药物，如乙酰唑胺每日25～50mg/kg，分3次口服，同时可反复腰穿放CSF，每周2次，使脑压保持在1.96kPa以下，2～3周后有改善；②重症者，可采用脑室引流术，对梗阻性脑积水应采用脑室分流术。

（2）脑脊髓蛛网膜炎：可以鞘内注射地塞米松5～10mg，每周2次，8～10次为1个疗程。

（3）结核瘤：可以手术治疗。

知识点18：结核性脑膜炎治疗效果差的原因　　　　副高：熟练掌握　　正高：熟练掌握

（1）与确诊和治疗的时间有关。早期确诊及时治疗可以完全治愈。否则疗效差，死亡率高。

（2）与是否彻底治疗有关。如果中途停药或疗程不够，用药量不足均可使结核复发。所以应急性期突击治疗2个月，坚持服药10～18个月。

（3）与是否联合用抗结核药有关。单一用药不但不能杀死结核菌，还使病情复杂化。因此必须选择安全、敏感、有效的抗结核药物联合应用。

（4）与是否合理应用激素有关。对重症结脑，早期短程应用一定量的激素可以减轻渗出和脑水肿，必要时也可以鞘内注射以防止并发症，但长期应用也会引起许多不良反应。

（5）与有无其他部位结核灶有关。身体有多灶感染，抵抗力低者预后差。

（6）与年龄有关。如婴幼儿对结核菌敏感性强，疗效较好；老年人抵抗力差，治疗效果和预后均差。

（7）与有无混合感染有关。如与化脓性脑膜炎、隐球菌性脑膜炎等同时存在时，由于未能及时发现，治疗措施不利而影响疗效。

（8）与是否及时处理并发症有关。结脑合并症较多，如脑梗死、脑积水等，如不及时处理必然影响疗效。

知识点19：结核性脑膜炎的治疗标准　　副高：熟练掌握　正高：熟练掌握

（1）全程监督正规治疗6～8个月，临床症状消失，脑脊液常规生化、细胞学恢复正常为临床治愈。

（2）疗程结束后自觉症状消失，脑脊液各项化验正常，随访1～2年无复发者为治愈。

第七节　新型隐球菌性脑膜炎

知识点1：隐球菌性脑膜炎的概念　　副高：熟练掌握　正高：熟练掌握

隐球菌性脑膜炎简称隐脑，是由真菌侵犯脑膜引起的感染性疾病，为常见的中枢神经系统真菌感染。

知识点2：隐球菌性脑膜炎的病因　　副高：熟练掌握　正高：熟练掌握

隐球菌在自然界分布广泛，如植物、动物、土壤、食物、鸽类等。大多数通过呼吸道、消化道、皮肤侵入人体，其中以呼吸道侵入多见，大多经肺由血液循环至脑；也可由鼻咽部进入鼻窦或随嗅神经及淋巴管入脑；个别情况还可因腰穿或手术植入而引起神经系统感染。隐球菌感染往往发生在机体免疫有损害的个体，如艾滋病、淋巴肉瘤、网状细胞肉瘤、白血病、结节病、结核病、糖尿病、肾病、系统性红斑狼疮等，隐球菌感染初期可无症状，在机体抵抗力降低时，可侵犯脑膜或脑实质，并沿血管周围软脑膜侵入脑内形成肉芽肿。

知识点3：隐球菌性脑膜炎的临床表现　　副高：熟练掌握　正高：熟练掌握

（1）起病形式及症状：①亚急性起病占60%，隐匿性起病占30%，病情进展缓慢，急性起病占10%，多在30～50岁发病；②早期可出现间歇性头痛、恶心、呕吐，且逐渐加重。头痛常为首发症状（85.3%）；③大多数患者有发热、背痛，早期脑膜刺激征明显，晚期不明显；④有不同程度的精神障碍、烦躁不安、谵妄、嗜睡，严重者抽搐昏迷或死亡。

（2）体征：①脑神经受损；以视神经多见，表现为视力减退或失明，Ⅲ、Ⅵ、Ⅶ、Ⅷ脑神经亦可受累；②50%以上的患者有视盘水肿、出血及渗出，晚期出现视神经萎缩；③隐球菌脓肿或肉芽肿形成可出现偏瘫，严重者可导致脑疝或死亡；④慢性期引起颅底粘连，使脑脊液循环受阻而发生脑积水；⑤有的合并皮肤、肺、肾、肝等多脏器受损肉芽肿形成或可导致脊髓压迫症；⑥患者可出现脑膜刺激征阳性，约1/3可出现锥体束征。

（3）病程不经治疗一般生存期为半年，少数可达10年。有缓解或复发的特点。

知识点4：隐球菌性脑膜炎的辅助检查   副高：熟练掌握   正高：熟练掌握

（1）大多数腰穿脑脊液压力增高，一般为1.96～3.92kPa；白细胞轻度增多，（10～500）×10^9/L，以淋巴细胞为主；蛋白质中度增加，糖和氯化物含量降低。

（2）脑脊液细胞学：可见成堆的隐球菌，同时可见中性粒细胞、大淋巴样细胞、浆细胞、激活性单核细胞等混杂细胞反应。

（3）脑脊浓墨汁染色可发现隐球菌。

（4）血或脑脊液中可测出隐球菌夹膜抗原（Ag），阳性率可达90%～100%，并随病情好转逐渐降低。

（5）脑脊液培养和动物接种可分离出隐球菌。

（6）头颅CT扫描见脑室扩大、脑积水、脑萎缩、局部低密度灶，钙化、肉芽肿、囊肿等。头颅MRI见脑实质肉芽肿在T_1加权像上呈等或略低信号，T_2加权为明显高信号。

知识点5：隐球菌性脑膜炎的诊断要点   副高：熟练掌握   正高：熟练掌握

（1）亚急性或隐匿性起病，有慢性疾病以及长期用抗生素、激素病史。

（2）头痛、呕吐，脑膜刺激征阳性。

（3）双目失明，视盘水肿等多数脑神经受损。

（4）腰穿脑脊液压力高，糖和氯化物降低，蛋白增高。CSF常规类似结脑。

（5）脑脊液墨汁染色或细胞学可找到隐球菌。

知识点6：隐球菌性脑膜炎与脑脓肿的鉴别诊断   副高：熟练掌握   正高：熟练掌握

（1）有颅外感染灶，如中耳炎、外伤、鼻窦炎等。

（2）有头痛、呕吐、视盘水肿或局限性定位体征，但脑膜刺激征不明显。

（3）腰穿脑脊液除压力高外，常规、生化无明显变化。

（4）头颅CT扫描，可见脑脓肿征象。

知识点7：隐球菌性脑膜炎与颅内肿瘤的鉴别诊断

　　　　　　　　　　　　　　　　　　　副高：熟练掌握　正高：熟练掌握

（1）慢性进行性起病。

（2）头痛、呕吐、视盘水肿等颅压高征象。腰穿脑脊液压力高、蛋白高，其他正常。

（3）无感染及脑膜刺激征。

（4）头颅CT扫描可见占位征象。

知识点8：两性霉素B的作用及不良反应　　　　副高：熟练掌握　正高：熟练掌握

　　目前仍为最重要的抗真菌药物，它主要能使菌体溶解破坏。不良反应有血尿、蛋白尿、管型、氮质血症、低钾血症、静脉炎、轻度溶血性贫血，偶见血小板及白细胞减少。

知识点9：两性霉素B的使用剂量　　　　　　副高：熟练掌握　正高：熟练掌握

　　成人开始量为1mg溶于5%的葡萄糖500ml内静脉慢点，1次/天，每次不少于6小时。若无明显不良反应则每次增加5mg，一般每日达30～40mg（不超过50mg即可），1个疗程总量为3～4g。该药易氧化，故应新配制并避光滴注。重症可鞘内给药；首次0.25g加地塞米松5～10mg，用脑脊液反复稀释后缓慢注入鞘内，最大剂量为1mg，每周2次，总量以20mg为宜，4周为1个疗程。

知识点10：减少两性霉素B不良反应与提高两性霉素B疗效的措施

　　　　　　　　　　　　　　　　　　　副高：熟练掌握　正高：熟练掌握

　　（1）合用甘露醇和碳酸氢钠，可防止血尿素氮升高，代谢性酸中毒和肾小管上皮细胞的空泡变性。

　　（2）合用水杨酸盐酚噻嗪，小量肝素，输血，补钾以及输液前给地塞米松，也可减少其不良反应。

　　（3）与克霉唑（三苯甲咪唑）合用也可提高疗效。

知识点11：克霉唑的作用及剂量　　　　　　副高：熟练掌握　正高：熟练掌握

　　克霉唑又称三苯甲咪唑，具有抗真菌活性作用，但是单用疗效低。每日成人用量为30～60mg/kg。

知识点12：5-氟胞嘧啶的剂量及不良反应　　　副高：熟练掌握　正高：熟练掌握

本品吸收良好，脑脊液浓度为血清浓度的64%～68%。成人每日5～10g，儿童每日

100~200mg/kg，分次口服，3个月为1疗程。其不良反应有食欲不振、恶心、白细胞及血小板减少、皮疹、嗜睡、精神错乱、肾功能损害，停药后均可消失。配合两性霉素B可提高疗效，减少其不良反应。

知识点13：影响隐脑预后的因素　　　　副高：熟练掌握　　正高：熟练掌握

（1）年龄：隐脑患者随着年龄的增长预后越差，可能与免疫状态及体质改变有关。小于2岁的患儿由于病情进展快，早期症状不典型，易误诊而在短期内死亡。

（2）确诊前病程越长死亡率越高，后遗症严重。

（3）起病过程：急性起病者多因CSF中隐球菌量多，毒力强有关，故病情凶险预后不良。

（4）颅外有隐球菌感染者，预后明显不佳，隐脑原发病灶以肺部居多，因中枢神经系统症状可在肺部感染消失数月至数年后出现，应予以警惕。

（5）原有基础病：因这些患者长期用广谱抗生素治疗，对霉菌的生长和扩散起一定作用。

（6）应用激素及免疫抑制剂：由于激素的非特异性抗炎、脱水和抑制作用，易掩盖头痛、发热、高颅压等早期症状，推迟就诊时间。

（7）CSF变化：①压力：早期CSF压力增高，提示CSF中含菌数量多、易迅速恶化而形成脑疝，预后差。②CSF细胞与菌量：CSF细胞数在一定程度上反映了机体对感染的应答能力，故CSF细胞不高但细菌计效显著升高者预后不良。③CSF细胞类型：隐脑虽为混合性细胞反应，但随着疗效不同而呈规律性演变，有效者淋巴细胞总数迅速上升，中性粒细胞直线下降至消失；疗效差者与之相反。故对CSF中性粒细胞为主或治疗后持续不降者，宜慎重对待，必要时可鞘内注射两性霉素B或并用5-氟胞嘧啶。④CSF：持续<1.12mmol/L或测不出，或经治疗4周仍无回升者预后不佳，可能与CSF含菌量多，糖被大量酵解有关。⑤CSF蛋白：蛋白>10g/L者，预后差。

第八节　癫痫持续状态

知识点1：癫痫持续状态的概念　　　　副高：熟练掌握　　正高：熟练掌握

癫痫持续状态（SE）或称癫痫状态，是指癫痫连续多次发作，两次发作期间患者意识不恢复者，或一次癫痫发作持续时间超过30分钟以上。任何类型的癫痫均可出现癫痫状态，其中全面性强直-阵挛发作状态最常见，危害性也最大。

知识点2：癫痫持续状态的病因　　　　副高：熟练掌握　　正高：熟练掌握

SE的病因在婴儿、儿童期多为感染、产伤和先天畸形，20~50岁以颅脑外伤、脑寄生虫、颅内感染和脑肿瘤为常见，50岁以上多为脑卒中、脑肿瘤、脑外伤和脑变性疾病。

知识点3：癫痫持续状态的诱因　　　　　　　　　　副高：熟练掌握　正高：熟练掌握

SE的诱发因素主要为较低的抗癫痫药物水平（停服、减量或突然换药等），其次为发热、感染、精神心理因素过度劳累、失眠、脑外伤，其余为孕产、饮酒或戒断、药物中毒（大剂量抗抑郁药或致痫药物如三环类、碳酸锂、西咪替丁、螺内酯）等。

知识点4：电子显微镜和光学显微镜揭示癫痫持续发作20分钟以上损害的3个连续阶段
　　　　　　　　　　　　　　　　　　　　　　　　　副高：熟练掌握　正高：熟练掌握

（1）星形细胞及其突起的肿胀，粗糙内质网扩大而有微空泡形成。
（2）缺血性神经元改变。
（3）细胞溶解和消失。

知识点5：癫痫持续状态早期与晚期病理生理变化
　　　　　　　　　　　　　　　　　　　　　　　　　副高：熟练掌握　正高：熟练掌握

（1）一过性或早期（<30分钟）：动脉高血压，大脑大静脉（CVP）升高，动脉PO_2低或正常，动脉PCO_2升高，$CVPO_2$低或高，$CVPCO_2$升高，大脑血流量（CBF）上升，高血糖，高钾血症，血液浓缩，乳酸酸中毒。

（2）晚期（>30分钟）：动脉低血压，CVP升高或正常，动脉PO_2低或正常，动脉PCO_2正常，$CVPO_2$正常或低，$CVPCO_2$正常或升高，CBF上升、正常或降低，血糖正常或降低，高钾血症，高热（继发性）。

知识点6：癫痫持续状态的发病机制　　　　　　　副高：熟练掌握　正高：熟练掌握

SE发病机制不明确。突触假说认为癫痫发作时突触前膜释放大量神经递质，包括起兴奋作用的谷氨酸和有抑制作用的GABA，与突触后膜上相关受体结合而产生兴奋和抑制作用，当抑制性神经递质占优势时发作终止，兴奋性神经递质及受体过度活跃时则继续发作。随着癫痫的反复发作，突触后膜上的部分受体内陷，导致后膜受体表面积减少，递质不易与受体发生结合。病理学的研究发现反复癫痫发作后GABA受体明显内陷，而谷氨酸类受体活性相对增强，导致内源性抑制作用减弱，神经元过度兴奋，使癫痫持续发作。这种内源性兴奋-抑制失衡是癫痫发作向癫痫持续状态转换的主要原因。

知识点7：癫痫持续状态的分类　　　　　　　　　副高：熟练掌握　正高：熟练掌握

（1）按临床发作类型分类：①全身性癫痫持续状态：全身性惊厥性癫痫持续状态（强直-阵挛性癫痫持续状态、强直性癫痫持续状态、阵挛性癫痫持续状态、肌阵挛性癫痫持续状态）；全身性非惊厥性癫痫持续状态（典型失神癫痫持续状态、非典型失神癫痫持续状态、失张力性癫痫持续状态）；②部分性癫痫持续状态：复杂部分发作持续状态、单纯部分发作持续状态；③特殊类型：如新生儿癫痫持续状态。

（2）按惊厥持续的时间分类：Shorvon 根据惊厥持续的时间将癫痫分为早期、固定的和难治性癫痫3大类，早期系指在癫痫的最初30分钟；难治性癫痫定义为开始治疗以后惊厥仍持续60～90分钟，介于两者之间则为固定的癫痫。

知识点8：强直-阵挛性癫痫持续状态的临床表现　　副高：熟练掌握　正高：熟练掌握

强直-阵挛性癫痫持续状态也称全身强直-阵挛发作或部分性发作继发全身强直-阵挛发作（GCSE）。经典的 GCSE 的定义：反复的全身性惊厥发作，每两次发作之间没有意识状态的恢复；或者全面性惊厥持续30分钟以上。因此原发或继发的全身强直-阵挛发作伴有两次发作之间意识不能恢复，都属 GCSE 的范围，包括全面强直-阵挛发作（GTCS）癫痫持续状态、强直性癫痫持续状态、阵挛性癫痫持续状态和肌阵挛性癫痫持续状态。最常见的是 GTCS 癫痫持续状态。临床表现为反复的全身强直-阵挛发作，或两次发作间意识不清，或一次发作持续30分钟以上。发作时全身抽搐，呼吸停止，可导致脑缺氧、脑水肿，重者可发生脑疝死亡。其病死率和致残率均较高。

知识点9：强直-阵挛性癫痫持续状态的诊断　　副高：熟练掌握　正高：熟练掌握

GCSE 以阵发性或持续性运动症状为特征，运动症状可是强直或阵挛或为两者的结合；可对称或不对称，但总是和明显的意识障碍和双侧的 EEG 改变（通常是不对称的）相连。

知识点10：强直-阵挛性癫痫持续状态的预后　　副高：熟练掌握　正高：熟练掌握

GCSE 的残障率和死亡率很大程度上决定于潜在的病因，但同时也会因为治疗不充分而大大增加。

知识点11：强直性癫痫持续状态的临床表现　　副高：熟练掌握　正高：熟练掌握

强直性癫痫持续状态主要表现为强直性发作而无阵挛、强直，或呈伸展或呈屈曲状，常见双上肢屈曲而双下肢伸直，或呈角弓反张型发作，上述自主神经症状明显，多有强直-阵挛性发作、失神发作或脑发育不全病史，比强直-阵挛性 SE 少见。预后较好。脑电图呈低波幅，快活动或快节律，9～10Hz，或频率更低波幅增高。

知识点12：阵挛性癫痫持续状态的临床表现　　副高：熟练掌握　正高：熟练掌握

阵挛性癫痫持续状态是指一开始即有长时间阵挛发作而不伴强直，呈不对称性和无节律性，伴意识障碍，区别于肌阵挛性SE，多见于脑膜炎或其他脑病，在儿童（5岁以下）高热惊厥时也可发生。发作期脑电图为快活动（或10Hz以上）以及慢波，有时为棘慢波。

知识点13：肌阵挛性癫痫持续状态的临床表现　　　副高：熟练掌握　　正高：熟练掌握

肌阵挛性癫痫持续状态（MSE）是指全身性肌阵挛性抽搐反复持续发生或持续足够长时间（30分钟及以上）。分为单纯的肌阵挛持续状态和症状性肌阵挛持续状态，后者见于脑病患者，如进行性肌阵挛性癫痫，共济失调性小脑性肌阵挛等，前者见于癫痫，进一步分为原发性和继发性肌阵挛性癫痫持续状态。

知识点14：肌阵挛性癫痫持续状态的诊断　　　副高：熟练掌握　　正高：熟练掌握

基本的临床特征是肌阵挛，可持续反复出现，并持续30分钟以上。肌阵挛在原发性MSE中是双侧对称的，而在继发性MSE中则是不同步非对称的。原发性MSE的EEG显示和肌阵挛紧密联系的多棘波；继发性MSE的EEG通常显示非节律性反复的棘波。

知识点15：肌阵挛性癫痫持续状态的预后　　　副高：熟练掌握　　正高：熟练掌握

原发性MSE的预后较好，而继发性的较差。

知识点16：全身非惊厥性癫痫持续状态的临床表现

副高：熟练掌握　　正高：熟练掌握

全身非惊厥性癫痫持续状态（ASE）是指全面发作中的失神性的延长，又分为典型和非典型发作性持续状态。典型ASE发生于伴失神发作的特发性全面型癫痫的儿童和青少年，最明显的特征是意识状态的改变，许多患者伴自动征，但对这些行为部分或全部失忆，持续时间变异很大，从30秒到数天，全身强直阵挛发作可启动、打断或结束ASE，ASE发作期EEG显示长时间的广泛性棘慢复合波节律，双侧同步，频率常低于3Hz。非典型ASE多发生于有智力障碍且有两种以上全面性发作的患者中，最常见于Lennox-Gastaut综合征，发作的起点和终点很难确定，常常是逐渐发生、慢慢恢复的，意识状态改变较典型的ASE病例严重，与典型ASE不同的是，肌阵挛和强直发作不能使发作终止。Lennox-Gastaut综合征在不典型ASE发作时显示持续性的2~2.5Hz的棘慢复合波节律。ASE的治疗可口服或静脉用药，但越不典型的病例，耐药性越强，早期诊断和处理仍是取得良好疗效的关键。

知识点17：全身非惊厥性癫痫持续状态的诊断　　　副高：熟练掌握　　正高：熟练掌握

ASE最明显的特征是意识状态的改变，伴或不伴自动症。ASE诊断依据主要是发作期EEG上双侧同步化的阵发性棘慢综合波（常见的节律是3Hz/s）。

知识点18：全身非惊厥性癫痫持续状态的预后　　副高：熟练掌握　正高：熟练掌握

ASE的预后取决于其病因和发作类型。典型的ASE预后较好，而非典型发作的预后不良。

知识点19：复杂部分性发作持续状态的临床表现　　副高：熟练掌握　正高：熟练掌握

复杂部分性癫痫持续状态（CPSE）的临床范围相当广，包括所有长时间持续或反复发作的伴有意识障碍的部分性癫痫，可从轻度的意识模糊到无反应，伴随的行为可从淡漠无反应，到出现奇怪行为的激越动作甚至精神症状。常表现为两种形式：

（1）患者长时间地处于蒙眬状态，并有反应迟钝，部分性语言及似有目的的自动症。

（2）患者有一连串的复杂部分性发作，并伴有凝视、毫无反应、语言障碍、固定不变的自动症，两次发作之间意识处于蒙眬状态。

知识点20：复杂部分性发作持续状态的诊断　　副高：熟练掌握　正高：熟练掌握

CPSE的临床特点以意识障碍为主，自动症为辅，又称精神运动型持续状态。由于CPSE的临床表现的多样性，诊断时应尽早进行EEG检查。EEG以局部连续棘波为主要表现，也可出现周期性的一侧性癫痫样发放（PLEDs）甚至弥漫性棘慢节律。

知识点21：单纯部分发作持续状态的临床表现　　副高：熟练掌握　正高：熟练掌握

单纯部分发作持续状态（SPSE）是指简单部分性运动性发作持续状态，又称Kojenikow癫痫。表现为身体某一部分的抽搐持续达数小时或数天，但无意识障碍。可扩展为继发性全身性癫痫，发作终止后可遗留发作部位的Todd麻痹。癫痫状态持续至少30分钟，由多种临床症状和所包含的不明显的体征组成，意识保持对外界有反应，观察到的症状应符合功能分区，伴有相应的EEG局灶性改变。根据Gastuat的部分性癫痫持续状态的分类，SPSE可被分为以下一些类型：

（1）躯体运动性SPSE。

（2）感觉性SPSE。

（3）出现于儿童的伴特殊自主神经表现的SPSE——腹痛性SPSE，很少见，现已基本不诊断。

（4）言语障碍或失语型SPSE。

（5）其他罕见的类型。

知识点22：单纯部分发作持续状态的诊断　　副高：熟练掌握　正高：熟练掌握

临床发作持续30分钟或更长，以反复的局部颜面或躯体持续抽搐为特征，或持续的躯体局部感觉异常为特点，发作时意识清楚，EEG上有相应脑区局限性的放电。

知识点23：单纯部分发作持续状态的预后　　　副高：熟练掌握　　正高：熟练掌握

SPSE的死亡率和残障率是最低的。

知识点24：偏侧性癫痫持续状态的临床表现　　　副高：熟练掌握　　正高：熟练掌握

偏侧性癫痫持续状态多见于婴幼儿，表现为半侧阵挛性抽搐，常伴有同侧偏瘫，称为半身惊厥–偏瘫综合征（HH综合征）。主要见于Rasmussen脑病，小儿发病，多表现为一侧性阵挛状态，少数表现为一侧性强直状态，有时为Jackson发作，持续时间平均1小时左右，部分病例持续1天以上。发作间期常有神经系统异常体征，如抽搐侧偏瘫和病理征，偏瘫多为一过性，数小时或数日后自然恢复，但在脑器质性疾病时，可出现持久性偏瘫，这种在半身癫痫持续状态后出现的固定偏瘫称半身惊厥–偏瘫综合征（HH综合征）。50%病例可发现确切病因，如呼吸道感染、中耳炎、脑膜炎、中毒性脑病、预防接种反应等，其他如低血钙、维生素B$_6$依赖症、肝性脑病也可引起，其余50%病例病因尚不清楚。少数患儿在发作时死亡。HH综合征若在以后有频繁的癫痫发作，则称为半身惊厥–偏瘫–癫痫综合征（HHE综合征）。此综合征多见于婴幼儿，约80%的患儿以半身惊厥持续状态为首发症状，EEG常为弥漫性双侧同步化异常。

知识点25：偏侧性癫痫持续状态的预后　　　副高：熟练掌握　　正高：熟练掌握

偏侧性癫痫持续状态几乎不能被常规的抗癫痫药控制，病死率和残障率高。

知识点26：新生儿期癫痫持续状态的临床表现　　　副高：熟练掌握　　正高：熟练掌握

新生儿期癫痫持续状态表现多样而不典型，多为轻微抽动，肢体奇异的强直动作，常由一肢体转移至另一肢体，或为半身抽搐发作，发作时呼吸暂停，意识不清。具有特征性EEG异常，1～4Hz慢波夹杂棘波，或2～6Hz节律性棘慢波综合；强直发作呈δ波，阵挛性发作有棘、尖波发放。

知识点27：癫痫持续状态的长期后遗症　　　副高：熟练掌握　　正高：熟练掌握

（1）反复的SE：有神经系统病变的患者出现SE复发的危险性明显增加。认知障碍很轻且少见，但各种类型的SE都有造成认知障碍。

（2）偏侧惊厥–感觉障碍–偏瘫癫痫综合征（HHE）：与SE的相关性是明确的，但随着SE治疗的改善，近年来少见。

（3）以后出现抽搐：如果第一次发作是非诱发性的SE，则抽搐复发，甚至SE复发的危险性大大增加，但SE持续时间与以后抽搐复发的危险性没有明确相关性。

（4）急性症状性SE后的癫痫危险性：大多数急性症状性或高热惊厥性癫痫患者以后并不出现非诱发性的癫痫发作。

（5）SE与海马硬化以及其他的病理后遗症的关系：虽然发现了一些SE后的脑组织病理改变，如海马硬化、部分脑区的神经元坏死，但是与SE的关系尚不明确。

| 知识点28：癫痫持续状态的并发症 | 副高：熟练掌握　正高：熟练掌握 |

（1）惊厥持续状态可引发一系列的代谢紊乱，肌肉强烈运动可致乳酸中毒，血pH明显下降；痫性发作时患者呼吸停止及全身肌肉的强烈运动，严重缺氧并大量耗氧，均可造成脑、心脏及全身重要器官缺氧性损害。

（2）合并脑水肿，并进一步引起脑疝或去皮质状态。

（3）血中儿茶酚胺水平急骤升高，可继发心律失常，为死亡的重要原因。

（4）肺血管压明显增高，可发生严重的肺水肿，而致患者猝死。

（5）肌肉强烈运动使血中肌球蛋白增多，致下肾单位肾病。

（6）高热、脱水和低血糖等。

| 知识点29：癫痫持续状态的治疗目的 | 副高：熟练掌握　正高：熟练掌握 |

（1）快速控制惊厥发作。

（2）预防脑水肿、低血糖、酸中毒、过高热、呼吸循环衰竭等并发症。

（3）积极寻找病因。

（4）保护心、肺功能。

| 知识点30：全面性惊厥性癫痫持续状态治疗 | 副高：熟练掌握　正高：熟练掌握 |

（1）一般措施：保持呼吸道通畅；给氧；监护生命体征，如呼吸、心功能、血压、血氧等；建立大静脉输液通路，并用生理盐水维持，除非有明确的低血糖，尽量不用葡萄糖溶液；对症治疗，维持生命体征和内环境的稳定；根据具体情况进行实验室检查，如全血细胞计数、尿常规、肝功能、血糖、血钙、凝血象、血气分析、抗癫痫药物（ADEs）血药浓度监测等。脑水肿可用20%甘露醇125～250ml快速静脉滴注，或用地塞米松10～20mg静脉滴注；预防性应用抗生素，控制感染；纠正代谢紊乱。如发现原发病，则同时进行病因治疗。

（2）10分钟内终止发作的治疗

1）地西泮（安定）：为首选药物。成年人首次静脉注射10～20mg，注射速度为2～5mg/min，于15分钟后重复给药，或用100～200mg地西泮溶于5%葡萄糖溶液中，于12小时内缓慢静脉滴注。

2）劳拉西泮（氯羟安定）：成年人推荐剂量4mg静脉注射，注射速度<2mg/min，于

10~15分钟或以后按相同剂量重复给药；仍无效，需采取其他措施。12小时内用量一般不超过8mg。

3）苯妥英钠：成年人每次150~250mg静脉注射，注射速度<50mg/min，需要时30分钟后可再次静注100~150mg，一日总量不超过500mg。磷苯妥英是苯妥英钠的前体药，药理特性与苯妥英钠相同，应用剂量相等。水溶性，局部刺激小。

4）苯巴比妥：成年人每次200~250mg静脉注射，注射速度<60mg/min，必要时6小时重复1次。极量每次250mg，每日500mg。

5）丙戊酸钠：丙戊酸钠注射液15~30mg/kg静脉推注后，以1mg/（kg·h）速度静脉滴注维持。

6）水合氯醛：10%水合氯醛20~30ml加等量植物油保留灌肠。

（3）超过10分钟终止发作的治疗。请专科医生会诊、治疗，如有条件进入癫痫加强单元或ICU治疗，可酌情选用下列药物：咪达唑仑0.05~0.4mg/（kg·h），或异丙酚1mg/kg，每3~5分钟重复1~2mg/kg，最大量10mg/kg，维持1~10mg/（kg·h），必要时请麻醉科协助治疗。有条件者进行脑电图监测。

（4）维持治疗：控制发作后，应立即应用长效AEDs苯巴比妥0.1~0.2g肌内注射，每8小时1次。根据发作类型选用口服AEDs，必要时可鼻饲给药，达有效血药浓度后逐渐停止，肌内注射苯巴比妥。

（5）病因治疗：确定病因，进行病因治疗。

（6）治疗中的评价：一旦SE成功控制后，应积极搜寻发作的病因和诱因。如癫痫服药的患者应检查AEDs血药浓度，根据结果调整药量。当以SE为首发症状时，应明确是慢性癫痫的首次发作，还是严重的全身性疾病或中枢神经系统疾病的并发症。如果是前者，要积极搜寻病因；如果是并发症的表现，那么应着重于处理原发疾病。多数病例需脑电图检查，在等待脑电图结果时，不应延迟治疗；如患者临床发作停止，意识恢复，不需脑电图监测；如抽搐已停止，而意识状态未迅速恢复，应做脑电图，以明确放电是否停止。

知识点31：非惊厥性癫痫持续状态治疗　　　　副高：熟练掌握　　正高：熟练掌握

口服苯二氮䓬类药物对于复杂部分性发作持续状态有效。复杂部分性发作持续状态合并昏迷需要更积极的治疗。对于失神状态口服苯二氮䓬类药物是一个有效的治疗措施，如果担心呼吸抑制，口服或静脉用丙戊酸钠有效。如果状态改善，恢复和调整原口服药物。

知识点32：癫痫持续状态预防复发的方法　　　　副高：熟练掌握　　正高：熟练掌握

癫痫持续状态控制后是否需要长期口服抗癫痫药物治疗，应根据具体情况而定。对于反复发作的癫痫患者或者是持续未愈的神经系统疾病的患者，肯定需要长期规律地服用抗癫痫药物；对于高热惊厥所致的持续状态控制后，多不需要长期抗癫痫治疗。

知识点33：癫痫持续状态的外科治疗　　　　　　副高：熟练掌握　　正高：熟练掌握

外科手术的适应证：

（1）药物难治性顽固性癫痫：患者经过使用第一线抗癫痫药物，如卡马西平、苯妥英钠和丙戊酸钠等，大剂量、单一或两种药物联合使用，系统治疗至少2年以上；或经血药浓度监测在有效血药浓度范围内，仍不能控制癫痫发作，甚至仍频繁发作，应考虑手术治疗。

（2）部分性发作：多为继发性，常有脑的局限性致痫灶，切除后癫痫发作可减少。这是癫痫外科治疗中效果最好的一种手术。但前提是致痫灶位于非功能区，又不至于产生严重的神经功能障碍。

（3）可以切除的脑病理性改变：如肿瘤或其他病变。实际上这是对原发病变的治疗，目的是延长患者生命；但手术切除原发病灶后，的确可使某些患者如儿童或病程短的患者发作减轻或消失。

癫痫持续状态的常用外科手术方式：脑皮质病灶切除术、前额叶切除术，或选择性杏仁核、海马切除术、胼胝体切开术等。

第四十四章 精神科急诊

第一节 精 神 抑 郁

知识点 1：精神抑郁的概念 　　　　　　　　　　　　　　　副高：熟练掌握

精神抑郁又称情绪低落，是临床常见的一种病理状态，以精神活动普遍抑制或迟钝为其主要特点。抑郁状态症状复杂，形式多样，轻重不一，可发生于多种精神疾病。

知识点 2：精神抑郁的发生机制 　　　　　　　　　　　　　副高：熟练掌握

精神抑郁的病因迄今尚无明确的说法，且精神抑郁可见于多种精神和躯体疾病，更增加了阐明精神抑郁发生机制的难度。现就精神抑郁可能发生的机制说明如下。

（1）神经递质代谢异常：由于利血平等药物能够耗竭脑内的5-HT和NE而引起抑郁状态，故认为脑内受体部位的5-HT和NE的减少是导致精神抑郁产生的主要原因。有人提出5-HT缺乏是躁狂和抑郁产生的共同生化基础，它构成了遗传易感素质，如果儿茶酚胺增加则出现躁狂，儿茶酚胺不足则产生抑郁。另外有资料证明，利血平致抑郁作用除耗竭脑内儿茶酚胺外，尚有拟胆碱作用，拟胆碱药物如毒扁豆碱可引起精神抑郁，主要是通过增强中枢胆碱能作用所致的，故认为中枢胆碱能占优势是导致精神抑郁的重要机制之一。

（2）神经内分泌功能失调：目前比较公认的是抑郁症患者血浆皮质醇增高和甲状腺功能减退，通过抑郁症患者的DST阳性和TRH-TSH试验反应迟钝和消失，说明神经内分泌异常可能是抑郁症患者的发病机制之一。

（3）间脑功能障碍：间脑、边缘系统、新皮质和中脑网状结构与情绪有关，间脑是上述结构的联系枢纽，间脑的器质性病变和功能障碍可引起周期的情绪低落或高涨。

知识点 3：精神抑郁的临床表现 　　　　　　　　　　　　　副高：熟练掌握

各种不同疾病所致的抑郁状态，其共同的临床表现为心境恶劣、自我感觉不良、整日忧心忡忡、愁眉不展、悲观绝望、兴趣索然、生不如死、度日如年、自责自罪、消极想死、思维缓慢、缺乏活力、反应迟钝等。

知识点4：抑郁发作的诊断标准　　　　　副高：熟练掌握　　正高：熟练掌握

抑郁发作是指首次发作的抑郁症和复发的抑郁症，不包括双相抑郁。患者通常具有心境低落、兴趣和愉快感丧失、精力不济或疲劳感等典型症状。病程持续至少2周。

其他常见症状：①集中注意和注意的能力降低；②自我评价降低；③自罪观念和无价值感（即使在轻度发作中也有）；④认为前途暗淡悲观；⑤自伤或自杀的观念或行为；⑥睡眠障碍；⑦食欲下降。

根据抑郁发作的严重程度，将其分为轻度、中度、重度三种类型。

（1）轻度抑郁：具有至少2条典型症状，再加上至少2条其他症状，且对患者的日常工作和社交活动有一定困难，患者的社会功能受到影响。

（2）中度抑郁：指具有至少2条典型症状，再加上至少3条（最好4条）其他症状，且对患者工作、社交或家庭活动有相当困难。

（3）重度抑郁：是指3条典型症状都存在，并加上至少4条其他症状，其中某些症状应达到严重的程度；症状极为严重或起病非常急骤时，依据不足2周的病程做出诊断也是合理的。除了在极有限的范围内，几乎不可能继续进行社交、工作或家务活动。

知识点5：精神抑郁的鉴别诊断　　　　　副高：熟练掌握　　正高：熟练掌握

（1）继发性抑郁障碍：脑器质性疾病、躯体疾病、某些药物和精神活性物质等均可引起继发性抑郁障碍。例如，老年性痴呆的早期与抑郁障碍有时很难区别，无论是血管性痴呆还是阿尔茨海默病均有抑郁的表现，但随着时间的推移，痴呆患者的慢性脑病综合征越来越明显，痴呆的人格改变，影像学检查可见脑皮质的萎缩；癫痫性病理性心境恶劣，此种情绪障碍的起始、终止均较急速，缺乏典型的心境低落和运动性抑制症状，而以紧张、恐惧和烦闷为主，相关脑电方面的检查有助于鉴别；风湿性脑病、甲状腺功能减退、药源性抑郁状态（如利血平所致的抑郁）等都有可能导致抑郁症状，需要详细了解病史及进行躯体、神经系统检查，有助于鉴别诊断。

（2）精神分裂症：伴有精神病性症状的抑郁发作或抑郁性木僵与精神分裂症或其紧张型鉴别。鉴别要点：①原发症状：抑郁障碍以心境低落为原发症状，精神病性症状是继发的；精神分裂症通常以思维障碍和情感淡漠、不协调为原发症状，而抑郁症状是继发的。②协调性：抑郁障碍患者的思维、情感和意志行为等精神活动之间尚存在一定的协调性，精神分裂症患者的精神活动之间缺乏这种协调性。③病程：抑郁障碍多为间歇性病程，间歇期基本正常；而精神分裂症的病程多数为发作进展或持续进展，缓解期常有残留精神症状或人格的缺损。④病前性格、家族遗传史、预后和药物治疗的反应等均可有助于鉴别。

（3）焦虑障碍：抑郁障碍和焦虑障碍常共同出现，但它们是不同的临床综合征，常共有几种症状，例如躯体不安、注意力集中困难、睡眠紊乱和疲劳。焦虑障碍的焦虑症状较为突出，当有潜在抑郁障碍时鉴别诊断较为复杂；焦虑障碍患者的情感表达以担忧、害怕为主，有明显的自主神经功能失调及运动性不安，患者的自知力良好，症状波动性大，求治心切，病前往往有明显引起高级神经活动过度紧张的精神因素。抑郁障碍常出现头晕、头痛、无力和失眠等躯体化主诉或者躯体化焦虑的临床现象，易误诊；但是抑郁障碍以心境低落为主要临床相，患者自我感觉不佳，觉得痛苦、厌倦、疲劳，躯体化症状较重的患者也可伴有疑病症状，需要根据症状的主次及其出现的先后顺序来进行鉴别。

（4）创伤后应激障碍：创伤后应激障碍常伴有抑郁，与抑郁症的鉴别要点在于：前者常在严重的、灾难性的、对生命有威胁的创伤性事件，例如地震、被虐待后起病，以焦虑、痛苦、易激惹为主的情感改变，情绪波动性大，无晨重夜轻的节律改变，情绪多为怨天尤人，而很少责备自己；精神症状与心理因素联系紧密，临床症状充分反映心因内容，易受外界影响；精神活动迟钝不明显；睡眠障多为入睡困难，有与创伤有关的噩梦、梦魇，与抑郁发作以早醒多见不同。此外，患者常重新体验到创伤事件，有反复出现的闯入性回忆、易惊等。

知识点6：精神抑郁的治疗	副高：熟练掌握　正高：熟练掌握

抑郁障碍的全程治疗分为急性期、巩固期和维持期。急性期8～12周，主要目标应该是完全缓解，即抑郁症状全部消失。治疗"有效"（症状程度减轻）还不够，因为残留症状是复发和长期预后不良的危险因素。巩固和维持期治疗（6～24个月）的目的是使社会功能和生活质量完全回到病前状态，同时防止症状复发。

（1）药物治疗：抗抑郁药物是当前治疗各种抑郁障碍的主要药物，能有效解除抑郁心境及伴随的焦虑、紧张和躯体症状，有效率约50%。

（2）心理治疗：对有明显社会心理因素作用的抑郁症患者，在药物治疗的同时常需联合心理治疗。支持性心理治疗，通过倾听、解释、指导、鼓励和安慰等帮助患者正确认识和对待自身疾病，主动配合治疗。认知治疗、行为治疗、人际心理治疗、婚姻及家庭治疗等一系列的心理适应功能，提高患者家庭和婚姻生活的满意度，从而能减轻或缓解患者的抑郁症状，调动患者的积极性，纠正其不良人格，提高患者解决问题的能力和应对处理应激的能力，促进其康复，预防复发。

（3）物理治疗：长期以来，治疗抑郁障碍的主要手段为药物治疗和心理治疗，但是调查显示60%的患者对于药物和心理治疗产生一些不良反应，约20%患者在长期追访中无明显的治疗效果。物理治疗能减少患者治疗时间，减少患者经济负担，同时具有较少的副作用，目前受到更多患者的欢迎。目前主要的物理治疗包括改良电抽搐治疗（MECT）、重复经颅磁刺激治疗（rMTS）、迷走神经刺激疗法（VNS）、脑深部刺激疗法（DBS）、脑电生物反馈治疗等。

第二节　癔　症

知识点1：癔症的概念	副高：熟练掌握　正高：熟练掌握

癔症又称歇斯底里症，是一类由精神因素，如重大生活事件、内心冲突、情绪激动、暗示或自我暗示，作用于易患个体所引起的一类神经精神障碍，多数突然发病，表现为短暂的精神失常或感觉运动障碍。症状夸张且反复发作，但无器质性病变基础。本病多发生于青、

壮年时期，尤以女性多见，且文化程度一般较低，患者多具易感素质。症状复杂多病，可类似多种疾病，部分患者有癔病性性格特点。

知识点2：癔症的病因 副高：熟练掌握 正高：熟练掌握

（1）心理因素：常见的心理因素为家庭、工作、人际关系等，往往使患者感到委屈、气愤、羞愧、窘迫、悲伤、恐惧等，这些精神刺激均可直接致病，或为第一次发病的因素。患者对此具有强烈的创伤性体验而起病，部分患者多次发病后可无明显诱发因素，而可能通过触景生情、联想，或自我暗示而发病。

（2）性格特征：一般认为具有癔症性格特征的人，在精神因素的影响下，较易发生癔症，癔症的症状、疾病过程与病前性格有一定关系。通常认为癔症性格有以下特征：①高度情感性；②高度暗示性；③丰富的幻想性；④自我中心。

知识点3：癔症的临床表现 副高：熟练掌握 正高：熟练掌握

癔症的临床表现极其多样化，即可有精神异常和类似神经疾病的各种症状，又可有内脏和自主神经功能失调的症状。一般将临床表现分为分离型、转换型、躯体化障碍和其他形式癔症等来描述。分离型障碍是一种精神障碍，系指不同精神活动之间的分离，如指过去的记忆与当今对环境的认识，对自我和身份的觉察之间的正常整合（或联系）的部分丧失或完全丧失；如意识障碍、漫游症、多重人格以及发作后的局限性遗忘等；如表现为精神病状态，则为癔症性精神病。转换型障碍是指生活事件或处境引起情绪反应，接着出现躯体症状，一旦躯体症状出现，情绪反应便褪色或消失，这种躯体症状便叫作转换症状。在同一患者身上可仅有其中一二种症状，每次发作其症状常类同。

知识点4：癔症分离型障碍的主要表现 副高：熟练掌握 正高：熟练掌握

（1）癔症性蒙眬状态：或称意识改变状态。常为意识活动的狭窄，意识蒙眬状态或昏睡。后者表现为在精神创伤之后或暗示作用的影响，出现较深的意识障碍，长时间保持固定的姿势，呼之不应，推之不动，四肢发硬，僵卧于床，可见双目紧闭，眼睑颤动，即所谓癔症性木僵，动其肢体有抗力，强行张开其眼，可见眼球迅速偏向某侧，以示有意回避医生检查。意识蒙眬状态，患者情感丰富，表情生动，行为夸张，富于表演色彩，谈话常以歌谣式，说话内容多与精神创伤有关。患者分离型障碍的其他表现可能都与意识改变状态相联系。

（2）情感暴发：有突然出现的情感暴发，表现在语言方面：与人争吵、哭喊、嚎叫；动作方面：捶胸顿足、撕扯衣物，打滚，以头撞地，尽情发泄内心愤懑情绪。一般也有较轻的意识障碍，事后部分遗忘。历时数十分钟而终止。

（3）癔症性遗忘：在精神因素作用下对自己经历的重大事件突然失去记忆，常表现为发作后的局限性或阶段性遗忘，患者常不能回忆某一段时间的生活经历，甚至否认既往的生活和身份。有时连整个生活经历被遗忘称全部遗忘。持续时间可长可短，有时在暗示情况下能记起遗忘的部分。

（4）癔症性漫游：在急剧精神因素影响下发病，突然出走，日常生活和社交能力保持，他人看不出什么异常，此时意识范围缩小。历时几十分钟到几天后，突然清醒，醒后对病中经历不能回忆。

（5）癔症性痴呆：又称假性痴呆，在精神创伤之后突然出现严重智力障碍，患者的回答错误百出。有时显得特别幼稚，言行举止似儿童样，称童样痴呆。癔症性痴呆中还有一种罕见的冈塞综合征，多见于罪犯中，患者对问题有正确的领悟，但常常给予近似或与正确答案相反的回答。

（6）身份识别障碍：突然失去对自己往事的全部记忆，对自己的身份不能识别，以另一种身份进行日常活动，此时患者一反常态，变成另一个人，当一种身份出现时，另一种身份则被忘记。每种"人格"或"身份"均具有独特的个性、行为和态度，且新身份的人常与患者原有身份形成鲜明的对照，这种表现也称双重人格。有时同一患者先后表现两种以上的身份则称多重人格。

（7）其他分离型癔症：如农村"走阴间"，认为鬼神附体，患者以死人的口气说话，似也属身份识别障碍。

（8）癔症性精神病：有明显的精神创伤，常急性起病，有意识障碍，如意识蒙眬或意识模糊或意识范围狭窄，常有错觉、片断幻觉，以视幻觉为主，可有幻想性说谎，或幻想性的生活情节。有时可有妄想等精神病性症状，内容多与精神创伤有关，富于情感色彩。病程呈发作性，时而清醒，时而不清，间歇期如常人，自知力存在；发作时现实检验能力、社会功能明显受损。病程短暂，历时数日即止，尤其当医师使其迅速镇静或睡眠后，即可迅速恢复正常。

知识点5：癔症性躯体障碍的表现形式   **副高：熟练掌握   正高：熟练掌握**

（1）感觉障碍：可表现为感觉增强、减退或感觉变质。常见有偏侧感觉麻木，诉从头到足的偏侧身体麻木，以正中为界线。不同情况下检查分界线可发生改变，均不符合正常的神经解剖分布。有的患者感觉过敏，甚至头痛，也无神经解剖的基础。

（2）癔症性失明：可表现突然双目失明或弱视，但对光反应良好，眼底正常，视觉诱发电位正常，无眼器质性疾病证据。有的患者视野呈同心型缩小，称管视。

（3）癔症性耳聋：在强烈的精神因素影响下，突然失去听力，缺乏器质性耳聋的证据。如声音来自背后可引起瞬目反应，可在睡眠中被叫醒，听诱发电位正常，对暗示治疗有效。

（4）癔症性抽搐或震颤：常因心理因素引起，发作时常突然倒地、全身僵直，呈角弓反张，呼吸急促，呼之不应，有的突然出现抓头发、撕胸衣、咬人、损物等，表情痛苦，双目噙泪，一般发作可达10~20分钟或1~2小时，随周围的暗示而变化，发作结束后呈昏睡，双目紧闭，如强行睁开眼睛，可见眼球向上或左右转动，发作可一日多次，但发作时无咬伤唇舌，无跌伤，无大小便失禁。癔症性震颤表现为肢体粗大震颤，不规则抽动，一群肌肉的快速抽动。

（5）癔症性瘫痪：可表现为单瘫、截瘫、偏瘫，伴有肌张力的改变，无神经系统损害的证据。常有明显的躯体诱因，如外伤、术后、躯体疾病后等。瘫痪程度可轻可重，呈弛缓性。轻者可活动但无力，重者则完全不能活动。有的患者卧床并无明显瘫痪，但不能站立和行走，称癔症性立行不能症。除慢性病例，一般肌肉显著萎缩者则要疑为器质性病变。

（6）癔症性失音：并不伴有唇、舌、腭或声带的任何器质性障碍。患者缄默不语，只用手势或书写表达自己的想法，不能发出声音或声音嘶哑。但可以正常咳嗽，检查声带正常。

知识点6：其他形式癔症的临床表现　　副高：熟练掌握　正高：熟练掌握

流行性癔症、分离型癔症或转换型癔症可发生在一组人群中，呈集体发作。多发生在女性，男性少见。发生前常因该地有某种带有威胁性疾病的讹传，由某位暗示高的人首先发病，患者表现可能富于表演色彩，而后人群中易注意患者的人，或担心易感者，陆续发病。这些人大多文化程度不高，症状可表现多样。

知识点7：癔症的诊断依据　　副高：熟练掌握　正高：熟练掌握

（1）有心理社会因素作为诱因。

（2）表现有以下情况之一：①分离性遗忘症（癔症性遗忘）；②分离性漫游症（癔症性漫游）；③分离性身份障碍（癔症性双重或多重人格）；④癔症性精神病；⑤转换性运动和感觉障碍（转移性癔症）；⑥其他癔症形式。

（3）症状妨碍社会功能。

（4）有充分根据排除器质性病变或非依赖性物质所致的精神障碍。

知识点8：癔症的鉴别诊断　　副高：熟练掌握　正高：熟练掌握

（1）反应性精神病：癔症性精神病常见于表演型人格障碍者，具有表演性、戏剧性或夸张性，可反复发作，有明显的缓解期。

（2）做作性疾病：此类疾病的症状出于故意伪造，但缺乏明确的动机，为了获得疾病的诊断，取得患者身份，往往需忍受各种痛苦的检查和不愉快的治疗，不以此追求利益，也不逃避任何法律责任，因而也有别于装病。而本病的症状受无意识机制的支配，与原发性和继发性获益有关，并非故意伪造，故也不同于做作性疾病及装病。

（3）癫痫大发作：发作时意识完全丧失，突然倒地，全身强直，阵挛，持续几十秒后停止，口吐白沫，常有大小便失禁、摔伤或舌咬伤；事后完全遗忘。脑电图检查有特异性改变，可鉴别此病。

知识点9：癔症的治疗　　副高：熟练掌握　正高：熟练掌握

癔症精神障碍呈发作性，一般持续时间不长，躯体症状如不经及时治疗，可持续数年甚而终生不愈。但总的来说，患者各种症状虽未经治疗，也有60%～80%在起病后一年内消失。

（1）心理治疗：以解释性心理治疗配合暗示治疗，对大多数患者可取得良好疗效。

（2）物理治疗和针灸：适合于有躯体障碍的患者，在治疗时配合言语暗示，常可收事半功倍之效。

（3）药物治疗：可适当应用抗焦虑药，如地西泮、硝西泮等，以减少患者对疾病的担心。对精神障碍明显者，可给予抗精神病药，如氯丙嗪、奋乃静、氟哌啶醇等。

第四十五章 感染性疾病急诊

第一节 狂 犬 病

知识点1：狂犬病的概念　　　　　　　　　　　　　　副高：了解

狂犬病是由狂犬病毒侵犯中枢神经系统引起的急性传染病，是一种人兽共患疾病。

知识点2：狂犬病的传播途径　　　　　　　　　　　　副高：了解

狂犬病毒主要通过咬伤传播，也可由带病毒唾液经各种伤口和抓伤、舔伤的黏膜和皮肤而入侵，一般于发病前3~5天即具有传染性。此外还可通过宰杀病犬、剥皮等过程被感染。偶因吸入蝙蝠群居洞中含病毒气溶胶而感染。

知识点3：狂犬病发病与否的相关因素　　　　　　　　副高：了解

（1）咬伤部位：头、面、颈、手指等处的发病机会多，其中咬伤头面部的发病率为40%~80%，咬伤手和臂部为15%~40%。

（2）创伤程度：伤口深大者发病率高，头面部深伤者的发病率可达80%。

（3）局部处理情况：咬伤后迅速彻底清洗者的发病机会较少。

（4）衣着厚薄：冬季衣着厚，受感染机会少。

（5）注射疫苗情况：及时、全程、足量注射狂犬病疫苗的发病率低。

知识点4：狂犬病的发病过程　　　　　　　　　　　　副高：了解

狂犬病发病过程可分为以下3阶段。

（1）神经外少量繁殖期：病毒自咬伤部位皮肤或黏膜侵入后，首先在局部伤口的横纹肌细胞内小量繁殖，通过和神经肌接头的乙酰胆碱受体结合，侵入附近的末梢神经。从局部伤口至侵入周围神经不短于72小时。

（2）从周围神经侵入中枢神经期：病毒沿周围神经的轴索向心性扩散，其速度约5cm/d。在到达背根神经节后，开始大量繁殖，然后侵入脊髓，再波及整个中枢神经系统。主要侵犯脑干和小脑等部位的神经元。但亦可在扩散过程中终止于某个部位，形成特殊的临床表现。

（3）从中枢神经向各器官扩散期：即病毒自中枢神经系统向周围神经离心性扩散，侵入各组织与器官，尤以涎腺、舌部味蕾、嗅神经上皮等处病毒最多。由于迷走神经核、吞咽神经核及舌下神经核的受损，可发生呼吸肌和吞咽肌痉挛，临床上患者出现恐水、呼吸困难、吞咽困难等症状；交感神经受刺激，使涎液分泌和出汗增多；迷走神经节、交感神经节和心脏神经节受损，可引起患者心血管系统功能紊乱，甚至突然死亡。

知识点 5：影响狂犬病潜伏期的因素	副高：了解

影响潜伏期的因素为年龄（儿童较短）、伤口部位、伤口深浅、病毒入侵数量及毒株的毒力、受伤后是否及时进行正规扩创和接种狂犬病疫苗等，其他如外伤、受寒、过累均可使发病提前。

知识点 6：狂犬病的临床表现	副高：熟练掌握　正高：熟练掌握

（1）前驱期：低热、头痛、食欲缺乏，少数有呕吐、恶心、全身不适，类似感冒，头痛、声、光、风等刺激敏感，并有咽喉紧缩感。具有重要诊断意义的早期症状是已愈合的伤口部位及神经分布区域有麻木、发痒、刺痛或虫爬、蚁走等感觉异常，约发生于80%的病例，此症状可持续数小时至数天。本期持续2～4天。

（2）兴奋期或痉挛期：可分为两型，两型的表现不同。

1）躁狂型狂犬病：患者逐渐进入高度兴奋状态，其突出表现为极度恐怖（有大难临头的感觉），并对流水声、光、风等刺激非常敏感，引起发作性咽肌痉挛，讲话吐字不清。恐水是本病的特殊症状。此外，由于自主神经功能亢进，患者出现大汗、流涎、体温升高、心率加快、血压升高、瞳孔扩大。患者表情痛苦、焦急，但神志大多清楚，极少有侵袭他人的行为。随着兴奋状态的增长，部分患者可出现精神失常、谵妄、幻视幻听、冲撞嚎叫等症状。病程进展很快，多在发作中死于呼吸衰竭或循环衰竭。本期持续1～3天。

2）麻痹型狂犬病：临床上无兴奋期，无恐水症状和吞咽困难，而以高热、头痛、呕吐、咬伤处疼痛开始，继而出现肢体软弱、腹胀、共济失调、部分或全部肌肉瘫痪、尿潴留或大小便失禁，呈现横断性脊髓炎或上升性脊髓麻痹表现。早期用叩诊锤叩击胸肌，可见被叩肌隆起，数秒钟后平复。早期仅在叩诊处出现肌肉水肿与毛发竖立。病程持续4～5天。

（3）麻痹期：痉挛停止，有时尚可勉强进食，患者由安静进入昏迷状态。最后因呼吸、循环衰竭而死亡。本期持续6～18小时。

知识点 7：狂犬病的实验室检查	副高：熟练掌握　正高：熟练掌握

（1）一般检查：①血常规：白细胞总数轻至中度增多，中性粒细胞占80%以上。②脑脊液检查：脑脊液细胞及蛋白质可稍增多，葡萄糖及氯化物正常。

（2）病毒抗体检测：现WHO和美国CDC推荐用快速荧光焦点抑制试验检测血清或脑脊液（CSF）中和抗体。

国内多采用ELISA检测血清中特异性中和抗体或荧光抗体测定，对未注射过疫苗、抗狂犬病血清或免疫球蛋白者有诊断价值。

（3）抗原检查：应用荧光抗体检查脑组织涂片、角膜印片、冷冻皮肤切片中找病毒抗原。发病前即可获得阳性结果，方法简便，数小时内可完成。

（4）病原学检查

1）病毒分离，取患者的涎液、脑脊液接种鼠脑分离病毒，1周后可获结果。

2）内氏小体检查，均于死后进行，取动物或死者脑组织做切片、染色，镜检找内氏小体，阳性可明确诊断。

3）用RT-PCR检测狂犬病毒核酸，可选用核蛋白基因（N）中最保守区域设计引物。

4）可取角膜印片、发根皮肤组织或脑组织通过免疫荧光抗体技术检测病毒抗原，阳性率可达98%。

以上任一项阳性时可确诊。狂犬病的诊断依据为有被狂犬或病畜咬伤或抓伤史，出现典型症状，即可作出临床诊断。

知识点8：狂犬病的诊断　　　　　　　副高：熟练掌握　　正高：熟练掌握

已属发作阶段的病例，根据患者过去有被狂犬或可疑狂犬或猫、狼、狐等动物咬伤史，诊断即可成立。如能了解被咬伤情况及该动物的健康状况，则对诊断本病更有价值；如不能确定咬人的动物是否患病，应将动物关在笼内，如动物在7～10天内不发病，则一般可以排除动物有狂犬病。如果出现狂犬病的典型症状，如恐水、怕风、怕光、多汗、流涎及伤口出现麻木、感觉异常即可作出狂犬病临床诊断。对症状不明显，而怀疑狂犬病的可以检查病毒抗原或尸检脑组织内氏小体来进行确诊。

知识点9：狂犬病的鉴别诊断　　　　　　副高：熟练掌握　　正高：熟练掌握

躁狂型狂犬病需要与精神病、破伤风、病毒性脑膜炎及脑型钩端螺旋体病等鉴别。麻痹型狂犬病需与急性脊髓炎、脊髓灰质炎、吉兰－巴雷综合征等鉴别。当然，狂犬病尚应与类狂犬病性癔症鉴别。这类患者有被犬咬伤史，经数小时或数日即发生类似狂犬病的症状，如咽喉部有紧缩感、能饮水、精神兴奋等症状，但没有发热、不流涎、不怕风或可以饮水，但不引起咽喉肌肉痉挛。这类患者经暗示、说服、对症治疗，可很快恢复健康。

知识点10：狂犬病患者的治疗　　　　　　　　　　　　　副高：了解

严格隔离患者，防止唾液等污染。监护治疗应由经过免疫接种的医护人员完成。病房要阴暗、避光，周围不要有噪声、流水声。护理人员动作要轻柔，拿东西要轻拿轻放，对狂躁、痉挛患者可用镇静药使患者保持安静。采取一切措施，维护患者心血管系统及呼吸系统功能，心动过速、心律失常、血压升高等可用β受体阻滞剂治疗。

知识点11：人被咬伤后的预防性治疗　　　　　　　　副高：了解

（1）局部伤口处理：通过理化方法及时（最好2小时内）清除伤口中的病毒，是预防狂犬病的最有效的手段。包括以下步骤：尽力挤压出伤口的血，切忌用嘴吸伤口；用大量清水或肥皂水冲洗；然后用5%碘酊反复清洗伤口。

（2）主动预防接种：WHO建议按0、3、7、14、30、90天各注射1针，全程6针（建议使用二倍体细胞疫苗HDCV）。

（3）被动预防接种：应用于咬伤创面深广或发生在头、面、手、颈等处，且咬人动物确有狂犬病存在者，立即注射高效免疫血清1剂。

（4）暴露前预防：主要针对动物管理人员、兽医、岩洞工作人员、野外工作者及可能接触狂犬病毒的医学科技人员等应做暴露前预防，可采用0、7、21天或28天各注射1针（建议使用二倍体细胞疫苗HDCV）。

第二节　破　伤　风

知识点1：破伤风的概念　　　　　　　　副高：了解　　正高：了解

破伤风是破伤风杆菌经皮肤或黏膜伤口侵入人体，在缺氧环境下生长繁殖，产生毒素而引起阵发性肌痉挛的一种特异性感染性疾病。

知识点2：破伤风的发病机制　　　　　　　　副高：熟练掌握　　正高：熟练掌握

破伤风杆菌无侵袭力，不侵入血液循环，仅在局部伤口生长繁殖。其致病作用主要有产生的外毒素引起。破伤风杆菌常因伤口或大面积烧伤侵入，如有各种造成局部缺氧的情况则利于破伤风杆菌繁殖和产毒，细菌产生的外毒素由末梢神经沿神经轴逆向传送到脊髓前角，并循运动神经束进入延髓和脑干。

知识点3：破伤风的流行病学　　　　　　　　副高：熟练掌握　　正高：熟练掌握

破伤风一年四季均可发病，无明显季节性，春夏秋感染机会较多。男性发病较女性多，各年龄均易感，患本病后不能获得持久免疫力，故可再次得病。所以破伤风患者病愈后，特别是早期应用抗毒素者，仍应注射类毒素，以获得足够的特异免疫力。

知识点4：破伤风的临床表现　　　　　　　　副高：了解　　正高：了解

破伤风的潜伏期一般1~2周，但短者仅1~2天，长者可达2个月余。潜伏期长短与伤口部位、污染情况及免疫状态有关，潜伏期愈短常病情愈重，短于1周的病例，多为重型破伤风。曾用破伤风类毒素自动免疫或受伤后进行预防性破伤风抗毒素注射者，潜伏期一般较长。早期症状为全身不适、肌肉酸痛等，咀嚼肌痉挛所致的张口困难是最早的典型症状。其他的特征性临床表现为持续性全身肌张力增高和后出现的阵发性强直性肌痉挛。当病情进展出现阵发性强直性肌痉挛时，患者十分痛苦，常由很轻微的刺激，即可引起一次痛苦的痉挛。从出现肌张力增高到首次出现强直性肌痉挛的时间称为初痉期。初痉期短于48小时者，提示病情较重。痉挛间歇期缩短而持续时间延长表示病情进一步发展。如喉部肌肉及呼吸肌出现持续性痉挛而未能缓解时，患者可因窒息而立即死亡，身体各部位肌肉强直可引起破伤风患者的特征性表现，如痉挛苦笑面容、吞咽困难、颈项强直、角弓反张、腹肌强直及四肢僵硬等。较重的病例常同时伴有心动过速、心律失常、血压升高而不稳定、周围血管收缩以及出汗、发热。高热是破伤风预后差的重要标志之一。

知识点5：七天风的临床表现　　　　　　　　副高：了解　正高：了解

七天风是指由脐带受感染引起的新生儿破伤风，潜伏期通常为7天。早期症状是吃奶困难，以后出现与成年人相似的症状，如角弓反张、面肌张力增高等，但不如成年人明显。患儿可表现为一种皱额、闭眼、口半张开、嘴唇收缩的特殊外貌。亦可因喉肌痉挛而窒息死亡。新生儿破伤风出现高热，除因交感神经兴奋性增高外，继发支气管肺炎亦为常见原因。

知识点6：破伤风的临床分型　　　　　　　　副高：了解　正高：了解

（1）轻型：潜伏期＞10天，初痉期4～7天，临床表现为肌肉痉挛性收缩每次持续数秒钟。

（2）中型：潜伏期7～10天，初痉期2～4天，临床表现为肌肉强直显著，角弓反张、牙关紧闭，每次持续10秒以上，无呼吸困难和喉痉挛发生。

（3）重型：潜伏期＜7天，初痉期＜48小时，临床表现为肌肉强直明显，持续时间长，喉痉挛窒息、高热、肺部感染、昏迷。

知识点7：破伤风的一般检查　　　　　　　副高：熟练掌握　正高：熟练掌握

（1）血常规：血白细胞总数一般稍增多，为（10～15）×10⁹/L，脑脊髓液检查仅见蛋白质轻度增高，余均正常。

（2）粪常规：若粪便镜检找到蛔虫卵时，应及时口服排虫药物，以免反复抽搐时蛔虫上蹿诱发反复抽筋。

知识点8：破伤风的病原学检查　　　　　　副高：熟练掌握　正高：熟练掌握

（1）涂片：取合适的检材直接涂片，革兰染色，进行形态学检查，但仅可参考。因为伤口中常可能混有其他形态相似的厌氧芽胞杆菌。

（2）细菌培养：将合适的检材分别接种于数管肉渣汤及牛乳培养幕中，其中1～2管加热80℃10分钟灭菌后，置37℃孵育，观察生长情况，并涂片镜检。另将检材涂于血琼脂平皿上行厌氧菌培养。同时取琼脂上的菌落行生化反应检查。

（3）动物实验：用滤菌器过滤肉渣汤培养物以除去细菌，然后用滤液做动物实验，观察有无破伤风发作的表现，如动物尾巴上举、四肢强直或麻痹、全身痉挛，甚至死亡。

知识点9：破伤风的诊断	副高：熟练掌握　正高：熟练掌握

破伤风诊断主要依据外伤史及典型的临床表现。如短期动态观察患者症状发展，亦能早期作出诊断。当患者有确切的外伤史或有感染伤口存在，继之发展张口困难、全身肌张力增高等症状，诊断应该无困难，但临床约有20%破伤风患者无明显外伤史，诊断主要依据特征性的临床表现，此时鉴别诊断非常重要。

知识点10：破伤风与低钙搐搦症的鉴别诊断	副高：了解　正高：了解

低钙搐搦症强直性痉挛主要限于手足，无张口困难、牙关紧闭和苦笑面容。血钙常降低，缺钙弹指试验（Chvostek征）与缺钙束臂试验（Trousseau征）阳性。

知识点11：破伤风与引起张口困难的局部疾病的鉴别诊断	副高：了解　正高：了解

引起张口困难的局部疾病，如扁桃体周围脓肿、咽后壁脓肿、牙齿、牙周病变及颞颌关节病等，均可有显著的疼痛、张口困难、局部有炎症病灶，但无全身肌强直与肌痉挛。

知识点12：破伤风与药物所致肌肉张力障碍的鉴别诊断	副高：了解　正高：了解

药物所致肌肉张力障碍，如马钱子碱中毒及甲氧氯普胺（灭吐灵）、吩噻嗪所致药物反应，症状与破伤风相似，但在痉挛间隙期肌肉完全放松，而且牙关紧闭出现较晚，有服药史，停药后24～48小时症状消失。

知识点13：破伤风与狂犬病的鉴别诊断	副高：了解　正高：了解

狂犬病是指有狂犬等动物咬伤史，有恐水、怕风等表现，有咽肌痉挛和吞咽困难，但无牙关紧闭和全身痉挛。

知识点14：破伤风的伤口处理	副高：熟练掌握　正高：熟练掌握

伤口应认真检查，彻底清除衣物和坏死组织。特别是表面结痂甚至愈合的伤口，常因深部异物及感染的存在，病情不易控制或继续发展。此时应果断重新切开探查和引流。为了充分引流，伤口应敞开而不宜包扎，最好用3%过氧化氢溶液浸泡或反复冲洗以消除厌氧环

境。对较深较大、感染严重的伤口，伤口周围可用破伤风抗毒素血清行环形浸润阻滞，以中和不断产生的外毒素，阻止其进一步与神经结合。

| 知识点15：破伤风的预防 | 副高：了解　正高：了解 |

破伤风的预防包括主动免疫、被动免疫和受伤后的清创处理及新生儿脐带保护。

第三节　流行性出血热

| 知识点1：流行性出血热的概念 | 副高：了解　正高：了解 |

流行性出血热（EHF），是由流行性出血热病毒（也称汉坦病毒）引起的，经鼠传播的自然疫源性疾病，流行广，病情危急，病死率高，危害极大，又称肾综合征出血热。临床上以发热、低血压、出血、肾脏损害等为特征，主要病理变化是全身小血管和毛细血管广泛性损害。

| 知识点2：流行性出血热的传染源 | 副高：了解　正高：了解 |

流行性出血的主要宿主动物是啮齿类如黑线姬鼠、大林姬鼠、褐家鼠等，人不是主要传染源。

| 知识点3：流行性出血热的传播途径 | 副高：了解　正高：了解 |

（1）呼吸道传播：含出血热病毒的鼠类排泄物，如尿、粪、涎液等污染尘埃后形成气溶胶能通过呼吸道而感染人体。

（2）消化道传播：进食含出血热病毒的鼠排泄物污染的食物、水，可经口腔或胃肠道黏膜感染。

（3）接触传播：被鼠咬伤或破损伤口接触含出血热病毒的鼠类排泄物或血液后导致感染。

（4）母婴传播：孕妇感染本病后病毒可经胎盘感染胎儿。

（5）虫媒传播：我国从革螨和柏次禽刺螨中分离到汉坦病毒。老鼠体表寄生的螨类叮咬人可引起本病的传播。

| 知识点4：流行性出血热的易感人群 | 副高：熟练掌握　正高：熟练掌握 |

人群普遍易感，感染后可获得持久的免疫力。

| 知识点5：流行性出血热的流行特征 | 副高：熟练掌握　正高：熟练掌握 |

（1）人群分布：大量资料分析结果，发病以20～50岁的青壮年农民为主，男女比例为（2.5～3.1）：1。

（2）季节分布：虽然本病四季均可发病，但有明显的流行高峰时间，姬鼠传播以11月至第2年1月为高峰，5～7月为小高峰。家鼠传播以3～5月为高峰。林区姬鼠传播以夏季为流行高峰。

（3）地区分布：该病分布于亚、欧、非、美、澳五大洲的34个国家和地区，而以亚欧大陆为主。其中流行性出血热主要流行于亚洲地区，而发病最多，疫情最重的是中国，其次为俄罗斯、朝鲜、韩国和日本。

（4）流行周期：全国流行性出血热约10年为一个流行周期。

| 知识点6：流行性出血热的病因及发病机制 | 副高：熟练掌握　正高：熟练掌握 |

汉坦病毒有泛嗜性感染的特点，上皮细胞或血管内皮细胞对汉坦极其易感，病毒侵入机体后主要定位于细胞胞质内，体外实验研究发现在体外无免疫因素参与下可造成组织细胞形态和功能的改变，进一步证实了病毒直接作用的正确性。

汉坦病毒侵入机体后，可引起机体一系列免疫应答，从而导致免疫病理损伤，其中Ⅰ型、Ⅲ型变态反应已被证实，Ⅱ型、Ⅳ型变态反应在本病发病机制中的地位有待于进一步研究。

神经内分泌激素及细胞体液因子辅助发病机制学说：近年诸多研究发现，许多神经内分泌激素和细胞体液因子在疾病的发生、发展过程中起一定的作用，其中已被证实含量增加可引起病情加重、病程延长的有血浆内皮素、肾素、血管紧张素、醛固酮、儿茶酚胺类激素（如肾上腺素、去甲肾上腺素等）、β-内啡肽、肿瘤坏死因子、血栓素、可溶性白细胞介素-2受体、丙二醛及胃泌素（发热期）等。

总之，流行性出血热的发病是病毒和机体两个方面相互作用的结果，病毒作为重要的始动因素，一方面可侵犯敏感细胞并导致感染细胞功能和结构的损害，另一方面激发了机体的免疫应答，而后者既有消除感染病毒，保护机体的作用，又有引起免疫病理反应（如Ⅲ型、Ⅰ型变态反应），造成机体组织损伤的不利作用，最近又发现细胞毒性T细胞可参与发病机制，机体免疫机制的失衡在造成或加重免疫病理反应方面起了一定作用。

| 知识点7：流行性出血热的病理变化 | 副高：了解　正高：了解 |

流行性出血热的病理变化以小血管和肾脏病变最明显，其次为心、肝、脑等脏器，基本病变是小血管（包括小动脉、小静脉和毛细血管）内皮肿胀、脱落和纤维素样坏死。管壁呈不规则收缩和扩张，最后呈纤维素样坏死和崩解，管腔内可有微血栓形成。肾脏肉眼可见肾脂肪囊水肿、出血，肾皮质苍白，肾髓质极度充血并有出血和水肿。镜检肾小球充血、基膜增厚、肾近曲小管变形和肾小管受压变窄或闭塞，肾间质炎性反应较轻，主要为淋巴细胞

和单核细胞浸润。心脏病变主要是右心房内膜下广泛出血，心肌纤维有不同程度的变形、坏死，部分可断裂。脑垂体前叶显著充血、出血和凝固性坏死，后叶无明显变化。肾上腺皮质和髓质充血、出血，可见皮质坏死及微血栓。肝脏可见肝细胞变性、灶性坏死和融合性坏死灶。脾脏髓质充血、细胞增生、脾小体受压萎缩。

知识点8：流行性出血热的临床分期	副高：了解　正高：了解

典型病例病程中有发热期、低血压休克期、少尿期、多尿期和恢复期5期经过，非典型和轻型病例可出现越期现象，而重症患者则可出现发热期、休克期和少尿期之间的互相重叠。

知识点9：流行性出血热的潜伏期	副高：了解　正高：了解

流行性出血热的潜伏期为4～46天，一般为7～14天，以2周多见。

知识点10：流行性出血热的临床表现	副高：熟练掌握　正高：熟练掌握

（1）发热期：①发热：少数患者以低热、胃肠不适和呼吸道感染样前驱症状起病。多数患者突然起病，有畏冷、高热，体温39～40℃，以稽留热和弛张热多见，热程多数为3～7天，少数达10天以上。②全身中毒症状：表现为全身酸痛、头痛和腰痛，少数患者出现眼眶疼痛，以眼球转动时为甚。③毛细血管损害征：主要表现为充血、出血和渗出水肿。④肾损害：主要表现在尿蛋白阳性，镜检可发现管型等。

（2）低血压休克期：一般在发病第4～6天，迟者可于8～9天出现。多数患者在发热末期或热退同时出现血压下降，少数在热退后发生休克，这是与细菌性感染不同之处。轻型患者可不发生低血压或休克。低血压或休克持续时间，短者数小时，长者可达6天以上，一般为1～3天。其持续时间的长短与病情轻重、治疗措施是否及时和正确有关，多数患者开始出现血容量不足时，能通过神经体液调节，维持正常血压，但心搏增快。当血容量继续下降则出现低血压，甚至休克，此时出现脸色苍白、四肢厥冷、脉搏细弱或不能触及，尿量减少等。当大脑供血不足时，可出现烦躁、谵妄，甚至恍惚。少数顽固性休克患者，由于长期组织血流灌注不良，而出现发绀，并促使DIC、脑水肿、ARDS和急性肾衰竭的发生，此时患者出现呼吸急促、昏迷、抽搐和广泛出血。

（3）少尿期：一般认为24小时尿量400ml为少尿，＜100ml为无尿，少数患者无明显少尿而存在氮质血症，称为无少尿型肾功能不全，这是肾小球受损而肾小管受损不严重，只影响肾小球对肌酐和尿素氮的排泄。

少尿期一般在发病第5～8天，持续时间短者1天，长者10余天，一般为2～5天。尿中有膜状物排出者为重症。少尿期的临床表现为尿毒症、酸中毒和水、电解质紊乱，严重患者可出现高血容量综合征和肺水肿。

（4）多尿期：多尿期一般出现在病程第9～14天，持续时间短者1天，长者可达数月之久。根据尿量和氮质血症情况可分以下3期。

1）移行期：每日尿量由500ml增至2000ml，此期虽尿量增加，但血BUN和肌酐（Cr）等反而升高，症状加重，不少患者因并发症而死于此期，宜特别注意观察病情。

2）多尿早期：每日尿量超过2000ml，氮质血症未见改善，症状仍重。

3）多尿后期：尿量每日超过3000ml，并逐日增加，氮质血症逐步下降，精神、食欲逐日好转，此期每日尿量可达4000~8000ml，少数可达15000ml以上。此期若水和电解质补充不足或继发感染，可发生继发性休克，亦可发生低血钠、低血钾等症状。

（5）恢复期：经多尿期后，尿量恢复为2000ml，精神、食欲基本恢复，一般尚需3个月体力才能完全恢复。少数患者可遗留高血压、肾功能障碍、心肌劳损和垂体功能减退等症状。

知识点11：流行性出血热的辅助检查　　　　　副高：熟练掌握　　正高：熟练掌握

（1）血常规：病程1~2天白细胞计数正常，第3天后逐渐升高，可达（15~30）×10⁹/L，少数重症患者可达（50~100）×10⁹/L，且可见幼稚细胞呈类白血病反应。

（2）尿常规：病程第2天即可出现蛋白尿，第4~6天蛋白尿可达（+++）~（++++），且尿中有红、白细胞及管型，对明确诊断有意义。部分重型患者尿中可出现膜状物，为大量蛋白、凝血块和脱落上皮细胞的凝集物，镜检可见白细胞、红细胞和管型。此外，尿沉渣中可见巨大的融合细胞，这是汉坦病毒的包膜糖蛋白在酸性条件下引起的泌尿系脱落细胞的融合。这些融合细胞中可检出汉坦病毒抗原。

（3）血生化检查：发热期血气分析以呼吸性碱中毒多见，休克期和少尿期以代谢性酸中毒为主。血钠、氯和钙在本病各期中多数降低，而磷、镁等则增高。血钾在少尿期升高，但亦有少数患者在少尿期仍出现低钾血症。

（4）凝血功能检查：发热期开始血小板减少，其黏附、凝聚和释放功能降低，若出现DIC，血小板常减少至50×10⁹/L以下，DIC的高凝期出现凝血时间缩短，消耗性低凝血期则纤维蛋白原降低，凝血酶原时间和凝血酶时间延长，进入纤溶亢进期则出现纤维蛋白降解物（FDP）升高。

（5）免疫学检查：①特异性抗原检查：早期患者的血清及周围血中性粒细胞、单核细胞以及尿沉渣细胞均可检出汉坦病毒抗原，常用免疫荧光法或ELISA法，胶体金法更为敏感。②特异性抗体检测：包括血清IgM和IgG抗体，在发病第2天即能检出特异性IgM，IgM1:20为阳性，IgG 1:40为阳性，单测IgG型抗体应于1周后效价上升4倍或以上有诊断价值。

（6）分子生物学检查：应用巢式反转录多聚酶链反应（RT-PCR）方法可以检出汉坦病毒的RNA，敏感性较高，具有诊断价值。

（7）其他检查：①超声检查：主要表现为肾脏肿大且形态饱满，各径线均增大，实质回声明显增厚、增强，呈"大白肾"样表现。肾髓质充血和点状出血，严重出血和水肿，导致肾小管狭窄阻塞，引起肾小管上皮细胞坏死，表现为肾髓质锥体回声减低，呈"指压痕"样表现。由于肾包膜与肾实质易分离，所以，严重患者导致被包膜下积液，这也是诊断特征之一。血清丙氨酸氨基转移酶（ALT）约50%患者升高，少数患者血清胆红素升高。②心电

图：多数为窦性心动过缓，可有传导阻滞和心肌损害等表现，高血钾时出现T波高尖，低血钾时出现U波。③眼压常增高，若明显增高者常为重症脑水肿患者，可见视盘水肿。④胸部X线：约30%患者有肺淤血和肺水肿表现，约20%出现胸腔积液和胸膜反应。

知识点12：流行性出血热的诊断　　　　　副高：熟练掌握　　正高：熟练掌握

根据流行病学资料、临床表现和实验室检查结果可作出诊断。

（1）流行病学：包括流行地区、流行季节与鼠类直接和间接接触史，进入疫区或2个月以内有疫区居住史。

（2）临床表现：典型病例有发热期、低血压休克期、少尿期、多尿期和恢复期。不典型者可越期或前3期之间重叠。

（3）实验室检查

1）一般实验室检查：血常规显示白细胞总数增高，分类中淋巴细胞增多，并有异常淋巴细胞。血小板数下降，血液浓缩，血红蛋白和红细胞增高。大量尿蛋白，红细胞及白细胞管型，尿中带膜状物有助于诊断。

2）特异性实验诊断：血中检出特异性IgM阳性或发病早期和恢复期2次血清特异性IgG抗体效价递增4倍以上均有确诊价值。从患者血液或尿中分离到病毒或检出病毒抗原亦可确诊。采用RT-PCR直接检测病毒的RNA有助于早期和非典型患者的诊断。

知识点13：流行性出血热的鉴别诊断　　　　副高：熟练掌握　　正高：熟练掌握

本病早期应与上呼吸道感染、流行性感冒、脓毒血症、急性胃肠炎或细菌性痢疾、伤寒、钩端螺旋体病等鉴别。休克期应与其他脓毒症休克鉴别。少尿期应与急性肾炎及肾毒性、血容量减少性、急进性肾小球肾炎引起的急性肾衰竭相鉴别。腹痛应与急性阑尾炎、急性胆囊炎相区别。皮肤出血斑者应与血小板减少性紫癜、凝血功能障碍相鉴别，消化道出血应与溃疡病出血相区别，咯血应与支气管扩张、肺结核咯血相鉴别。

知识点14：流行性出血热的治疗原则　　　　　　副高：了解　　正高：了解

流行性出血热的治疗以综合治疗为主，早期应用抗病毒治疗，中、晚期则针对病理生理进行对症治疗。"三早一就"仍为本病治疗原则，即早期发现、早期休息、早期治疗和就近治疗。

知识点15：流行性出血热发热期的治疗　　　　　　副高：了解　　正高：了解

流行性出血热发热期的治疗包括控制感染、减轻外渗和改善中毒症状。

（1）控制感染：发热期患者，成年人可应用利巴韦林1g/d加入10%葡萄糖液500ml中静脉滴注，使用3～5天。

（2）减轻外渗：应卧床休息。每日输注平衡盐溶液或葡萄糖盐水1000ml左右。可使用维生素C、芦丁降低血管通透性。

（3）改善中毒症状：以物理降温为主，忌用强烈退热药，以防大出汗进一步降低血容量。中毒症状重者可给予地塞米松5~10mg静脉滴注，每日1次。呕吐频繁者可给多潘立酮（吗丁啉）1次10mg，口服等。为了降低血液黏滞性，可适量给予低分子右旋糖酐和复方丹参注射液。

知识点16：流行性出血热低血压休克期的治疗　　　　副高：了解　正高：了解

主要是补充有效循环血量、纠正酸中毒、防止微循环障碍，扩容后注意心功能不全。

（1）补充血容量：宜早期、快速和适量。争取4小时内血压稳定。液体应晶胶结合，以平衡盐为主，切忌单纯输入葡萄糖液。胶体溶液常用低分子右旋糖酐、血浆和清蛋白。快速补液应注意液体温度（适当加温）及心肺情况。对老年心功能不全者补液速度应适当减慢。

（2）纠正酸中毒：主要用5%碳酸氯钠溶液，可根据二氧化碳结合力分次补充或每次60~100ml，根据病情每日给予1~4次，5%碳酸氢钠溶液的渗透压是血浆的4倍，也有扩容作用。

（3）血管活性药物与肾上腺皮质激素的应用：经补充血容量、纠正酸中毒、强心之后，血压回升不满意者，此时可选用血管活性药物。微循环处于舒张状态者，可用多巴胺100~200mg/L，微循环处于收缩状态者也可用山莨菪碱（654-2）、阿托品等。也可同时应用地塞米松10~20mg静脉滴注。

知识点17：流行性出血热少尿期的治疗　　　　副高：熟练掌握　正高：熟练掌握

（1）稳定内环境：严格控制液体输入量，每日补液量为前一日尿量加500~700ml。补液用5%碳酸氢钠注射液、高渗葡萄糖注射液，补糖时加入适量胰岛素。苯丙酸诺龙25mg，深部肌内注射，隔日1次。

（2）利尿：呋塞米20~100mg/次，加入葡萄糖200ml中静脉注射，可多次重复使用，每日用量以不超过800mg为宜。

（3）导泻：20%甘露醇注射液250ml或甘露醇25g，口服。50%硫酸镁溶液30ml，口服。

（4）透析疗法：可选用腹膜透析或血液透析。其指征是：①无尿2日或持续少尿5日以上，有明显尿毒症；②高血容量综合征和肺水肿；③血尿素氮、肌酐高于正常4~5倍以上者；④进行性酸中毒药物治疗无效者；⑤血钾>6.0mmol/L。

知识点18：流行性出血热多尿期的治疗　　　　副高：了解　正高：了解

（1）维持水与电解质平衡，给予半流食和含钾食物。

（2）防止继发感染，易发生呼吸道和泌尿感染合并细菌感染，可根据病情或菌种不同选用抗生素，如β-内酰胺类抗生素，但不能用有肾毒性的抗生素，如氨基糖苷类抗生素（链霉素、卡那霉素和庆大霉素等）。

知识点19：流行性出血热恢复期的治疗　　　　副高：了解　正高：了解

注意休息，逐渐增加活动量，加强营养，给高糖、高蛋白、多维生素饮食。出院后根据病型不同可休息1～3个月，危重型病例可适当延长。

知识点20：流行性出血热急性左心衰竭合并症的治疗　　　　副高：了解　正高：了解

（1）减慢输液速度，病情许可者，可停止输液取半坐位；保持呼吸道通畅。
（2）吸氧。
（3）强心可选用毒毛旋花子苷K、毛花苷C、氨茶碱等；利尿可用呋塞米。
（4）对呼吸急促、烦躁不安者，可用苯巴比妥钠、地西泮等。
（5）根据具体情况给予降压、导泻、放血或透析等措施。

知识点21：流行性出血热急性中枢神经系统合并症的治疗
　　　　副高：了解　正高：了解

抽搐可选用苯巴比妥钠、地西泮、10%水合氯醛等镇静药。对脑水肿引起的抽搐可用20%甘露醇或选用呋塞米。

知识点22：流行性出血热急性呼吸窘迫综合征的治疗　　　　副高：了解　正高：了解

急性呼吸窘迫综合征（ARDS）是由于肺微血管通透性增高，造成肺间质水肿，以至肺泡性水肿。治疗也可用地塞米松，必要时应用呼吸机辅助通气，加呼吸末正压（PEEP）。

知识点23：流行性出血热大出血的治疗　　　　副高：了解　正高：了解

应鉴别出血的原因，进行针对性地治疗。消化道出血，可静脉用奥美拉唑，也可口服云南白药。DIC消耗低凝血期，补充凝血因子和血小板；DIC纤溶亢进期，则静脉用6-氨基己酸，具有阻止纤维蛋白溶酶的形成，从而抑制纤蛋白的溶解的作用，也可用对羧基苄胺。肝素类物质增加所致的出血，可应用鱼精蛋白或甲苯胺蓝。

知识点24：流行性出血热的并发症　　　　副高：了解　正高：了解

流行性出血热主要有急性心力衰竭、急性呼吸窘迫综合征、肾脏破裂、支气管肺炎和其他继发感染等并发症。

第四节　炭　疽　病

| 知识点1：炭疽的概念 | 副高：了解　正高：了解 |

炭疽是一种由炭疽杆菌引起的人畜共患的急性传染病。炭疽临床表现为局部溃疡、坏死、焦痂、周围组织广泛水肿及中毒血症症状，还可以引起肺部、肠道、脑膜的急性感染，甚至炭疽杆菌性脓毒血症。

| 知识点2：炭疽病的致病机制和病理 | 副高：了解　正高：了解 |

炭疽杆菌毒素可直接损伤微血管内皮细胞，使血管壁通透性增加，引起有效血容量下降。另外，急性感染时缓激肽、组胺、儿茶酚胺等生物活性物质释放增加，使小血管扩张，血管通透性增加。血管内膜损伤又易诱发DIC和脓毒性休克。炭疽杆菌本身可堵塞毛细血管，导致组织缺氧、缺血及血栓形成。炭疽的主要病理变化是脏器和组织的出血性浸润、坏死和水肿。

| 知识点3：炭疽病的传染源 | 副高：了解　正高：了解 |

炭疽病的传染源主要是病畜，患病的牛、羊、马、骆驼是人类炭疽的主要传染源。炭疽病患者的痰、粪便及病灶分泌物均有传染性。隐性感染者和健康带菌者都可成为传染源。

| 知识点4：炭疽病的传播途径 | 副高：了解　正高：了解 |

（1）接触传播：可因接触病畜、患者而感染。接触污染的皮毛、病畜产品、土壤及用具亦可受到感染。

（2）呼吸道感染：因吸入带炭疽杆菌芽胞的尘埃而受感染，多见于皮毛加工厂的工作人员。2001年出现生物恐怖袭击以来，气溶胶炭疽吸入也成为感染途径之一。

（3）消化道感染：因进食未煮熟的病畜肉类及奶类或被炭疽杆菌污染的食物而受到感染。

| 知识点5：炭疽病的易感性 | 副高：熟练掌握　正高：熟练掌握 |

人群普遍易感。农民、牧民、屠宰厂和皮毛加工厂的工人、兽医等因感染机会多而发病较多。个体抵抗力强弱与发病有密切关系。一次感染后免疫力仅维持3～6个月。本病全年发病，发病高峰期在每年的7～9月份。

知识点6：炭疽病的临床分型　　　　　　　　　　　　副高：了解　正高：了解

炭疽病的临床分型主要为皮肤炭疽病、呼吸道炭疽病（吸入性炭疽病或肺炭疽）、消化道炭疽病（肠炭疽）以及脑膜炭疽病（脑膜型炭疽），以上临床分型可以同时存在。

知识点7：炭疽病的临床表现　　　　　　　　　　　副高：熟练掌握　正高：熟练掌握

（1）皮肤炭疽：占炭疽的90%～95%。潜伏期一般为1～12天。此型又分为炭疽痈型和恶性水肿型。

1）炭疽痈型：在暴露部位的皮肤，如面、颈、肩、手、足等处出现丘疹或斑疹，次日顶部出现水疱，周围组织水肿，按之不凹陷，第3～4天皮疹中心呈出血性坏死，稍下陷，周围有成群小水疱，水肿范围扩大。第5～7天坏死区破溃，形成浅小溃疡，血样分泌物，形成特征性的黑色干痂，痂下为肉芽组织。黑痂坏死区直径1～6cm，水肿直径达5～20cm，其特点为坚实、疼痛不明显、不化脓。黑痂在1～2周脱落。起病1～2天出现发热、头痛、局部淋巴结肿大及脾大等。

2）恶性水肿型：主要累及眼睑、颈、大腿等组织疏松处，患处肿胀透明、坚实，扩展迅速，可引起大片坏死。全身毒血症明显，可致循环衰竭而死亡。病菌可入血产生脓毒血症或并发肺炎，脑膜炎。

（2）吸入型炭疽病（肺炭疽）：潜伏期一般小于1周，若无有效治疗，常在急性症状出现后24～48小时因呼吸、循环衰竭而死亡。典型临床表现为起病初常有感冒样症状，持续2～4天，缓解后再突然起病，呈双相型。患者有寒战、高热、气急喘鸣、呼吸困难、发绀、胸痛、血痰、大量血性胸腔积液等。肺部可闻及散在细湿啰音，可有胸膜炎体征。有的患者在颈、胸部出现皮下水肿。一般病情危重，常并发脓毒血症和脓毒症休克或继发脑膜炎。血培养以及胸腔积液培养可以找到炭疽杆菌。

（3）消化道炭疽病：消化道炭疽病主要表现为口咽部炭疽病和肠炭疽病。

（4）脑膜型炭疽病：原发性少见，多数继发于并发脓毒血症的各型炭疽。患者剧烈头痛、呕吐、抽搐，脑膜炎刺激症状明显，脑脊液多数为血性，可以找到粗大革兰阳性杆菌。此型病情危重，患者可在发病2～4天内死亡。

知识点8：炭疽病的实验室检查　　　　　　　　　　副高：熟练掌握　正高：熟练掌握

（1）血常规：血白细胞总数升高，为（10～20）×10^9/L，个别可达到（60～80）×10^9/L，分类以中性粒细胞为主。

（2）病原体检查：病原学检查应该先于抗生素治疗。病原学检查包括涂片检查、荚膜检查、培养、鉴定试验、动物接种。

（3）免疫学试验：检测血清中的各种抗体，主要是荚膜抗体和血清抗毒素抗体，仅作为回顾性诊断和流行病学调查之用。方法有酶联免疫吸附法、酶标-SPA法、间接血凝法、荧光免疫法、阿斯可里沉淀试验等。

（4）PCR法：从受损组织或部位收集的标本主用PCR法证实炭疽杆菌DNA的存在。

知识点9：皮肤炭疽病的鉴别诊断　　　　　副高：熟练掌握　正高：熟练掌握

皮肤炭疽病须与疖、痈、丹毒、蜂窝织炎等皮肤感染，兔热病的溃疡，羌虫病的焦痂溃疡，皮肤白喉，腺鼠疫，杜氏利什曼原虫感染皮肤表现等鉴别。炭疽有黑色痂的浅溃疡，周围有大小水疱群及非凹陷性水肿，疼痛不明显，引流淋巴结肿大而压痛不显著。皮肤炭疽多位于皮肤暴露部位，面积较大，而羌虫病皮损常位于隐蔽处，形状较小。

知识点10：吸入型炭疽病与肺鼠疫的鉴别诊断　　副高：熟练掌握　正高：熟练掌握

吸入型炭疽病须与肺鼠疫区别。主要根据流行病学资料及细菌学检查。还要与大叶性肺炎鉴别，痰液检查获病原菌可确诊。

知识点11：消化道炭疽病与急性菌痢的鉴别诊断　　副高：熟练掌握　正高：熟练掌握

后者有里急后重及痉挛性腹痛明显，无腹膜炎表现。肠炭疽发展迅速，常伴有渗出性腹膜炎。还须与耶尔森菌肠炎和急腹症鉴别。

知识点12：脑膜炎型炭疽病的鉴别诊断　　　　副高：熟练掌握　正高：熟练掌握

须与各种脑膜炎、脑血管意外、蛛网膜下腔出血鉴别。炭疽呈高热、毒血症，血象白细胞数上升，中性粒细胞增多。CSF可检出荚膜粗大杆菌。

知识点13：炭疽病的治疗　　　　　　　　　副高：熟练掌握　正高：熟练掌握

2001年生物恐怖事件之前，治疗皮肤炭疽病用青霉素400万U/4～6小时，共7～10天，使用糖皮质激素仅限于严重水肿出现或由于颈部或胸部病变引起的上呼吸道梗阻。2001年后，由于考虑到同时可能存在呼吸道吸入以及标准治疗7～10天后可能存在潜伏感染的再激活，皮肤炭疽病的疗程延长至60天。同样，治疗吸入性炭疽病的方案是大剂量青霉素200万U每2小时1次。脑膜炭疽病以及消化道炭疽病也使用大剂量青霉素治疗。由于脑膜炭疽病的死亡率非常高，因此，推荐联合使用氯霉素、糖皮质激素、抗炭疽血清，而这些治疗的益处并未被证实。值得注意的是，所有自然感染的炭疽病，炭疽杆菌均对红霉素敏感，而2001年生物恐怖袭击所使用的炭疽杆菌药敏结果对红霉素中介。

2001年生物恐怖袭击后，CDC颁布了吸入性和皮肤炭疽病的治疗方案。无论是环丙沙星还是多烯环素皆是初始治疗的一线基本药物。无论哪种炭疽病，尤其吸入型、皮肤型炭疽累及颈部或胸部等，初始治疗都应该静脉用药。仅单纯的皮肤炭疽病可以初始使用口服治疗，疗程都是60天。

脑膜炭疽病应该联合使用糖皮质激素，而多烯环素在脑脊液中的浓度很低故地位低于环丙沙星。青霉素在所有类型的炭疽病中都可以推荐使用，但由于能诱导青霉素酶已经不建议单药使用。红霉素、头孢菌素以及复方磺胺甲噁唑对炭疽杆菌不敏感，已经不推荐使用。

知识点14：炭疽病的预防	副高：了解　正高：了解

炭疽病的预防有疫苗和抗生素预防两种方式。

第五节　鼠　疫

知识点1：鼠疫的概念	副高：了解　正高：了解

鼠疫又称黑死病，是指由鼠疫耶尔森菌（也称鼠疫杆菌）引起的自然疫源性烈性传染病。临床主要表现为高热、淋巴结肿痛、出血倾向、肺部特殊炎症等。

知识点2：鼠疫的传染源	副高：了解　正高：了解

鼠疫的传染源主要是鼠类和其他啮齿动物，其他如猫、羊、兔、狼等也能成为传染源。肺鼠疫患者是人间鼠疫的重要传染源，带菌者作为传染源的可能性亦应引起重视。主要存储宿主以旱獭和黄鼠最为重要。由于它们是冬眠类啮齿动物，感染后可越冬至翌春发病，再感染幼鼠，对鼠的自然疫源的形成和鼠疫耶尔森菌种族延续均起重要作用。褐家鼠是次要储存宿主，但却是人间鼠疫的主要传染源。

知识点3：鼠疫的传播途径	副高：了解　正高：了解

（1）经鼠蚤传播：通过蚤为媒介，构成"啮齿动物–蚤–人"的传播方式。

（2）经皮肤传播：剥食患病啮齿动物的皮、肉或直接接触患者的脓血或痰，经皮肤伤口而感染。

（3）呼吸道飞沫传播：肺鼠疫患者痰中的鼠疫耶尔森菌可借飞沫构成"人–人"之间传播，可引起人间大流行。

知识点4：鼠疫的病理特征	副高：了解　正高：了解

鼠疫的基本病理改变为淋巴管、血管内皮细胞损害和急性出血坏死性炎症。腺鼠疫表现为淋巴结的出血性炎症和凝固性坏死；肺鼠疫肺部病变以充血、水肿、出血为主；鼠疫败血症则全身各组织脏器都可充血、水肿、出血及坏死改变。

知识点5：鼠疫的临床表现　　　　　　　　　　　　副高：了解　正高：了解

鼠疫发病的主要临床表现：发热、严重脓毒症症状、淋巴结肿大、肺炎、出血倾向等。

知识点6：鼠疫的潜伏期　　　　　　　　　　　　　副高：了解　正高：了解

鼠疫的潜伏期一般为2~5天。腺鼠疫或脓毒血症型鼠疫2~7天；原发性肺鼠疫1~3天，甚至仅数小时；曾预防接种者可长至9~12天。

知识点7：鼠疫的发病特点　　　　　　　　　副高：熟练掌握　正高：熟练掌握

鼠疫起病急骤，畏寒发热，体温迅速升至39~40℃，伴恶心、呕吐、头痛及四肢痛，颜面潮红、结膜充血、皮肤黏膜出血等。继而可出现意识模糊、出血及MODS和血压下降等。

知识点8：鼠疫的临床分型　　　　　　　　　　　　副高：了解　正高：了解

（1）腺鼠疫：最为常见，好发部位依次为腹股沟淋巴结（约占70%）、腋下淋巴结（约占20%）和颈部淋巴结（约占10%），多为单侧。

（2）肺鼠疫：既可是原发性，也可为继发于腺鼠疫患者。原发肺鼠疫起病急，寒战高热、胸痛、呼吸窘迫、发绀、咳嗽、咳痰，痰为黏液或血性泡沫状，肺部仅可闻及散在的湿啰音或轻微的胸膜摩擦音，表现为较少的肺部特征与严重的周身症状不相称。

（3）脓毒血症型鼠疫：以前称为败血症型鼠疫或鼠疫败血症，是最为凶险的一型，多继发于肺鼠疫或腺鼠疫。原发鼠疫脓毒血症亦称暴发型鼠疫，但少见。继发性者病初有肺鼠疫或腺鼠疫的相应表现而病情进一步加重，主要表现为高热寒战、谵妄或昏迷，进而脓毒症休克、DIC及广泛皮肤出血和坏死等。

知识点9：鼠疫的实验室检查　　　　　　　　　副高：熟练掌握　正高：熟练掌握

（1）细菌学检查

1）细菌培养：根据不同情况，分别取材于动物的脾、肝等脏器或患者的淋巴结穿刺液、脓、痰、血、脑脊液等，用血琼脂平板、肉汤等培养基均可分离出鼠疫耶尔森杆菌，进一步鉴定须用生化反应或血清学实验。

2）动物接种：以前述所取材料，以生理盐水调成乳剂，注射于豚鼠或小鼠的皮下或腹腔，24~72小时内死亡，解剖做细菌学检查。

（2）血清学检查：间接血凝法、酶联免疫吸附试验、放射免疫沉淀实验或荧光抗体法。

（3）分子生物学检查：主要有DNA探针和聚合酶链反应。

知识点10：鼠疫的诊断	副高：熟练掌握 正高：熟练掌握

（1）流行病学资料：在起病前10天内曾到过鼠疫流行区或有与鼠疫动物或患者接触史。

（2）临床表现：突然发病，严重的全身中毒症状及早期衰竭、出血倾向，并有淋巴结肿大、肺部受累或出现败血症等。

（3）实验室检查：从淋巴结穿刺液、脓、血等标本中检出鼠疫耶尔森菌或血清学、分子生物学检测阳性。

知识点11：鼠疫的病原治疗	副高：了解 正高：了解

早期应用抗生素治疗是降低病死率的关键。原发性鼠疫于15小时内应用有效的抗生素，也可取得较好的疗效，氨基糖苷类最为有效，早期以静脉注射为宜。可选用下列抗生素联合应用，如链霉素或庆大霉素，加氯霉素或四环素等。

知识点12：鼠疫的对症治疗	副高：熟练掌握 正高：熟练掌握

急性期应卧床，进流质饮食，保证热量，补给充足的液体。烦躁及局部疼痛者可适当给予镇静药及镇痛药，中毒症状重者可给予肾上腺皮质激素，肺鼠疫、鼠疫败血症应给予吸氧，休克者及时抗休克治疗。

知识点13：鼠疫的局部治疗	副高：了解 正高：了解

（1）腺鼠疫淋巴结切忌挤压，防止脓毒血症发生，可给予湿敷至软化后方可切开引流。

（2）皮肤病灶可涂抹链霉素或四环素软膏。

（3）眼鼠疫可局部滴入氯霉素眼药水。

知识点14：鼠疫的预防接种	副高：熟练掌握 正高：熟练掌握

主要对象是疫区及其周围的人群及参加防疫、进入疫区的医务人员。使用鼠疫活菌苗皮下注射，通常于接种后10天产生抗体，1个月后达高峰，免疫期1年，需每年加强接种1次。

第六节　传染性非典型肺炎

知识点1：传染性非典型肺炎的概念	副高：了解

由SARS冠状病毒（SARS-CoV）感染引起的一种具有明显传染性、可累及多个器官系统的特殊肺炎，称为传染性非典型肺炎，全称严重急性呼吸综合征，简称SARS。

知识点2：传染性非典型肺炎的临床特征 副高：了解

传染性非典型肺炎主要临床特征是急性起病、发热、干咳、胸闷，严重者出现快速进展的呼吸衰竭，白细胞计数降低或正常、肺部浸润、抗生素治疗无效。

知识点3：病毒携带者的概念 副高：了解

病毒携带者是指无任何临床症状而能排出病毒者，可分为潜伏期、恢复期和健康3种状态的携带者。

知识点4：传染性非典型肺炎的传播途径 副高：了解

（1）呼吸道传播：除飞沫（直径10μm）传播外，还有飞沫核（已失去水分的飞沫，直径1~4μm）传播，飞沫核可在空气中悬浮数小时，甚至数天，漂浮的距离较远而造成传播。

（2）消化道传播：通过污染水源、食物传播。

（3）黏膜传播：病毒间接沾染眼结膜、鼻黏膜传播。

（4）血液传播：从理论上讲血液途径传播的可能性是存在的。

知识点5：传染性非典型肺炎的潜伏期 副高：了解

SARS的潜伏期通常限于2周之内，一般2~10天。

知识点6：传染性非典型肺炎的临床症状 副高：了解

急性起病，自发病之日起，2~3周病情都可处于进展状态。主要有以下3类症状。

（1）发热及相关症状：常以发热为首发和主要症状，体温一般高于38℃，常呈持续性高热，可伴有畏寒、肌肉及关节酸痛、头痛、乏力。在早期，使用退热药可有效；进入进展期，通常难以用解热药控制高热，使用糖皮质激素可对热型造成干扰。

（2）呼吸系统症状：可有咳嗽，多为干咳、少痰，少部分患者出现咽痛，常无上呼吸道其他症状。可有胸闷，严重者逐渐出现呼吸加速、气促，甚至呼吸窘迫，呼吸困难和低氧血症多见于发病6~12天以后。

（3）其他症状：部分患者可出现腹泻、恶心、呕吐等消化道症状。

知识点7：传染性非典型肺炎的体征 副高：了解

SARS患者的肺部体征常不明显，部分患者可闻及少许湿啰音，或有肺实变体征，偶有局部叩诊浊音、呼吸音减低等少量胸腔积液的体征。

知识点8： 传染性非典型肺炎的临床分期　　　　　　　　副高：了解

（1）早期：一般为发病的前1～7天。起病急，以发热为首发症状。

（2）进展期：多发生在病程的8～14天，个别患者可更长。

（3）恢复期：进展期过后，体温逐渐下降，临床症状缓解，肺部病变开始吸收，多数患者经2周左右的恢复，可达到出院标准，肺部阴影的吸收则需要较长的时间。

知识点9： 传染性非典型肺炎疑似病例的诊断方法　　　　　副高：了解

SARS疑似病例的诊断方法包括胸部影像学、动脉血气分析、血培养、痰革兰染色和培养以及检测呼吸道病毒，特别是流感A和B型病毒和呼吸合胞体病毒，还应考虑检测尿中军团菌和肺炎球菌抗原。

知识点10： 传染性非典型肺炎的病情监测　　　　　　　　副高：了解

多数患者在发病后14天内都属于进展期，必须密切观察病情变化，监测症状、体温、呼吸频率、PaO_2或动脉血气分析、血象、胸部X线（早期复查间隔时间不超过2～3天）以及心、肝及肾功能等。

知识点11： 传染性非典型肺炎的对症治疗　　　　　　　　副高：了解

（1）充分卧床休息，避免劳累、用力。

（2）发热，体温>38.5℃或全身酸痛明显者，可使用解热镇痛药。高热者给予冰敷、乙醇擦浴、降温毯等物理降温措施，儿童禁用水杨酸类解热镇痛药。

（3）咳嗽、咳痰者可给予镇咳、祛痰药。

（4）有心、肝、肾等器官功能损害者，应采取相应治疗。

（5）加强营养支持，注意水、电解质平衡。

知识点12： 传染性非典型肺炎使用糖皮质激素的指征　　　副高：了解

（1）有严重中毒症状，体温38.5℃以上，经对症治疗3天以上最高体温仍超过39℃。

（2）胸部X线片显示多发或大片阴影，进展迅速，48小时之内病灶面积增大>50%且在正位X线片上显示占双肺总面积的1/3以上。

（3）达到急性肺损伤（ALI）或ARDS的诊断标准。

知识点13： 传染性非典型肺炎使用抗菌药物治疗的目的　　副高：了解

（1）用于对疑似患者的试验治疗，帮助鉴别诊断。

（2）用于治疗和控制继发细菌、真菌感染。

知识点14：传染性非典型肺炎的心理治疗	副高：了解

对疑似病例，应合理安排住宿条件，减少患者心理压力，如担心院内交叉感染等；对确诊病例，应加强关心与解释，让患者认识到本病具有自限性和可治愈性，以消除恐惧感。

第七节　高致病性禽流感病毒感染

知识点1：禽流感病毒感染的概念	副高：了解　正高：了解

由禽甲型流感病毒某些亚型的毒株引起的人急性呼吸道传染病，称为禽类流行性感冒病毒感染，简称禽流感病毒感染。

知识点2：禽流感病毒的形状及基因组	副高：了解　正高：了解

禽流感病毒属正黏病毒科甲（A）型流感病毒属，常见形状为球形，直径80~120nm，平均为100nm，有包膜。新分离的或传代不多的病毒为丝状体，长短不一，长可达4000nm。病毒基因组为分节段单股负链RNA。

知识点3：禽流感病毒的变异方式	副高：了解　正高：了解

与其他甲型流感病毒一样，禽流感病毒的变异方式主要有两种，即抗原性漂移和抗原性转变。

知识点4：禽流感病毒的稳定性	副高：了解　正高：了解

禽流感病毒对乙醚、丙酮、氯仿等有机溶剂均敏感。对热也比较敏感，60℃加热10分钟，100℃加热2分钟均可使病毒灭活。阳光直射40~48小时或紫外线直接照射，均可以迅速破坏其传染力。

知识点5：禽流感病毒的传染源	副高：了解　正高：了解

禽流感病毒的传染源主要为鸡、鸭、鹅等家禽，特别是患禽流感或携带禽流感病毒的鸡。

知识点6：禽流感病毒的传播途径	副高：了解　正高：了解

禽流感病毒主要经呼吸道传播，通过密切接触感染的禽类及其分泌物、排泄物，受病

毒污染的水等。从事家禽业或在发病前1周内去过家禽饲养场所（或市场）是最大的危险因素。

知识点7：禽流感病毒的易感人群　　　　　　　　　　**副高：了解　正高：了解**

人群普遍易感禽流感病毒。本病常年发病，但以冬春季较多。无明显性别差异，任何年龄均可发病，但12岁以下儿童发病率较高。

知识点8：H5N1病毒感染者的临床表现　　　　　　　　**副高：了解　正高：了解**

H5N1病毒感染者多呈急性起病，早期表现类似普通型流感，主要为发热，体温39℃以上，热程1～7天，一般为3～4天，可伴有流涕、鼻塞、咳嗽、咽痛、头痛、肌肉酸痛和全身不适，部分患者可有恶心、腹痛、腹泻等消化道症状。多数轻症病例预后良好，重症患者病情发生迅速，可出现肺炎、急性呼吸窘迫综合征（ARDS）、肺出血、全血细胞减少、肾衰竭、脓毒血症、休克及Reye综合征等并发症，严重者可导致死亡。

知识点9：高致病性禽流感病毒感染的实验室检查

　　　　　　　　　　　　　　　　　　　副高：熟练掌握　正高：熟练掌握

（1）外周血象及骨髓象：白细胞总数一般不高或降低。重症患者白细胞总数及淋巴细胞下降。骨髓象有时可提示细胞增生活跃，反应性组织细胞增生伴嗜血现象。

（2）病毒抗原及基因检测：患者呼吸道标本，采用免疫荧光法检测核蛋白抗原（NP）及H亚型抗原。还可以采用RT-PCR法检测禽流感病毒亚型特异性H抗原基因。

（3）病毒分离：从患者呼吸道标本中分离禽流感病毒。

（4）血清学检查：采集发病时和恢复期血清，检测抗禽流感病毒抗体，前后效价有4倍以上升高可作为回顾性诊断的参考指标。

（5）影像学检查：重症患者胸部X线可显示单侧或双侧肺炎，少数患者伴胸腔积液。

知识点10：高致病性禽流感病毒感染的诊断　　　　　　**副高：了解　正高：了解**

（1）医学观察病例：有流行病学史，1周内出现临床表现者。

（2）疑似病例：有流行病学史和临床表现，患者呼吸道分泌物标本采用甲型流感病毒和H亚型单克隆抗体抗原检测阳性者。

（3）确诊病例：有流行病学史和临床表现，患者呼吸道分泌物标本采用甲型流感病毒和H亚型单克隆抗体抗原检测阳性者或RT-PCR检测到禽流感H亚型病毒基因，且发病初与恢复期血清抗体上升4倍以上者。

知识点11：高致病性禽流感病毒感染的治疗方法　　副高：了解　正高：了解

（1）隔离：对疑似和确诊病例均应进行隔离，防止疾病扩散。

（2）对症支持治疗：可用解热镇痛药、缓解鼻黏膜充血药、镇咳祛痰药等。儿童避免使用阿司匹林等水杨酸类衍生物解热，以免引起Reye综合征。注意休息，多饮水，进清淡饮食，补充电解质。

（3）抗流感病毒药物：应在发病48小时内使用抗流感病毒药物。①离子通道M_2阻滞药：有金刚烷胺和金刚乙胺。主要通过干扰病毒M_2离子通道活性来抑制病毒复制。②神经氨酸酶抑制药：有奥司他韦，是一种口服的特异性流感病毒NA抑制药。另外还有zanamivir和RWJ-270201，与奥司他韦统属神经氨酸酶抑制药。

（4）重症患者在以上常规治疗基础上，还需要加强支持治疗和防止各种并发症。

知识点12：重症高致病性禽流感病毒感染患者的加强治疗及防止并发症
　　副高：了解　正高：了解

（1）加强营养支持治疗，稳定内环境。

（2）防治细菌感染，在流感病毒感染后期会并发细菌感染，故对重症患者使用一些广谱抗菌药物防治细菌性肺炎的产生。

（3）加强血氧检测和呼吸支持治疗。住院重症患者应加强血氧饱和度及血氧分压的监测，有呼吸困难者应给予氧疗，呼吸衰竭时给予呼吸机辅助通气治疗。

（4）积极防治其他并发症：脑水肿患者可采用肾上腺皮质激素短期冲击治疗。

知识点13：高致病性禽流感病毒感染的预防　　副高：了解　正高：了解

（1）检测及控制传染源：一旦发生疫情，必须按照《动物检疫法》有关规定进行处理。

（2）切断传播途径：一旦发生人禽流感疫情，对禽养殖市场、销售市场、屠宰场疾病者所在单位进行彻底消毒。医务人员应该做好个人防护。

（3）提倡健康的生活方式：禽类应煮熟后进食，不吃生的或半熟的动物食品；保持室内通风；对于密切接触者可以口服抗流感病毒药物。

（4）疫苗：禽流感病毒疫苗正在研发中。

第四十六章 皮肤病急诊

第一节 过敏性皮肤病

一、接触性皮炎

知识点1：接触性皮炎的概念	副高：熟练掌握 正高：熟练掌握

皮肤或黏膜接触外源性物质后，在接触部位发生的急性或慢性炎症性反应，称为接触性皮炎。

知识点2：接触性皮炎的病因	副高：熟练掌握 正高：熟练掌握

（1）原发性刺激反应：接触物对皮肤有很强的刺激性，任何人接触后均可发生皮炎。可分为2种。一种是刺激性很强，接触后在短时间内发病，如强酸；另一种是刺激物很弱，在一定浓度下接触一定时间后发病，如用肥皂、有机溶剂等。

（2）接触性致敏反应：接触物基本上是无刺激性或毒性，多数人接触后不发病，仅有少数人在接触该物质致敏后，再接触该物质，经24～48小时在接触部位及其附近发生皮炎。能引起接触性皮炎的物质很多，主要有动物性、植物性、化学性。

知识点3：原发性刺激反应的特点	副高：熟练掌握 正高：熟练掌握

（1）任何人接触后均可发病。
（2）无一定潜伏期。
（3）皮损多限于直接接触部位，境界清楚。
（4）停止接触后皮损可消失。

知识点4：接触性致敏反应的特点	副高：熟练掌握 正高：熟练掌握

（1）有一定潜伏期，首次接触后不发生反应，经过1～2周后再次接触同样致敏物才发病。
（2）皮损广泛、对称分布。
（3）皮损易反复发作。

（4）皮肤斑贴试验阳性。

知识点5：接触性皮炎的病理学　　　　副高：熟练掌握　正高：熟练掌握

（1）急性皮炎的组织病理变化主要在表皮，表现为细胞间及细胞内水肿，乃至海绵形成，棘层内及角层下水疱，疱内含少数淋巴细胞、中性粒细胞及崩解的表皮细胞。在水疱周围的表皮各层细胞间有移入表皮的淋巴细胞及中性粒细胞。真皮上部血管扩张，血管周围轻度淋巴细胞浸润，有时也有少数中性粒细胞。

（2）亚急性皮炎时表皮细胞内水肿、海绵形成及少数水疱，轻度表皮肥厚和程度不等的角化不全，真皮内血管周围有较多的淋巴细胞浸润。

（3）慢性皮炎时表皮角化过度及角化不全，棘层增厚，表皮突显著延长，在表皮内尚有轻度的细胞间水肿。真皮浅层毛细血管数目增多，血管周围淋巴细胞浸润，可有少许嗜酸性粒细胞浸润。

知识点6：接触性皮炎的临床分期　　　　副高：熟练掌握　正高：熟练掌握

接触性皮炎按病程的长短分为急性、亚急性和慢性接触性皮炎。

知识点7：急性接触性皮炎的临床表现　　　　副高：熟练掌握　正高：熟练掌握

一般起病急，皮损多局限于接触部位，少数可蔓延或累及周围皮肤。轻症时局部呈红斑，淡红至鲜红色，稍有水肿或有小丘疹，重症时红斑肿胀明显，在此基础上有多数丘疹、水疱，炎症剧烈时可以发生大疱。水疱破裂则有糜烂、渗液和结痂。如为强烈的原发刺激，可使表皮坏死脱落，甚至深及真皮发生溃疡。当皮炎发生于组织疏松部位如眼睑、口唇、包皮、阴囊等处则肿胀明显，呈局限性水肿而无明确的边缘，皮肤光亮，表面纹理消失。

皮炎的部位及范围与接触物接触部位一致，境界非常清楚，但如接触物为气体、粉尘，则皮炎多发生在身体暴露部位，呈弥漫性而无一定的明显界线，如两手背及面部等。有时可由于搔抓等将接触物带至其他部位，使远隔接触部位也发生相似的皮疹。机体高度敏感时皮炎蔓延而范围广泛。

自觉症状有瘙痒和烧灼感或胀痛感，少数严重病例可有全身反应，如发热、畏寒、头痛和恶心等。

知识点8：亚急性和慢性接触性皮炎的临床表现　　　　副高：熟练掌握　正高：熟练掌握

如接触物的刺激性较弱或浓度较低，皮损开始表现为亚急性，即轻度红斑、丘疹，境界小清楚。长期反复接触可导致皮肤肥厚增生，呈苔藓化。

知识点 9：接触性皮炎的诊断 副高：熟练掌握 正高：熟练掌握

接触性皮炎的诊断一般不难，根据接触史，在接触部位或身体暴露部位突然发生境界清楚的急性皮炎，皮疹单一形态，除去原因后皮损很快消退。

当病因不明或有数种接触物质，需要寻找病因时，可做斑贴试验。斑贴试验是诊断接触性皮炎最简单的方法。

知识点 10：接触性皮炎的鉴别诊断 副高：熟练掌握 正高：熟练掌握

（1）急性湿疹：本病病因复杂，不易发现，皮损无一定部位，但对称，皮疹呈多形态，境界不清楚，病程长，易转为慢性。

（2）丹毒：皮损颜色鲜红，境界边缘清楚，无接触史，局部触痛明显，伴有畏寒、发热、头痛、恶心等全身症状，末梢血检查见白细胞常增多。

知识点 11：接触性皮炎的内用药治疗 副高：熟练掌握 正高：熟练掌握

接触性皮炎的内用药治疗以止痒、脱敏为主。内服抗组胺药物、维生素C；静脉注射10%葡萄糖酸钙溶液；对重症泛发的患者可短期应用皮质类固醇口服或静脉注射；有并发感染者则加用抗生素类药物。

知识点 12：接触性皮炎的外用药治疗 副高：熟练掌握 正高：熟练掌握

根据皮损炎症情况，选择适当的剂型和药物。轻度红肿、丘疹、水疱而无渗液时用炉甘石洗剂，可加适量苯酚、樟脑或薄荷脑以止痒。急性皮炎而有明显渗液时可用3%硼酸溶液；急性皮炎红肿、水疱、渗液不多时可外用氧化锌油，有感染时可加0.5%新霉素或莫匹罗星；当皮炎至亚急性阶段，则可用2%～5%糠馏油、鱼石脂或其他焦馏油类（如黑豆馏油、煤焦油）的乳剂或糊剂，还可应用各种皮质类固醇霜剂。

二、湿疹

知识点 13：湿疹的概念 副高：熟练掌握 正高：熟练掌握

湿疹是指由多种内、外因素引起的一种具有明显渗出倾向的皮肤炎症反应，皮疹多样性，慢性期则局限而有浸润和肥厚，瘙痒剧烈，易复发。

知识点 14：湿疹的病因 副高：熟练掌握 正高：熟练掌握

湿疹的发病原因很复杂，有内在因子与外在因子的相互作用，常是多方面的。内在因素如慢性消化系统疾病、胃肠道功能性障碍、精神紧张、失眠、过度疲劳、情绪变化等精神改变，感染病灶、新陈代谢障碍和内分泌功能失调等，均可产生或加重湿疹的病情。外在因子如生活环境、气候条件等均可影响湿疹的发生。外界刺激如日光、紫外线、寒冷、炎热、干燥、多汗、搔抓、摩擦以及各种动物皮毛、植物、化学物质等，有些日常生活用品如香脂等化妆品、肥皂、人造纤维等均可诱发湿疹。某些食物如鱼、虾、牛羊肉等也可使某些人湿疹加重。

知识点15：湿疹的发病机制　　　　　副高：熟练掌握　　正高：熟练掌握

湿疹主要是由复杂的内外激发因子引起的一种迟发型变态反应。患者可能具有一定的素质，后者受遗传因素支配，故在特定的人群中发生，但又受健康情况及环境等条件的影响。患者的敏感性很强，斑贴试验时可对许多物质发生阳性反应，除去某些致敏因子，湿疹病变不会很快消失。但也有的患者通过加强锻炼、改变环境等使机体的反应性发生变化，再接受以往诱发湿疹的各种刺激，可不再发生湿疹。

知识点16：湿疹的病理学特征　　　　　副高：熟练掌握　　正高：熟练掌握

（1）急性湿疹：表现为细胞间及细胞内水肿，乃至海绵形成，棘层内及角层下水疱，疱内含少数淋巴细胞、中性粒细胞及崩解的表皮细胞。

（2）亚急性湿疹：表皮细胞内水肿、海绵体形成及少数水疱，轻度表皮肥厚和程度不等的角化不全，真皮内血管周围有较多的淋巴细胞浸润。

（3）慢性湿疹：表皮角化过度及角化不全，棘层增厚，表皮突显著延长，在表皮内尚有轻度的细胞间水肿。

知识点17：湿疹的临床分型及临床表现　　　　　副高：熟练掌握　　正高：熟练掌握

（1）急性湿疹：表现为在红斑的基础上米粒大的小丘疹、丘疱疹或小水疱，常融合成片。

（2）亚急性湿疹：皮损以小丘疹、鳞屑和结痂为主，仅有少数丘疱疹或小水疱及糜烂，亦可有轻度浸润，自觉仍有剧烈瘙痒。

（3）慢性湿疹：表现为患部皮肤增厚、浸润，棕红色或带灰色，色素沉着，表面粗糙，覆以少许糠秕样鳞屑，或因抓破而结痂，个别有不同程度的苔藓化，呈局限性，边缘亦较清楚，外围亦可有丘疹、丘疱疹散在，当急性发作时可有明显的渗出，有明显的瘙痒，常呈阵发性。

知识点18：特定部位湿疹的临床表现　　　　　副高：熟练掌握　　正高：熟练掌握

（1）耳部湿疹：多发生在耳后皱襞处，表现为红斑、渗液、皲裂及结痂，常两侧对称。

（2）乳房湿疹：多见于哺乳期的妇女。发生于乳头、乳晕及其周围，境界清楚，皮损呈棕红色，糜烂明显，间覆以鳞屑或薄痂，有浸润时可发生皲裂。自觉瘙痒兼有疼痛。

（3）脐窝湿疹：表现为鲜红或暗红色斑，有渗液及结痂，表面湿润，边缘清楚，很少波及脐周皮肤，病程慢性。

（4）阴囊湿疹：比较常见，局限于阴囊皮肤，有时延及肛门周围，少数可延至阴茎。临床表现多呈慢性湿疹症状。皮肤皱纹深阔，浸润肥厚，大多干燥，有薄痂和鳞屑，色素增加，中间或有部分色素脱失。当有渗出时，阴囊皮肤肿胀、结痂及皲裂。自觉剧痒故经常搔抓。

（5）女阴湿疹：是女性常见的一种湿疹。累及大小阴唇及其附近皮肤。患处浸润肥厚，境界清楚，因瘙痒而经常搔抓，形成糜烂和抓痕。

（6）肛门湿疹：局限于肛门，少数可累及附近皮肤及会阴部。奇痒难忍。常潮湿，皮肤浸润肥厚，可发生皲裂。

（7）手部湿疹：皮损呈亚急性或慢性湿疹表现，多发生于指背及指端掌面，可蔓延至手背和手腕部，境界不清或里小片状皮损，至慢性时有浸润肥厚，因手指活动而有皲裂。

（8）小腿湿疹：也是一种比较多见的湿疹。多发生于胫前或侧面，对称分布，呈亚急性或慢性湿疹表现。有些小腿湿疹常并发于静脉曲张。由于静脉曲张而致下肢静脉循环障碍，故多发生在小腿下1/3处。呈局限性棕红色、弥漫密集丘疹、丘疱疹、糜烂、渗出、皮肤变厚、色素沉着。

（9）钱币状湿疹：病因不明，常在冬季与皮肤干燥同时发生。精神因素、饮酒及长期用肥皂、热水烫洗、药物刺激均可加重本病。好发手足背、四肢伸侧、肩、臀、乳房及乳头等处。临床表现为直径为1～3cm境界较清楚的圆形损害，为红色小丘疹或丘疱疹密集而成，有很多渗液。慢性者皮肤肥厚，表面有结痂及鳞屑。损害的周围散在丘疹、水疱，常呈卫星状。自觉有剧烈瘙痒。

（10）婴儿湿疹：本病是婴儿常见的一种皮肤病，是发生在婴儿头面部的一种急性或亚急性湿疹。

（11）裂纹性湿疹：又称乏皮脂性湿疹。主要因皮肤水分脱失，皮脂分泌减少，干燥，表皮及角质层有细裂纹，皮肤里淡红色，裂纹处红色更明显，类似"碎瓷"。可发生于身体多处，但多见于四肢，特别是年老者的胫前部。此病多见于冬季，空气干燥、分泌减少加之热水烫洗过勤而激发。

知识点19：湿疹的诊断	副高：熟练掌握　正高：熟练掌握

湿疹主要根据病史、皮疹形态及病程诊断。急性期皮疹的形态为多形性，分布对称，有渗出、瘙痒剧烈等特点。慢性者皮损浸润肥厚，易复发，经久不愈。诊断一般不困难。

知识点20：急性湿疹与接触性皮炎的鉴别诊断	副高：熟练掌握　正高：熟练掌握

接触性皮炎的接触史常明显，病变限局于接触部位，皮疹多单一形态，易起大疱，境界清楚，病程短，去除病因后，多易治愈。

知识点21: 慢性湿疹与神经性皮炎的鉴别诊断　　副高: 熟练掌握　　正高: 熟练掌握

神经性皮炎多见于颈、肘、尾骶部,有典型苔藓样变,无多形性皮疹,无渗出表现。

知识点22: 湿疹与手足癣的鉴别诊断　　副高: 熟练掌握　　正高: 熟练掌握

手足癣的皮损境界清楚,有鳞屑附着,夏季增剧,常并发指(趾)间糜烂,鳞屑内可找到菌丝。

知识点23: 湿疹的内用药治疗　　副高: 熟练掌握　　正高: 熟练掌握

湿疹的内用药治疗目的在于止痒、脱敏。选用抗组胺类药物,必要时可选择两种配合或交替使用或配服镇静药。急性或亚急性泛发性湿疹时,可静脉注射10%葡萄糖酸钙或10‰硫代硫酸钠溶液或维生素C。调整神经功能的药物也有帮助。有继发感染者配合应用抗生素治疗。对重症泛发的患者可短期应用皮质类固醇激素口服或静脉注射。

知识点24: 湿疹的外用药治疗　　副高: 熟练掌握　　正高: 熟练掌握

根据湿疹皮损炎症情况,选择适当的剂型和药物。轻度红肿、丘疹、水疱耐无渗液时用炉甘石洗剂,可加适量苯酚、樟脑或薄荷脑以止痒;急性皮炎而有明显渗液时可用3%硼酸溶液、1:20醋酸铝溶液或1:(5000~10000)高锰酸钾溶液做冷湿敷;急性皮炎红肿、水疱、渗液不多时可外用氧化锌油,有感染时可加百多邦或新霉素。亚急性阶段,可用糖皮质激素乳剂、糊剂;慢性期可选用软膏、硬膏及涂抹剂。顽固性局限性皮损可用糖皮质激素局部封闭治疗。

知识点25: 湿疹的预防　　副高: 熟练掌握　　正高: 熟练掌握

(1)尽可能寻找病因,故需对患者的工作环境、生活习惯、饮食、嗜好及思想情绪等进行深入地了解,并对全身情况进行全面检查,有无慢性病灶及内脏器官疾病,以除去可能的致病因素。

(2)避免各种外界刺激,如热水烫洗、暴力搔抓、过度洗拭以及其他对患者敏感的物质如皮毛制品等。

(3)避免易致敏和有刺激性的食物,如鱼、虾、浓茶、咖啡、酒类等。

(4)对患者详细交代防护要点,指导用药,与医务人员配合,充分发挥患者的主观能动性。

三、荨麻疹

知识点26：荨麻疹的概念 　　　　　　副高：熟练掌握　正高：熟练掌握

荨麻疹俗称"风团""风疹块"，是指由于皮肤、黏膜小血管反应性扩张及渗透性增加而产生的一种局限性水肿反应。

知识点27：荨麻疹的病因学 　　　　　　副高：熟练掌握　正高：熟练掌握

（1）药物：许多药物可引起本病。一些药物通过引起机体变态反应而导致本病，如青霉素、磺胺等。另外一些药物本身是组胺释放药，如吗啡、阿司匹林等。

（2）食物及食物添加剂：主要是动物蛋白食物，如鱼、虾、蟹、牛奶及蛋类等。植物性食物，如菠菜、茄子、可可及番茄等。加入食物添加剂中，如颜料、调味品、防腐剂及柠檬酸等。

（3）感染：各种感染均可引起本病。①病毒感染：如病毒性肝炎、传染性单核细胞增多症等。②细菌感染：如急性扁桃体炎、胆囊炎及阑尾炎等。③真菌感染：包括各种浅部真菌和深部真菌感染。④寄生虫感染：如蛔虫、疟原虫及血吸虫感染等。

（4）吸入物：如花粉、动物皮屑，羽毛、甲醛等。

（5）昆虫叮咬：蜜蜂、黄蜂的叮咬；毛虫、甲虫的毛鳞刺入皮肤。

（6）物理因素：如机械刺激、冷、热、日光等。

（7）精神因素，内分泌因素及一些疾病：精神紧张；月经、绝经、妊娠等；胆囊炎、肾炎、肝病、淋巴瘤及其他肿瘤。

（8）遗传因素：如遗传性家族性荨麻疹综合征、家族性冷荨麻疹等。

知识点28：荨麻疹的病理学特征 　　　　　　副高：熟练掌握　正高：熟练掌握

荨麻疹的病理变化主要表现为真皮水肿，皮肤毛细血管及小血管扩张充血，淋巴管扩张及血管周围轻度炎症细胞浸润。水肿在真皮上部最明显，不仅表现在胶原束间，甚至在胶原纤维间也见水肿而使纤维分离。胶原纤维染色变淡，胶原束间隙增宽。

知识点29：急性荨麻疹和慢性荨麻疹的临床表现 　　　　副高：熟练掌握　正高：熟练掌握

（1）急性荨麻疹：起病急，患者常先有皮肤瘙痒，随即出现风团，呈鲜红、苍白色或皮肤色。风团的大小和形态不一，发作时间不定。风团逐渐蔓延，可相互融合成片，由于真皮乳头水肿，可见皮肤凹凸不平，呈橘皮样。风团持续数分钟至数小时，少数可长至数天后消退，不留痕迹。皮疹反复或成批发生，以傍晚发作为著。由于剧痒影响睡眠，极少患者可不痒。风团常泛发，亦可局限。有时合并血管性水肿。偶尔风团表面形成大疱，称大疱性荨麻疹。部分患者可伴有恶心、呕吐、头痛、头胀、腹痛、腹泻，有的还可有胸闷、不适、面色

苍白、心率加速、脉搏细弱、血压下降、呼吸短促等过敏性休克样症状。因急性感染等因素引起的荨麻疹可伴有高热、白细胞增多。

（2）慢性荨麻疹：皮疹反复发作超过6周以上者称慢性荨麻疹。全身症状一般较急性者轻，反复发作，风团时多时少，常达数月以上。

知识点30：特殊临床类型荨麻疹的临床表现　　　　副高：熟练掌握　　正高：熟练掌握

（1）皮肤划痕症：也称人工荨麻疹。患者对外来较弱的机械性刺激如搔抓或钝器划皮肤，于其上产生风团。或在紧束的腰带、袜带等处局部起风团瘙痒，由于搔抓而风团产生更多，皮疹不久后可自行消失。

（2）冷荨麻疹

1）获得性冷荨麻疹：原发性为突然发生于任何年龄。常见于浸入冷水或接触寒冷处，数分钟内发生局部有瘙痒的水肿和风团。多见于面、手部，严重者身体其他部位也可累及。

2）家族性冷荨麻疹：自婴儿期开始发病，常持续终身。在受冷后0.5～4小时发生迟发性反应，皮疹是不痒的风团，有烧灼感，并伴有发热、关节痛、白细胞增多等全身症状。

（3）胆碱能性荨麻疹：因运动、摄入热的食物或饮料、出汗及情绪激动等使胆碱能性神经发生冲动而释放乙酰胆碱，致使嗜碱性粒细胞和肥大细胞内的环磷酸鸟苷（cGMP）的水平增高而释放组胺。本型皮疹特点为除掌、跖外发生泛发性1～3mm的小风团，周围有明显红晕，其中有时可见卫星状风团，也可只见红晕或无红晕的微小稀疏风团。有时唯一的症状是剧痒而无风团。损害持续30～90分钟或达数小时之久。少数患者有恶心、呕吐、腹痛、腹泻、出汗、流涎、头痛、眩晕、衰弱等全身症状。

（4）日光性荨麻疹：常由中波、长波紫外线或可见光引起，于皮肤暴露部位，在日光照射数分钟后，迅速出现瘙痒、红斑和风团，部分患者甚至可以在日光透过玻璃照射后发病。

（5）血清病型荨麻疹：是由异体血清、疫苗或药物引起，患者有发热、关节痛、淋巴结肿大，皮损以风团最常见，尤其是多环形风团。

（6）接触性荨麻疹：皮肤接触某些变应原后发生风团和发红，称为接触性荨麻疹，可分为免疫性、非免疫性和机制不明者3种。

其临床表现可分为4类：①荨麻疹局限，无远处损害，亦无系统症状；②荨麻疹并有血管性水肿；③荨麻疹及哮喘、鼻炎、结合膜炎、胃肠道或口喉功能障碍并存；④荨麻疹及速发过敏。致病物质包括某些食物、纺织品、动物皮屑、涎液、毛、药物、化妆品、工业化学品等。

（7）蛋白胨性荨麻疹：食猪肉和海鲜，并有精神激动和大量饮酒时，食物中的蛋白胨未被消化即经胃肠道黏膜吸收入血，而引起的皮肤发红、风团，并伴有乏力、头痛。

（8）延迟性压力性荨麻疹：皮疹发生于皮肤受压后4～6小时，表现为局部深在疼痛性肿胀。易发生于掌、跖或臀部，通常持续8～12小时。发作时可伴寒战、发热、头痛、关节痛、全身不适和轻度白细胞增多。

（9）遗传性家族性荨麻疹综合征：是由遗传因素而致。表现为荨麻疹，常伴肢体疼痛、不适、发热和白细胞增多。

知识点31：荨麻疹的辅助检查　　　　副高：熟练掌握　　正高：熟练掌握

血沉、抗核抗体与血清补体测定。皮肤活检对有补体活化参与所致的荨麻疹诊断有帮助。梅毒血清反应以及测定冷球蛋白、冷纤维蛋白原、冷溶血素和冰块试验对冷荨麻疹诊断有帮助。疑为感染因素引起者可选择做白细胞计数及分类，末梢血异形淋巴细胞，血原虫、丝虫，尿液常规及培养，粪便找虫卵或寄生虫，阴道涂片找真菌或滴虫，鼻窦、齿、胸、胃肠道和泌尿生殖道的X线摄片。直接划痕和皮内试验对疑为吸入变应原、皮肤真菌和念珠菌感染所致者有帮助。

运动和热水浴诱发广泛的小风团是胆碱能性荨麻疹。皮肤划痕症者在机械刺激皮肤后可发生阳性划痕表现。光、热水试验可分别用于诊断日光性荨麻疹和热荨麻疹。可疑病因为食物变应原者可做各种食物排除试验。

知识点32：荨麻疹的鉴别诊断　　　　副高：熟练掌握　　正高：熟练掌握

（1）荨麻疹型药疹：由药物过敏引起，风团性皮疹较一般荨麻疹色泽红，持续时间较长，自觉瘙痒，可伴有刺痛、触痛，停用药物后皮疹可以消退。

（2）荨麻疹血管炎：多见于中年妇女，年龄大多在30～40岁，患者有不规则发热，关节痛，皮损为风团，持续时间长，甚至数天不消失，皮疹消退后留有色素沉着。皮损的组织病理改变为白细胞碎裂性血管炎。

知识点33：荨麻疹的内用药治疗　　　　副高：熟练掌握　　正高：熟练掌握

（1）急性荨麻疹：可选用第一代或第二代抗组胺药物。维生素C及钙剂可降低血管通透性，常与抗组胺类一起使用，对某些荨麻疹比单独应用效果好。有感染因素引起者可选用适当的抗生素。

（2）慢性荨麻疹：以抗组胺药物为主。一种抗组胺药物无效时，常2～3种联合用或交特用，病情控制后，药物逐渐减量。有些顽固性荨麻疹H_1及H_2受体阻断药的联合应用。

（3）特殊类型荨麻疹：在抗组胺药物基础上，根据不同类型的荨麻疹可联合应用不同的药物。如皮肤划痕症可用酮替芬；寒冷性荨麻可用酮替芬、赛庚啶、多塞平等；胆碱能性荨麻疹可用酮替芬、阿托品、溴丙胺太林（普鲁本辛）等；日光性荨麻疹可用氯喹；压力性荨麻疹可用羟喹等；组胺球蛋白对冷性荨麻疹疗效较佳。

知识点34：荨麻疹的外用药治疗　　　　副高：熟练掌握　　正高：熟练掌握

外用炉甘石洗剂或薄酚洗。

病情严重，伴有休克、喉头水肿及呼吸困难者，应立即抢救：①0.1%肾上腺素0.5～1ml皮下或肌内注射，可加入50%葡萄糖溶液40ml内注射，以减轻呼吸道黏膜水肿及平滑肌痉挛，也可升高血压；②地塞米松5～10mg肌内注射或静脉滴注，然后将氢化可的松200～400mg加入5%～10%葡萄糖溶液500～1000ml内静滴；③上述处理后收缩压仍然低于80mmHg时，给升压药，如多巴胺；④给予吸氧，支气管痉挛严重时可静脉注射0.25g氨茶碱，喉头水肿、呼吸困难时行气管切开；⑤心搏呼吸骤停时，行心肺复苏术。

第二节　药　　疹

 药物不良反应与药疹

药疹是指药物通过注射、内服、吸入等途径进入人体后引起的皮肤、黏膜病变。

（1）解热镇痛药：如阿司匹林、对乙酰氨基酚（扑热息痛）、保泰松等。

（2）镇静催眠药及抗癫痫药：如苯巴比妥、苯妥英钠、卡马西平等。

（3）抗生素：其中以青霉素为多见，磺胺类、四环素类等。

（4）异种血清制剂及疫苗：如破伤风、狂犬病疫苗等。

（5）中药：①单味中草药：如葛根、天花粉、紫草、大青叶、板蓝根、鱼腥草等。②复方成药：如六神丸、云南白药、益母膏、羚羊解毒丸、双解丸、牛黄解毒片等。③复方注射液：复方柴胡注射液、复方地龙注射液、板蓝根注射液、穿心莲注射液等。

与药疹发生有关的变态反应包括：①Ⅰ型变态反应：如荨麻疹、血管性水肿及过敏性休克；②Ⅱ型变态反应：如溶血性贫血、血小板减少性紫癜等；③Ⅲ型变态反应：如血清病、血清病样综合征；④Ⅳ型变态反应：如麻疹样药疹、剥脱性皮炎等。

药疹的免疫性反应相当复杂，有些药物所致药疹可以以Ⅰ型变态反应为主，也可以是Ⅱ型变态反应或两种变态反应同时参与。

（1）药物过敏与治疗剂量、疗程和疗程次数的关系。摄取药物的机会越多，产生药物变态反应的频度也越多。间歇重复应用比长期无间隙的应用敏感较多。一旦致敏，小剂量药物重复摄入亦可发生。

（2）药物的性质。从化学结构上看，具有苯核和嘧啶核的药物抗原性高。有些药物的赋形剂和溶媒如油、羟甲基纤维素以及乳化剂可以起一种佐剂作用，即可使抗原易于储留或引起局部炎症而较易引起过敏。药物的剂型亦可影响药物过敏的发生，如胰岛素的非结晶型比很快吸收的剂型较易于发生变态反应。

（3）遗传因素在药物变态反应发生上有一定的意义。青霉素过敏性休克的发病率，有过敏性家族史者高于无家族史者2～3倍。

（4）环境因素可直接影响机体对治疗药物的反应或改变药物有关抗原变为免疫原性。机体所患的疾病有时也有重要影响，例如，组织损伤，特别是继发于感染的过程，也可以促发对药物的过敏，对抗生素过敏多发生在治疗某种疾病时应用抗生素，很少发生于应用抗生素预防某些疾病的健康人中。

知识点5：交叉敏感的概念	副高：熟练掌握　正高：熟练掌握

交叉敏感是指一种化合物引起的变态反应，以后由另一种或多种化合物与初次变应原在化学结构上相似，或由于代谢中转换的产物在免疫化学上与初次变应原结构相似或一致而引起同样的过敏反应。

知识点6：多元敏感的概念	副高：熟练掌握　正高：熟练掌握

多元敏感是指患者不仅对一种药物过敏，而且对多种药物过敏，这些药物在化学结构上可无相似之处。

知识点7：光线引起的光敏反应的种类	副高：熟练掌握　正高：熟练掌握

光线引起的光敏反应有两种，一种为光毒性反应，另一种为光变态反应。

知识点8：光敏性药物的分类	副高：熟练掌握　正高：熟练掌握

光敏性药物分为5组：①磺胺及其衍化物；②吩噻嗪类；③四环素族；④补骨脂素类；⑤其他，包括灰黄霉素、抗组胺制剂等。

知识点9：药疹的非变态反应发病机制	副高：熟练掌握　正高：熟练掌握

（1）免疫效应途径的非免疫性活化。

（2）药物的积聚或过量。

（3）药物不良反应及菌群失调。

（4）药物的相互作用。

（5）药物使已存在的皮肤病激发。

| 知识点10：药疹的临床表现 | 副高：熟练掌握　正高：熟练掌握 |

（1）荨麻疹及血管性水肿型药疹：皮疹特点为发生大小不等的风团，这种风团性皮疹较一般荨麻疹色泽红，持续时间较长。自觉瘙痒，可伴有刺痛、触痛。荨麻疹可以作为唯一的症状出现，亦可为血清病样综合征、过敏性休克时的一个症状。引起荨麻疹型药疹最常见的药物是青霉素、呋喃唑酮及血清制剂等。

（2）剥脱性皮炎型药疹：属于重型药疹之一，首次发病者潜伏期20天左右，部分患者是在猩红热型、麻疹型或湿疹型药疹的基础上继续用药或治疗不当所致。其表现为全身皮肤鲜红肿胀，伴以渗液、结痂，继之大片叶状鳞屑剥脱，手足部呈手套或袜套状剥脱。渗液有臭味。黏膜亦可有充血、水肿、糜烂等。常由磺胺类、巴比妥类抗癫痫药、解热镇痛类等引起。

（3）大疱性表皮松解萎缩坏死型药疹：是药疹中最严重的一型。其特点是发病急，皮疹初起于面、颈、胸部，发生深红色、暗红色及略带铁灰色斑，很快融合成片，发展至全身。斑上发生大小不等的松弛性水疱及表皮松解，尼氏征阳性，如烫伤样表现。黏膜也有大片坏死剥脱。全身中毒症状严重，伴有高热和内脏病变。如抢救不及时，可死于感染、毒血症、肾衰竭、肺炎或出血。此病初起时除上述表现外，有时初起皮疹如多形红斑或固定性药疹状，很快再发展为大片红斑、大疱、表皮剥脱。常由磺胺类、解热镇痛类、抗生素、巴比妥类等引起。

（4）固定性药疹：皮疹特点是局限性圆形或椭圆形红斑，鲜红色或紫红色，水肿性，炎症剧烈者中央可形成水疱。愈后留有色素沉着，发作愈频则色素愈深。多数病例无全身症状，但亦有伴发热、畏寒、头痛、全身乏力、食欲减退者，一般均较轻微。皮疹炎症剧烈，发生水疱、糜烂者则有疼痛。常引起固定性药疹的药物，主要是磺胺药、解热镇痛药、巴比妥等3类药物。

（5）多形红斑型药疹：皮损为豌豆至蚕豆大，圆形或椭圆形水肿性红斑、丘疹，境界清楚，中心呈紫红色、虹膜现象阳性，常有水疱。多对称分布于四肢伸侧、躯干，伴有瘙痒，常累及口腔及外生殖器黏膜，可伴疼痛。皮疹可泛发全身，在红斑、丘疹、水疱的基础上出现大疱、糜烂及渗出，尤其在口腔、眼部、肛门、外生殖器等腔口部位出现红斑、水疱、糜烂、疼痛剧烈，可伴高热、外周血白细胞可升高、肝肾功能损害及继发感染等，称为重症多形红斑型药疹，为重型药疹之一，病情凶险，可导致死亡。主要是磺胺药、解热镇痛药、巴比妥类药物引起。

（6）泛发性脓疱型药疹：皮疹常开始于面部及皱褶处，以后泛发。为针头大至米粒大浅表脓疱、散在、密集、急性发病。停药后几天消退，大片脱屑，可伴有发热、寒战、白细胞增多等全身症状，引起泛发性脓疱型药疹的药物有抗生素、卡马西平、钙通道阻滞药、氧氟沙星等。

| 知识点11：药疹的辅助检查 | 副高：熟练掌握　正高：熟练掌握 |

致敏药物的检测可分为体内和体外试验两类，但目前的检测方法在敏感性、特异性及安

全性等方面尚存在不足。

（1）体内试验：关于药疹的皮肤试验有斑贴、划痕、皮内试验。由药物引起的接触性皮炎或系统性接触性皮炎，用斑贴试验对确定过敏性药物有很大意义。

（2）体外试验：①放射变应原吸附试验。②组胺游离试验。③嗜碱性粒细胞脱颗粒试验法。④淋巴细胞转化试验。⑤巨噬细胞游走抑制试验。

知识点12：大疱性表皮松解萎缩坏死型药疹与葡萄球菌性烫伤样皮肤综合征的鉴别诊断
　　　　　　　　　　　　　　　　　副高：熟练掌握　　正高：熟练掌握

葡萄球菌性烫伤样皮肤综合征发生于1～5月婴儿，皮损由口向躯干、四肢发展，在红斑的基础上出现松弛性大疱及表皮大片剥脱，细菌培养呈阳性。

知识点13：多形红斑型药疹与大疱性类天疱疮的鉴别诊断
　　　　　　　　　　　　　　　　　副高：熟练掌握　　正高：熟练掌握

大疱性类天疱疮多见老年人，在红斑的基础上出现水疱，黏膜损害较少，病程较长。皮肤病理示：大疱位于表皮下，且有数量不等的嗜酸性粒细胞浸润。

知识点14：药疹的治疗原则　　　　　　副高：熟练掌握　　正高：熟练掌握

首先是停用或更换可疑药物，多饮水或静脉输液以促使体内药物排泄。轻症者一般给予抗组胺药物、维生素C及钙剂；重症者则需加用皮质类固醇激素，如泼尼松20～40mg/d，当病情好转则逐渐减量以至停药；病情特别严重的，如大疱性表皮松解萎缩型药疹，则需及早采用各种有效措施。

知识点15：大疱性表皮松解萎缩型药疹的治疗原则
　　　　　　　　　　　　　　　　　副高：熟练掌握　　正高：熟练掌握

（1）大量皮质类固醇静脉滴注：用氢化可的松200～400mg、维生素C 2～3g，加入5%～10%葡萄糖液1000～2000ml，缓慢滴注，每日1次，最好维持24小时，直至病情稳定后，逐渐减量，改泼尼松口服。必要时采用大剂量皮质类固醇冲击疗法。

（2）防止继发感染：因表皮大片剥脱，加之皮质类固醇的大量应用，易引起全身性感染，故应采取严格消毒隔离措施，如对房间、床单等的无菌消毒，护理人员的无菌操作，以尽可能地减少感染机会。如已并发感染，则应选用适当的抗生素。

（3）注意补液及维持电解质平衡：应密切注意有无低钾，在渗出较多的情况下除补充液体外还要注意补充胶体，必要时输血或血浆。

（4）加强护理：对眼部的护理、治疗要及早采取措施，以防后遗症，一般每日用3%硼酸水清洗，如角膜受累，可每2～3小时用皮质类固醇类眼药水滴眼一次，并用含抗生素的眼药膏保护。对口腔损害要注意保持口腔清洁，经常含漱2%碳酸氢钠溶液或金银花水漱口。

知识点16：药疹的外用药治疗　副高：熟练掌握　正高：熟练掌握

主要根据皮炎的一般处理原则，外用粉剂或振荡洗剂以保持干燥、散热、促进炎症消退。肿胀明显时可湿敷及用油剂外敷。对剥脱性皮炎及大疱性表皮松解萎缩型药疹则以暴露疗法为好。

知识点17：过敏性休克的治疗及抢救　副高：熟练掌握　正高：熟练掌握

（1）立即皮下或肌内注射1∶1000肾上腺素0.5～1.0ml，病情严重者可考虑静脉给药。

（2）有呼吸困难者吸氧，缓慢静脉注射氨茶碱；如有呼吸道梗阻症状则可考虑气管插管，必要时进行气管切开。

（3）如血压持久偏低，收缩压低于80mmHg时，除予输液外，可给予去甲肾上腺素或多巴胺静脉滴注。

（4）皮质激素，如氢化可的松100mg加入25%葡萄糖40ml静脉推注或地塞米松5mg肌内注射或静脉注射。

知识点18：药疹的预防　副高：熟练掌握　正高：熟练掌握

（1）对药物的应用要严加控制。
（2）用药前应详细询问过敏病史。
（3）注意药疹的前驱症状。
（4）严格执行药物过敏试验。

知识点19：药疹治疗的预后　副高：熟练掌握　正高：熟练掌握

严重的药疹病情凶险，疗效较差，可危及生命，继发感染、肝肾衰竭，因此，须防止和及早发现药疹的发生。

第三节　红斑狼疮

知识点1：红斑狼疮的概念　副高：熟练掌握　正高：熟练掌握

红斑狼疮是一种自身免疫性疾病，可累及皮肤黏膜，甚至累及全身多个脏器。

知识点2：红斑狼疮的病因　　　　　　　副高：熟练掌握　正高：熟练掌握

（1）遗传因素：系统性红斑狼疮（SLE）患者的一、二级亲属中10%～20%可有同类疾病的发生。单卵双生发病率达24%～57%，而双卵双胎为3%～9%。

（2）内分泌因素：本病女性明显多于男性，且多在生育期发病，妊娠时SLE病情的变化也与性激素水平增高有关；口服避孕药可诱发狼疮样综合征。故认为雌激素与本病发生有密切关系，动物实验也证实。

（3）免疫异常：由于遗传、环境因素之间复杂的相互作用，造成易感者细胞与体液免疫反应的严重失衡，免疫耐受机制受破坏，导致SLE的发生和发展。

（4）药物：诱发SLE药物分成两类，第一类是诱发SLE症状的药物如青霉素、磺胺类、保泰松、金制剂等；第二类是引起狼疮样综合征的药物，如肼屈嗪、普鲁卡因胺、氯丙嗪、苯妥英钠、异烟肼等，这类药物在应用较长时间和较大剂量后，患者可出现S1E。

（5）物理因素：紫外线能诱发皮损或使原有皮损加剧，约1/3的SLE患者对日光过敏。寒冷、强烈电光照射亦可诱发或加重本病。有些局限性盘状红斑狼疮暴晒后可演变为系统型，有慢性型演变成急性型。

（6）感染因素：有人认为SLE的发病与某些病毒感染有关，也有人认为本病与结核和链球菌感染有关。

知识点3：红斑狼疮的病理变化　　　　　　副高：熟练掌握　正高：熟练掌握

（1）盘状红斑狼疮（DLE）的病理变化：表皮角化过度、毛囊角栓、表皮萎缩、基底细胞液化变性。真皮乳头水肿，血管扩张，有红细胞外渗，并可见少许嗜黑素细胞，真皮上部胶原束间有酸性黏多糖的沉积，真皮血管周围及附属器有淋巴细胞浸润。

（2）亚急性皮肤红斑狼疮（SCLE）：基本的病理变化同DLE，只是程度上有所区别，SCLE的基底细胞液化变性和真皮浅层的水肿较DLE明显，而表皮角化过度、毛囊角栓及真皮内炎症细胞浸润则不如DLE。

（3）系统性红斑狼疮：SLE的皮损的病理改变同DLE。但有时缺乏特征性。

知识点4：红斑狼疮的临床分型　　　　　　副高：熟练掌握　正高：熟练掌握

本病主要分为盘状红斑狼疮、亚急性皮肤型红斑狼疮、系统性红斑狼疮。

知识点5：盘状红斑狼疮的临床表现　　　　副高：熟练掌握　正高：熟练掌握

一般发生在年轻人中，女性与男性之比为2:1。好发于暴露部位，如头皮、鼻梁、颊部，其次为口唇、耳、手背等处。皮损局限者称为局限性DLE，有些患者具有眶周红斑和水肿。DLE也可广泛发生于四肢及躯干，称为播散性DLE。播散性DLE较局限性DLE少见，严重程度不一，除头、颈外，最常发生于胸部和下肢。头皮可完全脱发，并有明显的色素沉着斑和色素脱失斑。损害严重者形成弥漫性瘢痕。播散型DlE转换SLE的概率是5%左右。

知识点6: 亚急性皮肤红斑狼疮的临床表现　　　　副高: 熟练掌握　正高: 熟练掌握

本病发生在中青年人群中，女性多见，患者占红斑狼疮人群的10%～20%。

皮损表现分为2型。①环状红斑型：损害初起为红色水肿斑，逐渐向外扩大成环形，皮疹相互融合成多环形或脑回状，边缘红色隆起，内侧缘覆细小鳞屑，中央消退后留浅灰色色素沉着和毛细血管扩张。②丘疹鳞屑型：初起为红色丘疹，逐渐扩大成大小不等斑，上覆细小鳞屑，无毛囊角栓，皮损持续数周或数月消退，易复发。皮损好发暴露部位，主要分布面、颈、躯干上部、上肢等部位。

SCLE患者可有光敏、脱发、雷诺现象、网状青斑和甲周毛细血管扩张等。同时可合并发热、关节炎、肌痛及浆膜炎等。

知识点7: 系统性红斑狼疮的临床表现　　　　　　副高: 熟练掌握　正高: 熟练掌握

SLE是一种全身性疾病，皮肤、肌肉、骨骼、心、肺等多个脏器均可出现病变。青年女性多见。

（1）全身一般症状：多数早期表现为非特异性的全身症状，如发热，尤以低热常见，全身不适、乏力、体重减轻等。病情常缓重交替出现。

（2）皮肤和黏膜：皮疹常见，约占总患病数的80%，多为首发症状，皮损表现多形性。面部蝶形红斑是本病特征性表现，急性期呈水肿性红斑，色鲜红，表面毛细血管扩张及灰白色脱屑，严重者出现水疱、溃疡、皮肤萎缩和色素沉着。血管炎皮损表现为紫癜或皮下结节，或为多形型皮损混合存在，7%～22%患者伴有慢性荨麻疹。黏膜损害常见于病情加重时，表现为眼结膜炎，口腔黏膜可出现红斑、糜烂，甚至浅溃疡。

（3）骨关节和肌肉：最易受累的是手近端指间关节，膝、足、踝、腕关节均可累及，呈游走性关节肿胀、疼痛，多呈对称性，约50%患者有晨僵，X线检查常无明显改变，仅少数患者有关节畸形。

（4）肾脏损害：表现为肾炎或肾病综合征。肾炎时尿中出现蛋白尿、血尿及管型尿。肾病综合征时，全身水肿，大量蛋白尿，低蛋白血症。后期可出现血压增高和尿毒症。

（5）血液系统：贫血的轻重与病情严重程度和病程长短有关，几乎全部患者在某一阶段发生一项或几项血液系统异常，依次有贫血、白细胞减少、血小板减少、血中抗凝物质引起出血现象等。

（6）心血管系统：约见1/3患者，心包炎最常见，可有心包积液，心肌病变发生率离，但出现临床症状少。

（7）呼吸系统：肺和胸膜受累约占50%，其中约10%患狼疮性肺炎，胸膜炎和胸腔积液较常见，多为双侧，可以是首发症状，胸腔积液为渗出性，涂片中可见狼疮细胞，抗核抗体阳性，其效价与血清中相似或更高，补体降低。病程长的患者可出现弥漫性肺间质纤维化，肺功能检查呈限制性通气障碍，肺容量降低。肺动脉高压和肺栓塞。

（8）消化系统：约见于40%患者，由于胃肠道血管发生血管炎和栓塞所致。表现食欲缺乏、恶心呕吐、腹泻、腹痛、呕血、便血等。

（9）中枢神经系统：SLE者中枢神经系统侵犯较常见，表现为各种各样的神经和精神症状。①神经系统：一旦出现神经系统症状，多提示病情危重。癫痫常见，其次为脑血管病、脑神经麻痹、周围神经病变等。②精神障碍：主要表现为精神病样反应，以精神分裂症最多见；器质性脑病综合征；情感障碍和神经反应，多表现为抑郁症，反应淡漠、焦虑，有自杀倾向。

（10）眼部病变：约14%患者有视网膜病变。具有特征性改变时眼底中心血管附近出现小的、圆形或卵圆形白色浑浊物，称丝棉样白斑。其他病变如眼底出血、视网膜渗出物、视盘水肿、角膜病变等。

（11）性激素分泌失调：可出现女性闭经。

知识点8：盘状红斑狼疮的辅助检查　　　　副高：熟练掌握　正高：熟练掌握

对于播散型者可有贫血、白细胞减少、血小板减少和血沉增快。约30%的患者抗核抗体（ANA）阳性。

知识点9：亚急性皮肤红斑狼疮的辅助检查　　　　副高：熟练掌握　正高：熟练掌握

有贫血、白细胞减少、血小板减少和血沉增快。ANA阳性约80%，LE细胞阳性10%～50%，抗Ro/SS-A抗体阳性约60%，抗La/SS-B抗体阳性50%～70%，两种抗体呈高阳性率对诊断SCLE有重要参考价值。

知识点10：系统性红斑狼疮的辅助检查　　　　副高：熟练掌握　正高：熟练掌握

（1）贫血：活动性SLE常有正细胞正色素性贫血。

（2）白细胞减少：低于$4×10^9$/L。患者血清内可有补体依赖性抗白细胞抗体。淋巴细胞减少。

（3）血小板减少：见于25%的患者。

（4）血沉增快：较常见，活动期可明显加快。

（5）血清蛋白：清蛋白降低，$α_2$和γ球蛋白增高，纤维蛋白原增高，冷球蛋白和冷凝集素可增高。免疫球蛋白增高，即活动期血IgG、IgA和IgM水平均增高，尤以IgG为著。类风湿因子20%～40%患者呈阳性。

（6）LE细胞试验：70%～90%活动性SLE患者，LE细胞检查呈阳性，但不作为治疗观察的指标。

（7）抗核抗体试验：SLE中ANA效价较高，可作为诊断SLE的标准之一。

（8）抗心磷脂抗体：SLE患者阳性率30%～44%，与患者血栓形成、皮肤血管炎、血小板减少、心肌梗死、中枢神经病变和习惯性流产或宫内死胎关系密切。

（9）狼疮带试验（LBT）：就是应用直接免疫荧光抗体技术检测皮损或正常皮肤免疫荧光带或狼疮带，即在真皮、表皮连接处可见一局限性的免疫球蛋白和补体沉积带。

（10）细胞免疫功能测定：T细胞亚群检测，T细胞（CD3）和抑制性T淋巴细胞（CD8）明显降低，辅助性T细胞（CD4）/抑制性T细胞（CD4）（CD8）比值增高，随着治疗病情稳定，T抑制细胞恢复正常，T辅助细胞减少，两者比值恢复或低于正常。NK活性显著降低，在活动期更为显著。

（11）血清补体和循环免疫复合物（CIC）测定：75%～90%SLE患者血清补体减少，尤其在活动期，以C3、C4为著。血清CIC在活动期增高。

知识点11：盘状红斑狼疮的诊断 　　副高：熟练掌握　正高：熟练掌握

盘状红斑狼疮的诊断主要根据皮疹特点及皮肤病理，免疫荧光协助诊断。

知识点12：亚急性皮肤红斑狼疮的诊断 　　副高：熟练掌握　正高：熟练掌握

亚急性皮肤红斑狼疮主要根据皮疹特点及全身症状可以初步诊断，实验室检查协助诊断。

知识点13：系统性红斑狼疮的诊断 　　副高：熟练掌握　正高：熟练掌握

SLE的诊断可采用美国风湿病学会（ANA）1997年修订的SLE诊断标准，对符合其中4项或4项以上，而又除外其他疾病者可诊断SLE：①面部蝶形红斑；②盘形红斑；③日光过敏；④口腔或鼻咽部溃疡；⑤非侵蚀性关节炎；⑥浆膜炎；⑦肾脏损害；⑧神经病变：癫痫发作或精神病；⑨血液异常：溶血性贫血、白细胞减少、淋巴细胞减少或血小板减少；⑩免疫学异常：狼疮细胞阳性、抗ds-DNA抗体阳性、抗SM抗体阳性或持续6个月的抗梅毒血清试验假阳性；⑪抗核抗体阳性。

知识点14：盘状红斑狼疮的鉴别诊断 　　副高：熟练掌握　正高：熟练掌握

（1）酒渣鼻：皮疹边缘不清楚，常以丘疹为主，没有萎缩斑及角质栓，晚期形成鼻赘。

（2）脂溢性皮炎：好发皮脂分泌较多部位，红斑上覆着油腻性鳞屑，没有萎缩斑、角质栓、毛细血管扩张、色素减退和色素沉着。

知识点15：亚急性皮肤红斑狼疮的鉴别诊断 　　副高：熟练掌握　正高：熟练掌握

（1）银屑病：皮损以头皮和四肢伸侧为主，表现为红斑或斑块，上覆银白色鳞屑，轻轻刮除表面鳞屑，露出一层淡红发亮的半透明的薄膜，在刮除薄膜，有出血点。

（2）环形红斑：皮损与亚急性皮肤红斑（SCLE）环状红斑型皮疹可相同，但自身抗体等实验室检查指标均阴性。

知识点16：系统性红斑狼疮的鉴别诊断　　副高：熟练掌握　正高：熟练掌握

（1）皮肌炎：颜面部特别是上眼睑紫红色水肿性红斑，四肢皮损好发关节伸侧，呈干燥样红斑，指关节的Gottron丘疹，肌炎症状明显，血清酶特别是CK和ALD水平增高，有助鉴别。

（2）红斑性天疱疮：面部红斑与SLE皮疹可相同，但其躯干有松弛大疱，LE细胞、抗ds-DNA抗体、抗Sm抗体、狼疮带试验均阴性。有特征性病理变化。

（3）多形性日光疹：暴露部位出现皮疹，春末夏初发作，秋冬消退，与日晒关系明显，无其他系统多器官损害。

知识点17：盘状红斑狼疮的治疗方法　　副高：熟练掌握　正高：熟练掌握

（1）内服药物：①抗疟药：羟氯喹每日0.2～0.4g，病情好转后，减为半量。长期服用者，定期进行眼底检查；②激素：泛发患者可口服小剂量皮质激素。

（2）外用药物：外用强效皮质激素制剂，对顽固性损害可皮损内注射糖皮质激素。

知识点18：轻型系统性红斑狼疮的治疗方法　　副高：熟练掌握　正高：熟练掌握

可用非甾体类抗炎药如水杨酸类、吲哚美辛等，如皮疹明显可用氯喹，也可用小剂量皮质激素如泼尼松每天20～40mg。

知识点19：重型系统性红斑狼疮的治疗方法　　副高：熟练掌握　正高：熟练掌握

（1）皮质激素：是目前治疗病情较重自身免疫性疾病的首选药物，泼尼松每天1mg/kg；病情严重者每天2～3mg/kg，可静脉滴注氢化可的松或地塞米松；严重肾病者，可应用大剂量甲泼尼龙每日1g，连续3天，然后减至常规剂量维持。在治疗过程中要注意用量足、疗程够、减量慢。

（2）免疫抑制药：具有抗炎和免疫抑制作用。与皮质激素有协同作用，可减少皮质激素用量及减轻其不良反应；也可用于大剂量激素不能控制的SLE，常用的有环磷酰胺、硫唑嘌呤及环孢素A。环磷酰胺剂量为每天1～4mg/kg，硫唑嘌呤剂量为每天1～2.5mg/kg，环孢素A剂量为每天3～5mg/kg。

（3）免疫调节药：通过提高抑制性T淋巴细胞功能，减轻B淋巴细胞功能的亢进，从而减少抗体形成，可在病情缓解期使用。常用的有左旋咪唑、转移因子、胸腺肽等。

（4）血浆置换法：对进行性多器官受损、活动性肾炎及中枢神经受累等严重患者可用此法，以清除血浆中的自身抗体及免疫复合物等有害成分，使病情暂时缓解。

（5）静脉注射丙种球蛋：对于有溶血性贫血、血小板减少症及激素治疗不满意的SLE患者可用此药物。剂量为每天400mg/kg，连用5天。

（6）中医疗法：根据中医辨证进行施治，可选用雷公藤总苷每天30～60mg/kg，对狼疮性肾炎有较肯定疗效。由于SLE患者多为青年，雷公藤会导致停经甚至闭经和男子性功能障碍，影响生活质量，应尽量避免使用。

知识点20：红斑狼疮的预防　　　　　　　　　　副高：熟练掌握　　正高：熟练掌握

（1）树立乐观情绪，正确地对待疾病，建立战胜疾病的信心，生活规律化，注意劳逸结合，适当休息，预防感染。

（2）去除各种诱因，如各种可能的内服药物，避免日光暴晒和紫外线照射，避免刺激性的外用药物以及一切外来的刺激因素。

（3）患者应节育，活动期应避免妊娠，若有肾功能损害或多系统损害者，宜争取早做治疗性流产。

知识点21：红斑狼疮的并发症　　　　　　　　　副高：熟练掌握　　正高：熟练掌握

SLE易出现肾衰竭和中枢神经系统并发症，如狼疮性脑病等。急性狼疮肺炎，可并发肺出血或发展为急性呼吸窘迫综合征（ARDS）。狼疮性腹膜炎和狼疮性肠系膜血管炎，可出现肠穿孔或肠麻痹、出血性回肠炎和肠套叠，严重者还可有肠段坏死。

第四十七章　妇产科急诊

第一节　异位妊娠

知识点1：异位妊娠的概念　　　　　副高：熟练掌握　正高：熟练掌握

异位妊娠是指凡孕卵在子宫腔以外的任何部位着床者，又称宫外孕。根据着床部位不同，有输卵管妊娠、卵巢妊娠、腹腔妊娠、宫颈妊娠及子宫残角妊娠等。异位妊娠中，以输卵管妊娠最多见，约占90%以上，是妇产科常见急腹症之一。

知识点2：输卵管妊娠的病因　　　　副高：熟练掌握　正高：熟练掌握

造成输卵管妊娠的主要病因：①慢性输卵管炎；②输卵管发育或功能异常；③输卵管手术后；④盆腔子宫内膜异位症。

知识点3：输卵管妊娠的后果　　　　副高：熟练掌握　正高：熟练掌握

输卵管妊娠时，孕卵的种植与宫内妊娠时有所不同。由于输卵管黏膜不能形成完整的蜕膜层，以致抵御绒毛的侵蚀能力减弱，孕卵直接侵蚀输卵管肌层，绒毛侵及肌壁微血管，引起局部出血，进而由蜕膜细胞、肌纤维及结缔组织形成包膜。输卵管的管壁薄弱、管腔狭小，不能适应胎儿的生长发育，当输卵管膨大到一定程度，可能发生下列后果：

（1）输卵管妊娠流产。

（2）输卵管妊娠破裂。

（3）继发性腹腔妊娠。

知识点4：输卵管妊娠的临床表现及其分类　　副高：熟练掌握　正高：熟练掌握

输卵管妊娠的临床表现与孕卵在输卵管的着床部位、有无流产或破裂、腹腔内血量多少及发病时间有关。输卵管妊娠流产或破裂前，症状和体征均不明显，除短期停经及妊娠表现外，有时出现一侧下腹胀痛。检查时输卵管正常或有肿大。输卵管妊娠流产或破裂后，根据病情急缓一般分为急性和陈旧性两种类型。

知识点5：急性宫外孕的症状 副高：熟练掌握 正高：熟练掌握

（1）停经：除间质部妊娠停经时间较长外，大都停经6～8周，部分患者月经期出现少量阴道出血误认为是月经而否认停经史。少数患者无停经史。

（2）腹痛：为患者就诊时最主要症状。破裂时患者突感一侧下腹撕裂样疼痛，常伴恶心呕吐。若血液局限于病变区，表现为下腹局部疼痛；血液积聚在子宫直肠陷凹时，肛门有坠胀感；出血量过多，血液由盆腔流至腹腔，疼痛即由下腹向全腹扩散。

（3）Danforth征：腹腔内大量出血刺激膈肌时，反射性刺激膈神经引起肩胛放射性疼痛，称为Danforth征。

（4）消化道症状：腹腔内积血刺激胃肠道可引起胃部疼痛、恶心、呕吐、腹泻，直肠刺激症状，腰痛、排尿不畅等症状，有些患者以消化道症状为首发症状，这些症状常误诊为消化道、泌尿道疾病，是误诊的原因之一。

（5）阴道出血：停经后少量阴道出血，量少，点滴状，色深褐，持续性或间断性，一般不超过月经量，但淋漓不净。偶见阴道大出血。异位妊娠胎儿发育良好的情况下可无阴道出血。

（6）晕厥与休克：由于腹腔内急性出血，可引起血容量减少及剧烈腹痛，患者常有晕厥，重者出现休克，其严重程度与腹腔内出血速度和出血量成正比，即出血越多越急，症状出现越迅速越严重，但与阴道出血量不成正比。

（7）其他：人流术中未见到绒毛组织，应高度怀疑异位妊娠。

知识点6：急性宫外孕的一般体征 副高：熟练掌握 正高：熟练掌握

腹腔内出血较多时，呈急性贫血外貌，大量出血时则有面色苍白、四肢湿冷、脉搏快而细弱及血压下降等休克症状。体温一般正常，休克时略低，腹腔内血液吸收时可稍升高，但不超过38℃。

知识点7：急性宫外孕的腹部检查 副高：熟练掌握 正高：熟练掌握

下腹部有明显压痛及反跳痛，尤以患侧为剧，但腹肌紧张不明显，出血较多时叩诊有移动性浊音，历时较长后形成血凝块，下腹可触及质软肿块，反复出血使肿块增大变硬。

知识点8：急性宫外孕的盆腔检查 副高：熟练掌握 正高：熟练掌握

阴道后穹隆饱满，触痛。宫颈有明显举痛，将宫颈轻轻上抬或向左右摇动时，即可引起剧烈疼痛，子宫稍大而软，内出血多时，子宫有漂浮感。子宫一侧或后方可触及肿块，似湿面粉团，边界不清楚，触痛明显。间质部妊娠与其他部位输卵管妊娠表现不同，子宫大小与停经月份基本符合，但子宫轮廓不相对称，患侧宫角部突出，破裂所致的征象如妊娠子宫破裂。

知识点9：陈旧性宫外孕的概念　　　　　　　　　　　副高：熟练掌握　正高：熟练掌握

陈旧性宫外孕是指输卵管妊娠流产或破裂后病程长，经反复内出血病情渐趋稳定。

知识点10：陈旧性宫外孕的临床特点　　　　　　　　副高：熟练掌握　正高：熟练掌握

阴道不规则出血、阵发性腹痛、附件肿块及低热是陈旧性宫外孕的临床特点。

知识点11：急性异位妊娠的后穹隆穿刺的检查方法

副高：熟练掌握　正高：熟练掌握

由于腹腔内血液最易积聚在子宫直肠陷凹，即使血量不多，也能经后穹隆穿刺吸出。用18号长针自阴道后穹隆刺入子宫直肠陷凹，抽出暗红色不凝血为阳性结果，说明有腹腔内积血存在。

知识点12：急性异位妊娠的妊娠试验检查方法　　　　副高：熟练掌握　正高：熟练掌握

胚胎存活或滋养细胞具有活力时，合体细胞分泌HCG，妊娠试验可呈阳性。由于异位妊娠患者体内的HCG水平较正常妊娠时低，尤其胚胎死亡HCG水平较低时，尿妊娠试验可能为阴性，条件许可应行血HCG水平检测。动态监测血HCG水平有诊断价值。

知识点13：急性异位妊娠的超声诊断　　　　　　　　副高：熟练掌握　正高：熟练掌握

早期输卵管妊娠时，B超显像可见子宫增大，但宫腔空虚，宫旁有一低回声区，此种图像并非输卵管妊娠的声像特征，需排除早期宫内妊娠伴有妊娠黄体的可能。输卵管妊娠时B超可见典型的双环征，即为在子宫和卵巢之间的输卵管环，为增宽的输卵管管壁水肿与管腔内妊娠组织及血块共同形成的低回声区。用超声检测妊娠囊和胎心搏动对诊断异位妊娠十分重要，如妊娠位于宫外，即可诊断为宫外妊娠；妊娠囊位于宫内，则多可排除宫外妊娠。B超早期诊断间质部妊娠有重要临床意义，可显示一侧子宫角突出，局部肌层增厚，内有明显的妊娠囊。

知识点14：子宫内膜的病理检查　　　　　　　　　　副高：熟练掌握　正高：熟练掌握

诊断性刮宫仅适用于阴道出血较多的患者，目的是排除宫内妊娠。宫腔排出物应常规送病理检查，切片中如见到绒毛，可诊断为宫内妊娠，如仅见蜕膜而无绒毛，虽应考虑为异位妊娠，但不能确诊。

知识点 15：异位妊娠误诊的原因　　　　　副高：熟练掌握　　正高：熟练掌握

主要病史询问不仔细：尤其首诊于内外科医师者，重视了消化系统症状如恶心、呕吐、胃痛、右下腹痛、腹泻，或泌尿系统症状如尿频、尿痛，忽略了停经、阴道出血史，误诊为胃肠炎、菌痢、阑尾炎、泌尿系感染、结石等而延误诊断和治疗，有可能失去治疗时机危及患者生命。

知识点 16：异位妊娠的治疗原则　　　　　副高：熟练掌握　　正高：熟练掌握

积极纠正休克、尽快手术治疗，以保障患者的生命安全，条件允许情况下可以保守治疗。

知识点 17：异位妊娠的支持治疗　　　　　副高：熟练掌握　　正高：熟练掌握

诊断输卵管妊娠尤其是腹腔内出血的患者立即开放静脉通路、配血、输血，并立即做好术前准备，尽快手术治疗。情况严重者应立即启动医院内孕产妇抢救体系，全力以赴挽救患者的生命。术后改善患者的一般情况，积极纠正贫血。

知识点 18：异位妊娠的手术治疗　　　　　副高：熟练掌握　　正高：熟练掌握

输卵管妊娠的治疗原则以手术治疗为主。一般在确诊后即应进行手术。手术方式一般采用全输卵管切除术。有绝育要求者可同时结扎对侧输卵管。对有生育要求的年轻妇女，如对侧输卵管已切除或有明显病变，可行保守性手术，以保留输卵管及其功能。

知识点 19：异位妊娠的药物保守治疗　　　　　副高：熟练掌握　　正高：熟练掌握

内科非手术治疗方法包括期待治疗和药物治疗。

（1）期待治疗：临床观察发现一些早期异位妊娠患者可以通过输卵管妊娠流产或溶解吸收自然消退，可以不经医疗干预，经临床观察确认异位妊娠无腹腔内活动性出血、无明显的症状和体征、血 β-hCG＜200U/L 并逐渐下降、异位妊娠包块直径＜3cm 者可在严密观察下期待治疗，观察期间做好异位妊娠包块破裂急诊手术治疗的准备。

（2）药物治疗：目前能够被临床医师普遍接受的是甲氨蝶呤（MTX）治疗。适应证：生命体征平稳、无腹腔内活动性出血，无明显的症状和体征，异位妊娠包块直径＜5cm，血 β-hCG＜3000U/L。方法：MTX 单次肌内注射：MTX 50mg/m^2，肌内注射，用药 1 周后复查血 β-hCG 下降＜15% 或继续升高者，需第 2 次用药，用药剂量 MTX 50mg/m^2。用药后严密监测生命体征、血 β-hCG、B 超下附件包块的大小及 MTX 的不良反应如肝肾功能、血常规等，出现腹腔内出血的征象时仍需急诊手术治疗。

第二节 肿瘤性阴道出血

知识点1：引起阴道异常出血的常见肿瘤	副高：熟练掌握 正高：熟练掌握

（1）生殖道良性肿瘤：子宫肌瘤。

（2）恶性肿瘤：子宫颈癌、子宫内膜癌、功能性卵巢肿瘤、滋养细胞疾病，少见的包括外阴癌、阴道癌，偶见上皮性卵巢癌等引起的异常阴道出血。

一、子宫颈癌

知识点2：宫颈癌分类	副高：熟练掌握 正高：熟练掌握

根据组织发生，宫颈癌可分为：

（1）鳞状细胞癌：发生于宫颈阴道部鳞状上皮的，约占宫颈癌的95%。

（2）宫颈腺癌：发生于宫颈管内柱状上皮的，约占宫颈癌的5%。

知识点3：宫颈癌的组织类型	副高：熟练掌握 正高：熟练掌握

（1）外生型：肿瘤自宫颈表面向外生长，呈乳头状或菜花样突起，质脆，易出血。

（2）内生型或结节浸润型：肿瘤向宫颈管壁内浸润，使宫颈增粗变大，宫颈外口常较光滑，宫旁浸润和盆腔淋巴结转移的机会较外生型要多，临床症状出现较晚。

（3）溃疡型：上述两种类型，如果肿瘤坏死脱落后形成空洞，形如火山喷口状，容易发生感染和出血。

知识点4：宫颈癌阴道出血的临床特点	副高：熟练掌握 正高：熟练掌握

宫颈癌最早期症状为接触性阴道出血、血性白带，随着肿瘤的发展，病灶部位出血增多，呈反复性阴道出血，量时多时少，肿瘤脱落或侵蚀大血管后，可引起大量的致命性阴道出血，伴阴道排液，阴道分泌物增加，早期由于宫颈腺体分泌亢进，表现为黏液样白带，随着病程的发展及继发感染，白带呈米汤样或脓血性，有恶臭。肿瘤浸润或压迫盆腔器官，如盆腔神经受侵或受压迫时可引起盆腔定位不准确性疼痛，血管或淋巴回流受阻可致下肢肿胀和疼痛，膀胱或输尿管受累可引起尿频、尿痛或血尿、尿闭及尿毒症，直肠受累时常出现里急后重、便血或排便困难。晚期病例，因反复出血及长期消耗，有恶病质表现。

知识点5：宫颈癌的诊断	副高：熟练掌握 正高：熟练掌握

定期接受妇科体检并行宫颈细胞学检查的女性都能在宫颈上皮瘤变期内得到诊断。对不

规则阴道出血伴或不伴阴道排液的患者，尤其是围绝经期的妇女，应考虑有宫颈癌的可能。盆腔检查时要仔细观察宫颈情况，做宫颈细胞学检查、阴道镜检查、活体病理组织检查三阶梯诊断原则，都能够作出正确诊断。晚期宫颈癌因具有典型的症状和体征，诊断多无困难。盆腔检查时应注意宫颈的质地、大小，阴道穹窿深浅及弹性改变。应常规进行三合诊检查，以确定病变范围，进行正确临床分期。

知识点6：宫颈癌的处理原则	副高：熟练掌握　正高：熟练掌握

早期浸润癌可行子宫切除，Ⅰb、Ⅱa期浸润癌可行广泛性子宫切除和盆腔淋巴结清除术。对Ⅱb期以上的宫颈癌则不宜手术切除，采用放射治疗。

知识点7：宫颈癌阴道大出血的紧急处理	副高：熟练掌握　正高：熟练掌握

肿瘤破溃出血较多，弄清出血部位后，进行纱布填塞，压迫止血。可急诊行超选择子宫动脉介入化疗，一方面有效止血，另一方面可积极治疗肿瘤，降低肿瘤细胞活性，为下一步治疗创造条件。

二、滋养细胞肿瘤

知识点8：妊娠滋养细胞疾病的构成	副高：熟练掌握　正高：熟练掌握

妊娠滋养细胞疾病包括葡萄胎、侵蚀性葡萄胎和绒毛膜癌。

知识点9：葡萄胎的特点	副高：熟练掌握　正高：熟练掌握

葡萄胎的特点是病变局限于子宫腔内，既不侵犯子宫肌层也不转移到其他器官，完全是良性的临床经过。

知识点10：侵蚀性葡萄胎的概念	副高：熟练掌握　正高：熟练掌握

侵蚀性葡萄胎是葡萄胎组织已经侵入子宫肌层或转移到其他器官，子宫肌层的葡萄胎组织继续发展，可以穿破子宫壁引起腹腔内出血，也可侵入阔韧带形成宫旁肿物，或是通过子宫壁血窦进入血管，转移到肺、阴道或其他器官。

知识点11：绒毛膜癌的概念	副高：熟练掌握　正高：熟练掌握

绒毛膜癌是恶变的滋养细胞，失去绒毛或葡萄胎组织的结构而散在侵入子宫肌层或转移到其他器官，恶性程度极高。

知识点12：葡萄胎的概念　　　　副高：熟练掌握　正高：熟练掌握

葡萄胎是指来源于胚胎的滋养细胞。由于绒毛水肿增大，形成大小不等的水泡，相连成串，状似葡萄。

知识点13：完全性葡萄胎的概念　　　　副高：熟练掌握　正高：熟练掌握

在多数葡萄胎中，胎盘绒毛组织全部变性水肿，肿胀似葡萄状组织，称为完全性葡萄胎。

知识点14：部分性葡萄胎的概念　　　　副高：熟练掌握　正高：熟练掌握

有少数葡萄胎只有部分胎盘绒毛组织变性水肿，可伴随有正常绒毛或胎儿、脐带等，称为部分性葡萄胎。

知识点15：葡萄胎的病理特点　　　　副高：熟练掌握　正高：熟练掌握

肉眼所见绒毛水泡囊壁菲薄、透亮，内含清液，水泡与水泡间的空隙充满血液及凝血块。不完全葡萄胎则有部分正常的胎盘组织。

知识点16：镜下所见葡萄胎的3个特点　　　　副高：熟练掌握　正高：熟练掌握

（1）滋养细胞和合体滋养细胞呈不同程度增生。
（2）绒毛间质水肿呈水泡样，间质细胞消失，仅见基质。
（3）水泡样变的绒毛中血管消失，偶见早期水肿的绒毛有少数血管，但见不到有核红细胞，表示血管无功能。

知识点17：葡萄胎的病史特点　　　　副高：熟练掌握　正高：熟练掌握

大部分患者都有明确的停经史，早孕反应出现时间早，程度重。

知识点18：葡萄胎的症状特点　　　　副高：熟练掌握　正高：熟练掌握

葡萄胎的症状特点：①停经后阴道出血；②腹痛；③由于血HCG水平异常增高，可出现严重妊娠反应，恶心、呕吐，还可出现高血压、水肿、蛋白尿，部分患者在就诊前出现子痫或心力衰竭；④贫血与感染。

知识点19：葡萄胎的体征特点　　　　副高：熟练掌握　正高：熟练掌握

子宫异常增大。盆腔检查可扪及双侧卵巢黄素囊肿。

知识点20：葡萄胎的辅助检查　　　　副高：熟练掌握　　正高：熟练掌握

血 β-hCG 测定葡萄胎的滋养细胞过度增生，产生大量 hCG，较相应的妊娠月份明显增高。B超检查时宫腔内无胎儿、胎盘、羊水影像，仅见"落雪样"回声，如有出血则可见不规则液性暗区。"落雪样"回声为葡萄胎的特异性影像特征。多普勒听不到胎心，但只能听到子宫血流杂音。

知识点21：葡萄胎的诊断　　　　副高：熟练掌握　　正高：熟练掌握

根据病史、症状、体征及辅助检查，葡萄胎的诊断不困难，当首发症状是阴道大出血时，要和流产、非妊娠因素的阴道出血鉴别，鉴别要点为葡萄胎所特有的停经、阴道出血、妊娠期高血压疾病面容、子宫明显大于妊娠月份等。

知识点22：葡萄胎的处理原则　　　　副高：熟练掌握　　正高：熟练掌握

葡萄胎一经确诊，即应立即清宫，术后严密随访血 β-hCG，及时发现侵蚀性葡萄胎。术前应做好输血准备，术时慎防子宫穿孔。一般采用吸宫术，1周后行2次刮宫，为预防感染，手术前后均需使用抗生素。黄素囊肿在葡萄胎排出后均能自然消失，一般无需特殊处理，但如发生蒂扭转，采取不同卧位不能自然复位者，则需急诊腹腔镜或开腹探查术。

知识点23：葡萄胎预防性化疗的指征　　　　副高：熟练掌握　　正高：熟练掌握

（1）年龄大于40岁。
（2）滋养细胞高度增生或有间变。
（3）刮出的葡萄组织以小葡萄为主。
（4）hCG持续不下降或下降后又上升者。
（5）无随访条件者。

知识点24：侵蚀性葡萄胎的病理特点　　　　副高：熟练掌握　　正高：熟练掌握

侵蚀性葡萄胎的病理特点是葡萄胎组织侵入子宫肌层或其他器官组织，是葡萄胎的结局之一。

知识点25：侵蚀性葡萄胎的临床表现　　　　副高：熟练掌握　　正高：熟练掌握

（1）阴道出血：为主要症状，但阴道出血的表现形式多样，大部分患者为葡萄胎清宫术后不规则阴道出血，部分患者表现为月经恢复正常后再次异常出血。转移至宫颈、阴道、外阴，转移灶破溃可引起急性外阴、阴道大出血，出血汹涌，短期内可致休克。

（2）腹痛：葡萄胎组织侵蚀子宫达浆膜层，穿透子宫肌壁，可引起子宫穿孔，导致腹腔内出血，引起急性腹痛伴休克；也可侵入阔韧带形成宫旁肿物，形成盆腔肿物。

（3）子宫外转移：侵蚀性葡萄胎组织可通过子宫壁血窦进入血管，转移到肺、脑、阴道、外阴或其他器官，出现咳嗽、咯血、头痛、恶心、呕吐等症状。

知识点26：侵蚀性葡萄胎的辅助检查	副高：熟练掌握　正高：熟练掌握

血β-HCG动态观察是诊断的重要依据；肺部CT扫描可明确肺转移诊断；腹部CT扫描、脑部MRI可确诊肝脾脑转移。处理原则：一旦确诊，积极开始规范的化学治疗。

知识点27：绒癌的病理特点	副高：熟练掌握　正高：熟练掌握

绒癌是高度恶性的滋养细胞肿瘤，其病理特点是滋养细胞失去了原来绒毛或葡萄胎组织的结构而散在侵入子宫肌层或转移到其他器官，不仅造成局部破坏，而且对转移器官的破坏性极强。

知识点28：绒癌的典型临床表现	副高：熟练掌握　正高：熟练掌握

足月产后、流产后、葡萄胎后持续不规则阴道出血，量多少不定，也可表现为短期闭经后持续阴道出血。转移到肺、脑、阴道、外阴或其他器官，可出现相应部位受侵的临床表现。外阴、阴道、宫颈转移破溃出血时表现为大量新鲜出血，短期内可导致休克。

知识点29：绒癌的体征特点	副高：熟练掌握　正高：熟练掌握

外阴、阴道或宫颈可见紫蓝色结节，破溃处持续活跃出血，子宫增大变软，形态不规则，宫旁两侧可及子宫动脉搏动。

知识点30：侵蚀性葡萄胎和绒癌阴道转移的发生机制	
	副高：熟练掌握　正高：熟练掌握

这是由于子宫内原发瘤细胞侵入子宫静脉，逆行迁徙至阴道静脉内，先在静脉内形成瘤栓，继而发展成为阴道转移瘤。由于阴道前壁的静脉丛多于后壁，而静脉的末梢又集中在阴道口。因此阴道转移瘤多见于阴道前壁，尤以尿道口为多，转移瘤多位于阴道黏膜下。

知识点31：侵蚀性葡萄胎和绒癌阴道转移的临床表现	
	副高：熟练掌握　正高：熟练掌握

阴道转移瘤小而未破溃的，阴道黏膜往往无异常所见，仅在指诊中可扪及阴道壁黏膜下

有小结节。大而行将破溃的结节则表面黏膜变薄，转移瘤透过黏膜而呈紫蓝色结节。已破溃者则可见转移瘤向外突出，常伴有不等量的出血，大量出血时可致失血性休克。破溃的结节易感染，分泌物血性而有臭味。

知识点32：侵蚀性葡萄胎和绒癌阴道转移的诊断	副高：熟练掌握　　正高：熟练掌握

阴道转移瘤的诊断，一般不困难，在常规阴道检查中可发现。检查时应先做指检，仔细探摸阴道四壁，探到转移瘤后，要注意其部位、大小、个数，表面是否破溃，诊察指套上有无血液。检查动作要轻，以免发生破溃出血。一般指诊发现转移瘤后，无需再用窥器检查，如必要时，则需注意把窥器轻轻插入，以防盲目插入引起转移瘤破溃出血。

知识点33：侵蚀性葡萄胎和绒癌阴道转移的处理	副高：熟练掌握　　正高：熟练掌握

（1）如阴道转移瘤尚未破溃，则采用侵蚀性葡萄胎和绒癌的常规化疗方案治疗。如5-氟尿嘧啶（5-FU）静脉滴注的用药方法，剂量为28～30mg/kg，加于5%葡萄糖液500ml中，缓慢静脉滴注8～10小时，每日1次，10天为1个疗程，疗程间隔2周。

（2）如转移瘤已破溃，可先用纱布条填塞，并开始静脉滴注5-FU。填塞前应做好静脉输液并配好血备用。

三、子宫肌瘤

知识点34：子宫肌瘤的分类	副高：熟练掌握　　正高：熟练掌握

子宫肌瘤可分为子宫体肌瘤，占肌瘤的95%；子宫颈肌瘤，约占肌瘤的5%。

知识点35：子宫肌瘤的临床表现	副高：熟练掌握　　正高：熟练掌握

子宫肌瘤的临床表现主要是月经改变和压迫症状。

（1）月经改变：表现为经量增多，经期延长，周期缩短，或不规则出血。

（2）压迫症状：肌瘤长大至一定程度，对邻近器官可产生压迫症状。如子宫前壁肌瘤可压迫膀胱产生尿频、尿急；子宫后壁肌瘤压迫直肠，引起排便困难，宽韧带内肌瘤可压迫输尿管引起肾盂积水。

（3）其他症状：肌瘤一般不产生腹痛，带蒂浆膜下肌瘤发生蒂扭转时可引起剧烈腹痛，黏膜下肌瘤突出于宫颈口时亦可有下腹疼痛。肌瘤红色变性时除腹痛外，并有发热。大的子宫肌瘤充盈盆腔时，有下腹坠胀感。

知识点36：子宫肌瘤的诊断	副高：熟练掌握　　正高：熟练掌握

子宫肌瘤的诊断主要依据盆腔检查。盆检时如发现子宫增大，外形不规则，质地较

硬，结合病史，不难诊断，但浆膜下肌瘤或肌瘤变性时，在进行诊断时应与卵巢囊肿和附件炎性包块鉴别。卵巢囊肿和附件包块一般无月经改变，且与子宫本身关系不密切，B型超声可明确子宫肌瘤的部位、类型、大小。阴道异常出血患者要行诊断性刮宫排除子宫内膜病变。

知识点37：子宫肌瘤的处理原则	副高：熟练掌握　正高：熟练掌握

根据患者年龄、肌瘤大小、部位、出血及压迫症状严重程度以及有无生育要求而采取不同治疗方法。如肌瘤较大，子宫大于12周妊娠或月经量多引起贫血或有压迫邻近器官症状，应行子宫切除。如患者需保留生育功能，行子宫肌瘤剔除术。黏膜下肌瘤可行宫腔镜下肌瘤切除术。如肌瘤无临床症状，体积小，无需处理，可定期随诊，每半年复查1次。

四、功能性疾病导致的阴道异常出血

知识点38：功能性子宫出血的概念	副高：熟练掌握　正高：熟练掌握

功能性子宫出血，简称功血，是指异常的子宫出血，经诊查后未发现有全身及生殖器官器质性病变，而是由于神经内分泌系统功能失调所致。

知识点39：功能性子宫出血的临床表现	副高：熟练掌握　正高：熟练掌握

常表现为月经周期不规律、经量过多、经期延长或不规则出血。大多数为无排卵型功血，占80%～90%，主要发生在青春期及更年期，前者称为青春期功血，后者称为更年期功血。

知识点40：青春期功血的临床表现	副高：熟练掌握　正高：熟练掌握

常表现为月经周期延长，经期延长，淋漓状出血，也可表现闭经一段时间后发生出血，出血亦可为无规律性，量的多少与持续或间隔时间均不定，有的仅表现经量增多、经期延长，可短期内大量出血，造成严重贫血，大部分患者出现不同程度的贫血，部分患者就诊时重度贫血。

知识点41：青春期功血的诊断及鉴别诊断	副高：熟练掌握　正高：熟练掌握

根据患者的月经史，包括初潮年龄、月经周期、月经期及出血的特点，结合临床检查、辅助检查所见，诊断并不困难。注意鉴别诊断，青春期功血要和器质性病变鉴别，尤其是妊娠相关疾病，如流产、异位妊娠、滋养细胞疾病等，注意和青春期生殖道肿瘤的鉴别，如子宫肌瘤、卵巢肿瘤等，必须在排除器质性病变的前提下功能性子宫出血的诊断才能成立。

知识点42：青春期功血的治疗原则　　副高：熟练掌握　正高：熟练掌握

治疗原则是止血及调整月经周期为主，促使卵巢功能恢复及排卵，同时纠正贫血，改善一般情况。严重贫血患者要输血，防止组织器官因长期严重缺血导致的功能障碍。

知识点43：更年期功血的临床表现　　副高：熟练掌握　正高：熟练掌握

更年期功血临床表现有多种形式，可表现为短期闭经后长期阴道不规则出血，量时多时少，可继发贫血和感染，也可表现为月经周期不规律，经期延长，经量增多，也可表现为持续少量阴道出血。

知识点44：青春期功血的诊断及鉴别诊断　　副高：熟练掌握　正高：熟练掌握

根据患者的月经史，结合临床检查、辅助检查所见，诊断并不困难。更年期妇女是心血管疾病、妇科恶性肿瘤发生的高峰年龄，对于围绝经期异常阴道出血的患者必须进行系统的体格检查和必要的辅助检查，以排除器质性疾病。

知识点45：更年期功血的治疗原则　　副高：熟练掌握　正高：熟练掌握

更年期功血的治疗原则是止血、调整周期、减少经量、防止子宫内膜病变，同时纠正贫血，预防感染，改善一般情况。严重贫血患者要输血，防止组织器官因长期严重缺血导致功能障碍。

附录一 高级卫生专业技术资格考试大纲
（急诊医学专业——副高级）

一、专业知识

（一）本专业知识

1. 熟练掌握急诊医学专业的基础理论，并掌握与急危重症相关的解剖学、生理学、病理学、病理生理学、药理学、临床生化、临床免疫、医学统计学等基本理论。

2. 掌握心肺复苏术、心脏电复律、辅助机械通气、急诊常见心电图和影像诊断学的基础专业技术知识。

3. 熟悉急诊人工心脏起搏及相关电生理知识。

（二）相关专业知识

1. 掌握临床各专业包括内科、外科、妇科、神经内科、感染科和传染病分级管理等与急诊工作密切相关的知识。

2. 了解与急诊医学密切相关的理论知识。

3. 具备一定的科研教学管理能力。

二、学科新进展

1. 了解急诊医学的国内外现状及发展趋势，不断吸取新理论、新知识、新技术，如心肺脑复苏、中毒、休克、高血压危象、心律失常等研究进展，并用于医学实践和科学研究。

2. 对相关学科今年来的进展有一定的了解。

三、专业实践能力

1. 熟练掌握急危重症的处理原则和抢救方法，掌握病因、发病机制、诊断、鉴别诊断。了解少见病急症的鉴别诊断和处理原则。

2. 熟练掌握气管插管、CPR术、气管内给药、环甲膜穿刺、电复律等急救技术。掌握中心静脉置管技术及中心静脉压监测，了解有创和无创血流动力学监测技术及应用。了解床旁血液净化技术的适应证和基本原理。了解机械通气的基本原理、呼吸机的使用和参数的调整。

3. 熟练掌握常用急救药品的适应证、不良反应及合理用药。

4. 掌握急危重症相关的实验室检查结果的分析和判断。

四、急诊医学病种及临床症候群

（一）常见病种及症候群

1. 心脏骤停

2. 呼吸困难

3. 休克

4. 昏迷

5. 晕厥

6. 大咯血

7. 胸痛

8．急腹症

9．高热

10．头痛

11．水、电解质和酸碱失衡

12．急性冠脉综合征

13．急性左心衰竭

14．支气管哮喘

15．自发性气胸

16．胸腔积液

17．上消化道出血

18．急性胰腺炎

19．肠梗阻

20．急性阑尾炎

21．糖尿病急症

22．脓毒症

23．脑膜炎

24．急性脑卒中

25．精神抑郁

26．电击伤

27．中暑

28．急性中毒

29．宫外孕

30．癫痫持续状态

31．上气道梗阻

32．多发伤

33．过敏症

（二）少见病

1．急性呼吸窘迫综合征

2．高血压危象

3．主动脉夹层

4．肺栓塞

5．急性肾衰竭

6．急性贫血

7．急性出血性疾病

8．免疫系统急症

9．狂犬病

10．破伤风

11．流行性出血热

12．肿瘤急症

（三）罕见病

1．甲状腺急症

2．SARS

3．特发性血小板减少性紫癜

4．鼠疫

5．炭疽病

6．禽流感

7．肠系膜动、静脉血栓

附录二 高级卫生专业技术资格考试大纲
（急诊医学专业——正高级）

一、专业知识

（一）本专业知识

1. 熟练掌握急诊医学专业的基础理论，并掌握与急危重症相关的解剖学、生理学、病理学、病理生理学、药理学、临床生化、临床免疫、医学统计学等基本理论。

2. 掌握心肺复苏术、心脏电复律、辅助机械通气、急诊常见心电图和影像诊断学的基础专业技术知识。

3. 掌握急诊人工心脏起搏及相关电生理知识。

（二）相关专业知识

1. 掌握临床各专业如内科、外科、妇科、神经内科、感染科和传染病分级管理等与急诊工作密切相关的知识。

2. 熟悉与急诊医学密切相关的理论知识。

3. 熟悉突发公共卫生事件的概念及相关的医学救援知识，熟悉有关的法规。

4. 熟悉科室、临床、教学、科研管理及组织协调能力。

二、学科新进展

1. 熟悉急诊医学的国内外现状及发展趋势，不断吸取新理论、新知识、新技术，如心肺脑复苏、中毒、休克、高血压危象、心律失常等研究进展，并用于医学实践和科学研究。

2. 了解相关学科近年来的主要进展。

三、专业实践能力

1. 熟练掌握急危重症的处理原则和抢救方法，掌握病因、发病机制、诊断、鉴别诊断。了解少见病急症的鉴别诊断和处理原则。

2. 熟练掌握气管插管、气道管理、心肺复苏技术、气管内给药、环甲膜穿刺、电复律等急救技术。掌握中心静脉置管技术及中心静脉压监测，熟悉有创和无创血流动力学监测技术及应用。熟悉床旁血液净化技术的适应证和基本原理。掌握机械通气的基本原理、呼吸机的使用和参数的调整。

3. 熟练掌握急救常用药品适应证、不良反应及合理用药；熟悉上述药物的药理及药代动力学。

4. 掌握急危重症相关的实验室检查结果的分析和判断。

四、急诊医学病种及临床症候群

（一）常见病种及症候群

1. 心脏骤停

2. 呼吸困难

3. 休克

4. 昏迷

5. 晕厥

6. 大咯血

7. 胸痛

8. 急腹症

9. 高热

10. 头痛

11. 水、电解质和酸碱失衡

12. 急性冠脉综合征

13. 急性左心衰竭

14. 支气管哮喘

15. 自发性气胸

16. 胸腔积液

17. 上消化道出血

18. 急性胰腺炎

19. 肠梗阻

20. 急性阑尾炎

21. 糖尿病急症

22. 脓毒症

23. 脑膜炎

24. 出血性脑卒中

25. 急性脑卒中

26. 电击伤

27. 中暑

28. 急性中毒

29. 宫外孕

30. 癫痫持续状态

31. 上气道梗阻

32. 多发伤

33. 过敏症

（二）少见病

1. 急性呼吸窘迫综合征

2. 高血压危象

3. 主动脉夹层

4. 肺栓塞

5. 急性肾衰竭

6. 急性贫血

7. 急性出血性疾病

8. 免疫系统急症

9. 破伤风

10. 流行性出血热

（三）罕见病

1. 甲状腺危象

2. 特发性血小板减少性紫癜

3. 鼠疫

4. 禽流感

5. 炭疽病

6. 肠系膜动、静脉血栓

附录三　全国高级卫生专业技术资格考试介绍

为进一步深化卫生专业技术职称改革工作，不断完善卫生专业技术职务聘任制，根据中共中央组织部、人事部、卫生部《关于深化卫生事业单位人事制度改革的实施意见》（人发〔2000〕31号）文件精神和国家有关职称改革的规定，人事部下发《加强卫生专业技术职务评聘工作的通知》（人发〔2000〕114号），高级专业技术资格采取考试和评审结合的办法取得。

一、考试形式和题型

全部采用人机对话形式，考试时间为2个小时（卫生管理知识单独加试时间为1小时）。考试题型为单选题、多选题和案例分析题3种，试卷总分为100分。

二、考试总分数及分数线

总分数450～500分，没有合格分数线，排名前60%为合格。其中的40%为优秀。

三、考试效用

评审卫生高级专业技术资格的考试，是申报评审卫生高级专业技术资格的必经程序，作为评审卫生高级专业技术资格的重要参考依据之一，考试成绩当年有效。

四、人机对话考试题型说明

副高：单选题、多选题和案例分析题3种题型。

正高：多选题和案例分析题2种题型。

以实际考试题型为准。

五、考试报名条件

（一）正高申报条件

1. 取得大学本科以上学历后，受聘副高职务5年以上。

2. 大学普通班毕业以后，受聘副高职务7年以上。

（二）副高申报条件

1. 获得博士学位后，受聘中级技术职务2年以上。

2. 取得大学本科以上学历后，受聘中级职务5年以上。

3. 大学普通班毕业后，受聘中级职务5年以上。

4. 大学专科毕业后，取得本科以上学历（专业一致或接近专业），受聘中级职务7年以上。

5. 大专毕业，受聘中级职务5年以上。

6. 中专毕业，受聘中级职务7年以上。

7. 护理专业中专毕业，从事临床护理工作25年以上，取得护理专业的专科以上学历，受聘中级职务5年以上，可申报副主任护师任职资格。